U0235698

黄帝内经临证发微

主　编　王庆其

副主编　王　琦　周国琪　陈　晓

人民卫生出版社

图书在版编目（CIP）数据

黄帝内经临证发微 / 王庆其主编 . —北京：人民
卫生出版社，2019
ISBN 978-7-117-28990-0

Ⅰ.①黄… Ⅱ.①王… Ⅲ.①《内经》- 研究 Ⅳ.
①R221.09

中国版本图书馆 CIP 数据核字（2019）第 230923 号

人卫智网	www.ipmph.com	医学教育、学术、考试、健康，购书智慧智能综合服务平台
人卫官网	www.pmph.com	人卫官方资讯发布平台

黄帝内经临证发微

主　　编：王庆其
出版发行：人民卫生出版社（中继线 010-59780011）
地　　址：北京市朝阳区潘家园南里 19 号
邮　　编：100021
E - mail：pmph @ pmph.com
购书热线：010-59787592　010-59787584　010-65264830
印　　刷：保定市中画美凯印刷有限公司
经　　销：新华书店
开　　本：710×1000　1/16　印张：45　插页：4
字　　数：832 千字
版　　次：2019 年 11 月第 1 版　2019 年 11 月第 1 版第 1 次印刷
标准书号：ISBN 978-7-117-28990-0
定　　价：128.00 元

打击盗版举报电话：**010-59787491**　**E-mail：WQ @ pmph.com**
质量问题联系电话：**010-59787234**　**E-mail：zhiliang @ pmph.com**

《黄帝内经临证发微》编写委员会

主　　编　王庆其

副 主 编　王　琦　周国琪　陈　晓

编　　委　（按姓氏笔画排序）

马凤岐　王　丹　王　晔　王少墨　王庆其　王丽慧
王秀薇　王倩蕾　卢　嫣　田永衍　刘　煊　刘文平
汤　杰　安红梅　孙学华　李海峰　李海燕　杨悦娅
肖定洪　吴兆利　邹纯朴　汪　珍　宋　琦　张立艳
陈　正　陈　晓　陈　敏　周国琪　赵心华　胡玉萍
姜青松　姚　怡　夏梦幻　顾文燕　倪红梅　黄　瑶
鲍春龄　薛　辉　戴彦成

《内经临证发微》(2007年版)编写委员会

主　　编　王庆其

副 主 编　王　琦　周国琪　陈　晓

编　　委　(按姓氏笔画排序)

　　　　　王　琦　王庆其　达美君　齐　南　苏　颖　杨悦娅
　　　　　邱幸凡　陈　晓　周国琪　项　祺　烟建华

编 写 者　(按姓氏笔画排序)

　　　　　马佐英　王　琦　王少墨　王庆其　王志红　王丽慧
　　　　　叶庆莲　包来发　达美君　毕慧娟　齐　南　闫晓天
　　　　　苏　颖　李晓康　李海峰　杨悦娅　邱幸凡　邹纯朴
　　　　　陈　正　陈　晓　周国琪　项　祺　凌耀星　烟建华
　　　　　薛　辉　魏品康

学术顾问　裘沛然　凌耀星

主 编 简 介

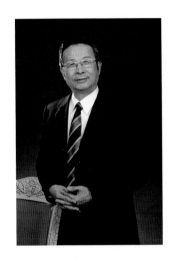

　　王庆其（1944—　），男，上海市人。上海中医药大学终身教授，主任医师，博士研究生导师，博士后合作导师，上海市名中医，享受国务院政府特殊津贴，国医大师裘沛然先生学术传承人，国家中医药管理局第五、六批全国老中医药专家学术经验继承工作指导老师。

　　从事中医内科临床 50 余年，擅长治疗脾胃病、心身疾病等，从事《黄帝内经》教学研究近 40 年。承担国家科技部"十五"攻关支课题及"十一五"支撑计划支课题等，发表论文 250 余篇，主编（副主编）学术著作 50 余部。代表作有《内经临床医学》《内经临证发微》《黄帝内经心悟》《黄帝内经百年研究大成》《王庆其内经讲稿》《王庆其医学选集》《杏林散叶——王庆其医话医案集》，以及《黄帝内经理论与实践》（全国高等中医药院校研究生规划教材）、《黄帝内经病证学概论》（全国高等中医药院校规划教材）、《内经选读》（教育部本科教材）等。获中华中医药学会二、三等奖（学术著作奖），国家中医药管理局科技成果二等奖，上海中医药科技奖一等奖，上海市中医药学会科技著作奖，上海市优秀本科教材一等奖，中国中医科学院岐黄中医药传承发展奖传承人等。现任上海中医药大学《黄帝内经》国际研究院院长、上海中医药大学专家委员会委员、《辞海》中医学科主编、复旦大学哲学学院特聘教授、第二军医大学中医系兼职教授、美国加州中医药研究院学术顾问等，培养硕士研究生、博士研究生、博士后 40 余人，学术传承人 20 余人。

《黄帝内经》的核心理念

（代序）

　　所谓核心理念是指具有核心价值的指导思想。学者王元化先生曾经说："有学术的思想,有思想的学术。"核心理念是学术的灵魂。《黄帝内经》(以下简称《内经》)是中国传统文化的重要典籍,是中医学现存文献中最早的经典;它汇集了秦汉以前的学术成就,是一部"治病的法书"、养生的宝典,也是一部百科全书。笔者认为,我们学习研究《内经》不仅仅是背诵几条经文,或者领会经文的具体内容,更重要的是把握其中核心理念,因为它是《内经》学术的灵魂,通过学习对于铸练中医特色的思维方式,指导科学研究及临床实践具有深远意义。那么,《内经》的核心理念究竟是什么? 笔者提出一得之见,以求正于高明。

一、"人与天地相参"的天人观

　　天人之学是中国哲学的思维起点,也是中国人最基本的思维方式。中国古代先哲把"天人一体"作为哲学的指导思想。《内经》禀承了中国传统文化的基因,以"天人一体"为理论核心,探讨了人体生命活动的规律。《灵枢·岁露论》说:"人与天地相参也,与日月相应也。"《灵枢·刺节真邪》说:"与天地相应,与四时相副,人参天地。"《素问·举痛论》说:"善言天者,必有验于人。"《内经》"人与天地相参"的观点是建立在中国传统文化"天人合一"思想基础之上,并以当时医学实践的成果丰富和发展了的"天人合一"思想。《旧唐书·方伎》也说:"善言天者,必质之于人;善言人者,亦本之于天。"即研究"天"要联系"人",研究"人"必然要联系"天"。诚如宋代邵雍所说:"学不际天人,不足以谓之学。"

　　"人与天地相参"的含义:

　　1. 人本自然,人与自然有着相同的根源　《内经》受先秦"气一元论"思想的影响,认为"气"是构成世界的本源,自然界一切事物的生成、发展变化、消亡都是由于阴阳二气相互作用变化的结果。人的生命是自然界的产物。《素问·至真要大论》说:"天地合气,六节分而万物化生矣。"人作为万物之一,自然也来源于气。《素问·宝命全形论》说:"夫人生于地,悬命于天,天地合气,命之曰人。""天人同源"是构建"人与天地相参"观的基元。

2. 人赖大自然而生存，并受大自然的制约　《素问·六节藏象论》说:"天食人以五气，地食人以五味。五气入鼻，藏于心肺，上使五色修明，音声能彰。五味入口，藏于肠胃，味有所藏，以养五气，气和而生，津液相成，神乃自生。"人是天地阴阳相互作用的产物，其生存也离不开自然。所以人与自然息息相关，天地阴阳的变化必然影响和制约着人的生命活动。《素问·离合真邪论》说:"天地温和，则经水安静;天寒地冻，则经水凝泣;天暑地热，则经水沸溢;卒风暴起，则经水波涌而陇起。"人体一切生命活动的变化受制于天地阴阳的变化。

3. 人与自然遵循同一规律，人必须服从自然界规律　东汉科学家王冲说:"天气变于上，人物应于下矣。"《素问·至真要大论》说:"天地之大纪，人神之通应也。"这里"人神"是指人的生命活动;"通应"是说人与自然是相通相应的，遵循同一自然规律。《灵枢·营卫生会》说人"与天地同纪"。《素问·宝命全形论》说:"人能应四时者，天地为之父母。"人不可能超越自然而存在，所以以天地为"父母"，遵循自然规律。

4. 人与自然的和谐是健康的象征　人体健康的标准是什么?《灵枢·本藏》有一段精彩的描述:"是故血和则经脉流行，营复阴阳，筋骨劲强，关节清利矣。卫气和则分肉解利，皮肤调柔，腠理致密矣。志意和则精神专直，魂魄不散，悔怒不起，五藏不受邪矣。寒温和则六府化谷，风痹不作，经脉通利，肢节得安矣。此人之常平也。"经文提示"常平"之人，即健康无病之人，其标准有以下三条:"气血和"(可概括气血运行和畅)、"志意和"(可理解为精神活动正常)、"寒温和"(意指人能适应外界寒温环境)。概括地说，健康的本质是和谐——天人和、形神和、气血和。其中"天人和"是第一位的，也是最根本的条件。世界卫生组织关于健康的定义也涵盖了三方面，即躯体、精神、社会适应的完好状态。两者比较似有异曲同工之妙，然而《内经》的一个"和"字突显了中国传统文化的基因，彰显了具有东方文化色彩的独特理念。

诚然，仔细分析发现，古代哲学中的"天人合一"的原始含义是指"自然界和精神的统一"，是"一种内心修养理论"(张岱年)，这与《内经》"人与天地相参(应)"思想的含义不完全相同。《内经》"人与天地相参"思想是建立在人与天地同源——"气"基础之上的，人作为自然万物之一，与天地遵循同一自然规律。所以《内经》作者在肯定世界物质统一性的前提下，把人体置于"天地人一体"的大背景下考察生命活动的规律，并作为中医学独特的医学模式和方法论，广泛应用于诠释生理、病理，指导诊治疾病和养生防病，其中包含着丰富而深刻的科学意义。

关于"天人合一"思想的评价，钱穆先生说:"我以为'天人合一'是中国文化的最高信仰，也是中国文化最有贡献的一种主张。西方人离开了'人'讲'天'，在今天科学愈发达愈显出对人类生存的不良影响。'天人合一'论，是中国文化对人类最大的贡献。"《内经》从"天人一体"思想出发，从生命的演化过程中把握生命活动规律。"天人相参（应）"的思想是对中国传统文化"天人合一"思想的重大发展，是中医学最基本的核心理念；它贯穿于中医学理论体系的全部，并作为临床疾病防治实践的指导思想。

二、"形神一体"的心身观

形神关系是哲学领域中的一个重要命题。形神是生命的基本要素。形神关系从哲学上讲其本质是物质和运动的关系，从医学上讲实质是机体与功能、肉体与精神的关系。（刘长林）

心身关系的本质是形神关系。《荀子·天论》说："形具而神生，好恶喜怒哀乐臧焉。"《内经》关于形神关系的含义是神本形而生。《灵枢·本神》说："故生之来谓之精，两精相搏谓之神。"人的生命来源于父母阴阳两精相结合的产物。即精成而后神生，形神俱备乃成为人。《灵枢·天年》说："何者为神？岐伯曰：血气已和，营卫已通，五藏已成，神气舍心，魂魄毕具，乃成为人。"这里黄帝问的是什么叫"神"，岐伯答的是"人"怎么形成的。经旨告示，生命的形成过程，先形成营卫气血脏腑，然后赋予神气魂魄，才能形成具有生命活力的人。明代医学家张介宾的概括富有哲理："形者神之体，神者形之用，无神则形不可活，无形则神无以生""形神俱备，乃为全体"。此描述堪称经典。

《内经》还告诉我们：形神和谐，健康长寿。《素问·上古天真论》说："故能形与神俱，而尽终其天年。"形神失和则病，形神分离则亡。《灵枢·天年》说："百岁，五藏皆虚，神气皆去，形骸独居而终矣。"

形神合一的观点是中医学的生命观，也是心身理论的本质。心身医学存在的价值和意义，就是对现代医学根深蒂固的心身分离观念和单纯生物医学模式的一种挑战，它促使人们用整体的医学观点，去认识生命、健康和疾病的本质。

《内经》心身关系的基本特点是心统率形、神。人类的生命活动有两大类，即生理性活动和心理性活动，而主导统率人体生理、心理活动的是心。《素问·灵兰秘典论》说："心者，君主之官也，神明出焉""故主明则下安……主不明则十二官危"。《灵枢·邪客》说："心者，五藏六府之大主，精神之所舍也。"心有两大生理功能：心主血脉；心主神明。血脉之心主宰五脏六腑生理活动；神明之心主宰心理活动。张介宾《类经图翼》作了很好的概括："心为脏腑之主，而总统魂魄，并赅意志。"

现代心身医学的生理病理学基础是大脑皮质与内脏相关理论。内脏与神经系统都是完整机体的一部分，神经系统既能调节各器官的功能，使之联合成一个整体，且其本身又依赖于机体其他部分，其中高级皮质对内脏功能的影响具有最重要的作用。近年来，心理生物学研究确认，社会心理因素主要通过自主神经系统、内分泌系统、神经递质和免疫系统作为中介而影响躯体内脏器官的功能。《内经》将心作为调节心理、生理活动的最高统帅，把形、神整合成统一的整体，这是中医学对心身理论的独特见解。（《心身医学》）

三、人与自然变化的基本原理"气化论"

《内经》所谓的"气化"，是指气的运动及其所产生的各种变化。气化是自然界及生命活动变化的表达形式。广义的气化，是指自然界阴阳之气相互作用所产生的一切变化，包括天地阴阳之气对一切事物的产生、成长、消亡所带来的影响。狭义的气化，是指人体内部各种物质的生化活动。狭义的气化具体表现为：饮食物进入人体后化生为精、气、血、津、液等物质的过程与产生的诸种生理活动；人体脏腑在生理活动过程中所转化为汗、尿、粪等代谢产物的过程和作用；人体生、长、壮、老、已的全部生命活动的演化过程和作用；人体在各种致病因素影响下，自身所具有的自主调整、防御、修复作用过程等。

阴阳二气的交感互用是气化运动的根本机制。《素问·阴阳应象大论》说："阴阳者，天地之道也，万物之纲纪，变化之父母，生杀之本始，神明之府也。"《素问·天元纪大论》说："在天为气，在地成形，形气相感而化生万物矣。"经文说明，阴阳交感互用乃气化之本，从而产生各种自然现象和万物。

升降出入是气化运动的主要形式。《素问·六微旨大论》说："气之升降，天地之更用也。""升已而降，降者谓天；降已而升，升者谓地。天气下降，气流于地；地气上升，气腾于天。故高下相召，升降相因，而变作矣。""出入废则神机化灭，升降息则气立孤危。""故非出入，则无以生长壮老已；非升降，则无以生长化收藏。是以升降出入，无器不有。"气的运动谓气机，气机的表现形式多种多样，主要有四种——升降出入。自然界的生长化收藏，人体的生长壮老已，无不依赖气化。升降出入运动是所有形体器官的共性。四者之间还必须保持协调，否则自然界就会变生灾害，人体就将发生疾病。

例如，天地的气化，《素问·阴阳应象大论》说："清阳为天，浊阴为地。地气上为云，天气下为雨；雨出地气，云出天气。"一切自然现象都是天地阴阳升降出入的变化结果。《素问·五常政大论》说："气始而生化，气散而有形，气布而蕃育，气终而象变，其致一也。"气化是产生各种自然现象和产生自然万物的源泉。

再如，人体的气化，《素问·阴阳应象大论》说："清阳出上窍，浊阴出下窍；清阳发腠理，浊阴走五藏；清阳实四支，浊阴归六府。""味归形，形归气，气归精，精归化，精食气，形食味，化生精，气生形。"这说明了饮食气味进入人体后经过气化变为精气等物质的过程。

笔者认为，《内经》所谓的气化实际是现代新陈代谢的代名词。现代生物学认为，新陈代谢是生物体生命活动存在的基本方式。而中医所说的气化内涵，实际表达了人体这一复杂生命过程中物质和能量的转化、代谢过程。这就是中医学对人类生命本质的表达，即气化是自然界万物之变化和人体生理病理变化的基本机制。

笔者进一步认为，阳气是气化活动的动力源泉。《素问·生气通天论》说："阳气者若天与日，失其所则折寿而不彰，故天运当以日光明。"自然界的阳气即由太阳提供，有了太阳就有了自然万物的生生化化。《素问·阴阳应象大论》说："阳化气，阴成形。"万物之"化气""成形"，阳气是原动力。人体亦然，《素问·生气通天论》说："阳气者，精则养神，柔则养筋。"人体之形（筋）、神皆赖阳气以温煦，才能维护其生命活动。所以阳气是人体物质代谢和生理功能的原动力，是人体生殖、生长、发育、衰老和死亡的决定因素。所谓"得阳者生，失阳者亡""阳强则寿，阳衰则夭"。诚如张介宾《类经附翼·求正录·大宝论》说："天之大宝，只此一丸红日；人之大宝，只此一息真阳。""凡万物之生由乎阳，万物之死亦由乎阳，非阳能死物也，阳来则生，阳去则死矣。"《景岳全书》说："难得而易失者，惟此阳气，既失而难复者，亦惟此阳气……即日虑其亏，亦非过也。"这些论述对于临床诊治疾病具有深远的指导意义。

四、人与自然的自稳调节机制"亢害承制论"

《素问·六微旨大论》说："亢则害，承乃制，制则生化。"《内经》把五行看作宇宙的普遍规律。自然界万事万物的循环运动并非杂乱无章，各行其事，而是步调相应，井然有序。而维持这种动态的有序的运动是由于自然界内部有一种生化和制约并存的自稳调节机制。

一年之中，六气的变化受五行的制约，六气不亢是由于受到下承者的制约，有制约才有正常的生化，如果亢而无制则"生化大病"，必引起灾变，病害丛生。"造化之机，不可无生，亦不可无制。无生则发育无由，无制则亢而为害"（张介宾《类经图翼》），必须生中有制，制中有生，才能运行不息，相反相成。天地间万事万物的运动变化始终离不开这种相互协调、相互制约的调节机制，如此才能保持自然界的动态平衡。

天地如此，人体也复如此。人体的生命活动也离不开生化和制约并存的调节机制。中医认为，人体的生理活动有赖于以五脏为中心的五大系统之间相互联系、相互作用，维持着动态的协调平衡。元代医家王履对亢害承制理论阐发尤深，认为"亢则害，承乃制"是"造化之枢纽"，并引申至人体。若"亢而自制"则使"五脏更相平"，即一脏不平，所不胜之脏更相平之，平则生化不息；如"亢而不能自制"则发而为病，故用汤液、针石、导引之法以助之，制其亢，除其害。这说明人的机体内部存在着自我复制、自我更新、自我调节的系统功能，进行自主性调节。《伤寒论》第58条记载："阴阳自和者，必自愈。"裘沛然先生认为，人体本身存在一个调控系统，具有自我防御、自我抗病、自我修复、自我调节四大功能，而人体依靠这些自稳调节功能维系着生命活动的有序进行。

裘沛然先生认为，这些功能的发挥，必须以心境泰然、神志安定、充满乐观和信心为前提，否则反而导致疾病的加速恶化。《素问·汤液醪醴论》所谓"神不使也""病为本，工为标，标本不得，邪气不服"。医生的治疗措施只有通过病人的"神机"才能发挥其治疗效应，"标本相得，邪气乃服"。

现代社会中的人们，承担着前所未有的巨大压力，一方面，社会节奏的加快，使人们的生活压力增加，容易透支健康；另一方面，社会竞争的加剧也给人们带来了巨大的危机感，从而引起心态的失衡，容易遭受更多的挫折和打击，造成心理创伤，从而破坏了人体"自控调节系统"，使神经内分泌免疫网络功能失衡，产生一系列临床表现或病证。严重者导致"神不使"，危及生命。裘沛然先生认为，当今社会滥用药物及来自多方面的心理压力和紧张，是破坏人体自稳调节功能的主要原因。治病先治神，若病至"神不使"时，必不可治。人要恢复、完善调控机制，必先养神，"精神内守，病安从来"。中医养生强调养心，通过调节心态，缓解身心压力，恢复人体"自我调控"功能，达到"亢害承制""制则生化"的目的。

五、"以人为本"的人本思想

人本思想就是"以人为本"的思想，是当今社会的最高价值观。儒家的"仁者爱人""己所不欲，勿施于人"是其代表。《内经》的人本思想，是站在疾病与人这个角度去探索的，强调尊重人、关爱人、治病救人；而不是人性的善、恶，更不是人与人之间的管理与被管理关系。《素问·宝命全形论》说："天复地载，万物悉备，莫贵于人。"《灵枢·玉版》说："人者天地之镇也。"唐代医学家孙思邈《备急千金要方》说："人命至重，有贵千金，一方济之，德逾于此。"

从患者与医生的关系说，以患者为主；从"病"与"人"的关系说，以人为主；从"邪"与"正"的关系说，以保护"正气"为主。这一理念贯穿于医疗实践活动的始终。

《内经》"以人为本"思想举隅：《素问·汤液醪醴论》说："形弊血尽而功不立者何？岐伯曰：神不使也。帝曰：何谓神不使？岐伯曰：针石，道也。精神不进，志意不治，故病不可愈。""病为本，工为标，标本不得，邪气不服。"《读素问钞》注曰："药非正气不能运行，针非正气不能驱使，故曰针石之道，精神进，志意治，则病可愈；若精神越，志意散，虽用针石，病亦不愈。"经文告诉我们，医工的治疗措施通过人体正气（神机）才能发挥治疗效应，如果病至"形弊血尽"的

"神不使"则回天乏术。

又如，《素问·五常政大论》说："大毒治病，十去其六；常毒治病，十去其七；小毒治病，十去其八；无毒治病，十去其九……无使过之，伤其正也。不尽，行复如法。""必养必和，待其来复。"《内经》将治病的药物称为"毒药"，是药皆有毒，所以临床用药必须以中病即止、不伤正气为原则。《素问·六元正纪大论》说："大积大聚，其可犯也，衰其太半而止，过者死。"药过病所，或药证不合，就可能造成死亡。

再如，治疗疾病要善用食养，以补益精气。《素问·藏气法时论》说："五谷为养，五果为助，五畜为益，五菜为充，气味合而服之，以补精益气。"《内经》倡导药治与食疗相结合，值得我们遵循。

中医临床治疗疾病时强调"扶正祛邪""祛邪即所以安正""祛邪而不伤正""有胃气则生，无胃气则死""得神者昌，失神者亡""留得一分津液，便有一分生机"等原则就是"以人为本"思想的具体表现。"以人为本"在中医学中意味着以人的生命为本、神气为本、正气为本、胃气为本等。

值此《黄帝内经临证发微》梓行之际，拟成此文代序。

本书系上海中医药大学《黄帝内经》国际研究院研究项目。

王庆其

2019 年 8 月于上海中医药大学

裴　序

孔安国序《尚书》以"伏羲、神农、黄帝之书,谓之三坟,言大道也"。自《黄帝内经》(以下简称《内经》)问世,开医道之先河,载述了中国古代医家关于生命之道的宏观认识,包括丰富的实践经验和理论知识。自《内经》以降,时移代革,历代医家续《内经》之绪余,代有发挥,为中华民族之繁衍、昌盛,做出了不可磨灭的贡献。

历史已经推进到21世纪,在现代科学迅速发展的今天,令人惊异的是,中医这门古老的传统医学,却又重新步入现代科学的大厦之中,在世界的不少地方,中医学受到了有识之士的青睐。作为中医学的奠基之作——《内经》,其所缔造的中医学理论体系及其诊治法则,蕴含着深奥的科学道理,需要世界的医学同道共同享用并加以研究。

目前,西方医学的医学模式已由生物医学模式向生物-心理-社会医学模式转变,从疾病医学向健康医学转变,从对抗医学上升为生态医学,这些转变可能更靠近中医学的学术思想,有利于发挥中医学的特色和优势。中医学从来把人作为医学的主体。《素问·宝命全形论》说:"天复地载,万物悉备,莫贵于人。"《内经》强调的是天地人三才一体的医学模式,把人置于自然、社会背景下考察人的生命活动规律,肯定人体本身具有自我防御、自我调节、自我康复的能力。医生必须"上知天文,下知地理,中知人事",并采用种种手段调节人体的防御机制及自我康复能力,从而达到防治疾病的目的。从本质上讲,中医学是治人的医学,不只是治病的医学。中医学强调"治未病",通过益气、调神、养形,达到"阴平阳秘,精神乃治"的目的,把维护健康置于治病之先,而《内经》开卷数篇就是专门阐明养生防病的要旨。我们有理由说,《内经》虽然诞生于两千年前,但其所以历千年而不衰,其中除了它可以作为指导防治疾病的绳墨之外,就是因为它蕴含的医学思想提示了未来医学发展的趋势,这就理所当然受到世界人民的重视。

纵观国内近年中医学发展的现状,可以说喜忧参半。我们欣睹中医药事业的长足发展,但谈到学术水平及学术队伍的素质,确然不无令人忧虑。仅就中医经典的功底而言,尤其不容乐观,一些人忙于背外文、学西医,而对历代中医典籍之学习研究则弁髦有加，以至于对经典理论和方药，或一知半解，甚至茫然无知。这一现状不仅直接关系到医疗质量问题，更重要的是涉及中医药事业还能否"可持续发展"。

难能可贵的是，近由我的学生王庆其教授主编的《内经临证发微》一书即将付梓，是书乃其长期从事中医临床实践及《内经》教学研究之心得，读经典，做临床，一事一议，发经旨之幽微，述临证之得失，点点滴滴，集腋成裘，数易寒暑，又得同道之通力合作，终成佳作。在目前情势下，能静下心来，读一点书，又着意临床探索，确然难能可贵。希望此书的问世，能够对读者有一些启示，就很感欣慰，是以为序。

裘沛然

2005 年 9 月

凌　序

《黄帝内经》为我国现存最早之医学典籍。它总结了秦汉以前我华夏先民在同疾病斗争中积累之医学知识、经验教训以及文献记载（统计有 20 余种），并结合了古代先进之哲学思想和自然科学成就。《内经》的问世，形成中华医学独特完整之医学理论体系，成为后世医者必读之临证宝典。历代医家遵循《内经》之指导，治病救人，成名成家，著书立说，维护中华民族繁衍昌盛，推进中医学术不断提高发展。如汉代名医张仲景著《伤寒杂病论》，对后世临床医学之发展影响深远，人们遵为医圣。仲景在该书自序中明言："撰用《素问》《九卷》（即《灵枢》）"。明代著名医学家张介宾深研《内经》40 载，所著《景岳全书》至今仍为中医内科临床医师重要参考书。书中有《伤寒典》2 卷、《杂证谟》28 卷，阐述内科病症之理法方药 73 种，在每一病症开端均有"经义"节，详列《内经》对该病症之有关原文。余临床治病时常遇久治不愈之顽固病症，多求助于《内经》，每能扩展思路，另觅蹊径而获效，深感学习《内经》，受用无穷。正如金元时代名医张子和所言：《内经》是一部临床之法书。但近 30 年来有些人认为，《内经》是一部阐述中医学理论之书，完全无视《内经》对临床治病之指导价值。如此误导后学，何谈全面继承，何谈提高发扬，其不良影响与后果实堪深虑。

王庆其教授亦有鉴于此，根据其多年教研《内经》及临床实践中用《内经》的经验撰写成文，并征集当代医家在《内经》指导下之临床验案，阐发对《内经》学术之心得体会，编撰成册，书名"内经临证发微"。实践是检验真理的标准，以临床事实讲话，通过临床实践宏扬《内经》学术，对此余举双手赞成，并欣为之序。

凌耀星

2005 年 8 月

读经典　做临床

（原前言）

　　"中医的出路在临床"，这几乎成了中医界的共识。毫无疑问，中医学之所以能绵延数千年而不衰，关键在于中医药在防治疾病中有很好的疗效。至于中医经典，人们确认其在中医学术发展史上曾经发挥了很好的作用，但若试问活跃在临床第一线的中医师们尚有多少还翻翻经典，读读原著？也许有人说："过去在学校里已经读过了，再炒冷饭没有多大意思。"大凡从事临床及临床科研工作者，经常读读经典的人恐怕不是太多。这在每年各级各类学科带头人的评选及课题评审、职称评审等答辩过程中暴露无遗，他们之中对中医经典生疏、中医基础理论薄弱的例子绝非个别。似乎做临床的，不必再钻研经典。

　　笔者认为，没有临床疗效就没有中医学，中医学术的发展应该以临床为先导、疗效为根本，中医学的科研和教学都必须以此为基础，这是中医学作为一门应用学科的性质所决定的。然而，中医的临床怎么搞、疗效怎么提高，这里的问题就比较复杂了。有人主张按传统的辨证思维模式指导临床，有人主张中西医结合，有人则干脆用西医的医理、药理来处方拟药，完全是"中医的处方，西医的灵魂"。诚然，不管哪一种方式，只要能治好病、提高疗效即可。问题是，目前中医的临床疗效尚不够理想，缺少突破，这就不能不引起我们的反思。有一条似乎可以肯定，中医的临床需要理论的指导，没有理论指导的临床是盲目的临床，是不可能取得很好疗效的，也不可能推动临床学科的发展。临床学科的发展，临床疗效的提高，必须借助于科学的思维模式、借助于理论的继承与创新。中医经典是中医理论之渊薮，是经过千百年临床实践检验的经验结晶。所谓"经者，径也"，是学习、研究、发展中医学术之必由门径。国家中医药管理局近年开展的优秀临床人才研修项目中强调对历代中医经典的研修，是一项有力的举措。王永炎院士极力倡导"读经典，做临床"也确为有识之见。这一倡导对提高中医医务人员专业素质，促进临床水平的提高，培养优秀临床人才，是一条重要途径。

　　观历代名医贤哲，大凡成中医大家者，无一不娴熟经典，并通过临床实践灵活运用而有新的建树和发明，或续先贤之绪余，创立新说；或发皇古义，融会新知，推动临床学术的发展，造福于黎庶。唐代大医家孙思邈指出："凡欲为大医，必须谙《素问》《甲乙》《黄帝针经》……张仲景、王叔和……等诸部经方……若不尔者，如无目夜游，动致颠殒。"他本人"青衿之岁，高尚兹典；白首之年，未尝释卷"，博采群经，努力实践，遂有《备急千金要方》《千金翼方》"遗法传于百代"。金元名家刘完素"法之与术，悉出《内经》之玄机"。刘氏发《内经》五运六气之幽微，对火热病证详加阐发，提出六气病机、玄府气液理论，倡"六气皆从火化""五志过极皆为热甚""六经传受皆为热证"等新说，开金元学术争鸣之先风，促进了中医学的发展。脾胃学说之开山李东垣，发《内经》胃气学说之端绪，结合其丰富临床经验，提出"内伤脾胃，百病由生"的观点，一部《脾胃论》成为辨内外伤病证之圭臬，成为中医学宝库中的"兰室秘藏"。温病大家叶天士，承仲景伤寒之学，结合临床热性病流行特点，创立卫气营血为纲的辨证体系，他的胃阴学说取法东垣并有发明，他的学术经验仍为今日之"临证指南"。即便近现代一些著名医家不仅其临床经验丰富，而且他们对古代经典研究均各有很深的造诣。传说蒲辅周老中医初出茅庐时，求诊者中有效有不效，苦不能得心应手，遂毅然停诊，闭门读经三年后复出江湖，临证水平迅速提高。名医大家无不得益于"读经典，做临床"。

也许有人会说，那是先人和前辈们的学术经历，历史已经推演到21世纪，我们今天再花精力去学习"老古董"，有价值吗？我们不妨重新审视一下中医历代经典的学术价值。首先，中医经典所提供的理论原理仍然是我们防治疾病的基本准则，尽管近年新说纷纭，但尚没有成熟的理论能够完全取而代之，这些经典原著中所揭示的认识人体生命现象的基本方法，包含着深邃的科学道理，是我们认识、开拓医学新领域的有力武器；再者，这些经典原著中所提供的防治疾病的手段和方法仍然具有实用价值，并有可能不断拓展其在临床中的应用范畴。我们常说"祖国医学是一个伟大的宝库"，中医经典是宝库中的精髓。莫斯科大学物理学教授 A.N.NATreev 曾经说过："现在对知识老化的估计是每十年有二分之一的知识归于无，但这种估计实际上只适用于外围的知识，即运用基本原理得来的局部性的东西，作为知识的核心——基本原理——则是长期起作用的。"毫无疑问，中医学术自《内经》《伤寒论》等以降，代有发展。这些发展可以认为是《内经》《伤寒论》等经典中所提出的基本理论在医疗实践中"长期起作用"的结果。即使在今天，这些经历了长期、反复验证的理论原理，仍然是指导我们临床实践，促进中医学术发展不可或缺的准绳。我们不能说这些古代经典原著都是"字字珠玑"，但其在今天的学术价值仍不可低估。

那么，该如何"读经典，做临床"？

"读经典，做临床"首先要在"读"字上下功夫。我认为具有一定临床实践经历的人读经典与初学中医者读经典有本质的区别。前者要带着问题读，带着思考读；后者往往心中空空，不置可否。我们决不能把读经典当作"炒冷饭"，或"温习旧课"而已。应该透过言简意赅的原著，进行深层次的思考，或者站得更高，于无字处，获得新的感悟。读经典，要着重领会其精神实质。"读古人之书，不得死于句下。"古代医学典籍往往精粗并存，读书须潜心其间，仔细品味，独具慧眼，去粗取精，刮垢磨光，透过现象，"得意忘象"，才能得其真谛。读经典，贵在学习古代医家辨证思维方式。一部《伤寒论》一百一十三方，三百九十七法，实际是阐释外感热病的辨证施治规律；其以三阴三阳六经分证统率诸病，通过辨阴阳、分寒热、定表里、决虚实，进一步判明病变的性质、部位、邪正态势及其演变规律，其所见者大，所包者广。只要我们详其意趣，识契真要，师其法，不泥其方，则不仅可指导外感病的辨治，而且完全可用于现代各种杂病的论治。

"读经典，做临床"关键还在于一个"做"字，即应用于临床实践。我师裘沛然教授教诲说："读书，或学习导师的经验，神明之妙贵在一个'化'字。"所谓"化"，有两层意义：一是消化，即深刻领会经典含义，联系临床实践进行消化；二是化裁，即在自己的实践中变化运用。《伤寒论》101条："伤寒中风，有柴胡证，但见一证便是，不必悉具。"小柴胡汤主症有"往来寒热，胸胁苦满，嘿嘿不欲饮食，心烦喜呕"等，反映了少阳病的病机本质，临床辨治只要抓住某一主症即可用小柴胡汤，所谓"有是证，用是药"。推而广之，大凡辨证用方（无论经方或时方）只要抓住反映病机本质的主症，就可灵活运用，无论外感或杂病，均可仿此。又如，《内经》有"邪在胆，逆在胃"之记载，颇能诠释现代胆汁反流性胃炎的发病机制，治用疏肝利胆、降逆和胃，方用小柴胡汤、半夏泻心汤、旋覆代赭汤诸方加减化裁，往往取效良好。我认为，治经典之学，若实实在在运用于临床，才能使经典理论真正成为自己的知识，并有所感悟；先哲之理法，若活活泼泼应用于今病，方见生命。若不着边际，高谈阔论，虚无缥缈，除了把经典之学引向空玄之外，则于中医学术发展无寸补。

中医临床是其学术赖以生存发展的土壤，没有中医临床优势，就谈不上中医学术的振兴，而其优势的发挥，则取决于中医医务人员的素质和水平。就当前来说，造就高明的临床家是中医学术发展战略的当务之急。如何造就高明的中医临床大家，也许是仁智互见，而我认为倡导"读经典，做临床"是针对目前中医界现状的一帖良方。

王庆其

2005年8月于槐荫堂

目　　录

阴阳五行篇

藏 象 篇

病因病机篇

病　证　篇

治则治法篇

阴阳五行篇

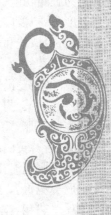

阳 化 气

语出《素问·阴阳应象大论》。《类经》注:"阳动而散,故化气。"《黄帝内经素问译释》曰:"阳的运动,可以化生清气和能量。"阳性热主动而散,有气化温煦推动作用,可促进万物气化,推动人体脏腑发挥正常功能,可以化阴为气。"阳化气"强调人体生命活动的过程。故张志聪《黄帝内经素问集注》注:"天主生物,地主成物。故阳化万物之气,而吾人之气由阳化之。"《素问·生气通天论》载:"阴平阳秘,精神乃治。"当人体阴阳不平衡时,人就会患病。王庆其认为"阳化气"的异常分为:①阳气虚导致的"阳化气"不足。"阳化气"不足表现为脏腑功能减退,气化不足,津液不能正常输布和排泄,导致阴津凝敛成形过度,治拟温阳化气。②水、湿、饮、痰、瘀、浊、食等有形之邪导致的阳气运行障碍,治拟祛邪通阳化气,即运用"通可去滞"的思想祛除导致阳气郁遏的各种病理因素。

案例:慢性浅表性胃炎案

刘某,男,48岁,中上腹反复隐痛不适2个月。中上腹隐痛,嗳气,腹胀,左胁下胀痛,与进食无关,口苦,寐差,易醒,嗜烟,嗜油腻之品,大便干,矢气频,舌苔黄白腻,质干,脉细弦。外院胃镜检查示慢性浅表性胃炎(胃窦,轻度)。曾经服用泮托拉唑、复方阿嗪米特肠溶片(泌特),疗效不佳。中医诊断"胃痛,肝气犯胃"。此由肝气横逆犯胃、胃气失和所致,治拟疏肝行气、和胃止痛。

药用:柴胡12g,白术12g,枳壳30g,枳实9g,枸橘李12g,槟榔15g,桂枝9g,木香9g,鸡内金12g,焦楂曲各12g,制大黄6g,路路通12g,生甘草6g。14剂后,患者胃脘隐痛、嗳气、腹胀等明显缓解。药已对症,在以后治疗过程中曾先后用过川朴、大腹皮、黄芩等药物。前后调治3个月左右,症状基本消失。

按:对该类功能性消化不良(FD)患者,王庆其善用辛药以通阳。《素问·阴阳应象大论》云:"辛甘发散为阳。"辛属阳主动,"能散能行",即具有发散、行气行血的作用。叶天士《临证指南医案·胸痹门》说:"仲景每以辛滑微通其阳。"《内经》有论:"气薄则发泄,厚则发热。"而王庆其临证善用桂枝、细辛等"辛温"之品来宣通走窜、发泄通阳。该类FD患者常有胃脘疼痛伴两胁胀满、嗳气善叹息的症状,因胃腑以通为用,故王庆其常用辛通之药,可与疏肝利气药合用。

患者形体壮实,痰湿气盛之体,肝气易强,肝气强则犯胃而胃痛,胃气上逆则见嗳气频作;肝主疏泄气机,肝气不疏则左胁下撑胀;嗜烟、嗜油腻导致痰湿食之邪生,"阳化气"障碍,脾失健运而见腹胀、大便干、矢气频。王庆其认为辨证要点在于胃痛、嗳气伴胁腹撑胀,故治以疏肝行气、和胃止痛。

(戴彦成)

阳化气,阴成形

语出《素问·阴阳应象大论》。阳主动、主散,化气作用是阳的特性;阴主静、主凝,成形作用是阴的特性。阳化气,阴成形,是自然万物生化以及人体物质代谢的基本活动形式。张介宾注:"阳动而散,故化气;阴静而凝,故成形。"《内经》的作者用此理论诠释自然现象和人体生理病理。如该篇说:"故积阳为天,积阴为地。""清阳为天,浊阴为地。地气上为云,天气下为雨,雨出地气,云出天气。"马莳注:"地虽在下,而阴中之阳者升,故其上也为云;天虽在上,而阳中之阴降,故其下也为雨。"天气虽属阳,但要通过阴寒的凝集作用,才能下降为雨;地气虽属阴,但要经过阳热的蒸腾作用,才能上升为雨。自然界化云、成雨的过程离不开阳化气、阴成形的作用。对于人体来说,药食的气味化精形,精形归气化的过程,也是阳化气、阴成形的作用结果。自然界物质的变化,从有形变成无形,从无形变成有形,都是阴阳化气、成形的作用使然,如此造成"生生化化,品物咸章",构成丰富多彩的物质世界。

关于阴阳理论在医学中的应用,阐述最为深刻者,当首推明代医家张介宾。"阴不可以无阳,非气无以生形也;阳不可以无阴,非形无以载气也""阴阳二气,最不宜偏,不偏则气和而生物,偏则气乖而杀物"。著有《大宝论》和《真阴论》专题讨论阴阳理论及其临床应用。提出了关于治疗阴阳、精气虚损的精辟见解:"善补阳者,必于阴中求阳,则阳得阴助而生化无穷;善补阴者,必于阳中求阴,则阴得阳升而泉源不竭""善治精者,能使精中生气;善治气者,能使气中生精"。这些论述可以认为是对《内经》"阳化气,阴成形"理论的演绎和发展,对我们今天的临床实践具有深刻的启迪。

案例 1:功能性消化不良案

张某,女,18 岁。

自幼懦弱,身体顾长,皮肤白皙,来诊时诉食欲不振,嗳气,腹胀,虽知饥饿、得食早饱,大便不畅,形体消瘦,体质甚差,不耐寒温,平素多感冒,经常因病而辍学,羔起近 2 年,久治罔效。不久前做 X 线钡剂造影,拟诊"功能性消化不良"。平时经常服用酵母片、多酶片、多潘立酮、复合维生素等,证情时轻时重。诊肢冷,苔薄白微腻,脉来细濡。中医诊断"胃痞"。

辨证:脾虚不健,运化失职。

治法:健脾和胃,理气宽中。

处方:黄芪 20g,党参 12g,炒白术 12g,焦米仁 12g,茯苓 12g,甘草 4.5g,制半夏 12g,紫苏梗 12g,炙鸡金 12g,炒枳壳 12g,焦楂曲各 12g,制大黄 6g,大枣 7 枚。

二诊:此方加减,治疗 30 日后,证情有所缓解,大便 2 日一解,食欲增,嗳气减,精神爽。但近因饮食油腻荤腥而证复如故,胃脘隐隐作痛,食后中上腹痞满不解,按之濡,食纳减。因思《内经》有"阳化气"之句,考虑患者久病阳气不足,"无火无以熟谷",乃取上法佐以温暖胃阳之品,补火以生土,化气促健运。

处方:党参 12g,焦白术 12g,熟附块 9g,肉桂 3g(后下),炙鸡金 12g,炒莱菔子 12g,焦山楂 12g,炒枳壳 12g,木茴香各 9g,炒蟾皮 9g,陈皮 9g,荜澄茄 9g,甘草 4.5g,制半夏 12g。

7 剂后,早饱、脘胀、嗳气、隐痛等明显缓解。药已对症,不必更章,在以后的治疗过程中曾先后用过大腹皮、香橼皮、炒谷麦芽、旋覆花、代赭石、麻仁等药物。前后调治 4 个月左右,症状基本消失,偶尔因天气变异或饮食不慎出现小反复,继进原法化裁,证情基本康复,形体渐丰,神色转佳,可以胜任学习任务。

按:人体饮食的消化过程,赖气化以健运,有形食物之腐熟、消化、吸收、转输无不赖阳气之蒸腾和推动,"少火之气壮",食得阳助而消化。本案先投健运脾胃方药,症虽减轻而不尽如人意,伍以助阳化气之附桂,病即出现转机,也许这是取效之关键,守法调治而收全功。

案例 2:慢性肾功能不全案

杨某,男,65 岁。

病史:患者素体康健,以教师为职业,起居有序,养生有道,平生无大病。然 2 年前因不明原因持续高热不退,而住某医院,曾用多种大剂量抗生素治疗,热虽平而出现肾损害,查肌酐、尿素氮增高。出院时病情稳定,但肾功能未全康复,迭经中西药治疗,肾功能无明显改善。病延 2 年余,来诊时,面色不华,贫血貌,腰酸神疲乏力,尿有少许泡沫,纳少,舌质淡,苔薄,脉沉细无力。尿检:蛋白(++),血清肌酐 210μmol/L,尿素氮 20mmol/L。此药害所伤,脾肾两亏,气血不足,加之蛋白流失,肾精不固。《内经》云:"阴成形。""精不足者,补之以味。"治宜脾肾两补,气血并治,滋阴填精,益气生血。

处方:黄芪 30g,太子参 15g,炒白术 12g,土茯苓 15g,甘草 4.5g,黄精 12g,熟地黄 12g,当归 12g,山茱萸 12g,枸杞子 15g,芡实 30g,巴戟天 12g,菟丝子 15g,鸡血藤 30g,大枣 7 枚,制大黄 9g。

上方加减过程中曾用过川续断、杜仲、阿胶、女贞子、制首乌、潼蒺藜、泽泻、苏叶等药物,2个月后复查尿蛋白(+),血清肌酐150μmol/L,尿素氮14mmol/L,腰酸神疲好转,气色有华而渐现润泽,纳可。再以前法消息,治疗4个月后,尿检(-),血清肌酐、尿素氮接近正常,继续治疗观察。

按:张介宾在《治形论》中说:"凡欲治病者必以形体为主,欲治形者必以精血为先,此医家之大门路也。"其在立方施治中常以熟地、当归、枸杞等味补益精血,尤以熟地为首选,这是介宾治病的特点。本案宗《内经》"阳化气,阴成形"理论,对药害所伤,久病脾肾而损案,仿张氏经验,用补气滋阴填精徐图功效,证情渐入佳境,化验明显好转,目前仍守方守法继续治疗,以竟全功。

(王庆其)

阴平阳秘,精神乃治

(一)

语出《素问·生气通天论》。阴阳理论是构建中医学理论体系的根本纲领,故《素问·阴阳应象大论》云:"阴阳者,天地之道也。""形而上者谓之道。"道是法则和规律之意,为医者不可不明阴阳之道。《灵枢·病传》说:"明于阴阳,如惑之解,如醉之醒。"张介宾云:"设能明彻阴阳,则医理虽玄,思过半矣。"这里阴平与阳秘是互文,即阴阳平秘,阴阳关系的平和协调,是人正常生命活动的保证。《类经·疾病类》注:"人生所赖,唯精与神,精以阴生,神从阳化,故阴平阳秘,则精神治矣。"

在现代医学中,精神是一个名词,而在中医学中这里精代表精气,属阴;神表示神气,属阳。神以精为本,精以神为用;精足则神旺,精衰则神夭。《素问·上古天真论》说:"积精全神。"精与神的和谐协调,是健康的标志;反之,精与神的失调,是疾病的象征。临床所见,精气亏损而出现神衰不泽,或神志为病;神过用而阴精暗耗,引申出诸多心身病症。

案例1:神过用伤精案

患者,女,49岁。

值围绝经期,月经紊乱,心绪不宁,潮热汗出,夜寐不安,尤其严重的是近2年来疑云丛生,生活中些许小事,耿耿于怀,心存芥蒂,或疑丈夫有外遇,或猜子女长大了不再要母亲,似属多余人,或怀疑自己得了恶性肿瘤。近因胃镜查得有轻度萎缩性胃炎,病理报告示轻度肠腺化生,即疑已发展至胃癌,可能不久于人世,以致坐立不安,食不甘味,夜不能酣睡。曾经由子女带其至某精神卫生中心咨询,诊断为"神经症(抑郁疑病症)",用氟哌噻吨美利曲辛片(黛安神)等,除睡寐略为好转外,余症未改,遂请中医诊疗。来诊前曾在多家中医医院诊治,均因朝三暮四,未能很好遵循医嘱、正规服药,故奏效不佳,于是更怀疑自己得了"不治之症",就连医生也"黔驴技穷"。诊舌红苔少,脉细滑数。此病中医认为当属"脏躁""郁证",由神过用而精伤,以至阴亏精虚,心肾两虚。治疗先宜进行心理治疗:①倾听。专心倾听患者的诉述,了解病情发展之梗概及缘由,放松患者的情绪,建立患者对医生的信赖。②解释。在对病史的来龙去脉及问题的关键充分了解的基础上,向患者作真诚的解释和劝告,告诉患者其病况并没有自己想象的那么糟糕,让其宽心、放心。③保证。人至围绝经期出现抑郁、疑病等是人生转入老年期常见的心理变化,只要正确对待,积极配合医生治疗,是完全可以痊愈的,轻度的萎缩性胃炎及肠腺化生是可以逆转,不会致癌的。④建议。帮助患者找到问题的焦点,纠正认知中的偏差,提高患者对生活、对治疗的信心,配合药物治疗。经过上述四步的反复治疗,真诚耐心的工作,患者的情绪逐渐稳定。在此基础上给予清心安神,补肾填精治疗。

处方:生熟地各 12g,山萸萸 12g,女贞子 12g,制首乌 12g,黄连 4.5g,生龙牡各 30g,灯心草 1g,朱麦冬 12g,远志 9g,知母 12g,焦山栀 12g,石菖蒲 12g,郁金 12g,酸枣仁 30g。

上方加减过程中曾用过紫石英、夜交藤、地骨皮、当归、白芍、淮小麦、甘草、大枣等。通过心身同治,3 个月后,精神转佳,潮热汗出大减,忧郁疑病也较前改善,睡眠明显进步,可以从事家务工作。

案例 2:精亏神衰案

患者,女,65 岁。

素体多病,有高血压、冠心病、高脂血症、胆结石等病史,常年出入于医院,中药西药不断。近年来体质日衰,不耐劳顿,眩晕心悸,腰膝酸软,夜寐杂梦纷纭,不能安睡,健忘日增,纳谷不馨,神情忧郁,血压基本正常,舌苔淡薄,脉沉而细。此多病久病,气血日亏,精气虚惫,神不安舍,恙由肝肾不足为主,治宜调肝益肾,佐以安神定志。

处方:女贞子 18g,熟地 12g,丹参 18g,当归 12g,白芍 12g,天麻 12g,钩藤 15g,枸杞子 12g,山萸萸 15g,远志 9g,茯神 15g,桑椹子 12g。

治疗过程中曾用龙骨、牡蛎、夜交藤、怀牛膝、巴戟天、续断、灵芝等,前后治疗近 6 个月,情况明显改善,体质渐强,夜寐基本能入睡 6 小时,眩晕除,精神转旺。

按:《内经》"阴平阳秘,精神乃治"含义深长。人的生命活动离不开精与神,精亏则神衰,神过用则伤精,治疗中补精可养神,调神可养精,举凡养生不越养精、调神两端，庶可保持阴阳平秘，心身康泰。

（王庆其）

（二）

中医认为，人体的正常生命活动是阴阳两方面保持着对立统一、动态平衡关系的结果。一有失调，即为病理状态，甚者就会出现各种疾病乃至生命终止。故《素问·生气通天论》曰："阴平阳秘，精神乃治。""阴阳离决，精气乃绝。"由此可见，阴阳平衡始为健康之本。引之临床，调治疾病，也当以调和阴阳为先，纠其偏盛，补其不足，医其失调，以致平衡，如是"则内外调和，邪不能害，耳目聪明，气立如故"（《素问·生气通天论》）。《伤寒直格·泛论》也曰："凡治病之道，以调六气阴阳，使无偏倾。各守其常，平和而已。"

笔者在临床治疗围绝经期综合征时，应用"阴平阳秘，精神乃治"之医训，颇有体会。《素问·上古天真论》曰："女子……七七任脉虚，太冲脉衰少，天癸竭……五藏皆衰，筋骨解堕，天癸尽矣，故发鬓白，身体重，行步不正而无子耳。"女子年逾七七，肝肾虚损，天癸将竭，冲任之脉渐亏，精血日趋不足，五脏失养，而导致多种阴阳失调的病理现象，如肾阴不足，水不涵木，阳失潜藏，阴虚阳亢，肝风内动，心肾不交诸证；或见肾阳虚衰，脏腑经脉失其温煦，则出现脾肾阳虚，冲任虚寒等证；也可有血虚肝郁，气滞血瘀等证。总之，更年之期，阴阳失去正常的平衡协调，所出现的诸多病证，总以阴阳更胜之变所致，故应以"谨察阴阳所在而调之，以平为期"（《素问·至真要大论》）为治则，调整阴阳，使机体内在阴阳在新的基础上得到新的平衡。

案例：行经头痛案

傅某，女，48 岁。2004 年 8 月 21 日初诊。

患者行经头痛数年，近年来月经周期迟后，甚至数月不行。非经期也常头痛空胀目涩，甚至伴泛恶。末次月经 6 月 5 日，近半年来反复牙龈虚肿、疼痛，牙齿松动（牙周炎）。刻诊：经水已有两个半月未行，头痛目胀，夜难安眠，汗多心烦，肌肤干燥，双目常易充血干涩，带下见增，大便调。患者素体肝肾不足，精血虚薄，经期血海空虚，头目清窍更失濡养，故每至经期头痛辄起，年近七七，天癸渐衰，真阴不足，上不能济心阴，下不能涵肝木，内不能主骨充髓，脑海空虚，故头痛更甚，非经期也常作头痛，心烦汗出，齿松目涩诸症迭起。肝肾不足，冲任亏虚，经血枯乏，则月经周期迟后，甚至停闭不行。此案属肝肾不足，精血亏虚。拟以滋补肝肾,填精充髓。

仿左归丸加减:熟地 15g,山药 15g,枸杞 12g,菟丝子 12g,女贞子 15g,滋补肾之真水阴精;金樱子 12g,杜仲 15g,补骨脂 12g,鹿角霜 9g,温肾固精,壮骨补髓,稍事温阳,则从阳求阴,则阴得阳化,泉源不竭;当归 9g,丹参 9g,川芎 6g,红花 6g,全蝎 3g,细辛 3g,养血活血,通窍止痛,以防因虚致瘀;天麻 12g,半夏 9g,祛痰息风,助开诸窍,止头痛,防肝木引动风痰;太子参 15g,淮小麦 18g,百合 12g,益心气,养心阴,助肾水以清心之虚火,安神除烦收汗。依法调治半年左右,头痛数月未发,且经水已能按时而至,而半年来牙周炎悄然而愈,牙齿也固。

按:此类治法是遵从张介宾阴阳互根互存的理论,从阴助阳生化无穷,从阳助阴泉源不竭,调整阴阳,达到阴平阳秘的效果。

(杨悦娅)

(三)

《素问·生气通天论》云:"阴平阳秘,精神乃治;阴阳离决,精气乃绝。"言阴气平和而阳气周密,人体中阴与阳和平调顺,才能保持身体健康、精神正常;反之,若阴阳失调甚至离决,精气也就随之而耗绝。

本篇强调了阴阳协调平衡,人体方能气立如故。而阴阳和调的关键,就人体而言,在于阳气的周密,如是则阴气镇守于内,不致偏颇,此乃阴阳之要。否则"两者不和,若春无秋,若冬无夏"。可见保持阴阳平衡,是人体得以健康的根本,阴阳的偏盛偏衰就意味着疾病,阴阳的消亡离决就意味着人体生命的告终。张景岳亦注曰:"有阳无阴则精绝,有阴无阳则气绝,两相离决,非病则亡。"

为此,重视保全阳气,达到"阴平阳秘"是人们所必须遵循的准则。要做到这一点,就必须注重"因时之序",根据四时之气的变化而养生,力求"传精神,服天气,而通神明",做到精神专一,顺应自然界阴阳之气的变化,让人体阴阳之气与自然界的阴阳变化统一起来,才能"肉腠闭拒,虽有大风苛毒,弗之能害"。《内经》"正气存内,邪不可干""邪之所凑,其气必虚"亦指此义。

在治疗上,及时合理地调整阴阳,纠正阴阳的偏盛偏衰是中医治病的根本出发点。如《素问·阴阳应象大论》说:"审其阴阳,以别柔刚,阳病治阴,阴病治阳,定其血气,各守其乡。"说明详审疾病的属阴属阳、在气在血,从而根据病情确定阳病治阴、阴病治阳的治疗大法,是中医治病的根本法则。目的在于使阴阳失调的异常现象复归于阴平阳秘的动态平衡。

总之,阴阳两方面的平衡与失调、协调与离决,直接关系到人体健康与疾病、生存和死亡,从而说明调和阴阳、顾护阳气,在保持健康、防止疾病发生和发展方面具有重要意义。

案例1:许某,男,71 岁。

素有支气管扩张症、肺气肿,入冬加剧,上气喘急,不能平卧,痰中带血,喘咳甚则冷汗出,口干思饮,小溲频数,合目则呓语喃喃,形神俱惫。检视前方,类多清肺化痰之剂。脉象浮洪无力,舌呈镜面。考《素问·逆调论》:"肾者水藏,主津液,主卧与喘也。"肾虚则水上泛为痰,肾气不纳而贲越于上,肺气虚,复难清肃,脉虽洪大,重按无力,喘逼夜甚,冷汗不止,此阴损及阳;况当七旬高龄人病之质,肺肾竭绝之机已露。

治法:固肾保肺,摄气扶元。

处方:熟地黄(益智仁 0.9g 拌)、怀山药、煅牡蛎(布包)、紫衣胡桃肉各 9g,朱茯神、灵磁石(醋煅)、山萸肉各 6g,款冬花(蜜炙)、北紫菀(蜜炙)、川贝母各 4.5g,北五味 1.5g,黑锡丹(分吞)3g。

服药后,喘咳汗出均见缓解。"喘出于肾,淫气病肺。"肾不纳气,肺难清肃。仍应固摄肾气为主,原方去紫菀加蛤蚧尾 1 对(研末分服)。前后共服此方 10 余剂,日渐好转,喘平汗止。前方再去胡桃、牡蛎、黑锡丹,加潞党参(朱炒)、酸枣仁(炒)各 9g,炙甘草 1.5g。诸症渐释,形气日佳。(《李聪甫医案》)

按:本案系阴损及阳,致阴阳平衡失调,而出现肺肾阴阳俱虚之象,为达到阴平阳秘的目的,故用固肾保肺、摄气扶元的治法,使阴阳趋于平衡而获效。

案例2:梅姓婴孩,男,1 岁。

时当溽暑,起于失护感寒,发热吐乳,咳嗽痰鸣,大便泄泻如蛋花状。前服解表、清暑、和解、消导等方,证转日晡热甚,手足抽搐,指尖发凉,汗出口渴,小便短赤,终日昏睡露睛,精神困乏。擦指纹红细如发丝直透命关,舌质干红,唇色淡,以手触之清冷。考身虽发热而汗冷,虽口干渴而唇凉。此系脾阳亏乏,外现假热;便泻无度,阴液内伤。可知亡阴是阳虚久泻的渐变。法当补救肾阳兼益脾气。若单从脾治,不足以温养欲劫之阴。

治法:温肾健脾益气。

处方:熟地黄 6g,山萸肉、北枸杞、当归身、潞党参、於潜术(土炒)、怀山药、云茯苓各 3g,杭白芍(酒炒)2.4g,牡丹皮、广陈皮、熟附片、炙甘草各 1.5g,上肉桂 0.9g。

服药后热退汗收,喉中略有痰声,形气相得,复以甘温扶益脾元。

处方:北黄芪(米炒)、潞党参、蒸於术、云茯苓、怀山药、北枸杞各 3g,广陈皮、炙甘草各 1.5g。数服而愈。(《李聪甫医案》)

按:本案久泻亡阴,症见阴阳将绝之候,耗气因而欲绝,李聪甫根据"阴阳离决,精气乃绝"之理,用养精固气、甘温扶脾之法,力致阴阳复常而愈。

(王　琦)

阳气者,精则养神

　　语出《素问·生气通天论》。本句当作"阳气者,养神则精"解,强调阳气有温养神气的功能。阳气功能正常,神得以温煦,方可神清气爽,思维清晰。反之,如果阳气亏虚不能养神,则神气索然,精神倦怠。本篇前文提到"阳气者,若天与日,失其所则折寿而不彰",说明阳气为生命之宝,人体一切活动均需阳气的温煦,神气的活动亦不例外。该篇还提出"阴阳之要,阳密乃固""阴平阳秘,精神乃治"。人的精神和谐是阴阳平衡协调的结果,其中阳气起主导作用。阴气平静于内,阳气鼓动于外。阴能养精,阳能养神。阳气固密,故神不至于浮越离散;阳气生发温煦,故神不至于萎靡不振。此外,该篇强调,人体阳气的变化如同一日太阳的升落,人体神的波动也同一日阳气的消长同步。《素问·四气调神大论》提出养神当遵循四时阳气变化进行调摄。以上均说明神的活动与阳气关系密切。

　　神的活动依靠精血的濡养以及阳气的温煦。神的功能尤能反映阳气的盛衰。阳气的消长也直接关乎神气的盛衰。因此,临床治疗精神情志类疾病,可从阴阳论治。

　　案例:徐某,女,48 岁。

　　3 年前因生活打击,患者变得情绪低落,郁郁不舒,不善言语,闭门不出。近半年有加重之势,时有幻听,夜不能寐,胸闷乏力,精神萎靡。顷诊:面色萎黄,双目黯淡,手足不温,少气懒言,脘宇痞满,纳寐不佳,大便秘结。舌质淡黯,苔薄腻,脉细。此属肝气郁滞、心脾两虚之郁证,予疏肝理气、宣阳开郁。

　　治法:疏调肝脾,宣阳开郁。

　　处方:柴胡 12g,桂枝 12g,仙灵脾 15g,郁金 12g,丹参 30g,当归 12g,白芍 12g,生龙牡各 30g,八月札 12g,路路通 12g,仙茅 12g,肉苁蓉 15g,莲心 6g,灯心 6g,麦冬 12g,芦根 15g。

　　二诊:上方 14 剂,幻听未作,胸闷、便秘见瘥,精神渐振。还当原法,续进以治。处方:柴胡 12g,当归 12g,桂枝 12g,枳壳实各 15g,火麻仁 30g,瓜蒌仁 30g,酸枣仁 20g,生龙牡各 30g,制香附 12g,乌药 9g,茯神 15g,夜交藤 20g,枸橘李 12g,吴茱萸 6g。14 剂。

按:本案符合郁证中属抑郁症的典型表现,即"情绪低落、思维迟缓、行为活动减退"。《景岳全书·杂证谟》云:"阳虚之候,多得之愁忧思虑以伤神。"本案病机,气滞与阳虚并存。治当疏调肝气、宣阳开郁,在常规疏肝理气方基础上,加桂枝、仙灵脾、仙茅等温阳之品,旨在宣发肝阳,恢复肝气条达情志之功用,阳气得宣,精神得振。

（夏梦幻）

阳气者,柔则养筋

《素问·生气通天论》说:"阳气者,精则养神,柔则养筋。"此言阳气的生理功能。原文为倒装句,应理解为:阳气者,养神则精,养筋则柔。意思是阳气具有温养形、神的功能,养神则令神气精明,养形(包括筋脉)则形体活动自如。古人所注均在文字上迂回,结果穿凿曲解经意。实际只要结合临床去体验则可迎刃而解。这里唯举"养筋则柔"例以佐证。

有邻居陈老太,年届九秩高龄,身体素来健康。近值隆冬,寒气凛冽,1个月来经常夜半出现小腿抽筋挛急,每每在半夜起坐,或用热水袋外敷,或以手按摩半小时,方能缓解。虽属小恙,对于年迈之人而言,颇以为苦。此高年元阳不足,无以温煦筋脉,加之冬令阴气偏盛,夜半又为阴中之阴,阳气潜藏,阴盛阳虚。姚止庵说:"阳气者,生生之气也。"阳气式微,生气不振,筋脉失养,筋司运动,筋脉拘急则抽搐发作。投仲景麻黄附子细辛汤加川怀牛膝、胡芦巴、菟丝子、肉苁蓉、当归、川芎、丹参、白芍、甘草,7剂后证情缓解,再7剂小腿抽搐未再复发。

（王庆其）

凡阴阳之要,阳密乃固

（一）

在阴阳学说中,阴阳之间是对立互根、交感消长、制约互用、相互转化、协调平衡的,这些内容概括了阴阳矛盾统一体中对立双方的相互关系,包含着对立统一规律的一般原则问题。然而阴阳并非是一对处于平等地位的矛盾双方。《素问·生气通天论》是重点论述阳气在生命活动中重要性的篇章,其中即指出"阳气者,若天与日,失其所则折寿而不彰",以天体自然来比喻阳气乃人体生命所必须,失去阳气则失去生命;又说"凡阴阳之要,阳密乃固",认为阴阳协调、生命安固的关键在于阳气静密。因此,阳气在阴阳关系中处于主导地位。由于阴阳是不同于矛盾范畴的概念,包含着自己的特殊内容,其特殊内容表现为阴阳是具有一定具体规定的概念,如温热、活动、升腾、进显者属阳,寒冷、沉静、肃降、退隐者属阴等,对立面的一方必然具有阳性特征,另一方则具有阴性特征,由于阴阳总是与具体的事物发生着固定的联系,因此古人从生活经验和体验出发,认为阴阳关系中代表动力和活力的阳气即具有更大的主导性。《内经》着重研究了人体以及其他物体的形质与运动功能的关系,认为形质为阴,运动功能为阳,二者虽此长彼消,相互为根,但在这一特殊的矛盾关系中,由于阳充则阴生、阴固、阴布,所以阳处于主导地位。

《内经》"重阳"思想在宋以前一直得以直线沿袭,至金元明时期则经历了刘完素的否定、李杲的倡兴、王好古的强调、朱震亨的反思、薛己的重视、赵献可的发挥等。张景岳重视阳气、对命门水火观的提倡使"重阳"思想得到了新的意义上的复归。张景岳强调指出:"凡阳气不充,则生意不广,故阳惟畏其衰,阴惟畏其盛,非阴能自盛也,阳衰则阴盛矣。凡万物之生由乎阳,万物之死由乎阳,非阳能死万物,阳来则生,阳去则死矣。"并说:"《易》有万象,而欲以一字统之者,曰阳而已矣;生死事大,而欲以一字蔽之者,亦曰阳而已矣。"

颜德馨曾治余某,女,51岁,工人,1982年以来常感胸闷、胸痛,直迫咽喉,甚至昏厥,1985年明确诊断为肥厚性心肌病,经中西药物治疗均无显效。初诊见患者形体丰腴,面色苍白,始而心悸、胸膈痞闷不舒,继之心痛阵作,自觉阴冷之气上冲,神委乏力,夜分少寐,脉沉细,舌紫苔白。乃痰瘀交困,心阳失斡旋之职,气血流行受阻,脉络不通,遂成心痹之疾,用麻黄附子细辛汤加味以补心肾之阳,拯衰救逆。炙麻黄6g,附片6g,细辛4.5g,赤白芍各9g,生山楂9g,失笑散(包)9g,延胡索9g,煅龙壮(先煎)各30g,桂枝4.5g,炙甘草4.5g,九香虫2.4g。服药1个月已有转机,胸闷胸痛减轻,脉沉亦起,但舌体偶有强直,苔白腻。温阳解凝初见疗效,仍用前方炙麻黄改为9g,加麦冬9g,菖蒲9g。服药2个月证势已呈苟安之局,能主持家务,面色转红润,头晕心悸、胸闷、胸痛均减,遇劳后感胸痞,前方去麻黄加苍白术、黄芪继服之。随访半年,病情稳定,已恢复工作。

颜德馨对心血管疾病的治疗十分重视阳气的作用,强调温运阳气是治疗心血管疾病的重要法则。案中桂枝用药贯穿始终,因桂枝是通行阳气的核心药物。《伤寒论》载方 113 首,其中选用桂枝以通行阳气者即达 43 首,足见仲景对桂枝通行阳气的重视。案中麻黄用量独重,始用 6g,后加至 9g,与附子并施,内外衔调,振奋已衰之肾阳,得效后则去之。阳气充足而通达则阴血得到化生、温煦、推动,终臻"阴平阳秘,精神乃治"。

(闫晓天)

(二)

　　语出《素问·生气通天论》。阴阳平衡协调的关键在于阳气的致密,乃能卫外固守,则病邪无以伤人,阴精乃能固藏于内。经文强调了阳气的重要性。阴阳,是万物之根本。天地阴阳,应象于人;人身之阴阳,应象于天地,而阴阳之中,阳尤为重。阴阳学说引用到中医理论中,在阐述人体生命活动时,将功能归属阳,物质归属阴;阳之生发功能有赖于阴质之充填,阴体滋生依仗阳气的生发。阴阳互根、消长,但阳为主体,没有阳的生发鼓动,则阴质不能化生成长,也不能为阳的功能提供物质基础。自然界中,阳气生发,万物之阴才能生长。从气血之辨,气为阳,血为阴。阳气鼓动,功能气化,才能化生有形之物质。气生血,血涵气,气为血之帅,血为气之母。血有赖气的推动而运行,才得以发挥其濡养作用;而血也赖于气的化生功能,才能变化而赤是谓血,故血虚之患者尚可赖气之存在而生存。由气之存在而再生再化。而气若暴脱则危在顷刻。这也反映了阴阳之中阳为主体。所以《素问·阴阳应象大论》曰:"阳生阴长,阳杀阴藏。"阳主外,阴主内,阳气护守于外,阴精固藏于内。"阳强不能密,阴气乃绝",故《素问·生气通天论》有曰:"凡阴阳之要,阳密乃固。"

　　阴阳之论,是为大道,而用于临床,则为常道,无论诊病施药,先以阴阳之辨,再以表里、虚实、寒热、脏腑之分,方能执简驭繁。诚如《景岳全书·传忠录》所言:"凡诊病施治,必须先审阴阳,乃为医道之纲领。阴阳无谬,治焉有差,医道虽繁,而所以一言蔽之者,曰阴阳而已……设能明彻阴阳,则医理虽玄,思过半矣。"

　　余曾治一何姓围绝经期妇女,先有月经周期先后不定,继后经期延长,淋漓难断,忽有 1 个月,经血下注如冲,西医急诊予以止血,并服安宫黄体酮。但撤药后仍经血崩冲。领悟经言"凡阴阳之要,阳固乃密",气为阳,血为阴,气虚不固,血难内守。遂用益气摄血法,大剂黄芪加人参、柴胡、升麻共以益气升提、固摄阴血;配以坎炁、熟地、旱莲草等补血养血,填其不足,并为阳用提供物质基础,以阴中求阳之意。3 剂见效,7 剂血净,后以法调治 3 个月未见崩漏。

中医诸多治法,可以说都是在"阳固乃密"的原则指导下而建立的。除前所应用的益气摄血法外,如常用于表阳虚易外感或卫气不固、恶风自汗等的实卫固表法,用于气机下陷、清阳不升的泄泻滑脱或带下如水等的升阳举陷法,用于外脱亡阳的温阳固脱法等,均是从阳论治、重视阳气的主导作用。

(杨悦娅)

阴在内,阳之守也;阳在外,阴之使也

(一)

语出《素问·阴阳应象大论》。此句高度概括了阴阳之间的互根互用关系。言其阴守持于内,为阳之基;阳在外而为阴之役使。正如吴崑所说:"阴静,故为阳之镇守;阳动,故为阴之役使,见阴阳相为内外,不可相离也。"

人体正常生理功能是阴阳对立统一规律的具体体现,而阴阳学说又概括了人体脏腑经络气血之间的相互关系。故本篇说:"天地者,万物之上下也;阴阳者,血气之男女也;左右者,阴阳之道路也;水火者,阴阳之征兆也;阴阳者,万物之能使也。"说明天位于上为阳,地位于下为阴,天覆地载而万物化生其间,故天地为万物之上下;阴与阳在人则为血与气、男与女;左右是阴阳升降的通路;水火是阴阳最明显的征象;阴阳是万物变化的根本动力。所以说阴阳既是对立制约的,又是互根互用、相辅相成的。上述经文诚与《素问·生气通天论》"阴者,藏精而起亟也;阳者,卫外而为固也"互相发明。

1. **阳气亏虚,失固于外** 若思虑劳倦,久病失调,大病失治,致人体受损,阳气亏虚则卫外功能失守,阴失阳敛,可见自汗气短,少气懒言,面色㿠白,极易感冒,脉虚无力,甚则汗液大泄,气随汗脱而阴阳俱亡。治当温阳益气,可用玉屏风散(《世医得效方》:黄芪、白术、防风)或参附汤(《世医得效方》:人参、附子)。

案例 1:吴氏曾治张某,42 岁。

肾气素亏,于返家途中时值阴雨,感冒风寒而病。身热恶寒,头疼体痛,沉迷嗜卧,兼见渴但饮不多,脉沉细而兼紧象,舌苔白滑,舌质夹青紫色。

辨证:风寒乘虚直入少阴,阻塞真阳运行之机。

治法:温经解表,扶正祛邪。

处方:熟附片 30g(先煎 2~3 小时),麻黄 10g(先煮数沸去沫),北细辛 6g,桂尖 13g。

次日服上方 1 剂即汗,身热已退,唯觉头晕咳嗽,神怯。邪虽解,肺寒尚未清,阳气尚虚。以四逆合二陈加细辛、五味子,扶阳温寒主之。

处方:黑附片 50g(先煎 2~3 小时),干姜 26g,甘草 10g,广陈皮 10g,法半夏 13g,茯苓 13g,北细辛 4g,五味子 2g。1 剂尽,咳嗽立止,食量增加,精神恢复,病遂痊愈。(《吴佩衡医案》)

按:此案肾气先虚于内,卫外不固,阳失于守,致使风寒乘虚而入,内外失和,阴阳失调,故发为里虚外实的太少两感证。治疗用麻附细辛汤加味温阳散寒,扶正祛邪,使内外功能正常,从而达到阴阳平衡而告愈。

案例 2:程某,男,68 岁。1970 年 4 月 4 日就诊。

近 1 年多来,喜出汗,面浮,下肢微肿。查体:体胖,体质素弱。脉浮大,舌淡苔白。

辨证:阳虚卫表不固。

治法:益气养阳,固表止汗。

处方:生黄芪 10g,黑附子 10g,油肉桂 5g,白芍 10g,麻黄根 10g,五味子10g,炙干草 10g,煅龙骨 30g,煅牡蛎 30g,白术 10g,生姜 3 片,大枣 5 枚。

经过 2 个月的治疗,连续服药 30 剂,汗止,面浮消失,体力恢复而痊愈。(索延昌《虚证论》)

按:自汗临床由阳虚所致并不少见,诚如《素问·生气通天论》所云"阳者,卫外而为固也"。阳虚卫外不固,而汗液自出,动尤甚。故本案以黄芪建中汤合牡蛎散化裁加减,而获效。

2. 阴液内虚,阳失所养 若素体虚弱,阴液不足,或大病久病失于调治,致阴液大虚,症见形体消瘦,睡则汗出,醒则汗止,心悸失眠等。治宜滋阴养液,可用当归六黄汤(《兰室秘藏》:当归、黄芪、生熟地、黄连、黄柏、黄芩)加减。若阴液内虚进一步发展,可致卫外之阳气失养,发为气阴俱虚,或亡阴亡阳证,又见气短懒言,汗出不止,或畏寒肢冷,脉细欲绝等。治当益气滋阴或益气固脱,方用生脉饮(《备急千金要方》:人参、麦冬、五味子)或参附龙牡汤(验方:人参、炮附子、龙骨、牡蛎)。

案例:肖某,女,28 岁。

起病时,恶寒发热,头痛项强,一身疼痛,已服用过量发表剂,大汗如浴,面赤,恶风,手足麻木、拘急,心痛彻背,不能左侧而睡,痛甚则昏冒不语。诊得脉象濡缓,舌淡苔白。因思与"太阳病发汗,遂漏不止,其人恶风,小便难,四肢微急,难以屈伸者"症状相同,此必心阴不足,汗出表虚。可见亡阳是阴虚脱汗的突变,势必导致心阳孤危的后果。

治法：甘辛以护心阳，少佐酸咸以敛阴。

处方：当归身、杭白芍（酒炒）、茯神（辰砂拌）、煅牡蛎各 9g，川桂枝 4.5g，炙远志 3g，熟附子、炙甘草各 6g，淡生姜 3 片，大红枣 3 枚。连服 2 剂，汗止痛减，脉缓眠安。原方去牡蛎，加潞党参 9g。服后，面赤恶风均解。

半月后，因"劳复"又觉昏眩，腰冷肢麻，宜建心阳。

炙黄芪、潞党参、当归身、朱茯神、炒枣仁各 9g，巴戟天 6g，熟附子 4.5g，炙远志、广陈皮、炙甘草各 3g。服之而安。（《李聪甫医案》）

按：本案系发汗太过，致阴液亏虚，阳气失养，表气因而不固，遂致阴虚脱汗而亡阳。李聪甫根据阴阳内外固护之理，故用"甘辛以护心阳，少佐酸咸以敛阴"的治法而收效。

（王　琦）

（二）

语出《素问·阴阳应象大论》。阴在内，为阳之镇守；阳在外，为阴之役使。此句说明了阴以阳为基、阳以阴为用的相互依存关系。阴阳互为根据，彼此促进。阴精主内，阳气主外；阴精为阳气固守提供物质基础，阳气为阴精生成给予功能保证。阴阳和谐，脏腑经络功能正常，气血运行有序，形肉血气相称，则人体保持健康状态。《素问·生气通天论》也云："阴者，藏精而起亟也；阳者，卫外而为固也。"阴藏于内，是靠阳气在外守卫；阳卫于外，是靠阴精在内支持。阴精藏于内，随时供应阳气的需要；阳保卫于外而固护阴精。人体阴精和阳气必须相互支持、相互作用，才能维持生命活动规律。清代黄元御在《素灵微蕴》中云："阴阳互根，五脏阴也，而神藏之，非五脏之藏，则阳神飞也；六腑阳也，而阴精化焉，非六腑之气，则阴精竭也。盖阴以吸阳，故神不上脱；阳以煦阴，故精不下流""阴能守而阳秘于内，阳能卫则阴固于外"。阴阳的互根互用揭示了阴阳双方的统一性，相互对立的阴阳两方面又是相互依存、相互为用的，任何一方都不能脱离对立的另一方而单独存在，阴依存于阳，阳依存于阴，每一方均以另一方作为自己存在的前提和条件。阴阳互根互用在人体生理病理过程中体现极为普遍，在疾病治疗方面也如此。如气虚阳虚到一定程度时，"无阳则阴无以生"，导致"阳损及阴"。

案例：急性肾炎案

封某，14 岁，女。患者因反复下肢、颜面浮肿 10 个月，加重 1 周就诊。回顾 10 个月前突然出现腿痛，下肢、颜面浮肿，就诊于西医院，诊断为急性肾炎，给予青霉素等对症治疗，未用激素疗法，出院时检查尿蛋白（++），病情反复，时好时坏，西药治疗效果不佳。刻下：下肢、颜面浮肿，扁桃体肿大伴咽痛，腰膝酸软，自汗出，饮食尚可，大便稀，小便黄，舌红，苔白略干，脉细数。实验室检查：尿蛋白（+++），隐血（+++），红细胞计数升高。中医诊断：水肿。辨证：肾阴不足，脾虚湿聚。治法：滋阴补肾，益气健脾，利水渗湿。

处方：黄芪 30g，太子参 20g，石莲子 20g，地骨皮 20g，柴胡 15g，山茱萸 20g，山药 20g，土茯苓 30g，薏苡仁 20g，女贞子 20g，旱莲草 20g，金樱子 20g，生地黄 20g，玄参 20g，金荞麦 20g，金银花 30g，连翘 20g，小蓟 30g，藕节 20g，侧柏叶 20g，三七 10g，芡实 20g，白术 20g，甘草 15g。服用 14 剂。

二诊：晨起眼睑浮肿，傍晚时下肢轻度浮肿，咽痛消失，咽干，腰膝酸软好转，自汗，饮食尚可，大便稀，小便黄，舌红苔白，脉细数。继续服用初诊方 60 剂。

三诊：浮肿消失，偶有咽干，腰膝酸软消失，饮食可，二便正常，舌淡苔白，脉细。予初诊方继续服用 14 剂。门诊随诊主诉无不适。辅助检查：尿蛋白（-），尿隐血（-）。嘱其注意休息，避免劳累，不适随诊。[客蕊，王秋琳.张琪从脾肾论治儿科疾病验案 3 则[J].江苏中医药，2016，48（8）：43-44]

按：对于急、慢性肾小球肾炎初起阶段多属气虚、阳虚，日久则演变转化为气阴两虚，此乃本病常见之规律。其原因，一则本病开始大多水肿迁延不消，多属脾肾阳虚气虚，日久演变为气虚阴虚。此因阴阳互根，阳伤日久必损及阴，正所谓"阳损及阴"。因而治疗一方面要顾及气虚，一方面又要顾及阴虚，以补气养阴为治疗大法。

（倪红梅）

阴阳和，故能有子

《素问·上古天真论》曰：丈夫"二八，肾气盛，天癸至，精气溢泻，阴阳和，故能有子"；女子"二七而天癸至，任脉通，太冲脉盛，月事以时下，故有子"。当肾气充盛到一定阶段时，"天癸"成熟且发挥作用，男子有精（生殖之精）输泻，女子冲任通盛，月事时下，具备了生殖生育能力。关于"阴阳和"，历来有两解。王冰注："男女有阴阳之质不同，天癸则精血之形亦异，阴静海满而出血，阳动应合而泄精，二者通和，故能有子。"《易·系辞》曰："男女构精，万物化生。"此之谓也。此阴阳,指男女两性;和指和合、交媾。另一说,日人喜多村直宽在《素问札记》中云:"阴阳和,盖谓男子二八而阴阳气血调和耳。"学术界大多以王冰注为是,但从临床实际看,近年不孕、不育发生率甚高,其原因甚多,从中医角度看,其中或男或女必有一方身体本身因阴阳失和而导致不孕、不育。当然"阴阳失和"一说未免过于原则,具体又当仔细审证,或气血亏虚,或肾精不足,或冲任失调,或邪阻络脉,或胞宫虚寒,或精室有邪等等,必令"调其不调",使阴阳匀平、和调,方能有子。张景岳《妇人规·子嗣类》说:"种子之方,本无定规,因人而药,各有所宜。"

案例:前年曾治内兄外孙女,陈某。

婚后 2 年余未妊,其公婆甚是焦急,夫妻俩亦无可奈何,去当地医院双方做有关检查,均云无器质性病变,两心惶惶,求治于余。问清症情,身无大病,素秉康健,唯月经常先期 7~10 日而行,量一般,来经时往往伴少腹隐痛,经期 1 周左右,查饮食、起居、苔脉均无特殊。种子必先调经,治宜疏肝解郁调经法。

处方:柴胡 12g,炒当归 12g,赤白芍各 12g,茯苓 15g,炒白术 12g,甘草 4.5g,郁金 12g,制香附 12g,丹皮 12g,焦山栀 12g,延胡索 12g,大枣 7 枚。

二诊:上方连服 2 周,前日来经,腹痛明显减轻,经期提前 3 日,5 日后经净。再以上方加女贞子 15g、旱莲草 12g、川断 15g。以此方加减,连用 2 个月,月经调,服药后第 3 个月,出现停经,尿妊娠试验阳性。现随访妊娠足月,产一女,已经 1 岁余。

按:此不孕症与情绪紧张及月经不调有关,故初诊时即嘱其放松情绪,同时进服丹栀逍遥散化裁,解郁调经。景岳有诫:"情怀不畅,则冲任不充,冲任不充则胎孕不受。"《万氏妇人科》指出:"女子无子,多因经候不调……此调经为女子种子紧要也。"而调经之法,无非"审其阴阳,以别刚柔,阳病治阴,阴病治阳",待阴阳和调,则妊子不远矣。

(王庆其)

阳加于阴谓之汗

(一)

语出《素问·阴阳别论》。张志聪注:"汗乃阴液,由阳气之宣发,而后能充身泽毛。若动数之阳脉,加于尺部,是谓之汗,当知汗乃阳气之加于阴液,而脉亦阳脉加于阴部也。"张志聪谓"阳脉加于阴部"可出汗，系经文原意，证之临床，不易深解。但"汗乃阴液，由阳气之宣发，而后能充身泽毛"，确属有得之见。

在生理情况下，出汗之多少，可以调节体温，是人体适应外界环境的一种功能。汗之疏泄由卫气主司，卫气乃阳气之一部分。阳虚不能摄津则盗汗、自汗，阳盛疏泄太过，则汗出漆漆。临床上也有阴津不足无以资汗，出现无汗症；更有阳虚，腠理枯涩，无以鼓动阴津，也可出现无汗。

伤寒无汗，多因寒邪束表，卫阳被郁，辄以麻、桂辛温助阳，以开腠理而泄外邪；阳明病多汗，系阳热亢盛，腠理开泄过度；太阳误汗，表虚卫阳不能摄津，自汗频伤。临床上惯称"阳虚多自汗，阴虚多盗汗"，有失偏颇。实际上阳虚者既可自汗，也可盗汗；阴虚者也常自汗、盗汗兼有。贵在着眼整体审证，不可局限于汗出一端。即使阴虚汗出者也不离于阳，或为阳亢，或为阳虚，均可致汗出。

曾治一盗汗患者，每晚汗出淋漓，衣衫俱湿，我先以滋阴敛表法治，竟无寸效。后细审病证，患者全无阴虚表现，而白昼常阳虚肢冷，易罹感冒，转而从补气温阳固摄法治，数剂汗止。又治一患者，至夏天上半身无汗症，久治少效，后忽悟及《内经》谓"阳加于阴谓之汗"，无汗终因阳气不能激发腠理，汗孔开张无力，上半身属阳，此阳气怫郁之果，治仿桂枝汤加黄芪等，数剂后即微微汗出，全身顿觉舒然。

要之，《内经》经旨，无论是生理性汗出，抑或病理性汗出，或无汗出，均与阳气的作用密切相关，此语为汗证辨析之眼目。

（王庆其）

（二）

语出《素问·阴阳别论》。原文在前面部分已明确指出："所谓阴阳者，去者为阴，至者为阳。"故笔者认为，在《内经》中，"阳加于阴谓之汗"属脉诊范畴，即脉来为阳，脉去为阴，"加"者，盛大之义。"阳加于阴"即来者盛，去者衰。《濒湖脉学》曰："洪脉来时拍拍然，去衰来盛似波澜。"此文中，"来盛去衰"亦即"阳加于阴"。

"来盛"指脉搏动时有力而明显，"去衰"是相对"来盛"而言，陷落时限短而感觉相对不明显。"脉从四时，谓之可治……脉逆四时，为不可治。""洪脉"若出现在夏季，则为应时之脉，即正常的脉象，如若出现在其他季节，则预示热证的发生,出现以汗出为主的证候,且常伴口渴喜饮、咽干舌燥、小便短赤、大便秘结等津亏液耗表现。《素问·疟论》曰:"夏伤于大暑,其汗大出。"原文中"阳加于阴"指脉之来盛去衰,是指脉象与汗出的内在联系,而其他解释,即"阳加于阴"指阳气推动津液外出而为汗,则是汗出的机制之一。汗为脏腑化生之阴液,阳气对阴液的温煦、鼓动和蒸化是汗液产生的动力。生理情况下,阴津得阳气之温煦、蒸化则鼓而外泄为汗。病理情况下,阳邪扰动阴津,迫津外泄,亦可致汗。

《吴鞠通医案》中所述,暑温误表,致有谵语,邪侵心包,热重面赤,脉洪数,手太阴证为多。宜辛凉芳香,以清肺热,开心包。阳有汗,阴无汗,齐颈而还,极大症也。吴鞠通据其脉证分析,虽有谵语但仍以手太阴证为重,方用银翘散及白虎汤加减,生石膏、连翘、丹皮、滑石、银花、桑叶、细生地、知母、甘草、苦桔梗,患者得愈。

综上所述,《内经》原文中"阳加于阴谓之汗",是以脉候阐释病证。"阳加于阴"即指洪脉之来盛去衰。但阳气推动津液外出而为汗,并非《内经》原文中之"阳加于阴"之本意,而是中医学论汗的重要理论之一。

(毕慧娟)

(三)

《素问·阴阳别论》云:"阳加于阴谓之汗。"(张志聪注:"汗乃阴液,由阳气之宣发,而后能充身泽毛。")由之可知,"汗也者,合阳气阴精蒸化而出者也"(清代吴瑭《温病条辨·汗论》)。《素问·评热病论》更指出:"人所以汗出者,皆生于谷,谷生于精。""此犹天之有雨,阳布阴和"(清代唐容川《血证论》)。因此,《内经》更制定了发汗之慎用。《灵枢·营卫生会》云:"营卫者,精气也,血者神气也,故血之与气,异名同类焉,故夺(脱)血者无汗,夺汗者无血。"在临床上亦屡得验证。曾治一人,平素气阴两虚,感外邪发热,多次发表为治,不得滴汗,发热依旧,且有动风之变,值此解表伤正、养阴碍邪两难之际,猛省曾读《景岳全书》一案:老年伤寒,战而不汗。张介宾以一剂八味地黄汤助汗,汗出淋漓不止,复以原方止汗,运用之妙,颇见慧心。依此原则遣药组方,一帖汗出热止,二帖即愈。因思"求汗者,先参气血盈亏"(清代董西园《医级》),实为治阴虚外感之大旨。

张介宾认为:"汗本乎血,由乎营也;营本乎气,由乎中也。未有中气虚而营能盛者,未有营气虚而汗能达者。"故有"凡治伤寒,但见脉息微弱及沉细无力者,皆不可任意发汗"之训。张介宾自创五福饮、三柴胡饮、补阴益气煎、小柴胡饮、五柴胡饮、理阴煎等都是为虚人感邪所制,或平补气血以托邪,或滋阴益精以化液,或培助元气以散邪,或温补阳分以散寒。张介宾还善用熟地,阴虚外感,每以熟地兼散剂治之出汗,"以汗化为血,而无阴不作汗也"。

寒温之证原忌甘寒黏腻之品,误用之则无异于闭门留寇。但真阴亏损,汗无来源,邪无去路,"不得汗,虽被覆火灼亦无……虽大剂麻黄汤连进,非惟一毫无汗,且加烦躁矣"(清代何梦瑶《医碥》)。投大剂滋润以助汗源,"转能逐邪外出"。因此,凡虚体寒温外感诸证,不能强汗,否则坏证、变证蜂起,而济阴以助汗源为治,转能逐邪外出,是药在人用耳。亦曾治一案与之有异曲同工之妙。少年得温病,医治半月不效,两目清白,竟无所见,两手循衣摸床,谵语,不省人事,大便溏,脉浮数,两尺按之即无,乃肾阴竭,肝风动,而"病还太阳",此将汗而不汗者,实系阴阳不和,阳加而阴不应。"天地阴阳和而后雨,人身亦阴阳和而后汗。"尺脉甚弱,阳升而阴不能应,汗何由作,当用大润之剂峻补真阴以应其阳,与阳气化合,济阴助汗源,遂用熟地、玄参、阿胶、枸杞之类,重六七两,煎汤一大碗徐徐温饮下,1日连进2剂,即日大汗而愈。张锡纯指出:"论风温、春温兼阴虚者,当其发表、清解、降下之时,皆宜佐以滋阴之品,若生山药、生地黄、玄参、阿胶、生鸡子黄之类皆可酌用,或宜兼用补气之品,若白虎汤之加人参,竹叶石膏之用人参,诚以人参与凉润之药并用,不但补气,实大能滋阴也。"张锡纯治阴虚外感,审时度势,虚实兼顾,一补一散,或交替使用,进退有序,缓急有度。

阴虚外感而外邪较甚者,张锡纯即疏两方:一方为白虎加人参山药代粳米汤,辛凉表散以透邪;一方纯以熟地、山药、枸杞、萸肉、阿胶、白芍、生鸡子黄组方,相互相配,共奏发汗散邪之功。若用于产后,张锡纯则以白虎加人参,山药代粳米、玄参代知母为方,以人参之温制石膏之寒凉,免败其胃气;怀山甘温养胃,固涩下元(粳米单以养胃),以防寒凉之剂直趋下焦伤阳而致泻,加元参避免知母苦寒直折之性。

阴虚欲脱,急用鸡子黄4枚,开水调和,蒸后服用;脱势有挽,乃能从容投剂,复以白虎加人参山药代粳米汤,调入鸡子黄3枚,益气滋阴,辛凉达汗。人参、山药补益下焦,滋阴生津以助汗源,托邪外出,并可预防石膏、知母之滑泻,"洵为完善之方"。

张介宾极其推崇熟地,因其"真阴太亏,不能支持外感之热","放胆加熟地以滋真阴,恒能挽回人命于顷刻"。

张锡纯还认为,张仲景桂枝汤服后啜粥,亦为充汗源之一途。"养得汗源,为胜邪之本;又啜粥以助之,取水谷之津以为汗,汗后毫不受伤,所谓立身于不败之地,以用万全也。"张锡纯还变通,以桂枝汤加黄芪、防风,或以山药煮粥送服阿司匹林,用之代桂枝汤后啜粥,亦可呈滋阴充汗源,汗后不伤阴之功。

张锡纯滋阴发汗立法及配伍,体现了其医技的精湛老练,擅权变之道之一斑,巧思妙看令人叹服。

医者临诊,总以悉查原委,辨明证候为第一要务,若死守所谓规矩准绳而不变,则无异于胶柱鼓瑟,按图索骥。历代名医大家,皆能守规矩而善变道,为我们留下了宝贵的临床治疗经验,在"济阴助汗源"要旨指导下,亦留下了不少案例可供借鉴。如明代赵献可《医贯》载有一段史实:"乙酉、丙戌数年间之寒温病,热入阳明,凡于清解药中,能重用熟地以滋阴者,其病皆愈。"清代医家洪吉人治一热病患者,屡用柴、葛、芩、连、硝、黄不应,即以大剂地黄汤重加人参、麦冬进服,通身大汗而愈。董寿山曾治一产妇病温,误以辛温发汗,不得,舌苔干黄,循衣摸床,呼索凉水,脉弦数有力,一息七至。产后血虚,汗出无源,辛温发散,无疑火上浇油,助纣为虐,而犯虚虚之戒。董寿山急投白虎加人参汤,以山药代粳米、玄参代知母,更加生地、白芍各数钱,尽剂而愈。董寿山与张锡纯治阴虚外感原则如出一辙。何国振《留香馆医话》亦载一案:予弱冠时,浴后当风,"壮热谵语,口燥津枯",钱二裕先哲处方,犀尖(现水牛角代)、豆豉、硝、黄、老苏梗(磨),鲜地、鲜首乌更以助汗源清透,"大剂灌下,得要卧,冷汗雨下,黎明便畅下,再剂霍然"。清代余景和《余听鸿医案》载战汗案:一妇,患温不解四十余天,干燥灼热无汗,耳聋舌强,肌枯肉削,言语謇涩不清,溲少,大便泄泻如酱色,鼻干不欲饮,脉细数而沉,舌绛苔薄腻而灰如烟煤之色。余景和曰:温邪深入于里,汗不能外透,宜以甘凉重剂养肺胃之阴,以助战汗之资,拟方生地、麦冬、元参、石斛、梨汁一剂,肌肤较润,泄泻反稀少,复诊时处以大剂复脉汤(生地黄一两,阿胶三钱,麦冬六钱,生白芍三钱,炙甘草二钱,石斛六钱,牡蛎一两),加鸡蛋二枚调顺,日晡服下,至四鼓天始明,遍体冷汗淋漓,脉静肢冷,目反口张,直至日中,汗收神醒,热退泻止,后服甘凉养胃,存阴泄热而愈。余景和指出:"大剂甘凉咸寒,使其下焦地气潮润,而雾气上腾为之,肺气滋润,天气下降为雨矣。"

滋养真阴,亦非药物峻补一途,"用之得当,凉水亦大药也"。洪吉人复有一案:一妇病温,家人覆被,火熏逼汗不得,反目赤声哑,气息几断,口不得言,洪氏即令其大饮凉水,饮毕汗出如雨而愈。洪吉人认为,汗出无源,强以火熏,犹火燃空鼎,"虽赤而气不升,沃之以水,则气四达而成汗",此亦即"顺意从欲疗法"之一用。《友渔斋医话》亦载:一人,日夜炎炎不解,数服解肌退热剂不解。后畅饮雪水数碗,汗流遍身,倒下安卧,及觉即思粥饮,身凉脉静矣。"芩、连但能清热,不能润燥。"大饮雪饮,"如热斧沃水,则气蒸蒸然,燥火之邪,从汗而解"。

发汗原无定法,当视其阴阳所虚之处而调补之,或峻补真阴,或温助虚阳,因其病机而利导之,使汗源充沛,皆能出汗,非必发汗之药始能汗也。审证察因,细辨虚实;治法组方,异于常例。细读数案,深受启迪,值得玩味。

（达美君）

（四）

语出《素问·阴阳别论》。经文点出了中医理论中汗的来源和出汗的动力来源。首先,对于汗的来源和属性,中医学认为属于阴。人体中津液、血液属阴。《灵枢·营卫生会》中就有"夺血者无汗,夺汗者无血"的论述。《黄帝内经太素·六气》中也叙述:"腠理发泄,汗出腠理,是谓津。"所以,汗是由津、血转化而成。其二,该条文也叙述了汗的生成动力是人体中阳气,即阳气作用于阴液,然后将阴液转化成汗液。《温病条辨》说:"汗也者,合阳气、阴精蒸化而出者也。"因此,汗,以阳气为用,以阴精为材料。汗的生成和排泄,既需要充足的阴液,又与阳气的蒸腾气化、固摄相关。一旦阳气出现异动,相应的汗出也会出现异常。如阳气不足,无力蒸化津液,可导致无汗,此时当温阳益气、振奋卫阳为主,如附子、肉桂、仙灵脾、仙茅等;阳气有余,阴液不足,则化源匮乏而汗少,此时当养阴生津、濡养气血以滋汗源,如当归、生地、熟地、玄参等;邪客于表,阳气被遏,不得流泄,亦不能汗出,此时当宣发腠理,以使汗出,如麻黄汤、桂枝汤等;而气虚固摄无力,则可见汗出不止,当益气固摄,如玉屏风散之流;阳气过度亢奋,逼迫津液外泄,则会导致汗出不已,当清气清热为主,或潜阳敛汗,药用石膏、知母、黄连、黄芩、黄柏、地骨皮等清热,也可以用龟甲、龙骨、牡蛎等潜阳收敛。然因汗泄不已,当同时养阴生津以滋汗源。

案例1:动则汗出案

田某,女,88岁。初诊日期:2013年9月26日。

患者近1个月来汗出增多,尤其是活动或紧张后皮肤发热,多汗,乏力,寐差,胃纳差,大便硬,头胀,咽痛,咳嗽,夜间盗汗,口干。舌质红,苔薄腻,脉细。中医诊断为汗病,阴虚阳亢。治疗以滋阴潜阳,清心宁神敛汗。

用药:知柏各12g,地骨皮12g,煅龙牡各30g,五味子12g,生地12g,川连6g,远志9g,茯神15g,灯心草6g,莲子心6g,柏子仁12g,胡颓叶15g,枳壳实各12g,火麻仁30g,八月札12g,藿苏梗各12g,焦谷麦芽各15g。14剂。

二诊:10月10日。药后,患者诉汗出、咳嗽好转,胃纳差、乏力,皮肤发热,盗汗,大便通畅。舌质红苔薄白,脉细。

处方:知柏各 12g,地骨皮 15g,焦山栀 12g,珍珠母 30g,龟甲 12g,五味子 12g,麻黄根 20g,瘪桃干 20g,石斛 12g,麦冬 12g,炒谷麦芽各 30g,柏子仁 15g,枳壳实各 12g,藿苏梗 12g。14 剂。

三诊:患者药后汗出大减,皮肤轻微发热,舌质红,脉细数。续以原方加生地 15g,牛膝 15g,山萸肉 12g。(王庆其治案)

按:患者头晕、口干、便秘、舌质红,少苔或苔光,脉细数,或弦细。患者年逾耄耋,阴虚于下,阳亢于上,故予平肝潜阳之法治之。方中龟甲、龙骨、牡蛎潜阳,生地、五味子滋阴,知母、川柏、地骨皮、麦冬、石斛甘寒养阴清热,柏子仁养心阴。治疗后,患者汗出减少,皮肤灼热现象也减。

案例 2:无汗案

邹某,女,32 岁。初诊日期:2014 年 12 月 27 日。

因"不得汗 20 余年"就诊。诉自幼素体少汗,即使大伏天或桑拿 1 小时,亦仅头、上唇微微汗出,胃纳可,夜寐安,便秘,大便 3~4 日一行,无腹胀,无口干口苦;经水 35 日一行,量适中,无血块,无痛经。患者性腺内分泌指标正常,垂体 MRI 正常;舌质淡红,苔薄腻,脉滑小涩。中医诊断:无汗,辨属营卫不和;治疗以益气养血,调和营卫。以黄芪桂枝五物汤合四物汤加减。

用药:黄芪 30g,桂枝 12g,生白术芍各 30g,大枣 9g,生姜 3g,甘草 6g,生地 30g,当归 12g,火麻仁 30g,枳实 15g,瓜蒌子 30g,槟榔 12g,细辛 3g。14 剂。

复诊:2015 年 1 月 10 日。9 剂药后,桑拿 20 分钟先后颈部、背部、胸部汗出较多,随后颜面(下眼睑、下颏)处汗出,桑拿 1 小时则四肢微微汗出,大便每日 1 次,夜寐可,无腹痛,月经周期 35~38 天,经量正常。舌质淡红,苔薄白,脉细数。处方:上方(2014 年 12 月 27 日方)细辛改 6g。14 剂。(王庆其治案)

按:"阳加于阴谓之汗。"阳弱无力宣发,抑或阴亏,汗源不足,无以供阳气宣发,会致人体少汗或无汗,如天寒水结成冰。本病患者自幼汗出较少,成年之后,经水延后,便秘,辨其阴液汗源不足所致,故取《金匮要略》中"黄芪桂枝五物汤""四物汤"为基础加减。方中当归、白芍、生地养血滋阴滋汗源,桂枝汤调和营卫,芍药、甘草、大枣酸甘化阴,桂枝、生姜辛甘化阳;黄芪益气托表,鼓舞阳气,补气升阳以启玄腑,使阴得阳则汗出;加一味细辛,性温,味辛,归心、肾、肺经,走太少两经,外可助太阳发表,内助少阴温里,有助黄芪、桂枝宣表发汗之功效。

另外,本案中重用生白术、生白芍、生地各 30g,其中白术健脾化生气血以滋汗源,白芍、生地养肝血、生汗源。

(王秀薇)

阳予之正，阴为之主

（一）

　　语出《素问·阴阳离合论》。王冰注："阳施正气，万物方生；阴为主持，群形乃立。"张介宾注："阳正其气，万化乃生；阴主其质，万形乃成。《易》曰：乾知大始，坤作成物。太抵阳先阴后，阳施阴受，阳之轻清未形，阴之重浊有质，即此之谓。"高士宗注："予，与同。万物出乎阳，其体各正，是其正也，乃阳予之。万物主乎阴，其性始成，是其主也，乃阴为之。阳正于外，阴主于内，四时行焉，百物生焉。"高诱注："正，主。"即正，当作"主"字解，"正"与"主"为互词，"正"与"阴之为主"的"主"同义。《吕氏春秋》所云"可以为天下正"也证明了这一点。这样，"阳予之正，阴为之主"的含义则明。意思是自然界万物的生长成形是阴阳二气相互作用的结果。阳主发生，阴主成形。有阳气万物才能生长，有阴气万物才能成形。阴阳二气各司其责又相互作用。

　　张志聪《素问集注》认为正，为向阴处；予，我也。注云："言在地之气，为阴中之阴，故阴为之主。以我所主之气，而向明处欲出者为阳，故曰阳予之正也。如圣人南面而立，前曰广明，乃室之向明处也；后曰太冲，乃阴为之主也，是以三阳皆根起于阴。"其释义虽也似通顺，但将"予"解作"我"，实属不妥。《素问识》亦认为此解"可谓强解矣"。

（苏　颖）

（二）

　　语出《素问·阴阳离合论》。王冰注："阳施正气，万物方生；阴为主持，群形乃立。"张介宾亦曰："阳正其气，万化乃生；阴主其质，万形乃成。《易》曰：乾知大始，坤作成物。大抵阳先阴后，阳施阴受，阳之轻清未形，阴之重浊有质，即此之谓。"说明阴阳关系并不是阳主阴从的关系，而是各司其职、互根互用的关系。笔者认为，在功能性疾病中扶阳法疗效迅速，在形质性疾病中更要注重养阴，拟定治疗方案时应该有所侧重。现笔者举本人验案一例以飨读者。

案例:肺癌术后结节案

郁某,男,74 岁,2016 年 9 月 13 日初诊。

主诉:左上肺癌术后 1 个月,右肺结节待查。现病史:患者 6 个月前体检发现双肺结节,无胸痛,无咳嗽,无痰中带血,无咳黄痰等不适症状。2016 年经某三级医院胸部 CT 示两肺上叶磨玻璃密度影灶,其中左上肺结节肿瘤性病变待排,两肺散在纤维钙化灶、肺气囊。患者行左上肺癌根治术(左上肺舌段切除 + 淋巴结采集)。术后病理示左上肺微浸润性腺癌(最大直径 1.2cm),支气管截端阴性,淋巴结未见浸润。术后恢复尚可,因年事已高,不耐化疗,遂寻余以中医药继续治疗。既往史:有颈动脉斑块、肝脂肪浸润、胆囊炎、肾囊肿病史。刻下:患者精神倦怠,面色晦暗,纳差,夜半口干,余无不适,二便正常,舌淡红少苔,脉缓。中医诊断:肺痿。病因病机:肺脾气阴两虚,运化无权。治疗原则:补气润肺,养阴生津,健脾益胃。

处方:太子参 15g、炒白术 15g、川石斛 9g、天麦冬各 15g、百合 15g、炙黄芪 30g、木香 9g、陈皮 9g、远志 15g、泽漆 15g、石见穿 9g、川楝子 9g、炙鸡金 15g、炒麦芽 30g、炙甘草 9g。7 剂,水煎服。

二诊(2016 年 9 月 20 日):精神较前好转,左胁偶胀痛,稍有畏寒,舌淡红少苔。

处方:上方加白芥子 9g、僵蚕 9g、姜黄 9g。7 剂,水煎服。

四诊(2016 年 10 月 11 日):精神好转,纳少,因偶感风寒致偶咳,有痰,畏寒,夜半口干,舌红赤少苔,脉稍数。X 线片示右肺阴影,血常规未见异常。

处方:黄芪 30g、生熟地各 15g、黄芩 12g、黄连 6g、黄柏 9g、肉桂 9g、炒白芍 15g、姜黄 9g、僵蚕 9g、制半夏 9g、莱菔子 15g、葶苈子 9g、地骨皮 9g、猫爪草 15g。7 剂,水煎服。

六诊(2016 年 11 月 1 日):精神较佳,咳嗽偶作。X 线片未见右肺阴影。舌淡红有裂纹、苔少,脉缓。处方:百合 30g、生熟地各 15g、天麦冬各 15g、玄参 9g、浙贝母 15g、桔梗 9g、姜半夏 9g、蛇莓 30g、蛇舌草 30g、瓜蒌皮 15g、生甘草 9g。14 剂,水煎服。

以上方继续加减治疗,期间根据症状应用白前、牡丹皮、当归、南北沙参、桂枝、赤石脂、金樱子、石上柏、拳参、苏子等药物。

至 2017 年 3 月 21 日复诊:出示 2017 年 3 月 2 日 CT 复查报告单,示右肺上叶 2016 年 7 月 28 日所示磨玻璃灶未见显示,建议定期复查。刻下无明显不适,大便黏,舌淡红苔薄黄。处方:上方加黄芩 9g、玉竹 9g、石见穿 15g。14 剂,水煎服。继续巩固治疗。

按:该患者双肺俱见磨玻璃样结节,左肺较大,故手术切除,右肺结节待观察。因年事已高,不耐化疗,故寻中医药治疗。初诊观患者术后形气俱虚,以益气养阴润肺为主治疗,如太子参、炒白术、川石斛、天麦冬、百合、炙黄芪,佐以化痰散结药物,如泽漆、石见穿、陈皮等,至第六诊见其精神转佳,但其阴虚症状仍十分明显,于是制订了养阴清热、化痰散结的治疗原则,经过6个月的治疗,CT复查右肺结节消失。

(邹纯朴)

清阳出上窍

(一)

  语出《素问·阴阳应象大论》。原文为"清阳出上窍,浊阴出下窍"。清阳,指呼吸、发声、视觉、味觉、听觉等功能赖以发挥作用的精微物质。上窍,指耳、目、口、鼻五官。即在生理情况下,清阳之气温养上窍,以保证耳、目、口、鼻官窍的功能正常发挥。单从生理看"清阳出上窍"的机制比较抽象,这里以耳鸣的临床诊治为例,从病理角度来理解其医理。

  耳的主要功能为分辨声音。从经脉所过来看,少阳、太阴、少阴、阳明、厥阴诸多经脉到达耳部,其功能的正常发挥有赖于五脏精气的不断上荣,也即五脏清阳之气上升营养的作用。而耳为肾窍,耳的功能与肾的关系最为密切。在病理状态下,耳病主要表现为听力减退甚至丧失或听到不应听到的声音,后一种便是耳鸣。

  耳鸣一症,具体表现各种各样,有如闻蚊蝇,有如听蝉鸣,有如耳中吹风,甚者如闻电锯尖叫。证情较重者,往往坐卧不安,苦不堪言,所以《内经》称之为"苦鸣"。

  在现代临床上,耳鸣病证十分多见,一般多从肾开窍于耳方面考虑,采用补肾方药,如六味地黄丸、耳聋左慈丸等,但有时效果并不太理想。我们不妨再复习一下经典,从中吸取一些养料。

  《内经》认为,导致耳鸣的原因有内伤和外感,但主要的机制为清阳之气不能上荣所致。所以考察清阳不升的病理是治疗耳鸣的关键。

  所谓清阳不升,根据《内经》原文,具体可有以下几个情况:

  其一,脾胃之气亏虚,脾虚不能升清。如《灵枢·口问》说:"黄帝曰:人之耳中鸣者,何气使然？岐伯曰:耳者宗脉之所聚也,故胃中空则宗脉虚,虚则下溜,脉有所竭者,故耳鸣。"这里"胃中空"便是脾胃气虚的意思。耳乃多条经脉所聚之处,故言宗脉。脾胃气虚,后天乏源,经脉气血失于补充,无力上荣,故经脉空虚而下流。下流则耳失营养而见耳鸣。治疗可用补中益气汤加减补中升阳。

其二,经脉瘀阻,气血不畅。如《灵枢·邪气藏府病形》云:"心脉急甚者为瘛疭⋯⋯涩甚为喑;微涩为血溢,维厥,耳鸣,颠疾。"脉涩为血脉瘀阻之象,经脉瘀阻,气血不畅,也能使清阳不升,耳失营养而鸣响。治疗可用四物汤加减活血通络。

其三,上焦(部)之气不足。如《灵枢·口问》曰:"故邪之所在,皆为不足。故上气不足,脑为之不满,耳为之苦鸣,头为之苦倾,目为之眩;中气不足,溲便为之变,肠为之苦鸣;下气不足,则乃为痿厥心悗。"从上中下三部的描述来看,这里上气即指人体上焦(部)心肺之气。多为心肺气虚,胸阳不振,上部阳气不能向头部输送,则导致清阳不升,不能出耳窍而作耳鸣。治疗可用瓜蒌薤白加附桂振奋心肺之阳。头为人体上部之巅,阳气汇集之地,故上焦阳气充足通利,则清阳自出。

其四,髓海不足。《灵枢·海论》曰:"髓海有余,则轻劲多力,自过其度;髓海不足,则脑转耳鸣,胫酸眩冒,目无所见,懈怠安卧。"脑为髓海,髓海不足,即脑之精气亏虚。耳在头脑,必与髓海有最为密切的关系。临床上年老者髓海萎缩,多见耳鸣,与此有关。惜后世中医藏象对髓海病理研究运用甚少,而目前多从肾生髓考虑,采用补肾以生髓治法。但髓海毕竟与肾不可等同,今后如能加强对髓海生理病理的研究,可能有助于类似疾病的治疗。

其五,阳气过亢。《素问·脉解》云:"所谓耳鸣者,阳气万物盛上而跃,故耳鸣也。"在《阴阳应象大论》中"清阳出上窍"与"浊阴出下窍"为一组搭配,既说明清阳和浊阴的不同含义和作用,同时提示阴阳的相互协调,即清阳上升出上窍并不是没有限度的,而是在阴阳调和的范围中合理升降。倘若清阳上升过盛,清阳反而不能正常出上窍。临床多见饮酒、郁怒诸因,致肝胆阳气上跃,超出合理范围,而成阳亢耳鸣病理。治疗可用珍珠母丸、天麻钩藤饮、小柴胡汤等加减疏肝平肝潜阳为治。

当然,在临床实际中,各种导致"清阳不出"的病理往往兼夹互见,常出现虚瘀同在,阴阳并存的复杂病理,临证当仔细辨识,采用相应治疗方法。笔者曾治一中年耳鸣妇女,症见两耳鸣响如蝉,不得安宁,兼心悸胸闷,畏寒肢冷,舌黯脉结代。证属上气不足兼血脉不畅,以四物汤加附桂治疗,7剂便耳鸣症状明显改善。

近读《明医杂著》卷三耳鸣如蝉一段,又有启发。其曰:"耳鸣证,或鸣甚如蝉,或左或右,或时闭塞,世人多作肾虚治,不效。殊不知此是痰火上升,郁于耳中为鸣,郁甚则壅闭矣。若遇此症,但审其平昔饮酒厚味,上焦素有痰火,只作清痰降火治之。大抵此症多先有痰火在上,又感恼怒而得,怒则气上,少阳之火客于耳也。若肾虚而鸣者,其鸣不甚,其人多欲,当见在劳怯等症。"启发一,痰火郁耳也是清阳不出上窍的病理,补充发展了《内经》;启发二,在提出临床见耳鸣即治肾弊端的同时,观察了肾虚耳鸣的症状特征,这对临床辨别有实用价值。

至此,回过头来理解"清阳出上窍"的生理功能,则变得生动和具体了。对耳这一官窍而言,"清阳出上窍"的生理功能还应包括肾精充盛,髓海充实;脾气健运,气血上荣;胸中阳气振奋,输布气血上达;血脉和利,气血通畅;阴阳和调,升降有度等丰富的内容。以此类推,清阳出其余目、鼻、口等窍的生理功能,也一定包含丰富的含义,仔细地加以分析研究,对临床大有裨益。

(陈 晓)

(二)

语出《素问·阴阳应象大论》:"清阳出上窍,浊阴出下窍。"郭霭春注:"上窍,谓耳目口鼻。下窍,谓前后二阴""气本乎天者亲上,气本乎地者亲下,各从其类也"。此文可作为健脾升清治疗上窍之病的理论依据。《灵枢·口问》有补充曰:"耳者宗脉之所聚也,故胃中空则宗脉虚,虚则下溜,脉有所竭者,故耳鸣。"所以健运脾阳,使精华得以上运,是治疗耳鸣耳聋的一条思路。近代名医干祖望便提出从脾论治耳聋之法,其方重用升提药,继以益气健脾法莫后,思路独特,疗效显著:升麻3g,葛根6g,柴胡3g,蔓荆子3g,配合活血通窍之川芎、红花、路路通、葛根、菖蒲以及芍药、熟地、枸杞子、肉苁蓉、淫羊藿等养血填精壮阳之品,强调关键是重用升提药的味数而不是加重升提药的剂量,使其清阳得举,冲击空窍,但切忌升之太过。

案例:耳鸣耳聋案

张某,女,32岁,大学教师。2015年春来诊。自述耳鸣、渐进性耳聋数月,日益加重,至今左耳已不能单独辨识声音。诊见面色发黄、脸庞圆润,形体略胖,头发黄细,指端微凉。胃纳不佳,月经正常,大便时溏。工作忙碌时常忘记吃饭。舌淡胖有齿痕,苔薄黄而润。两脉细弦,右关虚软,两尺小涩。以补气黄芪汤合六位地黄丸加减:葛根6g,黄芪30g,升麻6g,党参6g,五倍子5g,乌梅4枚,茯苓15g,炒白术30g,小茴香3g,生地30g,丹皮15g,补骨脂9g。上方7剂,水煎服。

二诊见面色好转，自云耳中鸣响减弱，左耳时能听清，大便成形。遂依前方，加路路通 9g、山萸肉 9g。再服 14 剂而收功，体重减轻 10kg。

按：患者面色发黄，脸庞圆润，形体略胖，胃纳不佳，大便时溏，舌淡胖有齿痕，苔薄黄而润，两脉细弦、右关虚软，皆提示脾虚乏运之象。时有三餐不定，则导致气血愈发不足。头发黄细，指端微凉，右尺小涩，则提示肾阳有虚。而左尺小涩，提示其肾精也有不足。患者在二诊时曾自述幼年 5 岁时头发稀疏、不胜一梳，经祖母按摩头皮方有改善，可见是有肾精不足之先天因素在其中的。而治疗全程以健脾益气升提清阳为基调，得全功。

（王丽慧）

亢则害，承乃制

（一）

语出《素问·六微旨大论》。言五行之中，凡有一行亢盛，则一定有损害作用，所以随即要有另一行来制约它。有了这样的制约，才有生化之机。

六气（风、火、湿、燥、寒、热）配合五行（木、火、土、金、水），以相生相克的关系，而保持生化承制的作用，是中医认识人与自然关系的重要命题。在古代劳动人民的长期生活和生产实践中，认识到自然界客观存在着木、火、土、金、水五种物质，并观察到这五种物质各具有不同的特性，如木性调畅、火性炎上、土性化生万物、金性清肃、水性湿润，后来人们把这五种物质的属性加以抽象推演，用来说明自然界万物的属性，并认为宇宙是这五种物质相互资生、相互制约发展而来的。由于这五种物质是在不断运动、变化和发展之中的，故称为"五行"。它们之间相互资生、相互助长的关系称"相生"，即木生火、火生土、土生金、金生水、水生木。在相生的关系中，任何一行都具有"生我""我生"两个方面，生我者为母，我生者为子，所以，五行的相生关系又称"母子关系"。五行之间相互制约、相互克制的关系称"相克"，即木克土、土克水、水克火、火克金、金克木。在五行相克中，任何一行都具有"我克""克我"两个方面，我克者叫作我所胜，克我者叫作我所不胜，所以，五行的相克关系又称为"所胜"与"所不胜"的关系。

《内经》引用五行学说，主要用以说明人体内脏的生理功能和病理变化以及相互间的关系，作为临床分析研究疾病的依据。《内经》应用五行是以五脏为基础的,分别以木、火、土、金、水来代表人体五脏的属性,即肝属木、心属火、脾属土、肺属金、肾属水。人体脏腑之间具有协调的本能,表现在彼此之间相互维系、相互促进、相互制约,从而保持其脏腑功能,以及人体内外的阴阳平衡。如果一旦出现五行相生相克的关系失调,如当生不生,当制不制,或相生不及,相制太过,便是病理现象。故《类经》曰:"造化之机,不可无生,亦不可无制。无生则发育无由,无制则亢而为害。必须生中有制,制中有生,才能运行不息,相反相成。"此说深刻阐释了《内经》"亢则害,承乃制,制则生化"的基本含义。

案例:唐某,男,47岁,干部。

患者既往有咳嗽病史,嗜食烟酒。3年前因受凉感冒,剧烈咳嗽,吐血1次,经服药打针而愈。今年春节因饮酒过量复发,又咳吐鲜血多次,量时多时少,时痰中略带少量血丝,经服药打针,效果不显,故此经西医检查,考虑是"支气管扩张"。经住院治疗月余,未见明显好转,故建议服中药治疗。现在症:咳嗽阵作,痰中带血,血中鲜红,晨起必吐黑血多口,咳时胸胁牵痛。烦躁易怒,口渴欲饮,大便干结,小便赤黄。检查:面红气粗,咳声高扬,神志清楚,舌质鲜红,苔薄黄,脉弦数。

辨证:患者有烟酒嗜好,久则邪热内蕴,热郁肺肝,肝火上逆,引动肺内郁热,灼伤血络,迫血妄行,故咳嗽阵作,痰中带血;肝之络脉布两胁,肝火偏亢,络脉壅滞,故胸胁牵痛;肝旺则烦躁易怒;热甚伤津,故口渴欲饮,大便干结,小便黄赤。舌质鲜红,苔薄黄,脉弦数,为肝火偏旺之象。

治法:清肝泻肺,凉血止血。方用咳血方加味。

处方:青黛6g,瓜蒌仁15g,诃子10g,海浮石10g,炒栀子12g,丹皮12g,桑皮15g,鲜茅根31g。

复诊:上方服2剂,咳嗽减轻,血量减少,查舌脉变化不大,继以上方再进2剂。

三诊:诸症悉平,脉亦缓和。前法既效,率由旧章,继以上方去栀子、丹皮,加麦冬18g,滋阴清热。

四诊:诸症消失,为巩固疗效,以养明清热、润肺生津为法,拟沙参麦冬汤2剂以善其后。后经随访半年,未见复发。(《周济安医案》)

按:五行相生相克关系中金应克木,今木火过亢,反克肺金,故见木火刑金之证,属"亢则害"所致,故用清肝泻肺法,恢复"金克木"的正常运行关系而获效。

（王　琦）

（二）

《素问·六微旨大论》曰："亢则害，承乃制，制则生化，外列盛衰，害则败乱，生化大病。"亢，太过，亢进。害，灾害。承，下乘之气。制，制约。经文指出一年之中六气的变化分属于五行，并受五行的制约。一方面强调六气不亢是由于受到下承者的制约，另一方面强调了亢则害物、制则生化的自然规律。亢害承制是自然界变化的客观规律，是自然界气候保持相对稳定与平衡的重要措施之一，说明自然界存在着一种自稳调节系统，因而才使自然界中的气候、物候及各种物化现象长期保持着相对稳定。若自然变化过于亢盛，并超过了一定极限就会成为灾害，自然气候变化及物化现象就会出现反常。这就是《内经》在阐明运气理论时提出的亢害承制理论，说明了五运六气间相互承制的关系。

亢害承制理论内涵精深，临床应用广泛，在中医学中占有重要地位，具有临床意义和研究价值。古今以来，亢害承制理论深受历代医家的重视，古今医家对其进行了深入研究和发挥，并灵活地运用于临床疾病诊治。

唐代医家王冰从自然现象阐述亢害承制的机制，认为生命在于运动，没有变化运动，则生命停止，万物灭绝，自然界万物变化离不开相互协调、相互制约，从而达到相对平衡这一规律；违背这一规律，则万物生机紊乱，人体发生疾病。王冰曰："寒甚物坚，水冰河固，土象斯见。""君火之位，大热不行，盖为阴精制承其下也。"指出了事物发展到一定程度，就会受到另一方面的制约，从而使事物趋向协调发展。

金代医家刘完素将亢害承制、五行生化的自然之理运用于人体病机，用来说明人体疾病本质与标象的内在联系。指出："风木旺则多风，风大则反凉，是反兼金化，制其木也；大凉之下，天气反温，乃火化承于金也；夏火热极而体反出液，是反兼水化制其火也。"尤其是他提出了"所谓五行之理，过极则胜己者反来制之"的观点，依据人之脏腑与天之运气相应，将其运用于脏腑功能变化中，明确指出了可以从亢害承制角度探讨病机。他还进一步认为在临床上如风邪太过则见筋脉拘急，是"燥金主于紧敛短缩劲切，风木为病，反兼燥金之化"所致等，由此得出"木极似金……土极似水"，为临床诊治疾病的复杂证候、分析病机，提供了重要的可靠依据，使亢害承制理论在中医学中得到了充分的灵活运用和发挥，并在前人基础上有所突破。

元代医家王履对亢害承制有极其精辟的阐发，指出"亢则害，承乃制"是

"造化之枢纽"。"'亢则害,承乃制'二句言抑其过也。'制则生化'止'生化大病'四句,言有制之常,与无制之变也。"明确提出了亢害承制具有正常生化和生化反常两方面含义。又指出其在人体也有"亢而自制"和"亢而不能自制"两种情况。"亢而自制"则使五脏更相平,"亢而不能自制"则发而为病,可用汤液、针石、导引之法以助之,制其亢,除其害。王履对亢害承制的阐释以及将亢害承制运用于人体生理病理及治疗,均充分体现了亢害承制规律的普遍性和实用性。

明代医家张介宾研究亢害承制亦颇具特点。指出:"亢者,盛之极也。制者,用其极而抑之也。盖阴阳五行之道,亢极则乖,而强弱相残矣。故凡有偏盛,则必有偏衰,使强无所制,则强者愈强,弱者愈弱,而乖乱日甚。所以亢而过甚,则害乎所胜。而承其下者,必从而制之,此天地自然之妙。"无论是自然事物还是人体,若亢而过甚则使其所胜受害,而其所下承者必从而制之,使其过盛得到纠正,以维持相对平衡。由此可见,亢害承制的观点揭示出了天地自然界万物生化运动变化规律及其相互协调与相互平衡的奥秘。

亢害承制,乃《内经》重要理论观点之一,历代医家均有阐发、应用。此仅举例,以说明亢害承制对我们今天进行自然规律、疾病规律及治疗规律的科学研究是有着重要参考价值及指导意义的。

(苏 颖)

(三)

《素问·六微旨大论》曰:"亢则害,承乃制,制则生化,外列盛衰,害则败乱,生化大病。"本句简称亢害承制。亢,太过、太多,如天气太热,就是一种亢;如果这种亢一直持续,就会变成灾害,这就叫亢害。但自然界有一种能力,不会让它一直维持亢盛的状态,随之会自然有一种能力去抑制它、克制它,不让它无限度亢盛下去,这就叫做承制。大自然始终就有这样一种内在调节机制,以由盛而衰、再盛而衰的模式,维持着生态稳定。

今天对于亢害承制这样的认识,来自于明代王履《医经溯洄集》的观点。王履称亢害承制为"造化之枢纽",即事物能生生不息的重要中心环节。进而他认为人也一样,人内部也有一个内在亢害承制的自我调节机制,使人保持"五脏更相平"的健康状态,因此充分认识和保护这种机制,对于维护健康、防治疾病都非常重要。如果人出现了"亢而不能自制"的情况,便成为疾病状态,可以用药物、针灸帮助，抑制其亢而除其害。

但在王履之前，金元刘完素对"亢则害，承乃制"另有见解。他认为六气偏亢而过极，尚可出现本质与现象不一致的特殊病理变化，即表现出与本质相反的假象，"所谓木极似金，金极似火，火极似水，水极似土，土极似木者也。故《经》曰亢则害，承乃制。谓己亢过极，则反似胜己之化也。俗未之知，认似作是，以阳为阴，失其意也"（《素问玄机原病式》）。而之所以出现假象，则是由于己亢过极，胜己一方承而制之所致。

如临床比较多见的"真热假寒"就是一种"兼化"。"真热假寒"多见于外感热病过程中，由于邪热炽盛，阳气郁闭格阴于外所致。《景岳全书·传忠录》说："假寒者，火极似水也。凡伤寒热甚，失于汗下，以致阳邪亢极，郁伏于内，则邪自阳经传入阴分，故为身热发厥，神气昏沉，或时畏寒，状若阴证。"即所谓"热深厥亦深"。而对于内伤杂病的"真热假寒"一般论述较少。刘完素在《伤寒直格》卷下有饮酒过量而寒的"酒嗫"之论，酒热内盛反见畏寒甚至寒栗的情况，为内伤"真热假寒"属实者；又曰"阴虚而阳盛，阳盛则热矣，衰则气复反入，入则寒矣"，似为内伤"真热假寒"属虚者。

案例：夏日重度畏寒案

李某，女，40余岁，2011年7月就诊。夏日高温季节竟然穿着厚厚的棉衣而来，述甚畏风寒，入夏不减，纳食二便均无特别异常，多处求医，迁延2年，未得改善。观其体型消瘦，神疲体倦，言语无力，舌淡红、苔薄白，脉细。前医用方，诸益气固表、健脾化湿、温阳祛寒、活血通络均已尝试，且药量药味均不少。临床证候不足，辨证困难，唯前医用药无效，似可证明该患者反映的寒象虽然比较严重，但非一般寒证，或可考虑为假象，故反以益气养阴法试探。药用：党参15g，天冬12g，麦冬12g，生熟地各15g，芍药15g，当归15g，炙甘草6g，陈皮9g。2周后复诊，竟然棉袄改成春秋两用衫，进步明显。

按：本案患者病程日久，虚象明显，畏寒较重，一般辨证属阳虚为主，但前医多用温阳之剂而无效，说明其病机有特殊性，可考虑属"真热假寒"中由阴虚导致阳热过极而反见寒象者，试用益气养阴之法治本得效，可归入于刘完素所谓"阴虚而阳盛，阳盛则热矣，衰则气复反入，入则寒矣"的病机变化。所以，临床上"兼化"亦有虚实之别，并非止于外感实证。总之，刘完素提出"兼化"之论，以说明人病理变化的复杂性，是对《内经》"亢则害，承乃制"理论的重要发挥。

（陈 晓）

天运当以日光明

《素问·生气通天论》云："阳气者,若天与日,失其所,则折寿而不彰,故天运当以日光明。"人身之阳气,犹如天日。天体的运行,离不开太阳。天无此日,则昼夜无分,四时失序,万物不彰;人无阳气,欲保天年,其可得乎?大凡人身之通体皆温,气血津液之运行输布,脏腑经络之功能活动,均赖阳气温煦、推动、生发。张介宾认为:"《内经》一百六十二篇,天人大义,此其最要者也,不可不详察之。"

己巳年初,治一冠心病、心绞痛患者,主诉每值夜间常有胸闷窒塞,前胸刺痛,向背胛部放射,服硝酸甘油片即缓解。心电图提示心肌缺血。初诊以活血化瘀止痛法治,药用红花、丹参、桃仁、赤芍、五灵脂、延胡索、制香附、郁金等,连服10余剂,证情减而未除。原法续进2周,心绞痛仍每日有小发,尤以登楼梯、走路时频发,疑心气虚损,不耐劳顿,更方养心气、和心营。投参、芪、甘草、淮小麦、丹参、当归、麦冬等,证无进退。忽一日天气暴冷,是夜心绞痛大发,连服苏合香丸、麝香保心丸等,略觉舒展。再诊时,反复思忖,患者年届古稀,阳气已衰,复加外寒,心阳式微,血脉痹阻,此真胸痹也。当投温阳宣痹法,药用桂枝、附子、万年青根、甘草、乌药、制半夏、薤白头、细辛等,药后心绞痛1周未发,精神见爽。"天运当以日光明",人体气血的运行全赖阳气的温煦,所谓离照当空,阴霾渐消。原方加减调治匝月,病情渐趋稳定,走路上楼亦未见发。

(王庆其)

候之所始,道之所生

语出《素问·五运行大论》。我师方药中对此句特别推崇,认为这是中医学理论产生的基础。余初聆听尚未能完全领会,及执教《内经》于沪上,编撰《内经选读》教材过程中,反复咀嚼经文,始觉其寓意深长。"候",是表现于外的各种现象、征象,包括气候、物候、病候等;"道",是法则和规律的意思,说明根据事物的外在表现,可以总结出事物变化的法则和规律。《内经》关于生命本质及其规律的认识,主要通过对自然现象和人体生理、病理现象的观察、总结概括而来。"道"源于"候"。《素问·五运行大论》说:"夫变化之用,天垂象,地成形,七曜纬虚,五行丽地。地者,所以载生成之形类也;虚者,所以列应天之精气也;形精之动,犹根本与枝叶也。仰观其象,虽远可知也。"此言天道去远,神妙莫测,但可以通过气象、物候的观察,总结大自然变化的规律。同样的道理,人体的脏腑藏匿于体内,医生无法了解其生理活动情况,但可以通过观察活体表现在外的生理、病理现象,来把握生命的本质及其活动规律。《内经》理论体系的形成,就是先人在长期与疾病作斗争的生活与医疗实践过程中,仰观天象,俯察地理,远取诸物,近取诸身的结果。研究表明,《内经》藏象学说的形成,在于古代医学家除了通过尸体解剖对人体的初浅了解外,更重要的是对活着的人体进行动态的观察,通过分析人体对不同环境条件和外界刺激的不同反应,来认识人体的生理活动规律。即从"象"把握"藏"。《素问·阴阳应象大论》所说的"以表知里",以及《灵枢·外揣》中的"司外揣内",表达的都是同一意义。

其实,临证治病又何尝不遵循这一方法。大凡罹病,"有诸内必形诸外"。外,即表现于外的症状和体征。医生治病即从这些症状、体征——"候",通过审证求因,掌握其病理变化特征——"道",然后进行立法、选方、议药。医生观察"候"愈精、愈细,则把握"道"愈准,治疗才能中的。例如,目前糖尿病患者甚多,典型的糖尿病只要掌握"三多"(多饮、多食、多尿)"一少"(消瘦)诊断并不困难,而不典型的糖尿病诊断就未必那么简单。医者通过大量的临床实践观察总结,对以下几种情况当引起重视:食欲尚好,近阶段体重下降、消瘦;夜间口干,欲饮冷;妇人外阴皮肤瘙痒,男子不明原因的阳痿;视物模糊,或检查发现白内障;手指、脚趾端麻木;皮肤频发疖肿,此起彼伏等。发现上述情况,应去医院检查血糖,或做葡萄糖耐量试验,以确定是否有糖尿病。

其实,西医学理论的产生,也离不开"候之所始,道之所生"这一认识规律,只不过西医学是从微观角度观察"候",因而得出的"道"与中医学不尽一致。西医学的许多微观观察指标也可移用于中医的微观辨证,如对胃病的诊断,胃镜关于胃黏膜观察的形态变化已经被许多中医作为辨证的指标。例如,表现为胃黏膜糜烂、水肿、充血者,中医可视作湿热浸淫于胃;胃黏膜红白相间,以白为主者,中医认为乃气血亏虚、血运不充的证候;黏膜红白相间,以红为主者,属血分有热;出现胆汁反流者,属"邪在胆,逆在胃",胆胃失于和降;胃黏膜表现为溃疡者,属气虚疮疡不敛,治宜托疮生肌等。这些胃黏膜的形态表现,实际是中医望诊的延伸,这恰恰是充实了中医的四诊内容,可使医者对"候"的观察更为确切,可进一步掌握脏腑病理变化规律。诚如方药中所云:"中医学在'候之所始,道之所生'这一经典性名言指引下,虽然形成了它固有的理论体系,总结出了丰富的临床经验,但是也应该承认,我们在全面观察总结天地人之间的关系,全面总结气候、物候、病候之间的关系及其固有规律方面还差距甚远,因而在中医学的宏观研究方面还要继续长期进行,更何况即使是进行微观研究,中间也仍然存在着一个'候之所始,道之所生'的问题,因为微观的对象,还是离不开'候',所不同者,只不过时代不同,所用观测手段不同,深度不同而已,其实质并无根本不同之处。"(《中国中医药报》1988 年 10 月 7 日试刊号)

(王庆其)

升降出入,无器不有

《素问·六微旨大论》说:"出入废,则神机化灭;升降息,则气立孤危。故非出入,则无以生长壮老已;非升降,则无以生长化收藏。是以升降出入,无器不有。"本文首先提出"动而不已,则变作矣"的观点。运动是物质存在的形式及固有属性,动而不息是自然界的根本规律。中医学就是用运动变化的观点,来分析研究生命、健康和疾病等医学问题,这是中医学的基本学术思想。升降出入是其基本运动形式,自然界的生长收藏,人体的生长壮老已,无不赖之变化,四者之间必须保持正常,否则自然界就会灾害降临,人体就将发生疾病,严重的可以出现"神机化灭""气立孤危",预示生命的危殆。

联系临床则以周学海之《读医随笔》阐发入微。他说:"内伤之病,多病于升降,以升降主里也;外感之病,多病于出入也……升降之病极,则亦累及出入矣;出入之病极,则亦累及升降矣。"说明升降与出入,关系密切,前者从纵向云,后者从横向看,而人身乃统一整体,升降出入协调顺畅则气化不息,生化无穷,反之则诸症丛生,百病乃起。

即以脾胃病为例,脾胃居中焦,为气机升降之枢纽,大抵治脾胃病总以调节升降为大法。仲景创五个泻心汤治痞证,尤其是半夏泻心汤为辛开苦降法之代表方剂,临床用其调治各种胃病,收效甚佳。兹举用此方加减治疗胃食管反流病例。

案例 1:李某,女,50 岁。

患者过去有胃病史,时轻时重,次递发作,从未介意,及至围绝经期,心情大变,主诉除潮热汗出、心烦不安、睡眠不佳外,近 1 年来烧心难过,或胀气嗳气,或吞酸胸痛,波及咽喉部。开始以为心绞痛,多次做心电图检查,除有一次发现阵发性心动过速外,均未见异常。用西药后开始有效,继则不能控制症状,做胃镜检查示"胃食管反流病,伴黏膜糜烂"。来诊时舌苔薄黄腻,脉细数。

辨证:气机升降失调。

治法:宜降逆和胃制酸,用半夏泻心汤加减。

处方:制半夏 12g,黄连 4.5g,黄芩 12g,党参 12g,炒白术 12g,炮姜 4.5g,甘草 4.5g,竹茹 6g,旋覆花 9g(包),煅瓦楞 30g,炙乌贼骨 30g,枳壳 12g,木香 9g,青陈皮各 9g,延胡索 12g,蒲公英 30g,苏梗 12g。

上方加减 1 个月后,上述症状缓解,但潮热汗出,心烦依然。上方加知母 12g、生龙牡各 30g。在加减过程中,痛剧加五灵脂 12g、制香附 12g;胀甚加香橼皮 12g、大腹皮 12g,嗳气加重用代赭石 30g;便秘加制大黄 9g、麻仁 30g 等。前后治疗半年余,潮热汗出减,烧心、吞酸、嗳气、胀气均基本消失。嘱其复查胃镜,因惧痛而未能随访,但症状未大发。

以上用辛开苦降法调脾胃之升降而应手,此类病例不胜枚举。但治胃病不仅涉脾,也多与肝胆有关,我常用柴胡桂枝汤法调少阳之枢机,或与半夏泻心汤合用,升降出入并调而收功。考柴胡桂枝汤乃仲景用治"外证未去"之太少并病,或治"腹满寒疝宿食",可见此方外感病、内伤病均可应用。前者调少阳之枢机,后者温脾胃之不和,前者旨在调出入,后者着重理升降,是以升降出入并调,正合胃病治疗当从肝胆脾胃整体考虑之大法,兹举一例。

案例 2:戴某,男,36 岁。

素体康健,亦无胃病史。近酷暑难耐,经常贪杯饮冷,甚是痛快,近 3 个月来胃脘不适,或胀或嗳,或隐隐作痛,食饮稍减,口苦,舌苔白腻,脉弦滑。胃镜示胃窦炎,幽门螺杆菌(+)。

辨证:胃中有寒,肝胆脾胃不和。

治法:用仲景柴胡桂枝汤化裁。

处方:柴胡 12g,桂枝 12g,白术芍各 12g,制半夏 12g,炮姜 9g,木茴香各 9g,藿苏梗各 12g,制香附 12g,青陈皮各 9g,延胡索 12g,郁金 12g,吴茱萸 4.5g,黄连 4.5g,甘草 4.5g。

上方加减过程中曾用过乌药、佛手、五灵脂、茯苓、代赭石等。前后治疗 2 个月,全部恢复,憾未复查胃镜,但做呼气试验,幽门螺杆菌(-)。

上两例说明《内经》升降出入理论乃治病之准绳,无论内伤外感,只要把握"调其不调",则升降调,出入畅,无不应手;另,仲景方不囿外感、内伤,只要"师其法,不泥其方",无不心手相随,足堪垂范。

(王庆其)

阳道实,阴道虚

《素问·太阴阳明论》云:"阳者,天气也,主外;阴者,地气也,主内。故阳道实,阴道虚。"原文之意为六淫之邪侵袭人体多从外而入为"阳道",其致病性质多为"实证""热证""阳证";七情、劳倦内伤等病因多由内而发,即从"阴道"侵犯人体脏腑,其致病性质多为"虚证""阴证"。柯韵伯在《伤寒来苏集》中进一步发挥曰:"胃实则太阴转属于阳明,胃虚则阳明转属于太阴。"叶天士在《临证指南医案》中概括为:"实在阳明,虚在太阴。"胃属阳明,脾属太阴;阳明之病,易伤津液,多从燥化、热化,故以热证、实证多见,而太阴病多虚证、寒证。

余侍诊王庆其先生时,曾收录口腔扁平苔藓一案,先生根据"阳道实,阴道虚"及"实在阳明,虚在太阴"的经典辨证理念,认为口腔扁平苔藓的治则应为实火治胃、虚火治脾。虚火包括阴虚火旺及李东垣所言"阴火"。其中"阴火"多由饮食损胃,劳倦伤脾,脾胃虚则火邪乘之而生大热。治法应以健脾益气、温阳散火为主。

案例:扁平苔藓案

潘某,女,66岁,2013年5月18日初诊。主诉:口腔疼痛反复发作5年。患者2009年始出现口唇、双侧口腔内颊部溃疡、疼痛、糜烂,外院诊断为口腔黏膜扁平苔藓,曾予以激素治疗,炎症明显时,予以抗生素治疗,症状部分缓解。近1年来溃疡范围及程度渐重,唇周、双侧口腔内颊部疼痛,咽痛,唇周糜烂,因口腔疼痛而影响进食,进食半流质;大便调畅,小便时有失禁;寐差,动则汗出,时有畏寒。体格检查:口唇、双侧口腔内颊黏膜红肿、糜烂、血痂;舌红苔白、中干裂,脉细。西医诊断:口腔黏膜扁平苔藓。中医诊断:口疮;辨证:脾虚气弱,湿热内蕴,腐肌生疮。治法:补气养血,健脾温肾,散火利湿。

处方:黄芪30g,太子参20g,茯苓15g,炒白术12g,生熟地各12g,熟附片9g,肉桂3g,细辛9g,生石膏30g,升麻30g,苦参12g,连翘12g,生甘草6g,胡黄连9g,珍珠母30g,藿苏梗各12g。7剂,每日1剂,水煎,早晚分服。

二诊(5月25日):口腔内疼痛程度减轻,以口腔内颊黏膜疼痛为主,唇周发痒,咽干口干,口腔内唾液分泌增多,仍有自汗、盗汗;腹痛水样泻,每日2次,大便臭秽;舌质淡、苔薄,脉细。前方加减。

处方:上方去太子参、茯苓、生熟地、肉桂、连翘,改生黄芪40g、炒白术30g、熟附片6g、细辛6g、生石膏20g、升麻20g、胡黄连6g、苦参10g,加薏苡仁30g、制半夏12g、炒玉竹15g、蒲公英20g、煅龙牡各30g。7剂。

同时,嘱患者购买甘油兑水,比例 7 : 10,合入锡类散,涂抹唇周患处。

三诊(6月8日):唇、舌、颊黏膜疼痛明显好转,能进食干饭,盗汗程度减,仍咽痛、干咳;大便通畅,夜尿多,夜间喜流泪;舌质淡红、苔薄白腻,脉细。

处方:上方去半夏、玉竹、生石膏、苦参、升麻、蒲公英、煅龙牡,改黄芪 60g、胡黄连 9g,加茯苓 15g、连翘 12g、川石斛 12g、白及片 12g、炙紫菀 15g、炒谷麦芽各 15g。

四诊(6月15日):唇、颊黏膜症状基本正常,唇舌疼痛以及瘙痒好转,颊部黏膜稍疼痛,吞咽时咽微痛,痰稍多、咳嗽,汗出好转,小便恢复正常;舌质淡、苔薄白腻,脉右濡左弦。上方加川断 12g、仙灵脾 12g、牛膝 15g。后续服中药月余,诸证得解。(王庆其治案)

按:扁平苔藓是一种慢性角化性病变,病损多发生在口腔,病程迁延,属于中医"口疮""口糜"范畴。中医学认为,脾开窍于口,心开窍于舌。《素问·至真要大论》说:"诸痛痒疮,皆属于心。"但口疮之火,不独责之于心。平时忧思恼怒,嗜好烟酒咖啡,过食肥甘厚腻,均可致心脾积热、肺胃郁热、肝胆蕴热,发为口疮,多为实证;肾阴不足,虚火上炎,发为口疮,多为虚证。该患者口腔疼痛、糜烂,自汗、盗汗、畏寒、夜尿多,诸症虚实错杂;其病机为中焦枢纽失司,上下气机不通,上焦之阳不能下降,下焦之阴不能上行,心火独盛,循经上炎,也可发为口疮,此多为虚证。正如李东垣在《脾胃论》中所说:"概脾胃气衰,元气不足,而心火独盛,心火者,阴火也,起于下焦,其系于心,心不主令,相火代之""胃病则气短,精神少而生大热,有时胃火上行独燎其面"。王庆其先生注重整体脾气亏虚这一病机特点,以益气健脾培土为主,同时不忘局部之口疮因湿淫热蒸肌肤所致,故而配合升阳散火之法,将整体与局部相结合。

方中重用黄芪 30~60g 为君药,取其补气托疮之功,对顽固口腔溃疡有良效;佐以太子参、茯苓、炒白术旨在补气健脾以治本,用辛热之附片、肉桂、细辛与苦寒之胡黄连、连翘、苦参、升麻等相配,一寒一热,相激相成,有温阳散火、凉血解毒功效。诸药配伍,益气健脾,甘温散火,苦寒解毒,针对病机错杂之口腔溃疡,取得较为满意的疗效。

(王少墨)

土得木而达

《素问·宝命全形论》曰:"土得木而达。"《血证论·脏腑病机论》谓:"木之性主于疏泄,食气入胃,全赖肝木之气以疏泄之,而水谷乃化,设肝之清阳不升,则不能疏泄水谷,渗泄中满之证,在所不免。"肠易激综合征的发病原因除了生物与理化因素外,与心理因素、性格缺陷、情感障碍等均有关。此病可归属于中医学"肠风"范畴。《素问·风论》曰:"久风入中,则为肠风、飧泄。"后世亦称"风利""风泻"等。该病临床症状善变,或胀、或痛、或里急后重、或泄泻、或便秘、或便血、或便带黏液,变化疾如风雨,符合风邪发病的致病特点,故应从肝论治。本病病机属纯寒纯热者少,多为寒热错杂、本虚标实。病程迁延、久病脾虚为其本,肠中湿热浸淫、气滞血瘀为标。故治疗应以疏肝健脾、清肠祛风为主。

案例:萎缩性胃炎伴"肠化"案

孙某,女,50岁,2011年12月1日初诊。主诉:食后腹胀月余,近两年反复大便不成形。外院肠镜检查(-),胃镜示萎缩性胃炎(中度),病理示萎缩(+)、肠化(+)~(++)。曾中药治疗,效果不显。近日食后腹胀,偶有嗳气,腹隐痛,胃纳尚可,大便日行2次,不成形,便质烂,夜寐尚可;舌淡红,苔白厚,脉细滑。西医诊断:肠易激综合征、萎缩性胃炎;中医诊断:肠风、胃痞;治法:疏肝理气,健脾和胃,清肠祛风。

处方:炒白芍12g,白术12g,炒防风12g,延胡索12g,制香附12g,薏苡仁30g,芡实30g,葛根30g,川连6g,黄芩12g,炮姜6g,怀山药30g,马齿苋30g,藿苏梗各12g,木香6g。14剂。每日1剂,水煎,早晚分服。

二诊(12月15日):食后腹胀不适较前好转,嗳气未作,口干明显,自觉四肢不温,大便质偏烂,每日1次;舌淡红、苔薄白,脉细。治拟健脾化湿、温阳止泻。上方去防风、马齿苋、黄芩,加五灵脂12g、荜茇6g、吴茱萸6g、枳壳12g、川朴6g、木茴香各9g、甘松9g。14剂。

三诊(2012年1月19日):口干稍好转,大便前段成形、后段质软,日行1次,胃纳佳,无明显腹胀、嗳气,无泛酸,夜寐尚安;舌红苔薄白、略腻,脉细。治拟健脾渗湿,养阴生津,宽肠理气。

处方:川石斛12g,玉竹12g,炒扁豆30g,马齿苋20g,川连6g,补骨脂15g,芡实30g,青陈皮各6g,枳壳12g,制香附12g,煨肉果9g,佛手9g,焦楂曲各12g。14剂。(王庆其治案)

按:肠易激综合征,迄今病因尚未完全明了,中医属"肠风"。病机主要是肠中湿热浸淫、气机不畅,久则损及脾胃。脾胃功能的正常离不开肝木的疏泄,"土得木而达"是辨治胃肠病之圭臬。肠易激综合征的临床表现变化无常,疾如风雨,符合风邪致病特点,故治疗中除调肝和补脾外,佐以祛风清肠可获良效。本例故以清肠利湿、理气祛风治其标,兼顾健脾治其本。以痛泻要方和葛根芩连汤为主,遣方用药以马齿苋、葛根、黄连、黄芩等清肠利湿,延胡索、枳壳、香附、木香、青皮、陈皮等理气止痛,防风祛风,薏苡仁、山药、煨肉果、芡实等健脾固本涩肠。二诊加五灵脂、荜茇、吴茱萸、枳壳、川朴、木茴香等旨在加强利气宽胀、止痛功效。三诊腹胀不适消失，加川石斛、玉竹等因其有口干舌红伤阴之症，所谓法随证变。临床用此法则治疗多例肠易激综合征和慢性溃疡性结肠炎，取效满意。

（王少墨）

春夏养阳

语出《素问·四气调神大论》。"春夏养阳"的含义有四种解读：①春夏顺其生长之气即养阳（马時）；②养即制也，春夏阳盛故宜食寒凉以制其亢阳（王冰）；③春夏阳盛于外而虚于内，故当养其内虚之阳（张志聪）；④阳为阴之根，养春夏之阳是为了养秋冬之阴（张介宾）。本人理解：根据"天人合一"的理念，"春夏养阳"就是保护"夏长之气"，不能损伤阳气。但还应该根据"因人制宜"的原则，具体问题具体分析，对于阳虚之人不可过食寒凉，损伤阳气，应适当服温阳之品，以保护阳气，以助"夏长之气"；但当阳热偏盛之时，或者阳气偏盛体质之人，可以适当进食寒凉以制其亢盛之阳。此承《内经》"亢害承制"理念。根据上述理解以及"冬病夏治"的传统，目前在上海等地区开展了伏天膏方的活动。

"三伏"是初伏、中伏和末伏的统称，是一年中最热的时节。每年出现在阳历7月中旬到8月中旬。其气候特点是气温高、气压低、湿度大、风速小。"伏"表示阴气受阳气所迫藏伏地下。《内经》谓天暑下迫，地湿蒸腾，人处天地气交之中。伏天暑邪致病的特点是：暑为阳邪，其性炎热；暑性升散，最易伤津耗气；暑必夹湿；夏暑发自阳明，伤及脾胃。

暑热之邪，最易扰乱心神。根据"因时制宜"的道理，伏天膏方必须结合上述致病特点，以及患者过去的病史，"因人制宜"地制订治疗方案。

夏季为一年之中湿气最盛的季节；湿为阴邪，其性重浊、黏腻，易阻遏气机，损伤阳气。针对部分暑湿之邪较重而常感觉昏沉倦怠乏力、不思饮食的患者，根据夏季气候特点，夏令膏方原则上以清补、平补、消补兼施为主，注重在健脾除湿、清热消暑、益气养阴的基础上进行调治，忌峻补、蛮补、热补。根据体质正确理解"春夏养阳"，"因人制宜"保护阳气，以助其"长"气。阳虚者平补其阳，阳盛者抑其亢阳，伤及气阴者清调气阴，脾胃不和者调脾和胃，从而达到"阴平阳秘"的目的。

案例：哮喘性支气管炎"冬病夏治"案

冯某,女,65 岁。浙江义乌人。初诊:2012 年 7 月 15 日。患者素有哮喘性支气管炎史 10 余年,每届秋冬季节发作,咳嗽气喘交作,常常需要住院治疗。近 2 年来发作逐渐频繁,临床症状越来越重。不发作时尚能操持家务,来时不咳,精神尚可,微有气急,动则尤甚,夏季怕空调,晚上偶而抽筋,冬季特别怕冷,目前纳好,舌苔薄腻,脉细无力。此宜冬病夏治,冀阳生阴长,投以补气健脾、温肾纳气,兼以和胃之膏方,缓缓图功。

膏方处方: 炙黄芪 200g,党参 200g,太子参 200g,炒白术 150g,茯苓 150g,薏苡仁 150g,怀山药 150g,生熟地各 150g,当归 150g,川芎 120g,山茱萸 120g,枸杞子 200g,五味子 150g,麦门冬 120g,南北沙参各 120g,补骨脂 150g,仙灵脾 150g,胡芦巴 150g,制半夏 120g,陈皮 60g,桂枝 60g,炙甘草 60g,金沸草 100g,黄芩 120g,鱼腥草 150g,炙地龙 60g,枳壳 120g,藿苏梗各 120g,焦楂曲各 120g,白参 150g,鹿角胶 150g,龟甲胶 150g,蛤蚧 2 对,冰糖 250g,紫河车粉 60g。1 料,煎熬成膏。早晚空腹各 1 勺,开水冲服。

随访: 2013 年 7 月、2014 年 7 月、2015 年 7 月、2016 年 7 月,上方加减连续服 5 年,哮喘性支气管炎未大发,也未住医院,偶而因感冒稍有咳嗽,经过一般性处理得以控制,生活状态良好。

按: 本案患者素有哮喘性支气管炎史 10 余年,每年秋冬季节发作,咳嗽气喘交作,常常需要住院治疗。近 2 年来发作逐渐频繁,临床症状越来越重。根据"冬病夏治"的理念,建议在伏天采用膏方调治。中医有"急则治其标,缓则治其本",急性发作期重点治肺,缓解期重点治脾肾。"脾为生痰之源",方中白参、炙黄芪、党参、太子参、炒白术、茯苓、薏苡仁、怀山药等健脾胃;制半夏、陈皮、枳壳、藿苏梗等理气化痰;熟地、当归、川芎、山茱萸、枸杞子、五味子、补骨脂、仙灵脾、胡芦巴、桂枝、鹿角胶、龟甲胶、紫河车粉、蛤蚧等补肾纳气。治脾肾重点治其本。金沸草、黄芩、鱼腥草、炙地龙等清肺热;枳壳、藿苏梗、焦楂曲、炙甘草等扶胃气,防其碍脾运。叶天士认为"胃喜为补",药物的功效必须通过胃气才能发挥治疗效应。患者连续 5 年以此方加减服用,哮喘性支气管炎未再大发,也未住医院。

(王庆其)

年四十而阴气自半

语出《素问·阴阳应象大论》。意思是人到 40 岁左右,肾中阴精逐渐衰减。

《类经》注云:"阴,真阴也。四十之后,精气日衰,阴减其半矣。"可见,《内经》的作者用此理论诠释人体生理变化过程。这种人体的生理变化过程又可影响其他脏腑。《素问·阴阳应象大论》记载:"肾生骨髓,髓生肝。"可见肝肾同源。陈士铎《辨证录·痿证门》曰:"胃之开阖肾司之也。"《本草新编·熟地》云:"肾水旺而胃中之津液自润。"可见五脏六腑息息相关,水为阴,肾水不足,可影响胃中津液,也可影响肝阴,这对今天的临床实践具有一定的启迪。

案例 1:慢性胃炎案

陈某,女,66 岁,主诉因"胃脘部胀闷不适 2 周,加重 2 天"入院。患者既往胃脘不适 10 余年,时作时休,服药后可缓解。此次因觉食后脘部胀满不适,嗳气时作,口干口苦,兼夹头痛,偶伴胸闷心悸,发作时间不定,头晕,乏力腰酸,大便干结,小便尚调,夜寐差。外院电子胃镜示慢性浅表性胃炎;病理示炎症(++),肠化(-),(胃窦)中度慢性浅表性胃炎,幽门螺杆菌(Hp)(+),并予克拉霉素、甲硝唑、雷贝拉唑抗 Hp 治疗后,症状改善仍不明显。为进一步治疗,故拟"慢性胃炎"收入院。入院后患者胃脘胀满不适,口干口苦明显,嗳气吞酸,似饥不欲食,胸闷心悸,头晕头痛,乏力腰酸,夜寐欠安,大便干结,小便尚调,诊见舌红苔少,脉细数。中医诊断"胃痞"。患者因年过四十,正气渐衰,脾胃虚弱,加之胃病日久,胃阴渐亏,胃失所养,则胃胀隐隐,阳明胃土主降,胃阴亏耗,则胃失和降,见嗳气泛酸;阴虚津亏,上不泽口故口干,下不润肠则便干;胃阴不足,不能受纳,纳谷不馨,胃不和则卧不安,故夜寐欠安。故此病机总以胃病日久,阴液亏损,胃失濡养所致。

治法:养阴益胃,理气除胀。

处方:川石斛 12g,玉竹 12g,麦冬 12g,制首乌 12g,萸肉 12g,天麻 12g,钩藤 15g,甘菊花 12g,夏枯草 15g,珍珠母 30g,枳壳 12g,香橼皮 12g,藿苏梗各 12g,益智仁 15g,茯神 30g,黄连 6g。7 剂。

治疗 1 周后,患者诉证情有所缓解,食欲增,嗳气减,精神爽。继续以上方加减,佐以滋补肾精药物守治。

按:该案例患者年过四十,肾中精气亏虚,加之胃病日久,胃阴渐亏,以致运化失职,升降失常,故诊疗时可加重养阴益胃,且以甘寒养阴为宜。方中川石斛、玉竹、麦冬甘寒生津、养阴益胃。加之胃之开阖肾司之也、肝肾同源理论,方中山萸肉滋补肾阴以除乏力腰酸;天麻、钩藤平肝潜阳息风;夏枯草、珍珠母平肝降火。辅以枳壳、香橼皮、藿香、苏梗理气除胀;茯神宁心安神助眠治疗后,住院期间患者主诉症情缓解,胃纳改善,取效后佐以滋补肾精药物继续治疗观察。

案例 2:脏躁案

陈某,女,49 岁。来诊时诉体检时发现雌激素降低,轻度贫血,平素易心烦、易怒,喜叹息,腰膝酸软,自觉口干(外院查空腹血糖正常),神疲乏力,夜寐欠安,大便干,小便可。诊舌质黯红,苔薄白,脉细弦。中医诊断"脏躁"。患者年过四十,渐而真阴渐亏,肾水不足,母病及子,水不涵木,肝肾亏虚,故有心烦易怒、腰膝酸软、口干等真阴不足症状。

治法:滋阴清热,疏肝解郁。

处方:当归12g,甘草4.5g,大枣10g,浮小麦30g,生龙牡各30g,炒白术12g,炒白芍12g,熟地12g,枸杞子12g,肉苁蓉15g,麻仁15g,枳壳15g,佛手9g。14剂。

二诊:患者服药2周后,来诊时诉仍有失眠,大便干缓解,略有口干,舌红,苔薄,脉弦。调整上方。处方:当归12g,甘草4.5g,大枣10g,浮小麦30g,生龙牡各30g,炒白术12g,炒白芍12g,熟地12g,枸杞子12g,肉苁蓉15g,麻仁15g,枳壳15g,佛手9g,生地20g,知母15g。14剂。

三诊:患者服药14剂后,口干好转,大便成形,失眠好转,舌淡,苔薄白,脉滑,上方消息。处方:当归12g,甘草4.5g,大枣10g,浮小麦30g,生龙牡各30g,炒白术12g,炒白芍12g,熟地12g,枸杞子12g,肉苁蓉15g,麻仁15g,枳壳15g,佛手9g,生地20g,知母15g,党参15g。14剂。

按:患者49岁,肾中阴精渐亏,从而影响肝脏功能,因肾为水,肝为木,水生木,又肝体阴而用阳,阴液不足、肝失所养,以致气机失调而致情志不畅,气郁不舒。故方中以大枣、甘草、白芍酸甘化阴;当归、熟地、枸杞滋补肝肾;浮小麦、生牡蛎、生龙骨镇纳安神;丹皮活血清虚热;后辅以生地、知母滋阴,党参健脾。全方兼顾滋补肝肾,理气化郁。方药合证,故证情逐渐好转。

(顾文燕 汤 杰)

阳气盛则瞋目,阴气盛则瞑目

语出《灵枢·寒热病》。又《灵枢·口问》言:"阳气尽,阴气盛,则目瞑;阴气尽而阳气盛,则寤矣。"前者描述的是病理状态,而后者论述的是睡眠的生理状态。然而,无论是生理还是病理,此二句之义理当是相关。人身,阴阳也。阴阳之义理,奥妙无穷。人与天地相应,白昼阳气盛,人寤;黑夜阴气盛,人寐。所谓"瞋目""瞑目",也是寤、寐之意。

人之寤寐,如自然界之白昼与黑夜,亦是阴阳之交替;"阴平阳秘,精神乃治",机体阴阳平衡,才能使人精神旺盛,寤寐正常;而一旦阴阳不衡,则会出现不寐或多寐之现象。在机体中,阴阳之间的关系为"阴在内,阳之守也;阳在外,阴之使也",由此可见阴阳之间,阳是以主导地位出现的。因此,人体的寐寤均是阳气的盛衰变化,正如《灵枢·口问》所云"阳气尽,阴气盛,则目瞑;阴气尽而阳气盛,则寤矣",可见保持阳气的正常是机体正常寐寤的关键。《素问·生气通天论》云:"阳气者,若天与日,失其所则折寿不彰……阳气者,精则养神,柔则养筋。"因此,阳气在人体入眠-觉醒机制中起着主导作用。而在病理情况下,阳气盛不能入于阴分,往往烦躁不安、难以入眠;或阴虚火旺者,心烦躁动,也难安睡。故清代林珮琴在《类证治裁》中论述不寐一证时言"不寐者,为阳不交于阴",可见不寐之根本病因,乃阴阳之间的不平衡,或是阳亢,或是阴虚阳亢。故临床上,治疗阳气亢盛者,平其亢盛,潜阳以入阴,药用龙骨、牡蛎、龟甲、鳖甲、珍珠母、石决明、生铁落等,或泄其火盛,如黄连、连翘、夏枯草、龙胆、淡竹叶等泻心肝火;阴虚而致火盛者,滋水以降虚火,药用生地、麦冬、天冬、制首乌之类;水火不相交者,方用黄连阿胶汤、知柏地黄丸之属,熔济水降火于一炉,均可取效。

而同样,有不能入睡者,也有嗜睡难寤者。头为清阳之会,若阳气不升,则"脑为之不满,耳为之苦鸣,头为之苦倾"。众所周知,机体的寐寤也和卫气的运行有关,卫气行于阳则寤,行于阴则寐,然卫气之从阳入阴之关键部位,是阳明脾胃,然后才能通过阴跷脉再入于阴,因此脾胃之升降是阳气是否能正常运行的关键。脾胃为后天之本,水谷入于胃,经脾之运化,化生水湿,其中水谷精微者经肺之输布而营养弥散全身,水湿糟粕者下输膀胱而排出体外。然一旦脾胃失于健运,则水谷不能化为精微而变为水湿,留于体内,化生为痰、为湿、为饮;而这些代谢产物,反过来又更加阻遏阳气之升展,于是导致人体失去了正常的寐寤,而出现多寐。

多寐者,有脾阳不足,也有肾阳不足之论。如《伤寒论》云:"少阴之为病,脉微细,但欲寐。"由此可见,人之多睡,是身中阳气之不足所致,然此阳气不仅为脾阳,也指肾阳。肾阳之不足,导致阴霾弥漫,痰浊内阻,痰凝气结,气血运行不畅,故温补肾阳之后,阳气得振,自然痰湿得化,阳气得舒,阴阳得以平衡。

"阴气盛则瞑目",所以对于多寐者,临床上当以"阴邪"辨之,或是阴盛,如痰浊、痰瘀内盛,或是阳虚而致阴盛。《类证治裁·多寐》云:"多寐者,阳虚阴盛之病。"故治此病,当补气助阳以振奋精神,或化痰泄浊助清阳升展;药用黄芪、桂枝、附片、茯苓、白术、薏苡仁、南星、半夏、陈皮、竹茹、泽泻等,或酌加仙灵脾、仙茅等扶助肾阳之品,取效甚显。

案例:嗜睡案

吴某,女,48岁。初诊日期:2012年11月22日。

因"嗜睡1年"就诊。患者近1年来出现嗜睡,夜间入睡正常,次日晨醒非常困难,周末睡眠甚至可长达 12 小时以上,无怕冷,胃纳平,大便不成形;自觉乏力。舌质淡红,苔薄白,脉细。中医诊断:多寐,辨属脾虚湿阻,清阳不升。西医诊断:睡眠过多。治以益气健脾,化湿开窍。

用药:黄芪 30g,党参 15g,白术 12g,茯苓 15g,菖蒲 20g,甘草 6g,郁金 12g,桂枝 12g,茵陈 20g,薏苡仁 30g,白蔻仁 6g,荷叶 9g,半夏 12g,藿苏梗各 12g。14 剂。

复诊(12 月 6 日):仍嗜睡,精神不振,偶有夜间觉醒,感四肢不温,大便初硬后溏;舌脉同前。

用药:黄芪 30g,党参 15g,北沙参 12g,菖蒲 30g,郁金 12g,砂蔻仁各 3g,通草 9g,薏苡仁 15g,茵陈 30g,仙茅 12g,仙灵脾 12g,女贞子 12g,山萸肉 12g,枸杞 12g,当归 12g,藿苏梗各 12g。14 剂。

五诊(2013 年 1 月 24 日):嗜睡程度较前改善,晨起闹钟响后,能起床,夜寐汗出;胃纳一般,舌质淡苔少,脉小滑数。

用药:菖蒲 30g,郁金 12g,半夏 12g,滑石 30g,杏仁 12g,蔻仁 6g,薏苡仁 30g,川朴 6g,竹叶 9g,泽泻 15g,茵陈 30g,远志 9g,藿苏梗各 12g,桂枝 12g。14 剂。

六诊:2013 年 2 月 7 日。工作日可醒转起床,起床后精神较前清爽,瞌睡少,盗汗,大便畅。(王庆其治案)

按:患者诉多寐、疲乏、便不成形,辨为脾阳不振、脾失健运,故治以益气健脾、化湿开窍。方以补中益气汤为基础益气健脾、升提阳气,菖蒲、郁金化湿醒脑开窍;薏苡仁、蔻仁、半夏、滑石、茵陈、通草、泽泻等宗湿阻以宣上畅中渗下为治法而选用;同时加用桂枝一味,有通阳化气行水之效,助阳气之振奋以通达全身。患者在治疗过程中,先前以益气健脾、化湿开窍之法治疗,多寐症状似未能改善明显,故在三、四诊后,在方中加用仙茅、仙灵脾、女贞子、枸杞、当归、山萸肉等温肾活血养血之品后,患者症状明显改善,次日晨起能起床。王庆其治疗睡眠障碍,宗《内经》之阴阳平衡,不寐者,多以平肝潜阳为多,而多寐者,以伸展阳气为主。

(王秀薇)

藏

象

篇

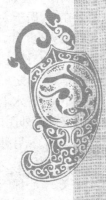

心部于表

《素问·刺禁论》云："肝生于左,肺藏于右,心部于表,肾治于里,脾为之使,胃为之市。"这一理论概括了五脏气机的特点,即人体气机分布于上下、左右、表里而浑然成为一体,气机循行各有其道及所属而形成脏腑形体与功能活动相结合的藏象整体,气机升降出入运动时刻激发着人体各种生命活动。针对气机的解释已经被后世研究者所承认,但是对于"心部于表"的基本内涵及临床意义,研究者各抒己见。例如,结合《素问·阴阳应象大论》"肺生皮毛"提出"心肺共同主表"的理论。也有人认为,"心部于表"的含义多从心、肾二脏阴阳对立统一的角度予以阐释。如杨上善《黄帝内经太素》注曰："心者为火,在夏,居于太阳最上,故为表。"王冰《补注黄帝内经素问》亦曰："阳气主外,心象火也。"因心位于上焦,属火,为阳中之太阳,系五脏之主,各脏腑功能活动均赖心神以主宰,气机趋于外、上;肾位于下焦,属水,为阴中之少阴,系先天之本、元气之根,受五脏六腑之精而藏之,气机趋于内、下。心统阳,肾统阴,心火下降,肾水上腾,水火既济,则脏腑生理功能正常协调,心肾水火相须,上下相交。阳外阴内,就心肾而言系为气机之主持与分部,故曰"心部于表"而"肾治于里"。另外,深究"心部于表"的字义,"表"当包含皮毛、肌肉、经络与筋脉。心主脉,手少阴心经上系连肺,心通五脏之气而为之主,因此,"部"当作主持之义。"心部于表"理论可以为临床治疗提供思路,一是脏腑气机紊乱所致之皮肤病,如一些皮表感受热毒之气而致红、肿、热、痛的疾患,多为脏腑气血运行障碍所致,当从心论治,治疗当以清心凉血、清热解毒、行气祛邪为主;二是表证要用入心经药物的治疗思路;三是心系疾患要慎防风寒,因风寒作为重要的外在致病因素,通过皮表入心,心为之伤。

案例:浑身刺痛案

张某,女,51 岁,1988 年 3 月 2 日初诊。

自 1 月 20 日起全身皮肤刺痛,不能触摸,尤以腰及颈项部为甚,自觉"腰带好像一根草绳"。内衣必须翻穿,以免衣里缝制的线棱摩擦皮肤。无论坐卧,均感触及皮肤处刺痛难忍,痛苦欲死。时有心慌、心烦。夜晚盗汗。睡眠不佳,食欲尚可,二便调。观其皮肤颜色无明显异常改变。舌质稍黯,苔薄白略腻,中间有剥落。脉象节奏欠调,左弦细略数、右弦滑。

证属心经郁热。拟用凉血清心之法。

处方:川黄连 8g,丹皮 12g,丹参 12g,炒栀子 10g,赤芍 12g,蝉衣 6g,白僵蚕 10g,青蒿 10g,桑白皮 12g,地骨皮 10g,枳壳 10g,竹茹 8g,生甘草 6g。6 剂,水煎服,每日 1 剂。

3月9日二诊:服上药后皮肤疼痛基本消失,触摸也不以为然。心烦、心慌、盗汗等症亦除。二便调,舌黯红,脉弦滑。患者心情愉快,转诉面部、下肢有浮肿,要求治疗。前方加冬瓜皮 10g、防风 4g、生石膏 15g、麻黄绒 3g。6 剂,水煎服,每日 1 剂。

痊愈。

按:"心部于表,肾治于里"是从五脏气机升降出入特点角度来分析的。肾为阴中之阴,故气机主持于里;心为阳中之太阳,故气机主持、布达于表。"心部于表"的临床应用,多为脏气紊乱所致之病,一般并非外邪所致,若属外邪亦仅为火热之气。又由于"心主血脉",故此类病证多见表皮及手少阴经脉气血运行障碍方面的症状,如《素问·至真要大论》概括为"诸痛痒疮,皆属于心"。(《黄帝医术临证切要》)

（周国琪）

心 藏 神

言人的精神意识思维活动由心所主持。《灵枢·本神》说:"心藏脉,脉舍神。"神为心所藏,是魂魄意志等其他精神活动的主宰,统领和协调全身脏腑功能和人的精神活动,使人能对外界事物作出正确判断和反应以适应之。故《素问·灵兰秘典论》中说:"心者,君主之官也,神明出焉。""主不明则十二官危。"因此,这里心藏之神,除主要指人的精神活动(狭义神)外,还应包括其协调人体正常功能(广义神),成为"五脏六腑之大主"。人之所以生机勃勃,精力充沛,反应敏锐,皆与心藏神功能正常密切相关。如果心藏神功能失常,可能出现睡眠不安,焦虑烦躁,食欲减退,甚至肌肉消瘦,毛色憔悴等症。《灵枢·本神》云:"心怵惕思虑则伤神,神伤则恐惧自失,破䐃脱肉。"若心的功能不足或过亢,神可表现为不足或有余。《素问·调经论》说:"神有余则笑不休,神不足则悲。"临床上因心血不足可表现为健忘、失眠、多梦;大出血的患者可表现为神志恍惚,甚则意识不清;心火亢盛患者,火邪扰心可表现为神昏谵语等,均说明心藏神功能失守,会出现种种神志变化。

心藏神,且"心主身之血脉",心主血脉实为藏神的物质基础,故心主血脉与心藏神密切相关。心血不足可表现为心神不安、心悸、易惊、少寐多梦等,用养血安神法来治疗,方用天王补心丹等。如果邪热逆传心包,见神昏谵语等症,可用清热开窍安神法,方用清宫汤、牛黄清心丸等。若系七情过极,化火生痰,宜涤痰清心、开窍泻火诸法以治之。方可用黄连温胆汤、朱砂安神丸等。

如上所述,心主藏神,主宰人的精神思维活动,具体包含神、魂、魄、意、志、思、虑、智等(实际上包含了一部分脑的功能),与其他四脏有关,如肝藏魂,肺藏魄,脾藏意,肾藏志。不仅如此,古代医家还认为意、志、思、虑、智,是人在思维过程中不同阶段的一种表现。如李念莪云:"心区起而未有定属者意也;意已决而却就不变者志也;志虽定而反复计度者思也;思之不已,必远有所慕,忧疑展转者虑也;虑而后动,处事灵巧者,智也。"甚合《灵枢·本神》"所以任物者谓之心,心有所忆谓之意,意之所存谓之志,因志而存变谓之思,因思而远慕谓之虑,因虑而处物谓之智"之旨。

案例1:傅某,男,33岁。

患者左睾丸精索静脉曲张,血管怒张,患部肿大,刺痛钝痛。西医除手术外,无其他特效办法,若血管怒张范围广泛,则需连左睾丸一起切除,患者深恐切除睾丸而涉及生育问题,因之忧虑过度,继之发生神经症,脑中想的事情很多很乱,经常失眠,每至通宵达旦。半年后,原有的遗精病加剧,夜梦遗精,白天滑精滴尿,每日下午潮热,牙龈出血不止,精神委靡,食欲不振,曾在上海各医院及疗养院医治无效,病情日见恶化。脉象浮弦兼涩,并有不定期间歇。

治法:从安神宁心出发,补养心肾,强心固精,采用内服丸药、外部熏洗与气功相结合的方法。

内服处方:酸枣仁60g,黄连21g,生地9g,党参30g,茯神15g,柏子仁15g,琥珀15g,莲心15g,当归9g,甘草9g,远志9g,茯苓15g,牡蛎12g,龙骨9g,莲须15g,金樱子15g,何首乌15g,飞辰砂9g。炼蜜为丸,每服9g,早晚各1次。

综合治疗1个月,上述症状逐渐减轻,遗精滴尿停止,睡眠良好,下午不再潮热,2个月后食欲增加,精神焕发,左睾丸精索静脉曲张疼痛渐次消失,3个月全部治愈,遂即停止药物和气功,追踪观察1年,未见复发。[傅时鉴《中医争鸣》1960(11):35]

按:本案患者苦睾丸肿痛,遗精之宿恙,怯西医术后失育之遗事,遂使局部旧病之小恙,殃全身之大疾。医者把握全局,借"心者,君主之官也"和"主明则下安"之理,通过整体治疗来调整全部,并从安神宁心出发,主以朱砂安神丸、定志丸之属,配合气功疗法,收镇心定志、交通心肾之功,辅以补养固涩之品,制丸药缓图,如此则心君贤明,主宰全身,协调平衡,心肾互济,而诸恙渐愈。

案例 2:胡某,男,13 岁,农民,1977 年 2 月初诊。

因家庭事故,引起精神失常,狂乱不识人,终日叫骂,打人,力大无穷,发作已半月。大便数日一行,如羊屎,尿特臊臭,目赤直视,面色红赤,舌黄褐厚腻而干,唇焦紫,脉滑数有力。

辨证:阳明燥实化火,上扰心神。

治法:泻下燥热,开窍醒神。

处方:大黄 13g(泡水冲服),芒硝 24g(化服),枳实 15g,甘草 6g,石菖蒲 60g,郁金 24g。3 剂。

服 2 剂,得泻 7~8 次,臭秽异常,狂态大减,神志稍清。原方减大黄为 9g、芒硝为 12g,再服 5 剂。

三诊:见狂态已平,精神较前已清,大便每日三四次,脉较平,仍有弦滑之象。

处方:石菖蒲 30g,郁金 12g,远志 9g,竹茹 12g,枳实 9g,陈皮 6g,瓜蒌仁 15g,连翘 9g,焦栀子 6g。连服 15 剂痊愈,随访数年未复发。(张海峰治验)

按:该患者为阳旺之躯,因情志刺激而气伤火炽痰壅,上扰心神,遂成狂证。经久不已,则邪热搏结宿垢,而为"正阳明病"也,痰热之盛又加燥屎之结,燎燎之势,犹火中加薪,釜中更沸。故用硝黄枳实釜底抽薪,泻胃家之实,折阳明之火,并合菖蒲、远志豁痰开窍。方证合拍,则鸱张之狂热得以渐收。

(王 琦)

心主身之血脉

语出《素问·痿论》。言心具有推动血液在脉管内运行的作用。脉为血之府,与心相连,是血液运行的通道。心之所以能推动血液在脉管内运行不已,全赖心气的鼓动作用。所以《医学入门》说:"人心动,则血行诸经。"另外,《素问·五运行大论》说:"心生血。"《素问·宣明五气》说:"心主脉。"《素问·五藏生成》说:"诸血者,皆属于心。"《素问·六节藏象论》说:"心者,生之本,神之变也,其华在面,其充在血脉。"均说明血液的正常运行,以心气充沛、血液充盈和脉道通畅为首要条件。临床上,心气充盛,心血足,则面色红润光泽,有神气,脉搏和缓有力。如果心气心血不足,就会出现面色不华,神疲乏力,健忘,失眠多梦,心慌气短,舌质淡,脉细无力等。若心气虚,心血瘀阻,则心前区疼痛,面清唇黯,脉涩或结代。

目前临床很多心血管系统疾患都是依据"心主身之血脉"的理论辨证施治的。

案例1：李某，男，48岁，部队干部。

1969年2月21日因胸痛、心悸、头痛、讲话不流利而住某医院。心电图检查：冠状动脉供血不足，前侧壁心肌梗死，心房颤动。诊断为高血压；动脉粥样硬化性心脏病，阵发性心房颤动；脑血栓形成。于1970年1月10日请张医师会诊。服药3个月余，症状明显改善，而于4月30日出院。

初诊：1970年1月10日。心气不足，心阳衰微，络脉失于流通。心悸气促，神疲乏力，胸膺疼痛，痞闷不适，右腿足麻木冷痛，举步不利。舌质胖，苔薄净，脉来三五不调。

治法：益气养心，流通脉络。

处方：桂枝心各4.5g，潞党参30g，大川芎9g，柏子仁15g（研），大麦冬12g，紫丹参9g，酸枣仁12g（研），夜交藤15g，龙眼肉24g，磁朱丸24g（包）。7剂。

二诊：1月23日。前投益气养血、流通脉络之剂，尚觉合度。再从原意损益治之。潞党参30g，白归身9g，川桂枝6g，清炙草4.5g，紫丹参9g，大川芎9g，酸枣仁12g（研），柏子仁15g（研），大麦冬12g，生龙骨30g（生煎），磁石30g（先煎），茯苓神各12g，龙眼肉15g，夜交藤30g，大红枣10枚，橘红络各4.5g。肉桂粉、琥珀粉、延胡索粉、沉香粉、乳香粉各1.5g，和匀入胶囊分3次吞。7剂。

三至五诊：均以原方加减，从略。

六诊：3月6日。心气较前充沛，因之精力较为振作。苔薄净。脉三五不调之势较前改善。再以益气养心，流通血脉治之。

处方：潞党参15g，白归身9g，大川芎7.5g，茯苓神各9g，炒枣仁12g（研），夜交藤30g，龙眼肉12g，柏子仁12g（研），磁石30g（先煎），川桂枝9g，大麦冬9g，炙甘草4.5g，广陈皮4.5g，大枣10枚，肉桂粉、党参粉各4.5g（二味和匀入胶囊内分3次吞服）。7剂。

七诊：3月13日。诊脉三五不调之状已见改善，胸痞隐痛未除，腹部膨胀已消。心气已有内振之势。仍主原法出入。原方去陈皮、大枣，加五味子3g。7剂。

八诊：3月22日。头痛胸痛较前减轻。仍主原法续进。原方去五味子，加平地木12g，小蓟草4.5g。14剂。

九诊：4月11日。胸痹之象续见好转，夜寐较安。再拟原法续进。原方去磁石，加水炙远志4.5g。10剂。

十诊：4月21日。脉三五不匀之象续见好转。再以原法续进，原方10剂。（《内科临证录》）

按：以上病例为心气不足，心阳衰微，鼓动无力，以致气滞血瘀，脉络不通而出现心、脑血管疾患。根据"心主身之血脉"的理论，治以益气养心，流通血脉,数十剂而获愈。

案例2:卞某,男,78岁。1982年3月9日初诊。

有冠心病10余年,后又发现脑血管硬化,常发心绞痛及早搏(期前收缩)。心电图提示Ⅲ度房室传导阻滞,自搏性交界性心律。主诉心悸心慌,心痛胸闷,头痛,手抖指红;大便有时秘结,有时日行2次;胃纳差,唇紫,舌绛苔白腻,舌边有瘀点,脉弦结(脉率42次/min,有不规则间歇)。

辨证:心血瘀滞,寒凝营热互结,脉行鼓动不畅。

治法:活血温化与凉营散瘀同用,舒心络而通心脉。

处方:丹参15g,全瓜蒌15g,薤白9g,檀香6g,川椒1.5g,赤芍9g,红花6g,川芎6g,当归9g,桃仁9g,生地15g。

二诊:连服药14剂,心悸心慌已平,心痛胸闷缓解,头痛手抖消失,脉弦有力(脉率68次/min,无间歇)。心电图复查:Ⅰ度房室传导阻滞,窦性心律,提示有明显好转。后予活血化瘀加益气药调理数月,心绞痛未复发,心律基本正常。(姜春华医案)

按:心主一身之血脉,若心阴不足或心气郁结,心血瘀滞,则心脉鼓动无力,脉管中血运受阻,遂成心脉痹阻之证。心脉痹阻反过来又影响心脉鼓动,郁遏心气心阳,加重心血瘀积。《素问·痹论》曰:"心痹者,脉不通,烦则心下鼓。"脉不通者,脉来迟、结也;心下鼓者,心跳如击鼓也。此外还可见心痛、脉涩,诚如《素问·脉要精微论》所云"夫脉者,血之府也……涩则心痛"。唐容川《血证论》也说:"血虚则神不安而怔忡,有瘀血亦怔忡。"明确指出血瘀可导致心律失常。王清任活血化瘀的血府逐瘀汤是治疗心律失常的有效方药,如《医林改错》指出:"心跳心慌,用归脾安神等方不效,用此方百发百中。"姜春华临床取血府逐瘀汤合丹参饮加减治疗真心痛,寒甚者加川椒1.5g、细辛3g,阳虚者加桂枝4.5g、附片12g,胸闷者加薤白9g、枳壳6g,气虚者加党参15g、黄芪15g,瘀而有热者加赤芍12g、丹皮6g、大黄9g。常取捷效。

(王 琦)

心 主 舌

"心主舌"语出《素问·阴阳应象大论》。心之所以主舌,王冰解为"心别是非,舌以言事"。今人或谓心主血脉,而舌上血管最为丰富。这些说法虽不无道理,不过,最根本的原因应该是《灵枢·经脉》所载手少阴之别络"循经入于心中,系舌本"。因此,心及其经脉有病,常在舌上有所反映。心阳不足,则舌胖嫩或紫黯;心阴不足,则舌红绛;心血虚,则舌黯淡;心火上炎,则舌赤烂生疮疼痛;心血瘀阻,则舌紫黯或有瘀斑;心主神志,心神不清,则舌蹇舌颤,语言障碍。舌与心的密切联系体现在辨证上有一定的意义。《素问·诊要经终论》曰:"厥阴终者,中热嗌干,善溺心烦,甚则舌卷,卵上缩而终矣。"这句话说明在厥阴经心包络有病变时,舌的变化也往往是很重要的征象。而舌上之病,亦往往可以通过调节心脏及其经脉而治愈。

案例:舌不能回缩案

张某,女,26 岁,1976 年诊。

患者突然发热、烦躁,约半小时后,舌体肿大鲜红,露出口外,不能回缩,面赤。发病约一时许,延余诊治。其脉弦数,烦躁不安。余素知该患者多年境遇不佳,心情郁闷不得解,突然心肝之火暴发,而见上症。乃急刺内关穴,用泻法;并速取冰片少许点舌上。施治 15 分钟后,患者表情略显轻松,口中流涎,40 分钟后舌体缩回口腔,已能安卧。复用黄连温胆汤加味治之。

处方:黄连 10g,陈皮 6g,清半夏 10g,青皮 6g,枳实 10g,炒栀子 10g,茯苓 12g,竹茹 8g,生甘草 6g。1 剂,水煎置温,顿服之。药后安卧,次日正常上班工作。

按:此患者乃心肝郁火暴发所致,故急刺手心主厥阴之别络内关穴,以泻其邪。手厥阴心包有"代心用事""代心受邪"的功能,说明心与心包关系之密切,故刺内关以泻心火;又手厥阴与足厥阴同为"厥阴",二经在生理、病理方面亦密切相关,故刺手厥阴之穴亦可泻足厥阴肝经之热。刺后继用前人经验,取清泻心肝二经火热的冰片点舌上,因该药气味芳香辛凉,起效甚速,故而舌体立缩。最后用黄连温胆汤 1 剂,清心热兼疏泄少阳之气,而病瘥。又温胆汤本为清泻胆经痰热之剂,何以用来泻肝经之火热?正取《素问·阴阳应象大论》"阳病治阴,阴病治阳"之意。该病虽属肝脏,但可从其胆腑治之而愈。(《黄帝医术临证切要》)

（周国琪）

心在窍为舌

语出《素问·阴阳应象大论》。舌能辨五味,又是语言的重要器官。舌与五脏皆有关联而与心关系尤为密切。心经的别络上行于舌,因而心经气血能上荣于舌以保持舌体的正常生理功能。故《灵枢·脉度》说:"心气通于舌,心和则舌能知五味矣。"《素问·阴阳应象大论》还说:"心在窍为舌。"《血证论》说:"舌为心之苗。"王冰注曰:"舌所以司辨五味也。"汪宏也云:"舌者心之火候也,是以而可测其脏腑经络寒热虚实也。"(《望诊遵经》)正常人舌体灵活,舌色鲜活,语言畅利,五味能辨,说明其心之气血充足,则心神健旺。

若热入心包或痰蒙心窍,神识昏迷,则舌蹇舌颤,语言障碍。心血不足则舌色淡白;心火上炎则舌尖红赤或舌体糜烂;心血瘀阻则舌质紫黯,或出现瘀点、瘀斑。舌的病变通过治心可获良效。如舌体糜烂,可清心泻火;舌强语謇用醒神开窍法等等。

《浙江中医杂志》1983年第9期刊登了樊良卿等写的《冠心病舌质研究》一文。作者应用左心室收缩时间间期、血液流变学等指标对100例冠心病患者的5种舌质进行检查。认为:淡白、淡胖舌提示左心功能差,与心气虚一致;青紫舌提示有显著的左心功能异常,作为气虚血瘀辨证的参考指标是比较可靠的;胖嫩舌有血脂和纤维蛋白原增加;全血黏度升高者,为心脾气虚;红舌属阴虚内热,同时有可能存在着血瘀的现象,提示治疗中在养阴的同时应辅以活血化瘀。

案例:蒋某,女,44岁。1980年1月16日就诊。

自述患神经症已10年之久,经常头痛头昏,胸脘痞闷不舒。1979年8月起感到舌头瘙痒难忍,除睡眠外无好转之时,常以牙刷刷之,亦无济于事。皮肤无瘙痒感。兼有咳嗽喉痒,咯痰不多,食欲减退,有时泛恶。曾服中西药,未见明显效果。察舌体有散在性瘀斑,苔薄白,无其他异常征象。脉象弦细。周身皮肤无过敏性皮疹。脉症合参,乃瘀之为患。

治法:理气活血化瘀通络。血府逐瘀汤加减。

处方:丹参12g,当归10g,枳壳9g,桃仁10g,川芎7g,红花5g,橘红7g,桂枝7g,赤白芍各9g,杏仁10g,桔梗7g,茯苓10g,柴胡5g。

服上方5剂后,舌瘙痒已见明显好转,舌瘀斑亦渐消退。服10剂后,诸症均愈,乃停药。[郭庭和《中医杂志》1982(8):28]

按:经言:"诸痛痒疮,皆属于心。"又:"舌为心之苗。"可见舌面瘙痒一症从心着手治疗切合中医理论。究其机制,心火盛者有之,心肾阴虚者有之,而心血瘀滞者鲜之,其痒而不痛,尿无赤痛,苔薄白,有别于心火亢盛者;有苔薄白,无腰痛心烦,则异于心肾阴虚者,析之痒作乃心气郁闭,心血瘀阻,经络欲逼而不得通者也,舌体散在瘀点实为辨证之要。投以血府逐瘀汤则气顺血活络通,舌痒自当止矣!

(王 琦)

心,开窍于耳

语出《素问·金匮真言论》。经文云:"南方赤色,入通于心,开窍于耳。"认为耳的听力功能与心密切相关。王冰注:"火精之气其神神,舌为心之官,当言于舌,舌用非窍,故云耳也。"为与心开窍于耳相区别,严用和在《济生方》提出"心寄窍于耳"。总言耳之功能与心有关。心开窍于耳,是以经络相通为基础。十二经脉中,手足三阳经除手阳明大肠经外,其余皆循行于耳,而阴经的手少阴心经之络、足少阴肾经之络、手太阴肺经之络、足太阴脾经之络均会于耳。尉迟静在《北京中医学院学报》1985 年第 3 期撰文指出,临床针刺实践表明,手少阴心经的刺激感传可以上传耳廓,说明心耳之间以经络为媒介,两者有密切联系。根据这种生理关系,加强了耳与脏腑的联系,也体现了中医的整体观。

崔应珉等在《河南中医》2001 年第 5 期撰文,提出心开窍于耳主要有三方面原因,首先表现在两者的经络相通,如"手少阴之脉,络于耳中"(《素问·缪刺论》)。心经气血可通过本经之络脉直接通达于耳,耳受心供气血之涵濡而能闻声辨音:"手太阳心之表,脉入于耳中"(《黄帝内经太素》)。手太阳小肠与手少阴心互为表里,而小肠经脉从目外眦转入耳中,故心经气血又可假借小肠之脉上注于耳,濡养耳窍以助听。"耳者,宗脉之所聚"(《灵枢·口问》),"心主身之血脉"(《素问·痿论》),心血旺盛,血脉和畅,经络通利,使气血得以循脉上注,灌布于耳,令耳司听。其次,心主神志,助耳司听。再者,心肾相交,共司听觉。肾气通于耳以闻五声,心开窍于耳以辨五音。耳之能听,既需肾之精气的涵养,亦需心主血液的濡养。由于心与耳在生理上有着密切联系,所以一旦心、脉有疾,可致听觉失常,对于临床疾病的诊断和治疗有指导意义。如《灵枢·邪气藏府病形》说:"心脉微涩为耳鸣。"《伤寒论》第 75 条有过汗损伤心阳导致耳聋的记载:"未持脉时,病人手叉自冒心,师因教试令咳而不咳者,此必两耳聋无闻也。所以然者,以重发汗,虚,故如此。"指出心阳虚不能随阳上布精微,而致耳聋。《医学正传》指出:"心火上炎,其人两耳或鸣或聋。"李东垣亦说:"心脏虚邪,妄听妄闻箫声。"皆认为心有病则易患耳疾。

案例 1:梁某,男,20 岁,待业青年。

3 年前受老师责备而逐渐起病。说老师故意整他,逐渐听见外面有人骂自己,已死的爷爷叫自己、要给自己背上插旗,听见一老太婆说亚运会快开了。疑饭内有毒,打父母,砸家具,扬言要烧房子,胡言独跑,自语。入院前曾服中药泻下,以及涤痰开窍、养血安神治疗,效不明显。入院后查体无阳性发现。
精神检查:有明显幻听,冲动,伤人,毁物,独笑。有毒害妄想,无自知力。诊断
为精神分裂症。经用氯丙嗪、氯氮平、奋乃静、氟哌利多大剂量内服治疗 4 个
月,疗效不佳。又用胰岛素低血糖治疗一疗程,患者较前安静,但幻听尤存。
细思此患者有情感不遂的病因,又有久治不愈的病史,查舌苔发白,舌质紫黯,
脉弦涩,考虑患者所愿不遂,气机不畅,气郁日久,导致血瘀,瘀血迷塞心窍而
神志失常,心开窍于耳,故出现幻听。

辨证:气滞血瘀,血迷心窍。

治法:理气解郁,活血化瘀。方用桃红四物汤加木香、香附、枳壳、葱、姜等。
每日 1 剂,早晚分服,共进 6 剂,幻听竟然大减,继服 20 余剂幻听消失。观察
月余未见复发。

按:耳妄闻一症,包括了精神病中的幻听、错听。而幻听一症,西医就有许
多分类,且为精神病中最为常见的症状之一;可单独出现,也可与其他精神症
状同时并见。有的患者经过治疗其他精神症状消失,而幻听独留,有的幻听支
配患者行动,造成自身或他人伤残而饮恨终生。有的幻听十分顽固,经年累月
不得消失。治疗颇感棘手。本案例依据心开窍于耳的理论,从心论治,采用理
气解郁、活血化瘀而获效。

案例 2:叶某,女,54 岁,某高校副教授。1999 年 8 月 3 日初诊。

自述半年前因楼上居民装修房屋,噪声过大,震耳欲聋,间断持续 2 个月
余,此后耳中常有鸣响,如装修噪声仍在,并伴有心跳加快、恐惧、汗出等症。
近月余因上述症状出现频繁且已影响正常工作而前来就医。症见形体消瘦,
面色无华,语声细而低微,舌淡尖红,苔薄白,脉沉细无力。证属心气血两虚。
因患者嫌天气炎热煎药不便,故以八珍丸、天王补心丹进之。半月后复诊,服
药后耳鸣症状明显好转。又继服八珍丸、天王补心丹各 2 盒。现失眠、汗出已
改善,偶闻声响过大尚有心慌、恐惧之症,再进八珍丸 2 盒而愈。[周杰等《北
京中医》2001(4):46]

按:本案例以耳鸣为主症,患者素体亏虚,并有 2 个月余振耳欲聋噪声过
大的刺激,而后出现耳鸣,如装修噪声仍在,并有心悸、恐惧、失眠等心神被扰
之证,以及心气血两虚之面色无华、语声细而低微、舌淡、脉沉细无力等表现。
联系《素问·金匮真言论》所说心"开窍于耳",言耳的听力功能与心密切相关,
故以补益气血、宁心安神为治,选用八珍丸气血双补,合用天王补心丹宁心安
神而奏效。

(王 琦)

心气通于舌,心和则舌能知五味

语出《灵枢·脉度》。经文反映了舌为心之外候,主要是因为手少阴心经之别系舌本,舌的血络丰富,心主血脉通过经别而上荣,从舌质的色泽可察知气血的运行与盛衰。而舌的灵活运动形成语言又与心主神志功能有关,故称"舌为心之苗"。舌为心之外候,从舌象可反映心的功能状态。心的功能正常,心气旺,如血脉充盈,则舌体红活荣润,柔软灵活,味觉灵敏,语言流利。若心的功能异常,如心阴血不足,舌体失养则见舌质瘦瘪而红绛;心火上炎,舌尖红或生疮;心阳气不足,舌质淡而胖嫩;心血瘀阻则舌质黯紫或见瘀点、瘀斑;若心主神志功能异常则会出现舌强语謇等症状。当然,五脏各有经脉上络于舌;但心为五脏六腑之大主,心气和则五脏六腑皆和,故能尽其功能而辨知五味。故《灵枢·脉度》曰:"心气通于舌,心和则舌能知五味矣。"在临床,我们可以根据舌与心之关系,从心来论治舌的病变而收到疗效。

2001年初,有朋友介绍了一位舌体有扁平苔藓的中年女性患者,舌体左侧见有白膜状斑块,舌光红少苔。患者自述,舌体灼痛,不能进食味重或刺激性食物,但口中却又乏味,唯有灼热疼痛之觉。西医就诊曾用聚肌胞肌内注射、泼尼松、维A酸等口服,已治疗2年有余无显效。余诊自思,中医以舌为心之苗,舌体有病,从心论之或可收效。辨其病证,气阴两虚,营血有热,故立养心阴,清心热,凉营血,兼益心气为法。方以生脉饮合清营汤加减,西洋参易人参,水牛角易犀角,加紫草、猪苓、土茯苓、旱莲草、女贞子、杞子等。守法治疗3个月余,舌体表面苔藓斑基本已隐退,后又守方1个月,未再来诊。此案治疗着眼于"心气通于舌,心和则舌能知五味矣"。治心也有多法,如温通、养血、开窍、化瘀。此例患者舌尖红而少苔,灼痛乃阴虚营热表现,故从上法为治。又思心肾互济,故加滋肾阴诸品,以续心阴之不足。

（杨悦娅）

心和则舌能知五味;脾和则口能知五谷

对于五官七窍生理病理与脏腑关系的整体认识,《灵枢·脉度》有一段经典的论述:"五藏常内阅于上七窍也,故肺气通于鼻,肺和则鼻能知臭香矣;心气通于舌,心和则舌能知五味矣;肝气通于目,肝和则目能辨五色矣;脾气通于口,脾和则口能知五谷矣;肾气通于耳,肾和则耳能闻五音矣。五藏不和则七窍不通,六府不和则留为痈。"意思是五脏藏于内,其精气通过经脉向上滋养头面部七窍,所以五脏之气与七窍相通,五脏功能调和,则所属七窍功能正常;若五脏功能失和,则七窍不通利而功能失常。经文勾勒出了五官七窍与五脏在生理病理上相互联系、相互影响的轮廓,揭示了五官七窍疾病内在病理变化的实质所在,为临床提供了整体辨治的思路和方法。临床治疗五官七窍病,不仅着眼于局部,更应从调治脏腑入手,如目病治肝、耳病治肾等;五官七窍证候也能反映五脏功能和调与否,可作为脏腑病变诊断辨证的依据,如目赤为肝热、耳聋为肾虚等。

经文中,有关饮食五味有两处,一为"心和则舌能知五味矣",一为"脾和则口能知五谷矣",翻译为现代文就是:心脏功能调和舌便能感知、分辨饮食的酸苦甘辛咸五味;脾脏功能调和则口能感知、分辨饮食五谷之味。由此可知,对饮食味觉的感知,是口舌的主要功能之一,与心脾等多脏关系密切。检阅后世医籍,口舌二器中,"口"承担味觉功能虽有提及(如《内外伤辨》卷上云:"口者坤土也,脾气通于口。饮食失节,劳役所伤,口不知谷味,亦不知五味。"),但更重要的角色是"舌"。《难经·三十七难》曰:"舌和则知五味矣。"《杂病证治准绳·七窍门下·舌》说:"舌主尝五味,以荣养于身,资于脾,以分布津液于五脏。"结合西医学有关舌上味蕾是味觉的主要感受器的认识,"舌"承担主持感知饮食五味的主要功能是肯定的。

从经络联系而言,舌与手少阴心经、足太阴脾经、足阳明胃经、足厥阴肝经、足少阴肾经有直接或间接的联络。但从味觉功能而言,主要与心、脾(包括胃)关系密切。心主神明,包括主持味觉在内的各种感觉;脾开窍于舌,舌体有赖于脾胃气血充养,舌苔为胃气所熏蒸,脾胃功能失常,常可导致味觉功能障碍。所以,临床见味觉减退甚至丧失者,大多是舌的味觉感知功能失常所致。如生活中常见老年人味觉功能减退而喜食重味,大多由于年高体弱,脏腑功能减退,尤其是脾胃功能失调,精气不足,不能上荣于舌所致。笔者2004年秋曾诊治一例舌不知味的患者,从调治脾胃得效。该患者为53岁妇女,2个月前始觉饮食味淡,近来发展到味觉丧失,纵然恶甜、大咸、辛辣之物也全然不觉,然无口舌麻木,胃纳尚调,二便正常,余无他症,舌淡红苔薄白腻,脉细弦。辨为湿邪困脾,脾失健运,脾气不能上荣于舌,舌失味觉,遂用平胃散加减治疗。2周后复诊,略能感知辛辣之味,自觉有时腹胀,排便不爽,加制大黄12g,1周后咸甜味觉恢复大半。

临床尚有肝阳化风,致口舌麻木而失味觉;也有饮食不节,伤败口舌功能而失味觉的情况。如《金匮要略·果实菜谷禁忌并治》曰："橘柚多食令人口爽不知五味。"《老子》十二章曰："五味令人口爽。"（爽，伤败之意）当在临证时细察而别之。

（陈　晓）

心 为 汗

（一）

语出《素问·宣明五气》。经文云："五藏化液，心为汗，肺为涕，肝为泪，脾为涎，肾为唾，是谓五液。"认为五脏各有所化之液，心液化为汗，肺液化为涕，肝液化为泪，脾液化为涎，肾液化为唾，这就是所谓五液。指出五液与五脏之间存在密切关系。

汗来源于水谷，由津液所化生。故《素问·评热病论》云："人所以出汗者，皆生于谷，谷生于精……汗者，精气也。"说明汗为心之液，乃水谷精气所化。汗的形成，由于阳气蒸腾所致，《素问·阴阳别论》形容为"阳加于阴谓之汗"。出汗是人体生理现象，如天气炎热、穿衣过厚、喝热饮、情绪激动、运动、劳作等出汗增加，属于正常。临床病理汗出之因，或由热邪蒸动，迫津外泄，或由卫气不固，腠理疏松，阴津外泄。根据"心为汗"的理论，以汗为心之液，汗出过多，既可损伤阴液，还可损伤阳气，造成病变，这对临床治疗遣方多有启发。《素问·经脉别论》云："惊而夺精，汗出于心。"言由于惊吓而致心病汗出，心液外泄而为汗，临床常伴有心悸怔忡、失眠多梦等，治宜养心安神，方如天王补心丹（《摄生秘剖》：人参、玄参、丹参、茯苓、五味子、远志、桔梗、当归身、天冬、麦冬、柏子仁、酸枣仁、生地黄、辰砂）。此外，唐前烨等在《中医药研究》2001年第2期撰文，徐兴国在《四川中医》1994年第7期撰文，对《内经》有关汗的病机进行探讨，如汗出与卫气开合有关，与外邪性质有关，与五脏阴阳的盛衰有关，与情志变化饮食劳倦等有关等认识，提示对于汗出之病，临证还当据证而辨治。

案例：董某，45岁。

汗出多于午后，汗后形寒。诊查：脉象虚濡、按之若无，口干思饮，自觉乏力。

治法：养心阴，护心阳，补益其气。

处方：五味子9g，西洋参9g（另煎兑），防风6g，黄芪15g，白术9g，麦门冬9g，莲花头2枚，生牡蛎24g。（赵文魁医案，《中国现代名中医医案精华》）

按:本案肺气不足,则卫气不布,肌表疏松,腠理开泄,故身常汗出,汗后卫气更虚,故见形寒畏冷。午后为一日中阳气最盛之时,阳热扰动,津不内守,故汗出多见于午后。汗为心液,汗出日久,心阴受损,脉道空虚,故脉象虚濡、按之若无。阴虚不能潮于上,则口干思饮。气虚机体失养,则倦怠乏力。本证气阴两虚,故治以养心阴、护心阳,补气固表为法。选用生脉散、玉屏风散和牡蛎散三方化裁。方中五味子入心肺肾经,上能收敛肺气而止咳喘,下能滋肾水以固下元,内可益气生津、宁心除烦,外可收卫气、肥腠理而止汗,故以为君,即"肺欲收,急食酸以收之"之意。生牡蛎、莲花头,其味皆涩,本方用之意在收涩止汗,兼养心气以安神。汗出之因,在于肺虚卫气不固,汗出日久,则损伤阴津,终至气阴两亏,故用西洋参之甘寒,补气养阴,清火生津。黄芪补脾益肺,实卫气而固表止汗。白术味甘苦而气温,入脾胃走中焦而补气血生化之源,且可固表止汗,乃培土生金法也。防风走表祛风,兼御风邪。麦门冬甘寒养阴,清热除烦。诸药相配,补中有散,散中有敛,温中有清,固表而不留邪,祛邪而不伤正,气旺表实,津液充盛,则汗出可止。

(王 琦)

(二)

《素问·宣明五气》曰:"五藏化液,心为汗,肺为涕,肝为泪,脾为涎,肾为唾,是谓五液。"说明五脏与津液的关系,其中汗即为心之液。汗之所以为心液,乃心主血脉,"脉者血之府也",血之与汗同源,故《灵枢·营卫生会》有"夺血者无汗,夺汗者无血"之论。临床所见,某些病的汗出,与心脉异常密切相关,正印证了"心为汗"之说。

案例:吴某,男,50岁,江苏省某市市委书记,1999年4月9日初诊。

心悸怔忡频作,1周数次,发则胸闷如压榨,全身汗出如浴,虚竭欲脱,病已数月,体重明显下降,精神倦怠,面色不华,恶风怕冷,脉迟而结代,舌苔薄,舌质淡、边有齿印。24小时心电图检测示心率48次/min,频发性房性早搏(期前收缩)1万次以上,室性早搏1 400次,心肌缺血。血胆固醇9.2mmol/L。诊断为冠心病,心绞痛,心律失常,高脂血症。给予维拉帕米、丹参注射液、辛伐他汀、麝香保心丸及多种进口抗心律失常药等治疗,诸症仍未控制,虚衰疲乏之状日甚。遂请中医会诊。

辨证:心阳不足,心气不固,心阴亏损,心血暗耗。

治法：权衡心之阴阳，温阳益气敛阴。

处方：生晒参9g，生黄芪60g，桂枝9g，麦冬15g，生地12g，炙甘草12g，白芍9g，大枣5枚，煅龙牡各30g，淮小麦30g，浮小麦20g，碧桃干12g，五味子9g。3剂，每日1剂，水煎，每日2次，每次1服。

二诊：心律明显改善，心绞痛得到控制，大汗欲脱之症未作。脉迟而结代，苔薄质淡。心率55次/min。上方去浮小麦、碧桃干，煅龙牡改生龙牡各30g，续服4剂。服法同前。

此后随证加减调治月余，偶有早搏，汗出正常，已能返回工作岗位，正常上班。

按：此患者正值中年，工作繁忙，思虑太过，乃患有冠心病。而在前期的治疗中，大量服用扩血管药和抗心律失常药，因疗效不显，又多次调整用药，改用诸种进口新药，仍未取得满意疗效，反而出现汗出欲脱、精神极度疲乏之状。改用中医治疗，从证候入手，抓住脉迟而结代、大汗出2项，结合兼见症状和脉象舌诊进行辨证。《素问·脉要精微论》曰："代则气衰。"代脉提示五脏气血衰败。《灵枢·根结》也指出："五十动而不一代者，五藏皆受气。四十动一代者，一藏无气；三十动一代者，二藏无气；二十动一代者，三藏无气；十动一代者，四藏无气；不满十动一代者，五藏无气。"从另一角度说明代脉主脏气衰败。心气衰败，心主血脉功能失调，最明显的症状表现即为胸闷、心悸怔忡、脉结代。

"五藏化液，心为汗"，大汗出与心气虚、心阴虚互为因果。大汗出乃心气不能固摄所致，而大汗出更易导致气随汗泄，阴液亏损。此病治疗并未采用通常治疗冠心病的活血化瘀、通心络之法，当归、丹参、麝香一概不用，而是辨证求因，审因论治，以炙甘草汤加固摄敛汗之品。方中生黄芪60g，剂量特大，配合生晒参益心气，养心脉，又有固表止汗之功。二者合桂枝，则温通心脉作用加强。更加白芍、五味子合炙甘草则酸甘化阴，不仅敛汗，还可滋阴。龙骨、牡蛎初用煅制，可敛阴固摄，后改生用，取镇静安神功效。全方简而不繁，药力指向清晰，药能对症，药到病除。

（魏品康　周国琪）

心合小肠

语出《灵枢·本输》。言心为脏，属阴，属里；小肠为腑，属阳，属表。心与小肠互为表里关系，有经络相通，关系密切，其生理病理互相影响。

手少阴心经起于心中,属心系,下膈,络小肠。手太阳小肠经起于手小指外侧端(少泽),沿手背、上肢外侧后缘,过肘,上行绕肩胛,交肩上(大椎),前行入缺盆,络心,沿食管下膈至胃,下行,属小肠。心主血,小肠主泌汁以养心血。在病理方面,心经有热,可下移于小肠,引起尿少、尿赤、排尿灼热,亦可循经脉上熏于心,而见心烦、舌赤糜烂等病症。正如《诸病源候论》说:"心主于血,与小肠合,若心家有热,结于小肠,故小便血也。"

在治疗方面,历代医家多用清心泻火的方法,治疗心经热盛而引起的小便短赤涩、尿时刺痛等症。如北宋钱乙所制的导赤散就治疗口渴面赤,心胸烦热,渴欲冷饮;或心移热于小肠,而见口舌生疮,小便短赤涩,尿时刺痛等病证。本方上清心火,下利小便,为清心利水的常用方。此方即钱乙根据"心合小肠"的理论,结合其临床经验潜心研究而成的,为历代医者所推崇。

案例:患者,26岁。

舌赤如猪血状,舌表黏膜层光剥疼痛难忍,舌体木硬,枯燥乏津,夜甚于昼。系素体阴虚,热邪久稽营血,心火上炎所致。

治法:清营凉血,导热下行,镇静安神。

处方:水牛角 30g,生地 15g,赤芍 9g,丹皮 9g,木通 9g,淡竹叶 12g,郁金 9g,麦冬 12g,龙齿 20g,柏子仁 12g,枣仁 15g,琥珀 10g,甘草 6g。

服 15 剂后舌色变淡,诸症好转,原方加鸡子黄、珍珠母再服 10 剂。病愈。〔朱钧恺《江苏中医杂志》1983(5):62〕

按:本例患者舌赤之甚,疼痛至极,堪由热灼营血,心火上炎于舌使然。营血之热灼非犀角地黄汤之清凉不退,心火之上炎非导赤散之下移难蠲,此即对应"心移热于小肠"之机,如是则热势孤矣,焉能无效?

(王　琦)

肝 为 语

余初读《素问·宣明五气》"肝为语"句,并未介意,对其论有一种观点,即《内经》每以五行硬套,未免失之机械。近 10 余年在龙华医院从事神经、精神系统的专科门诊,遇病渐多,观察益细。大抵精神系疾患者,或多语,或寡言,或错语,或谵语等,剖析其病机,大多与肝的生理病理变化有至为密切的关系。

执教《内经》之余,见《素问经注节解》注云"语者,所以畅中之郁也。肝喜畅而恶郁,故语以宣畅气机之郁",始茅塞顿开,俗语说"言为心声",言语是人的精神活动的表达形式。心主神明,故言语与心有关,自不待言。如心气虚则语音低微,心火旺则言语多错乱等。肝主疏泄,有调畅气血、胆汁、精神情志活动之功。人凡志不遂愿,恼怒不解,焦虑抑郁,每多先影响肝之条达,肝气抑郁不畅,往往语少而寡言;肝气横逆,或肝火旺盛,往往言多,或错语,或妄言,不能自制。姚止庵谓"语以宣畅气机之郁",极切经意,且可为临床所佐证。

3 年前曾治一女性红斑狼疮患者,伴发精神失常,呼天抢地,精神亢奋,妄言错语,不辨亲疏,狂奔躁扰,不欲睡眠。邀诊于余,视其来势凶猛,恐出意外,嘱去精神病院诊疗,家属执意相求,诚意难违。察患者面赤目红,舌苔焦黄有芒刺,舌质红绛,脉来弦数,此肝心火旺,神明失守,属狂证。方拟龙胆泻肝汤、黄连解毒汤、大承气汤三方参伍,另加牛黄清心丸每日 2 次,每次吞服 1 丸。1 周后复诊,情绪稍平缓,继以前法消息,2 周后精神平静,略有腘睏之色,舌苔焦黄,芒刺已去,质红绛依然。遂以养阴生津、清心柔肝进退,4 周后精神完全恢复如常。后专以调治红斑狼疮。

此肝狂则言语错乱之例,若乎肝郁寡言少语者当疏其肝,解其郁,辅以开导疏泄,令气机宣畅,病可转机;若肝阳上亢者,滋水涵木,平其亢盛;中风患者,语言謇涩者,平肝祛风,佐以化痰通络,可以建功。

(王庆其)

肝开窍于目

《素问·金匮真言论》指出,肝"开窍于目"。对于这一命题,本人曾在 1985 年撰文,讨论肝与目之生理病理联系,如肝之经脉,上连目系;肝调气血,上濡于目;肝有病变,常罹目疾;治疗肝脏,可愈目疾等。概而言之,肝主藏血,又司疏泄,肝血充盈,肝气条达,目才能正常发挥其视物辨色之功能,且医家亦称目为肝之外窍,故肝之病变多可以从目中反映出来。

余曾治仇某,男,43 岁,双眼红肿疼痛,眵多黏结,不能睁眼已 3 日。前日开始双眼异物感、灼热,次日双眼红肿疼痛、羞明,今晨起眵多干结不能睁眼,大便偏干。曾服用头孢氨苄青霉素及眼药水外滴,未见好转,患者曾与家人(妻、儿)密切接触,今二人亦有眼部不适感。查:双眼睑中度红肿,球结膜高度充血,角膜附有少许脓性分泌物。舌质红,苔微黄,脉弦滑。证为时气邪毒,侵扰于肝,肝经热毒炽盛,上犯目窍。治宜泻火解毒,疏风清热,以龙胆泻肝汤化裁:生大黄 10g,龙胆 10g,柴胡 10g,山栀子 10g,黄芩 10g,通草 8g,泽泻 10g，车前草 15g，蝉衣 10g，木贼草 10g，野菊花 15g，土茵陈 15g。3 剂，水煎服。二诊患者自诉，已执 6 剂，全家三人服用，眼睑球结膜充血消失，自觉诸证悉除。

临床肝经诸病，常可导致目疾，故治疗眼病，多考虑用治肝之法。然而《灵枢·大惑论》又提出："五藏六府之精气皆上注于目。"目区分之五轮，分别各应于五脏，因而他脏病变亦可影响于目，如白睛肿胀，或血轮红肿，或视物昏渺等疾，分别归属于肺心肾脏，但经文明示"目者，肝之官"，故无论何轮有病，均与肝有关联，皆应合以肝治。如《圣济总录》中载有："白眼肿胀者，肝肺之候也。"《眼科捷要》亦指出："满眼通红，因属心家，而大角红筋胀起，名为兼肝。"《仁斋直指方》亦云："肝肾之气乏，则昏渺晕眩。"以上医家之论，足以证明眼目与肝有着最为直接、最为密切的关系。

（叶庆莲）

肝和则目能辨五色

语出《灵枢·脉度》。杨上善注："肝脉足厥阴上颃颡也，连目系，故得通于目系。"《素问·金匮真言论》的观点与之相合："东方青色，入通于肝，开窍于目，藏精于肝。"因此后人更喜欢引用《金匮真言论》肝"开窍于目"之说，将眼目之疾，与肝联系起来。现代中医一般都是补肝木或补其母肾水，但也源于此说。

但是，笔者以为《脉度》"肝和则目能辨五色"一句更需要注意的是"和"字。关于这个字，我们还需要看一下《内经》对于肝功能的论述。《素问·五常政大论》曰："愿闻平气何如而名……木曰敷和""敷和之纪，木德周行，阳舒阴布，五化宣平"。《素问·气交变大论》亦道："东方生风，风生木，其德敷和。"王冰注："敷布和气于万物，木之德也。"综上，敷和，指敷布阴阳气血津液，使机体不协调状态趋于和谐。张志聪解释为："敷布阳和之气以生万物。"《黄帝内经素问运气七篇讲解》云："木曰敷和，意即在春天里，东风劲吹，风给大地带来了温暖，自然界万物开始萌芽生发。""和"当有协调、均衡、温和等含义。那么，"肝和则目能辨五色"的"和"，应该也有协调、和畅之义。由此可见，治疗眼目疾病的时候，调节肝本身的功能，使之协调，是一个不错的思路。

案例：视物模糊案

宗某，女，42 岁，园林设计师。近日双目不适，经常泪眼汪汪，且不时视物模糊,腰酸不显,由于工作原因经常熬夜。舌黯苔薄黄、中裂,脉弦。

治以和肝补肾,予小柴胡合六味地黄丸加减。

生地15g,丹皮15g,泽泻9g,山药15g,山茱萸9g,茯苓15g,柴胡30g,黄芩18g,党参18g,清半夏18g,炙甘草18g,生姜(切)18g,大枣(擘)12枚。

一剂而效,七日而愈。

按:患者过度用眼,导致肝气失和而两目疲劳,又正当中年,肾经经气已然不足,必然引起肝之功能进一步弱化。六味地黄丸补肾填精,肾水为肝木之母,因此补肾则能补肝之不足。这里最重要的还是小柴胡汤。小柴胡汤共7味药,以柴胡为君和肝气,肝和则眼目明亮,诸症痊愈。

(王丽慧)

肝者,将军之官

《素问·灵兰秘典论》曰:"肝者,将军之官,谋虑出焉。"历代注家多以肝属风木,其性主壮勇而急,在志为怒等来阐释肝为"将军之官",其理由并不充分。《黄帝内经素问注证发微》云:"肝属木,木主发生,故为将军之官,而谋虑所出,犹运筹于帷幄之中也。"含蓄地指出肝在十二官中,属于文武全才,既能维持正常的生理功能,又能调整机体的心理状态。肝的生理特点是主升、主动,这对于气机的疏通、畅达、升发,是一个重要因素。肝的疏泄功能正常,则气机畅通,升降出入有序,气血津液输布正常,脏腑经络器官生理活动保持协调平衡。正常的神志活动,主要依赖于气血的运行。气机调畅,气血和调,则心情舒畅,精神意识清晰,思维活跃。中医学的肝不仅对构成和维持人体生命活动的精微物质如精、气血、津液等的代谢有重要影响,在机体脏腑功能活动中起协调作用,还可以调节机体的精神情志活动。病理上,肝失疏泄,则气机受阻,使五脏皆受其害。《张氏医通》曰:"肝脏生发之气,生气旺则五脏环周,生气阻则五脏留著。"肝为"五脏六腑之贼",一旦为病,常殃及其他脏腑。《知医必辨》云:"人之五脏,惟肝易动而难静,其他脏有病不过自病……惟肝一病,即延及他脏。"即引起一系列情志、脏腑功能活动的病理改变,出现相应的躯体和心理症状。巢元方《诸病源候论》中有五劳、六极、七伤的详细论述,其中对五脏劳的论述如下:"肺劳者,短气而面肿,鼻不闻香臭;肝劳者,面目干黑,口苦,精神不守,恐畏不能独卧,目视不明;心劳者,忽忽喜忘,大便苦难,或时鸭溏,口内生疮;脾劳者,舌本苦直,不能咽唾;肾劳者,背难以俯仰,小便不利,色赤黄而有余沥,茎内痛,阴湿,囊生疮,小腹满急。"肝劳之人既有躯体不适又有明显的精神情志异常表现。

《续医说》云:"《黄庭内经》云:'肝藏胆府,最为紧切。'如变化、设施,断谋远虑,其功有过于四脏者……原四时之所以始化于木,究十二之所养始于肝……肝者乃春阳发动之始,万物生长之源……故养肝戒忿是摄生之切要也,不可专泥前说。"此论认为养肝是消除疲劳乃至养生的最佳选择。

案例:朴某,女,39岁,银行职员。

疲劳、乏力、头痛、失眠2年,加重3周而于2001年3月7日来诊。就诊时伴有周身筋骨酸痛不适,记忆力明显下降,月经错后,经常烦躁易怒,时有胸闷,消化差。既往无其他疾病史。查体:血压15.96/10.64kPa(120/80mmHg),余生命体征平稳,各系统无明显阳性体征,舌质淡红,苔薄白,双脉弦细。根据其病情特点,诊断为慢性疲劳综合征。

治法:疏肝理气,柴胡疏肝散加减。

处方:柴胡6g,枳壳5g,白芍5g,赤芍5g,炙甘草3g,香附5g,陈皮6g。加石菖蒲、郁金、合欢皮、远志各15g。每日1剂,水煎分2次温服,每次150ml左右。

连续服用30日后,疲劳、头痛、烦躁症状基本消失,但时有胸闷、眠差、消化欠佳。又继续治疗20日后,余兼证也明显好转。追踪半年,未再复发。

"诸病多生于肝""肝为百病之贼"。而肝失疏泄,乃诸病之契机。正如周学海所说:"医者善于调肝,乃善治百病。"

(马佐英)

肝者,罢极之本

语出《素问·六节藏象论》。对罢极一词,古今注解有歧义,约之有三:一作疲劳解。如《素问吴注》云:"动作劳甚,谓之罢极。肝主筋,筋主运动,故为罢极之本。"二是"罢(罷)同熊羆之"羆"。如《素问直解》云:"罷作羆。肝者,将军之官,如熊羆之任劳,故为羆极之本。"三是现代学者李今庸谓:"本节罢极的罢字,当为能字,而读为耐,其极字则训为疲困。所谓能极,就是耐受疲劳。人之运动,在于筋力,肝主筋,而司人体运动,故肝为能极之本。后世不识能读为耐和能极之义,徒见古有罢极之词,遂于能上妄加四头,而成罷(罢),今应改正。"三家审视角度不同,但释义大致类同,其中尤以李今庸的诠释最能服人,于义理通顺。

拙见对经旨的解释既要从文理、医理进行阐释,更要结合临床作印证,则更有说服力。考临床所见,凡肝病的病理变化,无非环绕气血阴阳四字演绎。肝主疏泄,则主要指对气机的疏畅条达;肝失疏泄则气机郁滞,演变诸症。肝藏血,即肝有调节气血之功,血不运则肝血瘀阻,血不足则肝阴不足。肝体阴而用阳,肝阴不足则肝阳上亢,肝阳有余则损及肝阴,从而出现种种证候。但肝病的临床表现再多,其中疲乏一症为肝病的典型症状。临床上许多疾病在病变过程中均可出现疲乏,但非特异性症状,唯肝病的病理变化中,疲乏则是其特异性症状。临床上许多肝病的早期症状就是疲乏,且可存在于病变的始终,如急慢性肝炎、肝硬化等。另一方面,疲劳过度最容易伤肝,乃至出现急慢性肝病。奈何此? 因为“肝者,罢极之本”。肝有耐受疲劳的功能,肝病则不耐疲劳而出现疲乏无力;若疲劳过度,超过了肝的耐受能力,则可能伤及肝,致生肝病,出现神疲乏力等症状。

忆“文革”中遇一青年,原本康健,身强力壮,一人能挑 200 余斤,健步如常。但近阶段时觉乏力,纳可,眠安,何以乏力? 此人不相信求医问药,也未介意,依然从事农村劳作。坚持数月,体力益发不支,在其父母的再三催促下,求诊于余。查除乏力外,无其他症状,嘱查验肝功能,结果谷丙转氨酶 500U/L,遂住肝炎病房。1 个月后康复出院,症状消失,数月后参加正常劳动。10 年中身体康泰,无复作,亦未定期检查肝功能。20 世纪 80 年代,又起乏力,消瘦,面色黯然无泽,纳谷尚好,疑肝病复发,再查肝功能,结果谷丙转氨酶 120U/L,碱性磷酸酶 300U/L,白球蛋白比例 1∶2,B 超示早期肝硬化。历经中西药治疗,或重或轻,始终疲劳乏力,又 10 年后,因肝硬化腹水,肝衰竭而亡故。类似案例不胜枚举,如今有报道画家陈某因疲劳过度,突发肝衰竭,合并大出血而英年猝死。闻其过去有慢性肝炎病史数十年,及至中年,事业如日中天,超负荷工作,日不暇给,甚是可惜。以上事例足证,《内经》所论“肝者,罢极之本”,值得我们仔细体味。

(王庆其)

肝主身之筋膜

《素问·痿论》云:“肺主身之皮毛,心主身之血脉,肝主身之筋膜,脾主身之肌肉,肾主身之骨髓。”肝主筋膜。筋膜相当于西医的韧带、肌腱、筋膜和关节。

筋性坚韧刚劲,对骨节肌肉等运动器官有约束和保护作用。筋膜正常的屈伸运动,需要肝血的濡养。肝血充足则筋力劲强,肢体关节才能运动灵活,强健有力;肝血虚衰亏损,不能供给筋和筋膜以充足的营养,那么筋的活动能力就会减退,筋力疲惫,屈伸困难。许多筋的病变都与肝的功能有关。如肝血不足,血不养筋,就会引起肝风内动,发生肢体麻木、屈伸不利、筋脉拘急,严重者会出现四肢抽搐、手足震颤、牙关紧闭、角弓反张等症状。

案例:补肝柔筋治痉挛案

马某,女,37岁,2000年9月25日初诊。

主诉半年前生小孩后发病,全身阵发性痉挛,发作时四肢痉挛痛,僵直不能屈伸,但四肢并不抽搐振动,腹部肌肉痉挛并有拘紧感。同时全身瘫软无力,每日数发,每次发作时间为半小时左右,甚则持续达1小时许。精神特别疲乏,不能活动,甚至连行步都感觉困难,成天只能卧床休息,若稍事活动则痉挛必发,小动则小发,大动则大发。伴有失眠、心悸、头晕等症。面色淡白少华,舌淡苔薄白,脉细而弱。

辨证:血不养筋。治法:补肝柔筋。主方:补肝汤加参芪。

处方:红参片10g,黄芪20g,当归身10g,白芍30g,川芎6g,熟地15g,木瓜20g,麦冬10g,炒枣仁15g,炙甘草10g。10剂,水煎服。

二诊(2000年10月10日):诉服药后痉挛发作次数已明显减少,精神亦见好转,但仍不能活动,更不能劳累,劳则痉挛必作。面色及舌色仍显淡白,脉细。拟原方再进10剂。

三诊(2000年10月20日):一身痉挛已明显减轻,精神明显转佳。近日试着擦了两次地板,仍感疲乏,并自觉有欲发痉挛之兆。其痉挛虽未发,但觉腰腿酸痛。面色较前略红,舌淡红,苔薄白,脉细。拟原方加味,巩固疗效。

红参片10g,黄芪20g,当归身10g,白芍20g,川芎6g,熟地15g,木瓜20g,麦冬10g,炒枣仁15g,炙甘草10g,续断15g,炒鹿筋10g。10剂,水煎服。

四诊(2000年11月4日):诉痉挛全止,精神转佳,腰腿酸痛亦显减。现已能从事如擦地板、做饭等轻度的家务活动,并准备去上班。嘱以前方再进15剂,善后收功。

按:"肝主身之筋膜"(《素问·痿论》),"肝者,罢极之本"(《素问·六节藏象论》)。罢极者,劳困疲乏之意也。肝主筋,司运动。若肝血不足,则筋失其养,不耐劳困。本案一身痉挛而并见劳困疲乏,且遇劳即发,其形色舌脉又见一派气血虚衰之候。故以补虚为治,肝血足而筋自柔矣。(《一名真正的名中医:熊继柏临证医案实录1》)

(赵心华)

人卧血归于肝

（一）

治疗失眠的方法繁多,医家常从心肝论治失眠,就实证而言,由于肝主疏泄,情志所伤每致肝气郁结,"木能生火",肝木之火有余常致心火亢进,心肝火旺,内扰心神,心神不宁,故而烦躁不安难以入睡。临床常采用疏肝、清心法。对于阴不制阳的虚证,补心血、滋肝阴法较为常用。此外,对于顽固性失眠,也有活血、化痰法。但让笔者颇感兴趣的是有人在安神汤剂中常用助阳的肉桂,虽然剂量不大,一般 3~5g,但非反佐之用,而是经验之法。兴奋之品用在安神之药方中可以说是突破了常规,笔者在治失眠时学用温阳药,亦常奏效。在探析《黄帝内经》中睡眠与气血动静的理论后,笔者有如下心得:

《素问·五藏生成》云:"故人卧血归于肝。"这句名言提示,在入睡时,血液有一个动态的走行过程,就是归行至肝。显然,由于神志以血为物质基础,神"藏"于血中,故亦当随血入肝,成为"魂"。再结合"阳入于阴"则寐以及"气为血之帅",可知阳气在人体内统率着血归行于肝。所以,即使心、肝没有明显虚实变化,如果阳气在统领血液归行的过程中出了问题,阴血无法顺利到达肝,亦可导致失眠。

从反面而言,嗜睡多因阳虚,所以失眠的时候一般阳气并无"量"的明显不足,而是"不振",即由于种种原因而活力下降,"不作为",故有必要激发患者的阳气,使之完成统领血液归行到肝的任务。因此,抓住这一动态环节对主导入睡过程发生的阳气进行适度的振奋促进,以动致静,而不只着眼心肝本身的脏腑内火、血虚辨证,是治疗失眠特别是顽固性失眠的新思路。

案例:女,35 岁。

间断性失眠 20 年,加重月余。患者自述家族多人有失眠病史,本人自上高中起就常因忙碌或情绪紧张而致难以入睡,彻夜不眠,白日常伴头晕乏力。其就诊时面色晦暗,精神不振,体型略瘦。体温正常,饮食、二便、月经大致正常,舌质淡红,苔薄白,脉细。

辨证:阳气不振,血不藏神。

治法:振奋阳气,补血安神。方以四物汤为基础。

处方:当归 10g,熟地 20g,白芍 15g,川芎 6g,肉桂 5g,柏子仁 10g,酸枣仁 20g,甘草 3g。3 剂,每日 1 剂,睡前 1 小时水煎服。

二诊时自述夜寐较佳,舌质淡红,苔薄白,脉缓有力。再服3剂,不寐已愈。

（李晓康）

（二）

寤寐是一对矛盾,正如季节有冬夏、物候有显藏一样,寤寐适得其所则神有所养、气有所生,人体健康无恙。如出现"不寐""不得眠",则如春无秋、冬无夏,阴阳失于消长,必然贻害人体。探究人体寤寐规律原因,《内经》在天人合一的思想指导下,运用取象比类的意象思维方法曾提出了卫气说,即认为卫气的出入运行形成了人的寤寐。如《灵枢·大惑论》所云:"夫卫气者,昼日常行于阳,夜行于阴,故阳气尽则卧,阴气尽则寤。"人体营血是伴随卫气而行的,因此营血随卫气昼行于阳以供白天活动之需,入夜则从外归内行于阴以蓄养精气。营血入阴归于何脏?《素问·五藏生成》即明确指出:"人卧血归于肝。"《灵枢·本神》又说:"肝藏血,血舍魂。"所以,肝脏对于睡眠具有举足轻重的作用,肝失其常则营血不藏,神魂不安,寤寐失常。如《素问·大奇论》曰:"……肝雍,两胠满,卧则惊。"《素问·痹论》曰:"肝痹者,夜卧则惊。"

肝为将军之官,主情志、主疏泄、喜条达、恶抑郁,而失眠症中因精神情志因素引发者较为多见,患者常出现烦躁易怒、多梦易惊、头胀头痛,或心情抑郁、悲伤欲哭等肝血亏虚或肝阳化火等证候,所以,失眠症实根于肝而发于心。如宋代许叔微《普济本事方》卷一所说:"平人肝不受邪,故卧则魂归于肝,神静而得寐。今肝有邪,魂不得归,是以卧则魂扬若离体也。"《血证论·卧寐》也言:"肝藏魂,人寤则魂游于目,寐则魂返于肝。若阳浮于外,魂不入肝,则不寐。"因此治疗失眠不可忽视调肝养肝,肝得调则气血藏行有序,神魂得安,寤寐有度。

案例:河南已故名医石冠卿治疗一女。朱某,39岁,1993年6月30日初诊。高热半月,体温38.5~40℃,经住院治疗,10多日后体温方降至正常。失眠10余日,日渐加重,彻底不寐,干呕,四肢倦怠,纳差,二便正常。脉细数无力,舌黯少苔。

辨证:肝阴不足,神志不宁。

治法:补养肝血、镇静安神。

处方:炒枣仁30g,川芎6g,知母10g,茯苓15g,合欢皮10g,夜交藤30g,珍珠母30g,紫蔻10g,甘草6g。3剂,水煎服。

二诊：干呕已愈，睡眠转佳，每晚可睡 4~5 小时，四肢乏力。

处方：炒枣仁 30g，川芎 6g，知母 10g，茯神 15g，合欢皮 10g，夜交藤 30g，珍珠母 30g，柏子仁 10g，紫蔻 9g，甘草 6g。3 剂，巩固疗效而收功。

按：该病例为热病后期，气阴亏虚，而阴血耗伤，常使肝失藏血，心失所主，神魂不舍而出现不寐，故治疗不循养心镇静安神之常路，而从补养肝血入手，治以酸枣仁汤使肝血舍魂而寐自安。石冠卿认为经方酸枣仁汤乃养血敛肝、养心安神治疗不寐证之效方，其中君药酸枣仁当用炒枣仁，用量常在 18~30g。又肝为刚脏，全赖阴血以滋养，用药不宜刚而宜柔，不宜伐而宜和，当于甘凉、辛润、酸降、柔静中求之，故方中川芎用量宜轻，一般在 3~5g，以免助燥生热。例中紫蔻用之最妙，其妙处有二，一则对于阴血亏虚失眠之重证或失眠迭进养阴镇静之品无效者，不可一味用"养静"阴药，应加用"走动"阳药，通过动静调节，恢复人体寤寐阴阳的自我调节功能，为此擅用长于调理气机之紫蔻与枣仁、茯神相配以实现动静调节的作用；二则人的生命运动离不开气机之升降出入，行药气者亦赖于气机，脾胃乃气机之枢，紫蔻辛温而善理中焦，因而能够促使中焦更好地发挥斡旋气机之能。

（闫晓天）

肝足厥阴之脉

（一）

语出《灵枢·经脉》。"肝足厥阴之脉……循股阴入毛中，过阴器，抵小腹，挟胃属肝络胆，上贯膈，布胁肋。"原文说明，足厥阴肝经之脉，上走腘内缘，沿大腿内侧入阴毛中，左右交叉，环绕生殖器，向上达少腹，挟于胃两旁，连属肝脏，络于胆腑，向上穿过膈膜，散布于胁肋。因而邪气侵犯足厥阴肝经而发生病变，可见其循行部位的相应症状，如会阴部疼痛、少腹疼痛、胃脘疼痛、胁肋疼痛等，可据实则泻之、虚则补之的原则，从肝论治。

案例 1：郑某，男，25 岁。1966 年 2 月 7 日初诊。

从 1961 年起，初觉会阴部疼痛，以后疼痛逐渐加剧，可延至脐腹部，时常出现遗精，精神极为紧张，经中西医各种检查，未发现器质性疾病。有"神经症"病史。诊断为性神经症。诊查：会阴部剧痛，上延脐腹，时有遗精，脉虚细，苔白腻。治疗：先以中气下陷、血滞成瘀治之，方以补中益气汤加理气活血之品。

后以先天不足、寒湿下注治之,方以桂附八味温补肾阳。观其脉症,虽有虚象,而以肝气郁滞为主,宜疏肝理气为主。

处方:荔枝核9g,小茴香2.4g,细橘核9g,川楝子9g,延胡索9g,赤白芍各9g,川桂枝4.5g,桃仁9g,胡芦巴9g,生甘草3g。

二诊:上方药连服6剂后,会阴部疼痛有显著好转,除会阴部按之尚有微痛外,腹痛消失,遗精亦未出现。再服药4剂,以作善后。(张羹梅医案)

按:本案以《证治准绳》荔核散加减治疗。应用荔枝核、小茴香、细橘核行气,均入肝经;金铃子、延胡索疏肝理气,亦入肝经;加用桂枝温通,胡芦巴温肾,桃仁、赤芍活血。正如《灵枢·经脉》所说:"肝足厥阴之脉……循股阴入毛中,过阴器,抵小腹,挟胃属肝……"本案患者之会阴部疼痛,上沿脐腹,属于肝经部位,故应用入肝经药物而收到良好效果。

案例2:涂某,女,14岁。

患慢性肝炎,右胁疼痛不止,纳差,舌红苔薄黄,脉细稍数。

治法:投以四逆散合金铃子散加味。

处方:柴胡9g,枳实9g,白芍15g,甘草9g,延胡索9g,川楝子9g,丹参15g,山楂15g,六神曲9g,鸡内金9g,谷麦芽各15g。

连服药5剂,右胁痛减止,胃纳转佳,但面目微肿,小便黄短。

二诊:守上方加白茅根30g,生薏苡仁、赤小豆各15g。再进药5剂,胁痛全除,食增神旺,面目浮肿基本消失(仅早起面部仍有微肿),小便转长而色仍黄。

三诊:守上方加黄芪15g、当归9g以收功。(万友生医案)

案例3:曹某,女,35岁。

患慢性肝炎,右胁胀痛,寐差多梦,两目干涩,咽喉口舌干燥而不欲饮水,大便结如羊矢。舌红,脉细。治疗投以芍药甘草汤加味多剂,两目干涩、咽喉口舌干燥均见减轻,但右胁胀痛仍甚,夜寐不安。

二诊:改用大剂四逆散加味。

处方:白芍60g,甘草60g,柴胡30g,枳实15g,白芷30g,酸枣仁30g,柏子仁30g,夜交藤30g,合欢皮30g。

连服药3剂,右胁胀痛大减,夜寐亦安,大便亦不干燥。因嘱守方再进以竟全功。(万友生医案)

按:以上两例(例2、例3)肝病胁痛治验,都是采用四逆散为主。该方既能疏解肝气郁结,又能柔缓肝木横逆。即用柴胡以疏肝郁,枳实以平肝逆,白芍以柔肝,甘草以缓肝。其中柴胡和枳实一升一降,能使肝气郁而不升者得升,肝气逆而不降者得降,以行其春气和畅之令。白芍和甘草即芍药甘草汤,《伤寒论》用以主治"脚挛急",可见其具有柔缓筋脉的作用。又从《伤寒论》用小建中汤（即桂枝汤倍白芍加饴糖）主治木横侮土的"腹中急痛"来看，可见其能柔木和土以止痛。因此，万友生常用之治肝病胁痛，亦合依肝经分布特点遣方用药之理。万友生体会到如肝病传脾，脾气不足以运化者，则应用异功散等以益脾气而助运化，才能奏效。还须指出的是，四逆散治肝病胁痛虽有良效，但如证重药轻则往往不应，必须加大剂量才能建功。

（王　琦）

（二）

《灵枢·经脉》云："肝足厥阴之脉，起于大指丛毛之际，上循足跗上廉，去内踝一寸，上踝八寸，交出太阴之后，上腘内廉，循股阴入毛中，过阴器，抵小腹，挟胃属肝络胆，上贯膈，布胁肋，循喉咙之后，上入颃颡，连目系，上出额，与督脉会于巅。"经文描述了足厥阴肝经的主体循行。足厥阴肝经起于足大趾爪甲后丛毛处，沿足背内侧向上，经过内踝前1寸处，上行小腿内侧，至内踝上8寸处交出于足太阴脾经的后面，至膝内侧沿大腿内侧中线，进入阴毛中，环绕过生殖器，至小腹，夹胃两旁，属于肝脏，联络胆腑，向上通过横膈，分布于胁肋部，沿喉咙之后，向上进入鼻咽部，连接目系，向上经前额到达巅顶与督脉交会。

十二经脉的病候，详载于《灵枢·经脉》中，分为"是动病"和"所生病"两个部分。由于十二经脉外络于肢节，内属于腑脏，故经络病变可以影响所属络的内脏，而内脏有病也可影响其有关经络，或表现为局部的外经病候，或表现为内脏病候，二者往往同时兼见。临床中的经络辨证离不开经络循行路径及其病候，对于指导处方用药具有重要意义。

案例：肋间神经痛案

刘某，女，38岁，初诊日期2004年4月11日。

1个月前发病，初起时，自觉右乳下缘直至右侧少腹部阵发痉挛疼痛。数日之内，其疼痛处逐渐肿起，痛也随之加重。经医院诊断为肋间神经病变、肋间神经痛，但经治月余未愈。诊见患者自右乳下缘直至右侧少腹部，肿起呈一条直线，凸出皮肤，约有筷子粗细，长约尺许，宛如一根铁丝理在皮下，坚硬不移，疼痛拒按，其痛日夜不休，入夜益甚，以致彻夜不得眠而呼叫声不绝。察其疼痛硬肿处并无发热，皮色不变，并非痈肿。询其发病之前是否有过大怒或过于忧思等情志刺激，答曰："虽有过，但已过往烟云了。"舌淡红略紫，苔薄白，脉弦。辨证:肝经经脉瘀阻。治法:疏肝理气,祛瘀止痛。

处方:柴胡 10g,枳实 10g,赤芍 10g,当归尾 10g,川芎 10g,生地 10g,桃仁 10g,红花 4g,延胡索 15g,甘草 6g。10 剂,水煎服。

二诊(2004 年 4 月 21 日):右乳下硬肿之筋已消减过半,凡消减处,疼痛亦随之消除,现仅右侧少腹有一段硬肿未消,约有 2~3 寸许。舌脉如前,仍拟原方合金铃子散,再进 10 剂。

处方:柴胡 10g,枳实 10g,赤芍 10g,当归尾 10g,川芎 10g,生地 10g,桃仁 10g,红花 4g,延胡索 15g,川楝子 10g,川牛膝 10g,甘草 6g。10 剂,水煎服。

三诊(2004 年 5 月 5 日):右乳下一条线之硬肿已全消,疼痛已完全解除。患者要求继续服药,巩固疗效。舌苔薄白,脉弦细。改拟逍遥散合金铃子散以善后之。

处方:当归尾 10g,赤芍 10g,炒白术 10g,茯苓 10g,柴胡 10g,延胡索 10g,川楝子 10g,郁金 15g,甘草 6g。10 剂,水煎服。

按:右乳下,期门穴所在。从右乳下直至右少腹部,属足厥阴肝经所过。《灵枢·经脉》云:"肝足厥阴之脉……过阴器,抵小腹……上贯膈,布胁肋。"夫肝主气机疏泄,又主藏血。若肝气失疏而郁,则血随气郁而为痛为胀。本案患者即是因肝气郁滞而致气血瘀阻之证。用血府逐瘀汤,一以疏肝理气,二以活血逐瘀,故取效甚佳。(《一名真正的名中医:熊继柏临证医案实录 1》)

(赵心华)

足厥阴之别

语出《灵枢·经脉》。原文说:"足厥阴之别,名曰蠡沟,去内踝五寸,别走少阳;其别者,循胫上睾,结于茎。其病气逆则睾肿卒疝,实则挺长,虚则暴痒,取之所别也。"提出足厥阴之别络,起点处的腧穴为蠡沟。其起于内踝上 5 寸处,别行走于足少阳经。其别出而上行的络脉,沿小腿向上达于睾丸部,聚于阴茎。其病气上逆则可发为疝病、睾丸肿大。若邪气实则阴茎易于勃起;正气虚则可见会阴部暴痒。针刺治疗取本经别处的络穴蠡沟。

案例:安某,女,52 岁。

因洗澡后出现阴部暴痒,受风吹及天冷尤为明显。曾到市人民医院就诊,取西药内服外用效不佳。余选取双侧蠡沟,针尖向心,以合近代迎随之补法,并施捻转补法 0.5 分钟,针入暴痒即止,共针 6 次而告痊愈。[刘成华等《中国

针灸》2001（10）：638］

按：《灵枢·经脉》云：“足厥阴之别，名曰蠡沟……虚则暴痒，取之所别也。”指出会阴部暴痒，针刺治疗取本经别处的络穴蠡沟，因蠡沟为足厥阴之别络起点处的腧穴，而足厥阴的别络循行于会阴部，故会阴部暴痒可取其络穴蠡沟而获佳效。

（王　琦）

凡十一藏，取决于胆

语出《素问·六节藏象论》。经文强调了胆的重要作用。究其机制：一是胆主决断，为中正之官，喜宁谧而恶烦扰，喜柔和而恶壅郁。二是肝胆之气主生升，以舒畅条达为顺。《备急千金要方》云：“胆腑者，主肝也，肝气合于胆，胆者中清之腑也。”又李东垣言：“胆者，少阳春生之气……故胆气春生则余脏从之。”三是胆位于“半表半里”，能通达阴阳。如《类经》所说：“足少阳为半表半里之经，一曰中正之官，又曰奇恒之腑，所以能通达阴阳。而十一脏皆取乎于此也。”可见少阳胆气之升发疏泄条达，有助于协调五脏六腑之功能，保持阴阳调和，气血顺畅。而且胆主决断，也对防御和消除某些精神刺激，维持气血正常运行，确保脏腑之间协调关系等有重要作用。因此，调节胆气虚实，对于协调其他脏腑具有重要意义。陈明在《北京中医药大学学报》1994年第1期撰文，从胆主决断、胆气春生、通达阴阳，以及“十一脏”当为“土脏”等方面阐释“凡十一藏，取决于胆”，认为脾胃、大小肠、三焦、膀胱等“土脏”的功能须赖胆之决通疏泄。

胆气不足，决断无力。体内各脏腑功能所以能维持正常的生理状态，有赖于胆气的生发与条达，好比万物生长变化都是循着春气上升的自然规律一样。故李东垣《脾胃论》说：“胆者，少阳春升之气，春气升则万化安。故胆气春升，则余脏从之。胆气不升，则飧泄、肠澼不一而起矣。”若素体胆虚气怯，病后气虚，内脏功能失调，致胆气不足，决断无力，则发为胆呕证。《诸病源候论·五脏六腑病诸候》曰：“胆气不足，其气上溢而口苦，善太息，呕宿汁，心下澹澹，如人将捕之。”故症见虚烦不眠，易惊恐心悸，口苦多疑虑，常叹息。治疗宜温胆安神，和胃降逆，气虚者宜结合补气。方予温胆汤（《备急千金要方》：竹茹、枳实、半夏、橘红、茯苓、甘草、大枣），气虚加人参、黄芪；失眠加枣仁、合欢皮。曹一平等在《陕西中医》2002年第3期撰文，探讨对《内经》“凡十一藏，取决于胆"的理解及临床应用,认为长期思虑、抑郁、情绪不稳定、暴怒等致肝胆失其疏泄功能,可引起神经衰弱、精神分裂、高血压、冠心病、甲状腺功能亢进症、糖尿病、肿瘤、脑血管意外、消化性溃疡、结肠炎、生殖系统功能紊乱等疾病,并报道结合"凡十一藏,取决于胆"的理论,应用小柴胡汤化裁治疗多种疾病的效验。

案例 1:刘某,男,18 岁,1998 年 9 月 7 日就诊。

不寐 1 年余,加重 1 个月。患者近 1 年来因学习劳心,情绪紧张而夜寐困难,每夜仅能入睡 3~4 个小时,且乱梦纷纭,常服中西药镇静安神,疗效不佳。1 个月来,时逢高考落榜又伤情志,入睡更难,心胸烦闷,头昏头痛,神疲体乏,口苦纳呆,便干尿黄,舌红苔黄,脉细弦。

辨证:肝郁化火,阳热内郁,心神被扰。

治法:疏利肝胆,清泻郁热。方选小柴胡汤加味。

处方:柴胡 12g,生龙牡各 30g,白芍 15g,栀子、黄芩、半夏、夏枯草、党参、枳壳各 10g,炒枣仁 15g,生姜 6g,生甘草 6g。

服药同时,辅以心理开导,移情易志。服药 8 剂后,也能安睡,精神好转,仍头痛,守方去枳壳,加钩藤 12g、川芎 15g,继续服 10 剂而愈。[曹一平等《陕西中医》2002(3):284]

案例 2:刘某,女,48 岁,1999 年 4 月 3 日就诊。

左侧偏头痛 10 余年,遍求医药。选服温阳、祛风、化痰、活血、镇痛之中西药,终无一效。自述每日下午必发头痛,伴心烦口苦,大便干结,四肢逆冷。舌淡苔白,脉细弦。

辨证:少阳枢机不利,不能通达于头脑。

治法:疏利枢机,通阳清窍。方选小柴胡汤加味。

处方:柴胡、葛根各 15g,黄芩、党参、半夏、白芍、枳实各 19g,生姜、炙甘草各 6g。

用药 4 剂后,头痛遂止。但停药 2 日后,又复头痛,守上方去枳实,继服 5 剂,头痛未发,手足转温,嘱守方隔日服药,20 日而愈。[曹一平等《陕西中医》2002(3):284]

案例 3:林某,男,28 岁。1999 年 4 月 25 日就诊。

平素体健无病,去年秋季新婚不久,因家事郁闷,遂觉阳痿不举或举而不坚,且伴早泄,渐至心理恐惧,不思房室,曾于他医处就诊,予服补肾壮阳之品,但无济于事,别无他苦。苔白微腻,脉弦有力。此等体健不虚之阳痿,多因肝胆气郁,阳气内遏所致,故补之无效。

辨证:肝胆气郁,阳气内遏。

治法:疏利肝胆,开郁通阳。用小柴胡汤加味。

处方：柴胡 2g，黄芩、党参、半夏、白芍、枳壳、通草各 10g，生姜、生甘草各 6g。用药 8 剂后，阳事已举，仍有早泄。效不更方，上方加芡实 15g、山茱萸 10g，再服 8 剂而愈。

按：以上 3 例，临床虽分别表现为不寐、头痛、阳痿之不同病证，但究其病机，总由枢机不利，胆气受郁，气机不畅所致，而小柴胡汤具有疏利气机、和解少阳之效，故上述病例均以小柴胡汤加味而获效。这既是《内经》"凡十一藏，取决于胆"理论的实际运用，也体现了中医"异病同治"之指导思想。

案例 4：司某，男，22 岁。1985 年 9 月 2 日初诊。

主诉：12 岁误染手淫之恶习，成年之后自愧不已，痛不欲生。头晕健忘，胆小易惊，心烦易躁，惊悸不眠，睡则噩梦纷纭，幻听幻觉，甚则秽语不休，外出忘归，口苦而黏，胸闷痰多，大便干燥、二三日一行。近来诸症加剧，曾服用多种中西药，但收效甚微。就诊时患者表情淡漠，羞于见人，双目呆滞，不愿言语，由其兄代诉病情。舌黯红，苔黄厚腻，边有齿痕，脉弦滑。

辨证：痰热郁结，心神被扰。

治法：清热化痰，理气开郁。拟温胆汤加味。

处方：广陈皮 10g，广郁金 10g，生大黄 10g（后下），清半夏 10g，生栀子 10g，莲子心 6g，云茯苓 15g，炒枳壳 10g，瓜蒌仁 12g，胆南星 10g，淡竹茹 12g，粉甘草 5g。

二诊：上方药服用 5 剂，自诉痰量减，大便通畅，夜寐得安，仍感心烦，精力难以集中，幻听幻觉。药后收效，上方继进。治疗中酌加淡竹叶、青礞石、辰砂、生龙牡诸药，共奏化痰清热、和肝胆、除虚烦、清心安神定志之功。此方药连用 1 个月，患者头晕止，心烦平，头脑清晰，夜寐安，幻听幻觉诸症皆消。（李振华医案）

按：患者无知而染恶习，成年后因之而心情抑郁不解，久而久之，必伤少阳温和之气，胆失中正决断、疏泄条达之职，而胆虚用怯，气郁生痰，痰郁化火，痰热内蕴，扰动君火，神不守舍，变化无穷而致诸症。故此病首当清化肝胆痰热，理气开郁。以温胆汤为主方。方中"以二陈治一切痰饮，加竹茹以清热，加生姜以止呕，加枳实以破逆，相济相须"，如此温凉配伍得当，痰浊得化，胆气自清，胆气春生则五脏元真通畅，经络府俞阴阳会通矣。所以说"此方虽不治胆而自和，盖所谓胆之痰热去故也。命名温者，乃温和之意，非谓温凉之温也……不但方中无温胆之品，且更有凉胃之药"。方名为温胆实为清胆和胃，恢复少阳胆气。此方药味平和，弗取峻补而气可复，非用猛攻而邪可退矣。

案例 5：黄某，女，44 岁。1976 年 7 月 6 日初诊。

久患失眠，近日加剧，每晚只能入寐 2~3 小时，甚至彻夜不寐，即寐亦多梦纷扰。心下痞满，口淡乏味，不思饮食，食后梗阻于胃脘，有时胃中灼热，大便软、色黄黑而2~3日一行。舌红，脉细弱。

治法：清热化痰，理气安神。投以温胆汤合半夏汤加味。

处方：竹茹9g，枳实15g，法半夏15g，陈皮15g，云茯苓15g，甘草6g，糯米30g，川黄连4.5g，丹参30g，夜交藤30g，合欢皮30g。

连服药3剂，心下痞满解除，失眠显著好转，每晚能入睡5~6小时，而且梦少；但头剂未加糯米，服后胃感不适，2、3剂加糯米则无此症。现觉胃中舒适，口味好转，食增神旺。复诊守上方加减以巩固疗效。（万友生医案）

按：本例患者以失眠多梦，伴痞满、口淡、纳呆、胃中灼热为症状特点，总由胆气不疏，胃气不和，气郁化热所致。故以温胆汤合半夏汤加味，取其清热理气化痰安神而获效。

（王　琦）

脾者土也，治中央，常以四时长四藏

语出《素问·太阴阳明论》。脾属土，四时之气的生、长、收、藏皆得"土"的助益。《医理真传》云："五行之要在中土，火无土不潜藏，木无土不植立，金无土不化生，水无土不停蓄。"五行之中脾土最为重要，故中医把脾胃称为"后天之本"。《景岳全书·杂证谟·脾胃》云："能治脾胃，而使食进胃强，即所以安五脏。"清代陈修园《时方妙用》云："五脏受气于脾，故脾为五脏之本。"《杂病源流犀烛》云："盖脾统四脏，脾有病，必波及之；四脏有病，亦必待养于脾。故脾气充，四脏皆赖煦育；脾气绝，四脏不能自生。"张介宾提出的"治脾胃可以安五脏"，是对《内经》"脾者土也，治中央，常以四时长四藏"的发挥，对临床具有重要的指导意义。兹举数案以说明。

案例1：健脾气、养心血治心悸失眠案

张某，女，54岁。近半年来出现食少腹胀，神疲乏力，短气，心悸，失眠，头晕。心率96次/min，心电图示窦性心动过速、ST段压低。肝肾功能正常，血常规示红细胞计数、血红蛋白偏低。舌质淡，脉虚弱无力。治以健脾气、养心血，予归脾汤加减。

处方：黄芪30g，太子参15g，炒白术12g，茯苓神各15g，酸枣仁12g，大枣10g，当归12g，丹参15g，鸡血藤15g，炙甘草6g，夜交藤30g，龙牡蛎各30g，郁金12g。14剂。

五诊:上方加减治疗 2 个月余,睡眠好转,心悸消失,精神改善,心率 82 次/min。心电图示窦性心律,ST 段压低改善。肝肾功能正常,血常规示红细胞、血红蛋白正常。舌质淡,脉虚弱无力。继续治以健脾气、养心血。

处方:黄芪 30g,太子参 15g,炒白术 12g,茯苓神各 15g,阿胶 12g,合欢皮 15g,枸杞子 12g,熟地黄 12g,大枣 10g,当归 12g,丹参 15g,鸡血藤 15g,炙甘草 6g,夜交藤 30g,郁金 12g。14 剂。

随访:工作生活如常,遂停药。

按:脾胃为气血生化之源,心血不足,神气不足,神明不安,故不寐。通过健脾养血安神法调理,脾气渐旺,心血得滋,神即安宁。

案例 2:健脾养阴柔肝法治肝硬化案

王某,男,67 岁。初诊日期:2017 年 10 月 11 日。

病史:患者 20 余年前患乙肝,据说经过住院治疗后完全好转。10 多年来很少检查肝功能。最近因乏力、口干、食欲减退,并发现肝掌,去某医院检查,经超声波、肝功能检查,当地医院诊断为"肝硬化"。用保肝药物等治疗,症状无明显改善,遂来请中医治疗。近查肝功能,ALT 68U/L,AST 82U/L,LDH 250U/L,γ-GT 348U/L,AKP 236U/L,TP 54g/L,ALB 34g/L,G 46g/L。舌质黯红,舌下静脉显露,苔薄,脉微弦。此脾气阴两虚,瘀血阻滞络脉;治宜健脾养阴柔肝,兼以活血化瘀。

处方:太子参 15g,炒白术 30g,怀山药 30g,茯苓 15g,炙甘草 6g,熟地黄 12g,当归 12g,炒白芍 15g,鸡血藤 30g,麦冬 12g,枸杞子 15g,山茱萸 12g,丹参 15g,桃仁 12g,炙鳖甲 15g,鸡骨草 30g,郁金 12g,焦楂曲各 12g。14 剂。

二诊:证无进退,食欲稍差。上方去熟地黄,炒白术改用 45g,加炒谷麦芽各 30g、佛手 6g、炮山甲 6g。14 剂。

上述方法加减治疗 2 个月余,炒白术改用 60g,精神明显好转,食欲增加,气色改善。再服 2 个月,复查肝功能,ALT 48U/L,AST 60U/L,LDH 224U/L,γ-GT 252U/L,AKP 188U/L,TP 62g/L,ALB 48g/L,G 34g/L。继用上法治疗观察,定期复查。

按:"见肝之病,知肝传脾,当先实脾。"本案肝硬化治疗重用健脾养阴柔肝,兼以活血化瘀法,其中炒白术用量 30~60g,不仅仅为了健脾,据查大剂量白术有很好的保肝作用,可以升高血浆蛋白;炙鳖甲与炮山甲合用,对肝硬化有活血化瘀、软坚散结之功,此乃经验配伍。经过近半年调理,症状改善,肝功能也有明显好转。

案例 3:培土生金治疗慢性阻塞性肺疾病缓解期案

陈某,男,74 岁,上海市嘉定区人。初诊日期:2018 年 8 月 5 日。

患者有慢性支气管炎史 30 余年,吸烟史 40 余年。平时经常咳嗽,近年咳嗽不多,但随着年龄增加,体力逐渐衰弱,动则气喘,形体消瘦,食欲渐差,西医经肺功能检查(报告不详)拟诊慢性阻塞性肺疾病。来诊时面色无华、色黯,舌质淡,苔薄,脉濡无力。此肺肾两虚,不能纳气。采用"冬病夏治"法调理。

处方:黄芪50g,党参20g,炒白术15g,怀山药30g,茯苓神各20g,炙甘草9g,补骨脂15g,山茱萸12g,五味子12g,巴戟天12g,熟地黄15g,桑白皮12g,细辛6g,炙地龙12g,枳壳12g,陈皮9g。14剂。

上方加减服用50余剂,改用经验方:生晒参30g,冬虫夏草10g,蛤蚧3对,三七30g,紫河车30g。上药磨成粉,装在胶囊中。每天2次,每次2g。以上为1料,连续服用3料。冬病夏治,每年伏天开始服用,连续3个月,目前症情稳定。

案例4:健脾益肾泄浊治慢性肾衰竭、肝硬化失代偿期案

王某,女,43岁;湖北武穴市。初诊日期:2014年3月1日。

发现肝硬化1年余,腹胀纳差7个月;2007年因脾大而行脾切除术,1年前因上消化道出血而发现肝硬化门脉高压,去年6月因急性肾衰竭而行血液透析治疗后症状缓解;现大便一日2~3次,尿少,肢肿,服利尿剂呋塞米(速尿)1粒、螺内酯1粒,尿量700~800ml;无腹胀,胃纳平,大便色黄,怕冷,面色萎黄,下肢肿。西医诊断:①肝硬化,门脉高压(肝前性,失代偿期),腹水;②胃十二指肠动脉多发梭形扩张伴动静脉瘘(胃十二指肠动脉分支-门静脉瘘,肠系膜上动脉分支-门静脉瘘);③慢性肾炎,肾功能不全;④尿路感染(肺炎克雷伯菌);⑤血管炎重叠综合征待排。中医诊断:虚劳,脾肾两虚。诊舌质淡红,苔薄,右脉濡滑。患者病情复杂,阴阳气血俱虚,姑拟从健脾着手。

处方:黄芪30g,炒白术30g,土茯苓30g,薏苡仁30g,仙灵脾15g,桂枝9g,丹参15g,功劳叶15g,藿苏梗各12g,仙鹤草15g,佛手6g。28剂。

二诊:2014年4月19日。胃纳平,每日尿量约2 000ml;服用螺内酯,每晚1粒;手足冷,面色萎黄,巩膜无黄染;大便畅2~3次,无腹胀,无肢肿,有疲乏感。

处方:黄芪30g,炒白术50g,猪茯苓各15g,桂枝12g,仙鹤草15g,仙灵脾30g,功劳叶15g,丹参15g,僵蚕15g,鸡血藤15g,金蝉花12g,补骨脂12g,藿苏梗各12g,泽泻15g。28剂。

六诊:2014年7月26日武穴市查肝功能:总胆红素21.19μmol/L,总蛋白71g/L,白蛋白34g/L,球蛋白37g/L,谷丙转氨酶47U/L,谷草转氨酶71U/L,γ-谷氨酰转肽酶168U/L,碱性磷酸酶199U/L,尿素、肌酐正常。24小时尿蛋白357mg/L。上腹部CT示右肺下叶结节影,腹腔干少许积液,腹膜后淋巴结显示。

处方:生黄芪60g,炒白术90g,炒薏苡仁30g,黄芩15g,鱼腥草30g,大腹皮15g,葫芦壳15g,猪茯苓各15g,泽泻15g,藿苏梗各12g,焦楂曲各12g,僵蚕15g。28剂。

十诊:2015 年 4 月 18 日。2015 年 3 月 28 日肝功能:直接胆红素 24μmol/L,白蛋白 28g/L,球蛋白 47g/L,A/G 0.6,碱性磷酸酶 165U/L,γ- 谷氨酰转肽酶 150U/L。2014 年 11 月 18 日当地医院超声示盆腔液性暗区 1.0cm×2.5cm;尿常规示蛋白(++)。现服速尿 1 粒,每日 2 次;24 小时尿量 1 200ml。2015 年 2 月 16 日超声示盆腔液性暗区 2.4cm×5.6cm,双肾缩小(左肾 8.5cm×4.1cm,右肾 8.2cm×4.1cm)。

刻诊:颜面虚浮,腹胀膨隆,双下肢肿,食后腹胀,排气少,大便一日 2~3 次,量少,怕冷,齿龈出血,舌质淡红,苔薄白,脉滑数。

处方:黄芪 60g,炒白术 60g,猪茯苓各 15g,防己 12g,泽泻 15g,桂枝 15g,大腹皮 20g,葫芦壳 20g,商陆 15g,茵陈 15g,落得打 12g,仙鹤草 15g,仙茅 12g,仙灵脾 30g,薏苡仁 30g,金雀根 30g,车前子 30g,枳壳 12g,熟附片 9g。28 剂。

注:患者目前情况较稳定,仍每月一次来沪治疗观察之中。

按:患者病情复杂,多种疾病交叉,阴阳气血俱虚,来诊时刚从某三甲医院出院,症情没有改善,遂求诊于中医。尤在泾认为,阴阳气血俱虚者,当求之于建中气。余采用大剂健脾方药,佐以温肾利水宽胀等,一度症状改善,有关检验指标有所好转。患者远在湖北武穴,就诊观察甚是不便,虽然一度有一些疗效,但终难完全康复,目前只能带病延年。

(王庆其)

脾者土也,治中央

《素问·太阴阳明论》在论述脾为何"不得独主于时"的问题时指出:"脾者土也,治中央,常以四时长四藏,各十八日寄治,不得独主于时也。脾藏者常著胃土之精也,土者生万物而法天地,故上下至头足,不得主时也。"这段原文对脾在机体内的重要地位给予了充分重视。脾在五行属土,土具有贮藏、化生万物之性,脾胃在躯体中处于中焦部位,其化生之水谷精气能滋养灌溉全身上下,五脏、六腑、经络、百骸皆得其养,故上下至头足,皆以脾胃水谷精气为其物质基础。从病理而言,中央脾胃有病,亦可能引发五脏六腑或全身的病变。《灵枢·本神》云:"脾气虚则四肢不用,五藏不安。"这些理论给了后世医家很大启发,其中李东垣的《脾胃论》有专论,如"胃虚,脏腑经络皆无所受气而俱病论""胃虚,元气不足诸病所生论"。从治疗而言,"治中央",调脾胃,可使后天精气充盈,先天之精得培育,五脏六腑精气充足,五脏得安,则有利疾病痊愈。在临床上，这个观点可以得到实践证明。

余治一邓姓男子，63岁，患有多种疾病，如2年前患胃癌，乙肝40年，肝硬化、失眠30余年，前列腺肥大，蛋白尿，痔疮，胃癌切除术后残留胃一直疼痛。就诊时，患者拿出一张写满病情的A4纸，一条一条念诵。余思此公病程久远，病证繁多，治疗颇为棘手，在头绪繁杂的主诉中，应抓住切入点。经过分析其病史资料和主诉后，将以下证候作为本次诊治之重点：

食后胃脘疼痛胀满，牵引两胁胀痛，口干口苦，便溏。其形消瘦，神情疲惫，焦虑不安，眉心深皱成"川"字形，面色沉滞灰暗，苔薄白腻质暗淡，脉沉涩。

此为胃气壅滞，故疼痛，胀满；脾气不健，则便溏消瘦。肝血瘀滞，肝气失于疏泄，横逆犯于本已壅滞之脾胃，治拟健脾益胃，理气止痛，疏肝和胃。方以香砂养胃丸合柴胡疏肝散加八月札、川楝子、怀山药、小川连。7剂。

复诊： 胃脘痛，两胁胀大减，竟能安眠6小时，尿频，夜间尤甚，大便成形，苔脉同前。前方去川楝子，加覆盆子、益智仁。7剂。

三诊： 胃脘痛已除，寐酣，尿蛋白阴性。痔疮未作。再拟前方继续调治至今。此案虽然病证繁杂，但通过"治中央"以安五脏，则取得意想不到的疗效，本只求先调脾胃，再治他证，却在治中央脾胃后收到一系列疗效，连久治不愈的失眠和蛋白尿等均得到改善。想来其失眠可能是"胃不和则卧不安"所致，现胃和则寐亦酣。虽然乙肝、肝硬化、前列腺肥大等病暂时不能取效，但至少患者的生存质量得到极大改善，其"川"字型眉头也舒展开了，面上露出难得的笑容。

此时，余对《内经》"脾者土也，治中央"及"脾藏者常著胃土之精也，土者生万物而法天地"等警句有了深深的理解和体会。

（周国琪）

脾 气 散 精

《素问·经脉别论》云："饮入于胃，游溢精气，上输于脾。脾气散精，上归于肺，通调水道，下输膀胱。水精四布，五经并行，合于四时五藏阴阳，揆度以为常也。"此句指出水液入胃以后，游溢布散其精气，上行输送于脾，再经脾对精微的布散转输，上归于肺。肺主清肃而司治节，肺气运行，通调水道，下输于膀胱。如此则水精四布，外而布散于皮毛，内而灌输于五脏之经脉，并能合于四时寒暑的变易和五脏阴阳的变化。在这一水液代谢过程中，脾的作用尤其是

"脾气散精"的生理功能非常重要。在病理状态下,脾的运化功能失司,水谷精微不能布散转输,失于布散全身,发为痰饮。《杂病源流犀烛·痰饮源流》云:"其为物则流动不测,故其为害,上至巅顶,下至涌泉,随气升降,周身内外皆到,五脏六腑俱有。"《景岳全书·杂证谟·痰饮》亦指出:"盖痰涎之化,本由水谷,使果脾强胃健,如少壮者流,则随食随化,皆成血气,焉得留而为痰。惟其不能尽化,而十留其一二,则一二为痰矣;十留三四,则三四为痰矣;甚至留其七八,则但见血气日削,而痰证日多矣。"

高脂血症是血脂代谢紊乱的一类疾病,包括高甘油三酯血症和高胆固醇血症。目前,中医学多从痰论述高脂血症。根据张介宾的观点,治疗痰涎,需要使脾强胃健。因此,脾不散精为高脂血症痰浊阻滞的关键。王庆其在临床中治疗高脂血症常以"脾不散精"为病机观点指导临床用药,选用大剂量白术健脾益气。

案例 1:高脂血症案

张某,男,43 岁。首诊 2015 年 9 月 23 日。既往高血压病史 10 余年。近期体检发现甘油三酯 3.53mmol/L;空腹血糖 8.8mmol/L;尿常规示尿蛋白(++);腹部彩超示脂肪肝、胆囊多发息肉。现形体肥胖,头晕,口不干,胃纳可,夜寐安,二便调。舌红,苔黄厚腻,脉细。

处方:炒白术 30g,石决明 30g,黄芩 12g,桑寄生 30g,天麻 12g,蝉蜕 6g,金雀根 30g,落得打 20g,夏枯草 15g,藿苏梗各 12g。28 剂。

二诊:2015 年 10 月 21 日。近日复查尿常规示尿蛋白(-)。血压 160/105mmHg。目前偶有头晕,口不干,胃纳可,夜寐安,二便调。舌红,苔黄厚腻,脉细。

处方:石决明 30g,葛根 30g,丹参 30g,羚羊角粉 0.6g(冲服),珍珠母 30g,黄芩 15g,夏枯草 12g,桑寄生 15g,怀牛膝 15g,茵陈 30g,泽泻 20g,景天三七 15g,生蒲黄 12g,荷叶 10g,枳壳 12g,藿佩兰各 12g。28 剂。

三诊:2015 年 11 月 18 日。血压 150/100mmHg。头晕,口不干,胃纳可,夜寐安,二便调。舌红,苔黄厚腻,脉细。

处方:茵陈 30g,黄芩 20g,石决明 30g,泽泻 20g,葛根 30g,丹参 30g,金雀根 30g,砂蔻仁各 6g,薏苡仁 30g,滑石 30g,夏枯草 15g,景天三七 15g,黄柏 15g,天麻 15g,藿苏梗各 15g。28 剂。

四诊:2015 年 12 月 16 日。血压 140/95mmHg。近期复查:甘油三酯 2.4mmol/L,空腹血糖 7.9mmol/L,尿蛋白(+)。现头晕好转,胃纳可,夜寐安,二便调。

案例 2:高脂血症案

张某,女,54 岁,家族性高胆固醇血症病史,近期查甘油三酯 10.58mmol/L,无明显不适主诉。

处方：生白术 40g,鹿衔草 30g,决明子 30g,茵陈 15g,薏苡仁 30g,生白芍 30g,枳实 15g,生蒲黄 12g,荷叶 10g,藿苏梗各 12g。28 剂。

按：王庆其认为"脾不散精",精气过剩,为高脂血症痰浊阻滞的关键。《景岳全书·杂证谟·痰饮》指出："盖痰涎之化,本由水谷,使果脾强胃健,如少壮者流,则随食随化,皆成血气,焉得留而为痰。惟其不能尽化,而十留其一二,则一二为痰矣;十留三四,则三四为痰矣;甚至留其七八,则但见血气日削,而痰证日多矣。"王庆其常以大剂量白术等健脾益气,旨在加强脾气散精的功能;佐以鹿衔草、决明子、茵陈、薏苡仁等清化湿热,泄其浊邪。守法守方,持之以恒,复嘱患者控制饮食、适当运动,再定期复查,效果比较理想。

（肖定洪）

脾 为 之 卫

（一）

《灵枢·五癃津液别》云："五藏六府,心为之主,耳为之听,目为之候,肺为之相,肝为之将,脾为之卫,肾为之主外。"《灵枢·师传》："脾者,主为卫,使之迎粮,视唇舌好恶,以知吉凶。"这段话体现了脾在抗病祛邪方面的功能。张仲景在《金匮要略·脏腑经络先后病脉证》中云："四季脾旺不受邪。"李东垣在《脾胃论·脾胃胜衰论》中指出："百病皆由脾胃衰而生。"可见,脾的功能正常与否,影响到机体正常的防病抗病能力。而卫气由脾胃所化生的水谷之精的悍烈部分所化生,主动而具有保卫作用。《医旨绪余·宗气营气卫气》说："卫气者,为言护卫周身……不使外邪侵犯也。"所以,脾的功能正常,则卫气化生有源,肌表固密,抵御外邪的能力得以正常发挥。正如《脾胃论·脾胃虚实传变论》所说："元气之充足,皆由脾胃之气无所伤,而后能滋养元气。若胃气之本弱,饮食自倍,则肠胃之气既伤,而元气亦不能充,而诸病之所由生也。"

基于"脾为之卫"的观点,王庆其提出"脾主黏膜"的观点。他指出,人体之黏膜分布广泛,在体表有皮肤黏膜,在体内有消化道黏膜、呼吸道黏膜、泌尿道黏膜、生殖道黏膜等,是人体免疫系统的第一道防线。而脾胃为后天之本,气血生化之源,四季脾旺不受邪,百病皆由脾胃虚弱而生。李东垣《脾胃论》云："脾胃虚,则火邪乘之,而生大热""内伤脾胃,乃伤其气;外感风寒,乃伤其形"。中医的这些观点,说明脾的功能旺盛是保证机体健康与抵御外邪的重要因素。

王庆其认为,黏膜病变无外乎炎症、溃疡、息肉、癌变诸端。按照吴师机《理瀹骈文》中"外治之理即内治之理,外治之药亦即内治之药"这一"内外相通"的观点,借用中医外科"消、托、补"的治疗原则,王庆其指出健脾益气、托疮生肌是治疗黏膜病变的重要治则之一。他治疗黏膜病变,常以四君子汤加黄芪作为基础方,随症加减,且黄芪用量较大,一般为30~60g。王庆其认为"黄芪一味,功盖人参",且黄芪有托疮生肌之功,对于修复黏膜损伤有很好作用。

案例1:胃溃疡案

席某,男,51岁。反复胃痛3年余。患者年来反复上腹部隐痛、反酸、嗳气,饮食不慎易发作,平素大便溏薄,食后痛甚,舌红,苔薄,脉细。外院胃镜示胃十二指肠球部复合性溃疡。病理示胃窦中度浅表性炎,轻度活动(+)。中医诊断"胃脘痛,脾胃虚弱"。此由脾胃虚弱、胃膜受损所致,治拟健脾理气、护膜止痛。

药用:黄芪30g,象贝母12g,乌贼骨30g,怀山药30g,玉蝴蝶9g,炒白术芍各12g,木茴香各3g,九香虫6g,瓦楞子30g,制半夏12g,五灵脂12g,香附9g。14剂。

二诊:患者胃脘部隐痛有所好转,舌红,苔薄,脉细。上方改黄芪40g、山药40g,加炒白扁豆15g,枸橘李12g。

五诊:患者偶有饭前腹隐痛,大便欠畅,舌淡苔薄腻,脉沉。守法治疗:黄芪30g,玉蝴蝶9g,珍珠母30g,海螵蛸30g,象贝母12g,山药30g,枳壳实各12g,荜茇6g,香附12g,乌药9g,山楂12g,神曲12g。

治疗3个月后复查胃镜示慢性浅表性胃炎。病理示(胃窦)慢性非萎缩性炎。(王庆其治案)

按:消化性溃疡属于中医学"胃脘痛"范畴,其病变机理有虚实、寒热、气血之不同。王庆其在辨证与辨病相结合的同时,重点突出了辨病施治。一旦辨明其为溃疡,在制方用药上,无论是"止痛也罢,止酸也罢,都不能离开溃疡这一前提",恒以"护膜医疡"为基本治则,促使局部病灶的修复。护膜法最早源于近代医家章次公,其尤善用凤凰衣、玉蝴蝶、马勃等研粉服用以护膜。而王庆其临床运用护膜法随证化裁,灵活多变,可谓"随心所欲不逾矩"。其常用护膜之法有:①制酸护膜法,如乌贝散、煅龙骨、煅牡蛎、煅白螺蛳壳、煅瓦楞子之类;②补气健脾护膜法,如白术、怀山药、黄芪、党参之类;③滋阴填精护膜法,如黄精、熟地之类;④活血止血护膜法,如王庆其治疗消化性溃疡,食管、胃糜烂尤喜用白及护膜,盖白及苦甘而凉,质极黏腻,性尤收涩,但涩中有散,补中有破,能止血消肿,生肌敛疮之故;⑤咸寒养阴护膜法,如三甲汤之龟甲、鳖甲之类;⑥甘寒养阴护膜法,如石斛、沙参、麦冬、山药之类。

清代吴澄《不居集》记载有中和理阴汤(组成:人参3g,燕窝15g,山药、扁豆各 3g,莲肉 6g,老米 9g),可以补气健脾,滋阴养肺,主治中气虚弱,脾胃大亏,饮食短少,痰嗽失血,泄泻腹胀,不任芪、术、归、地者。王庆其在此基础上自拟养膜护胃方,药用山药、白扁豆、薏苡仁、玉蝴蝶、莲子肉、莲须、珍珠母、浙贝母、白及等。该患者的治疗以健脾理气、护膜止痛为原则,方中象贝母、乌贼骨、瓦楞子制酸护膜,黄芪补气健脾护膜,怀山药、炒白术苕甘寒养阴护膜,木茴香、九香虫理气止痛、温中助阳。二诊时患者胃脘隐痛有所好转,故加大黄芪、山药用药,此后守法治疗。

案例 2:糖尿病足坏疽案

薛某,男,82 岁。左下肢皮肤肌肉溃破半年余。患者罹患糖尿病足坏疽,左下肢皮肤肌肉溃破,创面有较多渗出液,间杂脓性分泌物,长期居住于社区医院,纳少,寐可。舌苔薄,脉细弱。中医诊断为"消渴病脱疽"。此脾气亏虚、经脉阻滞所致,治拟托疮生肌、清热解毒、养血活血。

药用:黄芪 60g,丹参 30g,红花 9g,留行子 15g,泽兰 15g,太子参 15g,党参 30g,当归 12g,珍珠母 30g,生熟地各 12g,北沙参 12g,玉竹 12g,川芎 15g,生甘草 6g,升麻 30g,连翘 12g,地丁草 30g,牛蒡子 12g。另外,用珍珠八宝丹。

二诊时,疮面有所减少,上方加麦冬 12g。续以原法治疗 4 个月后,疮面完全愈合。

按:方中重用黄芪、党参、太子参使气盛而血行,经络通畅,配合活血祛瘀药丹参、红花、留行子、泽兰、当归,共起益气活血、逐瘀通络的作用。中医学理论认为,气为血帅,血为气母,气血相依互用,气推血而行,血滋气而动。现代研究表明,补气活血化瘀疗法是改善脱疽患者血液高凝状态的有效方法。川芎为血中气药,可以带药上行,补血兼行气,能够有效治疗气滞血瘀。归、芎、地养血,升麻、连翘、地丁草、牛蒡子清热解毒。升麻这味药"主解百毒,辟温疾、障邪(一作瘴气邪气)"(《神农本草经》),故可以清热凉血解毒。

（戴彦成）

（二）

语出《灵枢·五癃津液别》。《灵枢·师传》亦云:"脾者,主为卫,使之迎粮,视唇舌好恶,以知吉凶。"两篇均指出脾具有护卫肌体、防病抗邪的功能。究其原因,《灵枢·营卫生会》指出"人受气于谷……浊者为卫",即卫气为"水谷之悍气",由水谷经脾运化而来。张介宾解释:"脾主运化水谷以养肌肉,五脏六腑皆赖其养,故脾之主为卫。卫者,脏腑之护卫也。"

人体多数黏膜均具有阻挡致病因素的保护作用,部分部位如小肠、肾小管黏膜的微绒毛结构具有吸收功能,黏膜中的腺上皮则具有分泌功能,呼吸道黏膜中的纤毛则具有将灰尘、细菌等排出的功能。王庆其在临床实践中,根据黏膜的功能、组织学特点,结合《内经》"脾为之卫"的论述及脾主运化的生理功能提出"脾主黏膜"的学术观点,即全身各部位黏膜由脾所主。"脾主黏膜"的学术观点在消化系统疾病中展现得更为明显。正如《素问·六节藏象论》云:"脾、胃、大肠、小肠、三焦、膀胱者,仓廪之本,营之居也,名曰器,能化糟粕,转味而入出者也。其华在唇四白,其充在肌,其味甘,其色黄,此至阴之类,通于土气。"这段话指出了胃、大肠、小肠、三焦等皆与脾相通,且在临床诊疗中,大小肠疾病也常从脾论治。

对于炎症和肿瘤这两大类胃肠道黏膜疾病,王庆其在"脾主黏膜"学术观点指导下的治疗原则有所不同。胃肠道黏膜炎症性疾病的发病在于脾气、脾阳的护卫作用与外邪侵袭的消长平衡失调,类似于中医外科疾病的"疮疡病"。借鉴《外科全生集》治疗疮疡理念,针对胃肠道黏膜炎症性疾病不同阶段,采取"消、托、补"治疗原则。对黏膜充血水肿、糜烂阶段,以"消"为主,常选用蒲公英、黄连、黄芩清热解毒消痈;对发展至溃疡者,若经久不愈,反复发作者,常采用补气托疮之法,选用"六君养膜汤"(四君子汤加黄芪、山药等)加减,重用黄芪、党参补气健脾。胃肠道上皮性肿瘤类疾病尤其是恶性肿瘤则表现为"阳常有余,阴常不足"的特点,因而重视顾护脾阴,常采用滋阴填精、甘寒养阴、咸寒养阴等方法,常选山药、黄精、沙参、麦冬、地黄、石斛等药。

案例 1:胃十二指肠复合溃疡案

薛某,女,50 岁。初诊:2013 年 10 月 15 日。

1 个月前在食用糯米后出现头晕不适,排柏油样黑便 1 次,量中等,无鲜血、黏冻。胃镜检查诊断为胃十二指肠复合溃疡。住院予以止血、抑酸、护胃等对症治疗后出院。来诊时诉头晕乏力,食欲差,消化功能不佳,睡眠不佳。血常规示血红蛋白 72g/L,大便隐血阴性。舌质稍淡,苔薄微腻,脉细无力。诊断为便血,脾胃亏虚、血气不足证。治以补气健脾,养血和营。

处方:黄芪 50g,太子参 20g,炒白术 12g,炙甘草 6g,乌贼骨 30g,象贝母 12g,白及粉 6g,阿胶 9g,当归 12g,鸡血藤 30g,藿苏梗各 12g,制香附 12g。14 剂。

二诊:证无进退,治疗宜守法守方,持之以恒。上方加丹参 15g、玉蝴蝶 9g、煅瓦楞 30g、焦楂曲各 12g。14 剂。

上法加减调治近 3 个月,精神好转,食欲增加,胃中渐和。查血常规示血红蛋白 95g/L。半年左右复查胃镜示胃窦部及十二指肠球部溃疡已愈合。坚持服药 8 个月左右后停药,证情稳定,未见复发。

按:本案患者胃十二指肠复合型溃疡,经久不愈,在"脾主黏膜"学术观点指导下,采用补气托疮之法,重用黄芪补气托疮生肌,白及敛疮生肌,当归、鸡血藤补血。治疗约半年复查胃镜见溃疡愈合。

案例2:慢性萎缩性胃炎案

患者,男,59岁,有慢性胃肠炎病史30年。胃镜病理示慢性萎缩性胃炎伴低级别上皮瘤变,炎症(++),萎缩(+),活动性(+),肠化(+),异型增生(+),Hp(+)。已抗幽门螺杆菌治疗。

2010年10月6日首诊:诉胃脘疼痛,胀满,嗳气,嘈杂,咽干,大便1~2次/d,欠畅。舌红,苔薄白,脉小弦。辨证:脾气亏虚,肝郁气滞。治法:健脾疏肝理气。

处方:炒白术12g,藿香12g,紫苏梗12g,川楝子12g,延胡索12g,制香附12g,石见穿15g,蛇舌草30g,木香9g,茴香9g,炒白芍12g,炒薏苡仁30g,黄芩12g,乌药9g,制半夏12g,甘草6g。上方加减治疗3周。

二诊:胃脘疼痛、嗳气、嘈杂等症减轻,仍上腹饱胀,偶有腹泻,怕冷。舌红,苔薄白,脉小弦。证属脾阳不足,运化失司,瘀血阻络;治拟温阳健脾,益气活血。

处方:黄芪30g,党参20g,枳壳20g,香橼皮15g,炒莱菔子15g,炙鸡金12g,桂枝9g,半夏12g,炒薏苡仁30g,炒白扁豆30g,枸橘李15g,石见穿30g,龙葵30g,蛇舌草30g,三棱15g,莪术15g。上方治疗3周,其后因感冒改服感冒中药1周。

五诊:偶有餐后饱胀,胸背不适,大便先干后稀、每日1次。舌红,苔薄白。阳气渐充,湿浊渐化,再拟温阳健脾,兼以活血。

处方:炒白术10g,党参15g,黄芪30g,藿香15g,紫苏梗15g,制半夏15g,石见穿30g,三棱15g,莪术15g,木香6g,茴香6g,香橼皮15g,蛇舌草30g,炒薏苡仁30g,佛手6g,焦楂曲各10g。上方加减治疗4周。

七诊:中上腹饱胀感偶作,胃脘隐痛未再发作,口中黏腻。舌红苔薄,脉小弦。证属脾虚气滞,瘀血阻络;治以益气健脾,活血通络。

处方:黄芪30g,党参15g,炒白术12g,茯苓15g,甘草6g,三棱15g,莪术15g,蛇舌草30g,石见穿30g,龙葵30g,枳壳15g,制半夏12g,炒薏苡仁30g,丹参15g,延胡索15g,九香虫9g,藿香12g,紫苏梗12g。上方治疗2周。

2011年3月9日随访:2月26日胃镜示慢性糜烂性胃炎;病理示炎症(+),活动性(+);组织下诊断为黏膜慢性非萎缩性胃炎。诉胃脘胀满、腹痛未再发作。

按:本案患者病理提示异型增生,根据"脾主黏膜"的指导思想,辨证为脾阳、脾气亏虚,湿浊内蕴,瘀毒积滞,以安肠胃、祛邪积为治疗原则。遣方用药以"五君子汤"加减,同时辅以桂枝、木香、茴香温补中阳,半夏、藿香、紫苏梗、草豆蔻、薏苡仁化湿浊,三棱、莪术活血化瘀,蛇舌草、石见穿、龙葵等清热解毒。遵循上法,前后治疗 5 个月后复查胃镜未发现异型增生。

(肖定洪)

(三)

语出《灵枢·五癃津液别》。卫,护卫。张志聪:"卫者,为君主之臣使也。"对此,《灵枢·师传》云:"脾者主为卫,使之迎粮。"《针灸甲乙经》卷一第三作"脾主为胃"。《新校正》云:"《九墟》《太素》作卫。"笔者认为当从《新校正》。从原理上讲,"脾为之卫"主要有三层含义。首先,卫气来源于水谷精微物质,全赖脾之运化。《灵枢·五味》曾道:"谷始入于胃,其精微者,先出于胃之两焦,以溉五藏,别出两行,营卫之道。"李东垣在《脾胃论·脾胃胜衰论》中云:"百病皆由脾胃衰而生。"《脾胃论·脾胃虚实传变论》进一步指出:"元气之充足,皆由脾胃之气无所伤,而后能滋养元气。若胃气之本弱,饮食自倍,则肠胃之气既伤,而元气亦不能充,而诸病之所由生也。"第二,卫气以防御为第一功能,可谓正气之根,防病之本,而其运行的通道离不开肌肉滑利。如《灵枢·营卫生会》便将肌肉滑利作为卫气通畅运行的重要条件之一。年轻人肌肉滑,则气道畅;老年人肌肉枯,则气道涩。第三,遍布机体之表的肌肉,本是卫气充盈之所,皆是脾之所合。故此,后世张仲景在《金匮要略·脏腑经络先后病脉证》中有"四季脾旺不受邪"之说。

临床上,健脾是增强正气的常见治疗思路。尤其是肿瘤患者,往往以正气不足、毒邪猖獗为基本病机,而健脾扶正往往能起到不错的治疗效果。凌耀星便有一则这样的案例。

案例:胃癌术后案

姚某,男,50 岁。胃癌术后月余来诊。

患者有肺结核病史,4 月 9 日因突发大量呕血住院,做胃切除手术,病理报告为胃底管状腺癌。手术 3 周后开始化疗(氟尿嘧啶、多项脂质体口服液等),但服后胃部痉挛疼痛达 24 小时,伴腹泻,不得已而停药。刻诊:面色不华,神疲乏力,形寒肢冷,腹泻未止,食欲差,干咳,易汗出。诊其脉濡细,舌质淡而少津。白细胞计数 4 300/mm³。

据病史及症状辨证为肺脏素弱,胃腑新伤,脾失健运,卫失固护。治则为益气健脾,和胃止泻,润肺止咳。

处方：炙黄芪 30g，党参 15g，炒白术 15g，茯苓 15g，生甘草 9g，炒白芍 15g，陈皮 9g，炮姜 9g，北沙参 12g，麦冬 12g，炙款冬 9g，炙枇杷叶 12g（包）。

上药服 28 剂，咳减泻止，胃中已和，白细胞计数上升，开始继续化疗。治疗原则以益气护卫为主。间予抗癌抑癌。基本方：

（1）黄芪 30g，党参 15g，炒白术 15g，茯苓 15g，陈皮 9g，生甘草 9g，炒白芍 12g，制黄精 15g，灵芝 9g，女贞子 20g，枸杞 12g，熟地 15g，仙灵脾 12g。

（2）化疗间隙期：加生苡仁 30g、仙鹤草 30g、石见穿 30g、龙葵 30g、白花蛇舌草 30g，煎汤代水。

加减法：胃脘不适去熟地，加苍术 9g、吴茱萸 9g、炒白芍 9g；咽喉干燥，加北沙参 12g、麦冬 12g、石斛 9g；咳嗽无痰，加炙款冬 9g、光杏仁 9g、炙百部 9g；咳嗽有痰，加鱼腥草 20g、炙紫菀 9g、桔梗 9g。

坚持 2 年服用上述中药，并按规定疗程进行化疗，白细胞计数基本维持在 4 000~6 000/mm³ 以上，无不良反应，血红蛋白上升至 15g%，体重自 55kg 增至 56.5kg，饮食及大小便均正常。自 1991 年起恢复工作，每周 3 个全天、3 个半天，隔日交错，上班自行车 40 分钟车程，不觉疲倦。10 月 20 日 X 线片显示胃癌无复发，两肺正常；B 超显示肝光点增强增粗，分布尚均匀。CEA 8.2ng/ml，白细胞计数 7080/mm³。肝功能、血清白蛋白、球蛋白等，均在正常范围。因凌耀星出国，1992 年 4 月停药。

1 年后凌耀星回国，1993 年 4 月 18 日家属搀扶来诊。述停服中药后，1 年中仍继续口服上述化疗药物。但 1993 年 1 月，胃部肿瘤复发，压迫幽门，后分别于 1 月 28 日、3 月 1 日、4 月 1 日又做 3 次化疗。现仅能进少量流质饮食，咳嗽连声，血红蛋白 5g%，血小板计数 3 万 /mm³。诊见患者形体消瘦，面色苍白，与 1 年前判若两人，皮下可见出血点。舌质甚淡，脉细数（104 次 /min）。辨证为本元耗竭，胃气将绝，癌瘤无制，患者已不能进中药，回天乏术，延至 5 月中旬去世。（凌耀星《中医治疗疑难病 130 例纪实》）

按：患者有肺结核病史，体质素弱，气阴原已不足。胃癌术后，脾气尤虚。《内经》云："脾者主为卫，使之迎粮。"脾虚则卫不固而形寒多汗；中焦不运而胃不思纳；土不生金而肺失所养，干咳频频。治疗以补益脾气为主，予四君子汤加大剂量黄芪健脾固卫，陈皮、炮姜理气温胃，运中焦而资化源；白芍、甘草缓急解痉；沙参、麦冬润肺养胃；款冬、枇杷叶止咳和胃。服药后血象上升，汗敛泻止而咳除。为配合化疗，立基本方，除仍以益气健脾为主外，加黄精、灵芝、女贞子、枸杞、熟地、仙灵脾等，经临床实践证明，这些能提高免疫力，升高白细胞。在化疗间隙，加生薏苡仁及诸抗癌药，以防复发。

（王丽慧）

脾在声为歌

语出《素问·阴阳应象大论》:"脾……在声为歌。"后世有称"脾喜歌乐"者,言歌唱可以使脾气畅达而减少壅滞,对健康有益。不过,若过分喜"歌"而不能控制,成为疾病症状之一,则当加以治疗,其治宜从脾脏入手。《灵枢·本神》谓:"脾藏营,营舍意""心有所忆谓之意,意之所存谓之志"。"意"即人之意念,人追忆某事或观察到某些事物,均可产生一些想法,所谓"意念一动"。此"意"由脾而生,亦藏于脾,若脾脏病,意不能藏而随时流露于外,亦当从脾而治。

案例:"总想唱歌"案

胜某,女,17岁,1988年11月26日诊。

1年来心烦失眠,幻听幻触,听窗外有人骂自己,感到会阴部有人触摸而疼痛,闭门独处,不停歌唱,或高亢,或低沉。喜欢异性,有男青年来家时,则出门接待而表情活跃,客人离去则仍闭门独处。不能读书,已停学1年。某精神病医院诊为青春期分裂症。舌红苔黄,脉弦略数。

初以清肝热、泻相火之法治之。处方:醋柴胡8g,黄芩12g,赤芍12g,云茯苓15g,石决明20g(先下),生龙牡各20g(先下),肥知母10g,黄柏10g,生甘草6g。6剂,水煎服,每日1剂。

1周后再诊:心烦及幻觉略减,脉舌同前,但病人自述"总想唱歌"。

于前方加用清泻脾热之药:炒栀子15g,防风5g,生石膏20g,藿香10g。6剂,每日1剂,水煎服。

三诊:症状略减,已"不想唱歌"。此后又经3个月治疗,"分裂症"得到控制。但自服上方后,"总想唱歌"症状未曾出现。

按:脾主思,久思气结或思而有得,皆欲歌唱以舒其气;脾藏意,人逢得意之事,亦每欲歌之,此乃正常现象。但作为临床症状,该患者"总想唱歌",则是其脾不能藏意的表现,意既不藏,因而又有见异性便表情活跃、谈笑风生,喜爱之"意"溢于言表的情况。人至青春期,皆有喜欢异性的倾向,但精神健康之人其"意"可藏,而无过分举止。此患者见异性青年便判若两人,当是病态无疑。《灵枢·本神》云:"意之所存谓之志。"其意不能藏,故"志"亦不能立,因而不能继续学习。

笔者在初诊投药时,仅注意到清肝热、泻相火,却忽略了从脾治疗这方面,以致药后患者症状虽有减轻,但"总想唱歌"未能控制。再诊时加入"泻黄散"于汤剂中,以清泻脾脏之热,脾热既除,其"意"可藏,因而"想唱歌"的症状解

除。(《黄帝医术临证切要》)

(周国琪)

脾 为 涎

语出《素问·宣明五气》。该篇将汗、涕、泪、唾、涎"五液"分属五脏,其中涎为脾之液。涎为口津。唾液中较清稀的称作涎,具有保护口腔黏膜、润泽口腔的作用,在进食时分泌较多,有助于食品的吞咽和消化。在正常情况下,涎液上行于口,但不溢于口。若脾胃不和,则往往导致涎液分泌急剧增加,而发生口涎自出等现象,故说脾在液为涎。因此,见有涎液过多之病,当考虑到从脾论治一途。

案例:脑炎后遗症案

吴某,男,11 岁,1975 年冬季诊治。家长代诉:此儿在 2 岁时曾患脑炎,病愈后遗有语言不利,口角流涎,量多而清稀,终日不断,衣襟尽湿。兼见面色苍白,形体瘦削。舌质淡,苔薄白。证属气虚,治以补心脾之法,予四君子汤加味。

处方:炒白术 6g,党参 8g,云茯苓 10g,炙甘草 5g,桂枝 4g,石菖蒲 6g。

6 剂,水煎温服,每日 1 剂。

约半月后收到家属来信,谓口流清涎已除,要求继续调治其语言不利。乃用上方加减为剂,寄给患者家属。

按:"诸病水液,澄彻清冷,皆属于寒。"(《素问·至真要大论》)患儿涎液清稀,加之病程日久,面色苍白,当属脾虚之证无疑。因其尚有语言不利,而"心主舌",故在四君子汤补脾气的基础上,加用通畅心脉、开心窍的桂枝、石菖蒲。从已知疗效看,其口涎过多已经消除。正是脾气得复,而流涎即止的例证。(《王洪图内经临证发挥》)

(赵心华)

脾为涎,肾为唾

"脾为涎"语出《素问·宣明五气》。水谷入口,其味有五,津液各走其道,五脏受水谷之津,淖注于外窍,而化为五液。涎出于口,口为脾窍,故涎为脾液;唾出于廉泉二窍,足少阴肾脉结于廉泉,故唾为肾液。《灵枢·口问》云:"胃缓则廉泉开,故涎下,补足少阴。"意为胃舒缓不收,廉泉窍开则涎多而下,治疗当补足少阴肾脉。

多涎一症,临床时能遇见,轻者仅见夜间涎多湿枕,重者白昼亦需持帕,时时抹拭,小儿老人尤其多见。因脾在液为涎,若脾胃虚弱,痰食停滞,易化为涎液,流出口外,故多涎症多以健运脾胃、化痰消食为治。然而在《灵枢·口问》中,黄帝问涎下证治,岐伯认为是饮食入胃,胃热虫动,虫动胃缓而廉泉开,其治法却是取足少阴脉补之。古人多有寄生虫病,肠道蛔虫多见,此类病症确实易见多涎之症。蛔虫盘聚于肠胃之中,本属实邪,攫取人体养分,久致脾胃虚弱,故《口问》所说饮食入胃则胃热虫动为实,虫动胃缓属虚,可以进一步引申为脾虚实阻易致多涎。然而,从《口问》中岐伯补足少阴治多涎可知这个病的根本可能还是少阴肾气的亏虚,因为肾气不足,廉泉不固,所以因饮食虫动而涎下。涎,《尔雅·释言》释为"口液也"。唾,《说文解字》亦释为"口液也"。二者俱在口中,本为一物,不必强分。当人饮食之时,涎唾分泌,而涎唾来源于脾液、肾液,故在临床之时,见涎唾有病,不能单取于脾,而应注意脾肾同治,甚则以治肾为主。

案例:口臭多涎案

纪某,男,27岁。口臭伴流涎半年余,诉略有早泄,房事后右腰疼痛,余无所苦,纳便睡眠皆安。有高脂血症史,血糖略高。舌苔薄,舌质淡红,脉弦滑,按之略弱,尺脉尤弱。

辨证:肾气不足,痰浊壅滞。

治法:补肾涩精,化痰祛浊。

处方:生熟地各18g,怀山药15g,山萸肉9g,巴戟天12g,福泽泻15g,粉丹皮9g,云茯苓12g,生白术9g,肉苁蓉9g,法半夏12g,化橘红9g,石菖蒲6g,五味子3g,石莲肉9g,苏芡实9g。

患者服药14剂后,口臭消,流涎减,腰痛亦缓,早泄未消,药症对路,守方加减,治疗2个月余,诸症皆愈。

按:本案患者本因口臭流涎求诊,因在问诊中察知存在早泄、腰痛等症,且尺脉显弱,故径以"补足少阴"之法治之,投以六味地黄丸加味,但患者脉象弦滑,亦有痰浊壅滞之征,故稍加二陈以化痰浊,不意竟获痊愈之功。

(李海峰)

胃 为 之 市

语出《素问·刺禁论》。胃为水谷之海,主受纳、腐熟、消化食物,犹如市场之消息营运不休。《素问·灵兰秘典论》云:"胃者,仓廪之官,五味出焉。"胃既为"市",就必须保持市场营运的每个环节通调,才能生生不息。《医学入门》云:"胃司纳食,主乎通降。"类似记载有叶天士之"胃宜降则和",王孟英之"胃以通降为用",等等。大凡胃之病理,无非通降失调而已,胃不通则气不运,或胀、或通、或痞、或满,诸症蜂起;胃不降则胃气逆,或呕、或吐、或哕、或噫,诸症丛生。历来治胃病者,方法虽多,总以通降胃气为不二法门。胃寒者,温而通之;胃热者,清而通之;胃燥者,润而通之;胃湿者,燥而通之;胃气虚者,补而通之;气滞者,调气而通之;气逆者,降逆而通之;气陷者,补气升陷兼以通降之,不一而足。

近年治胃食管反流病甚多,患者常主诉胸中疼痛、烧灼感,以饭后 1 小时为甚,常伴嗳气、泛酸、痞满、隐痛等,有的还表现为咽部如有物堵,吐之不出,吞之不下,进食无妨,夜间有因泛酸入气管出现咳嗽等。病情顽固,易反复发作。西医学认为,由食管下端括约肌功能失调,或幽门括约肌的关闭功能不全,胃和十二指肠内容物反流入食管,引起胃、食管炎性改变,继而发生功能障碍。治疗通过促动力药物、抑酸药物、黏膜保护剂的使用,有一定疗效。但往往病情迁延,易于反复。《内经》云:"胃为之市。"今因胃气升降失调,胃气上逆,气机阻滞,不通则痛,不降而吞酸嗳气,治宜辛开苦降法,取半夏泻心汤、旋覆代赭汤、丁香柿蒂汤诸方化裁,往往得心应手。

案例:张某,男,48 岁。

近 4 个月来,每于进食后 1.5 小时,中上腹痞满隐痛,胸口有烧灼感,弯腰、头低位仰卧时,症情加重,伴有嗳气、泛酸,食欲尚好,就是不敢多食,食多必作。外院胃镜示反流性胃炎,活动(++),伴黏膜糜烂,幽门螺杆菌(+)。查患者素喜甜食及醋等,凡食必加重。察舌质偏红,苔薄黄,脉弦滑。

辨证:中焦升降失司,胃气上逆,酸随气逆,胃气不得和降,故中上腹痞胀、隐痛。

治法:和胃降逆,理气制酸。

处方:制半夏 12g,川连 6g,黄芩 12g,炒白术 12g,旋覆梗 15g,代赭石 30g,枳壳 12g,木茴香各 9g,煅瓦楞 30g,延胡索 12g,制香附 12g,竹茹 6g,炮姜 4.5g,甘草 4.5g。

14 剂后证情明显缓解。嘱其食不必太饱,保持大便通畅,忌食酸、辣、甜食,缓解工作压力,保持充足睡眠等。再以上方加减调治 3 个月,诸证消失。停药 3 个月后复查胃镜:慢性浅表性胃炎(+),Hp(-)。期间,偶因饮食不慎而小发用胃苏冲剂即平。

（王庆其）

脾为之使,胃为之市

（一）

从变化的角度把握事物规律是中国古代哲学体系所具有的基本特征。哲学家张岱年曾指出:"中国哲学有一个根本的一致倾向,即承认变易是宇宙中之一根本事实。变易是根本的,一切事物莫不在变易之中,而宇宙是一个变易不息的大流。"《内经》禀承这一思想,在《素问·六微旨大论》明确指出"出入废,则神机化灭;升降息,则气立孤危。故非出入,则无以生长壮老已;非升降,则无以生长化收藏。是以升降出入,无器不有"。生命运动形式体现为气的升降出入,而升降出入的转输中心在于脾胃,即《素问·刺禁论》所谓"脾为之使,胃为之市"。"使"即执行传输的使者,"市"即受纳输出的"集散地",说明脾胃二者为人体之气运动输转的中心所在。

脾胃何以为枢机? 胃主受纳五谷,脾主营运精气,脾胃纳化升降于中央,使气机运转,精气通达,此运动和滋养作用因而构成了人体气机运动升降回复运动中的输轴,即《素问·玉机真藏论》所说"脾脉者土也,孤藏以灌四旁者也"。《素问·太阴阳明论》所说:"脾者土也,治中央……生万物而法天地,故上下至头足。"所以脾胃不仅因其生长滋养作用为"后天之本"而攸关于人体,也由于其所具有的中央枢机功能而成为气机升降、水火运行、脏腑活动的肯綮。如黄坤载在《四圣心源·中气》中所指出的:"脾升则肾肝亦升,故水木不郁;胃降则心肺亦降,故金水不滞……中气者,和济水火之机,升降金木之枢。"朱丹溪在《丹溪心法》亦谓:"脾具坤静之体,而有乾健之运,故能使心肺之阳降,肝肾之阴升,而成天地交之泰。"

临床中如遇气机转输不畅、上下交通不能的证候时,调脾胃当不失为治疗的重要内容。如对于心肾不交不寐证,《备急千金要方》有磁朱丸,该方在用磁石与朱砂重镇安神、交通心肾的同时运用大量神曲,消谷健脾、斡旋中焦,如此既有助于心肾相交,水火既济,又可防金石之品质重碍胃。又如《古方汇精》之坎离既济丹中配炙甘草、蜜,《辨证录》之心肾两交汤配人参,《医学碎金录》之心肾两交汤配山药、芡实等。对于心肾不交之遗精证,《医学衷中参西录》有坎离互交汤,方中用人参、甘草、山药调理脾胃,和济水火;《辨证录》中有心肾两资汤,以人参、芡实、山药补中健脾,运调枢机,疏通上下,使熟地黄、山茱萸、菟丝子、茯神、酸枣仁等药得以水火相生。他如《医方大成》之心肾丸中配人参、黄芪、山药,《饲鹤亭集方》之坎离既济丸中配人参、山药、茯苓,《摄生众妙方》之坎离丸中配砂仁、茯苓、蜜等。

张某,男,22岁,遗精3年余,曾多方求治,甚至遍走全国几大城市求医,病无好转,近半年就诊某中医院,遍服固涩补肾、固精止遗、清化湿热、健脾固摄等中药,未中病,每月遗精滑泄达20次以上,患者头晕、心悸、失眠、神疲、面色无华、形容枯槁、口腔溃疡、骨瘦如柴、双目红筋显露、舌红少苔、脉象弦细数,且稍服寒凉中药,即大便溏泻。此乃上热下寒,上盛下虚之证,法当息风、清火、温阳、扶正同用,方用仲景"乌梅丸"加减化裁。药用炙乌梅、生甘草、茯苓、太子参各15g,生姜、黄连、川椒各3g,金樱根30g,炒黄柏6g。每日1剂,水煎服。患者服药10剂,诸证好转,遗滑次数减少,连服20剂,遗滑消失,续投"茯苓五味散"(茯苓、炙五味子共粉,每日10g,分2次服)。

案中用乌梅丸化裁增用太子参、茯苓及大剂量甘草,取四君子之意,旨在调补脾胃而斡旋枢机,又取甘草配乌梅酸甘化阴、甘缓和中之妙,甘草有升降沉浮之能,可上可下,可外可内,有和有缓,且通行十二经。由此说明了调中焦脾胃在升降失常疾病治疗中的重要性。

(闫晓天)

(二)

语出《灵枢·刺禁论》。脾胃的功能犹如使节、市场,都是有着动力和次序的,因此脾、胃阳气是脾胃功能正常发挥的前提,而临证当顾护脾胃之阳气,避免使用或长期使用寒凉戕伐阳气的药物。脾胃不足,致使脾胃病的产生,或是脾病,或是胃病,或是脾胃同病。"脾为足太阴,体本阴也;其用主运行,则阳也。"(吴鞠通)脾虚,尤其是脾阳不足,致使脾失运行之功能,不能化生水谷精微而表现为气血亏虚之证,临床患者有乏力、面色不华、夜寐多梦、舌淡苔薄、脉细等表现;或者脾虚精微物质不能运化转输,聚而成湿,留而化饮,凝而成痰,湿、痰、饮等病理产物聚积在体内,痰贮于肺则表现为咳嗽、咳痰,湿聚于肌肤则表现为肢体肿胀,饮流于肠间则表现为肠鸣、腹泻等。"阳化气,阴成形","痰湿饮等是有形物质属阴,所以"阳气不足,阴气有余"的重点在脾胃阳气之不足。

若阳气并未不足,但"阴气有余",也可致使脾胃不足之病的发生。"阴之所生,本在五味;阴之五宫,伤在五味。"(《素问·生气通天论》)脾、胃是与饮食第一且密切接触之脏腑。饮食的适当与否,直接可影响脾胃的功能是否能正常运行。如果饮食不节,如饮食生冷,或是滋腻,阻碍了脾、胃之气的正常运行,临床患者会出现纳呆、腹胀、腹泻等脾胃之病。

临床对于脾胃病的治疗,温运、固护脾胃阳气是主要治法。而且温运脾胃之阳,既包括温运脾胃本身之阳,也可以是其他脏腑之阳,甚至包括祛除阴邪,如祛寒、燥湿、化痰、化饮等以达到固护脾胃之阳的目的。

案例:胃反案

罗某,男,30 岁。初诊日期:2012 年 4 月 19 日。

因"餐后呕吐宿食 3 个月余"就诊。患者近 5~6 年来因每日午后呕吐宿食,于外院诊疗,但外院查而未治。患者于进餐后 2 小时出现恶心呕吐,吐出物为食下之物,黄昏或入夜容易出现肠鸣、水样泄泻,平素反胃恶心,口中无味,形体消瘦。舌质淡红,苔薄白,脉细小数。胃镜(2012 年 1 月 29 日)示慢性浅表性萎缩性胃炎,反流性食管炎,十二指肠球部溃疡(降部段,内镜无法到达)。中医诊断:胃反;辨属火不生土,脾失健运,胃失和降,小肠受盛不能,分清泌浊失司。西医诊断:幽门不完全梗阻。治以温阳健脾止泻,和胃降逆;处方以理中汤、旋覆代赭汤加减。

处方:炒党参 18g,炒白术 12g,干姜 9g,代赭石 30g,制半夏 15g,旋覆花 9g,姜竹茹 5g,薏苡仁 30g,炒白扁豆 18g,怀山药 15g,煨葛根 30g,桂枝 12g,芡实 18g,川连 6g。7 剂(少少饮)。

二诊:2012 年 4 月 26 日。药后腹泻症状无,近 1 周解大便 3 次,成形,量少,每日午后 4 点左右出现恶心呕吐,吐出上午食用之胃内容物,腹胀,肠鸣。舌质淡红,苔薄,脉细小数。治以益气健脾温阳,和胃降逆。

处方:黄芪 15g,干姜 9g,党参 15g,姜竹茹 5g,制半夏 12g,白芍 15g,葛根 15g,代赭石 18g,薏苡仁 15g,枳实 12g,川连 6g,槟榔 12g,焦楂曲 12g,莱菔子 12g,枳壳 12g。7 剂。

三诊:2012 年 5 月 10 日。仍频频呕吐,以午后 4—5 点为明显,疼痛缓解,形体消瘦,大便稀,舌质黯红苔薄,脉细。治以温补脾肾,和胃降逆。

处方:熟附片 9g,干姜 9g,川连 6g,姜竹茹 5g,制半夏 12g,党参 15g,炒白术 12g,炒白芍 15g,木香 6g,莱菔子 15g,焦楂曲各 12g,藿苏梗各 12g,枳壳

18g,旋覆花 9g,代赭石 18g。14 剂。

第十一诊:2013 年 3 月 7 日。约 10 天在晚餐后出现呕吐 1 次,大便次数增多、不成形,受寒或饮食油腻后易出现,吐后得舒,晚上肠鸣辘辘、嗳气、排气后得舒,现可进食干饭,每顿 1 碗,舌质淡红,苔薄白,脉细涩。体重增加 10kg,现体重 52.5kg。治以益气健脾,温阳和胃,理气消导。

处方:黄芪 30g,党参 12g,炒白术 15g,茯苓 15g,半夏 12g,柴胡 12g,桂枝 15g,干姜 9g,香橼皮 12g,枳壳 15g,鸡金 12g,莱菔子 15g,焦楂曲各 12g,木香 9g。14 剂。(王庆其治案)

按:患者食后 2 小时呕吐,并有肠鸣腹泻,泻下不消化之物,形体消瘦,舌质淡红,苔薄白,脉细小数。王庆其辨为火不生土,脾胃气虚,胃失和降,小肠失其分清泌浊功能。因此治疗上始终以益气温中、健脾和胃降逆为主,或理气,或消导温补,或温补中焦,药用干姜,有守而不走之性;或补火生土,药用附子以温补下焦元阳;更以桂枝通阳化气,鼓舞胃阳。故"脾胃之病,病在阳气不足,阴气有余"。

(王秀薇)

脾主为胃行其津液者也

脾之与胃互为表里,经脉络属。胃主受纳,腐熟水谷,其气以降为顺;脾主运化水谷精微,其气以升为顺,两者共同完成对饮食的消化吸收及对所化生精微的转输运送作用。《素问·厥论》曰"脾主为胃行其津液者也",包括了脾的输送精微、运化水液的两方面功能。胃受纳饮食,经过腐熟消化,化生精津、血液等精微物质。脾主升清,为胃将精微物质输送到肺,由肺再散布到全身,为脏腑组织提供营养以维持人体正常的生理活动。同时脾传输水液、输布精津以润泽濡养各组织,并将多余水液下输膀胱,通过肾与膀胱的气化作用生成尿液排出体外,以维持人体正常的水液代谢。王纶《明医杂著·枳术丸》云:"胃司受纳,脾司运化,一纳一运,化生精气,津液上升,糟粕下降,斯无病矣。"《素问·经脉别论》曰:"饮入于胃,游溢精气,上输于脾,脾气散精,上归于肺,通调水道,下输膀胱。水精四布,五经并行。"这些都说明了脾为胃行其津液的作用。若脾之传输功能不能正常发挥,不能为胃行其津液到各脏腑组织,则失其营养濡润的生理效应,诚如《伤寒论·辨阳明病脉证并治》247 条"趺阳脉,浮而涩,浮则胃气强,涩则小便数,浮涩相搏大便则硬,其脾为约,麻子仁丸主之"。其胃热脾弱,不能运输津液以四布,使津液偏渗膀胱而小便数,则大便硬,予麻子仁丸以润肠滋燥,缓下大便。医经理论授人以道,示人以法。由此指导临床,遇有大便干结排出艰难者,不能仅以泻下一法统治,促脾运、输津液、润大肠也为治便结难下之大法。

案例:何某,女,58 岁。2005 年 5 月 18 日初诊。患者便秘 20 余年,长年用龙荟丸、番泻叶、大黄片等通腑泻下以助排便。近年来便秘干结愈加严重,前药加量也难维持正常排便,甚为痛苦。尤其肠镜检查提示肠黏膜黑斑病变后,不敢轻用大黄制剂。无奈求诊中医。诊其舌红少苔,脉细稍涩,纳谷不香,饥不欲食,时有痞满嗳气。此乃脾气不运,胃阴不足,脾不为胃行其津液,加之年逾花甲,肝肾精血均有亏损,故使肠腑失于濡润,而见便秘干结。治以健脾气,充肾阴,养肝肾为法。药用增液汤和润肠丸合之加山药、太子参健脾运,女贞子、枸杞子、何首乌养肝肾之阴,海藻润燥软坚,3 剂奏效,无需再用大黄等泻下通腑之剂而排便通畅,后维持 1 周 1~2 次服上汤药,每日能正常排便。

(杨悦娅)

脾足太阴之脉,其支者,复从胃别上膈,注心中

语出《灵枢·经脉》。本句阐述在脾足太阴之脉的循行路线中,其支脉,从胃腑分出,上膈,注入心中,与手少阴经相接。经脉的循行有起、络、还、循、属、横、行、下、入、上、出等,病候包括"是动病"与"是主(某)所生病",且十二经脉均有此病候。"是动"是本经脉变动而出现的各种病候;"是主(某)所生病者"是本经腧穴可主治之病候,可以是本经之病,亦可以旁及他经。脾足太阴之脉的是动病、所生病的证候以脾主运化的功能障碍或减退为主。《内经》素来重视经脉,且其经脉理论在诊断和治疗疾病中有着重要价值。《灵枢·经脉》云:"经脉者,所以能决死生,处百病,调虚实,不可不通也。"经脉理论不仅可以指导针刺的具体运用,同样指导着临床各科对疾病的诊治。因此,有效掌握经脉理论,常常会为诸多内科疾病的治疗提供新的思路。脾足太阴之脉的循行如是。

案例:冠心病案

余某,男,62 岁。患者 3 个月以来心胸疼痛阵作,日发数十次,发作时疼痛难支,伴有汗出,多于活动后发生,痛止后神疲乏力,平时胸闷不舒,胸膺隐痛,

脘痞噫气,纳谷欠馨,大便溏薄,日行1~2次,面色偏黯。舌淡映紫,苔淡黄浊腻,脉细滑。中医诊断:胸痹。西医诊断:冠心病。辨证:心脾同病,中阳不足,胸阳不振,血行瘀滞。处方:理中汤加减。党参10g,干姜5g,焦白术10g,炙甘草3g,桂枝6g,失笑散10g(包煎),红花10g,丹参15g,三棱10g,莪术10g,炒玄胡10g,九香虫10g,甘松10g。连服7剂。

二诊:药后胸痛大减,仅快步行走时小有发作,无汗出,脘痞噫气基本消除,纳谷有增,便溏改善而仍欠实。守方继进。上方改党参15g、干姜6g、桂枝10g,以增强温理中焦之功效。再服7剂后,病情日渐好转。原方稍事出入,服用近2个月后胸痛诸症消失,食纳复常,大便成形。[袁园,过伟峰.周仲瑛教授从五脏辨治胸痹的经验[J].云南中医学院学报,2009,32(3):47-48]

按:本案临床表现为典型的心脾同病证。心病者,心阳不振,心脉瘀滞;脾病者,中阳不足,脾胃虚弱。方选理中汤为主加减。方中干姜大辛大热,直入脾胃,温中祛寒,振奋脾阳;桂枝温通心阳;党参、白术、甘草健脾益气;配以失笑散、红花、丹参、三棱、莪术等理气活血;九香虫、甘松、炒玄胡均为辛温行气止痛之品。诸药配合,使中阳足,脾胃健,心阳振,瘀滞除,血脉通,则诸症自除。

值得一提的是,在两脏的主次关系上,认为以脾阳不足为本,心阳不振为标。联系"脾足太阴之脉……其支者,复从胃别上膈,注心中",故脾阳不足,胸阳亦随之不振;脾失健运,痰浊内生,痹阻胸阳,瘀滞心脉,则胸痹心痛。本案胸痹治疗不用瓜蒌薤白类方温通心阳,而是独辟蹊径,联系经脉循行,从脏腑辨证出发,通过温理中焦,以振奋心阳而获效。

(倪红梅)

肺主身之皮毛

(一)

语出《素问·痿论》。皮毛,这里包括了机体的皮肤、毛发、汗孔等组织。人体这些体表组织,有着御邪、排汗、散气、调节体温等功能。中医认为,肺主气,主宣发,外合皮毛。一能将所主之卫气宣发到体表,起到固表御邪,温煦肌肤,调节腠理开合,排泄汗液的作用;二能将脾所运化转输的精微物质,包括津液,通过肺的宣发而布散到全身,外达皮毛,起到营养、润泽作用。正如《灵枢·决气》所言："上焦开发,宣五谷味,熏肤、充身、泽毛,若雾露之溉,是谓气。"肺的生理功能正常,则皮肤致密,毛发光泽,机体抵御外邪的屏障功能就强。反之,肺气虚,宣发卫气和输精于皮毛的生理功能减弱,则表卫不固,腠理疏松,抗邪能力下降,则可出现常易外感、多汗、怕风,或皮毛枯槁等现象,所以肺与体表的关系甚为密切,正如《素问·痿论》所言"肺主身之皮毛"。

在临床,我们可以利用"肺主皮毛"的生理功能,从肺论治一些皮肤病,如《伤寒论》23条"以其不得小汗出,身必痒,宜桂枝麻黄各半汤"。太阳病日久不解,又不能得汗而表散,表邪无从而出,则阳气怫郁在表,邪游皮肤则痒,以桂枝麻黄各半汤,辛温轻剂,小发其汗,宣表透达则身痒自消。此仲景以辛温轻宣,取肺宣发透表之功以治皮肤之疾。

早年,吾一位邻居之女,正值花季之龄,一夜间突发面部红疹如粟,痒痛交夹。清早叩吾门,求医问药。我一时也难断定是否是风疹,但见疹色鲜红,抚之如砂,细思此疹色红,且来之迅速有如风性,望其舌尖红,按脉浮而少数,且按风热外侵上袭论之。肺主宣发,外合皮毛,其气通于表,遂以辛凉宣肺表、散风热之法,取银翘散加桑白皮、丹皮、生地,即可宣肺达表,清热疏风,又能清营阴之热;也可防表热由卫气入营阴之里。上药3剂未服完,面部皮疹隐消,皮肤如常。仍继服2剂维持疗效。

仲景以辛温宣肺透表以治皮肤之疾,吾以辛凉宣肺透表以治皮疹,虽有温凉之异,但从肺论治,从"肺主身之皮毛"之训则同也。

(杨悦娅)

(二)

语出《素问·痿论》。这句话是对肺与皮毛内外相通应的高度概括。《素问·五藏生成》亦有"肺之合皮也,其荣毛也",此处"皮、毛"指代一身之表,包括皮肤、汗孔、毫毛等组织。《内经》中有12篇、共计15处明确论及肺与皮毛的生理、病理关系,其中不仅指代肺具有宣发卫气津液以营养皮毛["太阴者,行气温于皮毛者也"(《灵枢·经脉》),"上焦开发,宣五谷味,熏肤、充身、泽毛,若雾露之溉,是谓气"(《灵枢·决气》)],以助皮毛润泽、抵御外邪之用["经气归于肺,肺朝百脉,输精于皮毛"(《素问·经脉别论》)],还包括皮毛之汗孔有协助肺排泄浊物之用。唐容川亦有"肺多孔窍以行气,而皮毛尽是孔窍,所以宣肺气,使出于皮毛以卫外也"(《中西汇通医经精义·五脏所属》)之释。

肺与皮毛在生理上相互联系,在病理上也相互影响。肺为娇脏,易受邪侵而失却卫外温养之能,宣发输布失常,若皮毛失却温润濡养,可致皮肤干燥皲裂、毛发干枯不荣["肺热叶焦,则皮毛虚弱急薄"(《素问·痿论》),"手太阴气绝则皮毛焦"(《灵枢·经脉》)],亦可致毛发失养脱落["肺虚则气短,毛发堕落"(《目经大成·人参养荣汤》)],而卫气闭而不宣,腠理闭塞,宣发疏泄失常,可致局部气血壅滞而见皮肤斑疹瘙痒、疮疡肿痛之证["邪在肺,则病皮肤痛"(《灵枢·五邪》)]。因此,从"肺主皮毛"理论出发,临证中,从肺辨治诸如瘾疹、痤疮、湿疹、银屑病、皮肤瘙痒等皮肤疾患及脱发常获良效。

案例1:酒皶鼻案

郭某,女,44岁。因"鼻部发红2年"来诊。近2年来鼻部出现粟粒样皮疹,潮红,伴皮脂溢出,继而出现脓疱,于精神紧张、情绪激动或进餐时潮红更见明显,时轻时重,缠绵难愈。诊见:鼻准、鼻翼及两颊部皮肤潮红,皮脂溢出,毛孔扩大,毛细血管扩张,伴见脓疱性痤疮损害。舌质红苔微黄,脉细滑带数。诊为"酒皶鼻",为过食油腻,脾胃积热,上熏于肺,外受于风所致。治以清理肺胃积热,凉血活血。

方拟:生地30g,当归9g,赤芍9g,丹参9g,陈皮6g,黄芩9g,红花9g,生甘草6g。上方服用7剂后,外用配合祛斑膏每日1次。

复诊见面部皮损明显减轻,嘱前方及外用药续用。并嘱忌食浓茶、酒类、咖啡等刺激性食物。至5年后复诊时,诉前方服用30余剂,并外用搽药,痊愈后未见反复。

按:酒皶鼻又名"赤鼻",常由外感风湿热之邪,或素体阳盛,嗜食辛辣炙煿、肥甘厚腻,以致脾胃积热,上熏于肺,肺卫失宣,面部肌腠疏泄失司,日久郁于肌肤脉络,气血运行失畅所致。《医宗金鉴》亦载:"此症由肺经风热而成。"可见,遵"肺主身之皮毛"经旨,疏散肺经风热、清热透达当为首要,使风热得去,血脉调和,则疹自消,诸症可减。

案例2:脱发案

赵某,男,29岁。因"巅顶部头发脱落5年"来诊。

近5年来因工作压力日增,自前额至巅顶部头顶毛发日渐细软稀少、脱落明显,发量日渐稀疏、两鬓角及前发际线上移、范围逐渐扩大至顶颞部,痒如虫行,口干口苦明显,时有鼻痒鼻塞流涕,有"过敏性鼻炎"史,胃纳可,喜食肥甘,大便黏腻不爽,夜寐尚安。求治于王庆其,诊见:形体偏胖,前额至巅顶头发脱落,仅余颞部,头皮油亮,发质偏油,舌淡红苔薄黄腻,脉滑。诊为"油风",为劳倦内伤,过食肥甘厚腻,肺胃积热,湿热上熏于肺,外受于风所致。治以清肺祛风止痒,健脾燥湿泄浊。

方拟:炒白术12g,薏苡仁30g,泽泻15g,滑石30g,粉草薢15g,通草6g,川柏 12g，白鲜皮 12g，地肤子 12g，苍耳子 12g，辛夷花 9g，薄荷 6g，生甘草 6g，连翘 12g。上方服用 14 剂。

并嘱清淡饮食，规律起居，减少熬夜，调摄情志，复诊先后加用地榆 15g、白蒺藜 20g、当归 12g、丹皮 12g、虎杖 30g、茵陈 30g、防风 12g、土茯苓 15g、菊花 12g，至月余，巅顶至前额绒发长出，色黑浓密，发量逐渐恢复正常，鼻塞流涕亦缓。后随访数年，未见反复。

按：患有多年鼻炎病史，鼻塞流涕也是肺气失宣之象。辨证应属脾胃湿热，治疗以健脾助运、祛湿清热、凉血消风为主。王庆其以萆薢渗湿汤加减，不忘宣肺疏风。方中炒白术健脾助运；泽泻、滑石、通草、薏苡仁、粉萆薢利湿清热；白鲜皮、地肤子清热燥湿，解毒祛风；连翘、薄荷、防风清肺经风热，且其性轻浮升散，使湿热之邪从汗而解；苍耳子、辛夷花祛风止痒；生甘草调和诸药。诸药合用，终使邪去正安，水谷精微运化正常，精血充盈，毛发得以濡养，发根牢固则毛发健旺。同时，鼻塞流涕之症纾解，亦为"肺主皮毛"之佐证。

（李海燕）

"脾气散精，上归于肺"与"聚于胃，关于肺"

前者语出《素问·经脉别论》，后者语出《素问·咳论》，皆为中医脾肺相关理论的渊源。

生理上：从五行而言，土生金，脾与肺为母子关系；从经脉而言，手太阴肺脉起于中焦，还循胃口，上膈属肺。故水饮入胃，经脾胃运化，吸收水中精微，脾气升津，由肺脉方能上归于肺，再通过肺之宣降，若雾露之溉，布津于上下，滋润濡养于全身。虽然，《素问·经脉别论》重在谈水饮入胃后的正常输布，但正是因为脾与肺之间在水饮输布代谢中有着如此密切的联系，才为后来《素问·咳论》论脾与肺在咳嗽病变时的关系提供了依据。

病理上：若脾胃失其运化，水饮入胃后，则水精不得吸收输布，致使水湿内聚成痰成饮，此时由脾上归于肺脉的就不是水中精气了，而是水湿痰饮之邪气。《素问·咳论》论咳嗽与肺胃的关系最为密切，将其概括为"聚于胃，关于肺"，准确而又精辟。清代姚止庵《素问经注节解》云："聚者壅也，关者闭也，言气壅闭于肺胃也。"揭示了"关于肺"之内涵，即肺之气道被闭，开合失司、肃降失权。肺道为何关闭？关闭它者又为何物？众所周知肺质疏松，形如蜂巢，清轻肃净，不容杂物，此杂物乃外邪、痰饮、瘀血、异物等类，现水湿痰饮由中焦循肺脉上迫于肺,如同杂物停于肺中,其焉能保持清肃?而致气道堵塞关闭,肺气难以通降,遂为咳嗽喘促。本文在"聚于胃,关于肺"之后还有一句话,"使人多涕唾,而面浮肿气逆也",若不细细体察,往往易将其误解为咳嗽之病伴随的症状。实际上,它是对"聚于胃,关于肺"的补充说明。《内经》无"痰"字,经言"涕唾"即指痰而言,辅助"聚于胃",寓水湿聚于胃之意于其中;"面浮肿气逆"则辅助"关于肺",寓水湿痰饮迫肺、肺气上逆之意其中。对此,不能随文衍义,一带而过。

笔者认为,学习《内经》不仅要将同一篇章中的内容上下相承,还应该将不同篇章中的相关原文前后贯通,方能窥其全貌。

这两句经文的重要意义还在于,它成为"脾为生痰之源,肺为贮痰之器"的理论基础,后世医家据此而分析痰湿咳嗽与肺脾的标本关系。金元时期刘河间云:"咳嗽谓有痰有声,盖因伤于肺气,动于脾湿,咳而且嗽也。"清代沈金鳌云:"有痰无声曰嗽……病在脾,脾藏痰,故痰出而嗽止。"并指出其治疗"因痰致嗽,重在痰,脾为主,速宜消痰"。

江西中医药大学洪广祥致力于肺系疾病的研究,其诸多学术观点皆源于中医经典,尤对呼吸系统疾病治验丰富、疗效显著。其对脾虚湿痰证治的总结是:咳声重浊,多为连声咳,夜重日轻,咳黏液痰,痰量 50ml 以上 /24h,兼见畏寒肢冷,大便稀软,舌质偏淡或胖,有齿痕,舌苔白或白腻,脉多弦滑,体检可见轻度或中度肺气肿征象,肺功能轻度、中度减损,其病机为脾气虚弱,痰湿犯肺。治疗时,常选用党参、白术、茯苓、甘草、法半夏、陈皮、白芥子、矮地茶、牡荆子、天浆壳等。阳虚寒象明显者,加干姜或桂枝。此类咳嗽以脾虚为本,以痰湿为标,故以健脾燥湿为要、祛痰止咳为辅。(《豫章医萃——名老中医临床经验精选》)

古今医家皆从临床实践中验证了《内经》对脾肺相关理论的论述。

(齐 南)

肺者,相傅之官,治节出焉

语出《素问·灵兰秘典论》。相傅,同义复词,傅亦相也。治节,治理与节制。《类经》注:"肺与心皆居膈上,位高近君,犹之宰辅,故称相傅之官。肺主气,气调则营卫脏腑无所不治,故曰治节出焉。"肺,是相傅之官,犹如相傅辅佐着君主,因主一身之气而调节全身的活动。通过运用化痰理气、祛湿健脾等中药来治疗调节肺的气机运动,从而周身气机运行通畅,使气顺痰消,痰去湿化。

案例1:慢性阻塞性肺疾病案

邵某,男,82岁。主诉:反复咳喘4年,加重近1个月。患者于4年前出现咳喘伴胸闷,咳痰色清、质稠,当时就诊于华东医院,诊断为慢性阻塞性肺疾病,并予信必可都保(布地奈德福莫特罗粉吸入剂)4.5μg 每日2次、噻托溴铵18μg 每日1次吸入治疗,一直持续治疗中,症状有所好转。此次就诊前1个月咳喘症状加重,伴有低热、下肢浮肿。7月5日于华东医院入院治疗,检查PETCT示两肺炎症及炎症后改变,两肺门及纵隔淋巴结肿大,伴糖代谢增高,考虑炎症可能;肺气肿,主动脉及冠状动脉壁钙化。予止咳化痰、平喘利尿等西药对症治疗后好转出院(具体药物不详)。现患者为求进一步治疗,故来我院门诊就诊。刻下:患者咳嗽、咳痰,痰色清、质稀,伴胸闷气喘、下肢浮肿,无发热恶寒,无咽干鼻塞,无咯血,无恶风等症状,纳食较差,二便一般,夜寐尚可。患者既往有高血压病史,服用立普妥(阿托伐他汀)10mg、每日1次,拜阿司匹灵(阿司匹林肠溶片)100mg、每日1次,呋塞米1粒、每日1次,螺内酯40mg、每日1次,血压控制良好。有吸烟史,已戒15年。舌淡白,苔腻,脉沉细。中医诊断:肺胀病,痰湿阻肺证。治宜化痰降气,健脾益肺。

处方:陈皮6g,制半夏(姜半夏)12g,白茯苓12g,制厚朴6g,制苍术12g,黄芪30g,太子参15g,炒白芍12g,炒白术12g,防风12g,麻黄9g,桂枝15g,桑白皮30g,白果仁30g,蒲公英(15g/包)2包,紫花地丁(10g/包)3包,佛耳草30g,开金锁30g,泽泻15g,甘草6g,藿香12g,紫苏梗12g。

14剂后患者咳嗽症状已不明显,咳痰量减少,胸闷气喘症状较前好转。考虑患者长期服用西药,治疗以健脾益气为主,则脾健亦利肺气。

二诊时,患者下肢浮肿未见明显好转,治宜补气益肺、行气利水、培土生金。正如《素问·六节藏象论》说:"肺者,气之本,魄之处也。"肺气调,则人体一身之气通,机体运调有节,气调水行,寓有提壶揭盖之意。《素问·太阴阳明论》云:"今脾病不能为胃行其津液,四肢不得禀水谷气,气日以衰,脉道不利,筋骨肌肉,皆无气以生,故不用焉。"故用培土生金法,补脾益肺。因此在原方基础上加阳春砂(用时捣碎)(3g/包)2包、木香12g、莱菔子(炒)12g、蜜炙紫苏子12g。14剂后患者咳嗽、咳痰较前明显好转,胸闷气喘症状减轻,下肢浮肿也有所好转。

三诊时,患者下肢浮肿症状已消失,但病情已有变化,故治宜理气化痰、补气健脾、金水相生。思水肿症状的改善可从《内经》原文理解,即《素问·水热穴论》所载"故肺为喘呼,肾为水肿,肺为逆不得卧,分为相输俱受者,水气之所留也"。症状之本仍追源于肺气之逆,且肺肾同源,金水相生,以调理肺气为主的同时亦使肾水相通而浮肿消。故在原方基础上去制厚朴、制苍术、麻黄、桂枝、桑白皮、白果仁、佛耳草、开金锁、泽泻,太子参换为党参,加郁金 12g、炒枳壳 12g、炒路路通 12g、八月札 12g、黄连 6g、吴茱萸 6g。14 剂后患者咳嗽、咳痰、胸闷气喘等不适均有好转。现药已对症,病情好转,可继续服用上方。

按:水肿症状亦考虑为本病的并发症之一,金水相生,肺肾同源,故以健脾益气药为基础,理气药佐助,使本病逐渐好转。因此,"肺者……治节出焉"是指导治疗肺胀疾病的有效指导方法,值得进一步临床研究与探讨。

案例 2:哮喘案

缪某,女,48 岁。主诉:支气管哮喘 30 年,加重 4 年。

现病史:患者自述家族遗传,18 岁时首次发作哮喘。近 4 年来,自觉病情加重,每年哮喘急性发作时立即住院治疗。今年 6 月因受凉后发作,胸闷气促,无咳嗽咳痰,无恶寒发热,当时就诊于中山医院,治予信必可都保 4.5μg/ 吸、每日 2 次,万托林(硫酸沙丁胺醇吸入气雾剂)100μg/ 吸、每日 2 次,症状有所好转。7 月因劳累后胸闷气促加重,遂于某医院住院治疗,予对症处理后好转出院(具体用药不详)。

刻下:患者活动后胸闷气促明显,两胁有胀痛,无咳嗽咳痰,予万托林吸入治疗后可缓解。当吸入刺激性气味后打喷嚏、流清涕、眼睛痒,后可自行缓解。纳食可,二便调,夜寐易醒。辅助检查:FEV_1% 65.9%,FEV_1/FVC% 61.43%,支气管舒张试验(−),FeNO 106ppb。既往有过敏性鼻炎病史 40 余年。有猫狗皮屑、杨柳树、螨虫等过敏史。舌淡红,苔薄白,脉细涩。中医诊断:喘证,肺气亏虚。治宜补肺益气。患者病程日久且素体有痰饮聚集,据《金匮要略》中"病痰饮者,当以温药和之",本病治疗当以温药为主。久病必有瘀热,故予川芎、丹参、茜草、旱莲草等化瘀清热。久病气耗,当以黄芪、太子参等补益之药顾之。本草有云"哮喘为顽痰闭塞,非麻黄不足以开窍",故以麻黄为君药,奏宣肺平喘之效,辅以桂枝、桑白皮、白果仁助宣肺气。

处方:麻黄 9g,桂枝 15g,白果仁 30g,桑白皮 30g,黄芪 30g,太子参 15g,炒白芍 12g,炒白术 12g,防风 12g,南沙参 12g,北沙参 12g,川芎 12g,丹参 12g,白芷 15g,薄荷 6g,茜草 30g,旱莲草 30g,蒲公英 30g,紫花地丁 30g,甘草 6g。14 剂后患者胸闷气促症状较前稍有减轻。

三诊:患者胸闷喘促现已好转,但脉象仍旧涩滞,为进一步改善目前患者体内痰瘀之证,遂予上方加泽兰 9g、茺蔚子 12g 以清热活血散瘀。

四诊:此次患者就诊胸闷喘促之症好转,夜寐安,故上方去麻黄、桂枝、白果仁、桑白皮、酸枣仁、合欢皮,加辛夷 12g、苍耳子 9g 以增强机体抗过敏能力。14 剂后患者诸证改善,后期可通过改善过敏情况来控制病症发作。

按:患者胸闷气促明显,两胁有胀痛。《素问·大奇论》曰:"肺之雍,喘而两胠满。"肺司呼吸,主肃降,位居胸中,故肺气壅滞,则喘息而两胁胀满作痛。气机郁结胸中,以麻黄、桂枝宣散肺气,白果仁、桑白皮降气平喘,宣降结合,使肺气畅达于体内,则胸闷喘促症状缓解。久病瘀阻必有川芎、丹参等活血之药,亦需黄芪、沙参、白术补气,寓有理气通络之意,使白芷、薄荷、辛夷、苍耳子共调机体。

(汪　珍　汤　杰)

五藏之应天者肺

将肺比作"天",最早出现于《灵枢·九针论》:"一者,天也;天者,阳也。五藏之应天者肺。"后世又有张志聪之"肺属天"、石芾南之"肺固人之天也"、汪绮石之"肺为五脏之天"。肺为五脏之天的临床意义,可以从以下几个方面来理解。

治肺为治虚三本之一。《理虚元鉴·治虚三本》曰:"治虚有三本,肺脾肾是也,肺为五脏之天,脾为百骸之母,肾为性命之根,治肺治肾治脾,治虚之道毕矣。"前人治疗虚劳论脾肾者多,论肺者少,而汪绮石却独详于肺,提出"肺为五脏之天"的观点。汪绮石提出:"是以专补肾水者,不如补肺以滋其源。肺为五脏之天,孰有大于天者哉?"肺为人体气化之源头,因先天之气、后天之气皆聚于肺。肾中元气不能直接到达周身,须先经三焦升至肺,再经肺而至全身。脾胃消化吸收的水谷精微,并不能直接滋养周身,亦须先"上归于肺",再经肺布散全身。

五脏阴虚之证统于肺。《素问·痿论》对于痿证的病机概况为"五藏因肺热叶焦,发为痿躄"。痿证由五脏气热,阴津受损,肢体肌肉失养所致。其中强调了肺热作为核心病机的地位,提示肺在全身阴津输布上的重要作用。后世《理虚元鉴·劳嗽症论》所持"阴虚之症统于肺"的观点即源于此。故绮石治疗劳嗽、吐血、干咳、痰中带血、骨蒸、遗精梦泄等阴虚证时要时时强调清金保肺。《理虚元鉴·阴虚之症统于肺》曰:"虽有五劳七伤之异名,而要以肺为极。故未见骨蒸、劳嗽、吐血者,预宜清金保肺;已见骨蒸、劳嗽、吐血者,急宜清金保肺;曾经骨蒸、劳嗽、吐血而愈者,始终不可忘生金补肺。此阴虚之证,所当悉统于肺也。"

肺主治节,调节五脏。肺和心是君相关系,对心有辅助和保护作用。当心行血功能障碍时,可考虑从补肺气的方法治疗。补益肺气,恢复肺的功能,也就成为中医临床改善血液运行条件、治疗瘀血证的一个重要手段。生脉散是目前治疗冠心病的有效药物；方中以人参为君药，益气生津以补肺，肺气旺则四脏之气皆旺，并可助心行血，故有疗效。心肺是血液化生的重要场所。血液化生不足则引起血虚病变。临床上在补血药中加入补肺气之品，如补血名方"当归补血汤"之重用黄芪，即通过补气来生心血。

肺主治节对肾的气化起推动作用。对肾气化失司导致的水肿病，可治肺以利水，后世谓之"提壶揭盖"法，如清肺饮临床常用于治疗肺热壅盛的癃闭。肺的肃降可以抑制肝气升发不致太过逆上，后世谓之"佐金平木"法，如在疏肝理气药中加入桑白皮、杏仁、枇杷叶、苏梗等降肺气之品。肺主治节可以促进脾气升清，使上窍得清阳之温润，则视听言嗅灵敏无误。若清阳不升，可见耳鸣耳聋、头晕头痛等症，治疗时应在健脾的同时加入补肺助阳或开宣肺气之品。

案例1：痿痹案

祝仲宁治一人病脚膝痹痛，医皆以为寒湿，率用乌附蛇酒之药，盛暑犹服绵，如是者三载。其人梦有神人书祝字以示，因请祝。祝诊视良久，又检诸医案，怃然曰：此湿热相搏而成，经所谓诸痿生于肺热者也。即日褫其绵，取清燥汤饮之。曰：此疾已深，又为热药所误，非百贴不效。盖服三月余，病良已。(《名医类案·痿》)

按：清燥汤出《脾胃论》，由黄芪、苍术、白术、陈皮、泽泻、人参、茯苓、升麻、当归、生地黄、麦冬、甘草、神曲、黄柏、猪苓、柴胡、黄连、五味子组成，通过补益肺脾、清润肺金达到治痿的效果。《素问·痿论》曰："五藏因肺热叶焦，发为痿躄。"说的就是这个道理。

案例2：癃闭案

某，男，64岁，1984年1月5日初诊。素有咳喘20余年，因天气骤变，复受外邪，发热恶寒，头身酸痛，咳喘憋闷，喉中哮鸣，咳吐白稀痰。小便滴答不已，排尿艰难，小腹胀满不堪。舌红，苔白而干，脉浮数。拟开宣肺气，通利小便法。方用定喘汤加减。药用麻黄10g，生石膏15g，半夏6g，桑白皮15g，苏叶、杏仁、黄芩、桔梗、浮萍草各10g，生甘草5g。服3剂后哮喘平，咳嗽减，小便通畅，小腹舒适。[刘士正.提壶揭盖法治疗癃闭[J].辽宁中医杂志，1989(3):32]

按：肺主治节，为水之上源，主气布津，有通调水道之功。肺气宣则水道畅。病案为肺气壅滞，水道不利，而致癃闭，故治疗皆宣发肺气。方中麻黄、杏仁、桔梗开宣肺气，共奏提壶揭盖之功，使肺气得宣，小便异常得除。

（陈　晓　张立艳）

肾 主 骨

语出《素问·宣明五气》。骨骼对人体主要发挥支撑和运动功能。《内经》中关于肾与骨的关系论述较多,如"肾主身之骨髓"(《素问·痿论》),"肾者……其华在发,其充在骨"(《素问·六节藏象论》)。可见,骨的功能发挥正常的物质基础是肾中精气。肾藏精,精生髓,髓养骨。《素问·逆调论》曰:"肾者水也,而生于骨,肾不生则髓不能满,故寒甚至骨也。"临床上对骨病可以从补肾益精治疗,有很好的疗效。

案例:膝关节骨肉瘤术后案

夏某,男,26岁,2010年4月10日初诊。

自述1年前确诊为膝关节骨肉瘤,手术后半年复发,再次进行手术治疗,因本病恶性程度高、容易复发,有人劝其中医药治疗。刻下下肢无明显不适,但不耐久立,伴有腹痛,舌淡红苔薄腻、脉滑数。

处方:骨碎补15g,伸筋草15g,木瓜10g,怀牛膝15g,续断12g,黄柏10g,焦山楂15g,厚朴10g,炒白术15g,茯苓15g,神曲15g,蛇舌草30g,蛇莓15g,木香6g,炙甘草6g。

14剂后复诊,药后诸症可,舌淡苔薄、脉稍数。上方去蛇莓,加知母10g、地丁30g、千年健10g。随后1年半随证以上方加减化裁,诸症尚可。2012年3月10日查骨密度低下,西医查各项指标正常,唯口干,余无不适,舌脉同前。上方加麦冬10g、石斛10g,以养阴。

至7月28日复诊,诸症无明显变化。3月10日方加黄精10g、鹿角霜10g、菟丝子15g,去怀牛膝。2013年1月20日复诊,诸症尚可,无明显不适,舌淡红苔薄白,脉缓。

处方:熟地15g,枸杞子15g,山茱萸9g,山药9g,丹皮9g,茯苓15g,泽泻15g,蛇莓30g,怀牛膝15g,桑寄生9g,蛇舌草30g,骨碎补15g。14剂。

2013年7月20日来诊述骨癌术后3年余,无明显不适,舌淡胖、有齿痕,脉缓。2012年3月10日方去党参,加猫爪草15g。患者继续治疗至2014年底停药。

按:骨肉瘤是骨恶性肿瘤中最常见的一种,多发于青少年,恶化程度较高。肿瘤迅速生长是由于肿瘤经软骨阶段直接或间接形成肿瘤骨样组织和骨组织。患者未服用中药前半年即复发,服用中药后至今未发,已经大学毕业,参加工作,平时还能参加适当的体育运动。根据肾主骨的理论,本案从肾论治,补肾填精,强筋壮骨,疗效满意。

（邹纯朴）

肾者主蛰,封藏之本

语出《素问·六节藏象论》。言肾应冬藏之气,具有闭藏的特性,肾主藏精,其所藏之精包括先天之精与后天之精,为人体生长发育和生殖的物质基础,宜藏不宜泻。先天之精禀受于父母,其与身俱来,人出生之后,后天之精不断充养培育,使先天之精源泉不竭,因而两者相互依存,有着不可分割的密切关系。

欧阳卫华等在《中医药研究》2002年第2期撰文,阐述对"肾为封藏之本"的认识,提出肾的所有功能都是肾主藏精的功能体现和延伸。认为肾主藏精是封藏的根本含义,肾的功能皆体现于肾之藏精。肾为五脏之根本,五脏之精皆藏于肾,才能内涵而不外溢。肾阴肾阳的协调是肾脏功能得以正常发挥的必要前提,其中肾阴(精)是肾蛰藏功能的物质基础;肾阳(气)是肾行使蛰藏功能的动力。

临床上若肾之主蛰、封藏功能失调则会发生多种病变,如肾精不足,可见腰膝酸软、头晕耳鸣、齿摇发枯、憔悴早衰、无精少精、阳事不举等病症。治宜填补肾精,常用方如左归饮(《景岳全书》:熟地黄、山茱萸、山药、枸杞子、茯苓、甘草)、大补元煎(《景岳全书》:人参、炒山药、熟地黄、杜仲、枸杞子、当归、山茱萸、炙甘草)。肾虚滑脱,精关不固,可见精时自下、遗精、滑精、阳痿早泄、夜尿频多、遗尿、小便失禁等,治宜补肾固摄,常用方如金锁固金丸(《医方集解》:沙苑蒺藜、芡实、莲须、龙骨、牡蛎)合补天再造丸(《杂病源流犀烛》:紫河车、牛膝、天门冬、麦冬、杜仲、五味子、陈皮、干姜、侧柏叶)。

案例1:吕某,男,28岁。

睾丸隐痛2年余,时发时止,每因劳累而引发,近2个月来,出现阳事不举,头晕腰酸,怕冷神倦,舌红苔薄,脉弦细尺弱。

辨证:恣情纵欲,肾脏阴阳两亏。

治法:调补阴阳。

处方:熟附片9g,肉桂2.4g,炒知柏各6g,生熟地各12g,山萸肉9g,怀山药12g,云茯苓9g,丹皮9g,泽泻12g,巴戟肉12g,羊睾丸1副(另炖服)。20剂。

二诊:睾丸隐痛已愈,清晨阳事已举,怕冷亦见好转,但易疲乏,脉细,舌红胖。肾亏而精不充,再拟益肾补精。

处方：熟地 24g，砂仁 2.4g（后下），怀山药 15g，山萸肉 9g，枸杞 9g，当归 12g，仙灵脾 12g，补骨脂 12g，五味子 6g，羊睾丸 1 副（另炖服）。30 剂。

三诊：阳痿得愈，舌红脉细。肾精不足，有别于肾阳虚亏，再拟补肾精以调治。

处方：熟地 24g，砂仁 2.4g（后下），怀山药 15g，山萸肉 9g，制首乌 15g，枸杞子 12g，当归 12g，五味子 6g，菟丝子 15g。14 剂。（《张伯臾医案》）

按：阳痿有肾精不足、肾阳虚亏和湿热下注之分。大凡年轻已婚者，多因房事过度，肾精不充所致，不可滥用壮阳药。若误进壮阳之品，犹如竭泽而渔，或可图快于一时，必遗后患。张伯臾临床治此类阳痿，重用熟地、山药、山萸肉、枸杞子、龟甲、鹿角胶等补肾填精，而且强调忌房事 3 个月以上每能获效。张伯臾还认为，羊睾丸乃血肉有情、阴阳平补之品，对肾精不足之阳痿有疗效，凡病阳痿者皆可用之。

案例 2：王某，男，32 岁。

患慢性肝炎已有 5 载，近期出现五心烦热，急躁易怒，头晕耳鸣，每隔三五日即梦遗 1 次，阳易勃起，不能控制，腰膝酸软，口渴思饮，两颊绯红，目有血丝，眼眦多眵。脉弦而数，舌光红少苔。证属肝阳过亢，下及肾阴，风阳鼓动，相火内灼。乃用王太仆"壮水之主，以制阳光"的治疗原则。

处方：生熟地各 20g，丹皮 10g，白芍 6g，黄柏 8g，山药 15g，知母 10g，龟甲 10g，山萸肉 15g，茯苓 12g，天冬 10g，麦冬 6g，酸枣仁 20g，夜交藤 15g，丹参 12g，黄连 8g。

服至 8 剂则神倦欲睡，又进 4 剂，则觉心神清凉，烦躁顿消，阳不妄动，走泻不发。后以知柏地黄丸巩固而愈。（刘渡舟医案）

按：李士材有"乙癸同源"之说。肾藏阴精，肝藏阴血，二者内有相火，一旦肝肾的阴精不足，不但其间可相互影响，而且可造成相火偏亢，火盛则动。动则扰动精室，肾之封藏失职，于是屡发遗精走泄等证。故用肾肝同治之法，壮阴水以制火阳之动。方证相对，果获良效。

（王　琦）

肾者主为外

类似的经文曾两次出现于《灵枢》之中，而且所言之意不尽相同。

首先，《灵枢·师传》道："肾者主为外，使之远听，视耳好恶，以知其性。"本文所讨论的是从人之身形候内在脏腑,此言从耳的听觉情况可知肾的强弱和人的性情等,以说明脏居于内、形见于外。张景岳解释:"肾为作强之官,伎巧所出,故主成形而发露于外。其窍为耳,故试使远听及耳之善恶,则肾脏之象可因而知之矣。"

继之,《灵枢·五癃津液别》道:"五藏六府……肾为之主外。"本文所讨论的是五谷化生津液的输布代谢过程,所言肾主藏精、蒸化津液,濡润与外界相通之空窍。正如张志聪所云:"肾主外者,肾主藏津液,所以灌精濡孔窍者也。"

同样的原文之所以在不同篇章中有不同含义,是与其文所讨论的主题及上下文义一脉相承的,各有其道理。当然,也有的注家从根本上否认此原文,如杨尚善《太素》则将"外"作"水",等于排除了肾主外的功能。

我们是否能更拓展对这句经文理解的思维空间呢?从耳的听力好恶而言,反映了一个人生命力的状态;从外主孔窍濡润而言,关系到肌表的防御能力。于是,笔者拟将"肾为之主外"解为"肾主卫外"。

卫外功能本属卫气所为,有何理由将其归之于肾呢?关键在于卫气与肾的关系。其一,从功能上来看,肾者,内寄元阳,为人身阳气之本,而卫气是阳气的一部分,故肾阳也是卫阳之根,卫气借肾阳之温煦鼓动,方能司其卫外抗邪之功用。其二,从运行上来看,据《灵枢·卫气行》所云,卫气昼始于足太阳膀胱经而出于阳分,夜始于足少阴肾经而入于阴分,膀胱又为肾之腑,故卫气之出入皆由于肾,其运行始终不离于下焦之肾,故《灵枢·营卫会》提出了"卫出于下焦"的观点。由此,可得出卫气源于肾之结论,卫气的卫外功能与肾密切相联,其强弱与否取决于肾阳的盛衰,这也是"肾为之主外"的理论基础。

以往,人们对于那些抵抗力低下而易感冒患病者,究其原因为卫气虚弱,治之固然也以补益卫气,而补益卫气又重在脾肺,从肾考虑则较少。基于"肾为之主外"的观点,增强卫气、防病抗病,绝不可忽视补肾益肾。肾精充沛,肾气旺盛,则人体元气充实,正气充足,从而避邪于外。西医学认为,免疫功能的低下和紊乱是机体易感染疾病的重要原因之一,而肾对人体的免疫起着调节作用,是免疫之本。通过补肾辅助正气、振奋卫阳之气,既能抗御和清除外邪,也可调节和维持机体阴阳平衡以清除内邪,保持人身免疫系统所具有的防御、自稳与监视三大功能的正常。临床养生中,我们采用补肾名方六味地黄丸、左归丸、右归丸、肾气丸等,皆起到提高机体免疫力、改善免疫状态、调节免疫功能相对稳定的作用,以维持人体健康。

江西中医药大学呼吸病专家洪广祥总结治疗慢性支气管炎之经验,认为该病临床缓解期当突出扶正固本。患者在此阶段,虽病情暂时稳定、病症暂时缓解,但机体抗病力差,病根尚未清除,容易复感外邪而诱发或加重。遵循"缓则治其本"的原则,当以扶正固本为重,旨在提高机体免疫力,减少或控制复发。在扶正固本中,调补肾脏是其重要的一着,偏阳虚者,方以右归丸、桂附八味丸加减;偏阴虚者,方以六味地黄丸加减。(摘自《豫章医萃——名老中医经验精选》)

凡此种种,都证明"肾为之主外"可理解为"肾主卫外",而将这一理论运用于养生与治病中皆有其重要意义。

(齐　南)

肾者,胃之关

(一)

《素问·水热穴论》说:"肾者,胃之关也,关门不利,故聚水而从其类也。"这道出了水肿病的发生与肾、胃(脾)之间的内在联系。我们理解经文时,切不可仅囿于对水肿病机的解释。喻昌《医门法律·消渴论》中也记载"肾者,胃之关也。关门不开,则水无输泄而为肿满;关门不闭,则水无底止而为消渴",实是活用经旨之典范。

笔者受此启迪,认为还可进一步引申其义,分析肾与胃之间的关系。肾司二便,确为胃纳及化生水谷的重要出入口处,关门失调不仅可引起水肿、消渴等病证,还能导致更多的疾病。如大便不通则脘腹胀满而纳呆,大便泄利则胃气受戕,引起脾胃气虚。还如,肾为水火之脏,肾元不足,火不生土,不仅可引起关门不利,而且可致胃阳不振诸证。

再从临床实践看,治疗某些胃病,不能光着眼于胃,"见胃治胃",往往不能收全功,必须联系肾与胃之间的关系来分析,大便不通者应通其便,大便泄泻者应止其泻,而通便、止泻不要忘记肾;火不生土者温其阳,阴不足者益元阴等。这样可以扩大视野,拓展辨证之思路。同样,治疗肾病也必须联系及胃,胃气不旺,肾乏化源,肾病不易康复。

1993年治一紫癜性肾炎患儿,14岁左右,病已3年余,因长期服用泼尼松,出现库欣综合征,面部肿、胖难分,面色㿠白无华,神气委顿,只能卧床休息,动辄罹感冒,纳少,小便化验以红细胞及蛋白为主征。家长焦虑如焚。适逢我赴太仓省亲,顺便邀诊。察舌体胖嫩,苔白水滑,脉细无力。经云:"肾者,胃之关也。"关门不利,固可以成水肿;久病脾胃气虚,不能生化水谷之精气,化源匮乏,肾精不足,加重气化失司。姑先扶助胃气为治,投四君子汤加黄芪、山药、大枣、旱莲草、茜草、仙鹤草、焦楂曲等,治疗3个月,食欲渐振,精神明显好转,感冒未染。以后脾肾兼治,佐以利尿之剂,小便化验转为正常。嘱激素用量逐步减少,库欣综合征明显缓解。前后中药调治1年左右,激素停用,诸症消失,化验正常,完全康复。随访数年未见复发,现已考取某中专学校。

(王庆其)

(二)

《素问·水热穴论》云:"肾者,胃之关也。关门不利,故聚水而从其类也。上下溢于肌肤,故为胕肿。""关"即门户要会之处。肾为至阴之脏,主水,因水从胃入,而从肾出,故为胃关。条文道出了水肿的发生与肾、胃(脾)之间的内在联系。后世医家对该理论进行拓展延伸,形成的"胃肾相关"理论已为中医界所认同。

临床治疗肾病必须联系及胃,若胃气不旺,胃气痹阻,肾乏化源,则肾病不易康复。己椒苈黄丸(《金匮要略》)用以治疗"肠间有水气",即饮邪内结、腑气不通之证;宣清导浊汤(《温病条辨》)用以治疗"神昏窍阻,少腹硬满,大便不下",即湿浊久郁、肠道气机痹阻之证。两方证皆可是胃肠气痹湿阻,水液运化失职,水湿内阻致使水液代谢异常波及于肾,而使少阴主水失常,心肾之病皆可由生,即上源之水不清而致下源之水不洁。当前临床多用两方治疗属于湿浊浸渍下焦的急慢性肾炎时出现的二便不利。此亦看作肾病主水失常以致影响胃肠的津液代谢,肾胃同病而二便俱不利,"小大不利治其标",急先通畅二便以解上源胃肠之土窒水壅,而后则图治其本,亦可谓从胃治肾理论的运用。

同样,治疗某些胃病,不能光着眼于胃,必须联系肾与胃之间的关系来分析。如叶天士注重胃柔润通降,强调肾阴之于胃阴的重要作用,如医案"脉长弦数,阴亏阳不宁静,食下便溏,亦肾为胃关之义,六味汤去萸加牡蛎",指出肾阴亏虚,虚火扰胃,产生痞逆不食、脉弦数等症,更以六味地黄汤加减治疗。李东垣提出热中之证,指出脾胃气虚,肾中虚火就会冲犯脾胃,而泻肾中之虚火,可补脾胃元气,临床可采用滋肾水而调胃的方法。阳明胃土,需肾火温煦。肾阳乃人体脏腑阳气之根本,达全身而变为脏腑之阳。胃阳亦需肾阳温煦。肾阳旺则胃阳旺,可助釜下之火,化谷正常;阳气一衰,胃中无火,胃阳失根而寒,则谷物难化,釜下无火可见反胃、泄泻。因此,治疗胃气虚寒之证,除采用温中法外,还应配合温肾法。

案例:反复浮肿尿少案

赵某,女,44岁,已婚。因反复浮肿,尿少已4年,近1个月来加重。于1975年3月6日入院。患者4年前已出现尿频腰痛尿少,面部浮肿,经当地医院检查尿内发现蛋白及红、白细胞,经治疗好转。后因高热,腰痛加剧,又全身浮肿,尿内变化明显,曾用过四环素、青霉素、红霉素等治疗,效果不明显,经常全身浮肿,尿少,下肢浮肿加重、恶心纳差,尿量每日840ml,尿常规示蛋白(+++)。病人曾患过肠结核、肝炎、胃溃疡等病。当时症见头痛吐涎沫,腹胀大,小便短少、浮肿、心下逆满、无汗,脉象沉细,舌苔薄白。

脉证合参,本证是清阳不升,遂致头痛作呕,先宜降逆化浊止呕为法,用吴茱萸汤合五苓散加味。

处方:吴茱萸12g,甘草9g,生姜15g,红人参15g,白术9g,猪苓12g,茯苓30g,泽泻45g,桂枝12g,大腹皮15g,车前子(包)12g。

二诊:头痛呕吐已减、肿胀未消,小便短少、尿量每日200~420ml,脉象沉细,舌苔淡白。此乃虚水不化气,则腹大浮肿,尿少,拟温阳发汗利水之法。

处方:甘草9g,桂枝12g,麻黄9g,附子15g,细辛6g,防己15g,知母12g,吴茱萸12g,黑白丑15g,生姜9g,大枣(擘)7枚。

三诊:仍腹胀浮肿、小便短少,寸脉数、关尺沉无力,舌苔白润,食少泛酸,尿量增至每日500~600ml。中医辨证乃下焦阳虚,肾气衰微、脾阳不振、水不化气。治宜温阳补脾、化气利水之法。

处方:生熟地各12g,丹皮12g,山药15g,泽泻30g,山萸肉12g,茯苓24g,肉桂9g(后下),白术15g,制附子12g,黄芪60g,党参60g,车前子(包)12g,栝楼30g,黄连4.5g,黑白丑24g,当归12g。连服20天,3天后尿量每日1 200~1 600ml。

四诊:患者感到食欲增进,仍有头晕心慌、疲乏汗出、耳鸣齿松,脉象弦细无力尺弱,苔白。中医辨证乃血虚肾亏所致。治宜壮阳补肾,益气补血。

处方:黄芪60g,党参30g,当归15g,炙草12g,熟地24g,巴戟天12g,淫羊藿18g,益智仁15g,菟丝子30g,白术12g,浮小麦30g,生牡蛎18g,山萸肉12g,生山药18g,沙苑蒺藜30g,肉桂6g,沉香6g(后下)。连服10天。

五诊:心悸已除、汗出已止、体力增加,继服上方82天,以壮阳补肾、益气补血。病情稳定,月经复来(治疗过程中发生停经),腹水(-),尿量每日1 650ml,血压120/80mmHg,停药出院。(《赵锡武医疗经验》)

按:本例中药治疗分成如下几个阶段。第一阶段采用吴茱萸汤合苓桂术甘汤治其标。吴茱萸汤具有温中补虚、降逆止呕功效,适用于厥阴头痛、呕吐涎沫等症;苓桂术甘汤具有健脾渗湿之功,适用于中焦阳虚、脾失健运所致心悸、气短、头眩等症,以及慢性肾炎尿毒症初期头眩、呕吐等症。第二阶段采用消水圣愈汤加减。本方具有温肾助阳、化气行水之效,适用于腹水、腹胀、尿少,以及慢性肾炎尿毒症腹水尿少期。第三阶段采用桂附八味丸、春泽汤、当归补血汤化裁,具有温阳补肾、益气利水之功,用于治疗慢性肾炎尿毒症。桂附八味丸具有温补肾阳之功,适用于肾阳虚、气化不利、水湿泛滥所致小便不利、腰重腿肿;春泽汤即五苓散加党参,其中五苓散化气行水,党参益气生津,故适用于体液失调,小便不利,水饮内停水肿;当归补血汤具有补气生血之功,适用于体倦、食少、疲乏等。

(黄　瑶)

地气上者属于肾

1995 年 8 月初,治 2 岁多女童葛某,安徽人,由父亲带领来京诊治。代诉多饮多尿 19 个月。因起于 1994 年元月饮食中毒诱发发热、咳喘,经当地县医院治疗,急性过程控制后,相继出现多饮多尿,每日饮水量约 2 500ml,尿量约 2 200ml,余未诉不适。1 周前在本市某医院化验尿比重 1.005,血气分析示 PO_2 75%,PCO_2 24%,HCO_3^- 16mEq/L。查舌尖偏红,辨证为肺胃热盛伤津、肾气失于蒸化。予以清泄肺胃、兼以生津,并温养肾脏、鼓舞气化为治。药用生石膏、芦茅根、生晒参,水煎服,送服金匮肾气丸。再诊诉服上方 3 剂,多饮多尿症状大减,仍舌尖偏红、少津。继以前法化裁,去生晒参,改沙参、竹叶,2 剂,水煎代饮,余用法同前。此后,患儿病情稳定,继上方调整,先后加浮小麦、炒白芍、生甘草、白粳米、大枣,共 18 剂,而金匮肾气丸服用不辍,多饮多尿消失,食眠活动正常。8 月 30 日复查尿比重 1.020,血气分析示 PO_2 96%,PCO_2 42%,HCO_3^- 25mEq/L。病告痊愈,嘱带药 15 剂,继续巩固疗效。半年后来信,病情无反复。

本案例小儿尿崩症,属中医消渴范畴。缘于发热后,肺胃郁热伤津,故口渴不止;加之幼儿肾气未充,又"逢大热而渴,渴则阳气内伐"(《素问·痿论》),内伤肾气。《素问·水热穴论》云:"地气上者属于肾,而生水液也。"肾为水脏,其所以主水液代谢,即如大地之内阳热蒸腾水液,肾受病伤,则气化不及,则水液失于蒸腾,上无以升津,下无以化水,故多饮多尿,尿比重低。查舌尖偏红,知热在上焦,上焦宜清宜润;下焦气化不及则宜温。据中医传统理论,汤者荡也、丸者缓也,故化裁白虎加人参汤荡涤肺胃之热,配合金匮肾气丸,以丸药沉缓趋下以助肾阳气化。方中重用生石膏清泄肺胃实热;芦茅根、竹叶轻清泄肺而不伤阴,生晒参、沙参益气养阴,增强肺之治节功能;浮小麦、甘草、大枣、炒白芍敛阴为佐使药;配合金匮肾气丸,温肾以助气化,药证相符,效如桴鼓。

(烟建华)

膀胱者,州都之官,津液藏焉,气化则能出矣

(一)

《素问·灵兰秘典论》载:"膀胱者,州都之官,津液藏焉,气化则能出矣。"指出膀胱为津液之府,但津(尿)液的排出,需要依靠"气化"作用。肾与膀胱为表里,主司津液气化之权,实在肾之气化,故《素问·水热穴论》称肾为"胃之关"。张介宾释之:"关者,门户要会之处,所以司启闭出入也。肾主下焦,开窍于二阴,水谷入胃,清者由前阴而出,浊者由后阴而下,肾气化则二阴通,肾气不化则二阴闭,肾气壮则调,肾气虚则二阴不禁,故曰肾者胃之关也。关闭则气停,气停则水积,水之不行,气从乎肾,所谓从其类也。"由此可见,膀胱之气化实由肾气主司,肾之阳气充足,气化蒸腾有力,水津代谢正常;肾之阳气不足,气化蒸腾无权,水津留滞而为患。

李某,顺产一男婴,母子安康,唯小溲不通 3 日,虽腹膨急胀,但尿意全无,医讲通利剂愈甚,急插导尿管引导,方能排尿,诸医束手。邀吾师前往诊治,与金匮肾气丸(煎剂)1 剂,服后虽有尿意,仍不能排尿,师视原方良久,即于原方加大腹皮 10g,煎服 1 小时,小溲大行而愈。

水结膀胱所致癃闭,有外内两端:一为膀胱受邪,气化不行,津液内蓄,闭而不得出,可见小腹膨隆,口渴,兼小腹痛,欲小便而不得,治当清利。张仲景创五苓散即为此"气化不利"的"膀胱腑证"而设。二乃肾阳不足,气化无力,亦见小腹膨隆,急胀,但没有尿意,治当温肾。仲景亦立有金匮肾气丸一法,本例产后癃闭,虽为顺产,但亦耗气血而伤肾,产后多虚,因虚而水液留蓄的临床表现,正合此证,故吾师宗仲景之法,投以金匮肾气汤后,尿意即生,再加大腹皮以引导,气行则水行,是为一剂知,二剂已。

(叶庆莲)

（二）

语出《素问·灵兰秘典论》。所谓"州都之官"，古今医家均以膀胱为水液汇聚之处注解，唯"津液藏焉，气化则能出矣"一句，注家众说纷纭，莫衷一是。

观注家所言：一是以其所藏者为津液之余即小便，经气化下出于前阴。如王冰云："藏津液，若得气海之气施化，则溲便注泄；气海之气不及，则闷隐不通，故曰气化则能出矣。"张志聪云："水谷入胃济泌别汁，循下焦而渗入膀胱，故为津液之所藏，气化则水液运行而下出矣。"此类解释被众多医家所接受，视膀胱仅为贮尿排尿之器官。二是以其所藏者为津液变化之汗，经气化上出于皮肤。如高士宗云："膀胱者，犹之州都之官，济泌别汁，循下焦而渗入，故津液藏焉，得阳热之气，而津液始达于皮肤，故气化则能出焉。"高士宗所云与前说虽不尽相同，但无论溺或是汗，均为津液所转化之糟粕，故不可与津液本身等量齐观。三是以其所藏者并非气化过程中的代谢物，而泛指人体水液。如张景岳云："膀胱位居最下，三焦水液所归，是同都会之地，故曰州都之官，津液藏焉……津液入者为水，水之化者由气，有化而入而后出，是谓气化则能出矣。"唐容川《中西汇通医经精义》云："溺出膀胱，实则三焦主之，而膀胱所主者，则在于生津液。肾中之阳蒸动膀胱之水，于是水中之气，上升为津液，气著于物，仍化为水，气出皮肤为汗，气出口鼻为涕为唾，游溢脏腑之外，则统名津液，实由肾阳蒸于下，膀胱之水，化而上行，故曰肾合膀胱，而膀胱为肾生津液之府也。"又云："人但知膀胱主溺，而不知水入膀胱，化气上行，则为津液，其所剩余质，乃下出而为溺。经文所谓气化则能出者，谓出津液，非出溺也。"

此外，《灵枢·本输》也将膀胱称作"津液之府"，其中必有道理。从中医理论本身出发来理解，张景岳与唐容川所言甚是，尤以唐容川对膀胱为"津液之府"更有所悟。据此，笔者认为，膀胱藏三焦水液，经气化后，有吸收成为精微者，也有涤除成为废料者，故"津液之府"膀胱，其所藏者绝非仅指小便。而经文所言"气化出焉"之"出"，也不能简单视之为排尿，其既言津液经气化上达布散于全身，以滋养五官七窍与脏腑组织；又言津液之余经气化或从皮肤外泄为汗，或从前阴下泄为尿，可以升清降浊概括之。

又，从经脉而言，足太阳膀胱经为六经之长，统摄阳分，其经脉上连风府与督脉相通，而督脉总督全身阳气，故《素问·热论》称足太阳经为"诸阳主气""巨阳"。人身津液之运化，离不开阳气的推动，故津液由"气化则能出矣"。

但是,以往人们独重肾阳与三焦之作用,每每将该"气化"之功归之于此两者,全然不见作为"巨阳"之膀胱自身的气化能力。确切地说,气化行水应该是肾、三焦与膀胱通力合作的结果。

验之于临床,由膀胱气化不利,导致水液不运所表现的病变最常见者为癃闭。《素问·宣明五气》云:"膀胱不利为癃。"《素问·标本病传论》亦云:"膀胱病,小便闭。"将本病明确定位于膀胱。而经文中"气化则能出矣",提示水之行必须有路,所行之路又必须通畅。据此,古代医家治疗癃闭尤重"以通为用"。张仲景《伤寒论》之"五苓散",专为邪循太阳经脉传入膀胱,膀胱之气不化之小便不利而设,方中桂枝辛温,解太阳肌表而化膀胱之气,与诸药配合,共奏化气利水之功。唐代孙思邈的《备急千金要方》、王焘的《外台秘要》除载有治疗小便不利的大量方剂外,还以导尿术、外敷法治疗癃闭。

案例: 江西上饶的洪广槐老中医曾治疗一癃闭患者,男,60岁。

素有慢性前列腺炎病史,反复发作,甚则癃闭,其诱因常为"膏粱厚味"。1981年2月又病发于酒肉,始觉小溲艰难,渐至点滴不通,小腹充盈胀满,西医疗效不显。诊其脉弦细而滑,舌质灰暗,苔黄厚而腻。

治法: 升清降浊,消痰祛瘀,自拟"升清降浊汤"加减。

处方: 升麻3g,桔梗6g,柴胡4g,车前子10g,茯苓10g,泽泻10g,川贝母10g,全瓜蒌10g,桃仁6g,赤芍6g,山楂10g,葛花10g,穿山甲10g,另吞服麝香0.03g。

1剂后,稍有尿意,服2剂后不必导尿,3剂去麝香,加琥珀末3g,服后小便基本通畅,再服5剂而痊愈。

按: 此例乃由酒肉滋生湿热,继而熬炼成痰或瘀,膀胱气化失利,升清降浊失司而成。治以升清降浊,方以柴、桔之升,车、泽之降而和解枢机;以山楂、葛花消食解酒而除致病之源;伍以麝香通窍、穿山甲开闭,终使小便通利而病愈。(《豫章医萃——名老中医临床经验精选》)

纵观上述古今之治,虽方药不同、治法各异,但皆以经所言"气化则能出矣"之"出"字为其宗旨,力在促进、鼓动膀胱气化而开水行之路、通水闭之塞。

(齐 南)

(三)

语出《素问·灵兰秘典论》。膀胱位居最下,全身水液经气化代谢而归蓄于膀胱,其蓄藏之溺,皆津液气化,故曰"州都之官,津液藏焉"。《类经·藏象类》云:"津液之入者为水,水之化者由气,有化而入,而后有出,是谓气化则能出矣。"

案例:《六十年行医经验谈》载有一案,汤承祖诊治王姓女,小便癃,年58岁。

患者1年前开始小便逐渐不畅,近数月来呈点滴而解,尿有热感,右侧腰痛,曾在医院做多项检查未见泌尿系病变,迭治而无效。偶头昏,口不渴,说明非阳证热证,运化功能正常而纳食可,传导功能正常而大便调,面足轻度肿,有时畏热,有时畏冷,冬季夜卧先觉热须薄覆而伸足被外,继而畏冷须厚覆盖方能入寐。此乃肾虚而真阴真阳调燮失常之故。脉细无力、80次/min,舌苔薄。肾与膀胱相表里,肾阳虚则导致膀胱气失宣化,以致小便癃,以益肾阳化膀胱之气为法施治。

处方:补骨脂12g,菟丝子12g,甜苁蓉12g,油肉桂4g,怀山药2g,炒白术10g,猪茯苓各12g,肥玉竹12g,炙黄芪12g,广陈皮6g,苍术9g。

上方服10剂时,小便即开始转畅,15剂时尿益爽,服完45剂尿癃瘥,浮肿消,畏热畏冷止。随访4年安好。

《医学从众录》云:"癃闭用利水之药,人所共知也,若愈利而愈闭,胀闷致死,宜治其本。经云:膀胱者,州都之官,津液藏焉,气化则能出矣。今小便点滴不能出,病在气化可知,桂性直走太阳而化气,此证实不可缺。阴虚不化,热迫膀胱,小腹胀痛,尺脉旺,宜服滋肾丸主之。阳虚不化,寒结膀胱,小腹不痛,尺脉弱,宜加减肾气丸主之。"本例尿癃为肾之阳虚,膀胱气失宣化所致,故以益肾温阳,化州都之气进行治疗,证药相符而病除。

(邹纯朴)

(四)

《素问·灵兰秘典论》云:"膀胱者,州都之官,津液藏焉,气化则能出矣。"古注有二义。张介宾曰:"津液之入者为水,水之化者由气,有化而入,而后有出,是谓气化则能出矣。"唐容川《中西汇通医经精义》云:"人但知膀胱主溺,而不知水入膀胱,化气上行,则为津液,其所剩余质,乃下出而为溺。经文所谓气化则能出者,谓出津液,非出溺也。"唐容川所注颇费解,张介宾注似入于情理。

膀胱贮藏尿液,赖肾气之气化而泄,若气化失司,或为癃闭,或为不禁。《素问·宣明五气》说:"膀胱不利为癃,不约为遗溺。"此皆气化失灵也。临床中癃闭、遗溺诸证,皆以补肾助气化为治疗之法门,如滋肾通关丸、金匮肾气丸、济生肾气丸等均是。

前年曾治一女性患肾结石者,B超示结石直径1cm大小,伴右肾有轻度积水。前医迭用利尿排石汤数十剂,均不克如愿。来诊时该石侧腰酸,右下腹略有酸胀感,小溲尚通畅。思《内经》有"气化则能出矣"之记载,水之化者由气,结石之移行亦赖乎气。肾气盛则气化行,水可流,石可移。拟方黄芪、党参、补骨脂、台乌药、小青皮、巴戟天、川怀牛膝、莪术,再佐以金钱草、木通、郁金、车前子、海金沙、生甘草等。7剂后便觉右下腹酸胀向下腹部(膀胱区)放射,不久即有结石排出。再数剂善后,B超复查双侧输尿管及肾盂均未见结石,右肾积水消失。

（王庆其）

（五）

《素问·灵兰秘典论》云:"膀胱者,州都之官,津液藏焉,气化则能出矣。"张介宾注:"津液之入者为水,水之化者由气,有化而入,而后有出,是谓气化则能出焉。"《素问·宣明五气》说:"膀胱不利为癃,不约为遗溺。"所以临床中对癃闭、遗溺等证,都是以补肾助气化为治疗之法门,如滋肾通关丸、金匮肾气丸、济生肾气丸等。然而,膀胱排尿功能仅局限于肾之气化是不够全面的。

首先,脾胃之气与膀胱排尿相关。脾主肌肉,主升清。脾胃乃水湿生化之所,若脾胃之气不足,首先影响的是水湿不得生化,聚而成湿,无法生成水谷精微,以致膀胱尿液来源不足。再者,脾虚则中气下陷,无力约束膀胱之肌肉,而使膀胱贮存尿液无力,小便自遗。

其次,肺气与膀胱排尿相关。肺为水之上源。吴崑云:"肺为清虚之脏,治节之司,主行营卫,通阴阳,故能通调水道,下输膀胱。"所以说,肺是水液输布、运行、排泄的重要调节脏器,若肺气被遏,失于宣发和肃降,则水液代谢受阻,既不能通过宣发而濡养全身肌肤皮毛,也不能肃降至下焦膀胱,则导致"内不得入于藏府,外不得越于皮肤,客于玄府,行于皮里,传为胕肿"(《素问·水热穴论》)。是以临床上用宣肺解表法治疗肺气郁闭所致小便不利。

再次,三焦与膀胱排尿相关。"三焦者,中渎之府也,水道出焉,属膀胱"(《灵枢·本输》),明确指出,膀胱与三焦之间密切的关系;又"三焦者,原气之别使,主持诸气",说明三焦是人体气机升降出入之道路。由此可见,三焦气机的不利,首当其冲会表现为膀胱排尿功能的异常。又从经脉运行角度而言,三焦与手厥阴心包经互为表里,厥阴心包代心受邪,心主神明,因此,保持精神的愉悦、意识的清明也是保证膀胱排尿正常的一个重要因素。

案例:急性膀胱炎案

凌某,女,67岁。初诊日期:2013年8月15日。

因"尿频、尿涩3天伴畏寒发热2天"就诊。患者近2日出现午后畏寒发热,体温38.5℃,无汗,咽干,尿频,尿涩,无尿痛,寐差。当日尿常规:红细胞30个/HP,白细胞40个/HP。舌淡红,苔白腻,脉细数。中医诊断:热淋(湿热下注);西医诊断:急性膀胱炎。治以清热利湿,通淋。

处方:萹蓄30g,瞿麦15g,滑石30g,石韦30g,红藤20g,鹿含草12g,通草6g,冬葵子12g,车前子15g,生甘草6g,川牛膝15g,荆防风各12g,藿苏梗各12g,枳壳12g。7剂。嘱:注意休息,以及多饮开水。

复诊:2013年8月22日。1剂热退,无尿频尿急,有尿涩,小腹酸,无头痛,胃中和;舌质红,苔薄脉细;复查尿常规正常。治以清热利湿通淋,通阳化气。

处方:萹蓄15g,石韦15g,红藤15g,鹿含草15g,冬葵子15g,滑石20g,通草6g,生甘草6g,乌药9g,川断15g。7剂。(王庆其治案)

按:针对本病患者,王庆其以八正散为基础,药用萹蓄、瞿麦、红藤、鹿含草、石韦、冬葵子利水通淋,滑石、车前子、通草淡渗利水,使湿去热亦解;有一分恶寒,便有一分表证,加荆芥、防风疏散表邪,川牛膝活血利尿通淋,引经下行,使湿热下行而解。1周后患者复诊,热退,尿频消失,复查尿常规正常,但有尿涩以及小腹酸涩症状。膀胱者,州都之官,津液藏,气化出。故二诊时,在减少前方清热利湿通淋药物的基础上,加乌药、川断益肾通阳化气,有助膀胱气化水液功能。膀胱者,六腑之一。六腑以通为用,临床当以通利为主。然《灵枢·本输》又有:"实则闭癃,虚则遗溺。"如此之看,膀胱之病变,也有虚实之分,实则当以通利为主,而虚则以固涩为要。因此,临证时针对老年人小便异常的症状,王庆其常以通塞并用法治疗,一方面用通草、滑石、冬葵子,另一方面用乌药、益智仁、川断、桑螵蛸、覆盆子,如此之法,尤其治疗老年男性前列腺肥大及神经源性膀胱最为常用。

(王秀薇)

通调水道，下输膀胱

　　《素问·经脉别论》说："饮入于胃，游溢精气，上输于脾，脾气散精，上归于肺，通调水道，下输膀胱，水精四布，五经并行……"说明人体水液输布过程中，肺的"通调水道，下输膀胱"功能具有十分重要的地位。故吴崑注云："肺虽为清虚之脏，而有治节之司，主行营卫，通阴阳，故能通调水道，下输膀胱。"张志聪从气机升降之理注云："肺应天而主气，故能通调水道而下输膀胱，所谓地气升而为云，天气降而为雨也。"现今学者认为"通调水道"是肺的重要生理功能之一，是指肺具有疏通调理全身水液输布、运行、排泄的作用，从两个水道系统来实现。一是经肺、腠理、皮毛、头面诸窍，称之为外水道系统，主要由肺的"宣发"功能实现；二是由肺经中、下二焦到膀胱，称之为内水道系统，主要靠肺的"肃降"功能完成。正是由于内外水道系统的协调运行，维持着人体正常的水液代谢。将这一重要功能，后世归纳为"肺为水之上源"的理论。在临床实际中，经常见到因各种病因导致肺失宣降，不能通调水道，下输膀胱，使水液停留发生水肿病症。如《素问·水热穴论》所述："勇而劳甚则肾汗出，肾汗出逢于风，内不得入于藏府，外不得越于皮肤，客于玄府，行于皮里，传为胕肿，本之于肾，名曰风水。"《金匮要略》的"风水，其脉自浮，外证骨节疼痛，恶风"，为风水之证，并提出应用越婢加术汤、防己黄芪汤等方法治之。这些方药具有宣肺利水的功用，即"提壶揭盖法"。此法不仅能解表散邪，使水邪从皮毛汗出而解，而且能宣通肺气，下输膀胱，使水邪由小便排出，浮肿消失。

　　余在临床治疗风水，常以越婢加术汤为主方，根据兼证不同进行加减，如风寒束肺为主者，上方去石膏，加防风、羌活以疏风散寒利水；兼有咳嗽气喘者，加杏仁、桔梗、前胡宣肺，甚则加葶苈子，以泻肺平喘利水；如风热袭肺为主，兼有咽喉红肿，舌质红，脉浮滑数者，合用麻黄连翘赤小豆汤，再加白茅根、元参、桔梗、麦冬，以疏风清热利水；如属风邪夹湿，身重肢困无汗，舌苔白腻，脉浮濡者，主方去石膏合五皮饮，以宣肺祛风、除湿利水；如系表虚汗出身肿者，可用防己黄芪汤以助卫利水。应用宣肺利水法时，应用麻黄是主药，因其对"通调水道，下输膀胱"有重要的作用，具有宣肺平喘、降气利水之功。应用时应与杏仁、桔梗相配伍，以增强宣肺利水的作用，其效果更佳。

　　案例：朱某，女，21岁，1980年初诊。

　　10日前因外感出现面部浮肿，在某医院诊断为"急性肾炎"。现症见颜面肿甚,发热恶寒,身痛无汗,咳嗽口干,小便黄赤,大便秘结,舌质红,舌苔黄微腻,脉象浮数。查体温39℃。尿检:尿蛋白(++),白细胞3~4个/HP,红细胞2~4个/HP。

辨证:风热侵肺,水泛肌肤。诊断为风水。

治法:宣肺利水,兼以疏风清热,方用越婢汤合麻黄连翘赤小豆汤加减。

处方:麻黄、杏仁、川贝母、橘红各10g,连翘、赤小豆、黄芩各15g,生石膏45g,甘草6g。每日1剂,水煎分2次服。

服药4剂,汗出热退,咳嗽已愈,尿多肿减,唯觉身倦怠腰困。风热解除,而肾虚未复,改用益气养阴利尿之剂,用生脉散合六味地黄汤加白茅根、旱莲草、女贞子、车前子,服药月余,浮肿消除,尿蛋白(-)。随访年余,未见复发。

按:该患者系感受风热,肺失宣降而致的风水,因其病在肺肾,邪气尚盛,表邪未解,故用宣肺利水、疏风清热之剂,使邪去肿减。后以滋养肺肾之阴而巩固疗效。可见,肺为水之上源,能通调水道而下输膀胱的功能,应用"提壶揭盖"宣肺利水的方药,是治疗水肿的有效方法。

(项 祺)

下 焦 如 渎

语出《灵枢·营卫生会》。渎,《说文解字》"沟也"。张介宾注:"渎者,水所注泄。"历代皆指下焦所属肾和膀胱之排泄水液功能。细玩味之,下焦当概括肝、肾、膀胱、大小肠等脏腑。肾与膀胱主气化水液,大小肠传泌糟粕,皆属沟渠之功,似无疑议。然而,肝藏血,肾藏精。女子以肝为先天。女子二七,肾气盛,天癸至,肝所藏之血应月下注血海而为月经;男子二八,肾气实,天癸至,精气溢泻。女子经潮,男子溢精,亦下焦沟渠之功也。

临床凡女子经病,男子精病,由肝肾失调所致者不乏其例。例如,肝郁气滞,经行不畅则痛经;肝不藏血,血逆妄行则崩漏;肝血不足,血海空虚则闭经;肝肾阴亏,虚热内生,经行先期或经量过多。男子精病也不离肝肾,肝肾内寄相火,相火妄动则遗精;肝失疏泄,肾失封藏则早泄;肝郁不达,精关不得疏泄则交而不泄;肾阳不足,气化失调,无力推精外出,亦交不射精。凡此种种,皆下焦沟渠不畅或失控之患。治疗不啻从燮理肝肾着手,或疏肝、柔肝、养肝、平肝、清肝,或补肾、固肾、壮肾、滋肾等,每可取得相应疗效。

鉴此,"下焦如渎"的含义当指下焦所属脏腑具有的排小便、通大便、潮月经、溢精气等功能。

（王庆其）

魄门亦为五藏使

（一）

语出《素问·五藏别论》。魄，通粕。魄门，指肛门，即排泄糟粕之门。"魄门亦为五藏使"，指肛门功能受五脏支配，而肛门降浊排便功能的正常则有利于维持五脏气机的升降出入。说明肛门功能与五脏之间存在密切的生理联系。

王周全在《河南中医》1997 第 2 期撰文，指出魄门在生理上和五脏的密切关系，如魄门的正常启闭依赖于心神的主宰、肺气的宣降、脾气的升提、肝气的疏泄、肾气的固摄，对于临床有重要作用。戴长林在《南京中医药大学学报》1997 年第 2 期撰文，认为魄门的启闭、大便的排泄，不仅是胃肠功能的反映，也是全身状况的表现。魄门既受五脏生理功能的制约，又能协调脏腑气机升降，同时还反映了内在脏腑的状况，充分体现了中医整体观理论，对于临床辨证，判断疾病之寒热虚实，确立治法，选择方药，推断预后等均有一定指导意义。正如张琦所说："五脏皆赖以启闭，不独糟粕之所以出也。"

魄门与五脏的生理关系体现于五方面：①心与大肠魄门似无直接关联，但"心者，五藏六府之大主"，故心功能正常则脏腑活动协调，主不明则十二官危，作为传化之腑之一的大肠终端魄门也必会受到影响。如神志不清，可见大便失禁或大便秘结。再者，心主神明，人的精神意识思维活动受其主宰，然心神的正常活动有赖于气机出入升降，若魄门开闭有度，气机升降有序，则思维敏捷，精神振奋，反之易见惊悸怔忡，甚则谵狂迷乱，如大承气汤证中的谵语等。②肝为风木之脏，性喜条达而主疏泄，其疏泄之功对全身气机的升降协调起着重要调节作用，若肝失疏泄，气机升降失司，则魄门开合失度，可见便秘或腹痛泄泻。③脾胃运化正常，清升浊降，则魄门开合有节，若脾胃运化失职，其升清降浊失常，魄门难以正常关闭，而为泄泻等病证。④肺与大肠相表里，大肠传导、魄门的开合，依赖肺气的清肃下降，肺气肃降，大肠之气也随之而降，魄门正常开闭，大便排泄通畅。魄门的正常启闭，又有助于肺气的肃降，临床如肺部感染、支气管炎、阻塞性肺气肿等疾病，常见呼吸急促、咳嗽气喘、胸闷咳痰黄稠、发热烦渴等痰热蕴肺、肺气上逆之象，此时在辨证的基础上，酌情加入清泻大肠、开通魄门之药，对于缓解症状、提高疗效具有重要作用。⑤肾司二便，主开合。肾之阴阳平衡，肾气固摄，开合协调，则魄门启闭有序，排泄正常。若肾阳亏虚，命门火衰，温煦无权，不能助脾腐熟水谷，开合失司，关门不利，则魄门启闭无节，排泄功能失常，如五更泻即是其例。综上，提示临床对于魄门启闭失常的调治，不能仅仅单纯通便或止泻，而要从整体观出发，辨证论治从五脏调理才是治本之法。

案例1：蒋某，女，29岁，1982年9月20日初诊。

妊娠5个月，便秘2个月，每日顿服脾约麻仁丸及外用开塞露方能排便，大便先干后溏，伴心烦寐差，腹胀纳呆，舌质红，脉弦滑。血红蛋白7g/L，血压13.1/7.7kPa（98/58mmHg）。

辨证：气血不足，肝脾失调，中气虚弱，推动无力。

治法：大补气血，调和肝脾，升清降浊。

处方：潞党参30g，生地黄15g，黄芪15g，炒白芍10g，当归身10g，麦冬12g，谷麦芽各10g，苏薄荷5g（后下），陈皮5g，炙甘草5g，柴胡6g，升麻4g。

进药5剂后，大便通畅，诸恙悉平。继进5剂，以巩固疗效。［施明仙《浙江中医学院学报》1986（4）：22］

按：大便秘结可由多种原因引起，气血亏虚，中气下陷，传导无力亦即其中原因之一。本案为妊娠气血聚以养胎，肠道失于濡润，中气推动无力，肝脾失调，气机失调畅，则糟粕难于排出，而便秘难解。故予大补气血，调和肝脾，升清降浊，方以健脾益气之补中益气汤加养血润燥、调节肝脾之品，而能应手取效。

案例2：裴左。

五更泄泻，延经数月，泻后粪门坠胀，纳谷衰少，形瘦色委，舌无苔，脉细濡。命火式微，不能生土，脾乏健运，清气下陷。补中益气合四神加减。

治法：益气扶土，而助少火。

处方：潞党参9g，炙黄芪9g，炒於术6g，陈皮3g，补骨脂4.5g，益智仁4.5g，淡吴萸15g，果肉3g，炮姜炭2.4g。桂附地黄丸10g吞服。（《丁甘仁医案》）

按：本案乃肾阳虚衰，火不温土，运化失常之五更泄泻。日久则中气下陷，清阳不升，故泻后粪门坠胀。方用补中益气汤合四神丸加减，脾肾同治，并以桂附地黄丸吞服，共奏温肾健脾升清之效。

（王　琦）

（二）

余初读《素问·五藏别论》时，每觉其对脏腑功能特点的概括极其精辟，领悟殊深，唯读到"魄门亦为五藏使"语，虽能随文衍义，总觉其意趣平平。自谓《内经》未必字字珠玑，而未加深究。

近年来临床中经常遇到这样一些病例，引人深思。一狂证患者，语言错乱，独自歌咏嘻笑，或狂奔乱跑，或彻夜躁动。经用氯丙嗪等治疗，奏效不显。来诊后，切得脉来弦数，家属云其十来日未睡，不大便，而食量未减。证属阳明腑热上攻，神明失守。拟大承气汤加生铁落、天竺黄、全瓜蒌、生龙牡、石菖蒲等，3剂后，解便甚多，且恶臭，精神躁动见缓。守法减其制调理数旬而症平定。有一冠心病患者，心绞痛屡发不止，诉大便数日不解，经用调胃承气汤合小陷胸汤，加丹参、赤芍等，7剂后痛止，胸痛泰然。继以调理，病情稳定，未见复发。又，一失眠患者，有习惯性便秘史，长年服用西药安眠剂，尚不能安睡，后改用脾约麻仁丸守治，大便润，精神爽，夜寐渐安。再一急性黄疸型肝炎病者，经用清利湿热剂治疗月余，谷丙转氨酶已恢复正常，唯黄疸依然不退，且有加深趋势。屡用茵陈、山栀、田基黄等不应。后改用大承气汤加减，大便日行3~4次，呈稀溏，3周后黄疸退尽，化验均正常。

以上诸病皆异，何以因通便而应手？五脏浊气赖魄门排泄，今脏腑有病，安能不累及肛门之启秘？大便秘结，脏腑之浊邪无由出路，今用通便，邪随便解，脏腑通泰，不治脏病而病得以缓解。据此始悟"魄门亦为五藏使"之语，着实意味深长。

（王庆其）

（三）

《素问·五藏别论》云："魄门亦为五藏使，水谷不得久藏。"魄门，指肛门，为大肠的下端，属七冲门之一。如《难经·四十四难》曰："七冲门何在？……下极为魄门。"魄门的排便功能直接源于大肠的气化传导功能，如《素问·灵兰秘典论》所说"大肠者，传道之官，变化出焉"。魄门具有定时开启、排出糟粕的功能。大肠的传导功能正常与否,与魄门的开启密切相关。"魄门亦为五藏使"是强调魄门的开闭、大便的排泄依赖于心神的主宰、肺气的宣降、脾气的升提、胃气的通降、肝气的条达及肾气的固摄等。心主宰五脏六腑、形体官窍的生理活动。心神正常,人体各部分功能协调,彼此合作,互助互用,魄门启闭正常,糟粕按时而下。肺与大肠相表里,与魄门上下相应。肺主气具有宣发肃降之职,并通过经脉络于大肠构成表里关系。大肠的传导气化与魄门的启闭排便,依赖于肺气的推动及宣降作用。脾主运化,胃主受纳。脾胃能将饮食水谷化为水谷精微,并将精微布散全身,而大肠的传导功能有赖于气血的充养及津液的滋润。肝主疏泄,能调畅气机。肝的疏泄功能正常能使全身气机生发条达,促进气机的升降出入,调节大肠的传导与魄门的开启。同时,肝的疏泄功能正常也有助于脾胃消化吸收。肾开窍于二阴,司二便。肾气充足能司气化,则二便排泄通畅而有度。大肠的传导功能依赖于肾阳的温煦、气化及肾阴的滋润、濡养,且魄门的开启还有赖于肾气的固摄作用。

魄门的启闭功能受五脏之气的调节。对于顽固性便秘的治疗,首先想到"六腑以通为用",以降为顺,气机不畅,腑气不通,加重邪热湿浊蕴结,需以荡涤肠胃、祛邪泄浊为治疗大法外,还应该考虑到"魄门亦为五藏使"这一经典理论。详察病机,求其所属,针对五脏的虚实进行调治。首先强调心理调适十分重要,要保持精神舒畅,切记不要忽视便意,亦不能因内心紧张而频频如厕,要注意养成良好的排便习惯。证属肺虚气秘者,治当补肺益气通便,方选黄芪汤;证属阳虚冷秘者,当用温阳补肾通便之法,方用济川煎加味;证属肝郁气秘者,治以理气疏肝通便,可用六磨汤加减。对于江浙地区湿邪困脾的大便不畅,运用芳香化浊之法。湿浊之邪属阴,质重且黏腻,最易阻塞气机,伤及脾胃,使枢机升降失司而致病。治疗中运用轻宣芳化、避秽祛湿之品,用药多以藿香、砂仁、豆蔻、半夏、佩兰、苏梗、荷叶、厚朴等辛香温通之品,予平胃散、黄连温胆汤、连朴饮、三仁汤等方剂加减化裁,芳香悦脾,可化浊安胃。对于老年人因肾虚肝旺、水不涵木伴有的失眠,常用朱麦冬、炙龟甲、制首乌、瓜蒌仁、枳实等。药物特色方面,可用生白芍联合生白术,或枳壳、枳实与槟榔合用;若严重者,用大黄和玄明粉,或火麻仁和芦荟等联用,效果明确。

案例:慢性萎缩性胃炎案

沈某,女,62 岁。2017 年 10 月 19 日初诊。

平时反酸,腹胀,潮热,怕冷,纳食可,睡眠尚可。既往胃镜提示有慢性萎缩性胃炎。舌质淡,苔少,脉细。中医诊断:胃痞;中医辨证:寒热错杂。治法:调和肝脾,寒热平调,消痞散结。

处方:川连 6g,黄芩 12g,制半夏 12g,煅瓦楞 30g,竹茹 6g,地骨皮 12g,藿苏梗各 12g,海螵蛸 30g,北沙参 12g,麦冬 12g,香橼皮 12g,佛手 6g。

服药 14 剂后,见便坚,心下痞硬,舌质淡红,苔少,脉弦细。

处方:柴胡 12g,枸橘李 15g,枳壳 15g,香橼皮 15g,大腹皮 12g,八月札 12g,路路通 12g,川连 12g,吴茱萸 6g,煅瓦楞 30g,藿苏梗各 12g,玫瑰花 6g,川朴花 6g。

上方继服 28 剂,复诊见易嗳气反酸,多食加剧,纳多腹胀,大便 2 日一行,手足冷,寐可,舌质淡黯,苔少,脉弦略细。

处方:生白术芍各 30g,枳壳实各 15g,槟榔 15g,火麻仁 30g,枸橘李 15g,香橼皮 15g,煅瓦楞 30g,半夏 12g,川连 6g,黄芩 12g,川朴 9g。

继服 28 剂后,复诊无胃内堵感,无反酸,大便舒畅,纳眠可,舌质淡,苔薄白,脉弦。就诊至今体重增加 5kg,心情愉悦。(王庆其治案)

按:此患者因慢性萎缩性胃炎来就诊,辨证属虚实互结、寒热错杂,治疗方选用半夏泻心汤加味,辛开苦降消痞满,治在调阳又和阴,症状有缓解。《伤寒论·辨太阳病脉证并治》云:"但满而不痛者,此为痞,柴胡不中与之,宜半夏泻心汤。"但患者后有症状反复,出现便坚、心下痞硬、纳多腹胀等表现。治疗在六腑以通为用的基础上,强调"魄门亦为五藏使",注重脾胃与魄门、肝与魄门的关系,注重气机调畅,选用生白术芍、枳壳实、槟榔、麻仁、枸橘李等药物,使脾升胃降、肝气条达,腹气通畅,诸症缓解而疗效巩固。

(安红梅)

藏气法时

业师钱选青老中医,曾治一患者,每日平旦腹泻,澄澈清冷,腹痛隐隐,上午可泻 2~3 次,中午即止。慢性腹泻,责之脾肾,尤其是每日平旦即泻,多认为系五更泄泻。肾阳虚弱,命火不温脾土,主以四神丸合诃黎勒散,温肾健脾,固涩止利。证药相符,理宜药到病除。不料,服之旬余,竟无寸效。钱师思之再三。《素问·生气通天论》曰:"故阳气者,一日而主外。平旦人气生,日中而阳气隆,日西而阳气已虚,气门乃闭。"又思《素问·藏气法时论》论述之四时、昼夜盛衰变化对五脏疾病的影响,细诊详察,认为系审证不确,差之毫厘,失之千里矣。五更泄泻当在平旦前,肾阳衰微之机。而此人泄泻在平旦,相当于春时,已届阳气初生,肝气当令之机。腹痛绵绵而兼肠鸣,脉细偏弦,情绪不稳,易怒多思。钱师果断改弦易辙,投痛泻要方,数贴而安。注意四时、昼夜节律对藏气的影响而确立治则方药,符合中医学天、地、人相应的理论,即所谓的应时治疗法(即西医学时间治疗学)的具体应用。

由此追溯而上,历代医家于此多有创见及实践。如宋代钱乙《小儿药证直诀》即有据此理论治愈的小儿惊搐之验案。钱乙认为,"急惊属实热,慢惊属虚寒""急惊合凉泻""慢惊合温补",提出了五脏论惊说,以心主惊,肝主风为主,并重视发搐时间与藏气盛衰的关系,提出四时论惊,构成了钱乙治惊的独特风格。钱乙提出,惊风发于寅卯辰时(早晨),当肝旺,治当补肾治肝;巳午未时(日午),当心时,治当补肝治心;申酉戌时(日晚),当肝旺,宜补脾治肝;亥子丑(夜时),当肾旺,宜补脾治心。本案小儿日西而搐,断为肺气用事(脾虚肝旺,木火上刑肺金)。并据五脏补泻原理,立"补母而泻本脏"之则。先投益黄散、阿胶散,温补肺脾两脏,令母实子健;再投泻青、导赤散,清心泻肝,平其肝木,使肺金无火刑之虞。钱乙治惊分急慢,而其运用温补法、四时分惊、五脏补泻法治小儿慢惊,实开了后世论治小儿惊风之先河。

又如金元李杲创用了据昼夜节律的择时服药法,提出的服药时间有九种之多。罗天益继承了这一原则,也提出了择时服药法。如真珠丸"日夜顿服";结阴丹"平旦服之,空腹服之亦妙";人参益气汤"早饭后,午饭前各一服"等等。又根据《内经》"平旦至日中,天之阳,阳中之阳也"之说,认为早晨天气在上,人气亦在上,故此时治以吐法为宜。根据四时变化及昼夜节律而确立的治疗原则,是中医治疗学的一大特色,为近代临床治疗提供了一条新的途径。

(达美君)

人有五藏化五气,以生喜怒悲忧恐

《素问·阴阳应象大论》说:"天有四时五行,以生长收藏,以生寒暑燥湿风;人有五藏化五气,以生喜怒悲忧恐。"言人之神志化于五脏之气,而五脏之气的活动犹如四时一样,春夏秋冬、生长收藏和谐有序,人之精神才能正常活动。五脏之中,肝主春而生发,心主夏而长旺,肺主秋而收敛,肾主冬而闭藏,各脏活动阴阳相反相成、五行生克制化,一有紊乱,不仅会导致躯体生理病变,也常引起神志病证。在中医称为癫狂的精神分裂症中,其中部分患者具有春夏发作、秋冬缓解的流行病学特点。机制研究发现,此类患者体内以 5- 羟色胺(5-HT)、多巴胺(DA)为代表的中枢神经递质分泌量及其比例有明显季节性变化规律,特别是多巴胺分泌在立春前后陡然上升,与健康人缓慢上升的趋势截然不同,并有统计学意义。这个发现在动物模型实验研究中也得到证实。我们分析,这是由于肝肾生发与闭藏失调所造成的。健康人肝肾生发闭藏和调,与时相谐;当受到精神刺激或有躯体病理因素,造成痰瘀为患,便使冬日肾之闭藏太过,冬至后肝之生发受到压抑,立春前后肝气乘自然升气暴发,即成此病。根据这种分析,我们立题研制预防药物,并结合冬至、立春的阴阳消长节律,给予患者服用,观察疗效,课题在北京一所精神病医院进行,对连续3年有此春夏发作、秋冬缓解趋势的患者11名,从1998年冬至到1999年立春期间给予服药45日,然后观察春夏发作和加重的情况。同时还设置了12名西药治疗组作对照。其结果,中药组仅1例严重发作,7例表现平稳,3例病情轻微波动,但未加用其他药物;而西药对照组有5例严重发作,不得不加大西药剂量,并加用强力抗精神病药物,另3例病情有较大波动,需加大原用药物剂量才能控制病情。今选1例典型病案:病患刘姓,女,45岁,1994年10月开始发病,诊时已4年有余。发病以来,大致是每年三四月至九月加重,发作期间了无宁日,秋冬相对缓解,而今年入秋来病情有所波动,但尚能控制。发作主要表现为幻听、妄想,有被控制感,总有声音数叨她的错误和"罪行",并命令她做这事、那事,驱之不去,欲罢不能,彻夜不眠,无故哭笑,大声喊叫,行为孤僻、怪异。经检查形体尚壮实,但神情呆滞,思维凌乱,答非所问,交谈困难。查其舌略红绛而不鲜泽,苔薄腻,脉弦左略涩。患者患精神分裂症,中医诊为癫狂,血瘀痰结,蒙闭神窍,故令神志错乱;因其春夏发作,秋冬缓解,系冬日肾失于闭藏,春日气疏泄太过之故。故用疏肝解郁、活血化痰、滋阴潜阳之法,方用王清任《医林改错》癫狂梦醒汤加减。其中龟甲滋阴潜阳,助肾闭藏;桃仁活血,苏子、胆星化痰,以通利窍络,解其生发之闭;柴胡疏肝,香附、大腹皮理气,使阳气生发有序,从而达到肝肾藏之有度、疏泄和缓,防止其暴发倾向的目的。以上诸药,煎汤浓缩,口服每次15ml,2次/d,从1998年冬至到1999年立春,共服45日。同时,按常规服用西药氯氮平,每日400mg。临床观察了1999年立春至立秋整个春夏共6个月的病情变化,记录表明,患者病情稳定,未出现幻听、妄想症状,并能意识到自己有病,配合吃药,有一定的生活自理能力。

(烟建华)

血和、卫气和、志意和、寒温和,此人之常平也

《灵枢·本藏》曰:"是故血和则经脉流行,营复阴阳,筋骨劲强,关节清利矣;卫气和则分肉解利,皮肤调柔,腠理致密矣;志意和则精神专直,魂魄不散,

悔怒不起,五藏不受邪矣;寒温和则六府化谷,风痹不作,经脉通利,肢节得安矣。此人之常平也。"

原文中"人之常平",即健康无病之人。健康的标准是什么? 本篇提出一个"和"字,即"血和""卫气和""志意和""寒温和"。此"血和""卫气和",可概括为血气运行和畅;"志意和",可理解为精神活动正常;"寒温和",意指机体能适应外界寒温环境。从中可领悟《内经》关于健康的标准有三条:一是人体功能活动正常,以血气运行和畅为标志,具体表现在"经脉流行,营复阴阳,筋骨劲强,关节清利""分肉解利,皮肤调柔,腠理致密";二是人的精神活动正常,即"志意和",具体表现在"精神专直,魂魄不散,悔怒不起,五藏不受邪";三是机体能适应外界的环境,即"寒温和",具体表现在"六府化谷,风痹不作,经脉通利,肢体得安"。此三条内容,与近年世界卫生组织关于健康的定义,有异曲同工之妙,然而一个"和"字,充分凸现了中国数千年传统文化的积淀,而且其内涵更加深刻、丰富。

和,即和谐。关于"和"的理念,可追溯到中国古代哲学中"万物负阴而抱阳,冲气以为和"的观点。中国哲学的功利观强调"中庸""致中和""和为贵"。"和"之所以可贵,贵在"和实生物"。"天非和不立,物非和不生""君子和而不同,小人同而不和"。从自然万物的生化,到为人处世之道,莫不以和为贵。这一思想渗透到医学中来,强调天人和、形神和、气血和、脏腑和等观点,简言之,健康就是一种和谐的状态。疾病则是上述关系的失和,"阴阳乖戾,疾病乃起",治疗疾病的基本原则就是"谨察阴阳所在而调之,以平为期",养生要求"处天地之和,从八风之理",饮食要"谨和五味",劳作要"形劳而不倦""动而中节"等,莫不体现"和"的精神。医学的最终目的和意义,就是维护人体健康。而健康必须保持人与自然的和谐,人与社会的和谐,以及人体心身的和谐,这就是《灵枢·本藏》给我们的深刻启迪。

（王庆其）

妇人之生,有余于气,不足于血

语出《灵枢·五音五味》。女子的生理特性与男子有所不同。《素问·上古天真论》就已将男女的生理阶段有所区别,其中男子以 8 岁为一个阶段,女子以 7 岁为一个阶段。女子早盛于男为气有余,早衰于男为血不足。妇人每月经事按期而至,故经文明言"不足于血,以其数脱血也"(《灵枢·五音五味》)。

而妇人有余于气,是为相对而言,且其有余可表现在:一是阴血不足,则阳气相对偏盛;二是女子以血为本,以气为用,以肝为先天,阴血不足,肝失柔养,肝阳易亢,肝气易郁而盛,以此言之,女子气多有余;三是女子性情隐曲多抑,肝气不疏则郁积而为有余。女子的这种特点,在临诊时,应时时有所顾及,求本施治,才能有药半效倍之功。

案例:闭经案

殳某,女,19岁,12岁月经初潮,开始月经周期就常常退后,3年后发展到经常闭经数月不行,需服安宫黄体酮而行经。2003年2月3日来诊。B超无异常提示,生化激素水平未测。时诊,停经又有2个月,平素口干思饮,大便干结数日难解,夜寐欠安易惊醒。望诊舌红少苔,诊脉细弦小数夹涩。此为肝肾不足,血虚阴亏,是以滋养肝肾、补益阴血为法。

方拟:当归、生熟地各15g,黄精10g,枸杞子10g,川芎6g,女贞子15g,桑椹子12g,夜交藤20g,郁李仁10g,香附6g,郁金10g。

首诊服药7剂,复诊经水未行,但大便已畅,口干不甚。滋阴填精补血见效,上下得以濡润,则枯池蓄水有望。守法继进,并嘱其测基础体温。2周后再诊,基础体温渐升有双相,遂于前方加益母草20g、泽兰15g、川牛膝10g。1周后经水来潮,但量少色黯。后守法守方调治半年左右,经水每月能来潮,偶稍有周期迟后,经量渐恢复正常,守药1年左右停药,今大学毕业参加工作。随访,经水仍正常而行。

按:该女闭经,初潮月信就多迟后,以其天癸虽至而冲任未盛,时延甚而闭停。经言:"妇人之生,有余于气,不足于血。"(《灵枢·五音五味》)精血不足,经源匮乏,冲任空虚,故无以续信润腑,而见经少经闭、口干便结。心失所养则夜寐欠安易惊醒。遵循经训施于临证而收良效。

(杨悦娅)

脑为髓之海

《灵枢·海论》云:"脑为髓之海,其输上在于其盖,下在风府""髓海有余,则轻劲多力,自过其度;髓海不足,则脑转耳鸣,胫酸眩冒,目无所见,懈怠安卧"。《类经》注:"凡骨之有髓,惟脑为最巨,故诸髓皆属于脑,而脑为髓之海。"中医认为"脑为元神之府",脑是精髓和神明高度汇聚之处,人之视觉、听觉、嗅觉、感觉、思维记忆力等都是由于脑的作用。

在病理方面,"肾不生,则髓不能满"(《素问·逆调论》)。陈修园在《医学从众录》中云:"肾为肝之母而主藏精,精虚则脑海空虚而头重。"另外,《素问·上古天真论》云:"五八,肾气衰,发堕齿槁……八八,天癸竭,精少,肾藏衰,形体皆极,则齿发去。"这些记载提示随增龄而发生的肾精亏虚,脑髓失养。

"肾生髓,脑为髓海"的理论指导中医临床应用补肾中药来防治痴呆和提高记忆能力已经有数千年的历史。《神农本草经》记载的健脑益智药物中,补肾药居第一位;其后如《备急千金要方》孔圣枕中丹、《太平圣惠方》圣惠益智丸、《辨证录》生慧汤《普济方》育神丸等都提示补肾填精、益髓健脑的重要性。补肾填精生髓是治疗痴呆的基本大法,并根据脑为髓海,喜盈恶亏,至清至纯,喜静而恶扰,脑窍贵在清灵通利等生理特点,兼顾化瘀祛痰开窍等法。

案例:老年性痴呆案

王某,女,78岁,技术干部。2010年9月21日初诊。

诉近3年来出现健忘,烦躁多动,失眠,夜间起床徘徊,不愿与人交谈,表情呆板,反应迟钝,有时语言表达不能切题。右上肢麻木,紧张时右手有震颤,肢体活动欠利。饮食尚可,大便欠畅,3~4日一行,小便尚可。既往有高血压、高脂血症、冠心病病史20余年;家属诉近年来有脑梗死病史4次,未遗留明显后遗症。专科检查:MMSE评分20分;CoMA评分19分。头颅CT示脑萎缩、多发腔梗灶。头颅MRA未见异常。脑电图示各区基本节律为低至中幅每秒6~7次θ波,调节调幅差,两侧波幅大致对等;记录中可见中幅每秒4~6次θ波发放。舌质红边黯,苔黄腻,脉弦滑。

中医诊断:老年性痴呆。辨证:肝肾阴虚,脑髓失养,痰瘀闭窍,清窍失灵。治法:补肾益髓,活血化痰,醒脑开窍。

处方:制何首乌20g,黄精12g,枳实12g,竹茹9g,丹参30g,柴胡12g,郁金12g,桃仁10g,石菖蒲12g,远志6g,莪术9g,胆南星10g,炙僵蚕9g,黄芩9g。水煎服,日1剂。服用14剂后复诊见舌质红,苔薄黄,仍有夜间多动。

继以生熟地、胡桃仁、百合、合欢皮、炒酸枣仁、女贞子、桑椹子、决明子等配伍加减,服药2个月后,记忆较前有明显改善,情绪稳定,食纳良好,寐安,二便调。配合服用双益平、银杏叶片,加减服汤药6个月,病情渐趋稳定,能与家人交流,外出亦能自行返家,但尚未完全恢复,近事善忘,舌质黯红,苔薄,脉弦。后病人家属仍在门诊配药,未见病情反复。(安红梅治案)

按:痴呆是由髓减脑消、神机失用所导致的一种神志异常疾病,以呆傻愚笨、智能低下、善忘等为主要临床表现。中医文献中并无老年性痴呆这一病名,大量相关性论述散见于"呆病""善忘""神呆""郁证"等病证中。西医将此病病期一般分为"初期""中期""末期"三期。初期主要表现健忘,轻度认知功能障碍、记忆障碍;中期为理解力和判断力下降,言语障碍,失行,失认等认识功能明显降低,出现多动、徘徊等各种各样痴呆症状;末期智力低下,无言、无动、挛缩、卧床不起等,最终表现为丧失全部精神活动。此患者属于老年性痴呆中期阶段,年高,肾精渐亏,肾阴不足,虚火内生,灼津炼液而成痰浊;肾气虚弱,气不化津,水湿聚为痰;水不涵木,肝失疏泄,木不疏土,脾运失司,脂浊停聚,痰浊壅塞脉道,滞而为瘀,胶结血脉。痰瘀相互影响、相兼为患。本病以肝肾不足为本,痰瘀互结为标;治当标本兼顾,予以滋肾养肝、化痰消瘀开窍为主。方中何首乌味甘涩,性温,补益精血,具滋肾养肝之效;黄精味甘,性平,具养阴益气、滋肾填精之功,配伍生熟地、胡桃仁、女贞子、桑椹子以补肾填精生髓;柴胡、郁金合宣郁滞,桃仁、丹参理血脉、通经络,枳实、竹茹化痰。头为诸阳之会,又为髓海,易受痰瘀蒙闭,使脑窍不清,神明失用失聪,故以菖蒲、远志化痰开窍。菖蒲、远志在《本草纲目》中均被提及有"通九窍、明耳目、益智慧、不忘、益心智、不老"等功能。百合、炒酸枣仁宁心安神。全方变化不离补肾填精、生髓开窍这一大法。

(安红梅)

髓海不足,则脑转耳鸣,胫酸眩冒

语出《灵枢·海论》。经文提示眩晕和髓海不足有密切联系。《素问·逆调论》云:"肾不生,则髓不能满,故寒甚至骨也。"所以,补肾填精是治疗眩晕的重要方法之一。在临床用药时要考虑肾阴、肾阳和肾精的关系,虽然《内经》中并未提及肾阴肾阳,但实际已经有相关描述,如《素问·厥论》详细讲述了肾阴虚和肾阳虚而致四肢厥热、厥冷的病因病机。《难经》进一步提出左肾右命门之说。明代张介宾《景岳全书·传忠录》认为:"命门为元气之根,为水火之宅。五脏之阴气,非此不能滋;五脏之阳气,非此不能发。"后世由此提出了肾阴、肾阳的概念。肾精是人体生命活动的物质基础,包括肾阴和肾阳,且肾阴、肾阳之间又有互根互用的关系,所谓"阴在内,阳之守也;阳在外,阴之使也"(《素问·阴阳应象大论》)。张介宾又指出"善补阳者,必于阴中求阳,则阳得阴助而生化无穷;善补阴者,必于阳中求阴,则阴得阳升而泉源不竭"(《景岳全书·新方八阵》),道出了补肾之诀窍。

案例:眩晕案

徐某,男,41岁,2013年5月11日初诊。

病眩晕,血压140/90mmHg,神疲乏力,伴腰酸,阳痿,大便溏,畏寒,痰多,色白,眠可,舌淡红苔白,脉缓。

处方:仙灵脾 15g,巴戟天 15g,小茴香 9g,杜仲 15g,天麻 15g,生牡蛎 30g,蔓荆子 15g,钩藤 15g,枸杞子 9g,菟丝子 9g,覆盆子 9g,桑椹 9g,五味子 6g。7 剂。

二诊:药后 1 剂,大便泻如水状,2 剂恢复正常,服药 7 剂后,眩晕减轻,腰酸减,痰除,大便成形,日一行,血压 130/90mmHg,精神振,唯阳痿未除,舌淡红苔白,脉缓。上方去蔓荆子,加黄芪 30g,续服 7 剂善后。

按:本病辨为肾阴阳俱亏为主的眩晕,应以滋肾阴、温肾阳为治疗原则,迥异于平素肝风内动、肝阳上亢或痰浊上犯的眩晕治法。此案未用一味化痰药,也仅少佐平肝息风药,而一诊 7 剂竟痰除,血压平稳而眩晕减,可见谨守《内经》之旨,辨证施治的重要性。

(邹纯朴)

卫出于下焦

语出《灵枢·营卫生会》:"黄帝曰:愿闻营卫之所行,皆何道从来？岐伯答曰:营出于中焦,卫出于下焦。"《太素》《备急千金要方》《外台秘要》中"下"作"上",但烟建华等认为据"黄帝曰:愿闻营卫之所行,皆何道从来"及本篇经旨,此处当指卫气之运行途径。《灵枢·邪客》曰:"卫气者……昼日行于阳,夜行于阴,常从足少阴之分间,行于五藏六府。"所以,虽营卫之气皆化生于中焦,但卫气"至阳而起,至阴而止",平旦出足太阳膀胱经始行于阳分,夜晚自足少阴肾经循行于阴分,且每周必交会于足少阴肾经一次。膀胱与肾皆属下焦,故云"卫出于下焦"。其次,卫气之运行有不循脉而散行者,"故循皮肤之中,分肉之间,熏于肓膜,散于胸腹"(《素问·痹论》),"所以温分肉,充皮肤,肥腠理,司关合"(《灵枢·本藏》)。散行于皮肤、腠理、分肉、肓膜、胸腹、四肢等处之卫气,则可发挥其综合作用,即防御卫外、温煦肌表脏腑等功能。张介宾在《景岳全书·传忠录下》中曰:"兹姑以大纲言之,则一阳之元气,必自下而生,而三焦之普濩,乃各见其候。盖下焦之候如地土,化生之本也。"故而卫阳之气从生发至运行皆源于下焦肾(元、阳)气,可见原文"卫出于下焦"并无异议。

案例:过敏性鼻炎案

马某,男,39 岁,1968 年秋初诊。患者经确诊为过敏性鼻炎,经常打喷嚏、流清涕,每因环境变异(如从室内到室外,或从户外到户内)则喷嚏连续不已,久治不愈,经常汗出恶风,脉浮濡缓。病机:肺气虚,卫阳弱。治法:益气固表,助阳护卫。方予加减十全大补汤。方药:熟附片 10g,桂枝 5g,生炙黄芪各 12g,党参、北条参、龙牡粉各 15g,当归、白芍、焦白术、炙甘草、茯苓各 10g,生姜 3 片,大枣 5 枚。用法:开水泡药,小火熬 2 小时,分 3 次服。3 剂而愈。

按:本病为卫外阳弱,正气大虚,肺阴不足,故对空气变异则过敏。治法当以益气助阳补虚为主。故用十全大补汤去地黄之滋腻、川芎之辛散,加熟附子温补下焦之肾阳,北沙参以补阴,龙牡粉收敛精气而止汗。方中桂、芍、甘、姜、枣本桂枝汤方,原有祛风止汗、调和营卫之功,合黄芪、当归则为归芪建中汤,以治阳虚汗出、恶风,合本方诸药,能大补元阳,使营卫气血俱充,则病邪不攻自解。或有以病小药大而议其非者,如能通实践,方知此病用此方之疗效。(张梦侬《临证会要》)

(胡玉萍)

病因病机篇

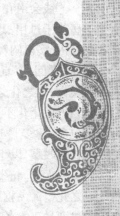

生病起于过用

（一）

语出《素问·经脉别论》。经文云："故饮食饱甚，汗出于胃；惊而夺精，汗出于心；持重远行，汗出于肾；疾走恐惧，汗出于肝；摇体劳苦，汗出于脾。故春秋冬夏，四时阴阳，生病起于过用，此为常也。"认为人体疾病的产生，与外感六淫、内伤七情、饮食失节、劳倦过度等密切相关，强调其关键实质在于"过用"，此乃以整体观念为基础、以辩证法为指导的疾病观。

钱会南在《中国中医基础医学杂志》2002年第5期撰文，认为《内经》"生病起于过用"理论的提出，是有关发病机制言简意赅的高度概括，对中医病因分析、病机阐释、疾病防治及养生等各个环节都有重要影响。①外感邪气方面：如《素问·至真要大论》以外邪致病为例，称之"百病之生也，皆生于风寒暑湿燥火，以之化之变也"，认为风寒暑湿燥火是自然界的六气，因其正常交替，万物得以生化不息，但其异常变化则成为致病之因，后世称谓"六淫"，而"淫"就包含"过多""过甚"之意。《素问·阴阳应象大论》也指出，天有四时五行，以生长化收藏，以生寒暑燥湿风，明言"喜怒不节，寒暑过度，生乃不固"。《素问·气交变大论》记载，五运太过与不及皆可成为致病因素，强调"善言应者，同天地之化"。《灵枢·岁露论》也说，岁因之和，而少贼风者，民少病，而少死。从上述列举正常条件的"不失四时""因时之序"，生理状态的"四变之动，脉与之上下"，到病理变化中的"四时之序，逆从之变"，乃至病机阐释中的五运太过、不及，气候"寒温不和""寒暑过度，生乃不固"等，将顺应四时阴阳外界环境变化的必要，以及六气的非致病性与演变为六淫的致病性的区别，就在于其对正常适用与过用的两面性作了淋漓尽致的揭示。②七情方面：《灵枢·百病始生》告诫人们，思伤心，愤怒伤肝，"喜怒不节则伤藏"。《素问·阴阳应象大论》云："暴怒伤阴，暴喜伤阳。"《素问·生气通天论》也说："大怒则形气绝。"血郁于上，使人发生薄厥之病。《素问·举痛论》将七情致病影响脏腑气机的规律归纳为：怒则气上、喜则气缓、悲则气消、恐则气下、惊则气乱、思则气结，感叹"百病生于气也"。《素问·痿论》记载"思想无穷"，因所愿不得，意淫于外，加之入房太甚，可使宗筋弛纵发为筋痿，及为白淫。《灵枢·本神》称："脾愁忧而不解"则伤意，"肺喜乐无极"则伤魄，"肾盛怒而不止"则伤志。《素问·奇病论》还明确指出，人生而有癫疾者，此得之在母腹中时，"其母有所大惊"。不言而喻，从生理之

"人有五藏化五气,以生喜怒悲忧恐",到病理之"喜怒不节"、大怒、大惊、愁忧不解、喜乐无极、盛怒不止等,生动勾画出"过用"乃情志致病与演变为致病因素的前提条件。③饮食方面:《素问·生气通天论》概述之"阴之所生,本在五味;阴之五宫,伤在五味"。说明五味偏嗜,不仅可影响本脏,造成五脏之气偏盛偏衰,而且可涉及其他脏腑而变生多病。文中还指出"高粱之变,足生大丁",认为食物过分精细油腻不利于健康,且易于滋生湿热,促成疔疮等病变。《素问·痹论》明言"饮食自倍,肠胃乃伤"。《素问·太阴阳明论》《素问·本病论》也批评了"饮食不节""饮食饱甚"等不良饮食习惯。《素问·热论》则指出热病者"多食则遗",认为热甚而强食之,可使病有所遗。示人注意疾病康复中的饮食宜忌。可见,"本在五味"说明人体依赖五味之滋养而生存,而"伤在五味""高粱之变""饮食自倍""饮食不节"等则表达了五味"过用",又反过来对人体造成伤害,其作用的二重性显而易见。④劳逸方面:《灵枢·九针论》"五劳所病"提出,久视伤血,久卧伤气,久坐伤肉,久立伤骨,久行伤筋。《素问·举痛论》认为,劳则喘息汗出,外内皆越,故"劳则气耗"。《素问·生气通天论》说:"阳气者,烦劳则张。"易导致精绝,反复积累到夏天可形成煎厥。《素问·腹中论》曰:"若醉入房中,气竭伤肝。"易导致妇女月事衰少不行。《灵枢·邪气藏府病形》称:"若入房过度,汗出浴则伤肾。"可见,《内经》关于过劳所伤的描述,涉及形劳、神劳、房劳等方面。⑤养生调摄方面:《灵枢·师传》提出:"食饮衣服,亦适寒温。"力求寒无凄沧,暑无出汗,食饮热无灼灼,寒无沧沧。认为"寒温中适,故气将持",使邪气不易侵袭。《素问·宣明五气》指出"五味所禁",如辛走气,气病无多食辛;咸走血,血病无多食咸;苦走骨,骨病无多食苦;甘走肉,肉病无多食甘;酸走筋,筋病无多食酸。强调"是谓五禁,无令多食"。《素问·生气通天论》倡导"谨和五味"。《灵枢·九针论》谆谆告诫,口嗜而欲食之,"不可多也,必自裁也"。均强调注重适寒温、调五味,切勿"过用"在保健中的意义。《内经》的诸多论述,如"顺四时而适寒暑""饮食有节,起居有常""寒温中适""心安而不惧""和喜怒""形劳而不倦"等养生法则,无不反映出"生病起于过用"的深刻内涵,抑或"生病起于过用"疾病观在养生理论中的巧妙诠释和延伸,也充分体现出养生立足于勿"过用"原则的合理性。⑥临床治疗遣方用药方面:注意皆须适度,勿使之"过用"伤正,补偏救弊刻刻不忘顾护脏腑阴阳气血之平衡。如《素问·六元正纪大论》将其明确表述为"以平为期,而不可过"。《素问·至真要大论》则进一步将药食对人体的作用综合分析,概括言之,五味入胃,各归所喜,因此"久而增气,物化之常也,气增而久,夭之由也"。将五味之有益功效,与过用之弊端作了深刻揭示,为临床药食遣用应记取的重要格言。再如《素问·腹中论》说,芳草之气美,石药之气悍,二者气急疾坚劲,故非缓和人,不可服此二者。因此"数言热中,不可服高粱芳草石药"。《素问·六元正纪大论》倡导"用寒远寒,用凉远凉,用温远温,用热远热,食亦同法",将药食的使用与天时结合,告诫人们"反是者病"。文中还强调在治疗中,即使是"大积大聚"可攻之邪,也宜"衰其大半而止",勿使过之而遗后患。《素问·五常政大论》亦指出,病有久新,方有大小,有毒无毒,因宜常制矣。列举大毒治病,十去其六;常毒治病,十去其七;小毒治病,十去其八;无毒治病,十去其九;骨肉果菜,食养尽之。其原则在于"无使过之,伤其正也"。《灵枢·五禁》也谆谆教导"补泻无过其度"。可见,临床辨证施治用药方法的正确固然重要,而本于《内经》"生病起于过用"之原理,治疗中强调"以平为期,而不可过",倡导"无使过之,伤其正"的指导思想,对于遣方用药提高疗效、防止不良影响等,亦具有十分重要的指导意义。

案例1:高某,男,22岁,未婚。1991年6月5日初诊。

年壮火盛,素有失精走泄之患。有朋自远方来,馈赠红参一大盒,置放床头,每晚在临睡前嚼服,经过数日,感觉周身烦热,躁动不安,口中干渴,晨起鼻衄。更为苦恼的是,阴茎勃起,阳强不倒,酸胀疼痛,精液频频走泄。心烦少寐,小便色黄,面色红赤,口唇深绛。舌边尖红,脉弦细数。刘渡舟辨为阴虚阳亢,水不制火,相火妄动之证。

处方:生地20g,龟甲20g,知母10g,黄柏10g,当归10g,白芍10g,生甘草6g,炙甘草4g。

服药7剂,则身不躁热,鼻衄停止,阴茎变软。又服5剂,以上诸证尽退而愈。(刘渡舟医案)

按:肾寄真阴,又藏元阳,为"水火之宅"。且肾中水火本既济而相衡,若肾水一亏,则肾阳必亢。本例患者年壮火盛,素有失精走泄之患,加之妄补误服温补之红参,犯实实虚虚之戒,使其相火更旺,阴精更虚,水不敌火而见强中之变;治遵王太仆"壮水之主,以制阳光"之法。所用方药乃为朱丹溪之大补阴丸加味。是方滋补真阴,承制相火之力,较之六味地黄汤功效更捷。又乙癸同源,肝肾同寄相火,水亏火旺,肝血必伤,故加当归、白芍以养肝中阴血,滋降相火。方中炙甘草与生甘草同用者,在于清热泻火,厚土坚阴,以缓阴火之势,并泻心而又对宗筋起到弛缓之作用。诸药合用,共奏滋阴降火及弛缓之效而病瘳。

案例2:陈某,女,32岁。

因母病愁思不解,郁而生病。其证为心烦,头晕,失眠,胸胁苦满,午后低热,欲手足贴近砖墙凉而始爽,饮食无味,口苦,时时太息,经期前后不定,量少,色紫,夹有血块,曾服芩连四物汤等寒凉之药无效。其人面容消瘦,面颊色赤,舌红而少苔,脉弦。此乃肝郁化火,血虚不柔所致。又屡服寒苦之药,损伤脾阳,清阳不能升发,而阴火反乘土位。治仿东垣之法。

处方:粉葛根3g,升麻2g,羌活2g,独活2g,防风3g,白芍12g,生甘草6g,

炙甘草 6g,红参 3g,生姜 3g,大枣 3 枚。

服 2 剂,发热渐退,心烦少安,余症仍然不解,此乃肝郁血虚所致。

处方:柴胡 12g,白芍 12g,当归 12g,茯苓 9g,白术 9g,炙甘草 9g,丹皮 6g,黑栀子 10g,煨姜 2g,薄荷 2g,香附 5g,郁金 5g,鳖甲 9g,牡蛎 9g。

服药后,一夜酣睡,心胸豁然,渐能饮食,但觉神疲乏力,心悸不安,脉来缓而软,改投归脾汤间服逍遥丸,调之数日,午后之热全退,体力渐增,又以参苓白术散 3 剂善后,病愈。(刘渡舟医案)

按:本案因母病愁思不解,情志内伤,郁而生病,属气郁化火之证,治当遵"气郁达之""火郁发之"之旨,宜用疏达肝胆气机之品,反投苦寒,则不但闭阻气机,使火郁更甚,且内伤脾胃,遏抑清阳。审时度势,治当升脾胃之清阳,兼泻心中阴火,故选用升阳散火汤,俾脾气升发,则木郁自达。然血虚肝郁,其势未已,故再用丹栀逍遥散加鳖甲、牡蛎,以养血柔肝而建功。而脾胃虚弱也是本证存在的问题,故又以归脾汤、参苓白术散而收全功。

（王　琦）

（二）

《素问·经脉别论》中有论饮食过饱、情志过惊、负重道远、行走过急、劳力过度而致病理汗出,因而警示人们"春秋冬夏,四时阴阳,生病起于过用"。

俗话说,流水不腐,户枢不蠹,生命在于运动。这是针对那些贪图安逸、四肢不勤、庸懒无为的人而言。在当今,社会竞争,节奏紧凑,心身过劳的情况下,医经的告诫凸显其重要性。过,为过度,超过。人的体力、精神等过度使用,过度消耗,饮食不节,过度甚饱,均会因超越身体的生理限度而引发疾病。早在几千年前,古人就已经有"过用"致病的认识。

当今社会,"过劳死"的实例比比皆是,就近而言,中医界的才子何某意外猝死均是超负过劳所致。故人贵平和,神情要保持安闲清静,寡欲无求,元真之气要守持内固,不可轻易妄耗,形体要适度活动,使气血要保持运行通畅,如此则人体正气就能坚固,真元之气充实,精神充沛,疾病则无以而生。

人之所用太过,可包括以下几方面:

其一,情志太过。《素问·阴阳应象大论》云:"怒伤肝……喜伤心……思伤脾……忧伤肺……恐伤肾。"人的喜、怒、忧、思、悲、恐、惊,是人所应有的精神意识对外界事物的反应,在正常限度内,并不会致病。但当情志波动过于激烈或大起大落或持续过久,则会内耗精气,扰乱气机,影响脏腑功能,导致机体正常生理紊乱而致病。故《素问·举痛论》说:"怒则气上,喜则气缓,悲则气消,恐则气下……惊则气乱……思则气结。"

其二,风寒暑热燥湿,六气太过则为病。六气是四时季节变化的气候,正常情况下人与自然谐和,"人禀五常,应风气而生长"(《金匮要略·脏腑经络先后病脉证》)。但若风寒暑热燥湿,太过则"风气虽能生万物,也能害万物"(《金匮要略·脏腑经络先后病脉证》),所以疾病发生和六气的太过有着密切关系。"心恶热,肺恶寒,肝恶风,脾恶湿,肾恶燥"(《素问·宣明五气》),所以六气太过则会伤及脏腑,出现相应病证,如气候湿度太过,则易内困脾土,而使脾之运化失常,会造成纳呆、腹满、泄泻等病证。

其三,饮食太过,暴饮暴食。饮食甚饱,使肠胃负担太过,超出其正常运化功能的承受力,则食谷不化,壅滞难消。《素问·痹论》云:"饮食自倍,肠胃乃伤。"

其四,过劳过耗,包括劳力、劳心、房劳,均不可太过,太过则内耗精血,损伤脏腑,外耗神气,消削形体。《难经·四十九难》云:"饮食劳倦则伤脾。"《素问·宣明五气》有言:"久视伤血,久卧伤气,久坐伤肉,久立伤骨,久行伤筋。"则是其中之例也。

我因工作多与文字打交道,本以劳伤眼力,又因日以夜继地读书、写文章,用眼更多,睡眠又少,仅仅几个月视力急剧下降。切身体会到"生病起于过用"的真谛。

(杨悦娅)

久 视 伤 血

语出《素问·宣明五气》。盖目受血而能视,而肝藏血、开窍于目,人卧血归于肝,动则运于诸经、器官,以成感觉、运动之用,眼睛则是肝血营运的重要之所,视觉则是其生理效应。反之,过度用眼亦可耗损肝之阴血,引起肝虚血亏,影响视力,出现视力模糊、目眩乃至雀盲之证。曾治一男性38岁患者,久事暗室洗相工作,已历20载。长期熬夜,半夜之后就寝习以为常。近一年出现双目干涩,伴右耳鸣,声调高亢,时有头晕头痛,难寐易醒,疲劳乏力。诊其脉浮弦细,舌尚无变化。此为久视伤血、肝阴亏虚、虚阳浮逆之证。入夜闭藏用事,血当归于肝,长期熬夜则扰动肾气,血失所藏,暗耗肝肾精血。肝肾精血既伤,则目失所养而两目干涩;阴不敛阳,厥阳化风,上扰清窍,则头晕头痛,耳鸣高亢;心神受扰不宁,则难寐易醒。脉浮取弦细,亦为阴虚阳亢之象,且喜沉取尚未甚虚,知病患不深。以滋阴养血、平肝潜阳为治。处方:潼蒺藜、女贞子、旱莲草、枸杞子、山萸肉、杭白芍、石斛滋阴养血、补肝明目;西洋参补益气阴、消除疲劳;羚羊角粉、决明子、夏枯草、蝉衣、白僵蚕、杭菊花清泄肝火、平肝潜阳,并辅食动物肝脏相配合,以羊肝为佳。许以2~3周明显见效。不及20日,果然目润视清,头晕痛亦好转。剩有耳鸣未除,继予重镇潜降之品,加灵磁石、怀牛膝;肝性最喜柔顺条达,佐以薄荷、干荷叶轻清升发,使降中有升,升降和谐。病情稳定后,制成丸药,缓图其本,以收全功。随访年许未复发。

（烟建华）

气增而久,夭之由也

《素问·至真要大论》云:"夫五味入胃,各归所喜。故酸先入肝,苦先入心,甘先入脾,辛先入肺,咸先入肾。久而增气,物化之常,气增而久,夭之由也。"

《素问·五常政大论》云:"大毒治病,十去其六;常毒治病,十去其七;小毒治病,十去其八;无毒治病,十去其九。骨肉果菜,食养尽之。无使过之,伤其正也。"

前人一再告诫我们:"用药如用兵,用医如用将"(《褚氏遗书》),"选药如选将""善用兵者,能审敌情,知彼知己,百战百胜"(《流香馆医话》)。宋代《圣济总录》指出:"凡服药多少,要与病人气血相宜。盖人之禀受本有强弱,由贵贱苦乐所养不同,岂可以一概而论。"因此,临诊必须谨慎,遣药组方规范,千万不能草率,不能追求速效,欲速未免过当,"功未获奏,害己随之"(《珍珠囊指掌》)。但是,治疗获效后必需随证加减,不可拘执不变,亦不可久服、过服。凡以药物攻病,"衰其大半而止,不可过剂,过则反伤正气"(《折肱漫录》)。"无使过之,伤其正也",既是《内经》作出的提纲挈领的总结,也是为避免药物伤正、药邪为祟而设。

因药误或饮食偏嗜而引起的医源性、药源性疾病,临床常见,应该引起我们足够重视,且药邪引起的教训也是足够深刻的。

金元医家张从正(子和)《儒门事亲》载有一案,宛丘营军校宋子玉病痿,积年不瘥,腰以下肿痛不举,遍身疮赤,两目昏暗,唇干舌燥。张从正认为疾起于"服热药久矣",当先去药邪,然后及病邪。先以舟车丸、浚川散大下一盆许,

"明日减三分。两足旧不仁,是日觉痛痒,累至三百行始安"。另有两人坚持服热药温补,先后暴毙。

张从正在《内经》"气增而久,夭之由也"的启发下,提出了"药邪"说。药物久服多服可致阴阳不调,气血不和,病邪不除,反生药邪。这在历代文献中屡有记载。如《名医类案》即载朱丹溪验案两则:一人误服燥热香窜之剂已久,自春得痰病,两足弱,气上冲,饮食减,此乃"药邪太盛,而致火旺,实难求生",虽勉励而治,"气降食进",但一月后,"仍大汗而死";一人年四十,多服金石房中药,温热辛燥灼伤阴血,因致反胃,不喜饮食,或吐涎食出,得吐则快,虽为房中药,久服也可药邪为祸。

药物治疗,即利用五味之偏以增强或纠正因病致偏的脏气。若过量久服,"矫枉过正""气增而久",反而导致脏气偏颇而"变证蜂起"。

《内经》对于饮食五味偏嗜致病亦有着详细描述。饮食过嗜,亦致"气增而久,夭之由也"。

《素问·五藏生成》曰:"是故多食咸,则脉多凝泣而变色;多食苦,则皮槁而毛拔;多食辛,则筋急而爪枯;多食酸,则肉胝胎而唇揭;多食甘,则骨痛而发落。"医者治病疗疾时,应详审病因病机,药证相符,同时还不应忽视饮食偏嗜,或服食过量日久等因素。正如张志聪所注:"凡物之五味,以化生五气,味久则增气,气增则阴阳有偏生偏绝之患矣。盖甚言其气味之不可偏用也。"

《儒门事亲》亦载有两案:一富家女,好食紫樱,每食即二三斤,至十余年患背疽如盘,痛不可忍;另有富家兄弟二人,皆好顿食紫樱数斤,一二年后弱者发肺痈,长者发肺痿,相继而亡。此外,《名医类案》有多食杨梅致遍体面浮肿,腹部膨胀案;刘仲晦太保多食蜜渍木瓜致淋癃案等等。

古人有诗曰:"爽口味多终作疾。"真格言也。天生百物所以养人,非欲害人,终不能过食久食也。其提醒我们,莫因饮食小事而偾事,寓意深长。

（达美君）

风 胜 则 动

（一）

语出《素问·阴阳应象大论》。其意是风气偏胜可导致多种动摇之类的病证。其风既指外风,更多的是指内风。它从一个方面揭示了风邪的致病特点和证候特征。限于传统的理解,历代医家多将"风胜则动"的理论运用于治疗肢体动证,而对治疗内脏动证却缺少探讨和研究。有鉴于此,本文特对从"风胜则动"治疗内脏动证进行初步探讨。

1. **"风胜则动"动象的判断** "动"指人体异常的动摇之象,既可反映于肢体官窍,又可出现在内脏和脏系本身。"动"之常变应如何判断呢?结合临床实践,个人认为其判断标准可用八个字来概括,即"不动而动"和"动而太过"。所谓"不动而动",是指人体正常无动象的部位出现了异常动象,如筋肉跳动、面肌抽搐等;"动而太过",则是指人体正常活动的部位,出现了异常太过的动象,如头部摇动、四肢抽搐和痉咳、哮鸣等。以上均是风性主动的具体体现。

2. **"风胜则动"产生的机制** 风有内外之别。外风为病因,内风属病理,因内风与肝关系密切,故又称为"肝风"。外风源于外感,外风之"动",是外来风邪燥伤津血或直接损伤内外筋膜,导致筋痉不柔所致;内风源于内伤,内风之"动",则主要责之于肝,多为肝病导致内外筋膜挛急所致。

内风的机制较为复杂,涉及寒热虚实多方面,但究其根本总与体内阴阳之气的变动有关。具体来说,阳气盛者,可见肝阳化风,热极生风;阳气虚者,则可见阳虚生风。《内经》云:"阳气者,精则养神,柔则养筋。"阳气虚衰,筋膜失煦,筋痉不柔,故生风。阴血不足者,可见阴虚动风,血虚生风;阴盛寒凝者,亦可见寒盛生风,因寒主收引,寒伤筋膜,筋膜引急亦可生风。

3. **内脏动证的机制、表现及治则** 内脏动证,是指多种原因导致脏腑筋膜挛急而产生的内脏、脏系或脏气异动之证。为了与肢体之筋膜挛急产生的肢体动证相区别,姑且以"内脏动证"名之。

内脏动证的形成与肢体动证一样,产生于内外风所致的筋膜挛急,但其机制和表现却有所不同。肢体异动是因外在肢体之筋膜挛急,导致外在肢体拘挛、抽动;而内脏异动,则是因脏腑之筋挛急,导致内脏、脏系或脏气异动。内脏异动的表现形式各异,多属于"动而太过"之列。如肺之痉咳、哮喘,心之心悸、绞痛,脾胃之呃逆、鸣泻,肝之掣痛、眩晕,肾之阴缩、挛痛等。

"内脏动证"的治疗,亦应遵循辨证论治原则,谨守病机,各司其属,然后针对其异动的风象,或息其内风,或散其外风,从而提高治疗效果。内外风证,因其病机不同而治则迥异,一般而言,外风宜散,内风宜息。

外风致动的病证,宜在散风的同时,结合祛风止痉法,药如防风、秦艽、葛根、蝉衣、天南星、白附子等。动甚时,亦可加入全蝎、蜈蚣等息风止痉药。内风致动的病证,治宜平肝息风。因内风成因多途,所以具体治法各有区别。如热极生风者,治以清热息风;肝阳化风者,治以平肝息风;阴虚风动者,治以滋阴息风;由风寒致风者,治以祛寒息风等。临床施治时,应在审机论治的基础上,酌情选用天麻、钩藤、僵蚕、全蝎、蜈蚣、地龙、代赭石、石决明、羚羊角之类。

4. 从风治疗内脏动证举隅 内脏动证多由内风引起,也有因外风而产生。由于内风宜息,外风当散,因此,平肝息风和辛散外风亦是内脏动证的基本治疗法则。以下分别举例探讨。

（1）肺系动证:肺主气,司呼吸,常动不已。若外风侵袭,或肝风反侮,肺筋痉急,致使肺气不利或肺系拘挛,即可产生"动而太过"之证,如哮喘、痉咳、气喘等异动证。

案例:周某,男,67岁,工人。2002年5月21日初诊。

素有哮喘史,1周前因劳累受凉而复发,症见恶寒,咳嗽,痰多而稀,带白色泡沫,哮吼较重,夜间尤甚,不能平卧,舌苔白滑,脉浮紧。初诊用小青龙汤合三子养亲汤化裁,3剂咳嗽缓解,痰量减少过半,但仍哮吼喉鸣,夜间较甚。二诊仍以上方加生南星、防风、蝉衣以增强散风解痉之力。继服3剂,1周平复。

按:本例患者素罹哮喘,复因劳累受凉,感冒风寒,引动内伏之痰饮,遂成风寒外束、痰饮内扰之证。首诊治以解表散寒、化痰涤饮平哮之法,用小青龙汤合三子养亲汤化裁,3剂显效。考虑其痰饮已消而哮吼未止,乃风未尽去之故,因而再加南星、防风、蝉衣以散风解痉,故收效较速。

（2）心系动证:心主血脉,搏动不已,若阳气虚衰或阴血不足,内风扰动,心动太过,或心系痉急,气机不通,即可产生心动过速、胸痹绞痛等异动证。

案例:王某,男,58岁,工人。1991年6月11日初诊。

患高血压10余年,心动过速6年,每遇劳累或情绪变化时发作。本次复发10余日,经住院治疗,有所减轻,但仍每日发作。症见心悸,气短,胸闷,眩晕,倦怠乏力,痛苦异常,常痛不欲生,心率140余次/min,伴五心烦热,口燥咽干,大便干结。舌红少苔,肺弦细数。治以天王补心丹加减。7剂后有所减轻,心率降为120余次/min。二诊仍以上方加天麻、钩藤、地龙、僵蚕、生龙牡,7剂,心率回复正常。10年后复发1次,西药治疗未效,仍以上方加减7剂而愈。

按:本病证属阴虚火旺,心肾不变。首诊以天王补心丹化裁,收效而未愈,后考虑阴血亏虚,肝风内动,故二诊加天麻、钩藤、地龙、僵蚕、龙骨、牡蛎以息风止痉,重镇安神,故收卓效。

（3）脾系动证:胃主受纳,脾主运化,脾胃纳运,常动不已。若外风入客或肝风扰脾,筋膜挛急,脾胃动而太过,脏气异动,则可出现嗳气、呃逆、鸣泻等异动证。

案例:李某,女,36岁,2001年9月8日初诊。

患腹泻2年余,四处求医,中西诊治,其效不显。症见面黄,消瘦,乏力,每日腹泻5~10次,呈水样便,肠鸣较多,鸣即欲泻,西医检查无异常发现,舌淡苔白,脉细弱。方用痛泻要方加党参、苍术、厚朴、升麻、羌活、葛根,以祛风燥湿、益气健脾,2周泻止,复以痛泻要方合参苓白术散加减调理而愈,随访2年,未见复发。

按：前医迭进痛泻要方、胃苓汤、四神丸等方加减，方亦对症，而无大效，思之再三，实乃外风稽留，肝脾不和，肠胃失调作祟，而外风则为其罪魁祸首。故仍用痛泻要方调和肝脾，平胃散合党参健脾、燥湿、益中气，更用羌活、葛根、升麻助防风以散风，助党参以益气升阳，风祛阳升，脾胃健，肝脾调，是以能愈。

（4）肝系动证：肝胆同主疏泄，调畅人体气机，流通全身气血，常动不已。若阴血不足，肝失所养，筋膜挛急，则可见右胁掣痛；阴虚风动，上扰头目，则见头部掣痛、眩晕等证。

案例：左某，女，42岁，干部。2004年11月5日初诊。

右胁疼痛，抽掣不适，伴胁部烧灼，口燥咽干。经西医检查，未发现甲、乙、丙肝等病，肝功能等指标正常，胆囊无异常。掣痛多在劳累、情绪波动时加重。曾经中西医治疗，仍发作不止。中药曾服用逍遥散、柴胡疏肝散等方。舌红少津苔薄黄，脉弦细。首诊用一贯煎加川楝子、延胡索、知母、黄柏。7剂疼痛稍减，但掣痛未止。二诊仍上方加白芍、甘草、地龙、钩藤、生牡蛎，7剂右胁掣痛消失。

按：本病证属肝肾阴虚，阴虚内热，虚风阻络，肝络不通。首诊养阴清热，柔肝止痛，初见成效，然虚风未除，肝络不通，故掣痛不止。二诊加白芍、甘草、地龙、钩藤、牡蛎，养阴柔肝，平息肝风，故痛止而愈。

（5）肾系动证：肾系除肾之外，当包括膀胱、阴器等在内。肾藏精，主蛰藏，其精藏而不泻，其气动而不已。若肾阴虚衰或肾阳不足，肾系筋膜失于滋养或温煦，则可出现阴缩、小腹或腰部拘急疼痛等异动之证。

案例：向某，男，26岁。2003年1月20日初诊。

时值严冬，房劳太过，复下湖捕鱼，突发阴器向腹内收缩，伴小腹疼痛，面色苍白，四肢厥冷，口唇青紫，恐惧不安。舌淡紫，苔白滑，脉弦细。首诊处以当归四逆汤加人参、附片、乌药，3剂肢厥、腹痛消失，阴缩稍缓。二诊仍以上方加重芍药用量，再加地龙、蜈蚣，3剂阴缩消失。嘱节房事，服肾气丸以善后。

按：本病由肾阳先虚，寒邪后中，阳失温煦，筋膜挛急引起，属于俗称之"缩阴症"。首诊以当归四逆汤合人参、附子、乌药以温经散寒，温肾回阳，故药后诸症减轻。二诊加地龙、蜈蚣，以活血通络、舒筋缓急息风，内风除则阴器挛缩消失。

综上所述，"内脏动证"是一个值得深入探讨，且具有理论意义和临床价值的课题。

（邱幸凡）

（二）

　　风为六气之一，淫盛成风邪，是为外风；而肝为风木之脏，其气之不平，亦多导致类风诸症，是称内风。在《内经》中外风、内风尚未明确分出，如《素问·风论》多属外风，但有证候很难以外风圆满解释，如其篇中之内脏诸风。即如"中风"一病，后世便起内、外之争，更有风、火、痰、虚、瘀之辨。对于《素问·至真要大论》"诸风掉眩，皆属于肝"一条，明论五运六气外感之风，但当今学者以之印证内风之证，与临床实际却也符合，故高等中医院校1964年统编教材《内经讲义》有"风气内动"一条。内风之论，总以"风胜则动""善行"为特点，故常举头目眩晕、肢体抽搐以及风疹、内痹变动不居为例。近来，《风论》风之"数变"《至真要大论》风之"诸暴"多被关注。凡病证突作突止、变化无常，均与风有关。还有学者论证，各脏腑均有微小脉络，各种原因均可引起拘急痉挛症状，亦当属于风，故又提出"怪病治风"之说。本人治疗过敏性或支气管性哮喘，兼用息风之法，取效颇佳，今举一例。

　　案例：某女童，12岁，2002年1月来诊。

　　诉咳喘反复发作1年余，喘时伴有哮鸣音，胸部闷痛，心烦，咽痛，痰多色黄黏稠。旧有过敏性鼻炎，过敏源为尘土、真菌。查舌胖苔黄腻，脉滑数，咽部红肿。

　　辨证：痰热壅肺，肺失清肃，外风引动内风，是以咳喘暴作突止。

　　治法：清热宣肺，化痰平喘，祛风解痉。方以麻杏石甘汤宣肺平喘；配射干、黄芩、地骨皮、炒栀子清热肃肺；瓜蒌、浙贝、清半夏清热化痰；莱菔子、苏子降气；地龙清肺平喘，与防风配伍可祛内外之风以解痉。再诊，言服上方3剂后，喘未再发，再服4剂，症状继续好转，唯咳嗽，痰黄黏稠，咽仍红，以清热、化痰、止咳诸药配方5剂，收得全功。

（烟建华）

（三）

　　《素问·阴阳应象大论》云："风胜则动，热胜则肿，燥胜则干，寒胜则浮，湿胜则濡泻。""风胜则动"指风邪致病具有动摇不定的症状特点,故凡临床所见眩晕、震颤、抽搐、强直等动摇性症状,多反映了风性主动的特点。风气通于肝,肝主筋,风胜则肌肉筋脉动甚。古人运用取象比类的方法,从自然界风吹则草木动摇、飞沙走石,类比于人体病理,则认为具有动摇、抽搐、震颤、眩晕等病候,或具有游走、多变特点的,多属于风证。热胜则邪热与卫气交争于皮肤、肌肉,腐肉酿脓而为痈痒之红肿热痛。天气干燥则水枯地裂,同样的道理,人体燥气偏胜则津液不能内濡脏腑肌肉、外润皮毛孔窍,出现口干欲饮、便秘溲少、皮肤干燥皲裂、舌燥有裂纹等病理现象。寒邪胜则损伤阳气,阳气不行,脏气不运,气化失调,聚水而为浮肿。湿邪胜则脾胃受困,失于运化,出现水谷不分的泄泻。能够把握这些要点,对于分析病理、指导辨证具有重要意义。

案例:眼肌痉挛案

徐某,男,50岁。初诊左眼肌痉挛1年余,眼睛干涩,口干苦,外院检查血黏度偏高。舌苔腻,脉弦滑。治疗:养血祛风,活血通络,兼以平肝。

处方:丹参30g,鸡血藤30g,白蒺藜20g,葛根30g,赤白芍各15g,炙僵蚕15g,全蝎粉3g,炙土鳖虫6g,红花6g,川芎15g,天麻12g,枸杞子12g,甘菊花12g,王不留行12g。7剂。

二诊(3月31日):左眼肌痉挛略减,诉近日矢气多,纳可,眠欠佳,苔薄腻,脉弦滑。治拟前方加减。前方去川芎、枸杞子、赤芍、炙土鳖虫、甘菊花、王不留行,加炒当归12g、炙地龙12g、炒枳壳12g、香橼皮12g、红枣7枚、甘草4.5g。14剂。

三诊(5月8日):上药连续服用月余,症状进一步改善。治拟养心安神,活血祛风通络。

处方:甘草9g,浮小麦30g,大枣7枚,生龙牡各30g,石菖蒲15g,郁金12g,白芍30g,丹参20g,炙全蝎3g,白蒺藜15g,灵芝12g,柏子仁12g。

连服1个月,眼肌痉挛未再发作。1年后患者陪伴其爱人来诊,云其眼肌痉挛完全康复。(《王庆其医话医案集》)

按:眼同五脏六腑均有密切联系。《灵枢·大惑论》说:"五藏六府之精气,皆上注于目而为之精。精之窠为眼,骨之精为瞳子,筋之精为黑眼……上属于脑,后出于项中。"《证治准绳》亦云:"目窍于肝,主于肾,用于心,运于肺,藏于脾。"说明眼依赖五脏六腑精气的濡养,才能发挥正常生理功能。而五脏之中同眼最为密切的当属肝。肝开窍于目,通过肝脉与目相通,由于肝脉沟通内外,于是目成为肝与外界相通的窍道,故肝的病理变化可反映于眼。肝主藏血,肝血亏虚则可出现眼睛干涩之表现,血虚日久致使眼之宗筋失于濡养,血虚生风致眼肌痉挛。方以丹参、鸡血藤养血补血,白芍柔肝平肝;更用虫类药搜风通络解痉,同时不忘顾护脾胃。诸药相合,患者二诊即明显好转,续以上方加减以巩固,再以养心安神、活血通络为法,连服1个月而控制发作。

(薛　辉)

伤于风者,上先受之

(一)

　　语出《素问·太阴阳明论》。风为阳邪,易伤上部。这里有"同气相求"的含义。上部,主要指头部,常见的病症是头痛。《素问·风论》云:"头面多汗恶风,当先风一日则病甚,头痛不可以出内。"故头痛因风邪所致者,《内经》中又称为"头风""脑风""首风"等。《素问·骨空论》也有类似记载:"风从外入,令人振寒,汗出,头痛,身重,恶寒。"春天多风,故临床春天多头风痛病。风又为百病之长,常与寒、湿、热等相合为病。故后世又将头痛分为伤风头痛、风寒头痛、风热头痛、风湿头痛等。伤风头痛可选川芎茶调散加减;风寒头痛可用桂枝羌活汤化裁;风热头痛不妨以桑菊饮出入;风湿头痛即以羌活胜湿汤进退。另外,《内经》又有六经头痛之分。其中太阳头痛以后枕部下连于颈项处疼痛。《素问·缪刺论》说:"邪客于足太阳之络,令人头项肩痛。"阳明头痛以前额面颊及眉棱骨处疼痛为特点;少阳头痛以耳之前后及颌、目锐眦等部位疼痛为特点。《灵枢·厥病》云:"厥头痛,头痛甚,耳前后脉涌有热。"太阴头痛多痛无定处,按摸不到痛点所在。《灵枢·厥病》云:"厥头痛,意善忘,按之不得。"少阴头痛多属少阴精气虚于下而太阳经气实于上。如《素问·五藏生成》云:"头痛巅疾,下虚上实,过在足少阴、巨阳,甚则入肾。"厥阴头痛多痛在巅顶,或内连目系。以上描述提示:头为至高之位,唯风可到,故风入侵,多见头痛,但临床辨证又须以六经为纲,有利于处方用药。这些内容对辨治由风邪所致之头痛具有很大的临床价值。

　　我在临床治头痛甚多,辨证要点有二,一辨邪,无非是风、寒、湿、暑、热、瘀、痰之类,其中尤以风为诸邪之首;二辨病位,不外脏腑、经络、气血,其中尤以六经为先。临床所见慢性头痛患者,活血祛风法乃常用大法,祛风药又分为植物类和虫类两类,使用时径可灵活选用,而虫类药往往兼具祛风通络、活血化瘀之功,故屡试不爽,取效满意。

　　案例:龚男,42岁,1992年11月5日初诊。

　　患者有慢性头痛史10余年,每逢春、秋两季易发,发作严重时伴恶心呕吐,影响正常工作,曾先后请西医神经科诊疗,做头颅 CT、MRI 等检查均正常。常年以西医止痛药缓解症情。刻下诉头痛又作旬余,以两颞侧为主,局部有搏动感,曾呕吐 1 次,夜眠不安,受风时头痛尤甚,血压正常,舌淡苔薄,脉小弦。久痛入络,当活血通络;受风诱发,宜以祛风,"治风先治血",又应养血,治拟养血、活血、祛风并投。

处方:川芎 15g,当归 12g,赤白芍各 15g,丹参 15g,炙地龙 15g,炙僵蚕 15g,全蝎粉 1.5g(吞),天麻 12g,杞子 12g,甘菊花 12g,延胡索 15g。7 剂后证无进退,再进 7 剂证缓解,1 周头痛 2 次,程度较轻,睡眠改善,精神明显好转。再诊诉口干,伴眩晕。舌边略红,苔少津,脉细弦。上方加天麦冬各 12g,珍珠母 30g。此方加减治疗 1 个月,因出国公差而暂停。3 个月后再诊,云基本未发头痛。

（王庆其）

（二）

语出《素问·太阴阳明论》。这句话被用来解释风邪的侵袭部位,后世医家有用肺处高位或经络理论来解释为何风邪最易侵犯"上位"。因肺位至高,其合为皮,其窍为鼻,其通于喉,五脏之中,唯肺与外界直接相通。风邪伤人,最易由皮肤鼻腔、喉咙而入肺。此外,风邪尚可由风门、肺俞、大杼、风池等穴侵入于肺。故风邪由肺窍及俞穴犯肺,"上"非简单指"人体上部"或"头面部",当为肺之代称。"伤于风者,上先受之"可理解为伤于风者,肺先受之。从十二经脉角度来看,阳主表、主腑、主阳经,风为阳邪,邪易犯之手足三阳经气从手上行至头,再下行至足,故风邪犯之,随经气先上行,久而又随气下行,此乃邪随气转之理。可见,风伤上行与其所犯经脉之气的上下运行有关。临床上很多迁延难愈的咳嗽,多与风邪上袭有关。

案例:风邪咳嗽案

朱某,女,43 岁,感冒后遗留咳嗽月余,无痰,迭经中西药治疗,未见好转。曾做 X 线摄片检查,肺部无异常发现。诉干咳无痰,咽痒明显。两肺听诊(－),舌苔薄,脉细数。此属喉源性咳嗽,治拟清咽祛风、润肺止咳。

处方:桔梗 6g,甘草 4.5g,蝉蜕 6g,薄荷 5g,牛蒡子 12g,防风 12g,桑叶皮 12g,光杏仁 12g,黄芩 12g,蛤壳 30g,麦冬 15g,瓜蒌皮 15g。7 剂。

二诊:咳嗽好转,咽干痒,白昼则甚,晚上较轻。治拟上方加强,佐以滋阴潜阳。

处方：天麻 12g，珍珠母 30g，海浮石 30g，白前胡各 12g，南沙参 15g，蛤壳 30g，天浆壳 9g，桑叶皮各 12g，枇杷叶 12g，黄芩 12g，炙苏子 12g，薄荷 5g，鱼腥草 30g。7 剂。（王庆其治案，《杏林散叶》）

按：此例患者咳嗽日久，且多方医治乏效。这种病程迁延，久治不效，证情反复的病证，临床治疗颇为棘手。此种咳嗽即南京干祖望先生所谓之"喉源性咳嗽"。病不在气管，也不在肺，而在于咽，因不在寒热而在于风。《内经》有"风者百病之长""风者善行而数变"之说，即说明风邪致病的普遍性，及其易动善变的特点。咽痒是风邪致病的特点，因此予薄荷、牛蒡子、防风、桑叶、蝉蜕等药祛风止痒，甘草、桔梗清咽，杏仁、蛤壳肃肺止咳平喘。二诊病情即明显好转，原方随证加减巩固，即十愈其八。

（王　丹）

伤于风者，上先受之；伤于湿者，下先受之

（一）

语出《素问·太阴阳明论》。言伤于风邪者，上部先受病；伤于湿邪者，下部先受病。这是因为喉通天气而连肺，咽通地气而连胃与脾的缘故。阳分易受风邪，阴分易受湿邪。阴经之气，从足上行到头部，再向下沿臂行到手指之端；阳经之气从手上行到头部，再向下行到足部。所以阳经病在上，久而随气下行；阴经病在下，久而随气上逆。诚如本篇所说："喉主天气，咽主地气。故阳受风气，阴受湿气。故阴气从足上行至头，而下行循臂至指端；阳气从手上行至头，而下行至足……阳病者，上行极而下；阴病者，下行极而上。"

风为阳邪，其性轻扬上浮，若外感虚邪贼风，卫表先受侵犯，进而传入六腑之胃，表现为发热、咳嗽、气逆喘促等症。正如本篇所云："故犯贼风虚邪者，阳受之……入六腑，则身热，不时卧，上为喘呼。"治疗根据《素问·阴阳应象大论》"因其轻而扬之""其在皮者，汗而发之"的原则，常用祛散风邪法治之。

湿为阴邪，其性重着黏滞，若内伤饮食不节，起居失常，内脏常先受邪。而脾为至阴之脏，性喜燥恶湿，故邪入五脏之脾，可见胀满、泄泻、下利赤白脓血、四肢软弱、行动不便等症。诚如本篇所说："饮食不节，起居不时者，阴受之……入五藏，则膜满闭塞，下为飧泄，久为肠澼。"治疗根据《素问·至真要大

论》"湿淫于内,治以苦热,佐以酸淡,以苦燥之,以淡泄之"的原则,常用祛逐湿邪法治之。

案例1:陆左。

风温伏邪,夹痰变阻,肺胃不宣,少阳不和,寒热往来,咳嗽胸闷,甚则泛恶,脉象弦滑,舌前半无苔、中后薄腻。

治法:和利枢机,宣肺化痰。

处方:前柴胡各1.5g,云苓9g,光杏仁9g,炒谷麦芽各9g,象贝母9g,苦桔梗9g,橘红3g,冬桑叶9g,枳实炭9g,半夏4.5g,炒竹茹4.5g,冬瓜子9g。

复诊:寒热减轻,咳嗽痰多,口干欲饮,五六日未更衣,舌前半光绛、中后腻黄,脉数不静。阴液已伤,阳明腑垢不得下达,今拟存阴通腑,清肺化痰。

处方:天花粉9g,生甘草1.8g,象贝母9g,生枳实4.5g,杏仁9g,元明粉(冲)4.5g,川贝母9g,冬瓜子9g,炒竹茹9g,干芦根(去节)30g。(《丁甘仁医案》)

按:本案系风温病邪所致的风温病,病初在肺卫,符合《内经》"伤于风者,上先受之"的理论。复诊病传于腑,符合"阳病者,上行极而下"的病传规律,故首用宣化和解,后用清肺通腑法而获效。

案例2:经以阳受风气,阴受湿气,伤于风者上先受之,伤于湿者下先受之,阴湿袭虚,病起于下,两足蒸蒸而热,肿痛至膝、酸软无力,病名脚气,本为壅疾,然必少阴血虚,阳明气馁,湿邪得以乘之,脉来细数无神,有拘挛痿之虑。法当除湿通经为主,辅以宣补少阴之品。昔永嘉南渡人多此疾,湿郁明矣。

处方:槟榔、苍术、独活、南星、藿香、牛膝、桂枝、木瓜、乳香、防己、橘红、通草、归身、生地。(《清代名医医案精华·王九峰医案》)

按:本案为湿邪壅滞之"脚气",病从下而起,与《内经》"伤于湿者,下先受之"的理论相符,故治疗以宣逐湿邪为法。

案例3:海某,男,28岁。1963年2月初诊。

1960年出差南疆,归来自觉眼睑升举无力,某医学院诊断为重症肌无力,住院治疗3个月,无效。又去某军医大学求治,诊断同上,给予中西医综合治疗8个月,亦未见显效。1963年2月来我院诊治。步履乏力,走十丈路即需休息,两臂提物无力,久坐即感腰膂如折,食欲不佳,夜寐不酣,小便黄,舌苔薄白,脉来濡细,病程已3~4年,久治无效。症状分析:大凡肌理,逢热则纵,逢寒则缩,肌之无力,总是肌之痿躄不振,过去一贯服用温壮之药,如参、芪、桂、附、鹿茸之属,今当反其道而行之,所谓正治不已,则从治是也。

辨证:湿热留注,肌肉萎废。

治法:清热利湿通络。方用葛根芩连汤加减。

处方:葛根12g,黄芩6g,黄连3g,知母9g,防己9g,薏苡仁12g,桑枝12g,苍术9g,黄柏9g,牛膝9g,甘草9g。

再诊：治痿独取阳明，葛根走阳明，故以为君。三黄苦寒坚阴，故以为辅。7剂之后，原上下楼有困难，喘不上气，今上楼已比较轻松，下楼仍有抖索之感。过去眼睑升举无力，今自觉眼睑跳动，如前所未有。

复诊：9月24日。根据《串雅》起废神丹及起废神方，皆以麦地等阴药为主，故改拟处方。

处方：麦冬15g，熟地15g，玄参12g，五味子3g，葛根12g，薏苡仁12g，枣仁12g，苍术9g，制半夏9g，合欢皮12g。

又服药7剂，自觉脚力较前轻劲有力，过去从单位来门诊，中途要停2~3次，今已能不歇而至。过去手腕不能持重，今已能抱小孩矣！因其收效甚佳，嘱守方再服。前后服药60余剂，肌力大增，能下乡参加劳动。1962年11月归来又索前方继服。曾与较量腕力，已不逊常人矣！（陈苏生医案，《中国现代名医医案》）

按：南疆之地，湿热偏盛，感而为患，流注肌肉，使之痿废不用，即合"伤于湿者，下先受之"，也符合《内经》所谓"湿热不攘，大筋缓短，小筋弛长"之意。故先以葛根芩连汤为主加清热除湿通络之品，独治阳明，待湿热尽除，阴伤明显时改以养阴为主加以调养，病愈如常人。

（王 琦）

（二）

语出《素问·太阴阳明论》。被后人用以解释风邪与湿邪的特性及侵犯人体的部位。其实，人们并未真正理解此原文的含义。

据《素问·太阴阳明论》原意，风邪伤上、湿邪伤下并非是因其特性所为。经言："阳受风气，阴受湿气。故阴气从足上行至头，而下行循臂至指端；阳气从手上行至头，而下行至足。故曰阳病者上行极而下，阴病者下行极而上。"其意：阳主阳经，风为阳邪而易犯之；阴主阴经，湿为阴邪而易犯之，此乃同气相求之理。又，由于阴经之气从足上行至头，故湿邪犯之，随经气运行先下行而后又上行；由于阳经之气从手上行至头再下行至足，故风邪犯之，随经气运行先上行而后又下行，此乃邪气随经气运转之理。在此基础上，方得出"伤于风者，上先受之；伤于湿者，下先受之"的结论。承上下原文，可知风邪伤上、湿邪伤下与其所犯经脉之经气的上下运行有关，此乃原文本义。

就原文所言，风邪伤人，何止于上？其只是先伤于上，之后随经气下行而伤于下，如风痹所见四肢关节游走性疼痛，其病位也就含下部；湿邪伤人，又何止于下？其只是先伤于下，之后随经气上行而伤于上，如湿阻清阳见头重如裹、胸脘痞闷，其病位就在上部，经文只言"上先受之""下先受之"，不言"上受之""下受之"，可见伤上伤下只是先后而已。故伤于风者下后受之、伤于湿者上后受之，其意已尽在不言中了。总之，无论是风邪还是湿邪伤人，皆可犯及人体上下。

此外，类似的论述还有不少。如《灵枢·九宫八风》云："风从东方来，名曰凶风，其伤人也，内舍于大肠，外在于两胁腋骨下及肢节。"又如《素问·生气通天论》云："因于湿，首如裹""秋伤于湿，上逆而咳"。这些对风、湿伤人部位可上又可下的论述，与《素问·太阴阳明论》又有所不同，不仅仅限于邪入经脉随经气运转之理，而是从病邪之性质与病机角度来探讨的。

当然，后人以此原文来解释风与湿两种邪气的不同特性，也是对《内经》的发挥，是结合自然观察所得，但并不全面，切莫忽视了风邪亦可伤于下、湿邪亦可伤于上的另一方。

清代医家雷少逸曾治疗一患者，面目浮肿，胸痞脘闷，时欲寒热，舌苔黄腻，脉来濡缓而滞。雷少逸认为，此病感时令之湿热也，因入霉之候乍雨乍晴之天，连日务农，湿热入侵。以芳香化浊法，加白芷、茵陈、黄芩、神曲治之，服五帖而愈（《时病论》卷之四）。此例是较为典型的湿邪伤上之证。

咱们再从古代医家治疗痹证的选方用药来验证这一理论吧。首先看看风痹，其所表现出来的关节、肌肉疼痛酸楚，虽以上肢多见，但亦每每波及腰背与下肢。针对其病变，《宣明论方》治有"防风汤"：防风、麻黄、当归、秦艽、肉桂、葛根、茯苓、生姜、大枣、甘草；《奇效良方》治有"羌活散"：羌活、荆芥、防风、防己、枣仁、当归、川芎、附子、麻黄、天麻、松节、苡仁。再看看湿痹，其所表现出的肌肉关节的酸楚疼痛、重着，虽以下肢多见，但亦每每波及腰背与上肢，甚则一身板滞或酸胀疼痛。针对其病变，《内外伤辨惑论》治有"羌活胜湿汤"：羌活、独活、川芎、防风、藁本、蔓荆子、甘草；《类证治裁》治有"薏苡仁汤"：薏苡仁、苍术、羌活、独活、防风、川乌、麻黄、桂枝、当归、川芎、生姜、甘草。

不难看出，古代医家治疗风痹与湿痹，完全不受"风伤于上、湿伤于下"的部位约束，无论是治疗风痹抑或是湿痹，选方用药时皆兼顾上下，于是在治疗风痹之中配以防己、秦艽、松节等趋于下部之品，在治疗湿痹之中配以羌活、防风、藁本、蔓荆子、麻黄、桂枝等趋于上部之品。这般运用，可谓真正把握了"伤于风者，上先受之；伤于湿者，下先受之"的经旨。

因此，在引用某一经文时，其前提必须是阅读其全文，贯穿其前后，了解其背景，忠实其本意。

（齐　南）

湿胜则濡泻

（一）

语出《素问·阴阳应象大论》。言湿气太过，容易引起泄泻。湿为阴邪，易伤阳气，脾居中焦，喜燥恶湿。若外感湿邪，或饮食过量，恣食肥甘，或误食生冷，致使脾胃损伤，脾失健运，湿浊内生，水谷不化，传化失常，清浊不分，混杂而下，发为泄泻。可见湿为泻之因，脾为泻之根。故《景岳全书·泄泻》曰："泄泻之本，无不由于脾胃。盖胃为水谷之海，而脾主运化……若饮食失节，起居不时，以致脾胃受伤，则水反为湿，谷反为滞，精华之气，不能输化，致合污下降而泻利作矣。"

湿邪所导致的泄泻，临床以大便稀薄，或泻下如水样、次数增多等为特征。偏于湿邪困脾者，常伴脘腹胀满，腹痛肠鸣，或兼呕吐、舌苔厚腻、脉濡滑等症，治宜利湿止泻，方如《丹溪心法》的胃苓汤（苍术、厚朴、陈皮、甘草、白术、猪苓、桂枝、泽泻、茯苓）。偏于脾虚湿泻者，则多以泄泻时作时止，水谷不化，纳呆腹胀，神疲倦怠，面色萎黄，舌淡苔白，脉虚弱无力等为特点，治宜健脾除湿，方如七味白术散（《小儿药证直诀》：党参、白术、茯苓、木香、藿香、粉葛、甘草）。

案例1：庞某，女，4个半月。于1970年7月1日入院。

发热、腹泻、呕吐10余日，近5日病情加重。入院5日来仍发热，腹泻也未减轻，昨日达22次，有时呕吐，口不渴。自昨日禁食12小时。要求中医会诊，在止泻方面发挥中药作用。7月6日中医会诊所见：精神弱，面色黯，前囟及眼窝凹陷，腹部胀满，肠鸣音弱。大便呈淡黄色稀便，量多，尿少。舌质红，舌苔白腻而黏，脉象濡而数，体温39℃。

辨证：暑湿夹食作泻。

治法：清暑解毒，利湿止泻。

处方：六一散12g，藿香、葛根各4.5g，云苓、大腹皮、炒扁豆各6g，姜厚朴、苏叶各3g。

7月7日复诊：热退，身有微汗，未呕吐，腹胀减轻，尿渐增多。大便每日10次，色质略有好转，口润，舌已不黏腻。证属暑湿渐化，脾虚益显，继以健脾止泻为法而获治愈。（《何世英儿科医案》）

按：本案诊断为暑湿泄泻，符合《内经》"湿胜则濡泻"的病因病理特点，故治疗首用利湿止泻,继用健脾除湿而获效。

案例2:潘姓,男,42岁。1979年11月26日初诊。

慢性腹泻5~6年,乙状结肠镜检查示肠黏膜充血、水肿,诊为慢性结肠炎。曾在外院做X线胃肠摄片检查,揭示有胃下垂。屡经中西医治疗,疗效不著。近来腹泻清稀,有时完谷不化,每日4~5次。绵绵腹痛,纳呆乏力,形瘦神疲,脉濡,舌淡润,苔腻。此脾虚湿胜,清气在下则生飧泄也。治宜健脾升阳,风药胜湿。

处方:苍白术各9g,炙升麻9g,炒柴胡9g,羌活9g,炒防风9g,猪茯苓各9g,泽泻9g,制川朴9g,煨木香9g,陈皮4.5g。

此方连服14剂,腻苔化薄,胃纳增加,腹泻减至每日2~3次。原方去苍术、川朴,加党参9g,炒薏苡仁15g。又连服14剂,大便转软成形,每日1~2次,腹痛消失,唯感精神疲乏。改参苓白术散合补中益气汤加减调治。1年后因胃痛而来门诊,谓腹泻未发。再做乙状结肠镜复查,肠黏膜未见充血与水肿。[张学能医案《中医杂志》1983(7):49]

按:本案腹泻达6年之久,表现出一派脾虚湿胜之象,湿胜则困脾,脾虚则生湿,湿为病之标,脾为病之本,故治疗健脾胜湿,标本同治而获效。

（王　琦）

（二）

《素问·阴阳应象大论》所载"湿胜则濡泻",明确指出湿邪是泄泻的重要致病因素。《素问·六元正纪大论》亦有相同论述。这说明脾胃虚弱,湿邪偏盛,脾胃运化失司,乃产生泄泻的基本病机。王冰注曰"湿胜则内攻于脾胃,脾胃受湿则水谷不分",认为湿邪为患,最易内侵脾胃,使之运化失常,而致水谷混杂而下,"故大肠传导而注泻也"。《素问·至真要大论》曰:"诸湿肿满,皆属于脾。"泄泻的发病机理为脾虚湿盛,基本病机变化为脾胃受损,湿困脾土,脾失健运,脾胃运化失司,小肠受盛及大肠传导功能失常。脾喜燥恶湿,湿为阴邪,易困脾阳。脾受湿邪,脾运失职,则小肠无以分清泌浊,大肠无法传化,水谷停滞,合污而下,即可发生泄泻。病位主要在肠,主病之脏在脾,与肝、肾有关,病性有寒热虚实之别。脾气亏虚,肝气不疏,横逆乘脾,则致脾伤;甚或病程日久,脾阳不足,久病及肾,肾阳虚衰,命门火衰,不能温煦脾阳,皆可致脾虚不运,清阳不升,运化失司,以致清浊不分,混杂而下,而引起泄泻。《素问·水热穴论》

曰:"肾者,胃之关也。"肾阳亏虚,则关闭不利,可引起泄泻。故患者久泻不愈,必伤脾阳,继而伤及肾阳,最终形成脾肾阳虚之泄泻。

在治疗方面,关注"脾虚"与"湿邪"为作用机制,病因涉及外邪、饮食、情绪,考虑饮食失节、情绪失常,以及脾胃、肝、肾等脏腑功能失调的各方面,强调治疗应审病求因,发挥较大疗效。

案例:泄泻案

林某,男,55岁。2017年10月19日初诊。

主诉:大便次数增多10年。

现病史:患者10年来大便次数增多,每日8次以上,量少,有黏液,怕冷,眠差。本次特来诊治腹泻。

既往史:高血压,高血脂,高血糖,脑梗死,双肾结石,前列腺增生,抑郁状态。

舌脉:舌质黯红,苔薄白,脉濡。

中医诊断:泄泻。中医辨证:脾虚湿盛,肾阳不足。

治法:温补脾肾,化湿止泻。

处方:熟附片9g,炒党参20g,炒白术50g,熟薏苡仁30g,芡实40g,石榴皮30g,补骨脂15g,炮姜炭9g,干姜6g,川连6g,仙鹤草30g,藿苏梗各12g,木香6g,山药15g,煨葛根30g。14剂。

2017年12月21日三诊:大便一日5~6次,有黏液,无腹痛,情绪欠稳定,纳可。2017年12月20日复查胃镜示食管上段见散在豆腐渣样白苔,中下段黏膜光滑,色泽正常,齿状线清晰;浅表性胃炎,真菌性食管炎。2017年12月20日肠镜示慢性结肠炎(回肠末段)。舌质黯红,苔薄白,脉濡。

处方:炒白术12g,川连9g,干姜6g,马齿苋40g,煨葛根40g,芡实30g,石榴皮30g,防风12g,桑叶12g,赤石脂30g,仙鹤草30g,熟薏苡仁30g,藿苏梗各12g。14剂。

2018年1月11日四诊:大便5~6次/d,较前成形。大便时无腹痛,肚脐以下有不舒服感觉,喝凉水会腹部不舒。怕冷较前好转。口干,睡眠梦多。纳可,无打嗝。舌质黯红,苔薄白,脉濡略数。

处方:仙灵脾30g,仙茅15g,炒白术60g,黄芪60g,柴胡12g,炮附子12g,川连6g,干姜6g,焦车前子12g,泽泻15g,藿苏梗各12g,木香6g,赤石脂30g,禹余粮30g。28剂。嘱:粳米煮汤,以汤代水煎药。中药调治,后期随访,症稳。(王庆其治案)

按:该患者治疗以温肾健脾、化湿止泻为主。方药选用附子理中丸、二仙汤、赤石脂禹余粮汤、桃花汤加减治疗。赤石脂禹余粮汤出自《伤寒论》,具有收敛、涩肠、止泻之功,主治下利不止、滑脱不禁、脉沉细无力。《伤寒论》159

条原文有:"伤寒服汤药,下利不止,心下痞鞕,服泻心汤已,复以他药下之,利不止,医以理中与之,利益甚。理中者,理中焦,此利在下焦,赤石脂禹余粮汤主之。"

真菌性食管炎主要是由白色念珠菌感染所致。王庆其认为此病中医病机多为湿浊瘀滞,肝胃不和。治疗以疏肝和胃,利湿化浊。具体表现在此患者中,其基本治则治法与泄泻一致,但致使治疗病程较长,需要谨守病机,随症调护,持续扶正。

(安红梅)

寒湿之中人也,皮肤不收

《素问·调经论》对寒湿侵犯肌肤后的症状和机制,有明确的论述。原文曰:"寒湿之中人也,皮肤不收,肌肉坚紧,荣血泣,卫气去,故曰虚。虚者聂辟气不足,按之则气足以温之,故快然而不痛。"由于历代传本文字有出入,医家对"皮肤不收"认识有分歧,有五种不同的注释:

其一,清代姚止庵《素问经注节解》云:"王本皮肤不收。不收者,缓散也。下文云肌肉坚紧,寒湿中人,理宜坚紧。其云不收,误也。按《甲乙经》及《太素》俱无不字,是也,今删之。"丹波元简《素问识》云:"简按:寒主收敛,此云不收,则与肌肉紧紧相反,《甲乙》《太素》近是。"

其二,新校正云:"全元起云:不收,不仁也。"清代汪昂著《素问灵枢类纂约注》也同此说。

其三,明代吴崑《黄帝内经素问吴注》云:"不收者,肌肤虚浮,不收敛也。此由湿胜所致。"

其四,明代张介宾《类经》云:"皮肤不收而为纵缓,肌肉坚紧而为削瘦。"薛雪《医经原旨》、罗美《内经博义》同。

其五,清代高世栻《黄帝内经素问直解》云:"不收。汗出而不闭密也。"

归纳起来,皮肤不收作为症状,有皮肤收缩、麻木不仁、肌肤虚浮、皮肤纵缓、皮肤出汗五种不同解释。笔者结合临床实践经验,认为寒湿侵犯肌肤,导致气滞血瘀,肌肉因缺血产生无菌性炎症,引起肌肉僵硬肿胀,疼痛或酸痛,皮肤并不收缩。病久气虚阳亏,局部肢体出现肢冷汗多现象,这在肩周炎、颈肩痛、腰腿痛等病症中均可见到。《素问·调经论》原文很朴实地记载了风寒湿痹的常见症状。历代医家受寒主收引的思维定势影响,认为"不"字属衍文是错

· 163 ·

误的。皮肤不收就是皮肤不收缩,把"不收"理解为卫阳不能固表,作"皮肤出汗",亦通。兹举一例予以佐证。

案例:叶某,女,41岁。2005年7月25日初诊。

双肩、颈背疼痛半年,近1个月来自觉受冷后疼痛明显加重,双手有颤抖现象,后伸运动伴随疼痛,上肢发凉潮湿,易于出汗,胃纳可,二便调。脉细,苔白腻而薄。检查:颈2棘突压痛,斜方肌、三角肌、肱二头肌肌肉僵硬肿胀,压痛明显。患者颈肩痛系风寒湿邪侵入肌肤,致气滞血瘀,兼有气血不足,合为风湿痹证。治以祛风散寒化湿、补气活血通络,兼以敛汗。

处方:独活10g,桑枝15g,苡仁15g,姜黄10g,秦艽10g,防风10g,乌梢蛇10g,丹参10g,白芍30g,当归10g,延胡索10g,炙甘草10g,炙黄芪15g,白术15g,党参10g,枸杞10g,麻黄根15g,糯稻根30g。

上药14剂颈背疼痛好转,出汗明显减少,皮肤转温,双肩已不疼痛。继服7剂而病愈。

（包来发）

冬伤于寒,春必温病

（一）

"冬伤于寒,春必温病"一语,首见于《素问·生气通天论》,次见于《素问·阴阳应象大论》。言冬天伤于寒邪伏而不发,到春天每易发生温病。

晋唐以前的医家,根据《内经》"冬伤于寒,春必温病"的理论,把温病视为"伏邪"所致,至金元以后,又有新感温邪之说,以致温病便分两说。如郭雍在《伤寒补亡论》中指出:"冬伤于寒,至春变为温病;冬不伤寒,而春自感风寒之气而病者,亦谓之温。"而伏气温病中又有邪伏部位之争,或谓"肌肤",或谓"募原",或谓"少阴"等,莫衷一是。但其实质主要是建立在不同证候观察分析的基础上,以区别温病初起的不同类型,表示病变解除和转化趋势,确定不同的治疗原则。查《素问·阴阳应象大论》有"喜怒不节,寒暑过度,生乃不固。故重阴必阳,重阳必阴。故曰:冬伤于寒,春必温病"之句,又《素问·金匮真言论》有"藏于精者,春不病温"之说,可见《内经》本意旨在说明阴阳之间本有互根关系,即阳根于阴,阴根于阳,冬主闭藏属阴,春主升发属阳。如果冬日阴精不藏,来春阳气失于生长,冬伤于寒,重阴必阳,苟无不病温者?诚如吴鞠通所云:"不藏精三字须活看,不专主房劳说,一切人事之能动摇其精者皆是,即冬日天气应寒而阳不潜藏,如春日之发泄,甚至桃李反花之类亦是。"此说颇为有理。

案例:胡某,男。

春温不解,邪热入于营血,身有斑疹,色紫黑,肌肤炙手,内热如焚,唇焦齿垢,舌苔燥黄,初则谵语神糊,延至旬日,渐见发狂,四处奔走,如见鬼神,作叩拜顶礼之状,甚或殴人言骂,诊其脉沉数有力,大便六日未解,小溲短赤,此春温痰火发狂,大实大热之证。因为之处方,以豁痰承气汤治之。

处方:锦纹军 15g,元明粉 15g,炒枳实 12g,生石膏 90g,全瓜蒌 18g,粉葛根 12g,川连 4.5g,净连翘 12g,胆南星 12g,石菖蒲 9g,鲜芦根 1 支。

二诊:服药后,大便连下两次,如胶如漆,肤有微汗,神志较静,肌热,狂态大减,斑疹渐转红润,察其舌,苔已退去大半。以上方各药减量少许,加鲜生地、鲜石斛以凉血增液。大便续解 3 次,其狂若失,神识清明。后再投以清理余邪兼扶正之品,而病遂痊。[(余无言医案,《江苏中医》1959(8):39]

按:春温是感受温热病邪而发生于春季的急性热病。一般发病急骤,病情较重,变化较快。发病初起以高热、口渴、心烦、溲赤,甚则神昏痉厥等里热证候为主要特征。本案符合此特点,为春温痰火发狂、大实大热之证,故投豁痰承气汤泻火通腑,涤痰开窍而获效。

(王 琦)

(二)

"冬伤于寒,春必温病"出于《素问·阴阳应象大论》和《素问·生气通天论》,而在《灵枢·论疾诊尺》中亦有与其意相类似的经文,但个别字稍有不同,即"冬伤于寒,春生瘅热"。意思是说冬季被寒邪所伤,到来年春季,就会发生温病。温病产生的机理,马莳说:"冬伤于寒者,至春必为温病。盖冬时严寒之中即病者,谓之伤寒,其有伤于寒而不即病者,至春阳气发生,邪从内作,故为温病之证。"说明此温病是由于冬季被寒邪所伤,感而未发,致寒气伏藏体内,蕴久化热,到了来年春季,春阳升发,引动内伏之邪而成。张介宾注:"冬伤于寒者,以类相求,其气入肾,其寒侵骨。其即病者,为直中阴经之伤寒;不即病者,至春夏则阳气发越,营气渐虚,所藏寒毒,外合阳邪而变为温病。"

《素问·阴阳应象大论》中的"冬伤于寒,春必温病;春伤于风,夏生飧泄;夏伤于暑,秋必痎疟;秋伤于湿,冬生咳嗽",以及《素问·生气通天论》也指出的"冬伤于寒,春必温病。四时之气,更伤五藏",是指六淫邪气侵袭人体,不即时发病,邪气留恋,可以延时发病。

案例:反复发热伴双侧扁桃体肿大案

周某,男,38岁。2009年1月21日初诊。

主诉:反复发热伴双侧扁桃体肿大近2年。

病史:2007年3月始1.5个月发热1次,2008年9月始2周发热1次,伴有咽痛,持续1周而退,最高40℃。发热时伴白细胞计数增高,多次住院均用抗生素治疗,效果不显。大便正常,舌红,脉濡。

此发热的病机为太阳风寒未解,风寒湿邪束于肌表,湿郁化热,热犯阳明,以九味羌活汤合柴葛解肌汤加减。

处方:羌活12g,独活12g,桂枝18g,细辛12g,熟附块12g,葛根30g,柴胡18g,黄芩18g,石膏30g,常山9g,黄连6g,黄柏15g,生地30g,甘草12g。7剂。

2月1日复诊:诉近日感冒,发热降至37.8℃,口渴,服药呕吐,舌质红,脉细弦。加用藿香梗、苏梗止呕,白芷祛风解表散寒。药后热度退净,无特殊不适。但时有恶心,头痛时作、傍晚发作,血压120/82mmHg,舌质偏黯,脉濡。考虑常山可致恶心,且患者发热已有所缓解,故方减生石膏、常山、葛根,加川芎、白芷行气血,除头身疼痛;熟附块补火助阳,散寒止痛;蜈蚣通络止痛;天麻平肝息风、祛风止痛;黄芪、当归益气养血。

按:裘沛然结合脉症认为该患者病因为感风寒而余邪未尽,入春阳气内动、入夏复感暑湿,湿热蕴蒸,与既伏之邪相合而时发高热。其中羌活、独活具有辛温发散,通治一身上下风寒湿邪的作用;并加用桂枝、细辛,取发汗解肌、温经通阳之意。另一方面用葛根、柴胡辛凉解肌清热,透解阳明肌表之邪;黄芩、石膏清邪郁所化之热,除阳明里证;常山解热;黄芩、黄连、黄柏共泻三焦火毒;生地泄血分热;甘草调和诸药。患者发热反复迁延不愈,针对病因病机,裘沛然大剂量使用辛温发散之品,如桂枝18g、细辛12g、熟附块12g。而葛根、柴胡清热解肌亦分别用30g、18g,远超一般剂量,仅仅14味药即解患者多年之苦。其处方用药经验值得我们后辈研究和借鉴,并为诸多疑难杂症的治疗提供了新的思路。(《裘沛然学术经验集》)

(赵心华)

百病生于气

（一）

《素问·举痛论》云："余知百病生于气也，怒则气上，悲则气消，喜则气缓，恐则气下，寒则气收，炅则气泄，惊则气乱，劳则气耗，思则气结。"上文提示，七情（怒、悲、喜、恐、惊、思）失调、六淫（此以寒热为代表）、劳倦（此以劳代表）皆可引起气机逆乱或气的耗伤而致病。

"气"作为中医学理论的基本概念，用以说明全部生命活动现象。本文则提出"百病生于气"的观点，即用"气"的异常变化概括所有病理现象。张介宾说得好："气之在人，和则为正气，不和则为邪气。凡表里虚实，逆顺缓急，无不因气而至，故百病皆生于气。"（《类经·疾病类》）

从临床实际分析，有关气的病理大抵可以分成三个方面：气机升降失调，诸如气上、气下、气乱、气结、气缓、气收等；气化功能失调，并由此而导致脏腑功能及津液、精血等物质代谢的功能失常；气的物质亏损，如气虚不足等。鉴此，种种治疗方法离不开"调气"两字，或协调升降，如下者举之，上者平之，留者行之，散者收之，结者散之；或调整其气化功能，如肾虚气化失司则补肾以调气化，肺虚气化不布则补肺以助宣发，脾虚水湿不运则健脾以促运化；或补其气的虚弱不足，如心气虚养心气，脾气虚补脾气等等。

能够把握"气"的道理，不仅各种生理病理可得以阐释，那么对于指导治疗亦思过半矣。

（王庆其）

（二）

《素问·举痛论》曰："余知百病生于气也，怒则气上，喜则气缓，悲则气消，恐则气下，寒则气收，炅则气泄，惊则气乱，劳则气耗，思则气结。"言很多疾病都是因为气机失畅而引起的，如愤怒则引起肝气上逆；情志喜乐适度能使气和志达，大喜太过，则可使气涣散；情志悲哀，则使气消散；恐惧则使气下陷；遇寒则腠理闭、气收聚;受热则腠理开泄,气随之外泄;惊恐则气乱;过度劳倦,则气损耗;思虑过度,能令人气结不舒。

气乃人体物质基础之根本,顺则调畅,病则逆乱。若因情志过激,寒热偏盛,过度疲劳等因素,即能引起脏腑功能失调而产生气病,如精神刺激引起的,就有气上、气缓、气消、气下、气乱、气结等病证,这反映了五脏气机失调等病变的特点。如因气候因素引起的,以寒热为例,就有气收、气泄之分。这反映了卫气方面的病变机制。生活起居方面引起的,以过度劳倦为例,说明可导致人体精气的耗伤。可见疾病的发生和变化,多由气的紊乱,失其调畅或损耗等所致。六淫之邪侵入人体后,正气与之相争,则出现气的偏盛偏衰等气机逆乱病变;情志过度兴奋或抑郁,也会使气机紊乱,脏腑功能失调而成病,所以该篇提出"百病生于气"。张景岳也解释说:"气之在人,和则为正气,不和则为邪气。凡表里虚实,逆顺缓急,无不因气而至,故百病皆生于气。"

气病的治疗则应根据《素问·至真要大论》"谨守病机,各司其属,有者求之,无者求之,盛者责之,虚者责之。必先五胜,疏其血气,令其调达,而致和平"的原则,以调畅气机为主要治法,从而达到气机调畅,脏腑功能协调,气血和调的目的。

案例1:某男,10岁,山区儿童。

上午独自上山砍柴,攀上松树时砍斩枝桠,不慎跌下,当即昏迷,时无人目睹,后发现神识已昏聩,此时已近中午。估计跌下时间已有2~4小时,家长背负回家,在当地卫生院检查:全身无外伤,仅自诉左枕侧微有压痛,给服治伤药散,未做特殊处理,次日,患者头晕,神倦,纳减,遂送某医院住院,给予镇静剂苯巴比妥并静脉滴注高渗葡萄糖、维生素C等,1周后症状无进退,家长要求出院并做赴杭治疗之准备,不意患者渐见神志恍惚,表情冷淡,沉默少言,2日后,竟不知寒温,不辨秽洁,甚且胡乱出走,睡倒垃圾堆里而不自知,家长惶恐,邀余往视。望得面色少华,情绪低沉,神疲形倦,舌质淡红,舌苔薄白。问诊:家属代诉谓有头晕目眩,心悸恐惧,食欲不振,腑行通畅。

闻诊,呼吸均匀,亦无呻吟,且数问一答,答非所问。切诊,脉象虚弱细软。四诊合参拟为受惊神乱,治以镇心安神,补血益气,稍佐活血息风,方以琥珀安神汤加减。

处方:辰砂、茯神、龙齿、琥珀、钩藤、菊花、天麻、远志、当归、川芎、枣仁、赤芍、神曲、甘草。嘱服3剂。不意一剂甫服,即神识转清,心悸已定,头晕大减,饮食知味,服完第二剂,诸失,一如平人。自动停服第三剂,病告愈,未见复发。

[张松耕《福建中医药》1983(6):39]

按:本案因上树砍枝,不慎跌落坠地,心君受惊,致使心气外越,神不守舍,故见心神失常之证。符合《内经》"惊则气乱"旨意,故根据"惊者平之"的治疗原则,用琥珀安神汤加减镇心定惊而获效。

案例2:谢某,女,58岁。1984年7月25日就诊。

患者小便失禁2个月余。2个月前患者上山砍柴突遇野猪窜扰,惊吓后小便时自出不禁。开始时点滴淋漓,逐渐变为小便完全不能自控,一有尿意即尿出,咳嗽或用力时随咳随出,服药几许而始终不愈。现症少气懒言,脐腹部下坠感,尿失禁而不能自主,动则甚,舌质胖淡,脉沉细弱。

辨证:气虚不摄,关门失约。

处方:红参20g(另炖兑服),炙黄芪30g,柴胡10g,炒白术10g,益智仁10g,升麻10g,桑螵蛸20g,炙甘草6g,当归10g,陈皮10g。

二诊:药后小便已能控制。续服5剂,小便自如,挑担用力后亦能控制。药证相合,照前方加怀山药15g,3剂而愈,随访未复发。[邓荣昌《福建中医药》1986(4):53]

按:本案小便失禁由于惊恐所致。因突然受惊吓恐惧,惊则气乱,恐而气下陷,导致气机紊乱,故小便时自出不禁。久则必虚,中气不足,甚则气虚下陷,关门不固,故小便不能自控,尿失禁而不能自主,一有尿液即自出。少气懒言,脐腹部下坠乃中气下陷之征,予补气固摄治之。使中气足,清阳升,则升降有常,固摄有权,则惊恐所致之病愈。

(王　琦)

气不足则身以前皆寒栗

《灵枢·邪气藏府病形》云:"黄帝问于岐伯曰:首面与身形也,属骨连筋,同血合于气耳。天寒则裂地凌冰,其卒寒,或手足懈惰,然而其面不衣,何也? 岐伯答曰:十二经脉,三百六十五络,其血气皆上于面而走空窍……其气之津液皆上熏于面,而皮又厚,其肉坚,故天气甚寒不能胜之也。"《灵枢·经脉》:"胃足阳明之脉……气不足则身以前皆寒栗。"

人体十二经脉、三百六十五络脉的血气,皆上注于面而走空窍,各司听、嗅、味之职;气化之津皆上熏于面,且面部皮肤肌肉较坚厚,故天寒而不畏,"其面不衣"。胃足阳明经脉循行路线从头至足,行身之前。阳明经气不足,其循行部位就出现与之相应的症状。

元代罗天益《罗谦甫治验案》载有"面寒治验"一则:真定府维摩院僧,年六十余,体瘠瘦,头面不耐寒,不敢当风,必以厚帽裹之,仍畏寒难忍。诸法不效。罗氏诊之,脉弦细而微,思其年高,且常年素食,知阳明本经虚明矣。

《素问·上古天真论》指出:"女子……五七,阳明脉虚,面始焦,发始堕;六七,三阳脉衰于上,面皆焦,发始白""丈夫……五八,肾气衰,发堕齿槁;六八,阳气衰竭于上,面焦,发鬓颁白"。可知人自中年始,阳明经气渐衰,不能上荣头面部。气属阳,气虚则阳不足,中气虚而不生,故以头面部畏寒为甚。

本案僧人年逾花甲,且常年素食,阳明经气原本不足,日夜诵习经文,更易损气耗阳,全身的真阴真阳也已亏损;阳明经气不能上达,故头面不耐风寒,脉微细无力。《王氏医存》即曰:"六十岁后,阳明俱亏,惟藉谷气以助元气……真阳无亏,诸寒不生,寒乃真阳亏也。"因此,脾胃阳气的盛衰对中老年疾病的治疗及预后十分关键。正如《医论》所指出的:"中年以后,阳气已衰……若重用苦寒,再损其阳,必致委顿……所谓阳者,胃脘之阳也。"命门真阳即衰,无以蒸土运行,三焦不能蒸化精微矣。罗天益明辨病因,断其为阳明经脉本虚;重视阳土,从温补提升脾胃之气着眼,行温补、温通、温升之效。罗天益以附子理中丸温益中气,使阳明经气充实。附子、炮姜温中散寒,人参、白术益气健脾,炙甘草和中,全方共奏温振胃土阳气之功。再加黄芪,合人参益气力宏;加益智、草蔻仁,合附子温阳更著;加升麻、葛根等升举,具升阳、归经之力而引药上行,温头面阳气;加白芷祛头面风寒,入脾胃祛寒;更入莲须、葱白通阳以助药力。

罗天益因证立方,法度严谨,思路清晰,理法精当,故连服数剂,面寒奇疾即愈,后学殊堪效法。

(达美君)

气伤痛,形伤肿

气属阳主动,在人体内外上下、脏腑经络无处不到,并不断运动着而发挥其气化、温煦、运血、疏达、固摄等作用。《素问》言"气伤痛"是谓若某种因素导致气的受伤,影响气的生理活动,使气的运行不畅,壅滞阻塞,则会产生攻冲窜痛胀痛。由气及血,气滞血瘀,则会产生刺痛,定痛不移。人体气血密切相关,气行则血行,气滞则血瘀,瘀滞不通则疼痛。

形,为有形之实体,察之可见,触之能觉,形之所伤,必为实质之形体部位受损伤,而导致或外破皮、内伤络,血离经脉,渗于皮下,溢于皮外而瘀于局部,可见血肿青瘀;或实质之体某处被瘀血痰湿停聚,则可见有肿胀、积块、癥瘕。气血运行于形体之内,形伤则必累气及血,气血障碍也必累及形体,肿与痛相继而见。故《素问·阴阳应象大论》曰："气伤痛,形伤肿。先痛而后肿者,气伤形也;先肿而后痛者,形伤气也。"

鉴经此论,指导临床,启迪有加,余每于治疗原发性痛经,必以疏利气血、化瘀通滞之中,参以辨其阴阳虚实寒热,而佐以或温散或温补或清散或甘缓等法,总以气血着眼而平其痛经之苦。而对于继发性痛经,尤其是子宫内膜异位性痛经则从"形伤肿……先肿而后痛者,形伤气也"着手,或以消癥或以祛结,总以抑制子宫内膜异位生长之形,又兼顾累及之气血,形为本,气为标,标本同治则继发痛经可除矣。

案例:李某,女,26岁。2003年7月26日初诊。

患者10岁初潮起痛经,至今已有15年左右,近几年痛经更为加剧,每至经转,腹痛喜温喜按。素形瘦质薄,面色㿠白。时值夏令,诊脉触肤无丝暖意。此乃冲任虚寒,气血凝滞,胞脉失于温煦,拘急而痛。诚如景岳《妇人规·经期腹痛》曰:"若寒滞于经,或因外寒所逆,或素日不慎寒凉,以致凝结不行,则留聚为痛。"此属气伤而未及形之实体。初诊经期将近,以温散理气止痛为先,以艾附暖宫丸加减投治,痛经大减。患者素体单薄,气血亏虚,肾阳不足,"形不足者补之以气,精不足者补之以味",痛经治疗,重在求因而治,辅以止痛,故继以温肾暖宫、调补气血为法,方用八珍增损,双补气血;另加补骨脂、肉桂、川断、苁蓉、杜仲、山萸肉温补肾阳;乌药、小茴香辛温理气,散寒止痛。调治3个月经周期,痛经即获痊愈,随访2个月未复发。

(杨悦娅)

静则神藏,躁则消亡

《素问·痹论》说:"阴气者,静则神藏,躁则消亡。"王冰注:"阴,谓五神藏也。所以说神藏与消亡者,言人安静不涉邪气,则神气守以内藏。人躁动触冒邪气,则神被害而离散,藏无所守,故曰消亡。"王冰所注只是问题的一个方面,笔者认为王冰未竟全意。从"神"而言,人之神宜静,静则神气内藏不致妄耗,所谓"精神内守,病安从来";若躁动不安,必然耗伤神气,严重者可能导致消亡。可见神之"静""躁"直接影响阴气(即脏气)未必触冒外邪与否。

古之养生家分"动""静"两派,各持己理,其实就《内经》的精神很简单,即形宜动,神宜静。神是生命功能的集中概括,人的精神活动是生理功能最高级的表达形式。神既然是至尊至贵的,当然应该"内守",不可无端妄耗,否则可危及健康,而"静"是精神内蓄的重要法则。

大凡俗人,真能入"静"者难,而受"躁动"致阴气消亡者多。世界充满着诱惑,人之本性,离不开"食色"。即是人必有欲,有欲即有追求,有追求,即有奋斗,此乃自然规律也。人而无欲,实不构成人。前不久曾诊治一位牧师,因有幸升迁某协会副主席,大喜过望,乐极生悲而突发中风,昏迷十日后直奔西天。神之静,难也。

《内经》倡言"静",并不是主张"灭欲"。人生在世应该有所追求,否则世界就不会进步,社会不会发展。但凡事不可太过,即不能违背自然规律。张介宾说:"太过曰淫。"对于养生来说,我们每个人应该把握好这个"度",否则就可能导致脏气消亡,危及生命。所以,与其要人们息欲,不如倡导人们把握好"度",即遵循客观规律来摄养身心,此大抵是智者养生之道也。

(王庆其)

失神者死,得神者生

语出《灵枢·天年》。认为人失去神就会死亡,有了神才能维持生命,强调神在生命活动中的重要性。神是生命功能活动的概括,是脏腑气血功能活动和精神活动的高度体现,因此神的得失决定着人体生命的存亡。故在疾病诊察中,察神之得失,是诊断疾病推测预后的重要内容。在疾病治疗中,神的状况也将影响治疗效果。如《素问·汤液醪醴论》指出"形弊血尽而功不立者",其主要原因就在于"神不使"。认为针石药物等治疗,是否取效的关键在于患者神的作用状况。《内经》重视神的思想,对临床具有指导意义。

案例:吴某,女,35岁。1953年11月13日初诊。

夏受暑湿,至秋而发,高热持续,且曾便血,2周来曾用多种药物,病情未减。今面黄肢冷、咳嗽、呕逆、纳呆、口渴、便秘,两耳失聪,神志蒙昧,精神躁扰,不能静卧,脉左软右伏,舌淡红,体温38.1℃。

辨证:病久邪闭,元气欲脱之危证。

治法:温阳固脱,先救其逆。

先用银针试刺内关、支沟、后溪三穴,患者能知疼痛,病尚可为。

处方:桂枝3g,生白芍6g,炙甘草9g,生姜3g,红枣4枚,生龙骨12g,生牡蛎9g,麦冬9g,西党参9g,黑锡丹6g(研细灌)。1剂。

二诊:药后神清,四肢温和,夜能安眠,脉转弦滑而数,苔黄白厚黏,体温

38.7℃。此为元复邪达之兆。但咳嗽、便秘、欲呕之症尚存,慎防病情反复。

治法:清热化痰降逆。

处方:黄连3g,黄芩9g,秦艽9g,银柴胡9g,生甘草3g,天花粉9g,薤白9g,瓜蒌皮仁各9g,前胡3g,北沙参9g。1剂。

三诊:大便已行,呕咳俱减,夜寐亦安,能进薄粥,体疲肢软,体温39.2℃,脉弦滑大而数,舌红润,面转红活。正气渐复,病有转机。

治法:表里双解。

处方:金银花9g,连翘9g,生牛蒡子9g,桔梗3g,炙甘草3g,川黄连3g,黄芩9g,制半夏9g,西党参9g,鲜石菖蒲8g,郁金6g。1剂。

四诊:昨日药后,便解色黄,身热,舌苔灰黑干燥。仍须清解伏热。

处方:金银花15g,鲜淡竹叶9g,鲜芦根9g,葛根6g,冬瓜仁9g,生石膏30g,玄参15g,知母9g,生薏苡仁15g,生甘草3g,麦冬9g。1剂。

五诊:伏邪未清,苔黄厚腻,脉弦滑数,身热未减,体温39.8℃,纳差微咳。治以前意增损。

处方:生石膏15g,黄芩9g,黄连1.6g,淡竹叶9g,玄参12g,麦冬9g,茯苓9g,生薏苡仁15g,浙贝母9g,瓜蒌皮9g,苦桔梗1.5g,制半夏9g。

六诊:2剂后热势已减,胃纳呆钝,脉象弦滑,舌红,苔微黄。治拟清热养阴润肺胃。

处方:冬桑叶9g,枇杷叶(刷去毛)9g,瓜蒌皮9g,地骨皮9g,玄参9g,麦冬9g,秦艽9g,鳖甲9g,银柴胡9g,天花粉9g,鲜茅根15g,炙甘草3g。

七诊:阴液不足,肝火内炽,潮热,纳呆,尿后少腹不舒,脉弦滑,舌质红。治以滋阴降火,调和肝胃。

处方:龙胆3g,黄柏3g,知母9g,生地9g,怀牛膝9g,车前子9g,青蒿9g,秦艽6g,乌梅3g,淡竹茹9g,佛手片3g,生龟甲12g,生牡蛎9g。2剂。

八诊:病后阴虚,尚有潮热,肝胃不和,时有嘈杂,泛吐清水,脉弦滑,舌红苔薄。治以养肝肾、退虚热善后。

处方:大生地12g,茯苓9g,泽泻9g,丹皮3g,山萸肉9g,怀牛膝9g,车前子9g,玄参9g,生薏苡仁12g,银柴胡9g,秦艽9g,生牡蛎9g。2剂。(魏长春医案,《中国现代名医医案》)

按:本例伏暑患者在转魏长春治疗前曾高热便血,初诊时患者神志不清,脉伏肢冷,是内闭外脱之象。此与温病初起、邪热逆传心包及阳明热盛痉厥之证迥然不同。应按坏证论治,用仲景桂枝龙骨牡蛎汤加味,秘阳固阴,扶正达邪。《内经》云:"失神者死,得神者生。"外感病尤重在神。今药后神清肢温,脉转弦滑,正气欲脱之危已解;而热象更著,此乃内闭之邪外达。治宜因势利导,透邪外出。续诊按温病学说立法处方,以辛凉苦寒清解邪热,兼顾其虚。五诊后以养脏阴、清余邪为法,随症加减,灵活变化,直至病愈。由于本案初诊不惑,续诊有方,温清补泻,运用得当,故能短期收效。

(王 琦)

忧恐忿怒伤气,气伤藏,乃病藏

语出《灵枢·寿夭刚柔》。中医学将七情作为重要的致病因素,其致病的病理过程大致分为两个步骤:七情太过,先伤气机,出现气机紊乱,日久则由气伤及脏,出现脏腑功能紊乱或器质性病变。现代心身医学研究证明,社会心理因素的应激刺激超越出机体耐受阈值,则引致免疫系统与激素分泌系统功能异常,神经调节功能失衡,作用于靶器官产生病理变化。最先崩溃的是个体平时最虚弱的器官组织,这些薄弱的器官组织和靶器官产生各种病理变化,并与心理因素交叉作用,形成心身疾病。心身疾病的形成也可分为两个阶段,初期主要表现为机体功能紊乱的症候群,病久可产生器官组织的病理变化。按中医学的理解,现代心身疾病属于神伤形的范畴,其病理演进过程,诚如《寿夭刚柔》所云,先伤气机,继伤脏腑。即以消化性溃疡为例,该病被称为经典的心身疾病。中医认为其病的发生,除与邪气所犯、饮食不节等因素有关外,与情志所伤密切相关。临床多见由忧思恼怒,久郁不解,伤及于肝,肝气不舒,横逆犯胃,气机阻滞,胃失和降而胃脘作痛。《症因脉治》云:"怒则气上,思则气结,忧思日积,气不宣行,则气滞而成痛。"近代大量研究证明,社会心理因素在导致消化性溃疡病的多因素中占有重要地位。目前有充分证据说明,胃和十二指肠是对紧张刺激最为敏感的脏器之一,有人提出"胃是人类情绪的反应板"。从心身疾病的观点来看,本病的发病机制是:在独特的遗传素质和个性行为特征基础上,受到长期剧烈的精神刺激,便产生心理应激状态,使大脑皮质调节功能降低,自主神经系统和内分泌系统功能紊乱,从而导致胃酸和胃蛋白酶分泌增多,胃排空功能障碍,胃和十二指肠壁血管痉挛,血液循环障碍,使胃黏膜屏障作用破坏,形成溃疡(刘增垣等《心身医学》)。中医治疗,早期气机不和者,以疏肝理气、解郁和胃为主,后期表现为脾胃损伤者,以健脾补气、和胃降逆为主。其中心理治疗应该是药物治疗之先导。常能取得较好疗效。

案例:男性,50岁。

近因工作不顺利,情绪低落,渐至食欲不振,胃脘胀痛,嗳气,时有泛酸。

当地医院胃镜示十二指肠球部溃疡，胃炎症（++），萎缩（+），肠腺化生（+）。患者情绪紧张，常疑会转化为胃癌，症情益发加重。曾用西药效果不满意，改用中药。来诊时舌苔薄腻，脉细弦。此由情怀不舒，情志过用所致，治先心理抚慰。告知胃炎及十二指肠球部溃疡系十分常见病，且该病的发生发展与患者的情绪变化有关，只要与医生配合，开情怀，疏郁滞，解疑惑，佐以药物治疗，完全可以控制乃至康复，心中逐渐释怀。

处方：柴胡12g，郁金12g，八月札15g，路路通15g，炒白术12g，黄连4.5g，黄芩12g，制半夏12g，木茴香各6g，佛手6g，煅瓦楞30g，延胡索12g，甘草4.5g。

上方加减调理月余，胃脘胀、痛、泛酸明显好转，唯有时嗳气等，食欲渐振，精神改善，再以调肝和胃，佐以健脾的参、苓、术、草、芪等善后，诸证若失。半年后复查胃镜示慢性浅表性胃炎，球部溃疡基本愈合，肠腺化生消失。

（王庆其）

饮 食 五 味

《内经》中关于饮食五味的理论是比较丰富的。它是现存中医文献中对于饮食五味的最早记载，是中医学家用以养生、防病、治病的重要方法之一。

1. **饮食五味是生命之本**　《内经》认为食物有酸、苦、甘、辛、咸五味，饮食五味是人类赖以生存的基本条件。如《素问·六节藏象论》云："天食人以五气，地食人以五味。"饮食五味所化生的水谷精微是维持人体生命活动所必需的物质基础，人体五脏六腑、四肢百骸等各个组织器官皆赖入于胃的饮食物所化生的水谷精微以滋养。如《灵枢·五味》云："胃者，五藏六府之海也，水谷皆入于胃，五藏六府皆禀气于胃。""谷不入半日则气衰，一日则气少。"《灵枢·营卫生会》云："谷入于胃，以传于肺，五藏六府皆以受气，其清者为营，浊者为卫。"这均说明了饮食五味是脏腑功能活动的物质基础，是营卫气血津液化生的源泉。

五脏各有不同的生理特性及功能，因而对饮食五味，五脏各有其所喜。如《素问·宣明五气》云："酸入肝，辛入肺，苦入心，咸入肾，甘入脾。"《灵枢·五味》云："谷味酸，先走肝；谷味苦，先走心；谷味甘，先走脾；谷味辛，先走肺；谷味咸，先走肾。"这一五味归五脏的理论是《内经》以同气相求、各从其类的理论基础并从长期的生产生活实验中总结出来的。

2. **饮食五味得当，可促进疾病向愈**　既然饮食五味是脏腑气血之本，与五脏相通应,能补益相应的五脏,那么当五脏功能失常时,则应根据五脏病变的不同特点及五脏所喜之味不同选用不同的饮食五味,或单用食疗,或药食并用。如《素问·藏气法时论》云:"毒药攻邪,五果为助,五畜为益,五菜为充,气味合而服之,以补益精气。"

《灵枢·五味》指出五脏病在一般情况下,宜食用各脏所喜之味的食物。肝病"宜食麻、犬肉、李、韭"等酸味食物,心病"宜食麦、羊肉、杏、薤"等苦味食物,脾病"宜食粳米饭、牛肉、枣、葵"等甘味食物,肺病"宜食黄黍、鸡肉、桃、葱"等辛味食物,肾病"宜食大豆黄卷、猪肉、栗、藿"等咸味食物。关于五脏的一些具体病症,《内经》还运用五行相配、相生相克理论,指出了具体宜食用的饮食五味。对筋脉拘急、肝气郁结之证,《内经》指出"肝苦急,急食甘以缓之""肝欲散,急食辛以散之,用辛补之,酸泻之"。筋脉失其柔和者,宜食甘味以缓之,则拘急可平;肝气郁结者,宜食辛味以散之,使肝气条达,为防辛散太过,则佐以酸味收敛。

对心气涣散、心火偏亢之证,《内经》指出"心苦缓,急食酸以收之""心欲耎,急食咸以耎之,用咸补之,甘泻之"。心气涣散不收,心神飘逸者,宜食酸味以收敛;心气喜软(缓和、舒畅),心火偏亢则刚燥,宜用咸味制之,为防太过,佐以甘味。

对脾虚之证,《内经》指出"脾苦湿,急食苦以燥之""脾欲缓,急食甘以缓之,用苦泻之,甘补之"。脾虚湿困者,宜食苦味以燥湿;脾性敦厚冲和,脾病则失其和缓,宜食甘味以缓之,为防甘味太过,故佐以苦味。

对肺气上逆、肺气虚之证,《内经》指出"肺苦气上逆,急食苦以泄之""肺欲收,急食酸以收之,用酸补之,辛泻之"。肺气上逆,气急喘促者,宜食苦味以降泄肺气;肺气虚,气散而不收敛者,宜食酸味以敛之,为防收敛太过,佐以辛味。

对肾虚之证,《内经》指出"肾苦燥,急食辛以润之"。"肾欲坚,急食苦以坚之,用苦补之,咸泻之"。肾阳虚水津不布而燥者,宜食辛味布散水津,开腠理制其燥;肾中虚火妄动阴精不固者,宜食苦味以滋肾固精,为防苦味太过,佐以咸味。

3. 饮食五味不当可导致疾病 《内经》认为如果过食或偏嗜某一味,会影响相应五脏的生理功能,重则会导致疾病。《素问·生气通天论》曰:"阴之所生,本在五味,阴之五宫,伤在五味。"即五脏所藏的阴精虽源于饮食五味,但五脏又会因过食五味而受到伤害。《素问·至真要大论》亦云:"气增而久,夭之由也。"即过食某一味会使相应的脏气偏胜而发生疾病。故《内经》又以五行生克理论及藏象理论为基础,详细叙述了过食五味导致各脏功能失调所产生的严重后果。

过食酸味,则"肉胝胎而唇揭","味过于酸,肝气以津,脾气乃绝","多食则令人癃"。

过食苦味,则"皮槁而毛拔","多食令人变呕"。

过食甘味,则"骨痛而发落","多食之令人悗心"。

过食辛味,则"筋急而爪枯","味过于辛,筋脉沮弛,精神乃央","多食之令人渴"。

《素问·异法方宜论》还指出由于地域差异,饮食五味不同所导致的各种病变。认为东方之域,人们多食鱼类,多嗜咸味,故易患痈疡;西方之域,人们多食脂膏,故病多生于内脏;北方之域,人们多乳食,故多脏寒生满病;南方之域,人们多嗜酸味,故多病挛痹;中央之域,人们多食杂,故多病痿厥寒热。

《内经》还进一步强调了饮酒过量、恣食膏粱厚味、饮食寒凉不节、饥饱无度是许多疾病发生的主要原因。如《素问·生气通天论》云:"大饮则气逆。""高粱之变,足生大丁。"《灵枢·邪气藏府病形》云:"若醉入房,汗出当风则伤脾。"《素问·奇病论》云:"肥者令人内热,甘者令人中满。"

《内经》明确指出了五脏病的饮食五味禁忌。如《素问·宣明五气》云:"辛走气,气病无多食辛;咸走血,血病无多食咸;苦走骨,骨病无多食苦;甘走肉,肉病无多食甘;酸走筋,筋病无多食酸。"《灵枢·五味》又云:"肝病禁辛,心病禁咸,脾病禁酸,肾病禁甘,肺病禁苦。"对于具体病证的饮食禁忌,《内经》也有所论,如《素问·热论》云:"病热稍愈,食肉则复,多食则遗。"可见,有些疾病的饮食调养适当与否关系到疾病预后善恶。

总之,《内经》关于饮食五味的阐述较为完整,对后世中医药学理论的发展产生了巨大的影响,作出了重要贡献,它是中医药理论不可缺少的一个重要组成部分。后世医家在《内经》基础上有所丰富和发展。今后,随着社会的进步,运用饮食五味调整机体治疗疾病将会发挥更大作用。

(苏 颖)

甘者令人中满

语出《素问·奇病论》。张琦注:"食甘则中气缓而善满,故中满。"

大凡甘美食物或味甘药物,久食易生满病,此已被无数事实所佐证。甘草一味,为甘药之代表,其功用姑且不议,一般方书中大多云其"甘缓壅气,令人中满",故凡湿阻气滞、脘腹胀满者忌用。

查仲景方,以甘草命方名者,首推甘草泻心汤,用治于痞证及狐惑病。其中《伤寒论》用治"腹中雷鸣,心下痞鞕而满",病机由于"胃中虚,客气上逆,故使鞕也"。柯琴注云:"本方君甘草者,一以泻心而除烦,一以补胃中之空虚,一以缓客气之上逆也。"分析殊甚允当,堪为切中肯綮。临床治胃脘胀满者,往往以大队利气,图一时之快,有的确可见效,有的虽效而阴分已伤,有的则无显效。笔者在侍诊裘沛然先生时,每见先生辄投甘草、党参、黄芪等甘味之属治脘腹胀满者,屡建功效。余曾仿裘师经验,每能应手。前不久,曾在同仁医院治一胃脘痛患者,脐腹胀满甚剧,尤以夜间为甚,投理气方不应,佐以健脾,仍无动静。而思脾胃之健运,固赖脾气以助,但脾气之运当得阳气温煦,阳主动,阳气振奋则胃气始降。《临证指南医案》有"治胀名家,必以通阳为务"之言。于是改投理中汤合桂枝、椒目、高良姜等,7剂便见分晓,证情大减,继法守治,诸症均平。

可见,病情变化往往风情万种,治病岂可执一法而泥固不变。凡久病胃气虚所致不能健运出现痞满者,但用甘缓无妨,若不应可稍佐温运之品,可相得益彰。《本草汇言》载:"实满忌甘草固矣,若中虚五阳不布,以致气逆不下,滞而为满,服甘草七剂即通。"《本草通玄》说得更好:"《别录》云,下气治满。甄权云,除腹胀满。盖脾得补则善于健运也……世俗不辨虚实,每见胀满,便禁甘草,何不思之甚耶?"以上两家,实乃经验之谈,若非潜心临证,是不可能有此切身体验的。

(王庆其)

中阴则溜于府

语出《灵枢·邪气藏府病形》。其谓:"身之中于风也,不必动藏,故邪入于阴经,则其藏气实,邪气入而不能客,故还之于府。故中阳则溜于经,中阴则溜于府。"(以下简称"中阴溜腑")。"溜"在《内经》中有二意:一通"留",留着之意,《太素》及《甲乙经》在本篇即作"留"。二用作"流",如《灵枢·九针十二原》中"所溜为荥",《难经·六十八难》作"所流为荥"。丹波元简《灵枢识》据此认为"溜、流古通"。参照原文"还之于府"一句,似作"流"解为是。故马莳云:"中于阴经者,则流于阳经为腑。"(《灵枢注证发微》)"溜"作"流"解,在《内经》中有两种用法,一种指经脉气血的流注,如前文的"所溜为荥",再如《灵枢·本输》所描述的"五藏之所溜处",是言五脏之气所流注于五输的部位,亦为流注。另一种即本篇的用法,指疾病的流传、传变。考《一切经音义》卷十八引《仓颉解诂》曰:"溜,谓水垂下也。"水垂下者,虽亦为水流,但较一般之水流,更显其自然之势和自然之力。所以,《内经》用"溜"正是欲体现人体经脉气血的流注,是一种生理的自然过程;同理,用于疾病的传变,亦是欲强调这种传变,是一种带有自然趋势的传变。因此。可以认为《内经》以此来说明"中阴溜腑"不单纯指疾病的传变,而是强调机体具有自然抗病或者说自愈的趋势与能力,以及这种趋势和能力在传变过程中的作用,可表现为病邪从脏出腑,乃至于病愈。如《素问·热论》所描述的"七日巨阳病衰,头痛少愈;八日阳明病衰,身热少愈……十二日厥阴病衰,囊纵少腹微下,大气皆去,病日已矣"的过程,就是这种自然趋势及其能力的具体体现。所以,通过"溜"字,提示我们临床上应该重视人体的自愈趋势和能力,治疗上尽可能顺其"势",借其"力",以达到事半功倍的效果。

"中阴溜府"指三阴病变由阴出阳,传变为阳明腑证。程国彭说:"凡三阴之邪已入腑者,可下而已。所谓入腑之腑,指阳明胃腑而言也。"并认为,三阴入腑是向愈的表现。"一入胃腑,则无复传矣。"(《医学心悟·经腑论》)柯韵伯也指出:"三阴皆有可下症,是热邪还腑也,此岐伯中阴溜腑之义。"(《伤寒论翼·风寒辨惑》)如对于太阴腹满的治疗,当"参中阴溜腑之义,知热邪不遽入至阴,虽热在太阴之经,而实在阳明之胃,可知下症只在阳明,太阴本无下法"(《伤寒论翼·太阴病解》)。观《内经》一般外感疾病的传变,大抵起于皮毛,止于肠胃,不轻言入脏。如《灵枢·百病始生》云:"是故虚邪之中人也,始于皮肤……留而不去,传舍于经……留而不去,传舍于输……留而不去,传舍于肠胃……留而不去,传舍于肠胃之外,募原之间,留著于脉,稽留而不去,息而成积。"再如《素问·皮部论》云:"是故百病之始生也,必先于皮毛……留而不去,传入于经,留而不去,传入于腑,禀于肠胃。邪之始入于皮也……"从以上原文中,可以比较清楚地看出,外邪→皮毛→经脉→肠胃之腑,是一般外感病的传变规律,说明"溜腑"之"腑"释为阳明之腑是有理论依据的,而伤寒医家以此作为三阴病治疗之大法,更是对经义的发挥,有不可忽视的临床实用价值。

疾病在变化过程中出现由阴出阳、从脏出腑的现象,是机体自然抗病或自然愈合趋势与能力作用的结果。而这种势力的强弱大小,除与体质因素有关外,更与人体之气的盛衰有关,特别强调五脏之气的盛衰是决定"溜"与"不溜"的关键:脏气充实,则"中阴溜腑",脏气不足,则有可能"中阴入脏"。提示在临床上要特别注意体质的差异和脏气的保养,重视机体自身特有的抗病趋势与能力,积极采用"顺势""借力"的治疗原则和方法。如伤寒的少阴三急下,就是这一理论的具体运用之例证。现代临床宫外孕出现休克的患者(类似病传阴经)中有一部分出现阳明腑实证的情况,运用攻下法后,病情得到明显改善,较未出现阳明腑实证患者预后要好,就是"中阴溜腑"的一种表现。

当然,"中阴溜腑"只代表了经络脏腑受邪的一般情况,临床上亦有脏气实而并不"溜腑"的,如"大气入于藏府者,不病而卒死"(《灵枢·五色》),就是大邪之气在脏气实而不病时直入五脏的病例。所以对于"中阴溜腑",在实际运用中,还应根据具体情况作具体分析。

(陈 晓)

阴胜则阳病,阳胜则阴病

语出《素问·阴阳应象大论》。言药食气味辛甘发散为阳,酸苦涌泄为阴,故用辛甘发散等阳性药食太过引起人体阴精损伤;用酸苦涌泄等阴性药食太过可致人体阳气损伤。后世对此又有新的发挥,认为阴气偏胜则见阳气亏损之证,反之阳气偏胜则见阴精耗伤之证,以此成为人体阴阳寒热盛衰的病理机制。诚如吴崐所云:"水胜则火灭,火胜则水干。"

阴阳偏胜,则失去平衡,表现为阴胜则阴长阳消,阳气受损;阳胜则阳长阴消,阴液受耗。疾病发生的根本机制,是"阴阳反作"破坏了阴阳之间的动态平衡。阴阳失调实是体内各种矛盾,如气血、津液、脏腑、经络等物质基础与功能活动失调的总称,是一切疾病发生的根本原因,"阴阳乖戾,疾病乃起"此之谓也。错综复杂的病理变化过程,也可以说是阴阳矛盾互相斗争的过程,一方的偏胜必然导致另一方的偏衰。

1. **阴胜则阳病** 阴胜则阳病,是指寒胜伤阳之证。阴胜为寒属实,阳气衰微属虚,寒实宜祛,阳虚宜益,故治为祛寒扶阳。阴胜则阳病,临床表现面色白,畏寒身冷,口不渴,或口渴喜热饮,小便清长,大便稀溏,舌质淡,苔白滑,脉迟缓或沉迟无力。治疗总以扶阳抑阴为原则。

案例:舒某,女,40岁。素体阳虚,3日前因冒雨受凉,当晚恶寒发热,头身强痛,背心冷如水淋,自服复方阿司匹林,次日虽汗出而诸证如故,又添咳嗽新疾,前医诊为"风寒感冒",疏以杏苏散治之未效。故此于1976年5月8日来院就诊。察其舌质淡而胖嫩,苔白滑,脉沉迟无力。舌脉表明,此非感冒之实证,故服杏苏散无效。结合患者素禀阳虚,断为"阳虚气弱,风寒直中",治当温阳散寒,疏风解表,方予麻黄附子细辛汤加味:麻黄6g,附片12g,细辛3g,桂枝

12g,白芍 10g,大枣 12g,甘草 3g。

二诊:上方服后,1 剂症减,2 剂诸疾皆失,继以补中益气丸 2 瓶调理善后。(《周济安医案》)

按:本案因素体阳虚,复感风寒,致使阴寒内盛,更伤阳气。符合《内经》"阴胜则阳病"的病机,故治疗用麻黄附子细辛汤加味扶阳(温阳益气)抑阴(疏风散寒)而获治愈。

2. **阳胜则阴病** 阳胜则阴病,是指热胜伤阴之证。阳胜为热属实,阴液耗伤属虚,实者当泻,虚者当补,故治宜清热养阴。阳胜则阴病,临床表现面色红赤,身热,不恶寒反恶热,口渴、喜冷饮,小便短赤,大便秘结,舌质红,苔黄燥,脉数或洪数,治宜以抑阳扶阴为总则。

案例:刘某,男,17 岁。1965 年 10 月 21 日初诊。

患者于 7 月中旬劳动后,淋浴感寒而致发热(39℃),经西药治疗 2 周后发热仍未退,住院期间,每日下午体温波动于 38.5℃上下。经西医多种检查未能明确诊断。发热迄今已 3 个月余。来诊时每日下午 4 点至夜间 2 点发热(38.5℃),热前先有恶寒,继而身热,无汗,伴有头晕、咽干,胸部觉隐痛,随后汗出热退,饮食尚可,二便一般。舌苔白腻,质红,脉细稍数,略显浮象。

辨证:阴虚发热,营卫不和。

治法:养阴清热,调和营卫。

处方:青蒿 10g,鳖甲 10g,秦艽 6g,地骨皮 12g,玄参 12g,金银花 15g,天花粉 15g,鲜生地 12g,丹皮 10g,赤白芍各 10g,僵蚕 6g,鲜石斛 30g,灯心 1.5g,桂枝 3g,甘草 6g,鲜茅根 30g,银柴胡 3g。

10 月 25 日(二诊):服上方 4 剂后,热势稍减,下午体温 38.9℃,胸部时痛,脉滑稍数。上方去桂枝,加常山 3.5g,银柴胡改为 3.5g,继服 6 剂。

11 月 1 日(三诊):药后曾有 2 日体温正常,昨日又达 38℃,苔白较厚,脉细数。患者日晡发热,属于阳明气机不畅,积热不清。上方加焦槟榔 10g、蝉蜕 3.5g,继服 6 剂。

11 月 8 日(四诊):发热未大作,昨日体温 37.5℃,右侧耳痛、流黄水(素有中耳炎),别无不适,脉沉细稍数,舌苔白。上方再进 4 剂,告愈。(《关幼波临床经验选》)

按:本案因感寒入里化热,热盛伤阴,致使阴虚发热 3 个月余,符合《内经》"阳胜则阴病"的病机特点,故用青蒿鳖甲汤加减养阴(扶阴)清热(抑阳)而获效。

(王 琦)

阳胜则热,阴胜则寒,重寒则热,重热则寒

语出《素问·阴阳应象大论》。言因阳主热,阴主寒,故阳邪过盛引起的疾病,表现为热的病证;阴邪过盛引起的疾病,表现为寒的病证。如果寒证发展到极点,可以转化为热证;同样,热证发展到了极点,就会转化为寒证。

阴阳偏胜的病理机制及病证,不是固定不变的,而是因一定的条件可互相转化,如本文列举的条件"重",也就是导致从量变到质变的基础。"阳胜则热,阴胜则寒"是寒热的病机。"重寒则热,重热则寒",则与《灵枢·论疾诊尺》"重阴必阳,重阳必阴"的意思相同。"重",即重复、重叠,构成了寒热阴阳相互转化的病理。如果病至极期,则"阴阳离决,精气乃绝",生命亦告终止;如果能及时正确治疗,使失调的阴阳两个方面在新的基础上达到协调平衡,那么疾病也就痊愈。

值得一提的是,临床上应把寒热错杂和寒热真假区别开来,前者以寒热并见为特点,后者是病机的寒热性质与临床表现的真假有别,切不可混为一谈,应该具体问题具体分析,不能一概而论。

1. **阳胜则热** 阳主热,因阳胜则阴衰,阴衰则不能抑制阳热,故阳胜则为热,发热是阳热亢盛的表现。临床多见发热,面赤,身热喜惊,狂躁不安,口唇燥裂,烦渴引饮,语音粗壮,呼吸气粗,大便秘结或臭秽,腹痛拒按,小便黄赤,舌红,苔黄,脉洪数有力等,治疗宜抑阳泻热。

案例:龙某,男,30岁,农民。

时值夏季,因冒暑而生热病,前医诊为"中暑",投以新加香薷饮合六一散不效,故约余往诊。余见其高热自汗(T 39.5℃),大渴大饮,皮肤发红,如酒醉之状,扪之肌肤灼热、自汗湿手,烦躁不安,小便黄赤,六脉洪大滑数,舌质深红,苔黄干。

辨证:阳明热病,热盛于里,津气两伤之证。

治法:清热生津。

处方:人参白虎汤加味。石膏 60g,知母 12g,甘草 6g,党参 18g,粳米 1 撮,淡竹叶 12g,麦门冬 18g。

二诊:服上方 2 剂,热退神安,自觉其病如失,察舌脉已变正常。继宗清热生津之法,疏竹叶石膏汤两剂(方略),以作善后之图。(《周济安医案》)

按:本案高热汗出,大渴大饮,皮肤发红,六脉洪大等,系热盛津伤所致,为阳盛之故,与《内经》"阳盛则热"的病机相合,故治疗用白虎加人参汤清热生

津而获捷效。

2. **阴盛则寒** 阴主寒,阴胜则阳衰,阳衰则失于温煦不能制寒,故阴胜则为寒。阴胜则寒,临床多表现面色㿠白或晦黯,蜷卧肢冷,静而少言,语声低沉,呼吸微弱,气短乏力,饮食减少,口淡无味,不烦不渴,或喜热饮,大便溏薄,小便清长,腹痛喜按,舌淡胖嫩,苔润滑,脉象沉迟无力等。治疗宜抑阴散寒。

案例:王某,女,25 岁,店员。1972 年 9 月 26 日初诊。

患者于 2 年前即有腹泻病史,多因受凉发作,发作时服药多能控制。3 日前因误食生冷,夜间旧疾复发,腹泻始作,夜达 10 余次,伴脘腹冷痛,热敷稍减,不思饮食,口淡乏味。前医诊为"外感夹食",用藿香正气散加减治疗,未效,后以胃苓汤治之,仍未效,故此急诊入院。西医检查诊断为"过敏性结肠炎",经补液、抗感染等治疗,未见明显好转,故转中医诊治。察其舌质淡红,苔白滑,脉沉迟无力。此乃泻伤脾阳,阴寒内盛,升降失调之证。

治法:温中散寒,涩肠止泻。方予理中汤加味。

处方:党参 30g,炒白术 15g,干姜 12g,炙甘草 6g,石榴皮 12g,陈皮 6g。

二诊:上方共进 8 剂,腹泻方止,精神、食欲转佳,为杜绝再发,继以健脾益气为法,方用参苓白术散加减调理善后。(《周济安医案》)

按:本案久泻腹痛,脉沉迟无力,一派阴寒内盛之象,系泻伤脾阳,阴寒内盛所致,与《内经》"阴胜则寒"的病机相合,故治疗用理中汤加味温中散寒而奏效。

3. **重寒则热,重热则寒** 重寒则热,重热则寒是指寒热病证,在一定条件下可以分别向对方转化,即寒证可以转化为热证,热证可以转化为寒证。《内经》明确认识并充分肯定了寒热的相互转化问题。如《灵枢·论疾诊尺》说:"四时之变,寒暑之胜,重阴必阳,重阳必明,故阴主寒,阳主热。故寒甚则热,热盛则寒。故曰寒生热,热生寒,此阴阳之变也。"在疾病过程中,寒热的相互转化是客观存在的。如慢性支气管炎患者,当静止期,多表现为不发热、咳嗽无力、咳吐白色泡沫痰等阴证、寒证;但在一定条件下,如气候影响,寒痰化热等,病情变化,出现发热、咳嗽气喘、咯吐黄色浓稠痰、口渴心烦等,则表现为阳证、热证。这就是"重寒则热""重阴必阳",即由阴证、寒证转化为阳证、热证的表现。治疗宜清热(抑阳)。又如,有的肺炎患者在高热、面红、咳嗽、胸痛、脉数有力这个阶段属于阳证、热证、实证,但当机体抵抗力极度低下时,病情恶化,出现中毒性休克,症见汗出肢冷、呼吸浅促、面色苍白或晦黯、脉细欲绝等,则属于阴证、寒证、虚证。这就是"重热则寒""重阳必阴",即由阳证、热证转化为阴证、寒证,治疗宜温阳散寒(扶阳抑阴)。

案例 1:黄某,女,39 岁。1976 年 11 月 6 日初诊。

当年"五一"节后受凉得病,寒热往来,热度在 38℃以上。以后服药热度下降,但始终未退净,半年来每日低热(37.2~37.3℃),鼻干怕冷,到后半夜烦热不得眠,面赤,头及手足出汗而全身无汗,口渴欲饮,咳嗽痰多如白沫,大便秘结,脉迟细,舌色尚正,中心苔黄,舌边起滤泡。

辨证:寒邪失于汗解,寒郁化热,邪在气分留恋。外感之病,非骨蒸潮热也。

治法:表里双解,仿防风通圣散法。

处方:柴胡4.5g,黄芩9g,知母9g,生石膏12g,焦山栀9g,淡豆豉9g,杏仁9g,生甘草4.5g,鱼腥草30g,赤白芍各9g,炒枳壳9g,制大黄9g,姜半夏12g。3剂。

11月10日(二诊):服药后得畅汗,大便亦畅通,已不怕冷,口干亦减,痰已减少,尚觉鼻干,右颈部有肿胀感。除邪务尽,仍以原法(方药从略)。

11月14日(三诊):外邪已解,低热已不复作……随访患者此热不再发作,逐渐恢复健康,并上班工作。[金寿山医案《新中医》1979(2):27]

按:本案先是外感寒邪,表现为寒证、阴证。由于失于汗解,半年来每日发热,夜间烦热面赤,口渴欲饮,大便秘结等,系寒郁化热,邪在气分之象,病由寒证转化为热证,由阴证转化为阳证之故,与《内经》"重寒则热""重阴必阳"的病机转归相同,故治疗以清里热为主而获效。

案例2:杨某,半岁。

1958年春出麻疹,已恢复;忽转"肺炎",发热喘咳,喉间痰鸣,鼻翼扇动,面转青象,指纹青紫出二关,大便泻绿水,小便短赤。此系疹后元阳内虚,寒痰壅闭,肺肾之气不接,清肃失降而致。即以小青龙汤加附子主之。

处方:附子30g(先煎2~3小时),干姜12g,法半夏5g,细辛3g,麻黄3g,五味子15g,桂尖10g,杭芍6g,甘草6g。

服后旋即呕吐涎痰盏许,次日复诊,喘咳稍减,发热已退其半,再以四逆、二陈汤加肉桂,少佐麻绒、细辛主之。

处方:附片50g(先煎2~3小时),干姜12g,半夏5g,陈皮6g,茯苓13g,肉桂30g(研末,泡水兑入),甘草10g,炙麻绒3g,细辛2.5g。

服后,又吐不少涎痰。喘咳已去十之八九,鼻扇痰鸣已止,大便转黄而溏。小便淡黄,略进稀粥,颜面、指纹已转红润。上方去麻、辛、陈皮,连服2剂而愈。(《吴佩衡医案》)

按:本案系麻疹合并肺炎,先表现热证、阳证,而疹后忽转发热喘咳,喉间痰鸣,面转青象等,为元阳内虚、寒痰壅闭之象,是热证转化为寒证,阳证转化为阴证之故,与《内经》"重热则寒""重阳必阴"的病机一致,故治疗始终以温阳散寒为主,而使患儿转危为安,化险为夷。

(王　琦)

阳盛则外热,阴盛则内寒

语出《素问·调经论》。言阳气亢盛,则外部表现为热证;阴气过盛,会形成里虚寒证。

本段经文所论述的"阳盛则外热",系指外感寒邪后,上焦不通,腠理闭塞,卫气郁遏而致表证发热,即表热证。诚如篇内所说:"上焦不通利,则皮肤致密,腠理闭塞,玄府不通,卫气不得泄越,故外热。"这种发热仅指寒邪侵犯肌表之发热。而《素问·阴阳应象大论》及后世所说的"阳盛则热",则指邪气入侵,阳气亢盛所致之证,则包括上述表热证,以及里热证,如高热、面红、口渴喜饮、尿黄面干、苔黄脉数等阳盛实热证。故治疗"阳盛则外热"的病候,当以清热为主,在表者宜解表,在里者宜清里。

本段经文所论述的"阴盛则内寒",指的是因阴寒上逆,寒气积于胸中,致使血脉凝滞不畅,损伤胸阳而产生的内寒证。这种内寒证虽属阳虚阴寒之邪过盛所致,但它仅限于寒积胸中。诚如篇内所说:"厥气上逆,寒气积于胸中而不泻,不泻则温气去,寒独留,则血凝涩,凝则脉不通,其脉盛大以涩,故中寒。"如胸痹、心痛等多见此证。而《素问·阴阳应象大论》及后世所指的内寒证,则泛指一切脏腑之寒证,如畏寒喜暖、四肢清冷、面白、口不渴、脘腹冷痛而喜熨、尿清便溏、苔白脉迟等阴盛里寒证。治疗"阴盛则内寒"的病候,当以温里散寒之法治之。

综上所述,阴阳的偏盛偏衰是产生寒热的病理机制,在人体正常的生理情况下,阴阳是处于相对的平衡状态。寒热产生的病理变化过程,就是阴阳失调的过程,掌握阴阳盛衰的病理改变,结合脏腑功能失调的现象,判断脏腑功能的失调,就能根据阴阳的盛衰、寒热的多少以及虚实状况而调理之。

案例1: 盛某,常州人。

壮热无汗,红疹满布,咽喉红肿白腐,舌绛苔黄,脉浮弦洪数。温热夹秽浊,气血皆受烧灼,非用大剂生津泄邪,两清气血,令邪热外泄,秽浊下行,势必深入脏腑。此症须参照温疫例治,非寻常喉症可比。

处方: 生石膏90g,犀角3g(现用水牛角代,剂量相应调整),酒炒黄芩3g,牡丹皮6g,牛蒡9g,薄荷6g,净银花12g,净连翘9g,天花粉9g,轻马勃3g,象贝母9g,陈金汁60ml,鲜芦根120g,竹沥120ml。

进3剂,汗出淋漓,其热渐退。照前方加鲜石斛15g、桑叶9g,再进3剂。大便畅行,热势尽退。照方去牛蒡、薄荷,加鲜生地120g。

服后咽喉白腐皆消,唯口渴引饮,心烦不寐。用明天冬9g,大麦冬9g,大生地9g,南沙参12g,川石斛9g,天花粉9g,川贝母9g,大白芍6g,生甘草3g,鲜竹茹3g,青皮甘蔗120g。连进5剂遂愈。[费绳甫医案,《上海中医药杂志》1962(4):9]

按:本案系阳气偏盛所致的温疫病证,故见壮热、红疹、咽喉红肿、舌绛苔黄、脉浮弦洪数等阳盛实热证,与《内经》"阳盛则外热"的病机相同,故治疗先以泄热逐邪,清气透营,后用滋阴清肺而获效。

案例2:刘某,女,60岁。

患"肺气肿"10年余,每年冬天经常发作,1年前已发展成"肺源性心脏病",症状逐年加重,生活几乎不能自理。半年前曾发生"心力衰竭",经住院纠止心衰而转危为安。此次发作因受凉感冒而起,症见咳喘气急,夜不能卧,喉中痰鸣,呼吸不便,畏寒肢冷,下肢浮肿,按之凹陷,腹胀便溏。察其六脉皆沉,滑而无力,舌质淡,苔白滑。脉症合参,此为脾肾阳虚,阴寒犯肺,清肃失常之候。

治法:温阳散寒,宣肺利气。方予麻附苓甘五味姜辛汤。

处方:麻黄10g,附片15g,茯苓24g,干姜6g,细辛3g,五味子2g,炙甘草6g。

二诊:上方进2剂,咳喘减轻,夜能平卧。察他症如故,舌脉变化不大。仍宗前方,加肉桂6g。

三诊:共进上方5剂,诸症大减,浮肿已见减轻。此阴寒已去,肾阳未复。治宜温肾壮阳,化气行水。方予真武汤加味:附片18g,茯苓18g,白术12g,白芍12g,生姜3片,肉桂1.5g,厚朴12g,苏子10g。

四诊:进上方8剂,水肿消失,他症悉平。继以六君子汤加味调理,以资巩固。(《周济安医案》)

按:本案系阳虚阴盛、寒水内停所致的咳喘水肿,故见畏寒肢冷、咳喘气息、夜不能卧、六脉皆沉等"阴盛则内寒"证。治疗以"治寒以热""寒者热之"为原则。方用麻附苓甘五味姜辛汤温阳散寒,宣肺利气;继以真武汤加味温阳行水而获满意疗效。

(王 琦)

阳虚则外寒,阴虚则内热

语出《素问·调经论》。言阳气虚弱的人,感邪后在外表现为寒象;阴精虚损的人,在内则多产生虚热之象。对于认识阳虚与寒证、阴虚与热证有重要指导意义。

1. 阳虚则外寒 本篇经文所论"阳虚则外寒",是指寒邪侵犯人体,阻遏卫气,上焦不通,肌表卫阳为寒邪遏阻,不能宣达于肌表,肌表失于温煦而产生外寒,这种"寒"并非虚寒,实为外感寒邪早期阶段的恶寒。诚如本篇所说:"阳受气于上焦,以温皮肤分肉之间,今寒气在外,则上焦不通,上焦不通,则寒独留于外,故寒栗。"后世扩展其义,认为"阳虚则寒"指全身或某一内脏的阳气虚损,阳虚阴盛,机体失温煦所产生的寒证。临床表现为面色㿠白、畏寒、肢冷,容易感冒。可见前者为表寒,后者为里寒,前者偏实,后者偏虚,治疗当分别予以解表散寒,或温阳散寒,临证不可混用。

此外,四肢为诸阳之末,阳虚不能温养,则畏寒四肢厥冷;神气失养,则精神疲惫,善卧欲寐,少气懒言;阳气虚不能温运而行,故脉沉微而迟。治宜温补阳气为主,正如王冰所曰"益火之源,以消阴翳"。用四逆汤(《伤寒论》:附子、干姜、甘草)等加减施治。

案例 1:高某,男,42 岁,已婚。

前患遗精早泄,近半年来阳痿不举,房事无能,全无欲念,阴囊萎缩,腰间冷痛,下肢痿软,精神疲乏,不思饮食,脸色青白,时而恶寒,手足皆冷。诊脉两尺沉迟,关脉缓弱,舌苔薄白。

辨证:肾阳不足,命门火衰,肝脾衰弱。

治法:补肝脾,固肾气。

处方:大熟地 15g,山药 15g,巴戟肉 15g,补骨脂 6g,锁阳 6g,肉苁蓉 6g,西党参 15g,茯苓 9g,鹿角胶 6g,全当归 9g,山萸肉 6g,西枸杞 9g。

二诊:服上药 10 剂,精神气色转好,上方加菟丝子 9g 以补髓填精,再进10 剂。

三诊:阳事较前容易勃起,面色转红,因感寒泄泻,原方去肉苁蓉,鹿角胶换鹿角片,加肉豆蔻 1.5g、神曲 1.5g、谷芽 9g,再进 10 剂。

末诊:服药 30 剂后,阳事容易勃起,诸症皆愈,原方加龟甲 15g 以滋肾阴,后依原方加至 10 倍,蜜制成丸如梧子大,早夜各服 20 粒,以巩固疗效。[蒋玉白医案,《广东医学》1965(1):37]

按:本案系肾阳不足,命门火衰,阳虚阴盛,体失温煦所致,故见肢冷囊缩、腰间冷痛、脸色青白等寒证,故治疗用补肾助阳法获效。

案例 2:林某,男,72 岁。1969 年 12 月 5 日就诊。

患者年老体弱,精神疲惫,嗜睡懒言,肢冷畏寒,尿频便溏。查:面色㿠白,舌淡苔白,两脉沉迟,偶见结代脉。

辨证:阳气虚损,寒自内生。

治法：温中散寒，益气回阳。

处方：党参 10g，附子 10g，干姜 10g，肉桂 10g，生黄芪 20g，当归 10g，远志 10g，五味子 10g，白术 10g，炙甘草 5g，生姜 3 片，大枣 5 枚。

服药 20 剂，症状逐渐消失，又服人参鹿茸丸、附子理中丸各 30 丸，早晚各 1 丸，1 个月后体力恢复。（索延昌《虚证论》）

按：阳气乃人体真元之气，今阳气虚损，则人体内脏生理功能低下，出现内寒之证。虚则补之，寒则温之，治疗此证当以温热之药，以驱散内结之凝寒。附子、肉桂、干姜为首选之药，大热辛温能补命门之火，以复元阳，则寒自解；同时可逐外寒，能温痼冷沉寒。

2. **阴虚则内热** 本篇经文所说的"阴虚则内热"，是指因劳倦太过，损伤脾气，脾胃失运，升清降浊功能失常，致使清阳不升，浊阴不降，谷气留而不行，郁久化热，熏蒸于内，所以产生内热。故本篇说："有所劳倦，形气衰少，谷气不盛，上焦不行，下脘不通。胃气热，热气熏胸中，故内热。"可见此种发热，实际是脾气虚所致的发热，脾属阴，故本篇称脾虚为阴虚。后世医家通过大量的临床实践，在继承《内经》"阴虚则内热"的基础上，拓展其义，如张仲景曾在《金匮要略》中用小建中汤治疗气血亏虚、阴阳失调所致的"虚劳里急……手足烦热，咽干口燥"之证。李东垣根据《内经》"阴虚则内热"的理论，提出了脾胃气虚而导致发热的机制，并指出治疗当用甘温药物以除热，创制了"甘温除热"的治疗法则，以补中益气汤为代表方，临床收效甚著。朱丹溪有"阳常有余，阴常不足"之论，谓阴不足则生内热，主张滋阴清热，从不同方面论述了内伤发热的机制。这些论述，概括了《内经》"阴虚则内热"的基本内容，发展了它的基本含义，对后世影响很大。值得一提的是，后世一般所说的"阴虚生内热"，多指肺胃或肝肾之阴不足，阴不敛阳，虚火内生所致的午后潮热，或五心烦热、盗汗、口干、舌红少苔、脉细数等症。与《内经》"阴虚则内热"的含义有所不同，应予区别。一般来说，此种发热多因脏腑、阴阳、气血失调，致使阴虚阳亢，内热由此引起，故多属阴虚证，但也偶有虚中夹实证。此种发热特点，一般起病缓慢，病程较长，症状时有起伏，以低热较为常见，治疗当用滋阴清热法。

案例 1：彭某，女，35 岁。

3 年前患"右上肺结核"，曾少量咯血 2 次，经中西药物治疗半年余，复查已基本钙化。1 个月前因感冒诱发咳嗽，痰中带血，夜间发热，前医诊为"风热感冒"，用银翘散加减治疗未效。后经照片证实"右上肺结核（活动期）"，用抗结核药物治疗，症状有所缓解，但手足心热，潮热盗汗始终未见减轻，故此约我往诊。察其舌质红，苔薄黄欠润，脉细数，月经已 3 个月未来。此乃肺肾阴虚，阴血不足，虚热内生之象，治宜滋阴润肺，清热生津，方予百合固金汤加减治之。

处方:百合 15g,生熟地各 15g,玄参 12g,麦冬 15g,当归 10g,丹参 1.5g,知母 12g,百部 15g,白及 12g,白薇 18g。

二诊:上方共进 8 剂,诸症悉平,食欲增加,为巩固疗效,嘱再进 6 剂。

三诊:诸症皆失,月经来潮,嘱停止服药,继以食物调理善后。(《周济安医案》)

按:《丹溪心法·劳瘵》倡"痨瘵主乎阴虚"之说,立滋阴降火之法,实为"阴虚则内热"理论的具体应用。本案医者投之百合地黄汤取效,甚合《内经》之理,丹溪之法,故尔诸症渐平,收效显著。

案例 2:杨某,女,65 岁。1970 年 10 月 3 日就诊。

患者素有浸润性肺结核,经结核病防治所用抗结核药物治疗,唯面红颧赤,咽干口渴,午后低热,烦躁不安,脉细数,舌绛。

辨证:阴虚火亢。

治法:滋阴降火,清热除烦。

处方:生地黄 10g,鳖甲 10g,青蒿 10g,龟甲 10g,麦门冬 10g,丹皮 10g,黄柏 10g,知母 10g,地骨皮 10g,白薇 10g,赤芍 10g,生甘草 5g。

经服药 30 剂,低热退,烦渴消减,精神大为改善,嘱常服养阴清肺膏,辅助调养之。(索延昌《虚证论》)

按:本医案旨在泻亢盛之阳,滋不足之阴,选用滋阴降火之方药,以大补阴丸加味,使阴与阳相济,则水能制火,虚火降而热自清,达到培本清源二者兼顾之治疗目的,亦即"阴虚则内热"理论的发挥运用。

案例 3:明某,女,40 岁。1972 年 12 月 4 日就诊。

半个月前患重感冒,持续高热 10 余日,经治疗体温逐渐减退。现上午体温正常,下午 4 点以后体温逐渐上升,夜间 37.5℃左右。头晕心乱,周身无力,唇干口渴,食欲不振。脉细数,舌尖红,苔淡黄。

辨证:热邪滞留阴分,损伤阴津。

治法:清热养阴,和解透邪。

处方:银柴胡 10g,青蒿 10g,白芍 10g,肥知母 10g,丹皮 10g,大青叶 10g,麦门冬 10g,白薇 10g,生甘草 5g。

连服 10 剂,低热退,症状消失,恢复工作。(索延昌《虚证论》)

按:本案之阴虚内热,乃温热病后期,热留阴分,燔灼津液所致。阴液虽虚,但仍有余邪,若单用滋阴之药则可使余邪滞留阴分,若纯用苦寒之剂则可化燥伤阴。故灵活运用《内经》"阴虚则内热"之原理,临床一方面养阴,一方面透热,使阴复以制火,邪去则热清。

(王 琦)

阴虚生内热

（一）

《素问·调经论》曰:"阴虚生内热奈何? 岐伯曰:有所劳倦,形气衰少,谷气不盛,上焦不行,下脘不通,胃气热,热气熏胸中,故内热。"此指劳倦过度,损伤脾气,脾虚则中焦运化无力,水谷精气化生不足,脾胃升降不行,气机阻滞,故胃气郁而化热。此热在胸中,故称"内热"。热由脾虚萌生,脾属阴,故曰"阴虚生内热"。

李东垣《脾胃论》所说的"气虚发热"与《调经论》所说义近,但不尽相同。李东垣所云由元气不足,肾间阴火上乘所致;本文所论即由脾胃自身功能失调所致。而现代所谓的"阴虚生内热",指由阴分不足,虚火内生,出现潮热口干、舌红、苔少等症。

上述一论而三义,不可混淆。考临床确有其事,当认真辨析。

中医论热,既包括患者自觉有热感。又包括医生察其肌肤有热感。现代虽有体温表可以明察,但临床上确实有一些发热非凭体温计可测,如阴虚发热、脾虚发热、气虚发热、阴盛格阳、戴阳证等。西医学中围绝经期阵阵烘热,产后虚热,月期前后的某些热证等均是。《调经论》所说的因劳倦致脾虚发热,临床上并非鲜见。其特点是,每在患者操劳过度后,全身困顿,神疲肢软,不思食饮,手足瘫然,脘腹微胀,面赤伴有阵阵烘热,此西医称之为"疲劳综合征",实际是机体对超体力劳动所致的应激反应。小儿科中也有一些患儿因饮食失节,致脾虚不运,不思饮食,腹部膨大,舌苔微黄,舌质略红,手足心热,肌肤有阵阵热,小儿易心烦出汗。此类病证,用补中益气汤加减,耐心调治即可平其虚热。究其方中,除参、芪、术、草等寓扶正达邪之意外,柴胡、升麻二味相佐,实是退热之品,具有深意。

（王庆其）

（二）

《素问·调经论》云:"阴虚生内热奈何? 岐伯曰:有所劳倦,形气衰少,谷气不盛,上焦不行,下脘不通。胃气热,热气熏胸中,故内热。"形气,这里指脾的阴气。脾主运化,以升为常;胃主受纳,以降为顺。脾胃的转运既靠阳气的推动,又赖阴气之滋润。若劳倦过度,损伤脾阴,则中焦运化减弱,水谷精气不足,如此脾不升则上焦无以宣发,胃不降则下脘不能疏通。清浊相干,气机阻滞,胃气郁而为热,热气上熏于胸中,产生内热。由于此内热为脾阴虚而致,故曰"阴虚生内热"。正如清代张志聪释云:"此言阴虚生内热者,因中土之受伤也。夫饮食劳倦则伤脾,脾主肌肉,故形气衰少也。水谷入胃,由脾气之转输,脾不运行,则谷气不盛矣。上焦不能宣五谷味,下焦不能受水谷之精,胃为阳热之府,气留而不行,则热行熏于胸中,而为内热矣。"这种热,当遵从《素问·至真要大论》"劳者温之""损者温(益)之"的治疗原则。汉代医家张仲景,在上述思想的启迪下,于《金匮要略·血痹虚劳病脉证并治》中用甘温的小建中汤治疗虚劳烦热,可谓拓"甘温除热"之先河。

李东垣在《脾胃论》中将此理论发展为"气虚发热"说,并指出"若饮食失节,寒温不适,则脾胃乃伤。喜怒忧恐,损耗元气。既脾胃气衰,元气不足,而心火独盛。心火者,阴火也,起于下焦,其系系于心,心不主令,相火代之;相火,下焦包络之火,元气之贼也。火与元气不两立,一胜则一负。脾胃气虚,则下流于肾,阴火得以乘其土位。故脾证始得,则气高而喘,身热而烦,其脉洪大而头痛,或渴不止,其皮肤不任风寒而生寒热……此皆脾胃之气不足所致也"。治疗上,李东垣认为宜遵《内经》"劳者温之""损者温(益)之"之旨,唯以辛甘温之剂,补其中而升其阳,甘寒以泻其火则愈,故创立补中益气汤,开甘温除大热之先河。

这里需要注意的是,后世朱丹溪有"阳常有余,阴常不足"之论,谓阴不足则生内热,是指阴精不足,濡养滋润功能减退,阴不制阳,阳气相对亢奋而出现的虚热之证;多见肺胃或肝肾之阴不足,虚火内生而出现午后潮热、颧红盗汗、口燥咽干、舌红少津、脉细数等症状。它与《内经》"阴虚生内热"及后世的"脾胃气虚发热",是截然不同的两个概念。在治疗上宜滋阴增液为主,清热降火为辅,以冀壮水之主以制阳光。

案例:气虚低热案

阎某,女,38岁。2011年3月21日就诊。

患者形体消瘦,有胃下垂病史多年。数月来有不规则低热史,体温介于37~37.6℃,常有面部烘热感,或数天1次,或一天数次,经用西药抗生素治疗,未获治愈。诊其头目眩晕,纳呆腹胀,口淡不渴,气短心悸,言语声低,面色无华,眼睑发白,月经愆期、量少。唇舌淡白少苔,脉象沉细无力。辨证属气虚发热,营卫不和。治以甘温除热之法,予补中益气汤加减。

黄芪20g,党参15g,当归、白术各12g,柴胡、升麻各9g,炙甘草6g,生姜

9g,大枣 7 枚。服 5 剂而热退,续按上方服 14 天,未见复发。(王庆其治案)

　　按:此案患者低热缘起脾胃气虚,健运失职,不能化生营血,血虚引起发热,故可见头目眩晕、面色无华、眼睑发白、月经愆期等一派血虚之证。治疗当求其本,以甘温除热之代表方补中益气汤治之。药证合拍,故疗效甚佳。

(陈　正)

炅则气泄

　　炅者,热也。《素问·举痛论》云:"炅则腠理开,荣卫通,汗大泄。"阳热太盛,蒸发汗液,迫汗外泄,此类汗出量大,称之大汗,又因热甚汗出,可称为炅汗。《内经》中论述到此类汗出的,有"因于暑,汗"(《素问·生气通天论》),"夏伤于大暑,其汗大出"(《素问·疟论》),也有因于热病的,如《素问·刺热》中描述的五脏热病,均有热甚大汗之状。观仲景《伤寒论》所述阳明实热证之"大热、大汗、大渴""潮热、手足溅然汗出";吴鞠通《温病条辨》所述暑温证之"汗大出"等,皆属炅汗之类。后世治疗此证,法主清热止汗,一般选用白虎汤或白虎加人参汤。但值得注意的是,炅汗初起大多可用上述治法,然而临床上有时也会遇到炅汗日久,此时,辨证需特别谨慎。余在临诊时就曾遇一特殊病例。

　　案例:某女,18 岁,2005 年 3 月 22 日初诊。

　　高热 6 个月有余,午后至傍晚尤甚,体温可达 39~40℃,热甚则大汗淋漓,衣襟床褥湿透,腕膝关节疼痛,面红如妆,脸大如满月,胸背肥硕如水牛,纳旺,口干引饮,舌质黯红,苔少,脉细数。实验室检查示血白细胞计数增高,达 12×10^9/L,中性粒细胞增高,血沉增快,100mm/1h;抗"O"<500;类风湿因子阴性;IgA、IgM 增高。经反复检查、观察,发现此为罕见的成人斯蒂尔病。此病病因至今医学上尚未阐明,目前比较一致的看法为本病系感染后的变态反应性疾病。表现复杂多变,极易与多种疼痛混淆而误诊,待诊断明确时,常常病已延续数月或数年。本例患者亦有半年病史,因抗生素治疗本病无效,而使用皮质激素治疗,疗效良好,体温可降至 37.5~38℃,但停用后又反跳至 39~39.5℃,故只得长期服用,已出现典型的满月脸、水牛背等激素副作用的表现,而且壮热不已,汗出太过,患者焦虑不安,遂请中医会诊。诊为炅汗,治拟清热滋阴,益气敛汗。

　　处方:鳖甲 30g,地骨皮 30g,柴胡 12g,青蒿 30g,秦艽 15g,知母 15g,黄柏 10g,当归 15g,生黄芪 30g,生地 10g,五味子 10g,天麦冬各 15g,糯稻根 30g,煅龙牡各 30g。7 剂,每日 1 剂,水煎服,日服 2 次。7 日后,体温降至 37~37.5℃,大汗止。

按:此案初起为邪热内侵,邪正交争,而热盛汗出,以激素药物治疗至半年之后,则体内之余热不清,更加激素之刚燥作用,二热相合,则火亢无制。《内经》曰:"炅则气泄""壮火之气衰"。故患者到中医会诊时,已非壮火初盛之势,故此时已不宜以白虎汤治之,当属壮火所致阴液耗伤,元气消蚀之证,其苔脉也显虚劳之象,若单纯以牡蛎散治之,不清其火,则不能取效,现以清骨散合牡蛎散,共奏清热养阴、益气敛汗之功效。药证对应,7 剂而病已。

(魏品康 周国琪)

其身多热者易已,多寒者难已

《灵枢·论痛》:"黄帝曰:人之病或同时而伤,或易已,或难已,其故何如?少俞曰:同时而伤,其身多热者易已,多寒者难已。"经文提示,个体体质不同,对病邪的机体反应亦不同。一般来说,正气强、阳气偏盛体质者,受邪后多见热证、实证;正气虚、阴气偏盛体质者,则多见寒证、虚证。前者病易愈,后者病难愈。可见体质强弱不同,不仅关系到受邪后是否易于发病,而且也是发病后决定预后转归的重要因素。

山田正珍在注解《伤寒论》"病有发热恶寒者,发于阳也;无热恶寒者,发于阴也"时说得更清楚:夫外邪之歧而为寒热两途者,固非邪气有二也,皆由人虚实而已。所谓阴阳二字,指其人固有寒热虚实之殊而言。邪既乘人也,随其人阳气之盛衰化而为病,于是有寒热之分焉。阳盛之人,邪从阳化,以为表热,此为发于阳之义也;阳衰之人,邪从阴化,以为表寒,此为发于阴之义也。体质之偏阳盛或偏阳虚(阴盛),决定其受邪后转热或转寒。《医宗金鉴》也有同样的见解:"人感邪气虽一,因其形脏不同,或从寒化,或从热化,或从虚化,或从实化,故多偏不齐也。"我校匡调元把这一病理现象概括为"质化",即致病因素作用于人体后,会出现从体质而化的病变过程,从而形成与体质类型相应的证。据此,从体质学说的角度审视人体受邪致病的病理演变过程,可以更透彻地诠释同病异证、异证同证等现象,从而为同病异治、异病同治提供理论依据。

从临床现象看,为什么同样感受寒邪,有人患病,有人则不病;即使得病,有人患感冒,有人发哮喘,有人为关节炎,有人罹腹泻,有人会胃痛;即便是感冒,有的表现为风寒型,有的表现为风热型……在这些现象的背后是人的体质发挥了杠杆的作用,是体质决定人感邪后是否发病、发病后表现的证型、病变的转归及预后等。《内经》所提出的朴素理论实际蕴含着深刻的道理,对临床有很大的指导价值。

20世纪70年代,我曾在基层医院工作,遇一患者,68岁,急诊送来时,神色疲软委顿,语言低微,稍有畏寒,无明显发热,纳少,大便略溏,轻咳,舌苔薄白腻,脉沉细数,两肺听诊呼吸音低,未闻及啰音,心率120次/min,律齐,血压11.9/7.9kPa(90/60mmHg),查白细胞计数3.4×10^9/L,中性0.8。考虑感染性休克可能,遂送病房补液加抗生素及补充电解质等,床边X线透视两肺中均有片状阴影,考虑中毒性肺炎。经上述处理后血压不见上升,加用激素及升压药等,病情无改善血压继续下跌,2日后死亡。

临床所遇肺炎甚多,大部分均表现为高热、咳嗽、咯痰、胸痛等,用中西药同治,大多在2~3周均可控制病情,稍事休息,痊愈出院。唯对老年肺炎,多数表现为支气管肺炎,部分高年体衰,来势急骤,出现中毒性休克,预后较差。从体质学说剖析,体壮强盛者,正邪相争激烈,高热寒战乃是正邪交争的反应,而咳嗽咳痰则是机体正气未虚,足以驱邪外出的体现。倒是畏寒无热,咳少痰咳之不出,精神委顿者,当引起重视,此正虚邪盛,无力抗邪,常有厥脱之虞,如上病例者,终至不治。诚如《灵枢·论痛》所云:“同时而伤……多寒者难已。”询非虚语。

(王庆其)

清气在下,则生飧泄

语出《素问·阴阳应象大论》。《内经》中的飧泄是以大便完谷不化、时痛时泻为特点的泄泻病证,又称“虚泻”,多伴有神疲身倦、头晕目眩、少气懒言、纳差、舌淡苔白、脉虚弱等症。《内经》认为脾气虚弱是飧泄最主要的病机,由于脾气虚弱,清阳之气不能升发,运化失常,脾失散精所致。如《素问·藏气法时论》云:“脾病者……虚则腹满肠鸣,飧泄食不化。”导致飧泄的原因很多,诸如感受寒邪、热客肠胃、风邪入中日久、水饮留肠、肝气乘脾、燥伤肺金、饮食所伤等,均可使脾虚导致飧泄的发生。如《素问·阴阳应象大论》云:“春伤于风,夏生飧泄。”《素问·风论》云:“久风入中,则为肠风飧泄。”均指风邪所致飧泄。

水饮留肠也可致飧泄。如《素问·痹论》云:“肠痹者,数饮而出不得,中气喘争,时发飧泄。”《素问·调经论》又云:“志有余则腹胀飧泄,不足则厥。”“志”

者,即言肾,水脏也。志有余则肾中水气盛,水道不畅,三焦气化功能紊乱,水不入膀胱而偏走大肠,滞留肠中则发飧泄。

秋燥伤肺,可引发飧泄。因肺与大肠相表里,肠腑之变化传导与肺之肃降不无联系。如《素问·四气调神大论》云:"逆之则伤肺,冬为飧泄,奉藏者少。"清代喻嘉言指出,秋伤于燥,"但在肺则咳嗽,在大肠则飧泄……但使肺热不传于大肠,则飧泄自止"。

再有,《素问·举痛论》云:"怒则气逆,甚则呕血及飧泄。"肝气乘脾之飧泄是因为情志失调,忧郁恼怒,精神紧张,以致肝气失于疏泄,横逆乘脾犯胃,脾胃受制,运化失常,而成飧泄。

《内经》对飧泄的丰富论述给予临床很多启发,如健脾益气、疏风散邪、温中散寒、健脾升阳、润肺清燥兼以涩肠、抑肝扶脾等等,分别以参苓白术散、胃风汤、理中丸、补中益气汤、清燥救肺汤、痛泻要方等随证加减。

案例:慢性结肠炎案

杨某,男,34岁。自诉10年前患"慢性结肠炎",曾经中西医治疗。10年来,泄泻时作时止,泻下时往往水谷夹杂,伴胁腹胀痛,胸闷呕逆,嗳气,矢气等症。且饮食减少,食后腹胀,形体渐渐消瘦。询问其发病之由,答曰:初起原因不明,此后或由饮食不适,或因情志刺激,均可导致胁腹胀痛而发泄泻。询其痛泻之状,答曰:胁腹疼痛与泄泻相兼,但泻后痛不减,必待嗳气或矢气之后,其痛始觉减轻。询知其平日多心烦易怒、心情抑郁不舒等症。察其舌质淡红,苔薄白,脉弦。中医诊断:泄泻(飧泄)。此为肝失条达,气逆侮脾,致使气机失调,于是胁腹胀痛。脾失健运则清气不升,致使上不能纳,下不能摄,于是饮食减少而泄泻频作。遂拟抑肝扶脾法,用痛泻要方合四逆散治之。

处方:白芍20g,防风10g,陈皮10g,焦白术15g,柴胡10g,枳壳6g,甘草6g。

服药10剂后,胁腹胀痛明显减轻,泄泻亦缓。改拟香砂六君子汤合柴胡、白芍以善后巩固,嘱其再服20剂,其病终获痊愈。[单书健,陈子华.古今名医临证金鉴(腹泻痢疾卷).北京:中国中医药出版社,1999:112]

按:本案泄泻由肝脾失调所致。肝气横逆,侮脾犯胃,而脾胃乃中焦气机升降之枢纽,脾气不升则泻,胃气不降则胀,故而胀泻并作。此即《内经》所谓:"清气在下,则生飧泄;浊气在上,则生䐜胀。"故初取痛泻要方抑肝扶脾以止泻,又恐其疏肝理气之力不足,更以四逆散合之,则其效更捷。待气机得疏,次以香砂六君子汤和胃,更加柴芍疏肝理气,使肝气得疏,脾气得健,飧泄获效。

(倪红梅)

清气在下,则生飧泄;浊气在上,则生䐜胀

(一)

李东垣的《脾胃论》已被人们熟读,其所创立的补土方剂也被广为运用。其实,《素问·太阴阳明论》可谓是最早的脾胃学说专论。《素问·灵兰秘典论》中论十二官相使,唯独将脾胃并称为"仓廪之官",合而论之。可见,尽管脏腑表里相合关系密切,但以脾胃为之最,这一思想在《内经》中多有体现。

我们现在要讨论的这句原文语出《素问·阴阳应象大论》。文中,《内经》作者用大量自然界的例子,说明阳主升向上、阴主降向下的规律。而后,取象自然反观于人,落实到人体,生命活动之所以能正常进行就是由于阴阳清浊升降的结果,由此建立了脏腑气机升降的学说。结合人体,原文中所言清气即指清阳之气,清阳本应上升外达,若当升不升则为清气在下,从现象来看,主要是指水谷不得运化、精气不得上承而产生完谷不化的泄泻;浊气即指浊阴之气,浊阴本应下降,若当降不降则为浊气在上,从现象来看,食入的水谷当下降于肠,若水不降聚而为湿、谷不降聚而为滞,使腹部胃脘满饱䐜胀。当然,飧泄与䐜胀在这里只是举例而已,目的在于以此说明:人体阴阳清浊若反向运动,就将产生病害。

我们知道中医辨证治疗最终都要落实到脏腑,以明确病位。但经文却未说明当升之清气与当降之浊气的具体所指,以及究竟该由谁来完成这一升清降浊的功能,这就给后人理解原文精神并将其运用于临床带来了困难。

李东垣就是以《内经》理论为依据,结合自己的实践经验,著成《脾胃论》一书,被后人誉为"补土派"而名扬医界的。李东垣将经文发挥得淋漓尽致,把阴阳的升降落实到脏腑,明确升清降浊当由脾胃来完成,创立了脾胃气机升降理论,指出清气之升在于脾气上升,浊阴之降在于胃气下降,这是人体生命活动的关键,从而使《内经》的理论得到阐发,意义更加深化。

李东垣同时还指出,脾胃升降一旦失常,则成为内伤发病的主要机制,提出"内伤脾胃,百病由生""脾胃虚则九窍不通""胃虚则脏腑经络皆无所受气而俱病"。据此,创立了"益气聪明汤""补中益气汤""升阳益胃汤"等温补方剂,以调理脾胃之升降失常。

昔日,李时珍治一患者,素饮酒,因寒月哭母受寒,遂病寒中。发则大便里急后重,频欲登圊,小便长而数,或吞酸、或吐水、或作泻、或阳痿、或厥逆、或得

酒少止、或得热稍止。但受寒食寒,或劳役、或入房、或怒或饥,即时举发。一止则诸证泯然,如无病之人。甚则日发数次,服温脾胜湿滋补消导诸药,皆微止随发。时珍思之,此乃饥饱劳逸、内伤元气,清阳陷遏不能上升所致也。遂用升麻葛根汤合四君子汤,加柴胡、苍术、黄芪煎服,服后仍饮酒一二杯助之,其药入腹则觉清气上行,胸膈爽快,手足和暖,头目精明,神采迅发,诸证如扫,每发一服即止,神验无比。若减升麻、葛根或不饮酒,则效便迟(《本草纲目·升麻》)。此病因中气虚寒、清阳不升、浊阴上逆、气机逆乱而引发,治以升阳举陷之品,并借酒性之温以助药力,旨在健中气、升清气,使人体升降恢复其职,各种病证乃一扫而空。

　　然而,人们对事物的认识是渐进的,李东垣虽然使《内经》所未明确的问题有了答案,但其脾胃学说也并不十分完善。他对脾胃气机升降的认识侧重于脾之升发,或以脾涵胃,在治疗上也是详于脾而略于胃;或治脾与治胃的方法相混,用药也偏于温燥。实际上,脾与胃二者虽相为表里,关系甚密,但毕竟阴阳属性不同,功能各异,喜恶相悖,以致病变不同,而治疗上尤其不能混为一谈,有关论点在《素问·太阴阳明论》已经非常明确。

　　直至清代,著名医家叶天士对脾胃升降理论进一步作出了分析,其功绩在于提出"脾胃分治"原则,首创"养胃阴"之法以治胃病,使东垣学说之缺憾得以弥补。

　　江西中医药大学已故著名老中医张海峰对脾胃学说有湛深研究,认为脾胃乃一身气机升降之枢,一旦脾胃功能失常则升降之机必乱,故在治疗一些疑难病中尤以调理脾胃为重。在长期的医疗实践中,张海峰体会到,胃气不降,水谷中阻,每从阳化,浊热内滞;脾阳不升,运化不及,水湿下趋,每多虚寒之汪,故脾寒胃热易同时出现而寒热错杂,而喜用仲景半夏泻心汤合小陷胸汤化裁治之。张海峰还提出"补脾必先开胃"的观点,认为脾胃之病多由胃气不降或胃气闭塞而致,若寒湿阻脾,常选用芳香开胃法,在主方基础上加白蔻仁、砂仁、藿香、鸡内金、生谷芽、生麦芽等开胃、醒脾、助运之品;若胃阴不足,常选用石斛、麦冬、玉竹、沙参、梨汁、蔗汁等滋阴开胃之品,胃纳开后再以补脾类药(《豫章医萃——名老中医经验精选》)。张海峰是深悟李、叶两家之说,并将其理论合而用之于脾胃病变,治疗时寒温并用、左右逢源。

　　综合上述,我们大致也可以看出中医脾胃学说形成的脉络,究其根源仍不离《内经》。

(齐　南)

（二）

沈某,女,24岁,公司职员,2003年4月诊。自诉在大学因食扁豆中毒,抢救脱险后遂遗留怪症。其症大便次数增多,虽非稀溏,但总不成形而多不消化食物或菜蔬。近半年来又加午后脘腹胀满、嗳气恶心之症,晚饭不能进食,食则胀逆难堪,整夜不安。更医多位,服过各种中西药物,均不理想。检其处方,补则胀甚,泄则便溏。考其病源,食物中毒,重伤脾气,脾虚不化,食物难熟,故糟粕中多不消化之物;脾不升清则下陷,故便频不固。中焦气机升降相因,清气虚而下陷,则浊气因而不降,填塞于胸脘腹腔,便成胀满之症,正如《素问·阴阳应象大论》所谓"清气在下,则生飧泄;浊气在上,则生䐜胀。此阴阳反作,病之逆从也"。其所以飧泄与䐜胀并存,主因是脾气先伤,清气下陷;升之乏力,则降之不下,此因虚生实、后延之症,治之当理清虚实,巧用升降补泻,避免强补蛮攻或攻补单施。处方:以太子参、白术、肉豆蔻、白扁豆等益气补脾,葛根、柴胡升举清阳,清半夏、苏梗、厚朴除胀降气,特加一味炒莱菔子,消食除秽降浊气。本草书虽明言其与参不宜同用,但考其义主要顾虑减弱参的补力,如若用之得当,亦可以相得益彰,使脾气得补而不留滞浊气,秽气得消而不耗即补之气。内服7剂后,果然初见其效:虽然大便中仍有不化之食,但次数明显减少;下午腹胀大减,进食亦有起色。药证相宜,效不更方,再进10剂,䐜胀已除,飧泄亦大改善。遂以补脾升清为主,除秽降气少少佐之,制成丸药,共服近2个月,数年之疾告愈。

（烟建华）

（三）

语出《素问·阴阳应象大论》。阐发了阴阳失调、升降失常所致的病理变化。正常状态下,机体的清气为阳,阳者当升,故清阳以升为顺;浊气为阴,阴者下行,故浊气以降为顺。因此清升浊降,升降相因,保持机体协调平衡。在致病因素作用下,清升浊降的正常升降运动被破坏,就会引发病变。如"清气在下,则生飧泄",多为脾气虚弱失于升清,所致清阳不升,久陷于下之病证;"浊气在上,则生䐜胀",则指浊阴之气不能下降而停滞于胃脘引起——䐜胀之症。诚如经文中所云:"此阴阳反作,病之逆从也。"

案例 1:郑某,男,5 岁,住宜春县慈化公社,1980 年 2 月 4 日就诊。

病史由其父代诉,患儿因腹胀泄泻,发热盗汗,日渐赢瘦而入地区医院治疗,确诊为肠结核,以抗结核药物治疗 1 年多,结核病灶基本消失,但腹胀泄泻仍然如故。现症:面色不华,精神委弱,腹大如臌,脐突,大便溏薄、每日四五次。有时完谷不化,四肢不温,舌淡苔白,指纹淡黄。

辨证:脾虚疳积,脾阳不振,少火虚衰,中气下陷。

治法:益火生气(益气升清)。

处方:黄芪 9g,党参 6g,白术 9g,吴茱萸 2g,肉豆蔻 1g,扁豆 9g,广木香 3g。

服 6 剂大便成形,食欲增加,精神好转,前方吴茱萸减为 1g,续服 20 剂。腹胀消失,大便正常,诸症悉除。嘱其加强营养。后随访未复发。[刘文森《江西中医药》1989(4):49]

按:脾主运化,具有升清之特性。脾以升为健,胃以降为和,二者升降相因,在饮食物的消化吸收过程中发挥重要作用。本案属于脾阳不振少火虚衰,清气不能上升,浊阴因而凝聚所致。根据《素问·阴阳应象大论》"清气在下,则生飧泄"之理论,健脾益气为主,兼以温补之剂。方中黄芪、白术、党参补脾益气,吴茱萸、肉豆蔻温阳益火,木香、扁豆行气消积,故中气得复,脾气之运化健旺,清升浊降恢复其正常,则病获痊愈。

案例 2:王某,女,44 岁。2000 年 12 月 17 日初诊。

素来脾胃不足,食少纳差,饮食稍有不慎则腹泻,脘腹胀闷时作,大便稀溏不爽,日二三行,消瘦,面色苍白,神疲倦怠,舌淡,脉沉无力。

辨证:脾胃虚弱,健运失司。

治法:健脾和胃,升清降浊。

处方:党参 12g,炒白术 10g,茯苓 12g,炒扁豆 12g,山药 15g,炒薏苡仁 12g,莲子 5g,神曲 12g,砂仁 6g(后下),苏梗 6g,仙灵脾 10g。7 剂,每日 1 剂,水煎服。

复诊:服上方后,饮食增加,大便基本成形,神疲乏力诸证有减。但手足冷,腰膝酸软时作。予上方减莲子,加干姜 6g,补骨脂 10g,肉桂 6g。再服 10 剂,病瘥。(钱会南医案)

按:脾胃居中焦,主运化,脾以升为健,胃以降为和。患者素来食少纳差,脾胃不足也,饮食稍有不慎则脾之运化失常,清气在下则腹泻,大便稀溏不爽;脾胃虚弱,气血生化乏源,故消瘦,面色苍白,神疲倦怠;脾失健运,中焦气机升降失职,则脘腹胀闷时作。治予健脾和胃、升清降浊法,方以参苓白术散加减。

而手足冷,腰膝酸软时作,乃阳虚肾亏之征,故复诊加益火温脾之干姜、补骨脂、肉桂而收功。

案例3:王某,男,52岁。1985年9月3日初诊。

平素胃脘胀满,胸闷不舒,嗳气时作,眠差多梦,近10日来,又见阵发头晕,恶心未吐,纳物尚可,二便俱调。诊查:舌黯,苔黄腻。脉弦。血压为14.6/7.9kPa(110/60mmHg)。他医曾投半夏白术天麻汤合连苏饮多剂,未见效验。

处方:茯苓16g,法半夏10g,陈皮10g,甘草10g,枳壳10g,竹茹30g,生姜10g,荷叶3g。

二诊:9月10日。上方药进7剂,恶心已止,头晕大减。脘胀胸闷已缓,唯仍嗳气偶作,纳食颇好。黄苔已退,脉仍弦小。前法既效,勿庸更张。上方加枇杷叶10g,继服4剂,诸症除。(董建华医案)

按:盖脾胃为升降之枢纽,今湿热中阻,气机失调,胃气失于和降,则胃脘胀、胸闷,经言"浊气在上,则生膜胀",此之谓也,甚或胃气上逆,故见呕恶、嗳气。脾运失健则水反为湿,谷反为滞,精微不升,清宫失养则为眩晕。舌苔脉象亦均属湿热中阻、气失条达之象。所造方药乃温胆汤加荷叶而成。方以陈皮、法半夏燥湿化痰,茯苓淡渗利湿,甘草甘以补脾,竹茹以清胃热,生姜和胃降逆且制竹茹之寒凉,枳壳以通降胃气,荷叶善升发脾阳。诸药合用;湿热得除,升降乃复,气机调畅,诸症遂平。

(王 琦)

(四)

语出《素问·阴阳应象大论》。飧泄,大便溏稀夹有不消化之物。清气,泛指脾胃化生之精微至清之物,包括精气、营血、津液等,同时也指脾胃升发的清阳之气。清气升腾,输布精微而能濡养周身,"饮入于胃,游溢精气,上输于脾,脾气散精,上归于肺,通调水道,下输膀胱,水精四布,五经并行"(《素问·经脉别论》)。浊气,则指脾胃运化代谢后水谷精微中的浊厚部分,由胃之降浊功能而"走五藏""归六府"(《素问·阴阳应象大论》),而不能为机体所利用的糟粕,包括粪便,废液则下趋"出于下窍"排出体外;也指胃之沉降下行的功能,如胃肠之气以降为顺。浊阴之气下降,排出糟粕而能疏通腑气。所以升清降浊,机体保持正常生理状态。若清阳不升反趋于下,脾胃功能失调,不能泌清别浊,脾运无权,则水谷不能化生精微,夹杂混浊而下,则为完谷不化之飧泄;若浊阴之气不降而滞于上,则胃气不能通降,清阳也不能升发,气机受阻,而有胸腹胀满痞塞之症。仲景所用五泻心汤,就是治疗因邪陷中焦,脾胃功能减弱,运化乏力,中焦升清降浊失司,气机壅滞,而见上有噫气、呕恶,下有泄泻,中有痞满等症。脾胃是升清降浊的主体,各脏腑气机升降出入必赖于脾胃的升降出入为枢纽,而各种物质的化生转输、敷布出入也有赖于脾胃的斡旋而得以周流。故临床从调理脾胃入手来治疗泄泻完谷不化、膜胀痞满。

案例:陈某,女,61岁,1999年10月17日初诊。

主诉两胁胀满,中脘痞塞顶阻感半年余,有胆结石病史2年,西医治疗多以胆石症入手,并嘱其手术以除石,则胀满可消,但患者以结石不大(13mm)而拒之。中医多以疏肝利胆治疗,然胁胀脘痞不除。来诊诉,两胁脘腹攻胀,自觉饥饿但不能饮食,稍食胀满更盛,且遇阴雨天诸症加重,嗳气频频,大便干稀不调,望其舌胖淡,苔白稍腻脉滑。

辨证:此为脾胃气机不和,清不升浊不降,湿浊阻滞中焦而生痞满。

治法:仿仲景泻心汤化裁。

处方:半夏10g,黄芩10g,苍白术各12g,干姜5g,柴胡6g,枳壳10g,炙鸡金10g,佛手10g,沉香曲5g,茯苓15g。

上药5剂,痞满见减,守法继进,略事加减,1个月后,胀除痞消,大便已调,纳谷正常而告愈。《素问·阴阳应象大论》曰:"清气在下,则生飧泄;浊气在上,则生膜胀。"故以半夏、干姜辛开通达,温以化浊,黄芩苦以沉降,与半夏、干姜等配伍寒温并用,辛开苦降;柴胡、枳壳、佛手、沉香,条达气机,以运转脾胃升降之枢机;苍术、白术、茯苓,健运脾胃而运化水湿;炙鸡金消石健胃并可利胆。如此升降通达,化湿消浊,使清阳得升,浊阴得降,破滞消痞则诸症可平。

气机的升降出入,是气在体内运动的最基本形式,反映了脏腑的生理功能特性和各种物质代谢。《素问·六微旨大论》曰:"升降出入,无器不有。"如肝气升发条达,肺气清肃下降;肾水上济心阴,心火(阳)下温肾水;肺呼出浊气,肾下纳清气;但升清、降浊却有赖脾胃的升降功能正常。且脾胃属于中焦,万物生化之源,脾之升清,则精微精华之物,才可上归于肺,再由肺之宣降而输布到全身;胃之降浊,则水谷精微中浊厚都分,才能"走五藏""归六府",糟粕部分才能"出于下窍"。张景岳进一步明确:"清者上升故注于肺,浊者下降故走于胃。然而浊中有清,故胃中清气上于口,以通呼吸津液;清中有浊,故肺中浊气下注于经,以为血脉营卫。"说明了水谷津液的清升浊降是通过脾胃的升降来完成的。从而保证了气血津液的生成与流通而濡养周身,并且保证了物质代谢的利用与排出。中焦枢轴转运以带四傍,若中枢不运,则气机逆乱,升降反作,清阳下陷则可见久泻久利、便血崩漏、内脏下垂等;浊阴在上,则见脘痞呕逆、头目昏眩等。故对于飧泄、腹胀之证当以中焦脾胃论治。

（杨悦娅）

（五）

语出《素问·阴阳应象大论》。阴阳是不断运动变化的，在其运动变化过程中，既对立制约，又互根互用，甚至在一定条件下可以互相转化，故云"阴阳者，天地之道也"。但在病理状态下，会引起"阴阳反作"，进而发生"病之逆从"，如"清气在下，则生飧泄；浊气在上，则生腹胀"即是逆从的表现。清气属阳，理应上升、升散，在上；浊气属阴，理应下降、收敛，在下。因为出现阳气不升，阴气不降，而出现腹泻、腹胀。张介宾解释："清阳主升，阳衰于下而不能升，故为飧泻；浊阴主降，阴滞于上而不能降，故为腹胀。"

王庆其在临床诊疗中尤其注意阴阳的升降平衡，并将其应用于临床，特别是在消化道疾病的诊疗中。脾主升清，胃主降浊，肝主疏泄，这对于消化系统疾病中阴阳的升降平衡发挥着至关重要的作用，因而在治疗消化道疾病时，王庆其非常重视脾升胃降及肝气的疏泄。

案例1：反流性食管炎案

邱某，女，58岁。首诊2010年1月27日。反复反酸、腹胀2年。2008年9月胃镜示糜烂性胃炎，反流性食管炎（A级），食管裂孔疝，Hp（-）。目前诉反酸，胃脘胀满，餐后加重，嗳气，纳可，夜寐安，二便调。舌红，苔薄，脉细。辨证：肝火犯胃，胃气上逆。

治法：清肝泻火，和胃降逆。

处方：旋覆花9g，代赭石30g，丁香9g，柿蒂12g，降香6g，藿苏梗各12g，枳壳15g，炒白术芍各12g，制半夏12g，吴茱萸6g，川连6g，海螵蛸30g，蒲公英30g，制香附12g，炙鸡金12g，木香9g。14剂。

二诊：2010年2月10日。反酸、腹胀好转，嗳气仍作，咽干咽痛，纳可，夜寐安，二便调。舌红，苔薄，脉细。肝火得泻，胃阴不足，胃火上犯咽喉，予滋养胃阴，兼以理气和胃。

处方：川石斛12g，玉竹12g，射干12g，黄芩12g，地骨皮12g，天花粉15g，煅瓦楞30g，海螵蛸30g，珍珠母30g，炒白术12g，枳壳15g，香橼皮15g，枸橘李15g，藿苏梗各15g，蒲公英15g，佛手9g。14剂。

三诊：2010年2月24日。仍时有嗳气，咽干咽痛未见好转，无反酸腹胀。

舌红,苔薄,脉细。胃火上逆,再宗前方加减养阴和胃。

处方:上方加炙鸡金 12g,枳壳 15g。14 剂。

四诊:2010 年 3 月 24 日。嗳气好转,咽干咽痛稍减轻,胃纳可,大便调。舌红,苔薄,脉细。胃火渐消,津液耗伤,前方加减,以养阴生津,理气和胃。

处方:上方加芦根 15g、大腹皮 12g。14 剂。

五诊:2010 年 4 月 7 日。咽干咽痛好转,近日饮食不节,嗳气泛酸复作,胃纳可,夜寐安,二便调。舌红,苔薄腻,脉细。饮食不节,肝胃不和,再拟疏肝泄热和胃。

处方:柴胡 12g,藿苏梗各 12g,炒白术 12g,制半夏 12g,竹茹 6g,煅瓦楞 30g,陈皮 6g,枳壳 15g,香橼皮 12g,蒲公英 20g,川连 6g,吴茱萸 6g,制香附 12g,旋覆花 9g。14 剂。

按:本案以腹胀反酸嗳气、咽喉疼痛为主要表现。王庆其认为此乃《素问·阴阳应象大论》所说"浊气在上,则生䐜胀",肝火犯胃,胃气上逆之象,也与胃喜柔润而恶刚燥的特性有关。《临证指南医案》云"胃宜降则和""太阴脾土,得阳始运;阳明胃土,得阴自安。以脾喜刚燥,胃喜柔润故也"。故王庆其在本案中予左金丸、丁香柿蒂汤、旋覆代赭汤清肝泻火、和胃降逆,川石斛、玉竹、麦冬、玄参滋养胃阴,兼以清喉利咽而愈。

案例 2:胆汁反流性胃炎案

朱某,男,1944 年生。首诊 2012 年 11 月 18 日。主诉胃脘不适半月。2012 年 11 月 16 日胃镜示胆汁反流性胃炎;病理示炎症(++),活动性(+),萎缩(++),肠化(++),异型增生(+),(胃窦)慢性萎缩性胃炎,轻度异型增生。既往有结肠炎病史。

目前诉胃脘不适,嗳气,无反酸,纳可,大便 3~4 次/d,不成形,怕冷。舌质黯,苔薄白,脉细。

辨证:中阳不足,瘀血阻络。治法:温中健脾,理气活血。

处方:黄芪 30g,党参 15g,炒白术 12g,桂枝 9g,煅瓦楞 30g,半夏 12g,吴茱萸 6g,黄连 6g,石见穿 30g,龙葵 30g,莪术 15g,三棱 15g,藿香 12g,紫苏梗 12g,竹茹 6g,佛手 6g,青皮 6g,陈皮 6g,蛇舌草 30g。14 剂。

二诊:2012 年 12 月 5 日。服用上方后胃脘不适、嗳气减轻,纳可,大便不成形。舌质黯,苔薄白,脉细。脾气渐充,瘀血阻滞,继予四君子汤加减,以健脾益气,理气活血。

处方:黄芪 30g,党参 15g,炒白术 12g,制半夏 12g,吴茱萸 6g,川连 6g,莪术 15g,三棱 15g,石见穿 30g,蛇舌草 30g,龙葵 30g,枳壳 12g,藿香 12g,紫苏梗 12g,天龙 5g,甘草 6g,焦楂曲各 12g。28 剂。

五诊:2013 年 4 月 17 日。胃脘胀满,大便稀溏。舌黯,苔薄,脉细。肺气已平,脾虚气滞,瘀血内阻,前方加减,以理气健脾,活血化瘀。

处方:黄芪30g,炒白术12g,木香9g,槟榔12g,藿香12g,紫苏梗12g,川朴6g,蛇舌草30g,石见穿30g,三棱15g,莪术15g,菝葜15g,制半夏12g,枳壳12g。21剂。

七诊:2013年5月22日。咽喉不适好转,无嗳气反酸,无腹胀腹痛,大便略成形。近期复查胃镜示浅表性萎缩性胃炎,胆汁反流;病理示慢性萎缩性胃炎,炎症(+),萎缩(++),肠化(++)。舌红,苔薄白,脉细。脾胃虚弱,肠道运化失司,血瘀渐化,继续健脾益气活血。

处方:黄芪30g,当归12g,党参10g,丹参12g,蛇舌草30g,石见穿30g,三棱15g,莪术15g,薏苡仁30g,芡实30g,煨葛根30g,炒石榴皮30g,龙葵15g,藿香12g,紫苏梗12g。28剂。

按:本案胃肠同病,在胃见胃脘不适、嗳气、痞满,在肠则见大便稀溏。王庆其认为这正合《素问·阴阳应象大论》"清气在下,则生飧泄;浊气在上,则生䐜胀"的阴阳升降失常病机。本案之"清气在下"即脾气不升,"浊气在上"即瘀血阻滞中焦、肝郁气滞。治疗上用党参、黄芪、薏苡仁、芡实、白术等益气健脾以升清,桂枝、吴茱萸、干姜以温补脾阳,三棱、莪术、丹参以活血,佛手、陈皮、木香、槟榔、枳壳、藿苏梗以疏肝理气。

(肖定洪)

(六)

语出《素问·阴阳应象大论》。飧泄,指大便溏稀夹有不消化之物。清气,泛指脾胃化生之精微物质,包括精气、营血、津液等,同时也指脾胃升发的清阳之气。清气升腾,输布精微而能濡养周身,"饮入于胃,游溢精气,上输于脾。脾气散精,上归于肺,通调水道,下输膀胱。水精四布,五经并行"(《素问·经脉别论》)。浊气,则指脾胃运化代谢后水谷精微中的浊厚部分,由胃之降浊功能而走"五藏""归六府"(《素问·阴阳应象大论》),而不能为机体所利用的糟粕(包括粪便、废液)则下趋"出下窍"排出体外;也指胃之沉降下行功能,如胃肠之气以降为顺。浊阴之气下降,排出糟粕而能疏通腑气。所以升清降浊,机体才能保持正常生理状态。若清阳不升反趋于下,脾胃功能失调,不能泌清别浊,脾运无权,则水谷不能化生精微,夹杂混浊而下,则为完谷不化之飧泄;若浊阴之气不降而滞于上,则胃气不能通降,清阳也不能升发,气机受阻,而有胸腹胀满痞塞之症。仲景所用五泻心汤,就是治疗因邪陷中焦,脾胃功能减弱,运化乏力,中焦升清降浊失司,气机壅滞,而见上有噫气呕恶、下有泄泻、中有痞满等症。

脾胃是升清降浊的主体,各脏腑气机升降出入必赖脾胃的升降出入为枢纽,而各种物质的化生转输、敷布出入也有赖于脾胃的斡旋而得以周流。故临床从调理脾胃入手来治疗泄泻完谷不化,膜胀痞满。

案例:中脘痞塞案

陈某,女,61岁,1999年10月17日初诊。

主诉两胁胀满,中脘痞塞顶阻感半年余,有胆结石病史2年,西医治疗多以胆石症入手,并嘱其手术以除石,则胀满可消,但病人以结石不大(13mm)而拒之。中医多以疏肝利胆治疗,但胁胀脘痞不除。来诊诉,两胁脘腹攻胀,自觉饥饿但不能饮食,稍食胀满更盛,且遇阴雨天诸症加重,嗳气频频,大便干稀不调,望其舌胖淡,苔白稍腻脉滑。此为脾胃气机不和,清不升浊不降,湿浊阻滞中焦而生痞满,仿仲景泻心汤化裁。

半夏10g,黄芩10g,苍白术各12g,干姜5g,柴胡6g,枳壳10g,炙鸡金10g,佛手10g,沉香曲5g,茯苓15g。

上药5剂,痞满见减。守法继进,略事加减,1个月后,胀除痞消,大便已调,纳谷正常而治愈。

按:本案脾胃升降失调,故以半夏、干姜辛开通达、温以化浊,黄芩苦以沉降,与半夏、干姜等配伍寒温并用,辛开苦降;柴胡、枳壳、佛手、沉香条达气机以运转脾胃升降之枢机,苍术、白术、茯苓健运脾胃而运化水湿,炙鸡金消石健胃并可利胆。如此升降通达,化湿消浊,使清阳得升,浊阴得降,破滞消痞则诸症可平。

(杨悦娅)

阳气者,因暴折而难决,故善怒也

昔读《素问·病能论》阳厥一证,常与现代精神分裂症简单的相提并论,认为此病为狂证,以生铁落为饮,非精神分裂症莫属。后仔细参阅诸家注释,再思其病证机制,证之于临床,发觉简单地将古今病证画等号可能会使自己的思路太过狭窄。

《素问·病能论》曰:"帝曰:有病怒狂者,此病安生?岐伯曰:生于阳也。帝曰：阳何以使人狂？岐伯曰：阳气者，因暴折而难决，故善怒也，病名曰阳厥。帝曰：何以知之？岐伯曰：阳明者常动，巨阳少阳不动，不动而动大疾，此其候也。"治疗"使之服以生铁洛为饮，夫生铁洛者，下气疾也"。据校勘，此病主症有误，"怒狂"，《太素》作"善怒"，且下文陈述病状时亦指"善怒"为主症，未必达到"狂"的程度。再者，对"巨阳少阳不动而动"的认识，按王冰注，二经大动之处，天窗天容之穴，天窗为少阳经之分位，天容为太阳之分位；而《甲乙经》认为，二经大动确在天窗、天容之位，但前乃太阳脉气所发，后者乃少阳脉气所发，两注所指经脉恰好截然相反，当以《甲乙经》之注为胜，因《甲乙经》成书早，且作者对针灸经脉研究深邃。除此，本句还提示本病病机，太阳、少阳两经阳气趋盛，合之阳气本盛的阳明经，则三阳脉阳气并盛。因此，阳厥病证的病因病机为猝然精神剧挫，阳气因暴折而不疏畅，三阳之脉阳气蓄积，阳逆燥极所致。症状以善怒为主症，伴有火热之象。

去年治一陈姓患者，女，29 岁，易怒，头晕头胀 2 年，加甚 2 个月余，甚则昏仆，自觉四肢肌肉跳动，胸闷，失眠，口干舌红，纳呆脘痛，自诉病起婚姻变故，难以承受，某精神病院诊为歇斯底里综合征。苔厚黄腻，脉沉细而弦。曾服镇肝熄风汤等治疗，未见有效。此乃阳气暴折，少阳之气郁而化火，故善怒；阳明燥热，水谷不为精气而成痰火，痰火窜扰，上逆巅顶则头晕头胀；内闭心窍，则不省人事；外扰四肢，则肌肉眴动。治拟黄连温胆汤合半夏白术天麻汤加减，7 剂后症情大减，复诊时，患者面露喜色，苔转薄腻，此后以黄连温胆汤调治数月，症情控制。至春节返家，又遇家庭矛盾，病情出现反复，患者又以初诊之方自行配药服之，取效。

余思之，阳厥之证可以包括现代癔病、精神分裂症、焦虑症等精神方面的病证。而且，治疗阳厥亦可根据辨证采用不同方剂，不必只以生铁落为饮；也不能一遇昏仆、肌肉眴动就以镇肝息风治之。此案之所以镇肝息风无效，究其因，此非肝阴不足，阳热化风所致，乃痰热化风，施以黄连温胆汤则少阳阳明合治，既祛痰热，又化痰湿，合半夏白术天麻汤则镇息上窜之痰火，故能收效明显。

（周国琪）

壮火之气衰，少火之气壮

语出《素问·阴阳应象大论》。根据前后文意，此壮火是指药物、饮食物气味的纯阳作用,少火是指药物、饮食物气味的温和作用。全句意思是,药食气味纯阳者易化壮火令正气虚衰,药食气味温和者易化少火令正气盛壮。后世医家如王冰、张志聪、张介宾等认为壮火、少火的"火"是指人体的阳气。如张介宾注:"火,天地之阳气也。天非此火,不能生物;人非此火,不能有生。故万物之生,皆由阳气。但阳和之火则生物,亢烈之火反害物,故火太过则气反衰,火和平则气乃壮……造化之道,少则壮,壮则衰,自是如此,不特专言气味者。"将少火释为生理之火,壮火解为病理之火。显然,这些发挥使经意适用范围不仅仅局限于药食气味的阴阳寒热,更发展到对人体生理、病理的认识了,证之临床询非虚语。

案例 1: 某男,年逾古稀,系离休干部,身体素壮,虽有高血压病史,但用西药控制已基本稳定,饮食起居佳胜。其有女儿在市外贸公司任职,甚是孝顺,嘘寒问暖,关怀备至。一日在其公司购得高丽参若干,闻可大补元气,专以孝敬家严,嘱其日服 1 次,每次 1~2g。老人初起尚能遵嘱,煮服,无奈养生心切,自忖区区 1~2g,似乎不见功效。遂自作主张,每天以 6~9g 煮服,以图增强功效。连服月余,逐渐出现口腔黏膜破碎,继则波及满口连舌黏膜亦充血、溃碎,妨碍进食。停用高丽参,服维生素类及牛黄解毒片等,未见改善。改看口腔科,嘱住院,发现满口黏膜糜烂,血压增高,1 个月后,诸症平,出院,再邀中医调理善后。患者虽然年高,但素体阴虚阳盛,再以温补元阳之高丽参峻补,犯"实实"之诫。经云"壮火之气衰"是也。老年进补,当辨明阴阳虚实,不可孟浪从事,欲速则不达,反伤了元气真阴,是以为诫。

案例 2: 某女,素体顾长,年届不惑,常年为胃病困扰,形销骨立,夜寐不馨,食不知味,未冬先冷,肢体倦怠,多食则脘腹作胀,大便数日一解。经钡餐 X 线摄胃片,示胃下垂 4cm,久治少效。来诊时以食后痞胀为主诉,常年服用多潘立酮之类,略为缓解。前医曾用健脾消导方药,证情或轻、或重,时有反复。思此乃脾胃气虚,火不生土,火衰不能熟谷,《内经》有"少火之气壮",当用补火生土法徐图。

处方: 黄芪 30g,太子参 15g,炒白术 12g,茯苓 15g,熟附片 9g,肉桂 3g,补骨脂 15g,肉苁蓉 15g,炒枳壳 15g,香橼皮 15g,木茴香各 9g,焦楂曲各 12g,佛手 9g,大枣 7 枚。上方加减调治匝月,食欲稍振,脘胀减轻,大便 2 日一解,神倦肢怠减轻。以上方为基础,加减方曾用过:仙灵脾、麻仁、当归、大腹皮、炮姜、炙鸡金、枸橘李等。4 个月后,诸症基本消失,食欲增,形体渐丰,胀气偶有,大便 1~2 日 1 次。改用中成药补中益气丸合保和丸善后。1 年后复查 B 超示胃下垂 2cm。

(王庆其)

诸风掉眩，皆属于肝

（一）

语出《素问·至真要大论》。言头晕目眩，震颤动摇，甚至抽搐等症状，多由肝风内动所引起，其病位多属于肝。因肝藏血，开窍于目，主筋，风气通于肝，肝失条达或肝阴不足，则肝阳上亢或肝风内动，故出现上述症状。

肝为风木之脏，内寄相火，藏血主筋，其经脉上连目系，与督脉会于巅顶。《内经》云："木郁之发……甚则耳鸣眩转，目不识人。"此风非外来之风，指厥阴风木而言。厥阴风木与少阳相火同居，厥阴气逆则风生而火发，故金元刘完素以风火立论。究其风火眩晕之病因，多由忧思郁怒，郁久化火生风，或因肝阴暗耗或因肾阴亏虚，水不涵木，致使阴虚阳亢，肝风内动，虚火上扰，风火相扇，上攻于头，发为眩晕。正如《奇效良方》云："天之气曰风，人之气曰怒，怒则致伤肝木，木动生风，令人头晕目眩，皆由此也。"治疗上多根据肝风的兼夹症状及虚实状况而辨证治之。如华岫云在《临证指南医案》中说："诸风掉眩，皆属于肝，头为六阳之首，耳目口鼻，皆系清空之窍，所患眩晕者，非外来之邪，乃肝胆之风阳上冒耳，甚则有昏厥、跌仆之虑。其症有夹痰、夹火、中虚、下虚、治胆、治胃、治肝之分。火盛者，先生用羚羊、山栀、连翘、花粉、元参、鲜生地、丹皮、桑叶……下虚者，必从肝治，补肝滋肝，育阴潜阳，镇摄之精是也。"

1. 肝阳上亢，清窍被扰　肝为风木之脏，体阴而用阳，其性刚劲，主升，主动。如素体阴亏阳盛，或忧郁恼怒，肝阴暗耗，风阳升动，发为眩晕。临床表现为眩晕头痛，情绪激动，面赤如醉，发病每因烦劳或恼怒后增剧，口干口苦，时欲呕吐，舌红苔黄，脉弦数。治疗宜平肝息风，泻火潜阳。方用平肝泻火汤（自拟方：天麻、代赭石、龙胆、夏枯草、黄芩、钩藤、牛膝、生麦芽、甘草）。方中天麻、钩藤、代赭石平肝息风，如《珍珠囊》记载天麻"治风虚眩晕头痛"，《本草纲目》记载钩藤用于"大人头旋目眩"，又以龙胆、夏枯草、黄芩清热泻火，更以生麦芽疏肝解郁，牛膝直折肝火，引火下行，甘草调和诸药，共奏平肝息风、泻火潜阳之效。

若兼心烦易怒、失眠多梦等心火炽盛见症者，宜加栀子、黄连清热泻火；若出现舌红少苔、脉细数等伤阴见症者，又宜加玄参、麦冬以滋阴清热。

2. 阴血亏虚，肝风内动　肝藏血，有贮藏血液和调节血量的功能。若房室不节，肾精亏耗，精不化血，肝失其养；或情志不遂，肝郁化火，肝阴暗耗，致阴血亏虚,肝失所养,肝风内动,发为眩晕。临床表现为头目眩晕,肌肉眴动,失眠多梦,甚则昏仆等。治宜滋阴潜阳,柔肝息风,方如镇肝熄风汤(《医学衷中参西录》:牛膝、代赭石、生龙骨、生龟甲、生白芍、玄参、天冬、生牡蛎、川楝子、生麦芽、青蒿、甘草)。若气血失调,半身不遂者,则配合活血化瘀,予血府逐瘀汤(《医林改错》:当归、生地、桃仁、红花、枳壳、赤芍、柴胡、川芎、桔梗、甘草、牛膝)加减。兼气虚者,又当以补阳还五汤(《医林改错》:黄芪、当归、赤芍、川芎、地龙、桃仁、红花)治之。

然而掉眩之证又非仅肝病为患,故临床治疗当注意审别。如属阳气虚眩者,可用补中益气汤(《脾胃论》:黄芪、党参、白术、炙甘草、当归、陈皮、升麻、柴胡)。阳虚不能化水,清阳不升者,治以苓桂术甘汤(《伤寒论》:茯苓、桂枝、白术、甘草)。下焦之阳气不足,水气上逆者,予真武汤(《伤寒论》:附子、白芍、白术、茯苓、生姜)。

案例1:俞某,女,40岁。

患高血压4年,近来加重,血压持续在23.9/15.9kPa(180/120mmHg),头昏头晕,面赤口干,行路不能自主,大便秘结,失眠多梦,舌质红,苔薄黄,脉弦细数。此由肝肾阴虚,风阳上扰所致。治以平肝降逆,滋阴潜阳。

处方:生赭石、生龙骨、生牡蛎各24g(均先煎),怀牛膝、生山药各30g,生地黄20g,生白芍、柏子仁各12g,生大黄9g(后下)。

服5剂后大便通畅,诸症减轻,血压降至19.9/13.3kPa(150/100mmHg),仍以原方法去大黄,随证加减,连服1个月后血压基本正常。(《王实夫医案》)

按:本案系由肝肾阴虚,风阳上扰所致。治以育阴潜阳,镇肝息风为法,方以张锡纯建瓴汤加大黄,重用赭石平肝降逆,牛膝引血下行,而获良效。

案例2:盖某,男,9岁。1978年9月10日初诊。

患儿禀性老实,半年前有受惊史。1978年4月初,上课时突然呆若木鸡,两目斜视,神志昏迷,手中铅笔失落,面色苍白,旋即昏倒在地,手足震颤,约数分钟后苏醒,醒后神疲乏力,嗜睡。从此以后,数日或月余发作一次不等,多以惊恐或学习中用脑过度为其诱因,饮食二便尚可。遂休学后治疗,服中西诸药效果不显,近日发作频繁,举家惶然。约余诊治。诊查:脉滑,舌苔白厚,舌质红。

辨证:诊为痫证,系痰火迷神,兼动肝风所致。

治法:清热涤痰汤加减。

处方:生龙牡各20g,节菖蒲9g,炒远志6g,胆星6g,天竺黄6g,清半夏6g,茯苓9g,枳实6g,橘红9g,黄芩9g,僵蚕9g,全蝎5g,杭菊花9g,钩藤9g,竹茹10g,羚羊角粉0.5g(冲服)。

二诊:9月18日。上方药连服6剂,痫病未发。查:六脉滑,舌苔白微厚,舌质红。予前方继服。

三诊：9月30日。上方药继服10剂，精神转佳。此间痫证小发作1次，仅精神呆滞，旋即恢复，亦未昏倒。查：六脉弱滑，舌苔薄白，舌质正常。仍用上方去羚羊角粉，加朱珀散0.5g（冲服）。

四诊：10月13日。上方药又服12剂，痫证迄未发作，精神、食欲均正常。查：舌脉正常。嘱按原方继服药6剂，以竟全功。

2年后随访，病未复发；又2年后再次随访，一切正常（李乐园医案《中国现代名医医案》）。

按：根据李老临证多年治疗痫证之经验，认为痫证可概括为肝风上扰，痰火迷神。这与《素问·至真要大论》："诸风掉眩，皆属于肝""诸暴强直，皆属于风""诸热瞀瘛，皆属于火"之论述，以及朱丹溪论痫证独主乎痰的理论相合，故屡治屡验。本例患儿赋性老实，神经脆弱。学习用脑过度，耗伤心神；情志抑郁，久则化热生痰，又受惊恐，引动肝风而致痫证频发。处方以涤痰汤去甘草，加黄芩、天竺黄、羚羊角粉，祛痰开窍，清热泻火；再加僵蚕、全蝎、杭菊花、钩藤、生龙牡、炒远志以平肝息风，镇静安神，故药后诸症均减。此后于方中去羚羊角粉加朱珀散，前后共服药30余剂，则诸症皆愈。

案例3：鱼场下坡王某之妻，24岁。1952年仲秋初诊。

主诉：妊娠近7个月，肢面浮肿，头痛目眩，泛恶欲呕，因家道不丰，仍日夜操劳不辍。1日突发肢搐神迷，目吊口噤，全身痉挛，乍作乍止。举家惶惶，不知所措，急遣人邀余往诊。

诊查：余至时正值发作，入视其状，见四肢抽搐有力，面青唇紫，少顷抽定，诊脉弦滑，舌质黯红，边有瘀斑。询之烦热心悸，头目疼痛。余退而语其夫，此子痫也，乃因素体血虚，怀孕期间血聚养胎，致阴血更亏。阴虚火旺，火旺则化风，肝风内动。筋脉失养，遂有此证。前者头痛目眩、泛恶欲呕，已是内风欲动之兆，乃不知静养，以致于此。倘反复发作，对于母亲、胎儿恐有危害。其夫坚请，但求保全大人，胎儿虽殒勿顾忌。余然其说，遂书方如下。

先予熊胆0.6g，研末。冲入竹沥水15g，即服，以清热解痉兼涤痰涎（倘无熊胆，可以蛇胆或鸡胆代之），后服下方。

处方：秦当归12g，杭白芍24g，刘寄奴12g，桃仁泥9g，南红花9g，麦门冬9g，黑芝麻12g，嫩钩藤12g，紫贝齿15g，白僵蚕9g，苏地龙9g，条黄芩9g，磁雅连9g。

水煎，嘱服1剂，以观动静。翌日晨其夫来告，谓头煎服后抽搐渐平，遂服2煎头痛亦减。余曰：病虽稍定，恐有复萌，原方药再服1剂，冀得无虞。

药后再被邀诊，病妇脉缓神清，抽痛未作，唯口干纳差，肿势依然。再予育阴清热，养血活血，兼舒筋化湿之剂。

处方：秦当归 12g,赤白芍各 9g,天仙藤 12g,南红花 12g,茯苓皮 15g,宣木瓜 9g,香附 6g,麦门冬 9g,肥玉竹 9g,女贞子 12g,桑寄生 12g,黄芩 6g,黄连 6g,白僵蚕 9g,六神曲 12g。2 剂,水煎服。

数年后。王某携一小儿与余邂逅途中,谈及往事,谓其妻服二诊方后,诸症悉退,擂未再发,并足月顺产一子,即此儿也。(哈荔田医案《中国现代名医医案》)

按：子痫的发病机制,主要为阴血不足,肝阳上亢,化火生风。《素问·生气通天论》说："阳气者,精则养神,柔则养筋。"今肝阳化风,奔逆于上,则阳气不能柔筋脉,而致筋脉拘挛绌急,气血运行也必因而涩滞不畅;又因阴血既亏,则血液运行无力,也会导致血脉涩滞,络中血瘀,故子痫发病过程中,瘀血的因素是存在的。同时由于肝气上旋,夹气血上奔于头,以致气血逆乱,冲任失调,胞宫供血不足,胎儿也将不得充分滋养。此时若单纯息风潜阳,而不予疏利血脉,导血下流,则逆上之气血即不能速反。《内经》说："气复反则生,不反则死。"若此非唯胎妊骤下,将见气血涣散,母命亦难保全。故对于子痫的治疗,在辨证施治的基础上,针对病情,适当选用活血化瘀之品,有利于舒缓筋脉,调节血行,导血下流,调养冲任,不仅能达到"治风先治血,血行风自灭"从而缓解症状之目的,而且能佐助镇肝息风之品,有补阴益血、滋养胎儿之功。哈荔田早年也曾恪守古人"用行血消血之剂,胎必堕而祸不旋踵"之诫,对子痫未敢骤用活血化瘀之药,后应患者家属"但保大人,勿虑胎儿"的请求而试用之,竟得母子俱安,由此益感《内经》"有故无殒,亦无殒也"之论,信而有证。

（王　琦）

（二）

语出《素问·至真要大论》。吴崐注："风之类不同,故曰诸风。掉,摇也。眩,昏乱旋运而目前玄也,乃风木动摇蔽翳之象。肝为木,故属焉。"高士宗："诸一时卒暴筋强而直,屈伸不能,乃足厥阴肝经之病。厥阴主风,故皆属于风。"《素问·风论》曰："风者,百病之长也。至其变化,乃为他病也,无常方,然致有风气也。"盖"风为百病之长",四时皆可致病,风性轻扬,善行而数变,风之为病,具有动摇不定之象。《素问·阴阳应象大论》云："风胜则动。"而临床所见中医脑病系统疾病,常常有眩晕、疼痛、肢麻、肉瞤、震颤、抽搐、强直、㖞僻、不遂、语謇、流涎,甚至猝然昏仆、两目上视、角弓反张等候,恰与风性相符,其中又多与筋脉关联,病变在肝,即所谓肝风内动。肝风内生,多责之于肝肾阴亏。肝为厥阴风木之脏,以血为体,以气为用,体阴而用阳,体柔而性刚,主升主动。肝脏之所以能宁谧不妄,肝气条达,肝血充盈,全赖肾水以涵养。若肝肾阴亏,精血衰耗,水不涵木,木少滋润,肝阳偏亢,必致虚风潜起。因此,在治疗中风、癫痫、痉挛性斜颈、眩晕的急性发作期,以及震颤、多发性抽动 - 秽语综合征、头痛、三叉神经痛、面神经麻痹等反复发作的脑病时,抓住肝风内动、风阳上扰这一主要病机,以平肝息风为治疗大法,结合肝风善怒、阴血易亏的特点,配合疏肝健脾、滋补肝肾、活血柔肝等法,可提高临床疗效。

案例 1:脑梗死后眩晕案

张某,男,35 岁。2016 年 9 月 20 日初诊。

诉头晕伴头目胀痛半年。患者半年前因脑梗死后出现反复头晕,行走欠稳,头目胀痛,部位固定,有紧缩感。伴健忘,近期反应较前迟缓,右侧肢体乏力伴酸痛,口苦口黏,困倦,纳可,二便可。无口眼㖞斜,无言语不清,无恶心呕吐,无视物旋转,无肢体感觉障碍等。专科检查:眼震(-),四肢肌力、肌张力可,无共济失调,双侧腱反射可,双侧病理征(-)。辅助检查:头颅 MRI 示左侧基底节区软化灶,左侧侧脑室旁及额叶白质内腔隙性缺血灶;右侧上颌窦及左筛窦小囊肿,左侧上颌窦少许炎症。头颅 MRA 示右侧大脑中动脉 M1 段血管附壁血栓形成,管腔中度狭窄。左侧大脑中动脉、基底动脉未见明显异常。患者既往有脑梗死病史半年,目前口服西洛他唑、拜阿司匹林抗血小板聚集;患者有高脂血症病史多年,目前口服阿托伐他汀降脂稳斑。舌脉:舌淡红,苔白腻,脉弦细。

中医诊断:眩晕;中医辨证:肝风内动,脾虚痰湿。治法:平肝息风,健脾清热利湿。

处方:天麻 9g,钩藤 15g,丹参 15g,白芍 15g,陈皮 9g,姜半夏 9g,川牛膝 15g,桑寄生 15g,炒白术 15g,泽泻 30g,葛根 30g,黄柏 15g,苍术 15g,薏苡仁 30g,茯苓 15g,煅磁石 30g,石菖蒲 12g。14 剂。

二诊:脑电图及地形图检查回报轻度异常,记录中伴散在或不规则或段状 θ 波活动。患者头晕头痛均较前好转,仍诉有困倦乏力感。辨为中焦不足,气虚清阳不升、推动无力,加用党参 12g,合原方中炒白术、茯苓取四君子汤益气健脾之意,经调治 1 个月后患者眩晕消失。(安红梅治案)

按:眩晕的病位在清窍,病变脏腑与肝、脾、肾密切相关。患者虽为中青年男性,因先天禀赋不足,后天调摄失宜,平素脾虚,中焦运化不足,素有痰湿;加之饮食不节,情志不遂,肝阳偏亢,肝风内动,风火携痰上扰清窍,发为本病。舌脉亦为佐证。本案主症如头晕、头目胀痛、有紧缩感等为肝阳上亢、肝风内动证的特征表现;而诸多痰湿兼证如痰湿阻窍表现为嗜睡、健忘、反应迟缓,痰湿留滞肌肤经络则肢体乏力酸痛,故治疗上既要平肝息风,又勿忘健脾清热利湿。

案例2:痫证案

张某,男,23岁。2017年3月24日初诊。

诉反复发作四肢抽搐6年。患者2011年6月起,有四肢僵硬抽搐,呼之不应,口吐白沫,持续1~2分钟左右,无尿失禁,每周1次。服用苯妥英钠半年,仍然每周1次,改用卡马西平(每次2片,每日2次),可控制发作,每年发作1~2次。目前服用奥卡西平(每次1.5片,每日2次)。半月前发作1次,今年已经发作2次。与2011年相比,发作程度严重,有昏倒不自知、四肢僵硬、抽搐等。伴有口苦口黏,口中异味,睡眠多梦,健忘,腰酸,晨起疲乏,饮食可,二便可,无明显心烦。否认高血压、糖尿病病史;出生6个月时有1次高热惊厥史;2010年行眼激光手术。专科检查:神清,语利,脑神经未见异常,四肢肌力5级,肌张力正常,腱反射正常,未引出病理征。辅助检查:头颅MRI示左侧视神经管上方异常信号;脑电图示中度异常脑电图,右侧额前中颞区慢波及尖慢波。舌脉:舌质淡,苔白腻,脉弦滑。中医诊断:痫证。中医辨证:肝风内动,痰热内扰,兼脾肾不足。

治法:治平肝息风,清热化痰,补益脾肾。

处方:天麻9g,钩藤15g,僵蚕9g,丹参15g,白芍15g,黄连6g,枳实15g,竹茹12g,石菖蒲12g,苍术15g,青礞石30g,桑寄生15g,藿香15g,黄芩9g,百合9g,知母6g,山药30g,陈皮9g。14剂。

二诊:患者癫痫未发作,口腔异味减轻,口黏消失,睡眠梦多改善。有口苦,晨起有黄痰,纳食可,大便可。患者自述长期以来情绪欠佳。舌质淡,苔白腻有好转,脉弦滑。

处方:上方减陈皮9g,加郁金12g,改黄芩15g,以增强化痰开窍和清热的作用。

患者坚持服用2个月,后期随访,未再发作。(安红梅治案)

按:癫痫的治疗着重在风、痰、火、虚四方面。痫证平素多有宿痰伏心,一旦肝气失常,肝风内动,则肝风挟痰浊蒙蔽清窍引发神志异常而发病。从肝论治痫证,勿忘补益脾肾先后天,并化痰开窍。该患者出生6个月时有高热病史,脾肾不足,长期情绪欠佳,肝郁脾虚,化痰生湿,日久痰热内扰,肝风内动,反复发作。《素问·长刺节论》所云"病初发岁一发,不治月一发,不治月四五发",说明癫痫随着病程的推延,发作次数会增加,病情将逐步加重。本病大多是在发作后进行治疗的,治疗的目的旨在控制其再发作,当控制本病发作的方药取效后,一般不应随意更改,否则往往可导致其大发作。该患者中西药联用,效果良好。因虫类药具有良好减轻和控制发作的效果,对各类证候均可在辨证处方中加用,故方中应用了僵蚕。

(安红梅)

(三)

语出《素问·至真要大论》。"掉"者,摇也,是指动摇不定的一些症状,如震颤动摇、抽搐痉挛等。"眩"者,头晕目眩,视物摇晃。临证凡见上症或症状倏来倏逝者,皆为内风所致,病机所及之脏多属于肝。肝藏血,开窍于目,主筋,风气通于肝,肝为体阴用阳之脏,性喜疏泄通达,主动主升。肝阴不足或精血虚弱,肝失柔润,诸筋失于濡养则可见抽搐、抖动、震颤、痉挛等虚风内动表现;肝失条达,肝郁阳亢则有头晕目眩,甚则气血逆乱而欲仆等阳亢风动表现;若见高热惊厥、抽搐则为热极动风。病机明言诸风掉眩皆责之于肝,故指导临床从肝论治则不言而喻。然治肝之法,有疏肝、柔肝、养肝、平肝、清肝等诸法,必当辨其病因之由而施法处方。

案例:头痛案

唐某,女,65 岁。初诊日期:2003 年 12 月 10 日。

头持续性作胀、掣痛 8 年。病人自诉,自 1995 年起,睡眠渐差,整日重胀头晕不爽,终致头痛不休,且伴脑中噼啪作响,耳边似有风声呼呼,日夜纠缠,或有程度轻重之时,甚是痛苦。在上海某市级医院做颅脑 CT 及脑电图检查,均无异常提示;脑血流测定为基底动脉供血不足。患者多方求治中西医,鲜效。刻诊:头痛抽掣昏胀,双眼沉重有压迫感而难睁开,双目干涩充血。头痛剧时可有不自主头摇动。夜间失眠,心烦易怒,口干入夜尤甚,皮肤干燥,常有皮疹起伏瘙痒,二便尚调。舌质黯红,苔薄淡黄少津。初观此头痛为肝阳亢盛之属,然细辨患者头痛剧时有头动摇,脑中风响,皮疹起伏,此乃风之征象,而双目干涩、口干夜甚又为肝阴虚之见。故辨其证属肝阴不足,水不涵木,阳亢风动。治拟滋水涵木,清平肝风,佐以解郁活血。

拟方:女贞子、桑椹子、生地、龟甲各 15g,龙胆 6g,生山栀 10g,夏枯草 20g,珍珠母、石决明各 30g,天麻 12g,钩藤 15g,赤芍、丹皮、郁金、红花、桃仁各 10g,丹参 15g,炒地龙 30g,全蝎 3g,炒枣仁 30g。7 剂。

药后头痛目胀霍减,病人形容为头部揭去一层壳,眼部搬去两块铅,夜能入寐但易醒。

再诊见双目仍充血,急躁易怒,且有潮热阵作。舌质黯红,苔薄,脉滑。初已见效,守法继进。上方去女贞子、桑椹子,加青龙齿 30g、百合 15g、知母 10g。续服 7 剂。

三诊:头痛程度大减,且仅局限于巅顶,双目充血基本消退,睁开正常,口干稍觉,皮疹复现,瘙痒脱屑。上方去川楝子、红花,加紫草 20g、凌霄花 15g、白鲜皮 15g,14 剂。

此后守法略事加减,服药共 2 个月余,头痛基本消失。劳累用脑过度偶有发作,但能自缓。

按:此证历经 8 年,虽无明显器质病变,但患者却备感痛苦。观前医之法,有清肝泻火龙胆汤之意,有活血化瘀、通络止痛之用,亦有重镇潜阳平肝之图,均不失为治疗头痛之常法。笔者踏前人之路,幸有捷径,弃单一之法,取诸法之融,增其滋水柔肝之用,且为君药之主,竟获良效,实切中其肝为体阴而用阳之器。肝之舒缓条达,全赖阴血之濡养,体失所养,用之阳亢,阳亢风动则诸证迭起。单施清肝平肝,强制难平,更耗其阴,而滋水涵木以柔肝体,育阴而息内风,则平肝清肝之效突显,头痛自解。

(杨悦娅)

诸寒收引,皆属于肾

(一)

语出《素问·至真要大论》。在运气学说中,肾主寒水之气,主温煦蒸腾气化,若肾阳不足,失其温化之职,气血凝敛,筋脉失养,故经脉拘挛,关节屈伸不利。《伤寒论·辨太阳病脉证并治》:"太阳病,发汗,汗出不解,其人仍发热,心下悸,头眩,身𥆧动,振振欲擗地者,真武汤主之。"刘渡舟认为此少阴阳虚,虚阳外浮,阳虚失于温养,水气浸渍四肢经脉,故见身𥆧动、振振欲擗地等。诚如经云"诸寒收引,皆属于肾"。用真武汤温阳利水,标本兼治。

案例:钱某,男,43 岁,某酒厂锅炉工,1996 年 1 月 9 日来诊。

自述 2 个月前开始出现双上肢震颤,始以为劳累使然而未及时就医,后震颤逐渐加重,有时端杯饮水亦致水晃溢出,曾在某省级医院做多种检查,均未明确诊断。患者要求中医治疗而来诊。诊见:双上肢震颤,脉诊时亦然,稍用力固定方止,面色㿠白似肿,按之不凹陷,吐灰色痰(可能与职业有关),大小便尚属正常,舌质淡,苔白润,脉细弱。治以真武汤方:附片 12g(先煎 20 分钟),

白术 15g，茯苓 20g，生姜 10g，芍药 15g。嘱服 3 剂。二诊时患者自述服药后感觉舒服，但笔者观之双上肢震颤并无明显减弱，他症及舌脉同前。因患者服药后自觉舒服，又无其他不良反应，故嘱原方再进 3 剂。三诊时患者自述震颤偶尔有停止之时，脉诊时亦无需再用力固定，舌脉同前。说明方已对证，再进 3 剂。四诊时，震颤已明显减弱，端杯饮水已不外溢，面色始转荣，已无似肿之感，脉也较前有力，再进 3 剂。五诊时，震颤偶作极微，需仔细观察方觉，其他症状也明显改善。咳吐灰痰同前。病已十去八九，再进 3 剂以巩固疗效。(彭雪红《江苏中医》1998 年第 7 期)

按：症以上肢震颤为主诉，考其病因，未经发汗误治，观脉证面色㿠白似肿，舌淡，苔白润，为少阴阳虚，寒水之气浸淫经脉，"诸寒收引，皆属于肾"。取真武汤温阳散水气，为治本之举，虽未用解痉止颤之药，病得缓解。

（王庆其）

（二）

语出《素问·至真要大论》。言手足收缩、筋脉挛急、关节屈伸不利等症状的出现，通常为寒邪侵犯筋脉骨节所致，与肾阳不足关系密切。

肾乃寒水之脏，肾阳不足，不能温煦经脉，气血流行受阻，以致脉络失和，寒凝经脉，故出现上述症状。寒为阴邪，易伤阳气，其性收引。寒有内寒、外寒之别，外寒可以引动内寒，均能影响及肾，发为收引之证。

1. **少阴感寒，经脉不利**　寒为阴邪，易伤阳气，其性收引。若素体阳虚，外感风寒之邪，致使阳气不伸，经气运行不利。临床表现恶寒无汗，发热或微热，手足收缩，关节屈伸不利，筋骨疼痛，脉不浮而反沉。治宜助阳解表，温经散寒，方用麻黄附子细辛汤(《伤寒论》：麻黄、附子、细辛)。对于里寒腹痛，兼有表证及风冷头痛，大寒犯肾，突然声音嘶哑者，亦可应用。

2. **阳虚寒凝，经脉失煦**　肾为人身阳气之根本，对各脏腑组织起着温煦生化的作用。明代张介宾在《景岳全书》中说："命门为元气之根，为水火之宅，五脏之阴气非此不能滋，五脏之阳气非此不能发。"若久病失调，劳伤肾精，以致阳气亏虚，肾阳虚不能温养脏腑形体，或阳气不足以卫外，招致寒邪侵袭，均可引起血行凝滞，筋脉收缩，形体拘挛。临床表现畏寒肢冷，腰膝无力，头晕耳鸣，或小便频数，或阴户收缩，舌淡苔白，脉沉迟。治宜温肾壮阳，宜桂附地黄丸(《金匮要略》：熟地、山药、山茱萸、茯苓、丹皮、泽泻、肉桂、附片)。尚需指出的是,并非所有的收引,皆因于寒而属于肾。如因寒而属肾的收引,应见畏寒喜温,面色㿠白,四肢不温,二便清利,腰膝酸软,脉沉细等肾阳虚症状。此外,临床上亦有因寒湿浸淫或阴血亏虚所致收引的病例,应结合全身症状,加以鉴别。

案例:刘姓,年四旬余。

体质虚弱,某日农作过劳,傍晚归途遇雨,衣履尽湿,归后更衣,不甚介意。晚间又经房事,未久,睡感寒甚,数被不温,少腹拘急绞痛,次第加剧。待至天将明时,阴户遂现紧缩,自觉向腹中牵引,冷汗阵出,手足厥冷,头晕神困,不能起立。服药鲜效,其夫来迎治。脉象微细,舌润不渴,乃一阴寒证也。与当归四逆加吴茱萸、鲜生姜汤。嘱每日服完2剂,并用艾灸气海、关元10余炷,又锡壶盛开水时熨脐下。次日往视,已笑逐颜开,操作厨下,身唯觉略倦而已。(赵守真《治验回忆录》)

按:本案病机,原作者指出:"肝肾亏损,遽被贼风侵袭,气血寒凝,经络拘急。"此由外寒引动内寒所致,治当温经祛寒,故方投当归四逆加吴茱萸生姜汤,以祛风寒,温肝肾,俾经血得养,同时配以艾灸热敷,故收效甚捷。

(王 琦)

(三)

语出《素问·至真要大论》。"收引"属于筋膜挛急所表现出的一种证候特征,其临床表现多种多样,如头部紧缩、颈项强急、肢体抽搐、角弓反张、关节屈伸不利等均是。其产生机制与多脏功能失调和邪气变动有关。仅以"病机十九条"为例,除本条之外,还有"诸风掉眩,皆属于肝""诸暴强直,皆属于风""诸痉项强,皆属于湿""诸热瞀瘛,皆属于火(心)""诸转反戾,水液浑浊,皆属于热""诸禁鼓栗,如丧神守,皆属于火"等诸条。说明筋膜挛急之症,其病因病机有寒热虚实之别,而涉及的脏腑又有肝、心、肾之异。

"收引"属于肾者,多为肾阳虚衰,阳失温煦,虚寒内生,寒性收引,筋膜拘急所致,亦即《素问·生气通天论》"阳气者,精则养神,柔则养筋"中阳失养筋之类。然属于寒之收引,其临床表现又虚实有别,一般而论,实寒之收引多急而重,而虚寒之收引则多缓而轻。此外,还当辨明寒热、虚寒之真假,以免误诊。20世纪70年代余在病房工作期间,曾收治一例青年男性,症见角弓反张,头足着床,腰如反弓,伴颜面潮红,每日如是。入院诊断为痉病,证属阴虚阳亢、虚风内动。先后用天麻钩藤饮、三甲复脉汤、大定风汤化裁,均只收小效,而角弓反张仍定时发作,未能消失。后反思其症,发现其面虽赤而四肢则凉,虽下午阴时发病,但其舌润不干,脉弦细不数,故改弦易辙,用温肾舒筋之法,以张景岳赞育丹化裁,7剂而减,半月而愈。

(邱幸凡)

(四)

语出《素问·至真要大论》。寒主收引,指寒邪具有收缩、牵引、内敛之特性,具体症状可表现出腠理的闭塞,经络筋脉的收缩、拘挛,气血的凝滞,而见肢体关节疼痛、脘腹急痛,即《素问·举痛论》所言"寒则气收"。在五脏病机中,认为内寒所生,多由肾阳之衰所致。肾为先天之本,内藏元阴元阳,能温煦激发全身的脏腑、经络、形体、官窍之阳,能促进机体之运动、兴奋和气化之功能,所以肾阳旺则全身之阳气皆旺,肾阳虚则全身之阳气皆衰。张介宾《类经图翼·大宝论》强调指出:"天之大宝,只此一丸红日;人之大宝,只此一息真阳。"故肾阳不足,寒从内生,脏腑、经络、筋脉、形体、诸窍、诸骸均失温养而见功能低下,气血运行迟缓、筋脉痉挛拘急、收引、疼痛,伴有畏寒肢冷,面色苍白,精神委靡等。当然阴寒所胜,应辨内外之由,外邪入侵,客于经络关节也可见拘挛疼痛,如侵于关节则疼痛屈伸不利,客于太阳之经络可见项背僵硬不舒、头痛等症,但外寒多可引动内寒,影响到肾阳,故《内经》五脏病机中强调诸寒之症状表现均应重视温肾之阳。

案例:痛经案

周某,女,26岁,未婚。初诊日期:2003年7月2日。

原发痛经10年。患者15岁初潮不久始现痛经,且背部常发皮疹痤疮起伏。近年来月经周期推迟,痛经渐重,每至经行第1天小腹开始隐痛,并渐加剧,伴头痛泛呕,面色苍白,冷汗,需服止痛片方可缓解,造成患者很大的心理负担。曾服中药1年,初服药痛经减轻,但2个月经周期后,腹痛更甚,又添头痛,故放弃治疗。

刻诊:末次月经6月29日,前次月经5月10日,现未净,经行第1天因未提前服止痛片,而小腹坠痛如绞,伴头痛,呕吐1次,后服止痛片得渐缓。平素小腹及腰骶部畏寒喜暖,却常感口干喜热饮,带下量多质稀,近数月来,月经周期迟后15~25天左右。B超检查:子宫、附件未提示异常。背部见有散发性皮疹。

舌尖红,苔薄白,脉细涩。方以《金匮要略》温经汤加减。

吴茱萸 3g,艾叶 3g,桂枝 6g,当归 12g,川芎 6g,生姜 5g,制牛膝 9g,乌药 9g,白芍 12g,香附 9g,川连 3g,菟丝子 15g,苁蓉 15g,杜仲 15g,红花 9g,炙甘草 6g,肉桂 3g。经行前于上方中加细辛、全蝎以增强温通化瘀止痛之力,而细辛、吴茱萸又可上巅顶通脑络而治头痛。

此法调治后第 1 个月经周期痛经明显有减,头痛、呕吐未作,经周期迟后 6 天,背部皮疹隐而偶发,原方略事出入调治 3 个月经周期,痛经基本已平,仅在经行时稍有少腹坠胀。月经周期落后仅 2~3 天。嘱经后服乌鸡白凤丸以滋补温养精血,经前服用艾附暖宫丸以温肾暖宫,缓图善后,以固疗效。

按:该女腰骶少腹畏寒喜暖,带稀而量多,为虚寒内盛表现。"诸寒收引,皆属于肾",肾中命火,系人身阳气之根本。肾阳虚,冲任、胞宫失于温煦,每于经行,血海空虚,内寒更盛,则胞络收引拘急则痛经作。方中肉桂、吴茱萸、艾叶温经散寒通脉;乌药、香附温散阴寒,行气止痛;白芍、甘草缓急止痛。前药均以温散已凝之寒,通缓已滞之脉为首要。菟丝子、苁蓉温补肾阳,培补命门以治本;当归、川芎、红花养血活血调经,以温行血运,化其血瘀,共以为佐。川连、肉桂清心火,引浮阳下归真元以为使。寒滞痛经,温肾论治获良效。

(杨悦娅)

诸湿肿满,皆属于脾

(一)

语出《素问·至真要大论》。言一般由水湿潴留所引起的皮肤四肢浮肿、腹部胀满等症状,大多与脾失健运有关。

脾主运化,有运化水湿和水谷精微之功能。其性喜燥恶湿,脾为湿困,运化失常,则水湿停聚而为肿,气机阻滞而为胀。但水湿的形成,又大多与肺肾功能失调有关。诸如李中梓所说:"脾主运化,肺主化气,肾主五液,凡五气所化之液,悉属于肾;五液所化之气,悉属于肺;转输二脏,以制水生金,悉属于脾。"水湿的形成来源有二,一是外湿,从肌表袭入;二是内湿,乃由脾失健运,水湿内生。因于湿邪所致肿满者,以内湿为主,临床有虚实之分,治疗总以醒脾除湿,健脾益气为原则。

1. 湿邪困脾,健运失常 湿为阴邪,易滞气机,若外感寒湿,水湿内停,或饮食不节,损脾伤胃,致使湿邪困脾,脾运失常。临床表现头重身痛,脘腹胀满,食欲不振,或下肢浮肿,舌苔白腻,脉濡缓。治宜醒脾除湿,健运脾胃,方用藿佩平胃汤(自拟方:藿香、佩兰、苍术、厚朴、陈皮、白豆蔻)。若湿郁化热,兼口苦、呕恶等,加栀子、黄连清热除湿。

2. **脾虚湿盛,水湿内停**　脾喜燥恶湿,具有运化水湿之功,故脾运有常则湿去,脾运失常则湿停。如素体脾虚,久病失调,致脾虚不运,则水湿内停,发为肿满之证。临床表现双下肢肿胀、按之凹陷,脘腹胀满,四肢不温,舌质淡,苔白或腻,脉细弱。治宜健脾温阳,佐以利湿,方用实脾饮(《济生方》:苍术、木瓜、厚朴、木香、草果仁、大腹皮、熟附子、干姜、茯苓、炙甘草)或防己黄芪汤(《金匮要略》:防己、黄芪、白术、甘草)。临床上引起肿满的原因并非只此一端,浮肿的症状亦可见于多种病证,如肺失通调、肾虚水泛等,但无不与脾有关。

案例:湿为阴邪,脾为湿困,致失运化之权,是以腹大而胀,脐实肠鸣,谷食不思,小便甚少,即冀转解为佳,否则恐成单腹胀也。防己、砂衣、赤苓、泽泻、腹皮、茅术、五加皮、鸡内金、香橼皮、附片、干姜、桂枝、冬瓜皮、巴豆皮。(《清代名医医案精华·赵海仙医案》)

按:此案系寒湿停聚,困遏脾阳,脾阳受伤,水湿运化受阻,发为肿胀。故投温中利湿之剂,俾寒湿除,脾阳振,运化有权,水肿可望自退。

(王　琦)

(二)

语出《素问·至真要大论》。先贤简明扼要,总领病机之纲,以示学者,吾初学此条,认为很好理解掌握,无非是告之,凡因湿邪所致肿满者,多与脾的生理功能失调有关,而脾是主运化水湿之脏,当然在治疗湿邪引起的诸多病证时,应着眼于脾,恢复脾之运化水湿之功则聚湿肿满可消也。但久于临床之后,却感到,临诊所遇湿饮、肿胀、痞满等并非单以运脾、健脾可应手而除。2004年之秋,赴京拜中医名家路志正为师学习,早悉他老人家的学术特色之一是重脾胃于临床,用药轻灵却疗效显著。在随诊间暇,问及路老,从脾胃论治诸病之要。路老谈道:重视脾胃着眼在脾胃的中焦处位,重视于脾胃的气机升降产生的生理效应,或者说是从脾胃的生理特性、运化功能的延伸作用来论述对机体整体的影响。我忽有所悟,《素问》言"诸湿肿满,皆属于脾",是强调了湿邪肿满所成疾病与脾的关系,明示后人着眼于脾的大原则,并非单以脾之运化水湿而言。脾主运化水液，脾失健运，津液输布障碍，留而为湿，湿积为饮，湿聚为痰，故见湿所致诸病当从脾治是为常理。但若单从健脾气来运湿、消饮、祛痰而临床取效甚微，则又当从常理思其变。脾胃居于中焦，是三焦之中枢气机升降之枢纽，是升清降浊的主体，在水液运化代谢中，脾之升清把水饮之清津上输于肺，肺才能将清中之清宣发布散濡养周身，清中之浊则下输于肾，通调水道由膀胱排出体外。故脾胃气机升降与水湿代谢有很大关系。更何况水湿内停，阻滞气机，气机失于流畅则生肿胀、痞满诸证，故治凡因湿而致诸证肿满者，更重要的是恢复脾胃斡旋功能，使气机上下疏通，三焦流畅，水湿得以外达内化，则湿化水行，水行气行，气行百行，肿满皆除。故治脾胃者，莫过于气机升降。临床治疗不单是着眼于"健脾"，而且更重要是在"运"脾，使脾胃气机运动起来才能发挥健脾的作用。此后于临诊，遇有水湿肿满之病证，除健脾之外更注重醒脾运脾，调理气机，并要从影响到脾之功能的其他脏腑气机来多方面考虑，如肝气不疏、肺气不降，均会影响脾的运化水湿功能，影响水液代谢而成水湿肿满之证。

案例：郑某，男，63岁，2002年秋季来诊。主诉失眠已半年。每日仅能维持2~3小时睡眠，甚则彻夜不眠。身重乏力，精神萎靡不振。近2个月来，纳食乏味，大便易稀薄，夏季曾有过1次较重的腹泻，后一直感到腹胀。诊其脉象沉濡，舌质胖色淡苔白滑。此为痰湿上扰心神，中困脾胃，内阻气机。治从脾胃，以运四旁。药用石菖蒲、姜竹茹、苍白术、藿香、佩兰芳香化湿；砂仁、白芷、木香、陈香橼、佛手醒脾运脾，行气运湿；炒枣仁、合欢皮、茯神理气安神。服药1周，精神明显好转，且腹部顿觉宽松，纳食稍增，但睡眠仍然较差。上方加半夏、胆南星、附子，再服药1周。患者喜笑颜开而来，告之，除前症递减外，最明显的是睡眠有进步，睡眠时间增到3~4小时，重要的是睡眠质量明显提高，一觉醒来，不觉困乏。后守方1个月，去附子、竹茹、白芷，加车前子、泽泻，嘱其守方服用，以固疗效。此案虽是失眠之证，但病机为痰湿作祟，故治从脾胃，但是并不以健运脾气为主，而以醒脾运脾、行气运湿为主，此为从脾论治失眠范例。

（杨悦娅）

（三）

语出《素问·至真要大论》。"肿"在全身皮肤，也可能局部肿胀；"满"为腹内胀满。肿者现于外而医者可见,满者病于内唯患者自知。引发肿满的病因很多,本文所云为"湿",病在"脾"。脾属太阴,为卑监之湿土,属阴中之至阴,性喜温燥而恶寒湿,称为阴土。脾居人体之中,转运上下,又称枢轴。但坤轴之旋运,赖阳气之温煦。如若脾阳内虚,一则土德不振,旋运失职,水谷精气不能依赖脾气散精而上归于肺,二则土不生金,肺虚则无力行其通调水道、下输膀胱之职能,于是水津不能四布,五经焉得并行,揆度失其常态,导致清者难升,浊者失降,水谷之湿郁而不化,积于腹中则气行受阻而发为胀满,外溢皮肤则积于肌腠而成浮肿,这是肿满之证生于脾病之正局。也有脾虚土不生金,肺虚卫失固密,外邪乘隙袭入,邪郁肌腠,肺失宣达,三焦失利,水道不通,以致水湿泛滥,发为浮肿,湿乘于脾,而致胀满,此属《金匮要略》之风水证,其病在肺,但细究病机,脾病亦包括在内,故立方用越婢加术汤、黄芪防己汤。再者,肾为水脏而内寄元阳,元阳即真阳,亦称少火,少火生气。脾土有赖肾阳之温煦,肾阳不足,脾阳亦虚,旋运随之失职,脾不制水,肾难主水,气不化水,水湿停滞,溢于外则浮肿,郁于内则中满,治用《金匮要略》八味肾气丸合春泽汤之类;如若气为水阻,气水互结而水肿胀满严重者,治用实脾饮,且此方以附子温肾,干姜温脾,白术健脾,茯苓渗湿,草果燥湿,木瓜化湿,大腹皮、木香、厚朴行气散满,再加一味甘草调和诸药。以上两种,乃肿满之证生于脾病的变局。按本条所云,水湿内停而生肿满,虽首责脾土,实非局限在脾。

案例:慢性乙型肝炎肝硬化伴肾病综合征案

陈某,男,57 岁。反复泡沫尿 5 年,下肢水肿半年。患者既往慢性乙肝病史多年,5 年前罹患肾病综合征,长期泡沫尿,近半年来腹胀,腹部膨隆,按之硬满,双下肢水肿,按之凹陷,神疲乏力,纳少,大便一日 1~2 行。曾到某三甲医院检查:白蛋白 30.6g/L,谷丙转氨酶 75U/L,谷草转氨酶 101U/L,γ-谷氨酰转肽酶 362.2U/L,总胆红素 8.7μmol/L,24 小时尿微量白蛋白 1 123mg,24 小时尿总蛋白 2 422.5mg,尿量 1 780ml。舌淡红,苔薄白润,脉弦滑。中医诊断为"水肿、阴水",此脾肾两虚、水湿内停所致,治拟健脾行气利水泻浊。

药用:炒白术 30g,黄芪 30g,猪茯苓各 12g,腹水草 15g,白僵蚕 12g,枸杞子 12g,山萸肉 12g,大腹皮 12g,陈葫芦 15g,鸡血藤 30g,薏苡仁根 30g,玉米须 15g,川断 15g,车前子 15g,黄芩 12g,金蝉花 15g;并予至灵胶囊 2 盒,每天 3 次,每次 3 片。

三诊:患者腹水症状控制尚可,下肢微肿,无腹胀感,大便一日 1~2 行,成形,纳可,夜寐不安。舌淡红,苔薄白,脉弦。守上法。方如下:

炒白术 45g,薏苡仁 30g,猪茯苓各 15g,泽泻 15g,牛膝 12g,金蝉花 15g,枸杞子 12g,白僵蚕 15g,石斛 12g,玉竹 12g,将军干 3g,土狗 3g,腹水草 18g,商陆根 12g,仙灵脾 15g,车前子 15g,大腹皮 15g;并予至灵胶囊 2 盒,每天 3 次,每次3片。

五诊：患者腹水明显减少，无腹胀，双下肢无浮肿，胃纳正常，口干减，无牙龈出血。外院检查肝肾功能：白蛋白30.6g/L，球蛋白39.1g/L，γ-谷氨酰转肽酶360.2U/L，尿素氮11mmol/L，肌酐83mmol/L。舌淡红苔薄白，脉弦小数。守上法。方如下：

炒白术60g，茵陈15g，虎杖30g，鸡骨草30g，丹参15g，枸杞子12g，山萸肉12g，腹水草30g，大腹皮15g，薏苡仁30g，泽泻15g，黄芩15g，炙鳖甲12g，白僵蚕15g，紫苏叶18g，玉米须15g，将军干2g，金蝉花15g；并予至灵胶囊2盒，每天3次，每次3片。

患者在上方基础上加减治疗，选用商陆根、将军干、土狗这类逐水之品；黄芪、白术、茯苓、防风、白僵蚕、丹参、鸡血藤、白蒺藜、赤芍等补气活血祛风之药。患者治疗半年后，下肢水肿消失，腹胀感消失。治疗随访4年，患者症情平稳，腹水、下肢水肿未作，平素胃纳夜寐尚可，无明显不适主诉，检查肝功能白蛋白正常，肾功能正常，唯尿中有蛋白。（王庆其治案）

按：总结王庆其治疗该例患者潜方用药具有以下特色：①行气利水，补脾为先。马莳曰："诸湿肿满，皆属于脾者，盖脾属土，土能制水，今脾气虚弱不能制水，水渍妄行而周身浮肿。故凡诸湿肿满，皆属脾土。"该位患者的病变部位在肝、脾、肾，基本病机是肝脾肾三脏功能失调，气滞、血瘀、水停于腹中。病机特点为本虚标实。其中脾虚失其运化水湿功能是诸症之本。故王庆其在治疗时重用白术健脾利水，用量逐渐增加至60g，基于仲景"见肝之病，知肝传脾，当先实脾"的观点，重剂起沉疴。②扶正方可逐水。王庆其在补脾肾、扶正气的基础上，对于该患者腹水、下肢肿胀症状的治疗，用了商陆根、将军干、土狗这类逐水之品。将军又称蟋蟀，可利尿消肿。蟋蟀味辛咸性温，入膀胱、小肠经。味咸入肾，能软坚散结，剥尿利水；辛温能散水寒之气，温肾中之阳气，故善治水肿、尿闭、结石、臌胀等病。土狗又名蝼蛄，功能利水、通便，主治水肿、石淋、小便不利等。

（戴彦成）

（四）

语出《素问·至真要大论》。本句意指水湿潴留，外溢所见之浮肿、中留而见腹部胀满、下注而见腰腹以下或足胫浮肿等症，大多与脾失健运、水液运化输布失司有关。水湿泛溢所致病证多端,不仅可见通身面目手足浮肿、按之不起,周身困重酸沉,而且胸腹间气机阻滞欠畅所致的胸脘痞闷、喘咳吐泻之症亦属于水湿作祟,涉及心肝肺肾诸脏,因此,李东垣有"内伤脾胃,百病由生"之论。其中,《素问·痹论》所载"心痹者,脉不通,烦则心下鼓,暴上气而喘"与西医学"心力衰竭"症状颇为类似,临证伴见心悸怔忡、足跗浮肿、按之没指,动则气促之症,亦属"水肿"范畴,虽病位在心,但五脏之中,心脾乃火生土之母子相生,若脾胃虚损,气血生化乏源,心气亏虚、开合无力,"脾病不能为胃行其津液……气日已衰,脉道不利",血不利则为水,故而诸多医家常从脾论治,治以崇土制水、温经回阳之法。

案例:急性心力衰竭案

沈某,男,71 岁。因"发热咳嗽咳痰 4 日伴胸闷气促"入院,诊为"重症肺炎,Ⅰ型呼吸衰竭"。入院时症见咳嗽,咳痰难出,胸中憋闷气短,下床如厕活动后端坐喘促不得平卧、汗出,心悸,尿少。先后经高流量吸氧、无创呼吸机辅助通气后未改善,后予气管插管、呼吸机辅助通气,因患者持续血压偏低(90/60mmHg)、多巴胺静脉维持升压中,喉间痰鸣,气管插管内痰液色深,双下肢浮肿明显,尿量偏少,经补充白蛋白、利尿强心等治疗后肢肿尿少、低血压均改善不明显。现症见略烦躁,喉间痰鸣,胃管进食,夜寐尚安,大便每日 1 行、质略稀溏,舌淡胖苔薄,脉沉细。求治于王庆其,脉证合参,诊为"水肿"。本患者年逾古稀,此次系外感猝然起病,肺气壅滞,心脉痹阻,津液不得运化,以致阳虚水泛之证,故而王庆其治以健脾温肾、扶阳利水之法,方拟苓桂术甘汤加减。

处方:茯苓 30g,桂枝 15g,猪苓 15g,炒白术 20g,炙甘草 6g,附片 9g,干姜9g,黄芩 20g。

上方服用 2 剂后,患者尿量明显增多,每日入量 3 000ml,每日出量 5 000~6 000ml,且血压稳定,多巴胺逐渐撤减,双下肢浮肿消退,自主呼吸恢复,5 日后拔除气管插管,改予无创呼吸机辅助通气,1 周余双上肢肿势尽退,喘促已无,后复查胸部 CT 提示两肺炎症较前明显吸收。

按:本病属"水肿"范畴,亦属"心水"范畴,如"心水者,其身重而少气,不得卧,烦而躁,其人阴肿"(《金匮要略·水气病脉证并治》)。仲景亦指出"病痰饮者,当以温药和之",故方中重用茯苓为君,性平、味甘淡,归心肺脾肾经,健脾利湿、宁心安神,正如清代周岩评茯苓"能于气中消水,水中化气",为治水之要药;白术苦温,归脾胃经,健脾益气、燥湿以制水,且茯苓、白术相伍,固护后天,以绝水湿之患;桂枝辛甘温,入心、肺、膀胱经,王庆其取其通阳化气之功,且茯苓、桂枝相伍,温通阳气、利水除饮;附子辛热,走而不守,为"通行十二经纯阳之要药",回阳救逆、补益少阴心肾之阳;猪苓甘淡性平,归肾、膀胱经,除湿消肿满,功专利水;干姜温肺化饮,黄芩清肺化痰,清"痰热"温"水饮",寒热并用,标本兼顾。诸药合用,共奏健脾温肾、扶阳利水之功,切中病机,疗效尚满意。

(李海燕)

诸气膹郁,皆属于肺

(一)

语出《素问·至真要大论》。为病机十九条之一。肺主气,司呼吸,外邪入侵,肺失宣肃,气壅郁肺金,或胸闷,或气急喘促;或外邪久恋,病久肺气虚衰,宣发和肃降无能,亦可导致胸闷窒塞,气逆喘促诸症。前者属实,后者属虚,但总归于肺。《景岳全书》的描述颇为周详:"实喘者有邪,邪气实也;虚喘者无邪,元气虚也。实喘者气长而有余;虚喘者气短而不续。实喘者胸胀气粗,声高息涌,膨膨然若不能容,惟呼出为快也;虚喘者,慌张气怯,声低息短,皇皇然若气欲绝,提之若不能升,吞之若不相及,劳动则甚,而惟急促似喘,但得引长一息为快也。"所以张介宾把实喘称为"真喘",虚喘称为"似喘","真"与"似"是相对而言,临床所见,往往实中有虚,虚中有实。

案例:谢君,男,59岁。就诊日期:1970年2月23日。

主诉:咳嗽气促1周。

现病史:哮喘反复发作已有2年余,近1周来咳嗽气逆,哮吼痰鸣,咳甚则痰中带血,痰多呈稀薄,经夜作咳,不能平卧,口稍渴,大便时见溏薄,服土霉素及氨茶碱疗效不显。今由友人介绍来裘老处诊治。苔薄腻,脉濡滑。

诊治:脾肾阳虚,不运精微,水湿逗留,又感表邪,引动内饮,上迫于肺,肺气不降,发为咳喘。治当先予化痰止咳,肃肺平喘。

处方:

第一方:淡黄芩12g,葶苈子9g,北细辛3g,天竺子12g,川贝粉(分吞)3g,净麻黄9g,大生地30g,炙百部12g,炙紫菀9g,生甘草9g,嫩白前9g。3剂。

第二方:龙胆9g,诃子肉12g,天竺子12g,生百部12g,淡黄芩15g,大熟地24g,净麻黄9g,淡干姜9g,炙兜铃9g,生甘草3g。3剂。

服第一方3剂后,咳嗽大见减轻,痰中夹血已止,哮喘减轻,仍服上方10剂,夜间已能平卧,但喉中仍可闻及痰鸣音。后改服第二方,服药3剂后,哮喘基本已平,咳嗽白天不显,夜间咳嗽稍见,仍服第二方7剂,咳消,痰去,喘平。

按: 支气管哮喘发作期,系痰阻气道,肺失肃降。经云"诸气膹郁,皆属于肺""肺为气之市"。气因邪阻,宣肃失职,喘咳俱作,治当豁痰宣肺,降气平喘。裘老用麻黄、干姜、细辛温肺平喘;以葶苈子、白前肃肺平喘;以天竺子、川贝粉、紫菀化痰止咳;因痰中带血,故以生地、黄芩凉血清热,痰血即止,咳痰、气促明显改善。患者年近六旬,肾气已亏,脾虚湿重,裘老用熟地、诃子肉补肾纳气以平喘,标本兼治,邪去而正安,喘咳渐平。(《裘沛然医案百例》)

(王庆其)

(二)

语出《素问·至真要大论》。言呼吸急迫喘促、胸中痞满等症状,大多与肺有关系。

肺为五脏之华盖,主一身之气,职司呼吸,性喜肃降,故肺之功能失常,可出现咳喘、气促、胸痛、胀闷等症状。引起肺气膹郁的原因很多,外因如风寒束肺、风热犯肺;内因如悲忧伤肺、寒饮伏肺、肺气虚弱、五志化火等。其他上焦气机不利所致的肺郁,也都与肺失肃降有关。故《医学纲目》说:"燥金甚则肺太过而病化膹郁,如岁金太过,甚则咳喘之类。"又如张介宾说:"肺属金,其化燥,燥金盛则清邪在肺,而肺病有余。肺主气,故诸气膹郁者,其虚其实,皆属于肺。"

1. **风寒袭肺,肺失宣降** 肺主气属卫,外合皮毛,主一身之表。如风寒之邪客于肌表,邪从皮毛入肺,肺失宣降,气机通降失常,发为膹郁之状。临床表现为呼吸喘促,深长有余,呼气为舒,兼有咳嗽,胸闷,痰白而稀,或恶寒,无汗,舌苔薄白,脉多浮紧。治宜宣肺散寒,降逆平喘,可予华盖散(《太平惠民和剂局方》:苏子、茯苓、桑皮、橘皮、杏仁、麻黄、甘草)。

2. **寒饮内停,阻肺袭表** 肺为娇脏,不耐邪侵,若过食生冷,脾胃受伤,寒饮内停,壅滞于肺;或外感风寒,失于表散,寒邪潜入肺俞,酿成痰浊;或素体阴盛,病后阳虚,气不化津,凝聚成痰,上贮于肺,再由风寒诱发,痰气交阻,气道壅塞,肺气失于通降,而成膹郁之症。临床表现为呼吸急促,兼有咳嗽,痰稀如沫,胸膈满闷,面晦带青,或头痛,无汗,恶寒,发热,但寒多热少,舌苔白滑,脉多浮紧。治宜温肺散寒,解表化饮。方用小青龙汤(《伤寒论》:麻黄、细辛、干姜、半夏、五味子、桂枝、白芍、甘草)。

3. 痰热壅肺,清肃失常 肺气宜降为顺,上逆为病。如风寒袭肺,郁而化热成火,火灼津液为痰;或肺有伏火,复感外邪,新邪引动伏火,火熬津液成痰,痰火交阻,肺气失于清肃,引起本证。临床表现为呼吸喘促,气粗有力,甚则鼻翼扇动,兼有身热,口渴,心烦不安,或大便秘结,舌尖红,苔黄糙或干燥无津,脉象滑数。治以清热平喘,可予麻杏石甘汤(《伤寒论》:麻黄、杏仁、石膏、甘草)。

4. 燥热犯肺,清肃失职 燥热伤津,易侵肺系。若在气候干燥的秋季,燥热病邪,侵犯肺系,肺气阻滞,清肃之职失常,则发为膹郁之证。临床表现为干咳无痰,或痰出不爽,甚则胸部隐痛,治宜清燥润肺,方用桑杏汤(《温病条辨》:桑叶、杏仁、沙参、浙贝母、淡豆豉、山栀皮、梨皮)或清燥救肺汤(《医门法律》:桑叶、石膏、党参、胡麻仁、杏仁、麦冬、枇杷叶、甘草、阿胶)。如肺阴不足,津液耗伤的干咳少痰,并见阴虚内热者,又宜养阴润肺,方予益肺汤(自拟方:沙参、麦冬、知母、川贝母、法半夏、玄参、甘草)。喘息虽属肺,其本则在肾,如属肾阴不足,肺气不敛者,宜用麦味地黄汤滋阴益肾,敛肺纳气;若系肾阳不足,肾不纳气者,又当以桂附地黄丸温肾纳气;如属肾阳不足,水饮上泛者,予真武汤温阳行水。

案例 1:王敬贤,35 岁。

秋深久晴无雨,天气温燥,遂感其气而发病。初起头痛身热,干咳无痰。继之咯痰多稀而黏,咽喉干痛,鼻干舌燥,胸满胁痛,心烦口渴,脉右浮数,左弦涩,舌苔白薄而干,边尖俱红。治以辛凉为君,佐以苦甘,清燥救肺汤加减。

处方:冬桑叶 10g,生石膏 12g(冰糖水炒),麦冬、南沙参、柿霜(分冲)各 4.5g,光杏仁 6g,瓜蒌仁 12g(杵),生甘草 2g,制月石 1g。先用鲜枇杷叶(去毛筋)、鲜梨皮各 31g,二味煎汤代水。(《全国名医验案类编》)

按:患者系感受秋时燥热,邪入于肺,肺阴受伤,清肃失司所致,治以清燥润肺,方用喻氏清燥救肺汤加减,尤重用鲜枇杷叶、鲜梨皮二味煎汤代水,以增强润肺化痰止咳的作用。

案例 2:周某,男,3 岁。

患儿自幼易于伤风咳嗽,每次均需注射青霉素、链霉素方能收效。2 日前因气候骤变,出现咳嗽,鼻塞流涕,发冷发热。经服"小儿安""小儿止咳糖浆"等,咳嗽仍不缓解。后又服中药多剂,察其处方,有桑菊饮加味、止嗽散、杏苏散等,未见明显好转。现在症状为咳嗽剧烈,夜间为甚,痰白清稀,精神不振,饮食不佳,舌苔白滑,指纹红滞。

辨证:患儿自幼易于伤风咳嗽,说明表卫气虚,痰浊内伏。此次又因气候骤变,风寒之邪引动痰浊而发。寒痰内伏,阻闭肺气,肺失宣降,故咳嗽;寒为阴邪,夜间阴盛,故夜间为甚;寒未化热,故痰白清稀。舌苔白滑,指纹红滞亦为寒痰闭肺之明证。治宜温肺散寒,化痰止嗽。方用二陈汤加味。

处方:半夏6g,陈皮3g,茯苓6g,干姜6g,细辛2g,五味子3g,甘草2g。

上方服1剂咳嗽减轻,2剂而愈,为巩固疗效,继以六君子汤2剂,以善其后。(《周济安医案》)

按:经曰:诸气膹郁,皆属于肺。本案肺气不固,卫表不密,易于遭受外邪侵袭。由于长期风伤肺系,肺之阳气受损,阳虚则寒生,气虚则津液不布,聚而生痰,寒痰互结,壅积于肺,肺失宣肃,则发为咳嗽。此种咳嗽,治疗只宜温散,不宜辛散太过,徒伤肺气。此案早期屡用辛散方药,未能收效,后改用温散方药,收效甚捷,说明寒有内寒外寒之别,外寒宜辛散,内寒宜温化,临床不可不辨。

(王　琦)

(三)

语出《素问·至真要大论》。膹,喘急息促;郁,痞闷。肺为五脏之华盖,主一身之气,司呼吸而喜宣降,是五脏中与气关系最密切之脏。肺对全身的气机起着调节的作用。肺之宣降呼吸即是气机的升降出入在肺中的具体表现。而肺气的升降出入又带动着全身的气机进行着升降出入的运动。肺的肃降正常,则呼吸匀调,呼浊吸清,气之生成与气机调畅也就能保持正常。肺的宣发正常,则能宣散卫气于全身,发挥固表御邪,温养脏腑、肌肉、皮毛,调控腠理开合等作用。而一旦肺气失宣,则会出现卫气闭郁,易受外感,恶寒无汗,或汗湿不得宣透而见肌肤疹痤郁疖。若肺气失降,水道失通,则痰湿壅滞,气促胸满等。故《内经》提纲挈领,高度总结,凡见有气机膹郁,胸满壅滞者,从肺论治,宣肺、降肺、肃肺、开宣膹郁以畅通气机,顺气之升降而为之。

案例:肺燥案

吾治一邱姓男子,37岁。初诊日期:2003年11月30日。

主诉:胸闷,喘促1周。

近1周来,自觉胸中憋闷重压感,呼吸不畅,喘促息满,口干思饮,饮不解渴,偶有咳嗽,咯痰不畅,大便素干结难解,常数日一行,病人自称身体向壮无疾,望舌质微红,苔黄浊少津,脉沉滑。就诊时,病人饮水不断,且息粗气促。因正值秋燥之时,病人口干,咳而少痰,便干结。辨证属肺燥失降,治以润燥宣肺清肃,方用清燥救肺汤加减。

玄参 15g，麦冬 15g，生地 11g，麻仁 15g，枇杷叶 12g，鲜芦根 30g，冬桑叶 12g，生甘草 6g，冬瓜子 2g。7 剂。

然时过 3 天，患者再临，诉上药服后，喘闷未解，大便 2 天 1 次，虽有所见软，但黏滞难行，反排出量少，更增腹胀之苦，故余剂未尽再诊。展前方，心思量，莫非是前辨证有误？然谬在何处？细斟酌其主诉，胸闷憋喘气促为主，而非咳喘。经云："诸气膹郁，皆属于肺。"所涉之脏在于肺无疑，但肺气不降而壅满胸中，病机何在？忽思病人大便素干结，数日乃行，肺与大肠相表里，腑气不通，肺气不降，若肠腑一通，岂不是肺气得通降，胸满得宽而气促喘息可平？前之着眼于燥，而疏忽于气，润而不通怎收良效？复立通腑泻肺之法，方以泻白承气汤加减，三剂便通气降而喘促平。

按：本案一诊失治，未重气逆而轻从燥论；二诊中的，从气满息促乃肺气壅滞失肃之外在表象，推其腑气不通，阻其肺气肃降为其病本，表里相系，通腑仍为泻降肺之壅滞之气，不失经文训导之意。

（杨悦娅）

诸痛痒疮，皆属于心

（一）

语出《素问·至真要大论》。言多种疼痛瘙痒疮疡的病症，大多与心有关系。

心属火，主血脉。心火内炽，则血脉不调，郁而化热，导致血败肉腐而生疮疡，且伴痛痒，故张介宾注："热甚则疮痛，火微则疮痒，心属火，其化热，故疮疡皆属于心也。"此外，中医认为疮毒多源于火之有余，火毒聚于营血，发于肌肤，形成疮肿，亦多与心火相关。心主营属血，故与营血相连。所以临床治疗疮疡常以清心泻火、解毒凉血为原则。常用处方如黄连解毒汤（《外台秘要》引崔氏方：黄连、黄芩、黄柏、栀子）、五味消毒饮（《医宗金鉴》：金银花、野菊花、蒲公英、紫花地丁、紫背天葵）等皆可随证选用。如火毒炽盛，而致高热，神志恍惚，口渴引饮，烦躁不宁者，此为火毒攻心，应配合开窍护心之品。

然而，痛痒疮疡临床亦有因于脾经湿热或风邪所致者，治当别论。

案例 1：王某，男，34 岁。

患者于 5 日前，面部人中处生一小疮，形如粟米，疼痛兼痒，恶寒壮热，口渴心烦，曾注射青霉素未能控制，次日疮顶陷黑，四周皮色黯红，唇翻，头面耳项俱肿,气急,意识模糊,周身皮肤发黄,大便2日未解,脉象滑数,舌苔焦黄,舌红。此属热毒入营,侵犯心包,疗毒走黄之势,症情危笃。急以清热凉血解毒。

处方:野菊花、半枝莲、紫花地丁各30g。蚤休、苍耳草各15g,赤芍、牡丹皮各9g。上、下午各服1剂。

服上药后肿势稍消,高热依然,神志时清时昏,两脉滑数,舌苔黄燥。此属火毒鸱张,再宗前意,增以解毒护心之品。上方加琥珀蜡矾丸5g(吞服),仍予上、下午各服1剂。

三诊时见肿势消其大半,神清,热退,夜间时有烦躁,苔黄渐退,脉细数。内蕴之火毒未清,仍予前方3剂,每日1剂,诸症悉减,继以清热养阴善后。(王琦医案)

按:本案系由火毒炽盛,邪入心营所致。治当以清热凉血解毒立法,并以琥珀蜡矾丸防治毒气攻心,后期养阴益气,使之气血充足则疮口易愈。

案例2:孙某,男,69岁,退休干部。1999年2月10日初诊。

主诉:1周前曾食鲜虾,现面部、手足掌侧瘙痒,以手触摸局部则见刺痛,皮下有小丘疹。该患者有高血压、冠心病、心肌炎病史10余年。检查皮下隐约可见红色疹点、针尖大小,略高出皮肤,手心皮温较手背为高,伴有心烦之症。舌尖红,苔薄黄,脉弦数。

辨证:心经郁热,血热生风。

治法:清心凉血,息风止痒。

处方:黄连10g,生地20g,玄参15g,麦冬10g,丹皮10g,丹参15g,炒栀子10g,赤芍10g,竹叶心10g,白僵蚕10g,蝉衣6g。5剂水煎服,每日1剂,早晚分服。

嘱患者饮食宜清淡,忌辛辣及发物。

复诊:1周后复诊,自诉瘙痒、心烦已明显减轻,现以手按压丘疹仍有微痛。皮温已恢复正常,舌尖红,脉弦数。原方黄连减至6g,生地减至15g,去麦冬,加生甘草6g,再进4剂而愈。[周杰等《北京中医》2001(4):46]

按:盖心为阳中之阳,主血脉,主藏神,故皮表瘙痒、灼热、疼痛等皆由心所主。本案患者,素体阳盛。加之近日又食用鲜虾等阳热化风之品,乃致心经郁热,血热生风,症见面部与手足等出现红色丘疹痛痒难忍,并有心烦、舌尖红、苔黄、脉数等心经热盛之象。故据"诸痛痒疮,皆属于心"之理,从心论治,予清心凉血、息风止痒之方药而获效。

(王　琦)

（二）

语出《素问·至真要大论》。病机十九条之一。意为各种疼痛、作痒及疮疡的病患大都与心有关。中医认为，心主血脉，五行属火，若心火亢盛，营血有热，热壅气血，脉络阻滞则作疼痛；若营血怫热，血脉壅滞，郁结皮腠，无以透达则作痒。若心火灼热，血脉壅滞，瘀结肌肉，日久血壅肉腐则发疮疡，故刘完素进一步明确曰"诸痛痒疮疡，皆属心火"（《素问玄机原病式》）。

诸痛痒疮多属皮肤科、外科的疾患，吾涉及皮肤病的治疗，是以收治一位日光疹患者起始。良好疗效，使我对"诸痛痒疮，皆属于心"顿悟。陈某，因月经不调而来就诊，调治3个月病情向愈，月经周期已趋正常。而时值入夏，故劝其可停药观察，可此女出言："每至夏季，皮肤常出皮疹瘙痒，今夏又起，西医诊断为日光疹。多用激素类软膏外涂，但总是起伏不定，我信任您的医术，是否给我予以治疗。"因吾并不擅长皮肤病专科，但当时患者求医，岂有推却之理。于是详问病情，细辨症状，望其皮疹粟状尖红，布散稠密，抚之碍手，望其舌象，舌尖红少苔。四诊所得，属心经有热，累及营血。汗为心液，交结皮腠，不得透发，郁而为疹。《内经》有"诸痛痒疮，皆属于心"之训，遂以清心凉血、甘凉透表为法。药用川连、莲心、竹叶、六一散清心利尿，热从下出；牛蒡、蝉衣、薄荷轻宣透发于外；生地、紫草、丹皮、赤芍、白鲜皮等清营凉血消疹。1周疹隐脱皮屑，自后曾随访得知未再复发。

心属火，其气通于夏，夏暑炎热，同气相加，故夏季多见口疮舌糜，皮腠疮疖，汗疹痱子，并多心烦失眠、小便短赤等火热之症，而通过清心凉血、消暑导赤等治法，往往可以收到良好疗效。

（杨悦娅）

（三）

语出《素问·至真要大论》。病机十九条之一。历代医家对于"诸痛痒疮，皆属于心（火）"或者是否为"火"之误，意见不一。从病机十九条原文前四句来看，文法相符，当为"心"。王冰注曰："心寂则痛微，心躁则痛甚，百端之起，皆自心生,痛痒疮疡,生于心也。"另有医家认为"诸痛痒疮"是多种疼痛而兼疮疡的病证,这些病证主要因邪气阻滞经络,气血不通所致,如《素问·举痛论》《灵枢·痈疽》等篇皆有详细论述,由于心主血脉而通神明,因此这些病证应当属于心。

《素问直解》卷八注:"火,旧本讹心,今改。诸痛痒疮,皆属于手少阳三焦之火。"火热之邪壅遏经络,发为疮疡疼痛,故曰"诸痛痒疮,皆属于火"。痒多属风,而疼痛、疮疡等,常与火热有关。《黄帝内经素问吴注》卷二十二曰:"热甚则痛,热微则痒,疮则热灼之所致也。故火燔肌肉,近则痛,远则痒,灼于火则烂而疮也。心为火,故属焉。"刘完素在《素问玄机原病式》中提出"诸痛痒疮,皆属心火",后世医家多宗之,用于治疗皮肤科、外科之诸痛痒疮可取得良好疗效,然治疗他病之诸痛痒疮,仍可如鼓应桴。

案例1:复发性口腔溃疡案

张某,男,38岁,2017年7月12日初诊。

患者口腔溃疡反复发作,曾多次外院就医,服用多种西药及清热解毒中成药,效果欠佳。平日工作辛苦,自觉肢倦乏力明显。目前舌下及口腔内黏膜多处溃疡疼痛,疮面色白。胃纳差,纳谷不馨,大便欠畅,夜寐欠安。面色少华。

舌质淡、边有齿痕、苔薄白,脉濡软。

辨证:脾气亏虚,虚火上炎。治则:益气健脾,甘温散火。

处方:黄芪50g,太子参30g,党参30g,炒白术15g,茯苓神各15g,夜交藤30g,柴胡12g,升麻30g,细辛9g,生熟地各15g,远志9g,枳壳12g,佛手9g,大枣9枚。14剂。

二诊:2017年7月26日。患者上述诸症稍改善,疼痛明显减轻,创面逐渐缩小,神疲乏力较前好转。舌质淡、边有齿痕、苔薄白,脉濡软。

治拟:益气健脾,甘温散火,交通心肾。

处方:上方改细辛12g,加肉桂4.5g、黄连9g。14剂。

三诊:2017年8月9日。患者口腔溃疡已趋愈合。守方14剂。

按:口腔溃疡属中医"口疮""口糜"范畴。中医学认为,脾开窍于口,心开窍于舌。"诸痛痒疮,皆属于心。"但口疮之火,不独责之于心。平时忧思恼怒,嗜好烟酒咖啡,过食肥甘厚腻,均可致心脾积热、肺胃郁热、肝胆蕴热,发为口疮,多为实证;肾阴不足,虚火上炎,发为口疮,多为虚证,责之心脾,治疗以清心安神、健脾培土为主。黄连苦寒,入少阴心经,降心火,不使其炎上;肉桂辛热,入少阴肾经,暖水脏,不使其润下,散寒凝,补命火。二药合用,寒热并用,相辅相成,交通心肾,水火既济,对于此类患者亦有良好的治疗作用。

案例 2:左乳腺癌术后案

陆某,女,61 岁,2018 年 4 月 7 日初诊。

患者于 2017 年 6 月因"左乳腺癌"行根治手术,术后化疗 6 次。初诊时主诉为舌尖刺痛明显,使用锡类散等清热解毒中成药及口泰(复方氯己定含漱液)漱口等均不显效,甚则痛极影响正常生活及睡眠,大便欠畅。其母既往亦有舌尖痛病史。舌淡红,舌尖鲜红,无溃破,苔薄白,脉细。

辨证:心经火热。**治则:**清心泻火。

处方:连翘 12g,当归 12g,桑椹子 15g,莲心 6g,灯心 6g,酸枣仁 30g,生地 30g,赤小豆 20g,通草 6g,生甘草 6g,生石膏 20g,石斛 12g,麦冬 12g。14 剂。

二诊:2018 年 4 月 21 日。患者仍诉舌尖痛,但睡眠和大便较前次均有好转,舌淡红,舌尖鲜红,苔薄白,脉细。

处方:上方加生山栀 12g,生地改 20g,通草改 9g,赤小豆改 30g。14 剂。

三诊:2018 年 5 月 5 日。自诉舌尖痛虽未全消,但明显好转,饮食生活如常,舌淡红,舌尖鲜红亦明显改善,苔薄白,脉细。继以上方守治。

按:该患者主诉较为特别,舌尖痛甚至影响正常生活,余师初治曾疑是否为化疗副反应,然其母亦有舌尖痛之病史,恐不能一言以蔽之。其身患乳岩,虽手术根治,经历化疗,仍忧其病况。正如王冰所云:"心寂则痛微,心躁则痛甚,百端之起,皆自心生,痛痒疮疡生于心也。"且舌为心之苗,舌尖更是心之所属,故舌尖痛必须治心,心经火热当以导赤散主之。患者以清心经火热为主,佐以养阴安神之品,守法守方月余,初见成效,最终能否痊愈,更赖于患者心结能否打开。

(卢 嫣)

(四)

语出《素问·至真要大论》,病机十九条内容之一,因其从病机出发指导临床实践,被历代医家所重视。"诸痛痒疮,皆属于心",是指多种疼痛、疮疡病变的发生,都与"心主火"之功能有关。此处之"心",常指"火""热"。张介宾云:"热甚则疮痛,热微则疮痒。心属火,其化热,故疮痒皆属于心也。"刘完素云:"人近火气者,微热则痒,热甚则痛,附近则灼而为疮,皆火之用也。"从清热入手治疗,尤从清心热角度治疮痒,常收良好疗效。

案例：睑腺炎案

蔡某，女，10岁。2018年9月22日初诊。

主诉：发现双眼睑腺炎（麦粒肿）20天。

症见：双眼睑麦粒肿大小如黄豆，伴有红肿疼痛，反复流脓，口干口苦，纳差，默默不欲食。居住在美国，当地医生建议手术切开排脓，患者求治于中医寻求解决办法，通过微信发来患处图片、主症及舌象。舌质红，舌尖尤红，苔薄白、少津。

辨证属邪在少阳，心火上炎。治法拟和解少阳，清泄心火。运用小柴胡汤合凉膈散加减。

方药：柴胡10g，黄芩10g，制半夏9g，北沙参15g，生地15g，薄荷15g，山栀子15g，连翘15g，赤芍9g，甘草9g。7剂，水煎分服。

服药7天后，眼睑麦粒肿明显缩小，如米粒大小，眼睑红肿退去大半，疼痛亦缓解，嘱原方继续服用。服药12天后，眼睑麦粒肿全部退去，双眼睑恢复正常，避免了切开排脓之苦。（李琦治案）

按：本案患者眼睑红肿热痛，热邪显著；舌尖红，是为心火上炎；口干口苦，默默不欲饮食，乃邪在少阳，郁而化热。李琦运用小柴胡汤和解少阳，并合凉膈散加减，取连翘、栀子清泄心火，薄荷清心明目，赤芍凉血解毒，7剂后，对症起效，12剂后，收效满意。正可谓泄心火，化郁热，诸痛肿可退。

（刘　煊）

（五）

语出《素问·至真要大论》。疮，通"疡"。《说文解字·疒部》解释为："疮，疡也。"凡由热邪引起的皮肤疮疡、红肿痛痒之症，其大都与心（火）有关。这里的"心"字，不是指实质脏器的心。心属火，主血，其充在血脉。如果心火盛，相应的血分有热，所以生疮。正如张介宾在《类经》中云："热甚则疮痛，热微则疮痒。心属火，其化热，故疮痒皆属于心也。"心经火热炽盛，可令"营气不从，逆于肉理，乃生痈肿"（《素问·生气通天论》）。临证之时，凡疮而兼痛痒的多属阳证，若不兼痛痒的多属阴证，这是一般的辨证方法，却不是绝对的。临床上用泻心火、凉血的药物可收获较好疗效。

案例：鼻部红肿痛案

张某，女，45岁。2014年5月7日初诊。

患者口唇四周、面颊及鼻部红肿痛痒反复发作,口渴欲饮水,大便调畅,小便黄赤,自觉排尿时有热感,夜寐梦扰,舌质红少津、边有红点,苔薄白,脉细数。辨证属心肺郁热。

处方:金银花12g,夏枯草12g,丹参12g,当归12g,牛膝12g,黄芩12g,黄连3g,生地15g,赤芍15g,丹皮12g,知母12g,麦冬12g,升麻9g,炙甘草6g。7剂。服药后,患者诉红肿痛有改善,续服14剂而愈。

按:此案之皮肤红肿痛痒之症病起于心肺郁热。张介宾在《景岳全书》中指出:"凡疮疡之患,所因虽多……至其为病,则无非血气壅滞、营卫稽留之所致。"故方中以金银花、夏枯草、升麻清热解毒,绝其痈毒之源,其中升麻还可宣郁遏之伏火;知母、生地、赤芍、丹皮、麦冬清热凉血,降火滋阴;丹参、当归、牛膝可活血化瘀消痈;炙甘草调和诸药。诸药合用,营卫得调、火热得清,故效如桴鼓。

(陈 正)

诸厥固泄,皆属于下

(一)

语出《素问·至真要大论》。为病机十九条之一。《灵枢·本神》:"肾气虚则厥。"《素问·厥论》:"阳气衰于下则为寒厥,阴气衰于下则为热厥。"此阳气、阴气当指肾阳、肾阴。肾阳虚则生内寒,四末不温则厥冷;肾阴虚则生内热,手足心热为热厥。肾司二便,肾阳虚则尿频,甚则不禁,气化失司则癃闭;肾阳虚可致五更泄泻,甚则失禁,阳虚气闭也可导致便闭。肾阴虚则燥结内生而便秘,或尿涩不畅等。此"下"赅括内容较广,但主要关乎肾。

案例1:陈左。

脾肾之阳素亏,醉饱之日过勤,腹痛拒按,自汗如雨,大便3日未行,舌苔垢腻,脉行数实。此由湿热食滞团结于内,非下不通,而涉及阳虚之体,非温不动。许学士温下法原从仲圣大实痛之例化出,今当宗之。

处方:制附子五分,淡干姜五分,炒枳实钱半,上肉桂四分,制川朴八分,生大黄(后下)三钱。

复诊:大腑畅行,痛止汗收,神思面倦而脉转虚细,拟养胃和中。北沙参三钱,生甘草三分,焦扁豆三钱,炒白芍一钱,粉丹皮钱半,橘白一钱,加川石斛四

钱。(《凤氏医案》)

按：便秘分寒秘与热秘，实秘与虚秘。此案脾肾之阳素虚，"诸厥固泄，皆属于下"，阳虚不能温润，腑行无力而为寒秘。患者腹痛拒按，舌苔垢腻，乃虚中夹实之象，故方中用附、桂、姜温化治本的同时，复伍小承气法荡涤实邪，标本兼顾。得效后，法随证变，改投养胃和中收功。用药标本缓急，法度井然，堪为师表。

案例2：吴君，男，43岁。就诊日期：1977年1月17日。

腹痛、腹泻反复发作16年。1961年因腹痛腹泻伴红白黏冻，外院诊断为"慢性细菌性痢疾"，对症处理后好转，1968年再次复发，先后在本市六院、三院治疗，应用多种抗生素及复方苯乙哌啶等药物，仍时发时止，泄泻时伴有剧烈腹痛，甚则需注射吗啡方能缓解。现经朋友介绍来裘老处诊治。就诊时患者面色萎黄，口稍渴，胃纳不佳，腹部非胀即痛，大便呈水状，日行4~5次，伴里急后重，偶有大便失禁。苔薄根稍腻，脉濡软而细。

诊治：脾虚运化失司，湿热留滞下焦，日久伤肾，肾气摄纳无权。治当清化湿热，佐以补益脾肾。

处方：

第一方：淡干姜9g，川连3g，龙胆9g，诃子肉15g，木茴香各9g，全当归12g，西潞党12g，生白术12g，生甘草9g，煨肉果6g，补骨脂15g。7剂。

第二方：生白术15g，生白芍30g，青防风15g，生甘草9g，陈广皮6g，补骨脂15g，煨肉果9g，木茴香各9g，川连3g，乌梅丸（分吞）9g，半硫丸（分吞）6g。7剂。

第三方：伏龙肝（包煎）30g，熟附子9g，川连3g，补骨脂15g，肉豆蔻9g，赤石脂（先煎）30g，生白术12g，淡黄芩9g，西潞党12g。淡干姜9g，淡吴萸4.5g，怀山药30g。7剂。

服第一方7剂后，大便呈黏腻状，但大便次数增多，日行7~8次，再进第一方去龙胆、当归，加伏龙肝（包煎）30g、怀山药30g、蛇含石15g。再服7剂后，腹泻减至1~3次，大便基本成形，但腹胀较甚，再加入砂仁3g，继服7剂，收效不大，改服第二方。服完7剂后腹胀明显改善，但大便次数增多，又转为日行7~8次，再改服第三方。服完7剂后，腹胀大减，腹痛消失，大便成形，日行2~3次，便后有少量黏液，再予第三方改川连6g，连服14剂后，病告痊愈。(《裘沛然医案百例》)

按：患者患痢疾迁延十余载，病情十分复杂，概括起来不外寒热错杂，虚实互见，既有肾阳虚惫，摄纳失司，又有脾运失健，湿热留驻于肠。裘老先以祛邪，继以扶正，消补兼施，通涩并用，寒温共投，用方取黄芩汤、黄土汤、四神丸、桃花汤等古方意，师其法不泥其方，进退有序，动静结合，终乃告愈。《医方集解》

云："久泻皆由命门火衰,不能专责脾胃。"临床所见,久痢者,属纯虚纯实、纯寒纯热者少,当详审证请,燮理阴阳,标本缓急,从容应付,方可如愿。

（王庆其）

（二）

语出《素问·至真要大论》。言多种厥证,二便不通或失禁的病症,大多属于下部病变。

厥证,是指突然昏倒,不省人事,四肢厥冷,短时间能逐渐苏醒的病证。但如发病较重者,昏厥时间较长,甚至一厥不复,导致死亡。临床上有寒厥、热厥之分,治疗可根据不同的见症而立法。

固,指大小便固结。肾开窍于二阴,司二便,若肾的功能失职,即可引起二便固结不解的病证。治疗可根据其临床表现,辨寒热虚实而立法。如大便秘结,见于阳明腑证,则属实、属热;见于肾阳虚衰,则属虚、属寒。前者治以承气汤苦寒攻下,后者治以半硫丸温阳通便。还有津亏液少及气滞的,又当分别采用养血润肠、行气导滞之法等。又如小便癃闭,有因阳水化气,热结膀胱,肺气壅滞,肝气郁结,气滞血瘀等所致。临床可分别予以补气升提、滋肾通关、淡渗分利、活血化痰等法。

泄,即大小便失禁。临床有虚实之分,实证一般可见腹部多痛,痛则欲便,便后痛减,泻下物臭秽;虚证可伴见腹泻,少腹隐痛,小便清畅等。前者治以泻实,后者治以补虚。

案例:吴某,男,38岁。

患慢性腹泻,泻下稀水或黏液,日10余次,畏寒,喜热饮,四肢欠温,尤以脘腹按之颇冷,苔薄滑,舌质淡。辨证属脾胃虚寒,用黄芪建中汤和连理汤,服6剂后脘痛显减,大便亦减少为日一两次,仍为便溏,后因停药1日,腹泻又作,腹部冷如冰,伴腰酸,尿有余沥,性功能亦减弱。证属脾肾阳虚,火不暖土,拟以脾肾两治。

处方:熟附子、补骨脂、炒白术、巴戟天、炙甘草、炮姜各9g,炒白芍12g,肉桂6g,川连3g。

上方连进5剂,脘冷转温,大便亦成形,为数年来所未有,舌淡好转。原方又服数剂告愈。（王琦医案）

按:本案始仅考虑脾胃虚寒,故治以温中散寒,症虽改善,但疗效尚不巩固,后以脾肾两治,竟获痊愈。可见《内经》"诸厥固泄,皆属于下"临床指导意义之一斑。

（王　琦）

诸痿喘呕,皆属于上

语出《素问·至真要大论》。言痿证、气喘、呕吐等证,每与上焦之肺脏有关,所以属上部疾患。

本条之痿,包括肺痿、痿躄。肺痿有虚热、虚寒之分。虚热者,症见咽燥而渴,咳吐涎沫,气促脉数,治以润肺生津,方用麦门冬汤(《金匮要略》:麦冬、党参、制半夏、大枣、粳米、甘草)。虚寒者,症见多涎沫而不渴,不咳。治宜甘温化气,方用甘草干姜汤(《金匮要略》:甘草、干姜)。痿躄以肢体软弱,举动不能为主症,治宗"治痿独取阳明"的原则。如属肺热伤津者,可用沙参麦冬汤(《温病条辨》:沙参、麦冬、玉竹、扁豆、天花粉、桑叶、甘草)。湿热浸淫者,治以清热和湿,方用四妙散加味(自拟方:苍术、黄柏、牛膝、薏苡仁、萆薢、赤小豆、防己)。若系肝肾亏虚者,又当补益肝肾,方用虎潜丸(《医方集解》:龟甲、黄柏、知母、熟地、当归、白芍、锁阳、陈皮、狗骨代虎骨、牛膝)。痿证的分类虽然较多,其原因又各不相同,但在病理上与"肺热叶焦"有密切关系,因肺有宣发输布津液于全身的作用,如敷布失职,则可出现上述症状。

喘,指呼吸急促。引起喘息的病理变化每与肺肾二脏关系密切,但其病变表现主要在肺,故本条谓其属于上。有关喘息的病因、症状和治疗,可与"诸气膹郁,皆属于肺"一条互参。

呕为胃失和降,气逆于上所致。此条之"上",并非单指"肺",该证可见于多种疾病之中,临证尚需审证求因,推求病机,辨寒热虚实而立治法方药,不可单执凡呕治胃之一法。

案例:徐某,肺痿,频呕涎沫,食物不下,并不渴饮,岂是实火！津液荡尽,二便日少,宗仲景甘药理胃,乃虚则补其母,仍佐宣通脘间之阻格。人参、麦冬、熟半夏、生甘草、白粳米、南枣肉。(《临证指南医案》)

按:该案乃因呕吐频作,胃中津液耗损,不能上输于肺,肺失所养而成。故予麦门冬汤生胃津,润肺燥,降逆下气。

（王　琦）

诸热瞀瘛，皆属于火

语出《素问·至真要大论》。言多种因热而致的神志昏迷不清、四肢抽搐的病证，大都与火有关系。

火为阳邪，易于伤阴动血，其性炎上，火邪伤人，上扰神明则瞀，伤血动筋则瘛，故张景岳说："邪热伤神则瞀，亢阳伤血则瘛。"此种病证，与心肝两脏关系密切。

1. **火热炽盛，神明被扰**　因火热所致神志昏迷者，多由于外感时邪，蕴结化热，传变入里，或热结胃肠，邪热炽盛，扰及神明；或邪热入营，内陷心包；或风热上犯，邪热壅滞上焦，热毒逆传心包；或传染疫毒，内陷心营；或酷暑高温之下劳作，热郁气逆，闭塞清窍；或猝冒秽浊之气，郁闭气机，清窍不利等，皆可导致神志昏迷。症见神志不清，高热口渴，或身热夜甚，烦躁谵语，面赤气粗，或见抽搐，小便黄赤，舌质红绛而干，苔黄或焦黄，脉细数。治宜清心开窍，方用清营汤（《温病条辨》：水牛角代犀角、生地、玄参、竹叶心、金银花、连翘、黄连、丹参、麦冬），并送服安宫牛黄丸。

2. **热极生风，走窜经络**　因热所致四肢抽搐者，多由热极生风，风窜经络；或邪热动血伤阴，阴血亏耗，筋脉失养，脉络拘急所致。热极生风者，症见高热，头晕胀痛，手足躁扰，或抽搐痉厥，角弓反张，舌红苔燥，脉洪数，治当清热泻火，凉肝息风，予羚角钩藤汤送服紫雪丹。虚风内动者，症见低热不退，手足蠕动，甚或神倦瘛疭，舌红苔少，脉虚数，治宜滋阴息风，方予大定风珠（《温病条辨》：生白芍、阿胶、生龟甲、干地黄、麻仁、五味子、麦门冬、生牡蛎、炙甘草、鸡子黄、鳖甲）。

案例：张某之子，3岁。

湿温12日，诊脉两手弦数，舌苔黄燥，口渴常饮，鼻衄，壮热如燔，头摇目瞤，手足牵掣无定，神烦不安，咳嗽不畅，白㾦隐约不彰；此证始则邪袭肺胃，继则传入少阴、厥阴两经。刻下肝阳猖獗，羌属重险，论治在两难之间，表则助火痉厥，凉则热遏蒙闭。拟平肝息风，辛凉宣窍透达，以冀热退邪解乃吉。

处方：紫雪丹0.6g（灯心汤送下），川贝母、象贝母各6g，薄荷叶2.4g（后下），石决明15g（先煎），天竺黄2.4g，朱连翘9g，双钩尖9g（后下），光杏仁9g，朱茯神9g，净蝉衣2.4g，瓜蒌皮9g，金银花9g，广郁金4.5g，茅根肉30g，鲜荷叶一方，金器一具煎汤代水。

二诊：前进平肝息风、辛凉宣窍透达等法，白㾦已透通畅，势属佳兆，唯啼泣不出声,涕泪全无,时欲懊侬,咳嗽无痰,头摇目瞤,手足牵掣不定,肝阳仍然猖獗,系肺、胃、心、肝诸经热炽所致。仍宗原议,再进一筹。

处方:石决明24g(先煎),九节菖蒲2.4g,白通草2.4g,朱茯神9g,连翘心9g,象贝母9g,紫雪丹9g,天竺黄2.4g,广郁金4.5g,益元散15g(包),双钩尖9g(后入),淡黄芩4.5g,金银花9g,瓜蒌皮9g,京川贝6g(去心),光杏仁9g,茅根肉60g,羚羊角片0.9g,金器一具同煎代水。

三诊:昨投辛凉宣窍,清金肃肺等法,诸症悉减,宗前方出入(方略)。四诊时再予甘缓和胃,佐以清金(方略)。[张伯熙医案,《上海中医药杂志》1962(3):31]

按:本案为湿温化燥,燔灼阳明,劫阴动血。致使神昏抽搐,与《内经》"诸热瞀瘛,皆属于火"相合,故治以平肝息风,泻热宣窍法而收效。

(王 琦)

诸禁鼓栗,如丧神守,皆属于火

(一)

语出《素问·至真要大论》。言临床上多种口噤不开、鼓颔战栗、神志不安的病证,大多与火邪有关。

火性炎上,易窜经络。火热内盛,阳气被郁,隔阴于外,故见鼓颔战栗;火窜经脉,筋脉拘急,络道不利,故口噤不开;火热上扰,心神不宁,则神志不宁,惶恐不安。此等证候,为热盛于内,假寒于外,即所谓"热极生寒"之候。治当清热泻火,醒神开窍,方如牛黄清心丸(《痘疹世医心法》:牛黄、朱砂、黄连、黄芩、山栀、郁金),或安宫牛黄丸、紫雪丹等。

临床寒战鼓颔之证,亦有不属于火的,如外感的恶寒之盛、少阳的寒热往来、疟疾的寒战高热等,均可出现此种症状,临证需与之鉴别。

案例:刘某,男,28岁,农民。

5日前鼻唇处生一小疖,挤压后逐渐长大,翌日高热,寒战,灼热而痛,日渐扩大,影响咀嚼,经中西药物治疗未效。近两日更见面颊皆肿,壮热神昏(T39.6℃),口噤不语。两手握固,已3日未大便。故此以"败血症"急诊入院。察其疮疖红肿灼手,舌质红绛,苔黄干,脉大而数。辨证:疔毒走黄,内陷心包。治疗:泻火解毒,清心开窍,方用黄连解毒汤加味。

处方:黄连6g,黄柏12g,黄芩15g,栀子12g,七叶一枝花12g。送服安宫牛黄丸2粒。

二诊:当日连进2剂,次日泻大便2次,体温降至38℃。神志转清,口开能食稀粥,察舌脉亦转佳,仍宗上法,嘱再进2剂。

三诊:药后诸症皆减,疮肿亦见消散,继以滋阴清热、凉血解毒之法调理善后。共住院12日痊愈出院。(《周济安医案》)

按:本案系疔毒走黄,火毒内陷心包所致的高热寒战,口噤不语,神昏便闭,与《内经》"诸禁鼓栗,如丧神守"的病机相同,故用黄连解毒汤加味送服安宫牛黄丸,解毒清心而获效。

(王 琦)

(二)

语出《素问·至真要大论》。言多种口噤、鼓颔、战栗,如同丧失了神明守持的病症,大多与火邪有关。《素问·调经论》指出"阳虚则外寒",认为畏寒战栗多由卫阳失于温煦,寒气外束所致。而《至真要大论》则提出了火邪内郁,也可以导致阳气不得通达于外,而发生畏寒诸症,这种情况可以称为火郁证。赵绍琴、李士懋对火郁证多有阐述,认为火郁证因火郁于内,在内可表现出一派热象,阳郁不达,在外因失阳气之煦而现一派寒象,并把脉沉而见躁、数等作为火郁证的典型脉象。今时之人,饮食厚味,内热由生,疏于运动,气血壅滞,热郁于内不得发泄,多见火郁之证。《素问·六元正纪大论》提出"火郁发之",开治火郁之门径,为治火郁的根本大法。"发"即宣发、发泄,多用轻扬宣泄辛透等方法开郁散结,调畅气血。

案例1:畏寒案

侯某,女,65岁。2016年7月14日初诊。时沪上已为盛夏酷暑,患者来时犹穿厚衣,自谓畏寒,体温基本在35℃左右,且畏寒具有一定的发作性,发作时畏寒甚,以至战栗,伴双目流泪,平时安静则畏寒显,运动则减。自诉2年前感冒后出现此症,平素汗少,纳便皆可,寐安。舌苔薄腻,舌质淡红,舌尖略红。脉弦滑数,按之弦滑数,尺弱。

辨证:郁热内伏

处方:薄荷3g,僵蚕9g,蝉蜕9g,制大黄9g,巴戟天9g,黄芩9g,生地9g,羌活9g,茯苓12g,法半夏12g,生甘草6g。

二诊:7剂后,畏寒减,自觉慵懒,大便不成形。舌苔薄略腻,尖略红。脉弦滑略数,按之右弱滑,左略滑弦。药中肯綮,守法加减。

8月三诊,诉畏寒已止。

按:本案患者虽然一派寒象,但舌尖红,脉弦滑数,郁热内伏之征明显。至于畏寒发作时双目流泪,亦属火热所致,在《素问·解精微论》中有类似记载,认为泪水为肾中水精所化,由于心神的禀持,故一般情况下不会无故流出;如果阳气厥逆在上,火热燔目,又冒触风阳邪气,水不胜火,就会泣出。本案患者舌尖略红已经提示了火热郁于上焦,畏寒发作乃火热厥逆上冲,燔目故泣出。本案以升降散为主方加味,此亦是赵绍琴、李士懋的经验。升降散出于杨栗山《伤寒温疫条辨》。杨栗山认为此方中僵蚕为君,辛苦气薄,能引清气上朝于口,散逆浊结滞之痰,辟一切怫郁之邪气;蝉蜕气寒味咸甘,能祛风胜湿,涤热解毒,为臣;姜黄气味辛苦,祛邪伐恶,行气散郁,为佐;大黄苦寒,上下通行,亢甚之阳,非此莫抑,泻火补虚,为使。内郁火邪经升降散之升清降浊,可得宣泄疏发,火泄气达,畏寒自然消止。

案例2:肢厥案

刘某,女,23岁。自诉四肢厥冷,冬日、阴雨或经期为甚,目下黄斑年许,熬夜则加重,月经延期,上次月经8月21日。纳便俱可。舌苔薄,舌质红,舌尖红,点刺,齿印浅。脉紧略滑细,按之尺弱。

辨证:肝肾不足,郁火内伏。

处方:生熟地各16g,山萸肉10g,云茯苓10g,白僵蚕10g,全蝉蜕6g,片姜黄3g,制大黄10g,巴戟肉10g,白芍药10g,全当归10g。

患者服药7剂,肢厥消失。随访2个月,未见复发。

按:本案患者肢厥而反舌红,已属火郁征象。脉紧虽多属寒,但李士懋认为热结阻隔气机,气血被缚而不肯宁静,左冲右突,就会形成紧脉,所以紧亦主热结。火郁发之,仍以升降散宣发火邪,但本有肾元亏虚、肝血不足之证,故合方以归芍地黄汤。服药之后,郁火消散,兼因嘱之早卧养阴,多动养阳,故7剂之后,肢厥未曾复作。

(李海峰)

诸逆冲上,皆属于火

语出《素问·至真要大论》。言多种气逆上冲的病证,多与火有关。

火性炎上,易于上逆。若五志过极,郁而化火,火气上逆,犯肝则肝火上炎,犯肺则肺气上逆,犯心则心火上炎,犯胃则胃气上逆,如此等等,皆与火气上逆相关。尽管不少其他原因也可引起气逆而出现咳喘、呃逆、吐血、衄血等,但都不如火邪的病势急速,这在诊断上也具有重要意义。正如张介宾说:"火性炎上,故诸逆上冲者,皆属于火,然诸脏诸经,皆有逆气,则其阴阳虚实有不同矣。"

1. **肝火上炎,气火上逆** 火性炎上,如情感不遂,肝气郁结,郁久化火,气火上逆,即所谓"气有余便是火"。临床表现为头痛眩晕,耳鸣耳聋,面红目赤,口苦,急躁易怒,胁肋刺痛,或咳血、吐血、衄血,便秘尿赤,舌质红,苔黄糙,脉弦数。治当清肝降火,方予平肝泻火汤(自拟方:龙胆、夏枯草、代赭石、黄芩、天麻、钩藤、生地、生麦芽、甘草)。

2. **火热犯肺,肺气上逆** 肺气主降,如邪郁化热,内迫于肺,致肺气不顺,上逆而咳喘。症见发热咳喘,呼吸气粗,渴欲饮水,或哮喘不得平卧。治宜清肺泻火,方如加味麻杏石甘汤(习用方:麻黄、杏仁、石膏、甘草、桑皮、黄芩、鱼腥草)。

3. **心火上炎,移热小肠** 心为君火,居于上焦,与小肠互为表里。如过食辛辣,误服辛温之药,致邪热上扰,心神不宁,或移热于小肠。临床表现为舌尖红赤,舌体糜烂或溃疡,心烦口渴,夜寐不安,尿黄赤。治宜清心降火,方如导赤散(《小儿药证直诀》:生地、木通、淡竹叶、生甘草)加黄连、栀子。

4. **火热犯胃,胃气上逆** 胃气宜降,若饮食不节,留滞胃中,郁久化热,火热犯胃,气失通降,胃气上逆则见呕吐、呃逆等气逆证。临床表现为胃脘疼痛,嘈杂吐酸,呕吐呃逆,口臭烦躁,大便秘结,小便黄赤等。治宜清胃泻火,降逆和胃。方如竹叶石膏汤(《伤寒论》:竹叶、石膏、半夏、人参、麦冬、甘草、粳米)。此外,火热灼伤胃络,迫血妄行,还可引起吐血,治疗又当清胃泻火,凉血止血,方如泻心汤(《金匮要略》:大黄、黄连、黄芩)送服十灰丸。

案例1:王某,男,31岁。

呃逆连连,已达8日之久。便秘亦已数日,上次排便干结,致肛痛出血甚多,脐右侧如拳攻起,胃脘亦痛。

处方:旋覆花9g,代赭石9g,公丁香3g,大黄6g,芒硝9g,柿蒂5只。

复诊:服药1剂,呃逆即停,今日胃痛减,排便三四次,稍里急。

处方:川朴9g,川连3g,广木香3g,陈皮6g,黄芩6g。2剂停诊。〔姜春华医案,《中医杂志》1959(4):56〕

按:本案系热结胃肠,胃气上逆,腑气不行所致的呃逆,与《内经》"诸逆冲上,皆属于火"相合,故用旋覆花、代赭石、丁香、柿蒂降逆止呃;大黄、芒硝、川朴通腑泻热,1剂而愈。

案例 2:林某,女,24 岁。1984 年 11 月 8 日初诊。

经行吐血,经净方止,量多色鲜,来势较猛。平时月经周期尚规律,经量减少,色黯淡。腹胀痛,情志忧郁,大便干燥,口干鼻燥,手足灼热,食欲不振,病延近年,经汛将届,苔薄,质艳红隐紫,脉细弦。

辨证:肺阴不足,肝郁化火。

治法:急则治其标,用自拟归经汤加味。

处方:煅瓦楞子 30g,炙卷柏 10g,川牛膝 15g,益母草 9g,当归 9g,粉丹皮 9g,柴胡 9g,炙白薇 9g,薄荷 4g,天麦冬各 9g,琼玉膏 10g(冲入),7 剂。

二诊:患者由外地而来,自云每遇经前自服上方药 7 剂,至今已 5 个月,未再吐血,仅感口干咽燥,易于感邪,拟生脉饮合玉屏风散,以养阴清肺,连服数月,以资巩固。(肖俊逸医案)

按:倒经之由,多因肝经郁热,久而化火,伤及他经,气火上炎,血随火升,为其临床常见的重要病因之一。根据《内经》"诸逆冲上,皆属于火"之理论,结合实践经验,自拟归经汤加味治之。方中瓦楞子,味咸质重,有平肝降逆之功,配牛膝引血下行,合益母草祛瘀行经,加卷柏清热凉血,旨在热者清之,逆者降之,则经归常道而无逆行之患也。

(王 琦)

诸躁狂越,皆属于火

语出《素问·至真要大论》。言多种躁动不安,狂乱妄动,神志失常的病证,大多与火邪有关。

烦躁不安,狂躁奔走,行为越常,神志失常的狂证,多由七情所伤,五志化火,酿成痰浊,痰火相搏,内扰心神,迷闭心窍所致。故《证治要诀》说:"癫狂由七情所郁,遂生痰涎,迷塞心窍,不省人事,目瞪不瞬,妄言叫骂,甚则逾垣上屋,裸体打人。"因于火邪所致的狂证,临床起病急骤,先有性情急躁,头痛失眠,两目怒视,面红目赤,突然狂乱无知,逾垣上屋,叫号骂詈,不避亲疏,或殴人毁物,气力逾常,不眠不食,舌质红,苔黄,脉滑数等。治疗当清心泻火,涤痰开窍。方如生铁落饮(《医学心悟》:生铁落、辰砂、天冬、麦冬、胆星、贝母、橘红、远志、连翘、石菖蒲、茯苓、茯神、玄参、钩藤、丹参)加黄连;便秘者,加大黄;肝火盛者,加龙胆。

火为阳邪,易于伤阴,若狂病日久,病势转缓,呼之亦能自止,且有疲惫之象,多言善惊,时而烦躁,面红形瘦,属燥口干,舌质红,脉细数等,此为火盛伤阴,心阴内耗,心神失养,虚火上炎所致。治疗又宜滋阴降火,安神定志,方予二阴煎(《景岳全书》:生地、玄参、麦冬、枣仁、黄连、木通、茯苓、甘草、灯心)。

案例1:都某,年三旬。

得癫狂失心证。病因:心郁生热,因热生痰,遂至癫狂失心。症见言语错乱,精神昏瞀,时或忿怒,时或狂歌,其心中犹似烦躁,夜不能寝,恒以手自挠其胸,盖自觉发闷也。问之亦不能答,观其身形似颇强壮,六脉滑实,两寸尤甚,一息五至。诊断:人之元神在脑,识神在心,心脑息息相通,其神明自然长醒,此证之脉其关前滑实太过,系有热痰上壅将其心脑相通之路堵塞,遂至神明有所隔碍,失其常性,此癫狂心之所由来也。治之者当投以开通重坠之剂,引其痰火下行。

处方:生赭石 47g(轧细),川大黄 42g,清半夏 15g,芒硝 12g。药共 4 味。先将赭石、半夏煎 10 余沸,加入大黄煎 2~3 沸,取汤一大盅,入芒硝融化温服。

复诊:3 日服药 1 次(凡降下之药不可连服,须候其心气稍缓再服),共服 3 次,每次服药后通下大便 2~3 次,似有痰涎随下,其精神较前稍明了,诊其脉仍有滑实之象,身体未见衰弱,拟再投以较重之剂,盖凡癫狂之甚者,非重剂治之不能愈也。

处方:生赭石 62g(轧细),川大黄 30g,芒硝 12g,甘遂 4.5g(细末)。药共 4 味。先熬赭石 10 余沸,入大黄煎 2~3 沸,取汤一大盅,入芒硝融化,将服时再入甘遂末。

二诊:将药如法煎服 1 剂,下大便 2~3 次,中多兼痰块、挑之不开,此所谓顽痰也。从此精神大见明了,脉象亦不复滑实矣。拟改用平和之剂调治之,病遂痊愈。(《医学衷中参西录·痫痉癫狂门》)

按:本案躁动不安、狂歌忿怒、神志失常等,系痰火扰心、迷闭心窍所致。恰中《内经》"诸躁狂越,皆属于火"的病机,故治疗以泻火通腑、重镇安神而获救。

案例2:周某,男,40 岁。

主诉:素有遗泄、滑精病史,多方治疗未效。忽然两耳失聪,终日感有鸣响之声,疲乏无力,纳差,睡眠不实。

辨证:肾阴亏虚,精不上承。

治法:耳聋左慈丸方,嘱服 1 个月,每日两服,每次 6~10g。

服后有效,复诊时嘱其守方继服,约 2 个月后,两耳竟能逐次聪复,遗泄亦减。在治疗过程中,因久服丸剂,似有妨碍胃纳,乃阴药久服致胃阳不振,辅以五味异功散数剂,即转正常。(周筱斋医案,《中国现代名医医案》)

按:查耳聋之由,临床原因虽多,但尤其与足少阴(肾经)、足少阳(胆经)之病变关系最密切。此例患者先有遗泄、滑精病史，继而出现耳聋、失聪、耳鸣，询问之尚有腰酸、胫骨酸楚之症状，更兼有疲乏无力、纳差、睡眠不实等表现，当为足少阴之病证，思考《内经》"精脱者耳聋""液脱者……胫酸耳数鸣"之说，与此证颇相符合，故从滋肾通窍论治，应用耳聋左慈丸而获良效。

（王　琦）

诸病胕肿，疼酸惊骇，皆属于火

（一）

　　语出《素问·至真要大论》。胕，通腐。火毒之邪流淫，灼营血，腐肌肤，故腐肿而疼痛酸楚，惊骇不已。此病类似于丹毒流火病，常发于小腿足部，局部红肿热痛，色如涂丹。恙由素体血分有热，复有肌肤被损，湿热火毒之邪乘隙侵入，郁阻肌肤而发。

　　曾治一青壮年男性患者，近2周来右下肢皮肤红肿成片，色如涂丹，去某医院外科用青霉素治疗1周，疼痛缓解，红肿依然如故。遂求治中医，经友人介绍来诊。查右下肢皮肤红肿，按之热感，稍疼痛，行走困难。患者素体尚健，阳气偏旺，嗜食膏粱厚味，形体肥胖，有高血脂、高血压、糖尿病病史。诊舌干少津、苔微黄厚腻、质红，脉弦实。此素体湿热内蕴于血分，近日工作忙碌，频繁走路，促发流火，但否认过去有流火病史。治宜清热凉血解毒，内外合治。内服方：丹皮12g，赤芍15g，连翘12g，金银花12g，红藤30g，败酱草30g，蚤休30g，黄花地丁30g，紫花地丁30g，生甘草6g。14剂。外用金黄散调敷患处，每日1次。2周后红肿减，按之灼热感好转，不痛，可以行走。药已对症，不必更章，仍以原方内外兼治，再2周，完全康复，随访3年未见复发。

（王庆其）

（二）

　　语出《素问·至真要大论》。言多种浮肿疼痛、酸楚、惊骇不定、心神不宁的病证,大多与火邪有关系。

本条所指的病证,历代医家注释各不相同,但从临床实际出发,可能是下肢流火、丹毒等引起的足背肿胀,连及下肢酸痛,甚则惊骇不宁的火毒证。火毒炽盛,内蕴营血,血分积热,流于肤表,故见红肿;毒滞瘀阻,气血运行不畅,故疼痛酸楚;心主血,主神明,血分热盛,上扰神明,心神不宁,故见惊骇不定,治疗当清热解毒,凉血泻火,方予黄连解毒汤加味(习用方:黄连、黄柏、黄芩、栀子、金银花、赤芍、蒲公英、紫花地丁、甘草)。若毒陷心营,症见高热神昏,谵语,舌红绛者,又宜配服安宫牛黄丸清热解毒,醒神开窍。

案例:应某,女,37岁。初诊日期:1972年4月27日。

患者前天左足背及左小腿红肿胀痛,局部发热,行走时疼痛加剧,口渴,思冷饮,不思食,时而呕逆,尿短赤,大便3日未行,伴有发热。既往无类似病史。检查:体温39℃,呈昏睡状态,问之不语,表情痛苦,面赤唇焦,左足背及左小腿下1/3皮色红赤,形如云片,略肿,局部扪之灼手。白细胞计数$2×10^9$/L。脉弦数有力,舌尖红,苔黄。

辨证:湿热下注,火毒攻心(左小腿丹毒)。

治法:清热利湿,解毒护心。

处方:金银花24g,蒲公英24g,大青叶10g,连翘18g,黄连6g,生栀子10g,归尾10g,赤芍10g,车前子10g,生地20g,猪苓10g,灯心炭10g,薄荷3g,川军10g(包),绿豆衣10g,陈皮6g。

每日2剂,每6小时服1次。另服梅花点舌丹,每次1丸,每4小时1次。外用药:外敷雄黄软膏,每日2次。

二诊:服上方3剂,神志清,呕逆已止,疼痛减轻,大便已通,稍能进食,局部皮肤赤红变浅。体温减退(37℃),白细胞计数$1.2×10^9$/L。舌苔薄黄,脉弦略数。依前方加减(方略)。每日1.5剂,每8小时服药1次。外敷芙蓉软膏,每日2次。

三诊:一切恢复正常,左足及左小腿皮色亦恢复正常。嘱继续按前方服药4剂,每日1剂,以巩固疗效。随访4年,未再复发。(《房芝萱外科经验》)

按:本案系湿热下注、火毒攻心之丹毒,症见足背及小腿红肿胀痛、神昏、嗜睡等,与《内经》"诸病胕肿,疼酸惊骇,皆属于火"相符,故治疗以清热利湿、解毒护心而获痊愈。

(王　琦)

诸胀腹大，皆属于热

（一）

语出《素问·至真要大论》。胀是一种自觉症状；腹大则是形态显膨隆。胀而腹大，属胀满。《素问·玉机真藏论》有"脉盛，皮热，腹胀，前后不通，闷瞀，此谓五实"之记载。此"腹胀大"且病机属热，当是实胀。由邪热内结肠胃，气机郁滞，腑行不畅，而为胀满。《丹溪心法》认为蓄血、食积、大怒、外寒、内热等都能引起腹胀，同时还指出："七情内伤，六淫外侵，饮食不节，房劳致虚，脾土之阴受伤，转运之官失职，胃虽受谷，不能运化，故阳自升，阴自降，而成天地不交之否，清浊相混，坠道壅塞，郁而为热，热留为湿，湿热相生，遂成胀满。"丹溪所析颇全面，但从临床实际看，在杂病中大抵寒胀多而热胀少，在外感病中一般热胀多而寒胀少。

案例：5 年前曾治一肠梗阻患者，男，45 岁。

10 年前曾患肠癌而手术治疗，因化疗有反应，5 年中坚持用中药调理，无非扶正、解毒、消癥、化瘀、散结之类方药，尚算平安无事。平常来诊主诉中经常有右下腹隐痛、大便不爽等，近 1 周来右下腹隐痛加剧，追问其 1 周未解大便，经用当归龙荟丸等通便未果。昨夜腹痛腹胀加剧去医院看急诊，经 X 线腹部平片检查，考虑肠梗阻，用西药处理后腹痛缓解，大便很少。来诊时仍有小腹作胀，隐隐作痛，大便少许、伴有黏冻，舌苔厚腻，脉滑实。此粘连性肠梗阻，肠中热结未除，腑行不畅，气机郁滞，急宜承气法荡涤肠中热结。

处方：元明粉 9g（后下），生大黄 9g（后下），枳壳实各 12g，厚朴 9g，大腹皮 15g，黄连 6g，甘草 4.5g，麻仁 30g。

2 剂后，大便 5 次，泻下水样粪便，继后有少许腥臭黏液，腹胀腹痛减，肠鸣基本正常。

继用方：炒白术 12g，焦米仁 30g，枳壳 12g，术香 9g，茯苓 15g，制香附 12g，黄连 6g，黄芩 12g，乌药 9g，麻仁 20g，甘草 4.5g，大枣 10 枚。

7 剂后诸症悉平。嘱保持大便通畅，多食果蔬等粗纤维食品。继后 5 年中又有 2 次发生类似情况，但证情较轻，每次均用中药清理肠中热结，胀痛便秘即平。

（王庆其）

（二）

语出《素问·至真要大论》。言多种胀满腹大的病证,大多与热邪有关。

胀满腹大因于热邪者,常因暴饮暴食,或恣食不洁之品,或过食膏粱厚味、辛辣之物,致使食物停滞不化,郁久化热;或外感六淫之邪,入里化热,热结胃肠等,均可导致中焦运化受阻,脾胃升降失调,胃肠腑气不通,发为胀满腹大等。临床多兼见大便燥结,口渴心烦,甚则潮热谵语,神志昏迷,循衣摸床,舌苔黄燥,脉沉实。治疗当泻热通腑,行气除满,方如大承气汤(《伤寒论》:大黄、厚朴、枳实、芒硝);若痞满不实,燥坚不甚者,改用小承气汤(《伤寒论》:大黄、枳实、厚朴)。

此外,临床胀满腹大亦不尽全属热邪引起,也有因于寒邪、湿邪、气滞、血瘀、水停所致的,临证当结合患者全身情况,审证求因,分别采用散寒、除湿、行气、活血、逐水等法治之。

案例:石某,男,31岁,农民。

3日前因过食油荤,入夜呕吐腹痛,自服藿香正气水2瓶,次日呕虽止而胃腹胀满不适,阵阵剧痛,当地医生按胃炎常规处理,药后未效,故此来院就诊。察其面色潮红,精神萎靡,胃腹扪之如鼓,叩之有声,拒按,舌质红,苔黄干,脉滑数有力,体温39℃。此为食积化热,热结胃肠,腑气不通之证。治当泻热通腑,方拟小承气汤加味。

处方:大黄12g(另泡兑服),枳实12g,厚朴12g,炒莱菔子18g。

1剂后泻下2次,诸症皆减,再进1剂而愈,继以益胃汤加味滋阴清热,而作善后之图。(《周济安医案》)

按:本案胃腹胀满,扪之如鼓,叩之有声,与《内经》"诸胀腹大,皆属于热"的病机相吻合,故用小承气汤加味泻热通腑,1剂症减,2剂而愈。

（王　琦）

诸病有声,鼓之如鼓,皆属于热

语出《素问·至真要大论》。言多种肠鸣有声,腹部胀满,叩之如鼓的病证,大多与热邪有关。

腹中肠鸣有声,腹部胀满,叩之如鼓的病证,多因情志不遂,肝失条达,肝郁气滞,乘脾犯胃,致使脾胃健运失调,传导失司,湿热由生,壅滞胃肠,发为此疾;亦有因于饮食不节,食积化热,壅滞中焦,伤及脾胃,津亏内燥,以致传化功能失职而成。前者临床以腹胀胁满、肠鸣有声、时欲太息、大便不畅、不思饮食、口干苦、脉弦数、舌红苔黄等为特征,治宜疏肝理气、清热利湿,方予化肝煎(《景岳全书》:青皮、陈皮、白芍、丹皮、栀子、泽泻、贝母)加莪术、槟榔。后者临床以腹胀肠鸣、扪之如鼓、叩之有声、或泄泻时作、纳呆痞满等为特征,治宜健脾消积、清热除满,方予香砂枳术丸(《摄生秘剖》:木香、砂仁、枳实、白术)加胡黄连。

临床肠鸣有声,叩之如鼓的病证亦并非热证所固有,如脾虚腹胀、寒湿积聚、水湿内停等,应注意鉴别,然治疗又当别论。

案例:张某,女,36岁,干部。

素有慢性肝炎病史,1年前复发,经中西药物治疗,肝功能基本恢复正常。近1个月因情志不遂,又见胁肋胀痛,胃腹满胀,阵阵肠鸣如雷,叩之有声,大便溏薄,心烦易怒,失眠多梦,舌质红,苔薄黄,脉弦数。此乃肝病及脾,气郁化热之候。治当疏肝理脾,清热解郁,方用丹栀逍遥散加减。

处方:丹皮 10g,炒栀子 12g,柴胡 12g,白芍 15g,白术 12g,茯苓 12g,青皮 12g,炒川楝 12g,甘草 3g。

二诊:上方 4 剂后,胁痛明显减轻,腹胀消失,肠鸣停止,察舌脉变化不大,仍宗前法,继以上方加郁金 12g,共服 6 剂。告愈。(《周济安医案》)

按:本案胃腹胀满,肠鸣如雷,叩之有声,系肝病及脾,气郁化热,热结胃肠所致,与《内经》"诸病有声,鼓之如鼓,皆属于热"的病机相应,故用丹栀逍遥散加减,疏肝理脾,清热解郁而获效。

(王　琦)

诸转反戾,水液浑浊,皆属于热

(一)

语出《素问·至真要大论》。"转反戾"皆属筋脉转筋、角弓反张、拘挛为患。从病机十九条看,筋脉拘急痉挛的病机有风伤筋膜、寒客筋脉、湿滞筋脉、火热煎灼筋脉等原因,但若伴有"水液浑浊"者,那么病机必然属于热无疑。可见,本条着眼水液的性状,是确定寒热病机的关键。在理解时可与另一条病机"诸病水液,澄彻清冷,皆属于寒"对勘。水液的范围亦包括患者排出的痰、涕、便、溺、呕吐物等。"浑浊"正与"澄彻清冷"相反,一般指黄赤、混浊、略稠、腥臭等性状。如咳喘病中,痰液黄稠,多属热痰,为肺热;鼻涕黄稠、腥臭,属鼻渊中的热邪侵窍;妇科带下黄赤、混浊、腥臭,多属湿热下注;外科疮疡溃破流出黄浊脓液者,多属热毒为患;小便黄赤、混浊者,属湿热下注;腹泻大便黄赤、黏稠者,为湿热痢等。

案例:10年前曾治一大叶性肺炎患者,男,30余岁。

因劳作时淋阵雨而出现胸痛,咳嗽,咯出少许铁锈色痰,伴畏寒怕冷发热,2日后体温升至39℃,遂送医院急诊,X线胸片示右下大叶性肺炎。用西药抗生素等治疗后热退,唯咳嗽胸痛减而未尽,遂要求中医同时治疗。刻下诊舌苔黄厚腻,追问咯痰色薄黄、黏稠,量不多,咯之不爽,右侧胸痛隐隐,咳嗽时作,纳不多,脉滑带数。

辨证:邪热壅肺,痰热交结。

治法:拟清肺化痰止咳。

处方:芦根15g,桃杏仁各12g,薏苡仁30g,瓜蒌皮12g,黄芩20g,百部12g,白前12g,鱼腥草30g,七叶一枝花30g,川贝母12g,甘草4.5g。

5剂后,上述诸症明显改善,咳减,痰少,舌腻改善,觉口干。痰热渐退,上方去薏苡仁,加天麦冬各12g。7剂后,诸症悉平,继以补气养阴润肺善后,再2周后痊愈出院。

按:本案咯铁锈色痰,乃大叶性肺炎的典型主症,也是中医辨证痰热的着眼点,病势急,用药取效迅速,经随访1个月均好。

(王庆其)

(二)

语出《素问·至真要大论》。言多种转侧不利,背反张,以及身曲不能直立,液体排泄物混浊的病证,大都与热邪有关。

因热邪所引起的筋肉挛急,角弓反张,多系肌体感受暑热火毒,热极生风,扰窜经络;或邪热伤阴,筋脉失养所致。前者属实,以身热,四肢抽搐,甚或角弓反张,牙关紧闭,神昏不清等为特征;后者偏虚,以低热不退,手足蠕动,甚或筋肉眴动,转侧不利等为特点。前者治宜清热息风,方予羚角钩藤汤;后者治宜滋阴息风,方予大定风珠。

因热邪所致的水液混浊,多系膀胱热结,或湿热下注,膀胱气化不利而引起,症见小便黄浊,或尿液混浊如米泔,尿道热涩疼痛,舌质红,苔黄或黄腻,脉数或濡数。治当清热利湿,通利膀胱。方予八正散(《太平惠民和剂局方》:车前子、木通、瞿麦、萹蓄、滑石、甘草梢、大黄、栀子)加萆薢。

本条抽搐与排泄物混浊之证,大都因热引起,但从临床实际看,两者并不一定同时出现。

案例:胡小英,女,3岁。

高热无汗,昏睡不醒,颈项强直,痰鸣气粗,一遇触动即四肢抽搐,角弓反张。今天喷射性呕吐4次,经化验等检查,已确诊为流行性乙型脑炎(重型)。今按脉弦数,指纹透过命关,纹色红,苔白腻。此暑湿挟表,内闭心窍,证属急惊险证。姑拟清暑开窍、利痰泻火为治,慎防他变。

处方:香薷、瓜蒌仁各4g,连翘、竹茹、菖蒲各6g,鲜芦根20g,西瓜翠衣9g,天竺黄、元明粉各3g(分冲)。

二诊:服药2剂。气粗痰鸣好转,呕吐略平,身见微汗,唯患儿仍昏睡,四肢频搐,目闭不开,眼球上吊,舌苔脉象如前。此肝风内动、温热炽盛之故,改拟平肝息风为治。

处方:珍珠母20g,龙胆5g,炙蜈蚣4条,生白芍、双钩藤(后下)各9g,白僵蚕、菖蒲各6g,菊花4g。

三诊:翌晨抽风缓解,四肢不僵,口能自开,神识较清,眼能睁开看人,舌苔如前,脉象转沉缓。内风趋止,湿热未除,法当化湿清热,平肝息风。(方略)

四诊:服药5剂,体温正常,精神渐复,神识清楚,唯手指时有颤动,食欲较差。此邪去阴虚胃弱之故,再拟益阴健胃治之(方略),共进10剂,告愈,无任何后遗症。[李济仁医案,《新中医》1983(6):52]

按:本案系热极风动,内闭心包所致的"急惊风",以四肢抽搐、角弓反张、颈项强直、昏睡高热等为特征,同《内经》"诸转反戾……皆属于热"的病机相合,故治疗始终以清热息风之法而获痊愈。

(王 琦)

诸呕吐酸,暴注下迫,皆属于热

(一)

语出《素问·至真要大论》。此由胆热犯胃,或食积化热,胃失和降而上逆,则呕吐酸腐;热走肠间,传化失常,则泄泻;热性阳动,来势急迫,故其特点为暴泻如注,势如喷射;湿热交结肠道,气机阻滞,故见里急后重、粪便秽臭。此古代称为"热泻"。《症因脉治》:"中热泻之因,热淫以胜,湿火炎蒸,积热之人,又中邪热,则中热泄泻矣。"《医宗必读》称"火泄":"火泄者,腹痛泻水,肠鸣,痛一阵,泻一阵,火也。"伤食、酒积也可导致类似病证。《症因脉治》:"食积泻之因,饮食自倍,膏粱纵口,损伤脾胃,不能消化,则成食积泄泻之症。""酒积泻之因,其人浩饮失度,或饮冷酒,伤其肠胃,湿热之气,蒸酿于中,积湿成热。"治疗方面,如系热泻,可用黄芩汤加柴胡、葛根等。秦景明治外感中热泻,分热在表者用柴葛芩连汤,热在里者用枳壳黄连汤。若伤寒阳明腑实,燥屎内结,亦可见下利清水,为热结旁流之象,治宜攻下燥结,方用大、小承气汤或调胃承气汤化裁。伤食泻可用保和丸、枳术丸,如食滞较重,泻之不畅者,可因势利导,采用通因通用法,以枳实导滞丸,以推荡积滞为主,食积去而泻自止。倘若系酒积致泻,宜清化湿热,佐以解酒毒,药用黄连、厚朴、枳椇子、葛花、枳壳、山楂、麦芽、陈皮、木通、甘草等。葛花解酲汤、平胃四苓散等也可随症化裁。

案例:蔡某,男,36岁,1967年7月。

腰痛腹泻,伴里急后重1个月。患者素嗜酒,时值酷暑,劳作于烈阳,汗出甚多,既饥又渴,暴饮冰冷啤酒2瓶,复以海鲜佐食,夜卧露天。次日即吞酸吐呕,吐出酸腐难闻,午后又起泄泻,初如水样,伴腹痛,继以如败卵及不消化食物,里急后重,舌黄苔垢腻,脉滑而数。送当地卫生院急诊,经西医药处理后好转,唯腹痛腹泻,伴里急后重症不减,大便4次/d,有少许黏冻,大便化验阴性,遂求诊中医。此酒、食、热、寒交织为患,加之素嗜酒,湿热内蕴,下注肠道,传化失职。拟木香槟榔丸法出入。

处方:木香9g,槟榔12g,青陈皮各9g,葛根30g,川连6g,黄芩15g,马齿苋30g,延胡索12g,炒白术芍各12g,甘草4.5g。

7剂后诸症若失。再以上方加减善后:炒白术12g,焦米仁15g,藿佩兰各12g,制半夏12g,川连4.5g,茯苓15g,木香6g,青陈皮各9g,黄芩12g,焦楂曲各12g。7剂,告愈。

(王庆其)

(二)

语出《素问·至真要大论》。言多种呕吐酸水,急暴泄泻,里急后重的病证,大多与热邪有关系。

因热所引起的呕吐酸水,多由脾胃积热,或肝火过盛,致使胃失和降,胃气上逆,发为此证。故刘完素说:"胃膈热甚则为呕,火气炎上也。酸者,肝木之味,由火胜制金,不能平其肝,故肝木自甚,故为酸也。"此种证候,治疗总宜清其热邪,降其上逆之气。病在脾胃者,治以清热和胃、降逆止呕,方予半夏泻心汤(《伤寒论》:制半夏、黄连、黄芩、党参、干姜、炙甘草、大枣)。病在肝胃者,治以清肝泻火、和胃降逆,方予左金丸(《丹溪心法》:黄连、吴茱萸)加龙胆、竹茹等。

因热所致的急暴腹泻,里急后重,多由湿热疫毒,损及肠道,致使肠道气血壅滞,脑膜脂膏败坏,传化失常而引起,常伴腹痛、下利赤白脓血、舌苔黄腻、脉滑数等症。治疗当清热除湿,调气行血。方用芍药汤(《素问病机气宜保命集》:芍药、黄连、黄芩、大黄、槟榔、当归、木香、肉桂、甘草)。

案例 1:童某,女,35 岁。

候诊时呕吐不止,披发捶胸,面赤,舌苔厚腻,白中带黄。诉胸中难受,如火焚,有气上冲。

处方:柴胡 9g,竹沥 30g,茯苓 9g,珍珠母 30g,青皮 6g,川连 2.4g,苏子 9g,白芍 9g,钩藤 9g,瓜蒌皮 9g,桂枝 3g。

复诊:服药 1 剂,所患全失,判若两人,舌苔尚腻白,胸间气闷。

处方:柴胡 9g,白芍 9g,苏子 9g,桂枝 6g,广郁金 9g,陈皮 6g,茯苓 9g,瓜蒌皮 9g,香附 6g。

3 剂后不再作,停诊。[姜春华医案,《中医杂志》1959(4):56]

按:本案为火气上逆、胃失和降的呕吐,与《内经》"诸呕吐酸……皆属于热"病机相合,故予清热和胃、降逆止呕而收效。

案例 2:胡某,男,27 岁。

2 日前误食不洁瓜果,次日腹痛腹泻,发热呕吐,自服"痢特灵"未效。今日下利 10 余次,全为赤白脓血,时时腹中切痛,有里急后重感,心中烦躁,口渴欲饮,不思饮食,尿黄赤短少,故来院就诊。察其舌质深红,苔黄腻,脉滑数。此为热移肠中,酿成痢疾。治宜清热解毒,行气调血,予芍药汤加减。

处方:芍药 12g,黄连 6g,黄芩 12g,槟榔 12g,木香 10g,当归 10g,白头翁 12g,马齿苋 30g。

复诊:上方服后,2 剂症减,4 剂而愈,后以六君子汤加减调理善后。(《周济安医案》)

按:本案系热滞肠道,酿成之痢疾。患者暴下赤白脓血,里急后重,与《内经》"暴注下迫,皆属于热"的理论吻合,故治以芍药汤加减清热解毒,行气调血而获效。

(王 琦)

诸暴强直，皆属于风

语出《素问·至真要大论》。言突然发生的多种以强直为特征的病证，大多与风邪有关。

风为阳邪，善行数变，为百病之长。故《素问·风论》说："风者，善行而数变……故风者百病之长也，至其变化，乃为他病也，无常方，然致有风气也。"风邪致病，有外风、内风之别，其发病皆可引起强直现象，不过在症状上，内风缓而外风急。本条病起暴急，故多指外风而言。若人体正气内虚，外风则乘虚而入，风邪袭表，阻滞太阳经脉，经气不和，故见颈项强直等症，治宜祛风散邪，调和营卫，方用桂枝加葛根汤（《伤寒论》：桂枝、白芍、大枣、生姜、甘草、葛根）。若系创伤以后，疮口未合，感受风毒，侵于经脉，致使经气不利者，症见项背强直，牙关紧闭，四肢抽搐，甚则角弓反张，反复发作等，此为"破伤风"，治宜祛风定痉，方用玉真散（《外科正宗》：防风、南星、白附子、天麻、白芷、羌活），或五虎追风散（山西省史传恩家传方：南星、天麻、蝉蜕、僵蚕、全蝎）。

案例：袁某，女，54岁。

因切菜左手示指外伤，当时用旧布包扎止血，伤口自愈。11日后突然牙关紧闭，吞咽困难，在当地公社医院治疗无效，病情反而加重，全身性抽搐，第12日急转徐埠公社医院住院治疗。临床表现为神志清楚，苦笑面容，牙关紧闭，张口齿距约半指，吞咽困难，颈项强直，角弓反张，拘急抽搐频繁，两目上视，痰涎壅滞，脉弦滑。诊断：破伤风。证属风邪侵入破伤之处而成，属于外风为患。《沈氏尊生书》指出："惟跌打损伤，疮口未合，贯风而成，此为真破伤风。"《内经》又说："诸暴强直，皆属于风。"故拟祛风、化痰、镇痉之法。方药：五虎追风散加味。

处方：蝉蜕30g，制南星9g，明天麻10g，全蝎6g，僵蚕10g，制白附子5g，防风10g，白芷6g，羌活9g，荆芥9g，双钩12g，菖蒲10g。

3剂药后抽搐减轻，两目上视消失，痰涎减少，能进流质，齿距一指，原方再进。5剂药后，抽搐缓解，痰涎基本控制，能进稀饭，齿距二指半。此方加减续进15剂，诸症皆减，能吃饭，步行活动，则改健脾化痰，调理善后，痊愈出院。［韩莲云医案，《江西中医药》1983（1）：3］

按：本案颈项强直，角弓反张，拘急抽搐，符合《内经》"诸暴强直，皆属于风"的病机特点，故治疗以祛风为主而获痊愈。

（王 琦）

诸痉项强,皆属于湿

(一)

语出《素问·至真要大论》。湿为阴邪,其性黏腻,且易伤阳气,筋脉得不到温煦,可见筋脉拘急,而见项强不舒,屈颈不利。《素问·生气通天论》云:"阳气者,精则养神,柔则养筋。"筋脉必赖肝血之滋养,但也离不开阳气之温煦,方能屈伸自如。类似记载在《素问·生气通天论》还有:"湿热不攘,大筋软短,小筋弛长,软短为拘,弛长为痿。"湿邪浸淫筋脉可致筋脉拘挛或迟缓。这在临床上十分常见。

案例:曾治一中年女性,来诊诉颈项牵强不利,头抬不起来,项背部板滞难受,手臂发麻。经 X 线颈椎正侧位片示第 4~6 颈椎有增生,伴退行性变化。追问病史,平素常伏案工作,前日曾淋大雨,天气炎热,复以电扇吹头发及衣服,当夜即颈项强急不利,转侧困难。舌苔白腻,脉缓滑。

辨证:寒湿侵犯筋脉,阳气不得舒展,筋脉拘急痉挛。

治法:拟羌活胜湿汤化裁。

处方:羌独活各 12g,川芎 15g,蔓荆子 12g,川藁本 12g,防风 12g,薏苡仁 30g,葛根 20g,炙地龙 15g,桂枝 9g,丹参 15g,延胡索 12g,秦艽 12g,木瓜 12g,桑枝 15g,甘草 4.5g。嘱热敷局部,转侧颈部。7 剂后证情明显好转,再 14 剂,证情基本消失。

按:此证,原有颈椎病,复淋冷雨,吹冷风,风寒湿三气杂至,合而为痹,营血痹阻,筋脉失养,诸症纷至。用祛风、散寒、化湿法以活血通络,寒湿散,营血行,痹痛得以缓解。

(王庆其)

(二)

语出《素问·至真要大论》。言痉病的发生,多与湿邪关系密切。湿为阴邪,重浊黏滞,易伤阳气,易阻气机,气滞血涩,不能润养筋脉,因而发生筋脉软短、拘急强直不柔之痉病。本病临床以筋脉拘急、身体强直、口噤反张等为特征。后世医家在继承《内经》理论的基础上，发展了痉病的病因和病机学理论，如《金匮要略》不仅以表实无汗与表虚有汗分为刚痉、柔痉，而且还提出因误治致痉的论述，即表证过汗、风病误下、疮家误汗等，致使外邪侵袭，津液受损，筋脉失养，以及"产后血虚，汗出中风"等，均可引发本证。其后，历代医家又在此基础上，结合临床实践，补充了《黄帝内经》《金匮要略》之不足，提出了内伤致痉的理论。如《景岳全书·痉证》说："凡属阴虚血少之辈，不能养营筋脉，以致搐挛僵仆者，皆是此证。"时至清代，湿热病学说的发展和成熟，更进一步丰富和扩充了痉证病因病理的认识，提出了热盛津伤，肝风内动，引发本证的论述。使痉证病因学说渐臻完善。如薛生白说："湿热证，三四日即口噤，四肢牵引拘急，甚则角弓反张，此湿热侵入经络脉隧之中，宜地龙、秦艽、灵仙、滑石、酒炒黄连等味。"（《湿热条辨》）

因于湿邪所致的痉证，临床表现有在表在里之别。在表者，多为湿蕴经脉，致使气血运行不畅，筋脉失养，发为痉证。临床表现以项背强直，微恶寒，身热不扬，肢体酸重，活动不利，舌苔白腻，脉浮缓等为特征。治疗宜祛风胜湿，方如羌活胜湿汤（《内外伤辨惑论》：羌活、独活、川芎、防风、藁本、蔓荆子、甘草）。在里者，多由于湿邪化热化燥，致使津液枯涸，邪热内传厥阴，引动肝风而致痉。临床表现以发热，口噤，四肢抽搐，甚则角弓反张，舌苔黄腻，脉濡数等为特征。治宜祛湿清热，息风镇痉，方如羚羊角钩藤汤加减（《通俗伤寒论》：羚羊角、钩藤、茯神、贝母、竹茹、地龙、滑石、黄芩）。

案例：谢某，男，35岁，农民。

于3日前因冒雨受凉，夜间出现恶寒，发热，头痛，急服姜汤1碗，未效。次日诸症如故，更见颈项强直，活动不利，身体重痛，转侧不利。察其舌苔白腻，脉濡缓。此乃寒湿袭表、表卫失司、气机失畅之证。治当散寒除湿解表，方拟羌活胜湿汤加减。

处方：羌活10g，防风10g，独活12g，川芎10g，薏苡仁24g，粉葛18g，白芷12g，桔梗12g。

上方服后，1剂症减，2剂汗出而愈。（《周济安医案》）

按：本案因冒雨受湿，症见颈项强直，活动不利，身体重痛，转侧不利，参之舌脉，合符《内经》"诸痉项强，皆属于湿"的病机特点，故以羌活胜湿汤加减祛风胜湿而获效。

（王　琦）

诸病水液，澄彻清冷，皆属于寒

（一）

语出《素问·至真要大论》。本条辨析病机的着眼点是水液的"澄彻清冷"，其中水液的概念，包含范围甚广，诸如痰液、尿液、脓液、鼻涕、汗液、大便性状、带下性状等。澄彻清冷，是稀薄、清冷、透明之意，这是确定寒性病机的要点，此正与另一条病机中"水液浑浊，皆属于热"相对应。从临床实际看，水液的性状确然是诊察寒热的关键所在。这说明《内经》所示，皆为临床实践经验的总结。例如，咳痰清稀者，多属寒痰，宜温化；小便清长者，多肾阳不足，宜温补肾阳；外科疮疡中，脓液清稀者，多属阴证，宜补气温阳托疮；妇科中白带清稀者，多属寒证，或寒湿下注，或脾肾阳虚，治当温散寒湿，或健脾温肾；鼻涕清稀者，多为寒邪侵窍，治宜祛风散寒辟浊；腹泻大便清稀如水，或如鹜溏者，多属寒邪侵犯胃肠，或脾阳不振，虚寒内生，治宜温散寒邪，或健脾温中。所以从水液性状来辨证寒热，实乃临床重要法门。

某女性患者，70岁，有老年性慢性支气管炎史10余年，常遇秋冬而发。近因天气骤冷，诱发感冒，继则慢性支气管炎发作，曾屡用抗生素及平喘止咳化痰药，证情稍减，但仍未平息。刻诊：咳嗽气促，走路时喘促尤甚，夜间尚能平卧，咯痰色白，清稀，如泡沫状，量多，昼夜约有300ml，无明显寒热，但怕冷肢倦，精神不振，食欲减退，大便少，舌苔白腻，脉弦滑。此久咳经年，肺脾肾皆虚，寒从内生，复感时邪，内外交困，痰气交阻。治先拟小青龙汤合三子养亲汤化裁，待标症稍缓，再以图本。生麻黄12g，桂枝12g，干姜9g，制半夏12g，细辛6g，五味子9g，莱菔子15g，白芥子12g，炙苏子12g，光杏仁12g，葶苈子12g，白前胡各12g，厚朴6g，枳壳实各12g，甘草4.5g。14剂后，咳喘略缓，咳痰量减少，食欲增加，苔白脉滑，走路依然喘促。夙痰根深蒂固，饮邪未尽，当再以祛邪为主，上方加炙紫菀15g，百部12g，继服14剂。证情进一步缓解，咳痰转稠，色白，量少，咳稀，大便通润，纳谷转馨。改拟标本并治方：黄芪30g，党参15g，炒白术12g，茯苓15g，甘草4.5g，白前胡各12g，制半夏12g，陈皮9g，炙苏子12g，炙紫菀12g，百部12g，黄芩12g，枳壳12g。此方加减调治匝月，诸证悉平，唯夜间尚有轻咳，痰少，纳便均调，行路喘息明显减轻。

按： 中医辨寒证，一从患者的主观感受怕冷、肢寒；二从医生的望诊，患者精神委顿，精神倦息，面色、舌色淡白等；三从患者的分泌物、排泄物观察，大多有淡白、清稀、湿润、透明等性状。该患者咯痰色白,如泡沫状,量多,属寒痰无疑。遂循仲景"病痰饮者,当以温药和之"的原则,用干姜、细辛、桂枝、半夏、陈皮等温化寒痰,往往收效满意。因此,辨痰液在本案辨治中具有重要意义。

(王庆其)

(二)

语出《素问·至真要大论》。言临床凡见小便、涕、泪、唾液及呕吐、泄泻等排泄物清稀、淡薄、寒冷者,多由外感寒邪或虚寒而引起。寒为阴邪,其性凝滞,主收引。感之则抑阳生湿,寒湿凝结不化,故见各种排泄物澄彻清冷。寒邪致病,临床有外寒、内寒之别,外寒致病多为实证,内寒致病多为虚证,外寒宜表散,内寒宜温化。如寒邪束肺,症见咳嗽痰稀,鼻塞流涕,发热恶寒,苔薄白,脉浮紧,治宜散寒宣肺,方用金沸草散(《类证活人书》:金沸草、前胡、荆芥、半夏、芍药、细辛、炙甘草)。若脾胃虚寒,症见呕吐清水,胃脘隐痛,四肢不温,或泻下完谷不化,舌淡,脉沉迟,治宜温中散寒,方用理中汤(《伤寒论》:党参、白术、干姜、炙甘草)。若大肠虚寒,症见久泻久利,泻下浊物清冷,小便清白,腹痛肠鸣,舌苔白腻,脉细弱或沉迟无力,治宜温肾健脾,涩肠止泻,方用真人养脏汤(《太平惠民和剂局方》:白芍、当归、党参、白术、肉豆蔻、肉桂、炙甘草、木香、诃子、罂粟壳)。如系膀胱虚寒,症见小便频数,色清白,夜尿多,苔白,脉沉细,治宜温肾散寒,方用缩泉丸(《妇人良方》:乌药、益智仁)。

案例: 朱某,男,56 岁,干部。

患者从 1940 年起,经常胃脘痛、胀满、泛酸、时有嗳气。1974 年疼痛加剧,呃逆不断,且呕吐清涎。后经西医诊断为溃疡性腺癌,因身体条件太差,不宜手术,劝其回家休养。至 1975 年春,脘痛加重,呕吐甚剧。每次食后即吐,常吃一碗饭,吐量可达 2 碗,有时呕吐量达半洗脸盆,呈清涎痰样。患者觉有冰凉感觉,小便多而白浊。1975 年 3 月 15 日嘱余试治。患者面部黧黑,唇紫红,脉沉迟。此病因虚衰甚而生内寒,故呕吐物清澈如水样,有冰凉感觉,脉沉迟。故当温中散寒而止呕。

处方: 黄芪、人参、白术、炮姜、陈皮、制附片、延胡索、乌贼骨、贝母、生麦芽、大枣、甘草。

1975 年 3 月 18 日二诊: 服上方 3 剂后,呕吐减轻,小便白浊基本消失。

其他症状也有减轻,能进食。续用前方加大附子量(每剂 120g),并加高良姜。

1975 年 3 月 21 日三诊:继服上方后,症状继续有改善,精神也有好转,嘱续用上方。

患者用此方,前后近年余,达 100 余剂,营养及精神状况有明显改善。["诸病水液,澄澈清冷,皆属于寒"临床应用体会,《陕西中医》1983(1):26]

按:本案以呕吐物清澈水样,有冰凉感觉,小便多而白浊为特征。根据《内经》"诸病水液,澄彻清冷,皆属于寒"的理论,诊断为脾胃虚寒,中阳不运,用附子理中汤加味,温中散寒而收效。

(王　琦)

(三)

语出《素问·至真要大论》。诸病水液,指各种病变中所出现的液状排泄物、分泌物以及体内潴留不能气化之水饮积液。澄彻清冷,言有形之物的性状寒冷而清稀。临床诸病所出现此类性状物,多为寒邪阳虚所致。如胃有不适,泛吐清水痰涎,是为胃寒不暖;尿频清长或带下稀薄白,多为肾阳不足,下元不固;汗出清冷,淋漓湿衣,则属阳虚表已失固;腹泻清稀,完谷不化,乃脾肾阳虚、中焦虚寒所致。诚如刘完素《素问玄机原病式》言:"澄澈清冷,湛而不浑浊也。水体清净,而其气寒冷,故水谷不化而吐利清冷水液,为病寒也。"此为临床辨证寒证的所依之据,指导临床起到引领路径、纲举目张之用。

案例:腹痛泻下如水案

钱某,女,74 岁。2004 年 1 月 14 日初诊。

患者自中年起大便水泻,日行 3~5 次,已 20 余年,尤其在饮食稍有不慎,或手触凉水冰物,或受寒风冷等情况下易诱发。受寒着凉即腹痛泻下如水。每日腹泻于凌晨即起,泻下水样完谷之物,大便日行 4~5 次而备感苦恼。周身怕冷畏风,望诊见其面部潮红,自诉面额烘热并口干但不欲饮,或饮水不多。《素问》有言"诸病水液,澄彻清冷,皆属于寒",虽有面部烘热潮红、口干之热象,但其本质仍为肾虚火衰,不能温煦脾土所致。只因久泻伤阴,虚火上浮,故有面红口干之状。此证属下元虚冷,命门火衰,火不生土,日久滑脱冷泻。治当温肾暖脾,固肠止泻,并引火归原而温下焦之寒。

方用:白术 15g,山药 15g,炙黄芪 15g,益气健脾;川朴 6g,半夏 6g,苍术

9g,防风 9g,燥湿行气;肉桂 6g,补骨脂 9g,吴茱萸 6g,陈艾 6g,温肾暖脾;乌药 6g,木香 6g,陈皮 6g,温通燥湿,调理气机;乌梅 6g,煅牡蛎 20g,酸涩固肠;川连 6g,上清虚热,下厚肠胃,并与木香合为香连丸之意(燥湿行气化滞);白芍 9g,炒用,去其凉性,取其缓急,并能制诸燥伤阴,与防风、白术配合为痛泻要方之意,泻肝实脾,脾虚以防肝木之克;葛根 15g,升津止泻,煨用涩肠升阳,发清阳而增止泻之功。全方温肾暖土,燥湿行气,补中有行,行中有止,使火能生土,脾得健运,清阳以升,寒湿得化,则下利清谷得止。一诊即见显效,水泻次数减少,面红炽热减轻,汗出已平,虚火已伏。则酌取附子、狗脊、赤石脂、诃子、肉蔻,选其一二而加之,取温肾暖脾、涩肠固泻之功,服药近月,大便已由水泻转溏软,次数由每日 5 次减至 2~3 次。若手不触及冷水,则大便基本维持日行 2 次。守法调治 2 个月左右,备药回宁波乡下。后其家人来诊其他病证时,随访询问,至今病情稳定,生活质量提高。

按:《素问》有言:"诸病水液,澄彻清冷,皆属于寒。"虽有面部烘热潮红、口干之热象,但其本质仍为肾虚火衰,不能温煦脾土所致。只因久泻伤阴,虚火上浮,故有面红口干之状。《医方集解》指出:"久泻皆由肾命火衰,不能专责脾胃。"此证属下元虚冷,命门火衰,火不生土,日久滑脱冷泻。治当温肾暖脾,固肠止泻,并引火归原而温下焦之寒。辨证正确,疗效满意。

(杨悦娅)

谨守病机,各司其属

(一)

学生时代曾跟随云南名医吴佩衡之女吴元坤老师上门诊。一次来了一位咽炎患者,看吴老师开出的处方是麻黄附子细辛汤,且吴老师解释属寒凝少阴而病。当即就感有些出人意料,心想咽痛还用温热药,是否用药过偏? 对吴师喜用温性药物的临床疗效持怀疑态度,没想不日患者登门拜谢,称多年陈疾终于得以根除。后见吴老师用麻黄附子细辛汤治疗乳腺炎破溃后久不收口者,同样见到奇效。私下里几位同学一起议论,感佩吴老师辨证准确,用药精当,"炎症"用热药,实属"艺高人胆大"。

自己独立临证后,不时遇到"炎症"患者,虽辨证无热象或不典型,但囿于医道不精,不敢贸然使用温热药物以治之,而是保守地给予清热或滋阴做一般处理,疗效不佳。及至一次自己感寒后咽痛,服用清热之品板蓝根后声哑,咽痛加剧。后改用麻黄附子细辛汤温散寒邪,一剂便效。以后对类似证候大胆温散,收效皆佳。

现引《吴佩衡医案》一则和同道共享:

案例:王某,女,成年。

始因受寒起病,恶寒,咽痛不适,误服苦寒清热养阴之剂后转成危证。余诊视之,患者头痛如劈,恶寒发热,体痛,咽痛,水浆不能下咽,痰涎涌盛,咽部红肿起白疱而破烂。舌苔白滑,脉沉细而兼紧象。不渴饮,此系寒入少阴,误用苦寒清热,致使阴邪夹寒水上逼,虚火上浮而成是状。取扶阳祛寒,引阳归舍之法,以加味麻黄附子细辛汤治之。

处方:附片40g,干姜26g,北细辛6g,麻黄5g,上肉桂6g,(研末,泡水兑入),甘草6g。

服1剂后寒热始退,咽部肿痛减去其半,再剂则痛去其七八,3剂尽,诸证霍然而愈。(《吴佩衡医案》)

按:咽痛乃一常见病证,今一见咽痛,多联想到“炎症”,于是多从肺热论治,投予清热之品,不论医者或病者皆认同此为常法。殊不知疗效不佳是因为违反了辨证论治之精神。《灵枢·经脉》云:“肾足少阴之脉……循喉咙,挟舌本……是主肾所生病者,口热舌干,咽肿上气……”

可见,咽痛并非一定属肺热,辨证治疗必当“审察病机,无失气宜”(《素问·至真要大论》),才能中的,收桴鼓之效。

(王志红)

(二)

语出《素问·至真要大论》。所谓病机,就是疾病发生、发展与变化的机制,内容包括病因、病理、病性、病位、病势等。它概括反映了人体内部阴阳失调、邪正交争、升降失常等一系列矛盾运动,是中医认识疾病的主要着眼点。从辨证施治的内容看,应包括理、法、方、药四个方面,其中“理”是第一位的。所谓“理”,就是指病因病理,即辨析病机,是立法、选方、议药的依据。《神农本草经》说:“欲疗病,先察其源,先候病机。”既然掌握病机如此重要,所以要“谨守病机”,不可有丝毫差错。那么该如何辨析病机呢?本节提出“各司其属”,也即掌握各种病象的病机归属。病机十九条认为,不同症状有不同病机,相同的症状也有不同的病机,不同症状也可能有相同的病机。掌握症状与病机之间的隶属关系,是辨证的关键。临床主要是根据藏象理论五脏六腑的特性、生理功能等,运用类比的方法,辨识病象,探求其发生的原因、病变部位与性质等。如肝为风木之脏,其病多风,而风气属阳,性动,故肢体动摇、头目眩晕等病象类风而确定病机多属于肝。有如火邪属阳,其性炎上、急迫,有亢张、灼物、耗液等特点,故其为病多致高热、伤神而神昏、狂乱,伤筋而拘挛抽搐,伤营血、筋肉而生痈肿,病象多向上冲逆急暴等。

案例:沈女,46岁,江苏太仓市人。患胃病史5年余,诉食后饱胀,痞满,嗳气,无泛酸腰酸,久立尤甚,大便秘结,3日一解。患者形体瘦长,长期从事缝纫工作,平素活动少,因食后易胀,故进食不多,尤不喜食油腻,常以素食为主。来诊时形容憔悴,舌质淡苔薄,脉细濡。根据症状及瘦长体形,考虑胃下垂可能,嘱做钡餐X线胃片,结果提示胃下垂5cm,伴慢性胃炎。此中气不足,脾失健运,胃失腐熟功能,用补中益气汤加枳壳、鸡内金、木香、焦山楂等。先后治疗6个月,同时嘱食荤腥,并做仰卧起坐及腹部按摩等运动。胃肠钡透复查示胃下垂2cm。继用前法调治,症状消失,纳便均调,胃中和。

按:患者患胃下垂,辨证时抓住瘦长体形(体质学中属无力型)及胃排空功能障碍的临床表现,确定其病机乃中气下陷所致,病位在脾胃,病性属虚,坚持用补气升清、消补兼施之法,收效满意。中医所称辨证施治,实质是病机治疗,而分析病机的关键是抓住主症与病机间的隶属关系。

(王庆其)

五藏阳以竭

语出《素问·汤液醪醴论》。本句乃对水肿病机的概括,认为五脏功能失调或阳气衰竭,不能温化阴津,水邪充斥肌肤而成水肿;另一方面,"竭"也可理解为"遏",即阻遏之意。阳气阻遏,水气积聚体内,也可形成水肿。临床水肿病的形成与五脏功能失调有关,其中尤以肺、脾、肾三脏为主。若肺失宣降,水道通调失职;脾失健运,不能运化水湿;肾气化失司,开合关门不利等,均能引起水湿停聚而形成水肿。故通阳化气利水,兼以宣肺、健脾、温肾等,是常用治疗水肿的重要方法。

马丽春在《云南中医学院学报》1989年第2期撰文,对"五藏阳以竭"进行探讨,认为"竭"作"遏"解,不但于文理上可通,于医理上更顺。颜永潮等在

《光明中医》1995年第5期撰文,阐释"五藏阳以竭"理论对肾小球病辨治的指导,并根据临床经验自拟通阳利水方为基本方(桂枝10g,生黄芪30g,商陆6g,金钱草30g,当归10g,川芎10g,杏仁6g,红楂肉30g)随证加减。如急性肾小球肾炎、急进型肾炎等,属于中医阳水范畴,其中:①风水泛滥者,见恶风寒发热,肢节酸痛,小便不利,全身浮肿,舌苔薄白或舌质红,脉浮滑或浮滑数。风邪兼热,上方加石膏、连翘;风邪兼寒,上方加麻黄、苏叶、蝉衣、前胡等。②湿毒浸淫者,兼肌肤疮痍,甚至溃烂。眼睑浮肿,延及全身,小便不利,舌质红,苔薄黄,脉浮数等,上方加金银花、连翘、蒲公英、地丁草等。③湿热浸渍者,全身水肿,按之没指,凹陷不起,小便少,身体困重,胸闷纳呆恶心,舌苔白腻,脉沉缓等,上方加桑白皮、大腹皮、陈皮。④湿热壅盛者,遍身浮肿,皮肤绷急光亮,胸脘痞闷,尿短赤,大便干,舌苔黄腻,脉沉数等,上方加葶苈子、椒目、大黄等。又如慢性肾小球肾炎、肾病综合征等,多属阴水范畴,其中脾阳虚衰者,全身水肿,腰部以下为甚,按之凹陷不起,脘腹胀闷,纳少便溏,面色萎黄,神倦肢冷,小便短少,舌淡,苔白腻,脉沉细等,上方加干姜、生姜、苍术、白术等;肾气衰微者,面浮身肿,面色灰滞或㿠白,腰以下肿为甚,按之凹陷不起,心悸气促,腰痛酸重,尿量减少,有的浮肿与多尿并见,四肢厥冷,怯寒神疲,舌质胖淡,苔白,脉细数,上方加附子、干姜、生姜、鹿角胶等;脾肾阳衰者,其证脾阳虚与肾气衰微两者兼而有之,治疗需健脾与温肾并进,上方加肉桂、附片、生姜、人参、苍术、白术、丹参、菟丝子、金樱子等。

案例1:陈某,男,43岁,工人。1987年6月20日初诊。

1983年12月12日曾患全身水肿,尿少,发病1周于某医院住院治疗,诊为"肾病综合征",用激素等药物,迁延2年多始获痊愈。因疲劳过度又患感冒及丹毒,3日来全身浮肿,尿少,尿量一次约200ml,胸闷气憋,有时心悸,纳呆,恶心,呕吐,食后稍动即吐,腹胀,口不渴,大便溏,每日2~3次,精神委顿,面浮㿠白,一身悉肿,丹毒经抗菌治疗后高热退、皮损好转。查:尿蛋白(++++),红细胞2~3/HP,血总胆固醇2.8mmol/L,三酰甘油1.6mmol/L。舌质淡,苔薄黄,脉沉数。西医诊断:肾病综合征复发。

辨证:热毒侵袭,灼伤营血,气化不行,水液外溢。

治法:通阳利水,清热解毒兼以养阴。

处方:桂枝10g,生黄芪20g,商陆6g,金钱草30g,当归10g,川芎10g,杏仁6g,红楂肉30g,连翘12g,生地20g,赤白芍各10g,黄柏10g。5剂,水煎服,1日1剂。

二诊:药后尿量渐增,呕恶除,纳食增,丹毒愈,无发热,全身浮肿退。查:尿蛋白(++),红细胞偶见。舌尖红,苔薄白,脉沉数。热毒已减,小便较畅,续服上药加减治疗。21剂后查:尿蛋白(+),红细胞0/HP,血总胆固醇2.4mmol/L,

三酰甘油 1.2mmol/L。继调护,并服参苓白术丸、六味地黄丸以资巩固,随访 1 年未见复发。[颜永潮等,《光明中医》1995(2):31]

按:本案尿少浮肿,由感冒及丹毒感染而肾病综合征复发,故热毒灼伤营血,内外阳气阻遏为病之本,全身浮肿诸症为病之标,治疗则以通阳利水为主加清热解毒、凉血养阴,方拟通阳利水方加味,一举而挫热毒之锐气,维护正气,内外阳气宣畅,膀胱气化得行,利水通关而获显效。善后则以健脾和胃、补益肝肾中成药巩固之。

案例 2:陈某,男,52 岁。1977 年 8 月初诊。

患者病已 6 年,全身浮肿,腹水,面黄晦滞,尿少便溏,纳呆,咳嗽,气喘,痰涎清冷,时而呕恶。舌苔白滑厚腻,脉沉细。尿检:蛋白(+++),颗粒管型(++)。非蛋白氮 85.7mmol/L。西医拟诊为慢性肾炎,尿毒症。服西药无效,转中医科治疗。

辨证:肺脾肾阳亏,寒湿内蕴。

治法:宣肺温阳化湿,选用麻黄汤、真武汤加味。

处方:麻黄 10g,桂枝 10g,杏仁 10g,附片 10g,带皮茯苓 20g,白芍 10g,苍术 15g,陈皮 10g,半夏 10g,厚朴 10g,生姜 10g。

二诊:服上方 5 剂后,全身肿、咳喘均好转,尿量增多,腹水未大减。苔仍白腻,口涎减少。上方加黄芪 30g、防己 10g,再进药 10 剂。

三诊:服上方后,咳喘、全身浮肿均大减,腹水未消。苔仍白腻。大便仍溏,食欲不振。太阴寒湿为患,投实脾饮加减守方治疗。

处方:附片 10g,干姜 10g,苍术 15g,草果仁 8g,槟榔 15g,厚朴 12g,木香 10g,陈皮 12g,半夏 10g,茯苓 15g,薏苡仁 20g,桂枝 10g。

四诊:1 个月后患者步行来门诊,神气好转;面虽黄,晦黯之色已减,且有神采。苔白腻已退,质为淡嫩,脉转有神,腹水已消。自云服上方约 20 剂,咳喘时,曾交替服二诊方药 8~9 剂,尿量逐渐增多。目前夜尿多,食欲好转,便已不溏。尿检:蛋白(+),非蛋白氮 31.5mmol/L。浊湿已消,脾肾两亏,用脾肾双补法。

处方:黄芪 20g,党参 15g,白术 15g,黄精 15g,附片 10g,茯苓 10g,枸杞 12g,淫羊藿 12g,甘草 6g,大枣 15g。

患者经半年治疗观察,虽曾因劳累或感冒有几次小反复,但经对症处理,并根据上法配用右归丸、金匮肾气丸等,收到显著疗效。(郑惠伯医案,《中国现代名医医案》)

按:此案是肺脾肾为寒湿所困,重点在脾,脾为湿困,运化失职,转输无力,寒湿凝聚,以致三焦水道失司,而为诸证。故用实脾饮化裁,温太阴独盛之寒湿,消除腹水取得疗效。至于风寒袭肺所致水肿之治疗,麻黄有特殊功效。麻黄不仅能发汗消肿,而且能利尿消肿。凡全身水肿皆可用麻黄,风热用麻黄连翘赤小豆汤化裁,风寒用麻黄汤加减。也合《素问·汤液醪醴论》治水肿"开鬼门""洁净府"之法。

案例 3:姜某,女,25 岁。1963 年 11 月 24 日初诊。

患慢性肾盂肾炎已 1 年多,近时加剧。头面四肢浮肿而下肢较甚,右腰酸痛,小便短赤混浊如橘子汁,怯寒甚,间或微热,但不汗出,容易感冒,神疲肢倦,不思饮食,有时腹胀。自觉口臭,大便时结时溏而结时较多,或带血,头昏耳鸣,心悸,健忘,寐多噩梦而易醒,醒则难再入寐。舌根苔微黄腻,脉迟。

治法:温阳化气利水,投以附子汤合麻黄附子汤加味。

处方:熟附子 9g,白术 9g,云茯苓 9g,白芍 9g,党参 9g,麻黄 3g,甘草 14g,干浮萍 9g,白茅根 1g,生薏苡仁 15g,赤小豆 15g。

连服药 6 剂,尿转清长,浮肿消退,腰酸痛除,口臭减轻,胃纳渐开,饮食渐增,大便已转正常,精神见好,心不悸,耳不鸣,夜寐安。

二诊:仍用附子汤加味以巩固疗效。(万友生医案,《中国现代名医医案》)

按:本案水肿病情复杂,寒热虚实症状纷呈,水肿而怯寒脉迟,固属寒湿;但小便黄如橘汁,口臭苔黄,则似又属湿热;怯寒脉迟,神疲肢倦,不思饮食,有时腹胀,大便时溏,固属阳气虚;然而头昏耳鸣,心悸健忘,寐少梦多易醒,大便时结或带血,则似又属阴血虚,乍看颇令人迷惑。但细加分析,实为寒湿遏热,阳气偏虚。故用附子汤以温补阳气,合麻黄附子汤以宣化寒湿,配白茅根、生薏苡仁、赤小豆以清利湿热。其中甘草 5 倍于麻黄用量,则是针对其心悸等症而用的。药与证合,因而获效。

(王　琦)

心病者,胸中痛

《素问·藏气法时论》说:"心病者,胸中痛,胁支满,胁下痛,膺背肩甲间痛,两臂内痛……"从临床症状分析,此症类似今之心绞痛,其特点是胸中痛,放射至膺背肩胛及两臂内。从文献记载看,《内经》论心痛较详,其有肝心痛、肾心痛、肺心痛、脾心痛、胃心痛等记述,多因他脏有病,波及于心所致,从证候分析,有些心痛,恐非真正的心病。孙思邈有云:"心痛有九。"其中部分属真正的心痛外,余则可能是胃脘痛、肝痛、胆痛、虫痛等。另《内经》有"真心痛"记载。如《灵枢·厥病》云:"真心痛,手足清至节,心痛甚,旦发夕死,夕发旦死。"都因邪气直犯于心,心脉痹阻不通,不通则痛,甚则可能会死。《内经》论痛,以寒证为多。如《素问·举痛论》云:"寒气入经而稽迟,泣而不行,客于脉外则血少,客于脉中则气不通,故卒然而痛。"从临床实践看,心痛原因颇多,而由寒邪所致者较多,另有因脏气虚衰、虚寒内生所致者,亦不乏其例。

案例:于君,女,35岁。初诊1975年2月19日。

左侧胸痛3年。7年前曾患风湿性关节炎,半年后发热、心悸,被诊断为"风湿性心脏病"。3年前育一子,产后体质明显下降,心前区疼痛,后脑及手指麻木疼痛,腰部酸楚。去岁第2次生育,产前突然感冒发热,并伴吐血,不能左侧卧,住院治疗后缓解,出院诊断为"风湿性心脏病伴二尖瓣狭窄及闭锁不全",心功能Ⅱ~Ⅲ级,风湿活动性,目前仍在服地塞米松。刻下头昏目眩,左耳鸣叫,心悸气短,左侧颈部一直到心尖区有火辣样痛感,后脑发麻,手指麻木疼痛,腰部酸胀,大便偏溏,神疲乏力。苔薄腻质淡,体胖,脉弦细而结。

辨证:此风寒湿乘虚而入,久留不去,致气血运行不畅,气滞血瘀。

治法:祛风散寒化湿,理气活血。

处方:熟附块9g,大生地24g,生蒲黄(包)12g,淡黄芩12g,羌独活各9g,威灵仙5g,鬼箭羽15g,降真香9g,生香附9g,延胡索15g,煅磁石30g,汉防己2g,丹参12g,桂枝9g,7剂。

服上药后,心尖区疼痛缓解,但仍有隐痛,患者自行停服激素,继服上药半月,自觉后脑发麻及手指麻木均有明显减轻,手指基本不痛,腰痛不显。连续服药1个月后,复查抗"O"800U,血沉10mm/h(原40mm/h),心前区疼痛消失,后脑及手指麻木已除,唯耳鸣气短仍有,患者已能自己步行来院就诊。

按:患者胸痛主要由两个原因造成,一是风寒湿邪留滞经络;一是风湿引起心脏瓣膜的病变,而致使血脉瘀阻。因此在治疗上既要祛风散寒化湿以止胸痛外,又要活血化瘀以强心止痛。裘老选用附子为君药,温补阳气,散风寒湿邪,为通痹圣药,同时又有强心作用;配生地加强心功能,配蒲黄、丹参活血祛瘀。威灵仙走而不守,通经止痛,配羌活祛风除湿之力增强,尤以上身痛为主;配降真香祛风散瘀止痛;独活祛风胜湿,与羌活一治上,一治下,相须相助,用于表里上下一身尽痛;香附、延胡索活血行气,散瘀止痛;鬼箭羽活血通络,擅治胸痹心痛;配桂枝一温通,一活血,既治胸痹心痛,又可通脉调经;加防己祛风定痛;加磁石镇浮阳、安神,其中黄芩一味,取苦寒与辛温药相配,起相反相助之功,以提高疗效,这也是裘老处方用药的特点之一。(《裘沛然医案百例》)

(王庆其)

心气实则笑不休

《灵枢·本神》在论述五脏病变伤神的表现时指出："心藏脉，脉舍神，心气虚则悲，实则笑不休。"《素问·调经论》更为明确地说："神有余则笑不休，神不足则悲。"这些都对心气失调的主要神志异常作了描述。心藏脉，主神明，在志为喜，在声为笑。正常情况下，心神健康，思维敏捷，心情欢畅喜悦。如果心气有余或不足，皆可伤及神明而使情感异常改变，出现悲喜无常等症状。这里心气"实则笑不休"，是言心的实证表现，多因惊吓的情志创伤，使心火亢盛，灼伤神明，心神失常，狂笑不止；亦有因痰火或瘀热扰乱心神而致者。临床上经常可见心气"实则笑不休"的病变，以此理论进行辨证论治，每收良效。

余曾在 20 世纪 60 年代治疗心气"实则笑不休"的患者。李某，男，14 岁，1968 年 5 月 12 日就诊。因在街上遇到别人打架，突然受惊，回家后于当天晚上出现高热发狂，妄笑不休，家人甚为着急，遂邀余出诊。进入病室，望见患儿面色通红，全身发热，语无伦次，狂笑不休，时轻时重，难以入睡，舌尖红而舌质干，舌苔薄黄，脉象左寸滑数，余脉弦数。细审病机，患儿年幼，突遇打架，神志受惊而伤，以致心火亢盛，难以入睡。左寸脉滑数为心火有余之象，其他脉见弦数系心气火旺。治以清心泻火，安宫开窍，用清宫汤合安宫牛黄丸治之。处方：元参心 10g，莲子心 6g，竹叶心 10g，连翘心 10g，犀角 6g（磨冲。现用水牛角代，剂量适当加大)，麦冬 10g。水煎 2 次，早晚各服 1 次。并服安宫牛黄丸，每服半丸，口服 2 次，白开水送服。

服上方和丸药 3 日后，患儿高热已退，神志清醒，已无狂笑之症状，只觉睡眠不安，心烦口干，其脉细数。心火已清解，余热未尽，心阴不足，遂改服黄连阿胶汤：黄连 6g，黄芩 10g，杭白芍 15g，鸡子黄 2 枚，阿胶 10g（另包冲服)，以水先煎前 3 味药，去渣后与阿胶烊尽，稍冷，纳鸡子黄，搅令均匀，分早晚各服 1 次。共服药 15 剂，睡眠安稳，心烦解除，好如常人。随访 2 年未复发。

该案实属心火亢盛之狂笑不休的实证，病本心火亢盛，灼伤心阴，阴不制阳，灼伤心神，致使狂笑不休之病症。初用清心开窍法治其标，后用养心安神治其本，心阴足而心火去，阴阳平调，其病痊愈。

（项　祺）

怒 伤 肝

语出《素问·阴阳应象大论》。怒是一种不良情志刺激,是人的主观愿望与客观事实不相符时所发泄的一种不满情绪。《素问·阴阳应象大论》云:"肝……在志为怒。"认为怒为肝之志。因肝为将军之官,性情刚躁,肝主藏血,体阴而用阳,肝阴血易虚,肝阳易亢。《灵枢·本神》说:"肝藏血……实则怒。"且肝性喜条达而恶抑郁,怒伤人体,则肝首当其冲,故怒伤肝。

怒是肝病的重要致病因素,而肝脏病变,肝之功能失调,亦多见急躁易怒等情绪变化,治以疏肝理气解郁,常用方如柴胡疏肝散(《景岳全书》:柴胡、枳壳、芍药、甘草、香附、川芎)。怒伤肝,肝火上炎可见烦躁不安、面红目赤、头胀头痛、耳聋耳鸣、呕血等症;肝气横逆乘脾犯胃,可致胃脘痛、恶心呕吐、泄泻等,故《素问·举痛论》说:"怒则气逆,甚则呕血及飧泄。"治以清肝泻火,解郁和胃,常用方如丹栀逍遥散(《医统》:当归、芍药、白术、柴胡、茯苓、甘草、煨姜、薄荷、丹皮、栀子)。暴怒伤肝、肝气上逆,血随气逆,清窍被蒙,则突然昏倒、不省人事。如《素问·生气通天论》曰:"大怒则形气绝,而血菀于上,使人薄厥。"故临床治疗怒等情志失调所致之病变,往往多从肝入手。诚如《杂病源流犀烛》所总结:"治怒为难,惟平肝可以治怒,此医家之治怒之法也。"因气机失畅,夹痰夹湿,临床则常合用温胆汤(《备急千金要方》:半夏、橘皮、甘草、枳实、竹茹、生姜)、涤痰汤(《济生方》:半夏、胆星、橘红、枳实、茯苓、人参、菖蒲、竹茹、甘草、生姜、大枣),或礞石滚痰丸(《泰定养生主论》:青礞石、沉香、大黄、黄芩、朴硝)等。

案例1:关某,女,20岁。1977年11月15日初诊。

患者1年前丧父,悲恸至极,又因工作、生活不顺心,情志怫郁。2个月前,开始头晕头痛,多梦失眠,心烦易怒。1周前其父逝世周年,亲属毕至,悲恸异常,当晚睡中突然精神错乱,语无伦次,哭闹不休。经山东某医院神经科诊为精神分裂症。11月15日查房时,患者正阵发性发作烦躁,精神错乱,语无伦次,哭闹不休,躁动不宁,不知秽洁,时欲出走。俟神志略清时,自诉头晕、头重、巅顶有压迫感,胸闷,善太息,善惊,恶闻人声,失眠,多梦,饮食喜冷,大便干,数日一行,小便黄赤。六脉洪滑数,舌苔黄褐厚,舌红,舌尖绛。

辨证:癫证,系肝郁化火、痰火迷神所致。

治法:舒郁安神,兼清痰火。方用自拟舒郁安神汤合礞石滚痰丸化裁。

处方:菖蒲12g,矾郁金10g,醋香附12g,炒栀子12g,麦冬15g,瓜蒌24g,

生龙牡各 30g,炒远志 10g,炒枣仁 24g,炒柏子仁 12g,木香 10g,沉香 6g,胆星 10g,煅青礞石 12g,大黄 10g,黄芩 10g,竹茹 10g,竹叶 10g。

上方药连服 36 剂后,患者自觉头晕重及巅顶压迫感已消失,胸闷、太息愈,但仍有时心烦(较前好转),头胀,口干思饮,便秘,睡眠不宁。六脉滑数,舌苔白微厚,舌尖赤津少。此乃火灭灰热、余邪未清之象,予前方加减继服。

处方:菖蒲 12g,矾郁金 10g,醋香附 12g,炒栀子 12g,麦冬 15g,橘红 12g,瓜蒌 30g,炒柏子仁 12g,炒远志 10g,生龙牡各 30g,炒枣仁 18g,木香 10g,胆星 10g,麻仁 15g(炒),杏仁 10g,竹叶 10g,沉香 5g。

上方药又服 20 剂,患者已无明显自觉症状,精神如常,能控制感情和阅读书籍,记忆力和分析能力均已恢复,饮食好。仍睡眠梦多,容易疲劳,便秘。六脉沉微数,舌苔薄白,舌尖赤。再予前方药 6 剂,出院带药继服,以善其后。1981 年 3 月随访,出院 3 年多来神志、工作均正常,病证从未复发。(李乐园医案,《中国现代名医医案》)

按:本例患者因连续遭受剧烈精神刺激,积忧久郁,导致情志失调,脏腑气血功能紊乱,以致突然暴发神志失常之疾患。《素问·举痛论》指出:"怒则气上……悲则气消,恐则气下……惊则气乱……思则气结。"怒则气上,气机失调,扰乱心神,则为阵发性烦躁,失眠,多梦;惊则气乱,则善惊,恶闻人声,精神错乱,语无伦次,哭闹不休,躁动不宁,不知秽洁,时欲出走,有由癫转狂之势,但不如狂之甚;悲则气消,思则气结,故见头晕,头重,巅顶有压迫感,胸闷善太息诸症。此时应以降气泻火涤痰、开窍舒郁为当务之急,兹以礞石滚痰丸、舒郁安神汤并用,若单用舒郁安神汤则缓不济急。诸药并投,重镇以杀其势,取"盛者责之"之义,以防发展为狂。连服 36 剂后,病情明显好转,予前方去礞石滚痰丸,继用舒郁安神兼清痰火之剂,以收全功。

案例 2:沙某,男,41 岁。

1964 年 7 月由家属陪来门诊,自言头额如山压顶,头昏嗜寐,神志时清时昏。据家属言,因未被评为先进工作者而气愤成病。今不食而但欲寐,舌苔脉搏正常。

治法:郁者多痰,从开痰醒脑而治。

龙虎丸(杭州胡庆余堂产品)3 瓶,每日 1 瓶,1 次下。

处方:菖蒲 9g,远志 9g,生枣仁 30g,茯苓 12g,制半夏 9g,化橘红 6g,天竺黄 6g,陈胆星 4.5g,瓜蒌 9g,川连 1.5g,香附 9g,乌药 9g。

复诊:服上方药 4 剂,神志即醒,龙虎丸服第 1 至第 2 瓶未得泻,第 3 瓶服后得泻 2 次,无其他异常。调理经月,气伸郁解,精神安定,诸恙如失,即嘱其全天上班,无异征。(陈苏生医案,《中国现代名医医案》)

按:"怒伤肝",肝伤则气郁不疏,气机失调,痰浊由生,清窍受蒙,故头昏神迷诸证见矣。故以化痰清脑开窍、疏肝解郁为法,选用菖蒲、远志醒脑开窍;半夏、茯苓、橘红、天竺黄、陈胆星、瓜蒌化痰祛浊;香附、乌药疏肝开郁。使郁解痰除,则神迷自愈。

(王　琦)

胆胀者,胁下痛胀,口中苦,善太息

语出《灵枢·胀论》。言胆胀的症状,是胁下胀满疼痛,口中发苦,常叹息。

胆为六腑之一,外附于肝,其经脉络肝,有贮藏胆汁、排泄胆汁及助肝疏泄的作用,其性以通行下降为顺。若情志不遂,或郁怒伤肝,致使肝胆疏泄失常,胆络气机郁滞,发为胆胀。若酒食不节,或外感湿热之邪,内蕴肝胆,致使胆气不利,亦可发为胆胀。由于肝居胁下,胆附于肝,肝胆之经脉循行于两胁,故胆气不利则胁痛;胆热上溢则口苦;气机不利,故善太息。本病出现的寒热往来、恶心呕吐等,均属少阳胆经证。出现其他消化道的症状,是由于肝气郁结,侵犯脾胃,脾胃运化障碍所致。如果湿浊停留,郁湿化热,可以出现黄疸,所谓"瘀热在里,身必发黄"。

胆胀的治疗当根据六腑以通为用的理论,分别气滞、湿热的不同,进行辨证治疗。一般来说,本病以实证、热证居多,可因证选用舒肝理气、清热除湿、利胆等治法。具体治法虽各不相同,皆欲达到"通则不痛"的目的。

1. **胆气郁结,气机失畅**　肝主疏泄,胆主决断,肝胆经脉相连,互为表里,若情志抑郁,或暴怒伤肝,致肝失条达,胆失升发,疏泄不利,气阻络痹,而致胆胀。临床表现,兼两胁胀痛,痛无定处,并常因情绪波动而增减,胸闷不畅,苔薄脉弦。治宜疏泄肝胆,理气解郁。方如柴胡舒肝散(《景岳全书》:柴胡、枳壳、白芍、香附、川芎、甘草)。据药理试验,本方具有解热、镇痛、护肝、消炎等作用。其中甘草与柴胡配合而成"甘柴合剂",通过实验研究,有如下作用:①护肝:以大鼠作实验,甘柴合剂具有防止脂肪在肝内蓄积,抑制纤维增生和促进纤维重吸收的作用;对大鼠实验性损伤,甘柴合剂能使肝的变性和坏死明显减轻。②降低转氨酶:用甘柴合剂治急性传染性肝炎,有助于降低血清转氨酶;对实验性肝损伤的动物,甘柴合剂能降低转氨酶的活力,并有促进胆囊收缩等作用。

2. **热郁肝胆,胆气不利**　胆气以通为用,若外感湿热,或饮食不节,过食酒食,致湿热内蕴,郁滞肝胆,胆气不利,发为湿热胆胀,临床表现为胁肋胀痛,头目眩晕,心烦呕恶,便秘尿赤,胸闷纳差,舌红,苔黄腻,脉弦数。治宜疏肝利胆,清热除湿,方如龙胆泻肝汤加减(龙胆、木通、柴胡、栀子、黄芩、郁金、川楝子、金钱草)。若变生黄疸,则症见皮肤黄亮鲜艳如橘子色,发热,间或恶寒,口干烦渴,胸闷泛恶,胃纳减退,腹满或痛,右胁隐痛或压痛。热重于湿者,发热较高,发黄较速,口干烦渴,大便秘结,尿少浓赤,舌红苔黄,脉弦数。湿重于热者或低热,发黄较慢,不烦不渴,头重体倦,胃纳不好,腹胀便溏,小便不利,舌苔黄腻或白腻,脉濡缓。治疗又当根据湿热的偏重不同,因证选用茵陈蒿汤(《伤寒论》:茵陈、栀子、大黄),或茵陈五苓散(《金匮要略》:茵陈、桂枝、茯苓、白术、泽泻、猪苓)。

案例 1:姚某,女,30 岁,三汤公社南浩大队人。

右上腹部不适已数日,伴有胀痛,右肩部有放射痛,近日增剧,口苦,呕吐 3 次,为淡绿色黄水,中午吃"荤汤"1 碗,食后约 0.5 小时痛势增剧。查巩膜轻度黄染,胆囊区有压痛,默菲征(+)。肝脾未触及,妊娠 8 个月,无产科指征。超声波示胆囊区炎症,血检示白细胞总数 $1.37 \times 10^9/L$,诊断为急性胆囊炎。注射阿托品、氯丙嗪、青霉素等镇痛消炎药,痛势暂缓,3 小时后复又呕吐 3 次,多为胆汁,转中医治疗。中医辨证:湿热内蕴,肝胆气滞,以致清净之府失其通降,不通则痛,逼动胆汁上泛,症见右上腹痛,呕吐胆汁,口苦,溲黄,便结。苔黄腻,舌赤,脉弦滑,拟用龙胆泻肝汤加减。

处方:龙胆 5g,栀子 5g,黄芩 10g,柴胡 10g,生地 10g,木通 5g,甘草 3g,当归 6g,泽泻 10g,车前子 10g,姜汁炒竹茹 10g。

3 日后复诊,剧痛未作,胆囊区仍有压痛,晨间食粥少许,未呕吐,叩诊肝浊音界升高,溲畅,大便 5 日未解。原方去姜竹茹,加瓜蒌 1 枚。药后解黑色便 1 次,疼痛未作,巩膜黄染消退。上方去瓜蒌,再进龙胆泻肝汤 3 剂而愈。[王琦医案,《江苏医药》1975(5):19]

按:本案系湿热蕴结肝胆,胆气不利所致胆胀,与《内经》"胆胀者,胁下痛胀,口中苦"相合,故治疗用龙胆泻肝汤加减清热利湿,疏通肝胆而获效。

案例 2:蔡某,女,42 岁,工人。1975 年 4 月 16 日初诊。

素有上腹部反复疼痛史,多在夜间发作,劳累或吃油腻食物易诱发,曾多次诊断为"胆囊炎,胆石症"。建议手术治疗,因畏惧开刀,未同意手术。此次发生在饱餐后,初在右上腹绞痛,以后整个上腹部胀痛,疼痛放射至右肩背,持续钝痛,伴有恶心呕吐,吐出食物残渣,大便 3 日未解,尿黄赤短少,前医诊为肝胆湿热,以清热利胆为法,用龙胆泻肝汤加减治疗,未效,故来就诊。检查见右上腹有明显触痛,可扪及梨形大小的块物,有反跳痛,轻度肌紧张。白细胞计数 $1.38 \times 10^9/L$,中性粒细胞百分比 0.85。诊其脉弦数有力,舌质红,苔黄微腻。

辨证:热郁肝胆,通降失调。

治法:泻热通腑,疏肝利胆,拟小承气汤加味。

处方:大黄 15g,枳实 12g,厚朴 12g,柴胡 31g,延胡索 10g,金钱草 31g,郁金 15g。

2剂症减,守上方8剂而愈,后以柴胡四逆散加味调理善后,迄今随访亦未再发。(《周天寒医案》)

按:胆为六腑之一,六腑以通为用,查腑气不行的原因多端,有胃肠结热,有寒凝气滞,有瘀热内结,有肝气不疏,有津液匮乏等。本例患者右上腹胀痛,拒按,大便不解,舌红苔黄,脉弦数有力,说明热结而非寒凝,是气滞而非血瘀,病机总为"不通"所致,故治疗总宜掌握好一个"通"字。"通",在此是广义的,温中散寒,使寒散则气行,是"通";通里攻下,使传化有常,是"通";疏肝理气,使气机通畅,是"通";通经活血,使血液流畅,是"通";消食导滞,使运化有常,也是"通"。可用于各种情况。本例患者虽病在胆,但因肝胆疏泄之令不行,以致肠道传化停顿,上下关格,出入停止,大便因而闭塞,滞塞不运则胀;气机郁滞,不通则痛;升降悖逆则呕。故治疗上除了要注意疏肝理气外,泻下通腑法也不可忽略。本案的治疗始终贯穿一个广义的"通"字,故能满意收效。

(王 琦)

胆液泄则口苦,胃气逆则呕苦

语出《灵枢·四时气》。经文说:"善呕,呕有苦,长太息,心中憺憺,恐人将捕之,邪在胆,逆在胃,胆液泄则口苦,胃气逆则呕苦。故曰呕胆。"其言临床呕吐苦水、叹气、心中空虚、心神不安的病证,多由于邪气在胆,气逆于胃,胆液上溢故口苦,胃气上逆则呕吐苦水。这样的病证,《内经》称为呕胆。

呕胆的发生,多由于胆气素虚,决断无力,若邪热郁胆则胆热横逆犯胃,致使胆胃不和。胆液上溢于口,则口苦;胃失和降,胃气上逆,则呕吐苦水;胆气郁结,气机不畅,故善太息;胆气虚则决断无能,故心中空虚,心神不宁,本无事而恐人捕之。此外,呕胆之证临床常兼头目眩晕、耳鸣耳聋、胁肋胀痛、不思饮食、梦多易惊,或寒热往来等。呕胆一病,临床有虚实之分,实证宜泻,虚证当补。临证宜分别虚实而治之。

胆胃郁热,升降失调:胆为阳腑,性喜升发,若邪热外袭,或情志不舒,肝郁化火,致热郁胆胃,胆气不畅,胃气失降,发为胆呕之证。临床表现一侧或两侧胁肋胀痛，口苦咽干，恶心呕吐，不思饮食，或往来寒热，舌红苔黄，脉弦数。故《中藏经》说："胆实则热，精神不守。"治宜清胆和胃，和解少阳。方用柴胡清肝饮（《症因脉治》：柴胡、青皮、枳壳、栀子、木通、钩藤、苏梗、黄芩、知母、甘草）。若兼往来寒热，大便秘结，心下痞硬，脉弦有力等热邪未解，阳明里热壅盛者，又宜改用大柴胡汤（《伤寒论》：柴胡、黄芩、枳实、白芍、大黄、半夏、生姜、大枣）和解少阳，泻下热结。

案例：邓某，男，40岁。

陡然恶寒腹痛，头昏身痛，目瞀不识人，四肢厥冷，腓肌痉挛（转筋），呕吐黄绿色苦汁。

诊视脉伏，舌质干赤。虽四肢厥冷，憎寒腹痛，决非阴证。"呕有苦，胆气逆在胃也。"胆气逆胃，必因火郁。详询患者平素所喜，据诉近来头昏，用生附子蒸鸡食，谓能治头昏，且饮酒数杯而病发。知为生附、醇酒之毒热炽于胃而逆于胆。法当解热清中，利胆安胃。

处方：鲜竹茹 10g，赤茯苓 10g，煅赭石 10g（布包），枇杷叶 10g（生姜汁炒），旋覆花 7g（布包），金铃子 7g（酒炒），秦艽 7g，广陈皮 5g，酒黄芩 5g，炒栀子 5g，炒枳实 5g，川黄连 2g（吴萸水炒），益元散 10g（布包）。（《李聪甫医案》）

按：本案系误食温燥，热结胆胃，致使胆液上泄，胃气上逆。症虽见四肢厥冷，憎寒腹痛，但舌质干赤，呕吐苦水，此绝非阴寒之证。治以清热和中，利胆安胃而获效。

（王　琦）

邪在胆，逆在胃

（一）

戊辰年末，曾遇一病例，诉胃脘疼痛，嘈杂似饥，食欲好，口干舌苦，时欲嗳气为舒，服西药后效不应手。就诊时胃痛时作，胸闷叹息，舌苔薄黄，投清胃热、和胃气方不应。嘱做胃镜检查，结果示"胆汁反流性胃炎"。思《灵枢·四时气》有"邪在胆，逆在胃，胆液泄则口苦，胃气逆则呕苦，故曰呕胆"之记载。胆、胃皆以通降为顺。黄元御云："胆位于胁，随胃气下行，胃气上逆，则胆无下行之路。"苦为胆味，口苦乃胆汁上逆之象；嗳气为胃气上逆之证。此胆胃不和，治宜降逆、泄胆、和胃。方选小柴胡汤合旋覆代赭汤加减。柴胡、制半夏、黄芩、旋覆梗、代赭石、姜竹茹、郁金、川楝子、煅瓦楞、枳壳,7剂后嘈杂嗳气症减,胃痛轻缓,但夜间口舌干苦依然,舌苔薄腻,偶有泛酸现象。"酸者,肝之味也。由火盛制金,不能平木,则肝木自甚,故为酸"(《素问玄机原病式》)。上方加左金丸,佐金以平木,焦山栀清肝胆之郁火,继服2周,泛酸嗳气,口苦等基本消失,唯稍有口干。上方去黄芩、山栀之苦寒,加蒲公英、川石斛、玉竹,清养胃阴以善后,调治匝月,诸症告平。

(王庆其)

(二)

《灵枢·四时气》曰:"邪在胆,逆在胃,胆液泄则口苦,胃气逆则呕苦,故曰呕胆。"胆液以降为顺,胆液不降,逆于胃则胃病。胆胃的相互协调作用,使清气上升,浊气下降。胆中清气引胃气上行,胃中浊气引胆汁下降,故有"胆随胃降""胃随胆升"之说。胃食管反流病的病位主要在胃及食管,但也涉及肝、胆、脾。中医理论认为,其发生与"邪在胆,逆在胃"有密切关系,且脾胃气机升降失常是其主要病机。协调脾胃、肝胆之气机升降应为治疗本病的大法。具体以通、降两法为主,临床常用半夏泻心汤、旋覆代赭汤、丁香柿蒂汤、橘皮竹茹汤等经典方剂,加减变化,随证辨治。

案例:反流性食管炎案

王某,男,30岁,2012年9月22日首诊。患者有反流性食管炎、慢性浅表性胃窦炎病史多年。目前嗳气、泛酸明显,自觉胸骨后烧灼感明显,胃内嘈杂,口干时作,自觉喉间如有异物感,大便可。去年9月胃镜示反流性食管炎、慢性浅表性胃窦炎。胃纳一般,二便尚调,夜寐安。舌黯红,苔腻,脉细弦。辨证属"肝胆郁热,胃气上逆,气虚血瘀",治疗原则为"疏肝利胆,和胃降逆,活血理气"。

处方:炒白术9g,茯苓12g,川连3g,龙葵30g,天龙1条,炒川芎12g,莪术15g,赤白芍各9g,制半夏9g,川朴9g,降香9g,煅瓦楞30g,知母12g,广郁金9g,延胡索15g,炒谷麦芽各10g,川石斛30g,天花粉15g,代赭石15g,炙甘草6g。14剂,水煎服,每日2次。

2012年10月6日二诊:患者自觉服药后胃内舒,停药后胃又隐痛,嗳气泛酸较前减轻,大便一日一行,自觉喉间有异物阻塞感,舌偏黯,苔厚白,脉细、左小弦。

处方:上方加玄参15g。14剂,水煎服,每日2次。

2012 年 10 月 20 日三诊：诸症好转，偶有胃痛，大便 2~3 次 /d，喉间如有异物感，口干明显，舌淡苔腻少津，脉滑。

处方：川连 6g，吴茱萸 6g，黄芩 12g，射干 12g，煅瓦楞 30g，旋覆花 9g，霍苏梗各 12g，枳壳 12g，香橼皮 12g，炒白术 12g，八月札 12g，石斛 12g，玉竹 12g，玄参 9g。14 剂，水煎服，每日 2 次。

2012 年 11 月 3 日四诊：胃痛较前好转，胸骨后烧灼感已不明显，无嘈杂感，精神佳，口不干，无泛酸，无嗳气，矢气较多，夜寐尚可。舌淡红，苔薄白，脉弦滑。

处方：上方加桔梗 6g、麦冬 12g、竹茹 6g。

后患者继续以上法治疗加减，症情稳定，未再复发。

按：本病关键为肝胆郁热，气虚血瘀，胃失和降，病理表现为热郁、气滞、血瘀、胃肠动力紊乱。方中黄连清心火以泻肝火，吴茱萸疏肝和胃降逆，竹茹、半夏清热降逆止呕，枳壳理气宽中，从而疏肝利胆解郁、清胃泄热；川芎、莪术活血化瘀；延胡索化瘀止痛；代赭石善降逆气，引胃气下行；煅瓦楞制酸止痛；白芍缓急止痛，养血敛肝。诸药合用，治疗反流性食管炎，临床疗效满意。此外，亦嘱患者需避免过度劳累，保持心情舒畅，饮食有节，少吃生、冷、硬、辛辣等刺激之物，忌烟酒等。

（陈　敏）

（三）

《灵枢·四时气》曰："邪在胆，逆在胃，胆液泄则口苦，胃气逆则呕苦，故曰呕胆。"黄元御谓："胆位于胁，随胃气下行。胃气上逆，则胆无下行之路。"苦为胆味，口苦乃胆汁上逆之象，而嗳气为胃气上逆之症。食管反流性胃炎病位主要在胃及食管，但也涉及肝胆脾。肝胆属木、主疏泄，脾胃属土、主升降，人的消化功能正常离不开脾胃与肝胆的共同参与。脾宜升则健，胃宜降则和，升降有序，则气化氤氲，气血津液生化顺畅，灌输脏腑经络、四肢百骸。在病理情况下，木可疏土，肝胆之气过旺则可克土，肝火盛者灼烁胃阴，胆热则液泄，令胃气上逆，使人口苦呕逆；肝气虚则木不疏土而脾胃之气壅滞，肝血虚则脾胃失养、运化乏源，胆气虚则胆失疏泄可致胆胃不和。故协调脾胃、肝胆之气机升降应为治疗食管反流性胃炎的大法。具体以通、降两法为主，综合半夏泻心汤、旋覆代赭汤、丁香柿蒂汤、橘皮竹茹汤等经典方剂，加减变化，随证辨治。

案例:反流性食管炎案

陆某,男,44岁,2013年2月23日初诊。主诉:胃内嘈杂,胃脘隐痛,咽部梗阻感半年。患者既往有胆囊手术史,刻下自述常打嗝,脐周腹痛伴欲便感,胃纳减,夜寐差;舌质红、苔薄腻,脉细。胃镜提示胆汁反流性胃炎。肠镜无异常。西医诊断:食管反流性胃炎;中医诊断:胃痞。治法:利胆降逆和胃。

处方:旋覆花9g,川黄连6g,吴茱萸6g,制半夏12g,陈皮6g,枳壳12g,苍术12g,白术12g,藿梗12g,苏梗12g,砂仁6g,白蔻仁6g,川厚朴6g,桔梗6g,甘草6g,射干12g,煅瓦楞30g,茯神20g,夜交藤30g,合欢皮30g,荷叶9g。14剂,每日1剂,水煎,早晚分服。

二诊(4月13日):期间自行停药后嘈杂复发,嗳气,咽部梗阻感,手足发冷,大便调,夜寐一般,自述容易外感;舌淡中裂纹、苔稍黄腻,脉细滑。继以辛开苦降,利气和胃。拟用经验方。

处方:制半夏12g,川黄连6g,吴茱萸6g,黄芩9g,姜竹茹6g,煅瓦楞30g,菝葜15g,桔梗6g,射干12g,枳壳12g,藿梗12g,苏梗12g,佛手9g。

三诊(4月27日):泛酸等症状好转,仍有嗳气,喉中梗塞感消失;寐差,四肢冷,小便量多,大便调;舌质淡红、苔黄腻,脉弦滑。拟健脾和胃,利气化湿,兼以安神。

处方:党参15g,川连6g,干姜6g,桂枝12g,苍术12g,白术12g,枸橘李12g,香附12g,木香6g,佛手9g,藿梗12g,苏梗12g,八月札12g,薏苡仁30g,茯苓15g,茯神15g,远志9g,夜交藤30g,补骨脂12g。14剂。(王庆其治案)

按:食管反流性胃炎病位在胃,但其病机与肝胆、脾密切相关。脾主升、胃主降,肝主升、胆主降。《内经》“邪在胆,逆在胃”之说完全切合该病的病机。故治疗关键在于疏肝利胆,和胃降逆。用辛开苦降法,调节肝胆、脾胃之气机升降。二诊在辛开苦降的基础上加桔梗、射干、枳壳、藿苏梗加强清咽利气之功。至三诊咽喉异物感明显好转,但其睡眠不安,在原方基础上加入茯神、远志、夜交藤等。患者经中医药加减治疗4个月余,症状基本消失。

(王少墨)

脾病而四肢不用

语出《素问·太阴阳明论》。言脾病使四肢消瘦痿弱不用。脾主四肢肌肉,脾健则肌肉丰满强健,肢体有力,活动自如。若脾病不能为胃行其津液,气血生化无源,四肢就无从得到气血濡养,就会发为四肢痿弱不用的病证,正如高士宗说:"若脾藏不为胃行其津液,则四肢不得禀阳明水谷之气,气日益衰,肺气虚也……脉道不利,心气虚也,而肝主之筋,肾主之骨,脾主肌肉,皆无阳明水谷之气以生,故四肢不用焉。"

近年来根据这一理论,用补脾法治疗痿证、中风后遗症等出现四肢不用等症状者,均取得满意疗效。

1. **湿热浸淫,脾运失常** 若久居湿地,或冒雨涉水,感受外来之湿邪,湿留不去,郁久化热;或饮食不节,如过食肥甘,或嗜酒,或多食辛辣,损伤脾胃。湿从内生,蕴湿积热,以致湿热浸淫筋脉,影响气血运行,使筋脉肌肉弛纵不收,致四肢不用。症见肢体困重,痿软无力、麻木,尤以下肢为甚。或有发热,胸脘痞闷,小便赤涩热痛,苔黄腻,脉濡数。治当清热利湿,方用二妙散(《丹溪心法》:苍术、黄柏)。本方证为湿热下注,浸淫经脉,气血运行受阻所致。治宜清热燥湿。方中苍术苦温燥湿,黄柏苦寒清热,二药合用,可使热清湿去,病本得除,故可治上述诸症。本方是治湿热下注证的基本方,可化裁运用于多种湿热下注证。加牛膝通利筋脉,引药下行,名三妙散;若再加薏苡仁以渗湿利脾,名四妙散。该两方功效、主治与二妙散同,但作用更强。又如用于脚气或关节腰膝痛属于湿热病者,加牛膝、木瓜、五加皮、石楠藤以祛湿舒经,通经止痛;用治湿热带下,加芡实、椿根皮等以渗湿止带;用于阴囊湿疹,加白鲜皮、苦参、荆芥、防风等以祛风除湿止痒。

案例1:杨某,男,40岁。1998年10月8日初诊。

近2个月来患者双下肢乏力明显,初起上楼及蹲下困难,渐至难以步履。腰椎CT(−),尿肌酸49mg/24h,甲状腺素165nmol/L,三碘甲状腺原氨酸3.9nmol/L。西医诊断为甲状腺功能亢进性肌病。先后用甲硫氧嘧啶、丙硫氧嘧啶治疗,均因白细胞计数降低而停药,乃从中医治疗。

诊见两下肢肌肉萎缩,颈部无明显肿块,心慌,怕热汗出,口干引饮,消谷善饥,大便溏薄,一日数行,小便短赤,脉数滑而弦,舌苔薄,舌质红。

辨证:脾胃热盛而痿。

治法:清热泻火,滋养宗筋。

处方:黄连9g,黄柏9g,石膏20g(打),知母15g,玉竹12g,熟地黄10g,怀牛膝15g,白芍药9g,天门冬12g,麦门冬12g,炙甘草9g,海藻12g,昆布10g。7剂,水煎服,每日1剂,分2次服。

二诊:患者消谷善饥已明显减轻,仍有口干,大便溏薄,每日2次,脉弦滑,舌苔薄,舌质红。上方加沙参12g、怀山药10g、炒白术10g。10剂,煎服法同前。

三诊:患者能下床站立,并在屋内走动,时间较短暂。每餐100g主食,餐间不需再进饮食,口干已除,大便每日1次,舌苔薄,舌质红已减。上方去黄连、黄柏,加炙黄芪 15g、茯苓 9g。

连服 2 个月,患者肌肉恢复如常,行走逐渐有力,各项检查指标均恢复正常。续以此方服用半年,病情稳定。[周国祺《上海中医药杂志》2002(1):38]

按:《素问·痿论》曰:"脾气热,则胃干而渴,肌肉不仁,发为肉痿。"该患者因脾气热而胃津亦亏,胃火亢盛则消谷善饥。虽能消谷,但因"脾病不能为胃行其津液,四肢不得禀水谷气,气日以衰,脉道不利,筋骨肌肉,皆无气以生,故不用焉"(《素问·太阴阳明论》),故治疗先期以玉女煎加味清泻脾胃之火,又能滋阴生津,润养宗筋,更用海藻、昆布化痰散结以兼治甲状腺功能亢进症。后期减少清火之药,而注重脾气运化之功的调理,使肌肉得以滋养,肢体运动有力。由此也提示临床脾胃病变致痿,除有湿热或脾气虚弱等因素外,亦有脾气热盛致痿者。

案例 2:海某,男,28 岁。1963 年 2 月初诊。

1960 年出差南疆。归来自觉眼睑升举无力,某医学院诊断为重症肌无力,住院治疗 3 个月,无效。又去某军医大学求治,诊断同上,给予中西医综合治疗 8 个月,亦未见显效。1963 年 2 月来我院诊治。

诊查:步履乏力,走十丈路即需休息,两臂提物无力,久坐即感腰脊如折,食欲不佳,夜寐不酣,小便黄,舌苔薄白,脉来濡细,病程已 3~4 年,久治无效。

辨证:大凡物理,逢热则纵,逢寒则缩,肌之无力,总是肌之痿躄不振,过去一贯服用温壮之药,如参、芪、桂、附、鹿茸之属,今当反其道而行之,所谓正治不已,则从治是也。证属湿热留注,肌肉痿废。

治法:清热利湿通络。方用葛根芩连汤加减。

处方:葛根 12g,黄芩 6g,黄连 3g,知母 9g,防己 9g,薏苡仁 12g,桑枝 12g,苍术 9g,黄柏 9g,牛膝 9g,甘草 9g。

再诊:治痿独取阳明,葛根走阳明,故以为君。三黄苦寒坚阴,故以为辅。7 剂之后,原上下楼有困难、喘不上气,今上楼已比较轻松,下楼仍有抖索之感。过去眼睑升举无力,今自觉眼睑跳动,如前所未有。

复诊:9 月 24 日。根据《串雅》起废神丹及起废神方,皆以麦地等阴药为主,故改拟处方。

处方:麦冬 15g,熟地 15g,玄参 12g,五味子 3g,葛根 12g,薏苡仁 12g,枣仁 12g,苍术 9g,半夏 9g,合欢皮 12g。

又服药 7 剂,自觉脚力已比前轻劲有力,过去从单位来门诊,中途要停 2~3 次,今已能不歇而至。过去手腕不能持重,今已能抱小孩矣!因其收效甚佳,嘱守方再服。前后服药 60 余剂,肌力大增,能下乡参加劳动。1962 年 11 月归来又索前方继服。曾与较量腕力,已不逊常人矣!(陈苏生医案,《中国现代名医医案》)

按：南疆之地，湿热偏盛，感而为患，留注肌肉，使之痿废不用，即合于《素问·生气通天论》所谓"湿热不攘，大筋缓短，小筋弛长"之意。据《素问·痿论》"治痿者独取阳明"之治法，先以葛根芩连汤为主加清热除湿通络之品，独治阳明，待湿热尽除，阴伤明显时改以养阴为主加以调养，故病愈如常人。

2. **脾胃虚弱，气血无源**　脾胃为后天之本，津液气血资生之源。如素体脾胃虚弱或因病致虚，脾胃受纳运化功能失常，津液气血生化之源不足，肌肉筋脉失养，致四肢不用。症见肢体痿软无力，逐日加重，食少便溏，面色萎黄，神疲乏力。舌淡，脉细无力。治宜健脾益气，方用四君子汤（《太平惠民和剂局方》：人参、茯苓、白术、炙甘草）。本方证为脾胃气虚，运化力弱，气血来源不足所致。脾主运化，为后天之本，是气血生化之源，故补气必须从健运脾胃着手。方中人参（可用党参）补中益气，健脾益胃，为主药；白术健脾燥湿，为辅药；茯苓健脾渗湿，为佐药；炙甘草补气和中，为使药。配合成方，补气健脾益胃，兼去脾湿。用于脾虚失运之证非常合适。本方为补脾益气的基本方，很多补气剂皆从此方化裁而来。例如脾胃气虚，兼气滞脘腹胀闷者，配陈皮，名异功散；兼痰湿，咳嗽痰白，或呕吐恶心，配陈皮、半夏，名六君子汤；兼湿困气滞，脘腹隐痛，或胸闷嗳气呕吐，配陈皮、半夏、木香、砂仁，名香砂六君子汤等。故对各种原因引起的脾胃气虚证皆可用此方化裁治疗。

案例：方某，男，59 岁。1976 年 3 月 11 日初诊。

患者 1973 年以腹泻、疲劳为诱因，逐渐出现右眼睑下垂、复视，西医诊断为重症肌无力眼肌型，经中西医治疗缓解。1975 年 10 月感冒发热后，又出现左眼睑下垂、复视，咀嚼吞咽困难，颈及肩胛无力，同年 12 月 2 次出现呼吸困难，诊为重症肌无力延髓型，用西药治疗至 1976 年 1 月 5 日，仍不能控制症状，遂于 1976 年 3 月 11 日来诊。症状大致如前，偏胖体形，面微赤，眼睑下垂，眼裂变小，头低倾，不能正常直立，两手不能上举。舌嫩，有齿痕，稍红，苔薄白，中心稍黄腻，脉沉细无力。

辨证：脾气虚衰，肝郁肾虚。

治法：健脾补气，舒肝滋肾。

处方：黄芪 45g，苍白术各 12g，陈皮 9g，党参 15g，柴胡 12g，升麻 6g，干草 6g，生姜 3g，大枣 12g，熟地 30g，仙灵脾 15g，五味子 9g。

服上方 12 剂后，自觉症状明显减轻（服 3 剂时即减吡啶斯的明剂量），眼睑下垂基本恢复，进食不需休息，治疗半年，西药全撤，自觉症状完全消失。改予补中益气汤合益胃汤制成丸剂调理。1977 年 4 月 14 日复查，基本恢复正常，坚持半日工作，间断服上述丸药，基本治愈。［方药中医案，《新医药学杂志》1977（9）：14］

按：本案系脾病所致的"重症肌无力"，亦有四肢不用的表现，可见《内经》

"脾病而四肢不用""脾主肌肉"的理论具有临床指导意义。本案通过补脾而获治愈,也是对《内经》这一理论的很好佐证。

(王 琦)

胃为气逆为哕

(一)

哕,即呃逆,以气逆上冲,喉间呃呃连声,声短而频,令人不能自制为主症。《内经》首先提出其为中上二焦病。如《素问·宣明五气》说:"胃为气逆为哕。"《灵枢·口问》曰:"谷入于胃,胃气上注于肺。今有故寒气与新谷气,俱还入于胃,新故相乱,真邪相攻,气并相逆,复出于胃,故为哕。"阐发了气逆为哕的病理机制。《素问·宝命全形论》有"病深者,其声哕"的病机论述,说明在各种急慢性疾病过程中出现的呃逆,多为病势转向严重的征兆。

胃居中焦,其气宜降为顺,上逆为病,若过食生冷或寒凉药物,则寒气蕴结于胃,并循手太阳之脉上膈袭肺,肺胃气逆,发为本病,若过食辛辣,或过用温燥药物,燥热内盛,蕴结肺胃,气不顺行,亦可动膈而发生呃逆。若忧思恼怒,肝失疏泄,肝气逆乘肺胃,气逆动膈,亦能发生呃逆。此外,久病重病,或因病而过用吐下之剂,耗伤中气,或损及胃阴均可使胃气上逆而发生呃逆。总之,呃逆的发生,病因有寒气蕴结、燥热内盛、肝郁气滞的不同,病位涉及肝、胃、肺,但总以胃气上逆为基本病理变化,从而印证了《内经》"胃为气逆为哕"的病机理论。后世运用"和胃降逆"法治疗本病就是根据这个理论而拟定的。《灵枢·杂病》提出了治疗呃逆的三种方法:一是以草茎刺鼻取嚏疗法;二是闭住口鼻,暂停呼吸之闭气疗法;三是以出其不意,使患者大惊的精神刺激疗法。此三法均能使肺胃及膈间之气机疏通,以助胃气复降,在临床上用于治疗呃逆确有良效。张仲景在《内经》治疗呃逆三法的基础上,将呃逆分为三种类型,并提出治疗原则及方药:虚寒者,用橘皮汤;虚热者,用橘皮竹茹汤;实热者,则指出"视其前后,知何部不利,利之则愈"的治疗原则,颇符合临床实际。

1. **寒积胃中,通降失职** 因寒所致的呃逆,多由饮食失节,过食寒冷之物,停滞于胃,胃阳被逼,顺降之职失常,进而成本症。临床表现为呃声沉缓有力,兼有胃脘痞满,喜饮热汤,厌食冷物,口味淡腻,舌苔白,脉多缓。治宜温中散寒,降气平呃,方予丁香散(《医统》方:丁香、柿蒂、高良姜、甘草)。方中丁香辛

· 281 ·

温散寒,行气化滞;柿蒂苦温降逆,顺气止呃;高良姜温中祛寒;甘草调和诸药,兼能和中。如寒邪甚者,可加吴茱萸、干姜、肉桂之类,以温阳散寒,降逆平呃;若夹食滞痰浊,胸膈不舒,嗳腐呕恶,可加厚朴、莱菔子、半夏、陈皮消食化痰,行气畅中。

2. 邪热蕴胃,胃气上逆 多因嗜食辛辣之物,胃腑积热,或情怀不畅,气郁化火,肝火犯胃,或痰聚于胃,化热生火,气机不得顺行,而成本症。临床表现为气呃声响亮有力,兼有胸闷,心烦,口渴欲饮水,口中有臭气味,大便秘结,小便短赤,舌苔黄或黄糙,脉滑数。治宜清热和胃,降逆止呃,方用清胃止呃汤(自拟方:黄连、柿蒂、陈皮、竹茹、枇杷叶)。方中黄连、竹茹清热和胃;柿蒂、枇杷叶降逆止呃;陈皮理气和中。全方共奏清热和胃,降逆止呃之效。若大便秘结者,可配合调胃承气汤(《伤寒论》:大黄、芒硝、炙甘草)通便泻热。

3. 脾肾阳虚,虚气上逆 多由于年高体弱,或久病久痢,及汗吐下太过,致脾胃虚弱,中气不足,其气上逆,发为呃逆。临床表现为呃声低弱而不接续,兼有面色苍白,四肢不温,精神衰疲,饮食少进,腰膝酸软,舌质淡嫩,脉象沉细无力。治宜健脾温肾,降逆止呃,方用附子理中汤合丁香柿蒂汤加减(自拟方:丁香、柿蒂、党参、附子、干姜、白术、半夏、炙甘草)。方中丁香、柿蒂降逆平呃;党参、白术、炙甘草健脾益气;附子温肾助阳;半夏、干姜温中和胃降逆。若脾胃气虚,无肢冷便溏者,用旋覆代赭汤(《伤寒论》:旋覆花、代赭石、人参、半夏、炙甘草、生姜、大枣)。

4. 胃阳不足,虚火上逆 多由热病耗伤胃阴,或汗吐下太过,损伤胃津,致胃中阴液不足,虚火上逆,气失和降,引起本症。临床表现为呃声急促而不连续,兼有口干咽燥,大便干结,舌质红绛或光剥,脉象细数。治宜养胃生津,降气除呃,方予益胃汤加味(自拟方:沙参、麦冬、玉竹、生地、甘草、石斛、枇杷叶、柿蒂)。方中沙参、麦冬、玉竹、生地、石斛益胃生津;枇杷叶、柿蒂降逆止呃;甘草调和诸药。如胃中气阴两伤,宜用橘皮竹茹汤加麦冬、玉竹益气生津,和胃降逆;若气阴两伤,而胃中邪热未清,宜用竹叶石膏汤(《伤寒论》:竹叶、石膏、麦冬、人参、半夏、粳米、炙甘草)生津益气,清热和胃。

案例1:傅定远,得疾膈病,发时呃逆连声,咽喉如物阻塞,欲吞之而气梗不下,欲吐之而气横不出,摩揉抚按,烦懑之极。医治两月,温胃如丁、寇、姜、桂,清胃如芩、连、硝、黄,绝无寸效。延余诊,视其气逆上而呃声甚厉,咽中闭塞,两肩高耸,目瞪口张,俨然欲绝之象,势甚可骇。然脉来寸口洪滑,上下目胞红突。辨色聆音,察脉审症,知为痰火上攻肺胃。其痰也,火也,非气逆不能升也,遂处四磨汤加海浮石、栀子、白芥子、瓜蒌、竹沥、姜汁,连投数剂,俾其气顺火降痰消。再以知柏地黄汤加沉香以导火而安。(《谢映庐医案·冲逆门》)

按:此案四诊合参,知为痰火上攻肺胃,唯非气逆不能上升作哕。故治疗宗化痰必先理气、降火必先降气之法,以四磨汤平其气逆,加海浮石、栀子、白芥子、瓜蒌等清火化痰,则气顺火降痰消,呃逆渐止。而病延两月,则痰火必损其阴,故再诊改用知柏地黄汤滋阴降火,以善其后。

案例2: 曾诊治一顽固呃逆男性患者,呃声低微而连续不断,艰于主诉。察其形体较为羸瘦,面少华色,病期已近1月,询得病之所由。在发病前曾食凉菜数盘,始觉脘腹微痞不适,继则呃逆连声不止。大便微溏,舌质淡苔薄,脉象沉迟。诊为寒滞所致,予丁香散加减(丁香、柿蒂、党参、云苓、陈皮、炙甘草、蔻仁、高良姜),竟投剂而愈。(秦伯未《内经类证》)

按: 此案系寒凉伤胃,胃阳不振,气逆为哕,故治疗以温胃降逆为法,方用丁香散加陈皮、蔻仁,温中祛寒、降逆止呃而获效。

(王　琦)

(二)

《素问·宣明五气》曰:"五气所病,心为噫……胃为气逆为哕。"说明胃之病变,气逆为哕是其特点。生理状态下,胃气宜降,以降为顺,胃气降则胃能纳谷;胃气降,则腐熟之水谷能下降于小肠。胃受外邪,或寒或热,或暴饮暴食,或肝气犯胃,皆可使胃气不降,气逆上冲,而呕、哕是最多见的表现。哕者,呃逆也。姚止庵分析哕之病因病机,曰:"胃喜热而恶寒,寒入于胃,则气滞而为哕,是胃寒则哕也;其或胃火大炽,口必喜冷,或多食梨柿,或过用苦寒,以致火为寒抑,气乱而哕,是热极过寒则哕也。"张景岳认为:"胃中有寒则为哕。"注重因寒致哕,临床上因受寒而哕者是非常常见的,简单的民间疗法,喝口热水则可止之。但若由胃之病变而致哕,则非如此能治愈,而应辨证治之。

案例: 彭某,26岁,男,2004年12月21日初诊。

哕气频频2个月余,不可自止,曾服药、打针均难以制止,脘腹胀满,泛吐酸水。胃镜检查示浅表性糜烂性胃炎。面色不华,纳可,便调,体型肥硕,腹大如"将军肚",体重达105kg,自诉每逢骑车时间久,则哕之更甚,苔厚白腻,脉濡。询其病史,半年前患急性甲型肝炎,现已痊愈。

辨证: 余思《内经》曰"胃为气逆为哕",此病在胃无疑,诊其苔脉、体形,皆为痰湿壅滞胃脘之象。中医认为"脾恶湿,胃恶燥",喜湿恶燥是胃之特性,此湿是指胃受纳水谷、腐熟消化水谷的功能特点,而非指痰湿壅滞之湿,痰湿壅滞则不利于胃气顺降,胃气上逆则哕声频频。此病与半年前肝胆湿热熏蒸亦相关,虽然目前肝胆之湿热已除,但因保肝而过量摄入高糖、高蛋白、高脂肪等饮食,致使痰湿壅盛而肥胖。"将军肚"更是阻碍了胃气的通降。

治法:清化痰湿,和胃降逆。

处方:藿佩各 12g,苍术 6g,白术 10g,茯苓 12g,广木香 6g,砂蔻仁各 6g(后下),陈皮 9g,姜半夏 10g,川连 9g,蒲公英 30g,吴萸 6g,煅瓦楞 30g。7 剂,水煎服,日服 2 次。

二诊:哕气发作时间明显缩短,厚白腻苔大减,泛酸止,腹仍胀满。前方去吴萸、苍术,加枳壳实各 10g、厚朴 9g。7 剂,服法同前。

三诊:哕气偶发一两声,苔已净,腹满除,嘱其运动减肥。前后调治半年,胃镜复查正常。

此案说明,治哕若仅依"胃为气逆为哕",以降胃气为治,则是知其常也。欲达其变者,则应进一步探究导致胃之气逆之因,辨其病因病机,审因论治,方为正治。本案是以清化胃脘痰湿为本,辅以降气,并佐以运动减肥,使糜烂性胃炎导致的哕证得以治愈。

(周国琪)

寒气客于肠胃,厥逆上出,故痛而呕

语出《素问·举痛论》。言寒气留于胃肠,可引起疼痛、呕吐等症状。因寒为阴邪,易伤阳气,寒性凝滞收引,可使血脉蜷缩绌急,气血涩滞不畅,而出现疼痛。故原文又说"寒气客于脉外则脉寒,脉寒则缩蜷,缩蜷则脉绌急,绌急则外引小络,故卒然而痛",亦符合不通则痛之义。气机郁滞,胃气失其和降,则上逆而见呕吐诸证。此类疼痛具有畏寒喜暖、得温则减、遇寒则甚的特点。治疗以温中散寒为法,常用方如良附丸(《良方集腋》:高良姜、香附)加味。

案例:王某,男,40 岁,农民。1992 年 11 月 4 日初诊。

上腹疼痛反复发作 5 年,随季节转换有缓急之分,一般秋冬加重,甚则腹泻,喜得热,春暖减轻。痛剧时伴有呕吐,有时夜半发作,其状更烈,需得热熨,方可缓解。平素视每日三餐为畏途,每进食则胀,甚则痛。运用中西药、针灸、推拿、偏方秘方等多种治疗手段,疼痛始终不停。诊其脉弱,舌质淡,苔薄白而水滑。纤维胃镜示胃角溃疡。

辨证:下焦虚寒,中阳不足。

治法:益火温中,行气止痛。

处方：熟附片 10g，肉桂 3g，高良姜 6g，香附 10g，白芍 15g，白术 10g，半夏 10g，陈皮 10g，乳香 6g，山楂 15g，炙甘草 6g，生姜 5 片，大枣 7 枚。5 剂。

11月9日复诊：自诉服药 1 剂则胃中舒坦，2 剂后疼痛大减，5 剂服完，疼痛顿失。后又续服 25 剂以巩固之，随访 2 年未再复作。[秦化珍《南京中医药大学学报·自然科学版》2001（3）：187]

按：《素问·举痛论》说："寒气客于脉外则脉寒，脉寒则缩蜷，缩蜷则脉绌急，绌急则外引小络，故卒然而痛，得炅则痛立止。"该患者用热水袋温熨脘部缓解疼痛，正是内有阴寒之故。"寒气客于肠胃，厥逆上出，故痛而呕。"所以患者痛剧时亦常呕吐。"因重中于寒则痛久"，故患者胃痛历时 5 年。寒气客于小肠，小肠不得成聚，故而后泄腹痛，则知患者常腹泻之缘由。脉弱，舌淡，苔腻而滑，喜热恶凉，乃脾胃阳气虚损所致。故方中附片、肉桂补肾中真火，使其暖土；用高良姜、香附行气逐寒；配以芍药、甘草以缓中止痛，虚得补而寒自消。全方以温肾暖脾，水土合德，散寒止痛而胃痛得除。

（王　琦）

饮食不下，膈塞不通，邪在胃脘

语出《灵枢·四时气》。言饮食不下，膈间闭塞不痛，是邪在胃脘所致。阐明此种病证的病变部位在胃脘，中医称"噎膈"，也属于"癥积"范畴。究其发病原因，七情内伤首当其冲，忧思伤脾，思则气结，脾伤则水湿不运，滋生痰浊；气结则与痰相搏阻于气道，故梗噎不顺。恚怒伤肝，肝气郁结，气郁则血流不畅，积而为瘀。若痰气瘀三者相结，则饮食难行。故《素问·通评虚实论》云："隔塞闭绝，上下不通，则暴忧之病也。"此外，酒食不节，如嗜酒无度，或过食肥甘辛香等燥热之品，胃肠积热，津液耗损，痰热内结，日积月累，痰瘀内阻，而形成本病。正如《医碥》所说："酒客多噎膈，食热酒者尤多，以热伤津液，咽管干涩，食不得入也。"其他如饮食过热，或食物粗糙，或常食发霉之物，也可致胃伤，胃气不顺，食管脉络损伤，气血凝滞，痰气瘀阻，造成噎膈诸证。

本病属本虚标实之证，辨证时当分清本虚与标实。一般初期多属标实，久病则以本虚为主。痰气交阻者，治予理气开郁，化痰润燥，常用方如启膈散（《医学心悟》：丹参、沙参、贝母、茯苓、荷叶蒂、郁金、砂仁壳、杵头康）；瘀血内结者，治予滋阴养血，破血行瘀，常用方如通幽汤（《兰室秘藏》：生地、熟地、当归、桃仁、红花、甘草、升麻）；阴津枯涸者，治予滋阴养血，常用方如沙参麦冬汤

（《温病条辨》：沙参、麦冬、玉竹、甘草、桑叶、天花粉、扁豆）；气虚阳微者，治予温补脾肾，常用方如补气运脾汤（《统旨方》：人参、白术、茯苓、陈皮、砂仁、半夏曲、生姜、大枣）、右归丸（《景岳全书》：熟地黄、山茱萸、当归、枸杞子、山药、鹿角胶、菟丝子、杜仲、肉桂、附子）。此外，治疗中注意顾护津液及胃气，因误伤津液，会加重病情，但若过于滋腻，碍其中土，胃气更伤，则诸药罔效。

案例：赵某，女，55 岁。1972 年 1 月 18 日初诊。

1970 年 11 月 16 日，因持续胃痛伴频繁呕吐 2 日，在某医院急诊，诊断为"溃疡病合并幽门梗阻，胃癌待排除"，收治入院。经胃肠钡餐检查，诊断为"胃癌合并幽门梗阻"，转外科手术。术后右上腹持续疼痛，并经常出现黑粪，病情日趋恶化。面苍形瘦，精神萎靡，行走需人扶持。胃脘疼痛，引及胁肋，纳呆寐差。脉细弦，舌苔花剥。

辨证：瘤体未除，气阴匮乏。

治法：益阴和胃，清热消积。

处方：北沙参 9g，川石斛 12g，孩儿参 9g，炒山药 9g，旋覆花 9g（包），橘叶 9g，广郁金 9g，川楝子 9g，炙元胡 9g，白英 15g，龙葵 15g，白花蛇舌草 15g，夜交藤 30g，生牡蛎 30g（先煎），香谷芽 12g。

二诊：2 月 23 日。进服上方药 30 余剂，精神稍振，脘痛转轻，已能独自行走，唯心悸寐差。脉细，舌苔花剥。药证尚合，再宗原旨，佐以养心定悸。

处方：北沙参 16g。川石斛 12g，孩儿参 9g，炒山药 9g，旋覆花 9g（包），橘叶 9g，川楝子 9g，炙元胡 9g，蛇果草 15g，夜交藤 30g，淮小麦 15g，生牡蛎 30g（先煎），茶树根 15g，香谷芽 12g，白花蛇舌草 30g。

三诊：11 月 23 日。自服中药以来，历时 10 月，眠食均佳，脘痛大减。脉细，舌苔薄。病情已有起色，效不更法。

处方：孩儿参 12g，川石斛 12g，炒山药 9g，生薏苡仁 30g，炒川断 15g，女贞子 9g，炙远志 4.5g，茶树根 15g，淮小麦 30g，香谷芽 12g，铁树叶 15g，白英 15g，火鱼草 15g，龙葵 15g，桑寄生 15g，白花蛇舌草 30g。

患者坚持采用中药治疗 3 年，气阴得复，诸症均平，形体亦见丰腴。乃嘱其间歇服药调治，至今历时 13 载，经多次随访，恙情稳定。（张镜人医案，《中国现代名医医案》）

按：胃癌重症，应属中医"癥积""噎膈"等范畴。《灵枢·四时气》曰："饮食不下，膈塞不通，邪在胃脘。"其成因多与忧患有关。患者夙有胃病，加之忧虑女儿罹癫狂之病，长期情志忧郁，肝失条达，脾胃受损，气滞血凝，酿成癥积。虽施姑息手术，然瘤体内存，隐害未除，瘀热蕴结，耗伤气阴。遂致瘤疾迁延。因其正虚邪实，攻补两难，如三棱、莪术之攻克，水蛭、虻虫之破逐，均应审慎。欲加补益，则瘤癌可能扩散，紫河车、黄芪之壅补，熟地、枸杞子之滋填，亦所禁忌。爰从健脾养胃、清热解毒、散结软坚入手。选孩儿参、白术、怀山药与孩儿参、石斛、炙甘草相配,气阴两顾以扶正,复用白英、龙葵、白花蛇舌草与薏苡仁、牡蛎、蛇果草配合,清消并进以祛邪。随证加减,缓图功效,今已带瘤存活13年,犹能操理家务,行动如常。

（王 琦）

胃不和则卧不安

（一）

语出《素问·逆调论》。言胃气不和,则可引起喘息不能平卧,或失眠而不得安卧的病证。

足阳明胃经之脉从头走足自上而下,故经气上行为逆。脾胃居于中焦,脾主升而胃主降,为全身气机升降之枢纽。若外感六淫,内伤七情,致使脾胃升降失调,胃气上逆,气逆迫肺,肺失肃降,故见喘息不能平卧。诚如张琦所说:"阳明逆则诸阳皆逆,不得入于阴,故不得卧。"《素问·评热病论》亦说:"不能正偃者,胃中不和也。"若饮食不节,肠胃受伤,宿食停滞,酿成痰热,壅遏于中,痰热上扰,胃气不和,以致卧不得安。故《张氏医通·不得卧》说:"脉滑数有力不眠者,中有宿食痰火,此为胃不和则卧不安也。"临床上前者常表现为咳喘气逆,不得平卧,夜睡不安,或呕逆,或呕吐清水痰涎,食欲不振,舌苔白滑,脉弦滑,治宜和胃降逆、肃肺利水,方予二陈汤合半夏秫米汤加味（习用方:半夏、陈皮、茯苓、秫米、苏子、甘草）;后者则多以失眠、脘闷、嗳气、呕恶,或大便不爽、脘腹胀满、舌苔腻或黄腻、脉滑或滑数等为特征,治宜化痰清热、和胃安神,方予半夏秫米汤（《灵枢·邪客》:半夏、秫米）加茯神、远志、竹茹等。如见痰多胸闷、目眩口苦、口渴心烦等,为痰郁化热之象,可用黄连温胆汤（《六因条辨》方:黄连、半夏、陈皮、茯苓、甘草、生姜、枳实、竹茹）化痰清热。

案例1:张某,女,34岁,干部。素有"神经症"病史,经常失眠多梦,易于惊醒,每夜服西药安眠药方能入睡,药量越服越大。2个月前失眠加重,甚至通宵不寐,服安眠药、中药也未见好转,故来院就诊。察其舌质红,苔黄腻,脉滑数。此乃湿热内蕴之象,拟龙胆泻肝汤治之,了无寸效。后细审其症,得知患者近1个月均自觉脘腹胀闷不舒,按之不适,饮食不香,时欲呕吐。

辨证:痰热入胃,上扰心神。

治法:化痰清热,和胃安神。方用半夏秫米汤加味治之。

处方:半夏 31g,秫米 62g(包煎),茯苓 18g,栀子 12g,厚朴 10g,竹茹 10g。

二诊:服药当夜即能安静入眠 4 小时,服药 3 剂,脘腹胀闷消失,能入睡 5 小时以上。药既见效,效不更方,仍宗上方去厚朴加枣仁 12g。

三诊:继服上方 8 剂,诸症如失。(周济安医案)

按:本案先断为"湿热内蕴",用龙胆泻肝汤治疗未效。后根据《内经》"胃不和则卧不安"的理论,诊断为"胃中不和"证,故治疗改用半夏秫米汤加味,以化痰和胃而获效。

案例 2:姜某,男,29 岁。1998 年 2 月 12 日初诊。

患者近 3 个多月来寐差,纳呆,恶闻臭气脏物,时而漾漾欲吐,精神倦怠,未见明显消瘦,大便干结,3~4 日一行,舌黯边青紫,苔薄腻,脉细带弦。患者性素急躁,木郁不达,横逆中土,肝胃不和,经云"胃不和则卧不安"是也。

治法:疏肝调胃,化痰安神,佐以活血。方用柴芩温胆汤加减。

处方:柴胡 10g,黄芩 10g,枳实 10g,姜竹茹 10g,姜半夏 10g,陈皮 6g,茯苓神各 15g,广郁金 15g,象贝母 12g,郁李仁 10g,丹参 20g,炙甘草 5g,炙远志 5g,石菖蒲 3g。5 剂。同时服用逍遥丸。

服药后诸症见减,苔脉如前。效不更方。原方加丹皮 10g,续服 6 剂。[沈佳《江苏中医药》2002(5):36]

按:此案患者素来性情急躁,肝郁失畅达可知;肝气横逆乘脾犯胃,则见纳呆欲吐,精神倦怠;胃不和则卧不安,故而眠差;气机失调畅,则大便干解;舌黯边青紫,苔薄腻,脉细带弦,为内有痰浊兼瘀之征。故予疏肝调胃,化痰安神,佐以活血而取效。

案例 3:张某,女,72 岁。2000 年 3 月 15 日初诊。

患者性素急躁,失眠梦多,夜鼾较多,口淡乏味,舌淡红,苔白腻,脉右关细弱。脉证合参,此乃肝郁脾虚,痰湿内生,扰乱神明,而发此症。治宜疏肝健脾,和胃化痰,以安神明。予二陈汤合四君子汤加味。

处方:柴胡 10g,党参 10g,法半夏 10g,陈皮 6g,茯苓 15g,炒白术 12g,炙甘草 3g,葛根 15g,丹参 15g,郁金 10g,炙远志 6g,石菖蒲 6g,合欢皮 15g,麦芽 15g。7 剂。

经随访,患者基本痊愈。[沈佳《江苏中医药》2002(5):36]

按:患者既有素性急躁等肝郁失疏泄条达之象,又有口淡乏味、脉右关细弱之脾虚痰浊中阻,以及失眠梦多、夜鼾较多,苔白腻,痰浊内扰神明之征。因此,以二陈汤合四君子汤加味,疏肝健脾,和胃化痰,以安神明而愈。

(王 琦)

（二）

《素问·逆调论》曰："胃不和则卧不安。"现代中医临床对此句理解为脾胃不和易引起失眠等病证，以入睡难、易惊醒、脘闷、嗳气、呕恶、或大便不爽、脘腹胀满、舌苔腻或黄腻、脉滑或滑数等为特征。治法多以和胃安神为主，方予半夏秫米汤加茯神、远志、黄连、藿香、紫苏梗、竹茹、枳实等；如见痰多胸闷、目眩口苦、口渴心烦明显者，为痰郁化热之象，可加用黄连温胆汤化痰清热。

"卧不安"也可导致"胃不和"。长期睡眠不佳的患者，多会出现胃肠功能紊乱的症状，如腹胀、嗳气、食欲不振、食不知味、消化不良等。西医学认为，在多数情况下，胃肠道受到大脑情绪支配，大脑情绪会直接影响胃肠道的功能状态；反之，胃肠功能不正常又会倒过来干扰人的情绪，造成恶性循环。西医通过对神经系统的心理和药物干预来治疗相关神经性胃肠问题。中医学认为，脾主思，故思虑过度可伤及脾胃气机及运化系统；反之，脾胃有病也可以明显影响情绪与睡眠。基于上述理念，对于部分胃炎伴失眠患者采用健脾理气和胃为主，佐以安神的方法治疗，取得良好疗效。

案例：慢性萎缩性胃炎案

张某，女，51岁，2014年1月25日初诊。患者素有胃病，2013年10月外院胃镜检查示慢性浅表性萎缩性胃炎。患者正值围绝经期，自述月经先后无定期，失眠、烦躁不安、潮热汗出、口干、腹胀、嗳气、大便不畅，舌质稍红、苔薄，脉弦细数。之前久服中西药物治疗，但疗效不佳。此乃"卧不安"引起的"胃不和"，病机属围绝经期心肝火亢，扰乱神明，致长期失眠，进一步引起肝胃失和，仅从胃论治难以奏效，须以滋阴潜阳、清心安神为主，佐以调气和胃。用自拟经验方"知柏龙牡汤"合疏肝理气之品进退。

处方：知母12g，黄柏12g，煅龙骨30g，煅牡蛎30g，麦冬12g，地骨皮15g，郁金12g，石菖蒲15g，枳壳12g，枳实12g，枸橘李12g，制香附12g，夜交藤30g，柏子仁15g，合欢皮15g，火麻仁30g。

二诊（2月8日）：潮热、汗出等症缓解，但睡眠未改善，腹胀、嗳气依然。上方加大腹皮12g、八月札15g。另加用氟哌噻吨美利曲辛片（黛力新），嘱患者每天上午9点服1片。

三诊（2月22日）：失眠症状明显好转，腹胀、嗳气改善。之后维持原方加减调治2个月余，患者围绝经期综合征及慢性萎缩性胃炎诸症均有明显改善。每晚可安然入睡6小时以上，腹胀嗳气偶有，精神好转。（王庆其治案）

按：本案患者为慢性浅表性萎缩性胃炎伴围绝经期综合征，服中西胃药疗效不佳。此病属于"卧不安则胃不和"，治以自拟经验方"知柏龙牡汤"（知母、黄柏、煅龙骨、煅牡蛎、地骨皮、麦冬、郁金、石菖蒲）泻虚火、潜虚阳、安心神，佐以枳壳、枳实、枸橘李、制香附、夜交藤、柏子仁等疏肝理气、安神之品，再加服黛力新改善睡眠，如此综合调治3个月余，患者腹胀、嗳气等肝胃失和之证逐渐消失，心身两泰而病情控制。

（王少墨）

人无胃气曰死……脉无胃气亦死

《素问·平人气象论》："平人之常气禀于胃。胃者，平人之常气也。人无胃气曰逆，逆者死……人以水谷为本，故人绝水谷则死，脉无胃气亦死。所谓无胃气者，但得真藏脉，不得胃气也。"

何谓胃气？《灵枢·平人绝谷》云："平人……胃满则肠虚，肠虚则胃虚，更需更满，故气得上下，五藏安定，血脉和利，精神乃居，故神者水谷之精气也。"

这段原文叙述平人每日饮食胃气之运作，提示人体五脏、血脉、精神等生命活动无不禀气于胃。他如"胃者，五藏之本也"（《素问·玉机真藏论》），"胃者，水谷气血之海也"（《灵枢·玉版》），"胃不实则诸脉虚"（《灵枢·口问》），"胃不和则精气竭"（《素问·厥论》），总括说明人之胃气与生命之机息息相关。正如张介宾所云："此胃气者，实平人之常气，有不可以一刻无者。"

人体胃气之有无多少亦体现在寸口脉象。人之脉象均有胃气、脏气两种成分，如"脉弱以滑""徐而和"均为胃气之脉。正如张介宾所说："无太过，无不及，自有一种雍容和缓之状者，便是胃气之脉。"反之则是无胃气之真脏脉，如弦劲不缓、钩（洪）而不和、毛（浮）而无根、石（沉）而不柔等均为垂死之脉象。10年前曾治一重病患者，可以为例。

案例：刘某，男，71岁，1991年9月14日初诊。

病史：40年前右肾因结石切除，左肾患慢性肾炎已10载，7月初因心室颤动住上海建工医院，治疗中突发急性肾衰竭，做腹膜透析治疗，已逾2个月。病情沉重，已发病危通知。家属要求中医会诊。患者卧床不起，色苍神疲，声微音嘶，口唇干裂，泛恶频频，呕吐不止，已整整5日不能进饮食，24小时小便量不足200ml，舌质红剥，尺寸不显，寸关弦劲。现每日仍做腹膜透析。

辨证：胃阴枯槁，脾肾衰败，水谷不进，癃闭不通，下关上格，邪浊壅滞，脉露真脏,胃气将绝,生命垂危。

人以胃气为本。《内经》云:"人无胃气曰逆,逆者死……脉无胃气亦死。"命之不存,何论其余? 当务之急,速救胃气以夺命为上策。取麦门冬汤、旋覆代赭汤、橘皮竹茹汤仲景之三方合参,大剂救胃阴,护胃气,降逆止呕。

嘱浓煎取汁,小口频含慢咽。

服药3剂。泛恶已除,呕吐已减,略进米汤,精神稍回,乃胃气渐复之兆,有转危为安之望。原方白术加量,再加淡附片、巴戟天、山萸肉,急救脾肾,服药1个月,呕吐止,每日进食150~200g,舌质已不红剥,脉细濡。胃气已复,小便尚赖透析,乃转而治肾病。调制2个月,曾封闭几次检测,小便量自450ml增至1000ml左右,开放后亦有800ml,血肌酐亦明显下降,说明肾功能已有所改善。乃出院,继续中药调治。

(凌耀星)

中气不足,溲便为之变

《灵枢·口问》云:"中气不足,溲便为之变,肠为之苦鸣。"中气指中焦脾胃之气,脾胃为后天之本,脾升胃降,运化水谷精微,如中气不足,受纳失职,运化失常,则食物消化转输不利致肠鸣、泄泻。此即后世中气不升,气虚下陷之证。通常用升阳举陷、益脾和胃法。

某患者,男,38岁。诉饮食稍有不慎即便下黏冻赤白,脐腹隐痛后重,日如厕2~3次,已缠绵3载,诸医投以清热祛湿、固涩补中升提之药,遍尝无效。经人介绍,求治于吾师。师谓之曰,此乃休息痢。望其倦怠怯冷,面色少华,知为脱血气弱之候。方用鸦胆子一味,去壳取仁,外包桂元肉为丸,每早米汤送下20粒,辅以参苓白术散加减治之。一诊后,腹痛明显减轻,便下黏冻赤白减少。药已中的,守法守方续治,二诊后腹痛全失,大便成条状,无黏冻脓血,去鸦胆子、桂元肉,继用参苓白术散加减调治,服药20剂,3年痼疾竟获痊愈。至今已1年有余,病未复发。

痢疾多于长夏感受暑邪,邪伏中焦,或饮食不洁,伤及胃肠,气机阻滞,以致腹痛后重,赤白稠黏,日夜频次。考古贤治痢,不外通涩两法,大都初痢宜通,久痢宜涩。夫久痢者,中气已虚,湿滞未去。经云:"中气不足,溲便为之变。"人之二便,全借中气为之转输,故不失其常度。肾气虚则关门不固,脾气虚则仓廪失常,便泻溲数之病生焉。此病者乃肠胃虚弱,复为饮食所伤而发。治者寒温补泻杂投,迄未中的。盖病痢日久,必伤脾胃,中气不足,湿邪内阻,转输失常。方用鸦胆子外包桂元肉,一寒一温,相反相成,米汤为引,扶正祛邪而治痢;再以参苓白术散健脾益气而利湿。二药合投,并行不悖,证以补脾与治湿分施,病则溲便并治矣。

(叶庆莲)

中气不足,溲便为之变,肠为之苦鸣

语出《灵枢·口问》。言中焦之气不足,脾气虚怯下陷,则引起二便先调,并出现肠鸣等症。临床不少疾病都可因于中气不足,而出现大小便异常的变化。如因饮食不节,劳倦内伤,久病缠绵,以致脾胃虚衰,中气不足,不能受纳和运化精微,水谷停滞,清浊不分,混杂而下,致使排便次数增多,粪便清稀,发为泄泻。若劳倦内伤,或病后、产后以及年老体虚等,致使中气不足,气虚则大便传送无力,则可发为大便秘结不通,排便时间延长,或虽有便意,临厕努挣乏力之气虚便秘。如劳倦伤脾,饮食不节,或久病体弱,致脾气虚而清气不能上升,浊阴难以下降,小便因而不利,则可形成癃闭。如此等等,皆因中气不足,因而出现大小便异常的改变。

因中气不足所致二便异常的病证,治疗总宜补脾益气,常选药物如人参、黄芪、白术等。泄泻因于中气不足者,治宜健脾益气、除湿止泻,方如参苓白术散(《太平惠民和剂局方》:党参、白术、茯苓、山药、扁豆、莲子、薏苡仁、砂仁、桔梗、甘草)。便秘因于中气不足者,治宜益气健脾、润肠通便,方用黄芪汤加味(自拟方:黄芪、麻仁、白蜜、陈皮、党参、白术、炙甘草)。癃闭因于中气不足者,治宜补脾益气、升清降浊,方如补中益气汤(《脾胃论》:黄芪、党参、白术、炙甘草、当归、陈皮、升麻、柴胡)加肉桂、车前仁。

案例1:陈某,女,78岁。

起病即肿,心悸,曾服西药不见好转,反增二便秘,用西药通利仍无效,时已3日,痛苦难熬。此乃年老体衰,通利更伤正气,气虚便秘明矣。用补中益气汤治之。

处方:炙黄芪12g,泡参12g,白术12g,陈皮6g,柴胡6g,炙升麻6g,炙甘草3g,火麻仁12g。

当日服药1剂,半夜小便行,次晨腑气通,然小便热重。此系肾阴亏虚,法当补益金水二脏,兼利水湿。继以八仙长寿丸加味调理善后。[《四川中医》

1983（3）:60]

按:本案系年老体衰。中气亏虚,气虚不运,推动无力,故便秘不解;气虚下陷,升降失调,故小便不利而肿。符合《内经》"中气不足,溲便为之变"的病机理论,故用补中益气汤加味升阳举陷而获效。

案例 2: 何某,女,50 岁。1978 年 7 月 15 日初诊。

患者小便黄少,有时小便不通,胃部及腹部两侧胀满,自觉有水停滞于内,饮食很差,常嗳气,多矢气,喉中时觉有痰,头部昏重,手足发热,晚上口干,出气觉热,有时心慌心跳,曾服香燥清利汤药均未奏效,反觉胀满愈甚,小便更加不通,诊得脉象微弱,舌质淡。

辨证:气血不足,脾肾阳虚。

治法:补气益血,扶脾强肾,佐以润肺。

处方:泡参 9g,炒白术 9g,茯苓 9g,黄芪 12g,当归 9g,川芎 6g,白芍 9g,菟丝子 12g,补骨脂 9g,肉桂 3g,砂仁 6g,广木香 6g,麦冬 9g,甘草 3g,益智仁 9g。

服 6 剂后,诸症大减,小溲已得通利,腹亦不胀,后续服至 30 余剂,自觉康复。随访 2 年多,情况良好。[李斯炽医案,《新医药学杂志》1978（7）:22]

按:癃闭多因膀胱气化不利所致。本案以小便黄少、时有小便不通为主症,系气血亏虚、脾肾阳虚所致。中气不足,则小溲为之变,故治疗用补中益气汤加减,益气血、温脾胃而获效。

案例 3: 李某,男,76 岁。1982 年 11 月 3 日就诊。

半年来,小便初起欠清,久置即变为淡蓝色。迭经透析、益肾等治疗,其效不显。伴神疲少气,纳呆,面色不华,大便不爽,舌淡苔薄白润,脉虚弱无力。血、尿常规均无异常。此乃年老体衰,长期卧床,久卧而伤气所致。

辨证:脾气虚弱,中气不足。脾病及肾。

治法:补中益气为主,稍佐补肾之品。

处方:党参 10g,焦白术 10g,陈皮 10g,当归 10g,黄芪 15g,肉苁蓉 10g,枳壳 10g,升麻 10g,炙甘草 5g。

上方连服 10 余剂,溲色渐清,久置亦不变蓝色。精神好转,食纳增加。原方加减,连服百余剂,患者已能下床活动,体力增加,溲色转至正常,病告痊愈,随访 1 年,未见复发。[谢兆丰等,《四川中医》1986（5）:48]

按:中医尚无蓝尿症之明确记载,但分析本案病机,因于中气不足。脾胃虚弱,运化失司,升降失常,清浊相混,精华糟粕合污下渗,更因脾病及肾,肾之蒸腾无力,膀胱气化不行,而致小便异常变化。故用益气补中,佐以补肾之法,则小便逐渐转为正常。

案例 4: 王某,男,14 岁。1983 年 1 月 11 日就诊。

患者曾因肾盂肾炎小便频数收入儿科病房,以清热利尿及调补脾肾之剂治疗,证有好转,但尿中蛋白(+++)长期不消。后又以慢性隐匿性肾炎转内科病房治疗数月,获效甚微,且日渐感觉肢困乏力,面色苍黄不华,肌肉欠丰。除目胞晨时微胀外,并无明显浮肿。纳谷不香,大便偏稀,舌苔白,脉弦缓。

辨证:中气不足,脾虚失运,清阳不升,精微下渗。

处方:党参10g,生黄芪30g,白术6g,茯苓10g,全当归6g,陈皮6g,升麻6g,炒枣仁10g,柴胡6g,蝉衣6g,白茅根15g,甘草3g。

服上药10剂后,化验尿中蛋白呈阴性,后以原方继进20余剂,服药期间偶有尿蛋白出现(+),但病情基本稳定。因其有时咽红不适,遂在原方基础上,配服知柏地黄丸,每晚1丸,又服月余,尿蛋白消除,疗效巩固。[张世卿等《新疆中医药》1987(4):4]

按:本案蛋白尿,当属体内精微物质之下渗。其病机实与胃气不足、肾气不固有关,而又责之前者为主。故以"中气不足,溲便为之变"概括其发病机制,并以此论治而获效。

案例5:施某,女,34岁。

近20日来小便次数增多,昼日排尿1~2次,夜间则排尿5~6次,小便总量无明显变化,尿常规无特殊。患者素体较差,形瘦神疲,气短乏力,常患失音,小腹部有下坠感,舌淡胖边有齿印,苔薄白,脉弦细。

辨证:中焦脾胃虚弱,清气升举无力。

治法:补气健脾,升提清气。

处方:党参10g,炒白术10g,当归10g,炙甘草6g,陈皮10g,薏苡仁12g,升麻6g,白茯苓10g,黄芪15g,滑石粉15g,柴胡10g。

煎服上方5剂后,精神略振,尿次减少,继以原方出入,10余剂而安。[王健康《浙江中医杂志》1985(8):367]

按:本案患者素体虚弱,临床表现出脾虚气怯、清阳不升之象。盖脾居中焦,主运化水湿,又为气机升降之枢。脾虚气陷,清阳不升,浊阴不降,水运无力,膀胱气化失司,故小便频数而每次排尿量少。以补中益气汤为主,加用茯苓、薏苡仁、滑石,使清升浊降,则中气得以升提,膀胱气化功能恢复正常。

(王 琦)

二阳之病发心脾,有不得隐曲,女子不月

语出《素问·阴阳别论》。二阳,谓阳明胃也。胃与脾相表里,胃与心为子

母。胃病则腑伤，而脏亦伤，故病发于脾也；胃虚，则子病及母，故发于心也。隐曲，谓隐蔽委曲之事。不月，言闭经也。此言情志因素可以影响心与脾胃的功能，而导致女子闭经的病理状态。王冰注曰："夫肠胃发病，心脾受之，心受之则血不流，脾受之则味不化，血不流故女子不月，味不化则男子少精。"张介宾亦云："然则精血下行，生化之本，惟阳明为最。今化源即病……其在女子，当为不月。"

《内经》将闭经分为血滞经闭与血枯（亏）经闭两种。一般来说，由"不得隐曲"所导致的闭经属于后者，乃虚证。《医宗金鉴·妇科心法要诀》云："二阳者，阳明胃也；女子有隐曲不得之情，则心脾气郁不舒，以致二阳胃病，饮食日少，血无以生，故不月也。"盖脾胃乃后天之本，气血生化之源，位居中焦，为气机升降之中枢，情志不畅则影响了脾胃气机升降及运化功能，脾胃一病，"百病皆由脾胃衰而生"。因此，在治疗此类闭经时，当以调理脾胃功能为主，另审证求因，兼以疏解患者情绪。

案例：余侍诊朱南孙时曾治疗一名刘姓患者，30岁，2003年生产时有大出血史。产后即失眠多思，心情抑郁，自恐身体将"一蹶不振"，乳汁甚少而无法哺乳，对婴儿亦不知所措，曾自行进补人参等多种补品，仍感神疲乏力，毫无见效。经事落后，甚则并月而行，经量甚少，常常2~3日即净，无痛经。

初诊：2004年11月18日。末次月经2004年8月10日，量少。现诉头晕腰酸，神疲乏力，面色少华，胃纳欠佳，夜寐不安，大便不实，日1次。舌质淡暗，苔腻，胖有齿印，脉细数。

辨证：脾肾不足，气血两虚。

治则：健脾益肾，调补气血。

处方：焦潞党20g，炙黄芪20g，焦白术12g，茯苓12g，炙甘草6g，当归15g，熟地15g，白芍9g，川芎6g，陈皮6g，砂仁（后下）3g，鸡血藤15g。7剂。

二诊：11月25日。上药服后，经水未转，但觉小腹隐隐作胀，大便已实，畏寒神疲，余症如前。舌质淡暗，苔薄，有齿印，脉细弦。

辨证：气血两虚，胞宫无余。

治则：益气养血，充养冲任。

处方：党参20g，炙黄芪20g，莪白术各9g，三棱12g，当归15g，熟地15g，赤芍15g，川芎6g，鸡血藤15g，桂枝6g，益母草20g。7剂。

三诊：12月2日。服药后，经水于11月27日转，唯经量少，2日即净。舌淡红，苔薄腻，脉细。

辨证：气血两虚，肝肾不足。治宜益气养血，调补肝肾。

处方：党参15g，黄芪15g，当归15g，熟地12g，枸杞子12g，菟丝子12g，制狗脊12g，川断12g，寄生12g。7剂。

四诊：12月9日。症如前述,效不更方,治宗原法。处方:上方加川芎6g、赤白芍各12g、川牛膝12g。7剂。

五诊：12月30日。29日经水如期而转,量较前略增多,3日净。再宗原法益气养血,调补冲任以治。

处方：党参15g,黄芪15g,当归15g,熟地12g,桑椹子12g,菟丝子12g,肉苁蓉12g,川断12g,怀牛膝12g,鸡血藤15g。14剂。

在治疗过程中,朱师审证求因,在心理上给予患者充分的鼓励、安慰和劝说,帮助患者消除疑虑,提高对生活的积极性。经治疗后,患者逐渐开朗,言谈重心亦从消极话题渐而转至积极方面。此后随访半年多,经期尚准,量亦逐渐增多至正常。

按：大出血后,阴血亏虚,五脏失养,其人又多思忧虑,心脾先伤,脾虚不能生血,则心血不足,神不守舍,乃致失眠忧思;生化之源即乏,乳汁来源不足,则乳汁甚少而无法哺乳;血海空虚,胞宫无余,而发为闭经。故在调补脾胃,资其气血生化之源的同时佐以情志疏导为其治疗大法。方中十全大补汤益气养血,并加入陈皮、砂仁醒胃而助运化,此乃"寓通于补""补而通之"之意;鸡血藤养血活血。二诊药力已发挥作用,故加三棱、莪术、益母草增加活血通络之功。三诊已药证合拍,"营血生而经自通",经水自转,唯经量偏少,"经病之由,其本在肾""女子以肝为先天",故经后不忘固本,在原方基础上加枸杞子、菟丝子、狗脊、川断、寄生调补肝肾。五诊时经水已能如期而转,量亦较前增多。治疗中,心理疏导与中药并驾齐驱,起着不容小觑的作用。此后仍以调补脾胃、养肝益肾为法,随访半年多而经事正常。正如《景岳全书》云:"欲其不枯,无如养营;欲以通之,无如充之。但使雪消则春水自来,血盈则经脉自至,源泉混混,又孰有能阻止者?"

(陈　正)

肺,在变动为咳

《素问·阴阳应象大论》曰:"在藏为肺……在变动为咳。"肺主气,司呼吸,"肺为气之市",主气之宣发和肃降,气之升降失常,则或咳或喘。《内经》中有关记载甚多。如《素问·评热病论》云:"劳风法在肺下,其为病也,使人强上冥视,唾出若涕,恶风而振寒……咳出青黄涕,其状如脓,大如弹丸。"所载症状类似今之肺脓肿。《素问·刺热》说:"肺热病者,先淅然厥,起毫毛,恶风寒,舌上黄,身热。热争则喘咳,痛走胸膺背,不得大息,头痛不堪,汗出而寒……"此为外邪袭肺,郁而化热,出现胸痛、喘咳、发热等,类似今之肺部感染。《灵枢·刺节真邪》记载曰:"阳气大逆,上满于胸中,愤瞋肩息,大气逆上,喘喝坐伏,病恶埃烟……其咳上气,穷诎胸痛者……"从临床症状分析,肺气上逆,喘喝坐状,胸满气急,喘息抬息,又有"恶埃烟",恐为过敏性哮喘病。《素问·刺禁论》载:"刺中肺,三日死,其动为咳。"此为针刺不当,出现"医源性气胸"。《素问·咳论》有"五藏六府皆令人咳,非独肺也"的记载,说明五脏六腑的病变影响及肺均可致咳,遂有肺咳、肝咳、肾咳、心咳、脾咳之分。该篇还记载不同季节气候导致的咳嗽,遂有春季咳、夏季咳、秋季咳、冬季咳之分。

据粗略统计,《内经》关于咳嗽的记述甚是周详。从病因分析,有邪从皮毛而入者,有从寒饮食入胃传肺,也有从其他脏腑波及肺者;从病证分类分析,从脏腑分证有五脏咳、六腑咳,从季节分类有四季咳;从临床表现分析,诸如西医学中的肺部感染、大叶性肺炎、哮喘、气胸等均有记述。唯在治疗方面,详于针刺,略于方药。这些论述对今天临床辨治咳嗽颇有启迪。

案例:朱君,女,66岁。就诊日期:1989年11月8日。

咳嗽月余。以往每逢秋冬咳嗽即作,缠绵数月方瘥,迄今已有20余载。1个月前因感冒引起咳嗽,每日晨起咯痰较多,色黄而黏,偶有血丝,咯之欠畅,咽喉干痒不适,胸闷气短,口渴烦躁,大便2~3日一行,面色黯滞,形体消瘦,求诊前曾应用头孢菌素、丁胺卡那霉素及化痰止咳药等,疗效不显而来就诊。舌苔薄白,脉弦细。

诊治:气阴两亏之质,肝火最易升腾,又兼湿痰内盛,伏火郁热在肺。治宜清肺,平肝,降火,化湿。

处方:桑白皮15g,淡子芩30g,银杏12g,大生地30g,龙胆9g,北细辛12g,炙兜铃10g,制半夏12g,南百部15g,仙鹤草15g,生石决明(先煎)30g,黛蛤散(包)15g。7剂。

效果:服药7剂,咯痰已畅,痰液转为稀薄,口渴显减,唯咳时仍感气短,动则更甚,舌尖破溃,再以原方去仙鹤草,加干姜6g、川连4.5g,续服7剂,痰量及咳嗽明显减少,继服上药1周,气平咳止。(《裘沛然医案百例》)

按:老年慢性支气管炎的特点是:①发病与季节有关,大多在秋冬两季,每因感冒而诱发,多见外感引动伏饮。②病情错杂,往往表里兼夹、寒热互见、虚实共存,而属纯寒、纯热、纯虚、纯实者极为少见。诚如《素问·咳论》所云"五藏六府皆令人咳,非独肺也"。本案病机波及肝肺两脏,痰湿与郁热并存,复又兼气阴两亏,证情错综复杂。③治疗不可用单一方法,应针对病情标本兼顾、寒热并用、补虚泻实共投。先生用黄芩、桑白皮、马兜铃,清肺肃肺,散郁热;龙胆、黛蛤散、石决明清肝火、痰热,配银杏敛肺气、止咳逆,佐以细辛止咳化饮、散发郁火；复诊中加用干姜、川连，取泻心汤意，辛开苦降，肃肺气，豁顽痰，寓有深意。方中或清、或散、或降、或敛、或宣、或肃，极尽先生用方"反激逆从"的特点，旨在协调肺气之升降，以平喘咳。

（王庆其）

气虚者，肺虚也

《素问·六节藏象论》云："肺者，气之本也。"故肺之常为人身气之根本，肺之病也不离乎人身气之变化。《素问·至真要大论》所谓"诸气膹郁，皆属于肺"即此意。

因肺主一身之气，故肺气虚所带来的恶果并非仅限于其本身的功能低下，而可见全身性气虚证。正如《素问·通评虚实论》云："气虚者，肺虚也。"《诸病源候论》亦云："气病，是肺虚所为。"

肺主气，并赖此治理调节全身气机，若肺气虚衰，治节之功又何以得行呢？人身失气之推动，则病变丛生，自《内经》之后，历代医家对此论述颇多。《诸病源候论》卷三十七云："其肺气虚，谓之不足，则短乏少气。"言气虚则神失所养。《幼幼集成》卷二云："肺气不足，则皮薄怯寒。"言气虚则身不得温。《成方切用》卷七云："肺主气……虚故脉绝气短也。"言气虚则无力鼓脉。《医经秘旨》卷上云："肺虚不能卫血。血溢妄行，随气出于鼻为衄。"言气虚则血失于摄。《丹台玉案》卷四云："肺失统气之权，不能固表，故毫毛疏豁，汗流不禁。"言气虚则汗不得固。《理虚元鉴》卷上云："肺主皮毛，外行卫气，气薄而无以卫外，则六气所感，怯弱难御，动辄受损。"言气虚则卫虚于外。《重订通俗伤寒论》卷九云："肺气虚，不能通调水道，致水溢外膜而成肿。"言气虚而水不能布。《医醇賸义》卷四云："肺伤而元气薄弱而不能下行，故足膝无力而不能任地也，是肺痿即气痿也。"言气虚而生痿证。

鉴于肺气虚而引发脏腑乃至全身上下多种病变，清代吴仪洛《成方切用》提出"肺主气，肺气旺则四脏气旺"的观点，以强调肺主气对于人身的重要性。考其理论基础之源，实与《素问·经脉别论》之"肺朝百脉，输精于皮毛，毛脉合精，行气于府，府精神明，留于四藏"的精神相吻合。推而论之，肺气充足则布化精气，四脏安定，病安从来？肺气虚弱则精气不布，四脏皆危，自然也就病变百出。

肺气虚之治则，宜宗《内经》"虚则补之""劳者温之""损者温之"之总则。

《难经·十四难》亦云:"损其肺者益其气。"故肺虚者当补益肺气以复其正,首选人参、黄芪、白术之类,且古有四君子汤、补肺汤等。但据临床具体情况,气虚而喘者当补肺定喘,如人参蛤蚧散;气虚不能固表者当益肺气、实卫表,如玉屏风散、牡蛎散;气虚不能摄津者当补肺摄津,如甘草干姜汤。

江西名老中医姚奇蔚本着"人之有生,全赖此气;治病之道,以气为主"的思想,对疾病的发生、发展、转归注重脏腑的气化功能,在治病时,尤重肝肺气机的宣降条达。他认为,百病生于气,以气郁为多,气郁诸病,又以肝郁不达者为多:肝郁不达,又以肺气不畅者为常见;肺气不畅与肺虚无力有关,肝郁不达与肺虚不宣有关。欲开肺气必先补肺气,欲达肝气必先舒肺。由于肺为清虚之体,难任厚味,故姚老补肺益肺提倡"运用通展,药贵轻灵,轻拨机关"。在处方中多采用黄芪、北沙参、桔梗、甘草、桑叶、枇杷叶等,以黄芪、北沙参合用,不寒不热、味薄气清,补益肺气而不壅滞;以桔梗、甘草合用,开提肺气而不耗散。其中用黄芪、北沙参时,量必重至 20~50g 不等,补开兼施,以畅张肺气。姚老治病是以辛平干润、清轻灵活之品开肺气与舒肺气,最终达到补肺气之目的,这一方法并被广泛用于许多疾病的治疗,成为其最大特色。姚老擅长慢性萎缩性胃炎的治疗,并为此获江西省科技成果奖,而在慢性萎缩性胃炎治疗中,益气清肺开肺仍然不失为其重要一着。(《豫章医萃——名老中医经验精选》)

(齐 南)

肺 阳 虚

五脏各有阴阳,其病变也当有阴虚与阳虚两端,但历来少有论及肺阳者。《内经》又是如何看待这一问题的呢?

《素问·汤液醪醴论》在讨论水肿病机时,提出"五藏阳以竭"。言五脏阳气阻遏、水津不布、聚而为肿,其中肺之阳气宣降通调是水液代谢必不可少的一个环节。我们在此所要讨论的并非五脏阳气与水液代谢的关系,旨在借此句经文为"肺阳"正名。另外,《灵枢·经脉》云:"肺手太阴之脉……气虚则肩背痛寒,少气不足以息,溺色变。"有人认为这是中医对肺阳虚证的最早记载。虽然《内经》对肺阳与肺阳虚的讨论远不及肺气与肺气虚,但已初见端倪。

至清代,唐容川《中西汇通医经精义》卷下云:"肺气如天,居至高布阳气。"张锡纯《医学衷中参西录·治痰饮方》亦云:"人之脾胃属土,若地舆然。心肺居临其上,正当太阳部位,其阳气宣通,若日丽中天,暖光下照。"皆说明肺阳的客观存在。

尽管如此,今人对于肺阳的讨论不仅欠深入,还有些中医教科书每每以肺气代言肺阳,背离了五脏各有阳气的经旨。

事实上,既有肺阳的存在也有肺阳虚之病变。人体或因劳伤、或因感寒饮冷、或因他脏阳虚累及于肺,皆可损伤肺阳而致肺阳虚证。肺气虚往往是肺阳虚之始,肺阳虚乃肺气虚之甚,其病程有长短之分、病势有轻重之别、证因脉治也不尽相同。依据《内经》理论,最早论及肺阳虚的是张仲景《金匮要略·肺痿肺痈咳嗽上气病脉证治》,其所言肺痿是因"肺中冷"所为。肺中虚冷,究其本质实乃肺阳虚,阳虚不化、津液停留而水饮留伏,上见吐涎沫而不咳不渴、下见遗尿小便数,治以甘草干姜汤。张仲景以肺中冷揭示了肺阳虚的病机、证候及治疗。明代张介宾《类经附翼·真阴论》云:"或寒嗽虚喘,身凉自汗者,以金脏之阳虚,不能保肺也。"终于确定了肺金阳虚之名。

除张仲景甘草干姜汤外,对于肺阳虚古代医家多有治验。如《圣剂总录·肺脏门》之补虚汤,《普济方·肺脏门》之钟乳丸、黄芪汤。在这些方剂中,选用了干姜、川椒、鹿角胶、桂枝、附子之类温阳之品,均为肺阳虚而设。清代医家陈修园选用保元汤或六君子汤加炮姜以扶肺阳。现代医家对此也积累了颇多治验,有介绍以人参、黄芪、干姜、炙甘草配伍运用,温补肺气最为得当;淫羊藿、锁阳、肉苁蓉、五味子、当归甘辛温润而不燥烈,配伍运用,温补肺阳最为合体;紫河车、蛤蚧、阿胶血肉有情之品配熟地能填精化气,温补肺体最为相宜。

江西新建县已故老中医熊寥笙先生曾收治一老妪,素患咳嗽,气逆痰多,面色㿠白,痰声辘辘,气上冲胸,俯仰不得。舌淡少苔,满布涎沫。自诉临夜大汗,漫及头颈,脉沉无力,独寸口滑数。拟方:明附片 9g,益智仁、炙桑白皮、炙紫菀、巴戟天、炙百部各 6g,制半夏 5g,煨姜 3g。水煎服,外加黑锡丹 1 小瓶,随药吞服。2 剂后,汗减气平,能仰卧,但畏寒甚。守原方加减:明附片 12g,益智仁、炙桑白皮、炙紫菀、巴戟天各 6g,肉桂末(吞服)、煨姜各 3g,蛤蚧(酒浸置瓦上炕酥)6g,仍加黑锡丹,随药吞下。服 4 剂,不畏寒,仍咳喘自汗,乃令购蛤蚧 1 对(制法同前,研末),每日早晚各用米汤送服 1/4,2 日服完。此例属虚寒型肺痿,由于久病伤气,终损及阳,肺寒则气不化津,遂成涎沫,以致痰阻气道,所表现症状为一派肺寒气弱之象。又因年逾半百,肾气亦亏,故以温肾固真、清金涤浊之法。(《豫章医萃——名老中医经验精选》)

古人对肺气虚冷之阳虚早有论述,而今又可从临床得以验证,倘若我们对肺之病变只言其气虚不及其阳虚,岂不失其完整性?

(齐　南)

形寒寒饮则伤肺

（一）

《灵枢·邪气藏府病形》说："形寒寒饮则伤肺，以其两寒相感，中外皆伤，故气逆而上行。"指出由皮毛而入于肺的外寒复加由寒饮入胃而伤于肺，内外交加，肺失宣肃，上逆而咳，这是引起咳嗽的重要病机。类似记载可见于《素问·咳论》："皮毛者肺之合也，皮毛先受邪气，邪气以从其合也。其寒饮食入胃，从肺脉上至于肺则肺寒，肺寒则外内合邪，因而客之，则为肺咳。"外寒伤于皮毛及肺，其理昭然。寒饮入胃何以伤肺？《咳论》说得甚明确，是从手太阴肺经传于肺部，致肺寒而咳。这一点往往被临床医师所疏忽。

小儿脏腑娇嫩，形气未充，最易得外感，而咳嗽则是常见病，临床治咳除注重散寒宣肺止咳外，每嘱家长注意厚衣被、慎风寒。但余在临床上发现此类儿童往往屡发不止，其理茫然。后读《素》《灵》"形寒寒饮则伤肺"相关论述，恍然大悟。不独外寒可伤肺，寒饮亦可伤肺，遂嘱罹患咳疾的儿童，慎食冷饮及冰柜中食物，果然咳疾大减，佐以方药调理，可望根治顽疾。

1993年有湖北中医学院（现湖北中医药大学）研究生对"形寒寒饮则伤肺"作实验研究，结果表明："形寒寒饮"不仅可以降低肺局部及全身的免疫功能，而且可以损伤呼吸道正常的防御屏障结构，从而降低机体尤其是呼吸系统局部的抵抗力，易于病原微生物入侵而发病。这与中医肺虚气弱，抗病力降低，易于内、外之邪入侵伤肺而发病的观点是一致的。

对于嗜食冷饮而致胃寒，继而肺寒而咳的患者，治疗不仅要散肺寒，还应温胃阳、散胃寒。药用干姜、桂枝、川椒之类，佐以半夏、细辛、南星等温化痰浊，肺胃同治，内外兼顾。《素问·咳论》总结咳的病机为"聚于胃，关于肺"，寓意深刻。《金匮要略》治支饮的方剂，如小半夏汤、小半夏加茯苓汤、小青龙汤等，亦无不从肺胃着手。诚如张璐所云："岐伯虽言五藏六府皆令人咳，其所重全在肺胃，而尤重在'内外合邪'四字。"（《张氏医通·咳嗽》）经旨所说极有临床价值，可见临床医师岂可不读《内经》？

（王庆其）

（二）

语出《灵枢·邪气藏府病形》。言外感寒邪,内伤寒冷饮食,即能伤肺,引起肺的病证。

1. 风寒犯肺,肺气失宣 肺主气,司呼吸,外合皮毛。若风寒犯肺,必先由皮毛而后入肺,引起肺气失宣、表卫失和的病理变化。故《素问·咳论》云:"皮毛者肺之合也,皮毛先受邪气,邪气以从其合也。"肺气失宣则见咳嗽、喘促、鼻塞、流清涕等症;表卫失和则恶寒、发热。治当疏风散寒,宣肺解表,方予麻黄汤(《伤寒论》:麻黄、桂枝、杏仁、炙甘草)。

2. 饮冷伤肺,肺胃气逆 肺脉起于中焦,循胃口上膈属肺。若寒冷饮食入胃,其寒从肺脉上至于肺则肺寒,引起寒伤肺胃、肺胃气逆的病理变化。故《素问·咳论》说:"其寒饮食入胃,从肺脉上至于肺则肺寒。"肺气上逆则咳嗽气喘,胸闷气促,痰多清稀;胃气上逆则呕吐清水痰涎,或呃逆干呕。治宜温胃散寒,和解肺胃,方用二陈汤(《太平惠民和剂局方》:半夏、陈皮、茯苓、炙甘草)加干姜、细辛、五味子。

案例:雷某,男,4岁半。1988年4月18日就诊。

患儿因食罐装饮料,腹痛剧烈,继而呕吐清水甚多,咳嗽阵作,痰白质稀。面少华色,舌淡苔白。

辨证:饮冷伤胃,痰湿犯肺。

治法:温中化湿,祛风止咳。

处方:苏梗、藿香梗、制半夏、陈皮、防风、荆芥各6g,茯苓9g,神曲15g。服药2剂,霍然而愈。[张南《甘肃中医学院学报》1989(4):23]

按:患儿发病由于饮用凉饮所致,因寒为阴邪,其性收引,而致剧烈腹痛,胃气上逆,则呕吐清水。邪气乘肺,则咳嗽痰白质稀。此乃属寒饮伤肺胃所致,故予温中理气化湿而获效。

3. 外寒内饮,伤肺犯胃 临床也有因于内外寒邪合而伤肺的,即外感风寒,内伤饮食寒冷,致使寒聚肺胃,引起肺气不宣、胃气上逆、肺胃失和的病理变化。故《素问·咳论》说:"肺寒则外内合邪,因而客之,则为肺咳。"《灵枢·邪气藏府病形》亦说:"形寒寒饮则伤肺,以其两寒相感,中外皆伤,故气逆而上行。"因于内外寒邪伤肺的病证,常表现为咳嗽气逆,喘促呕吐,咳痰清稀,面白,胸脘满闷,或恶寒发热,鼻塞流涕,舌苔白滑,脉浮滑,治宜宣肺解表、温胃散寒,方予麻姜二陈汤(自拟方:麻黄、细辛、半夏、陈皮、杏仁、桔梗、生姜、大枣、甘草)。

案例1:陈某,男,48 岁。

素有烟酒嗜好,患"慢性支气管炎"10 余年。2 日前误食生冷瓜果,当夜脘腹不适,时欲呕吐,频频咳嗽,次日加之气候骤变,受凉而诸症加重,更见恶寒发热,体温 39.2℃,喘息不能平喘,喉中痰鸣。西医检查诊断为"慢性支气管炎伴感染",经青霉素、链霉素等治疗,病情未见明显好转,故改用中药。察其舌淡,苔白而滑,脉浮紧。此乃寒伤肺胃、肺气失宣、胃气失降、表卫失和之证,系内外合邪之故也。

治法:散寒解表,宣肺和胃。方予麻姜二陈汤。

处方:麻黄 10g,细辛 3g,半夏 12g,陈皮 10g,杏仁 12g,桔梗 12g,生姜 3 片,大枣 6 枚,甘草 3g。

二诊:上方服 2 剂,1 剂汗出,体温降至 38℃,2 剂后咳喘大减,已能平喘。唯现口渴、心烦,且舌脉均见热象。此寒郁化热之征,继用原方去细辛、生姜,加石膏 18g、瓜壳 10g。

三诊:2 剂后诸症悉平,体温降至正常。继以六君子汤补肺益气,调理善后。(《周济安医案》)

按:本案内伤生冷,外感风寒,内外合邪,致使寒伤肺胃,肺胃气逆,表卫失和,与《内经》"形寒寒饮则伤肺"的理论相合,故治疗用麻姜二陈汤散寒解表、宣肺和胃而收效。

案例2:周某,男,6 岁。1986 年 9 月 13 日就诊。

患儿因昨日午后气候炎热,喝"天府可乐"2 瓶,夜间即现发热(体温 39.6℃),无汗,咳嗽频作,经肌内注射柴胡针和口服维 C 银翘片,仍发热,咳嗽,无汗,咽红,口干不渴,心烦不食,舌苔薄白而润,小便少,脉滑数。

辨证:此为饮冷伤肺,营卫不和所致。方用麻黄连翘赤小豆汤合小半夏汤加减。

处方:麻黄 3g,连翘 10g,赤小豆 8g,杏仁 8g,桑皮 6g,茯苓 10g,法半夏 6g,滑石 12g,砂仁 3g,竹叶 6g,生姜 6g,甘草 3g。服 1 剂则汗出热减,咳缓,2 剂而痊愈。(《温志源医案》)

按:肺主卫,胃为卫之本,又手太阴之脉起于中焦,还循胃口,上膈属肺。本病为饮冷入胃,郁遏胃阳,胃不游溢精气,脾不散精归肺;且寒气可循肺脉上至于肺,以致肺气不利,营卫不和,故发热无汗、咳嗽。水气内停,故尿少、口干不渴、舌苔白润、脉滑数。用柴胡银翘虽能解表,但宣散水气之力不及,故无效。用麻黄连翘赤小豆汤合小半夏汤宣肺利水,使水气分消,饮去热退咳平,故取效甚捷。

案例3:蔡某,女,10 个月。1988 年 9 月 10 日初诊。

患儿咳喘腹胀 4 日,在省某医院服西药未效。来诊时咳嗽痰鸣,腹胀呕吐,吐物酸腐,烦吵纳呆,面色少华,舌淡,苔薄腻。

辨证：乳食积滞，肺胃失和。

治法：和胃降逆，理中止咳。

处方：苏梗、藿香梗、陈皮、防风、枳壳、山楂、白术各 5g，神曲 9g，葶苈子 3g。2 剂。

患儿服药 2 剂后，腹胀呕吐已止，咳嗽痰鸣亦明显减轻。继服 2 剂，诸症悉除。［张南《甘肃中医学院学报》1989（4）：23］

按：此例乳食停滞，乃脾胃失运，痰湿中阻，气机失调，肺胃失和，肺胃之气上逆所致，故以和胃降逆、理中止咳为法，使脾胃运化正常，乳食得消，气机和畅，则腹胀、呕吐、咳嗽诸症缓解。

（王　琦）

重寒伤肺

咳嗽乃肺之本病，其原因除内伤之外，六淫外感皆能伤肺而致咳嗽，但在六淫之中又以寒湿之邪最为多见。

寒之于肺，颇为亲和。以肺属金，体寒且畏寒，寒为阴邪故易伤肺，可谓同气相求。《素问·咳论》以寒邪犯肺为咳嗽之主要原因。《灵枢·百病始生》则更为明确道："重寒伤肺。"寒邪犯肺，途径有三：一是由皮毛受邪，内从其合而入肺；二是先入于胃，再由肺脉上至于肺；三是从背部腧穴而入于肺。肺气清虚，寒邪偏戾，则使其宣降失职，发为咳嗽之病。自《内经》后，历代医家皆尤重寒邪伤肺。隋代《诸病源候论》便多处载有"中冷声嘶""风冷失声""咳嗽者，肺感于寒"。唐代医家皆有寒咳之说，如《千金》《外台》等。宋代《太平圣惠方》卷九十六云："夫五脏六腑皆有嗽，而肺最多。然肺居四脏之上，外合皮毛，皮毛喜受风冷，故肺独易为嗽也。"明代张介宾对寒邪伤肺致嗽更有精辟论述，如《景岳全书》卷十九云："外感之嗽，无论四时，必皆因于寒邪，盖寒随时气入客肺中。"

对于湿邪致咳，《素问·阴阳应象大论》云："秋伤于湿，冬生咳嗽。"《素问·生气通天论》亦云："秋伤于湿，上逆而咳。"湿邪本为长夏之气，何以言"秋伤于湿"呢？析之：一则当秋之时，雨湿的确有之；二则经所言之"秋"实指夏末初秋。又，湿邪本易伤脾，经文却以伤肺致咳而论，据历代医家对经旨的阐发概之：①湿邪外袭，固然可以从口鼻入肺，更可先伤脾胃，而后自肺脉上逆于肺；②脾肺俱属太阴，一主天气，一主地气，湿伤于气，既可困脾又可干肺；③湿邪易阻气机，肺为气之本，其气贵在流通，湿聚气阻，肺失肃降，岂能不咳？④湿邪虽于秋犯肺，却不即刻发病，至冬肺气衰弱之时始动，遂成咳嗽。故湿邪伤肺，不似风邪那般直接从皮毛、口鼻或腧穴及肺，而是由其他途径间接作用于肺引发咳嗽的。考经文"上逆而咳"之说，细究之乃知，此言原发病位在下（即脾胃），尔后湿邪由下上犯于肺为病。

鉴于肺之咳嗽因于寒湿之邪尤为多见，而寒湿乃阴邪，故张仲景治疗咳嗽痰饮以小青龙汤、射干麻黄汤、厚朴麻黄汤等，方中不乏麻黄、桂枝、干姜、细辛等辛温之品，充分体现了治外感寒湿咳嗽"当以温药和之"之要旨。明代张介宾也力主"咳嗽必以辛温，其邪自散"。

江西中医药大学呼吸病专家洪广祥本于经旨，认为咳喘病机虽繁、证候虽多，但病位不离肺、病因不远寒、病理不离痰瘀，提出"治肺不远温"的观点，并以温散、温化、温补、温通等为主要治法。在治疗咳嗽中首选麻黄，无论寒热咳嗽，均以麻黄宣肺。通常选用生麻黄10g，南杏仁10g，生甘草6g，矮地茶15g，白前10g。若寒痰盛者，加干姜6~10g，细辛3~6g，紫菀10g，款冬花10~15g；湿痰盛者，加法半夏10~15g，陈皮10g，茯苓15g。(《豫章医萃——名老中医经验精选》)

（齐　南）

肺胀者，虚满而喘咳

语出《灵枢·胀论》。言肺胀临床表现为呼吸无力、胸中满胀、气喘、咳嗽等症状。肺胀一病，有虚实之分。实证多因邪气壅肺，肺气不降。虚证多因年老正虚，肺肾功能衰退；或因大病久病之后，精力内伤，肺肾虚损；或因久咳、久哮、久喘，肺失清肃，由肺及肾，致使肺肾两虚。肺为气之主，肾为气之根，肺肾与呼吸密切相关。如肺肾虚极，则肺失肃降，肾失纳气，上下不交，升降失司，致使清气难入，浊气难出，肺叶膨胀，肺气不得发泄，发为肺胀。临床以喘促、咳嗽，甚则目如脱状、脉浮、浮肿等为其特征。治疗本病，《金匮要略·肺痿肺痈咳嗽上气病脉证治》提出："咳而上气，此为肺胀，其人喘，目如脱状，脉浮大者，越婢加半夏汤主之。""肺胀，咳而上气，烦躁而喘，脉浮者，心下有水，小青龙加石膏汤主之。"仲景所论以内外合邪者为多，前证为饮热互结，热甚于饮；后证为内饮外寒，饮甚于热；所用药物以麻黄、石膏者居多。越婢加半夏汤中重用石膏清热，配麻黄以越水气；小青龙加石膏汤中，麻黄配桂枝宣散表寒，佐少量之石膏以消郁热。可见二方中二药侧重不一，用量有异。后世医家多宗此说，并在此基础之上，发展了肺胀的病因病机理论，认为内伤也能发为肺胀，并提出了本病为本虚标实之证。根据"急则治其标,缓则治其本"的原则,主张本病标在喘、咳、胀,治宜宣肺平喘、止咳除满,方如小青龙汤(《伤寒论》:麻黄、桂枝、干姜、细辛、五味子、白芍、半夏、干草)。本在肺肾亏虚,治宜补益肺肾,方如麦味地黄丸(《医级》:麦冬、五味子、山茱萸、怀山药、丹皮、茯苓、泽泻、熟地)。兼气短懒言、自汗疲乏等气虚者,加人参、黄芪补肺益气;若兼畏寒肢冷、小便不利等阳虚者,宜加肉桂、附片温阳化气。

案例:王某,男,52岁,店员。

素有烟酒嗜好,10年前开始咳嗽,吐痰,未曾服药,继而症状加重,出现气促气喘,经西医检查诊断为"慢性支气管炎""肺气肿"。每次受凉症状加重,甚则夜不能平卧,一年四季经常发作,尤以冬季发作更为频繁。今年冬天又因气候变化受凉而发,症状更为严重,经服中西药物多日,未见好转,故于1981年10月16日抬来我院就诊。症见咳嗽气急,喘促有声,吐痰稀薄,色白质清,胸紧咽塞,夜间尤甚,不能平卧。检查:慢性病容,面色晦黯,精神疲乏,神志清楚,喘息抬肩,张口呼吸,四肢欠温,舌质微红,苔薄白而滑。双肺满布湿啰音、哮鸣音。此乃风寒犯肺,引动内饮,阻闭气道之候。

治法:宣表散寒,温肺化饮。方用小青龙汤。

处方:麻黄12g,桂枝12g,细辛6g,半夏12g,干姜10g,五味子3g,白芍12g,干草3g

复诊:上方服1剂,症状略有好转,唯服后口渴,查其舌脉变化不大,继以上方加石膏24g,嘱再进1剂。

三诊:诸症大减,能走来就诊,自诉心悸气短,不思饮食,脉细而弱,此为肺脾气虚之证。标病已去,自当治本,故以六君子汤加味以善其后。(《周济安医案》)

按:本案乃本虚标实之证,肺脾素虚,宿饮内伏,乃招外邪引动为患,发作之时,标实为急,饮痰难散,非解散温化不除。一旦势缓饮静,则脉细而弱之本象必露,须以治本缓图以善后。

(王 琦)

五藏六府皆令人咳,非独肺也

(一)

咳病所重,全在于肺,如感冒风寒,更兼饮冷,"形寒寒饮则伤肺",此致病之大端。肺有主气司呼吸、主宣发肃降之功能。外感内伤均可导致宣降失常，肺气上逆而致咳。《内经》称之"肺之令人咳"。此外，肺为娇脏，性畏寒热，更惧燥伤，且肺又主一身之气而朝百脉，而五脏六腑之气逆乱，皆可通过经脉影响于肺，如金被火刑为咳，金寒水冷，水寒射肺亦为咳，土不生金还致咳，倘再因循贻误，始而微咳，渐至咳甚，久咳肺伤，变生诸疾，更难为计，故咳嗽不止属于肺病。因而《素问·咳论》又指出："五藏六府皆令人咳。"

　　曾治一罗姓老翁，咳喘反复 12 年，每于冬春季易发。虽经多方诊治，应用宣肺祛邪、止咳化痰、补气敛肺、培土生金等法皆不应。近日咳喘阵作，胸满痰多，闻及痰鸣音，咳甚则气不得续，伴大便失禁，畏寒肢冷，舌质淡胖、边有齿印，苔白，脉沉弱、尺部尤甚。据《素问·咳论》载"肺咳不已，则大肠受之，大肠咳状，咳而遗失"，此乃久咳致肺气虚寒，肺与大肠相表里，肺虚累及大肠，大肠传导失职，失于收摄所致。治宜补肺肾兼化痰固涩，予参蛤散合桃花汤加味：红参 6g，蛤蚧 10g，法半夏 10g，川贝 8g，五味子 10g，杏仁 10g，赤石脂 10g，干姜 4g，罂粟壳 10g，肉豆蔻 10g，乌梅 3g，甘草 6g。连服 7 剂，咳减，遗便偶见，守方加减治疗月余，便调咳愈喘平而收功。

　　《素问·咳论》开篇即云："五藏六府皆令人咳，非独肺也。"以醒人眼目，以示人圆活，而不囿于肺病，助后世医家认识咳嗽开拓思路。如《张氏医通》归纳："盖咳嗽为病，有自外而入者，有自内而发者。风寒暑湿，先自皮毛而入，皮毛者肺之合，故虽外邪欲传脏，亦从其合而为嗽，此自外而入者也。七情郁结，五脏不和，则邪火逆上，肺为气出入之道，故五脏之邪上蒸于肺而为咳，此自内发者也。"诚然，咳与五脏六腑相关，但毕竟不能离开肺，治疗仍须调治肺。故陈修园《医学三字经》明示："然肺气之市，诸气上逆于肺，则呛而咳，是咳嗽不止于肺，而亦不离于肺。"

（叶庆莲）

（二）

　　语出《素问·咳论》。言五脏六腑有病，发展到一定阶段，影响肺之清肃，致使肺气上逆，都能使人咳嗽，不单是肺病如此。

　　咳嗽是肺系病变的主要症状之一。《素问·宣明五气》说："肺为咳。"喻嘉言亦说："咳者，肺之本病也。"纵然外感内伤皆可引起咳嗽，但其根本机制都在于致病因素，影响了肺气的肃降功能，导致肺气上逆而发为咳嗽。咳嗽是肺系疾病的外在表现之一。张景岳说："咳证虽多，无非肺病。"陈修园亦说："咳嗽不止于肺，亦不离于肺也。"(《医学三字经·咳嗽》)可见咳嗽的发生与肺的关系最为密切。但是从另一个角度讲，从临床实践看，咳嗽的病因病理虽不离于肺，但也不局限于肺，也就是说肺脏有病，可以影响到其他脏腑，因而在咳嗽的同时，可兼见其他脏腑的症状。反之，在一定条件下，其他脏腑的病变也能影响到肺系而致咳嗽，诸如脾虚生湿、痰湿渍肺，肝火上冲、气逆犯肺，肾虚水泛、寒水射肺，胃寒停饮、饮邪迫肺等，皆为其他脏腑有病累及于肺，致使咳嗽发生的重要原因。这便是《内经》"五藏六府皆令人咳，非独肺也"的根本含义。

临床因于肺系本身病变所引起的咳嗽，多与外邪侵袭关系密切。因肺主气，司呼吸，外合皮毛，主一身之表，故外袭侵犯人体，肺则首当其冲。因其他脏腑病变累及于肺所致的咳嗽，则多与内伤关系密切。肺朝百脉，与五脏六腑息息相通，故其他脏腑的病变，都可上干于肺，致使肺的清肃失常，发为咳嗽。正如张介宾所指出的："外感之咳，其来在肺，故必由肺乃及他脏，此肺为本而他脏为标也；内伤之咳，先伤他脏，故必由他脏以及肺，此他脏为本，肺为标也。"一般来说，前者起病较急，病程短，初起多兼有恶寒、发热、头痛、脉浮等外感表证，脉证多属实证，治疗宜宣肺祛邪；后者则发病较缓，病程较长，反复发作，以虚证为主，并兼有痰饮、火邪等不同里证，常虚实夹杂，脉证虚实并见，治疗宜针对引起咳嗽的不同原因，权衡轻重缓急，抓住主要矛盾，或先治本，或先治标，或标本兼顾，随证治之。

武秀杰在《内蒙古中医药》2001 年第 3 期撰文，阐释《内经》"五藏六府皆令人咳"理论及临床应用，认为其病因病机有外邪犯肺、内外合邪、脏病传肺几方面。治疗要审因论治，不要见咳就治肺。如外感引动伏饮，偏寒者，可用射干麻黄汤或小青龙汤；风热咳嗽者，方用桑菊饮（《温病条辨》：桑叶、菊花、杏仁、连翘、薄荷、桔梗、甘草、芦根）加清热祛风药。五脏之咳，属于肝火上炎、木火刑金者，用青黛散；由心火肝火上炎者，用清燥救肺汤（《医门法律》：石膏、桑叶、杏仁、枇杷叶、人参、甘草、阿胶、麦冬、胡麻仁）；因脾病而影响及肺者，宜从肺论治，方用二陈汤（《太平惠民和剂局方》：半夏、茯苓、陈皮、炙甘草）之类；因肾阳虚水泛者，兼见肢冷腰酸等，用附子理中汤（《太平惠民和剂局方》：附子、干姜、人参、白术、甘草）之类；兼有肾阴虚者，多因金水不能相生，水涸金燥，用七味都气丸（《医宗己任编》：地黄、山萸肉、山药、茯苓、泽泻、丹皮、五味子）等。

案例 1：袁某，男，51 岁，工人。

患"慢性支气管炎"8 年余，在疲劳或受凉后易于发作，伴有气喘，喘时喉中有声。初起多在冬天发作，嗣后一年四季均有零星发作。症状时轻时重。近 1 个月咳喘加重。咳吐清稀白痰，咳甚则尿溺，夜间小便频数而清长。察其舌质淡红,苔白滑,脉细。

辨证:咳喘数年,遇劳逢寒辄发,为阳虚水停、痰饮内伏之象。痰之标在肺,痰之本在脾,肺脾气虚,津不化气,酿湿成痰,溃之于肺,为咳为喘。咳喘有年,脾伤及肾,以致肾气不纳,膀胱不固,发为膀胱咳。

治法:补脾温肾,肃肺纳气。方予桂附地黄汤加减。

处方:附片 15g(先煎),肉桂 5g(研末冲服),熟地 12g,怀山药 30g,茯苓 15g,五味子 3g,鹿衔草 30g,白果 15g,甘草 3g,川贝 6g(研末冲服)。

二诊:服上方 4 剂,咳喘及咳甚尿溢症状均明显减轻,察舌脉变化不大,仍宗上方。

三诊:又进 4 剂,咳喘平息,尿溢停止。继以桂附地黄丸调理善后,嘱常服核桃仁。(《周济安医案》)

按:本案系脾肾内伤,痰湿溃肺之咳喘。患者咳喘尿溺,夜尿频数,为肾气不固、膀胱失约所致。符合《内经》"肾咳不已,则膀胱受之,膀胱咳状,咳而遗溺"的特点,故用桂附地黄汤加减温肾纳气而获效,可见"五藏六府皆令人咳,非独肺也"具有重要临床指导作用。

案例 2:吴姓,男,31 岁。1964 年 3 月 26 日初诊。

平素嗜好茶饮。湿浊内生,近月来胸闷咳嗽,痰多色白,口淡乏味,纳谷减少,周内复觉腹部阵痛,如物攻串;舌苔薄白腻,脉细滑。脾恶湿,湿能伤脾,痰湿盘居中、上二焦,肺胃受邪。

治法:健脾和胃,燥湿化痰。

处方:青陈皮各 4.5g,姜半夏 9g,苍术 9g,云苓 9g,炙甘草 2.5g,干姜 3g,五味子 3g,川朴 4.5g,广木香 3g,光杏仁 9g,熟薏苡仁 12g。

上药服 3 剂后,咳减,纳增,腹痛止。原方减广木香,再服 5 剂而诸症悉除。[高令山医案,《上海中医药杂志》1965(6):21]

按:本案系湿邪困脾,脾失健运,痰湿内生,上溃犯肺所致的咳嗽。病由脾及肺,其本在脾,其标在肺,说明咳嗽不止于肺,也不离于肺。同时也说明《内经》"五藏六府皆令人咳,非独肺也"具有实践意义。

(王 琦)

(三)

咳嗽是呼吸道最常见的症状,且人们多以为小恙而不予重视。但临床治咳却并非立竿见影。或反复发作，发展成慢性支气管炎、肺气肿、肺源性心脏病；或发自恶疾，变生不测，为医者切不可等闲视之。"肺主咳"（《灵枢·九针论》）。咳则治肺，乃医之常理，何以有久治不愈者？《素问·咳论》篇首开宗明义即列入此题之问答："黄帝问曰：肺之令人咳何也？岐伯对曰：五藏六府皆令人咳，非独肺也。"明确指出咳是肺脏之症状，但其他脏腑之病如果影响及肺亦可导致咳嗽。如此则咳之病本不在肺，必须治其有病之脏腑方能奏效。此"治病必求于本"（《素问·阴阳应象大论》）也。兹举一例：

1972年春，余带领青年教师下乡开门办学，培训农村"赤脚医生"。在南汇区一大队卫生院开展门诊，为农民服务。有11岁男童患咳嗽，间隙阵发已多年，干咳无痰，吃各种咳嗽药水，不能断根，曾拍过X线片，没有病，要求诊治。患儿形体瘦小，面色少华，诉说脐周少腹时有疼痛，大小便均正常，见面颊有多个浅白色斑，唇下口腔黏膜有不少针尖状小点，均提示体内有寄生虫可能。询问是否检查过大便，有无虫卵？其母告知去年曾呕出蛔虫1条。考虑咳嗽可能因蛔虫所致，乃胃咳也。《素问·咳论》云："胃咳之状，咳而呕，呕甚则长虫出。"长虫亦名蛟蛔，即蛔虫。《灵枢·厥论》云："肠中有虫瘕及蛟蛔……心肠痛，憹作痛肿聚，往来上下行，痛有休止，腹热喜渴涎出者，是蛟蛔也。"问孩子夜眠时有无流涎及磨牙等情况。母谓每日都有。乃作祛蛔治疗。3日后，其母欣然来告：药后次日即泻下大小蛔虫数十条之多。希望医生再将咳嗽治好。余笑曰：孩子现在没有咳嗽，等他发作时再开方吃药吧。

2个月后返校前，母子来送别，咳嗽未再发作过。

（凌耀星）

（四）

语出《素问·咳论》。该理论突出了整体观念思想。中医学分析疾病的病理机制首先着眼于整体，着眼于局部病理变化所引起的整体病理反映，既重视局部病变和与之相关的脏腑经络，更重视病变的脏腑经络对其他脏腑经络产生的影响。咳嗽的病位在肺，但如果忽视了肺和其他脏腑的联系，就不能找到疾病症结之所在。因此，临床诊治咳病当"不离于肺，亦不止于肺"。

汤承祖《六十年行医经验谈》载有两案：1972年7月，江姓军人，常咳嗽，痰多质薄，病起逾20年。自1962年至1966年每当秋季辄发，伴咯血，色鲜红盈口，每日多次，历时数日或十数日，经治血能渐止。上年秋发病，西医诊为

"支气管扩张"。特来就诊。患者语声微,气短胸闷,面色不荣,纳食、二便自可。脉细数,舌苔薄。目前咳嗽痰多,并不咯血。脉证所见为久病肺虚。肺主气,宜益气健脾化痰法。六君子汤加味:太子参 15g,炒白术 9g,茯苓 12g,陈皮 6g,制半夏 6g,甘草 5g,冬虫草 3g,北沙参 12g,炒白苏子 9g,炙远志 6g。患者服药 10 剂后,咳嗽咯痰即趋休止,呼吸气平,胸闷消失,精神好转,随访 6 年病未发。六君子汤益气健脾化痰,以五行论,具有"培土生金""虚则补其母"之义。冬虫草、沙参益肺肾,苏子、远志降气化痰,有补肺祛痰之功。而无伤正之弊,使肺气充沛,诸证乃消失。

1978 年 9 月季姓患者,其哮喘病起已 6 年,每当秋季辄发病。最近喘发多天,倚息不能卧。胃纳可,大便 3~4 日 1 次,难解呈粒状。脉细无力,舌苔薄。月经正常。"肺为气之主,肾为气之根",脉证合参,肺脾肾皆虚。宜益肺肾兼健脾。予异功四神加减:太子参 15g,炒白术 9g,陈皮 6g,茯苓 12g,甘草 5g,补骨脂 12g,菟丝子 12g,钟乳石 15g(先煎),五味子 5g,黄荆子 12g。此方加减 50 剂而安。随访 2 年,哮喘未发。

一例咳嗽一例哮喘,前者兼脾虚痰湿,即脾为生痰之源,肺为贮痰之器,故兼以健脾化痰,以杜生痰之源。后者肾气不足,哮喘之为病与肾不纳气有关,特别是久病者兼以补肾其效常佳。

(邹纯朴)

(五)

语出《素问·咳论》。该篇还说:"其寒饮食入胃,从肺脉上至于肺则肺寒,肺寒则外内合邪,因而客之,则为肺咳。五藏各以其时受病,非其时,各传以与之。"笔者在门诊所见咳嗽病证较多,大多以"非其时"为主,涉及本脏腑临床病证,心、肾、脾、胃、三焦等相关脏腑,以及气血相互影响关系。在调理用药等方面,该思想具有重要的临床指导意义。

案例 1:咳嗽案

宋某,女,59 岁。

主诉:反复咳嗽 1 年余,加重 3 天。

现病史:患者 1 年来反复咳嗽,平日吸入信必可都保(布地奈德福莫特罗粉吸入剂)4.5μg、每日 2 次,服用阿斯美(复方甲氧那明胶囊)25mg、每日 3 次,顺尔宁(孟鲁司特钠片)10mg、每晚 1 次,控制良好,但每于受凉后加重。患者曾于外院检查 2 次,2018 年 1 月 20 日肺功能(外院)提示 FEV₁ 2.536L、FEV₁% 9%、FVC 2.783L,2018 年 4 月 20 日胸部 CT(肺科医院)提示未见明显异常,外院诊断为咳嗽、咳嗽变异性哮喘? 当时予上述药物对症处理后,症状有所缓解。患者 3 天前因吹空调受凉,现咳嗽加重,为求进一步治疗,来我院门诊就诊。

刻下:患者神清,精神可,咳嗽时有痰,痰质清稀,痰量较多,痰中无血丝,夜间咳嗽尤甚,喉中无哮鸣音,无咯血、胸闷,无气喘、气促,无发热头晕,无恶心呕吐等不适,纳食一般,二便尚调,夜寐欠安。舌淡红,苔薄白,脉细。

中医诊断:咳嗽,肺气虚证。

治宜健脾益气,止咳化痰。考虑患者既往有咳嗽病史 1 年余,且病情变化与周围环境变化的敏感性有关,遂予抗过敏药物如地肤子、白鲜皮等对症治疗。患者病程日久,正气亏虚,以补气健脾之药扶助正气。患者咳嗽兼有痰,则肺气宣降失司,予理气化痰之药可通调肺气。

处方:黄芪 30g,太子参 15g,防风 12g,炒白术 12g,炒白芍 12g,南沙参 12g,北沙参 12g,蒲公英 30g,紫花地丁 30g,麻黄 9g,桂枝 15g,桑白皮 30g,白果仁 30g,淫羊藿 15g,巴戟天 15g,川芎 12g,生丹参 12g,白鲜皮 30g,地肤子 30g,制远志 9g,灯心草 6g,莲子心 6g,制香附 12g,醋延胡索 12g。

14 剂后,患者咳嗽症状较前减轻,咳痰量减少,夜寐转安。

二诊:患者睡眠欠安症状明显缓解,如此则心神安,肺气不逆,有助于咳嗽症情的缓解。考虑气顺血安,故上方去制远志、灯心草、莲子心、制香附、醋延胡索;患者属过敏体质,再添加抗过敏药物以增强机体抗过敏能力,遂加入蝉蜕 6g、炒僵蚕 12g。14 剂后,患者咳嗽症情好转,对环境变化所致咳嗽的抵抗力增强。现药已对症,可继续治疗至咳嗽痊愈。

按:此病案中,患者病程日久已经伤正,首先通过健脾气以益肺气,予黄芪、太子参、南北沙参补气健脾,使正气复,则机体抵抗外邪能力增强;辅以调理肺气之品制香附、醋延胡索,则亦有安心神、助止咳之效,即夜寐安、心血足、气自顺;麻黄、桂枝、桑白皮、白果仁皆为开宣肺气之品,为求补而不滞,加川芎、生丹参,会有更好疗效。

案例 2:支气管扩张案

田某,女,56 岁。

主诉:支气管扩张 30 余年。

现病史:患者 30 年前反复咳嗽,咳脓痰,发热,于某医院诊断为支气管扩张,行抗感染治疗后好转。30 年来,患者每年均有发热、咳大量脓痰,咳痰时无咯血,予抗感染药物治疗后可好转。今年 8 月 23 日,发热,T 39℃,当时于华山医院宝山分院就诊,予头孢类抗生素加左克(盐酸左氧氟沙星注射液)治疗

12 天后,体温恢复正常。

刻下:患者偶有低热,咳大量脓痰,无咯血,无咽干、咽痒,无咽痛,无心悸胸闷,纳食欠佳,二便调,夜寐安。舌淡红,苔厚、黄腻,脉细数。

中医诊断:咳嗽,痰热郁肺证。

治宜清热肃肺,豁痰止咳。此为内伤咳嗽,属虚实夹杂之证,且呈反复性发作,病情较深重,治疗难取速效。考虑患者从年轻时开始发病,素体阳盛为主,现为中年,阳气逐渐减少,但是痰浊湿邪之气已经伏于体内多年,且反复发作,因此患者病证总体属实,有痰热郁积于内,宜予百部、黄芩清热化痰,辅以桔梗畅通气机。又思患者病证迁延多年,遂予补气药如黄芪、甘草等调理全身气机。患者现饮食欠佳,痰湿阻滞脾气健运,可用调理中焦之药如白术、沙参,以运脾化痰。

处方:蒲公英 30g,紫花地丁 30g,开金锁 30g,佛耳草 30g,蔓荆子 15g,胡颓子叶 15g,黄芪 30g,太子参 15g,炒白芍 12g,炒白术 12g,防风 12g,生薏苡仁 30g,桔梗 9g,南沙参 12g,北沙参 12g,黄芩 15g,百部 15g,丹参 15g,甘草 6g。

14 剂后,患者咳嗽症状较前减轻,咳脓痰量减少,但是舌苔脉象仍无明显好转。

二诊:患者咳嗽、咳痰症状稍减轻,但体内实邪仍在,饮食不佳。《素问·咳论》曰:"久咳不已,则三焦受之,三焦咳状,咳而腹满,不欲食饮。"咳嗽经久不愈则迁延三焦。三焦咳嗽的症状是咳而腹部胀满,不想饮食。《类经》十六卷第五十二注:"久咳不已,则上中下三焦俱病,出纳升降皆失其和,故腹满不能食饮。"思三焦即上中下三焦,实则以中焦脾胃运化方面为主,结合患者病史,考虑为痰热实证,内有瘀阻之象,则治疗应以凉血通瘀为主。

处方:上方加茜草 30g、旱莲草 30g。14 剂后,患者咳嗽症状已减轻,咳脓痰量亦减少,舌苔脉象好转,舌淡红,苔薄白,脉细略涩。

三诊:患者咳嗽、咳痰症状已有改善,舌苔脉象明显好转,饮食量逐渐增加,但考虑仍有微涩之脉象,故应加行气之药,且宜行气而不耗气,可加大枣以补益气血。

处方:首诊方加砂仁 6g、木香 12g、大枣 9g。14 剂后,患者咳嗽、咳脓痰症状已改善。

四诊:患者诸兼症已明显改善,但咳嗽、咳痰主症的治愈还需时间调理,故仍以理气化痰为主要治疗原则。患者此次诉今日家中有事烦心,故心神不宁,夜寐欠佳,遂予调神安心之药如酸枣仁、合欢皮等对症治疗。咳嗽主症缓解,还应兼顾肾,所谓金水相生,不可遗漏,是后期调理的关键。《素问·气厥论》曰:"肺移热于肾,传为柔痓。"柔痓属痓病的一种,主要症状是头项强急、角弓反张、四肢抽搐、发热汗出等。《素问经注节解》注:"痓者,筋脉抽掣,木之病也。

木养于水,今肾受肺热,水枯不能养筋,故令抽搦不已,但比刚痉稍缓,故曰柔也。"该患者反复发热,考虑肺移热于肾而导致,影响肾水,故予山药、仙灵脾、巴戟天等中药调理肾水。查体:舌淡红,苔薄腻,脉细。

处方:陈皮6g,半夏12g,茯苓12g,甘草6g,厚朴6g,炒苍术12g,软滑石30g,通草6g,灯心草6g,莲子心6g,酸枣仁12g,合欢皮30g,熟薏苡仁12g,怀山药12g,葛根30g,灵磁石30g,仙灵脾30g,巴戟天30g,蒲公英30g,紫花地丁30g。

14剂后,患者咳嗽、咳痰主症已明显改善,痰质变稀,痰量减少,夜寐可。现药已经对症,可根据患者情况随证加减。

按:患者首诊至三诊以对主症治疗为主,四诊时开始调理相关脏腑,当然仍以理气化痰为总体治疗原则。患者实痰之火瘀结于肺,故以蒲公英、紫花地丁、开金锁、佛耳草清肺中痰火,因痰火瘀积肺中日久必伤气,故先辅以补气,二诊时以茜草、旱莲草祛实邪以通肺气,三诊时继以行气补血使祛实邪的同时亦不伤正,补益的同时而不闭塞。四诊时结合患者具体情况,主要通过调理日久兼杂的虚证,"缓则治本",以助化痰止咳之功。

案例3:咳嗽变异性哮喘案

吕某,女,62岁。

主诉:咳嗽咳痰半年余。

现病史:患者于2018年2月无明显诱因下出现咳嗽咳痰,痰色白,可咯出,无发热,无胸痛咯血。2018年2月20日至同济医院查胸部CT提示左肺上叶舌段炎症、右肺中叶及两肺下叶胸膜下慢性炎症、主动脉硬化、肝右叶囊肿可能。口服抗生素、止咳药3周后症情略有好转,后又出现症情反复,遂于2018年3月27日至同济医院复查胸部CT,与2月20日CT相比无明显改善。予口服抗生素、止咳药10天后咳嗽咳痰好转。6月再次出现咳嗽咳痰,患者自行服用止咳糖浆后未见好转。7月18日查胸部CT提示右肺中叶内侧段及左肺上叶下后段少许慢性炎症、主动脉硬化、肝脏近膈顶囊肿。治疗后无明显改善。现患者为求进一步治疗,遂至我院门诊就诊。门诊查肺功能提示FEV_1/FVC% 84.21%,FEV_1/%>1%,FVC%>0.9%;支气管舒张试验(+),呼出气一氧化氮(FeNO)5ppb(0.005mg/L)。

刻下:患者主要表现为顽固性慢性咳嗽,无明显喘息、气促等症状,咳痰量较少,无血丝,纳食尚可,二便调,夜寐尚安。查体:舌红,苔白腻,脉细。

中医诊断:咳嗽,痰湿阻肺证。治宜燥湿化痰,理气止咳。

处方:陈皮6g,半夏12g,茯苓12g,甘草6g,黄芪30g,太子参15g,炒白芍12g,炒白术12g,防风12g,南沙参12g,北沙参12g,蒲公英30g,紫花地丁30g,天麻9g,钩藤30g,川芎12g,丹参12g。

14 剂后,患者咳嗽咳痰较前有所好转。

二诊:患者症状稍有好转,症情较稳定,故予上方加麻黄根 30g、五味子 9g 以巩固疗效,使肺之敛降功能加强,抑制气道痉挛。思治疗咳嗽当以顺其性而治,咳嗽本为驱邪外达之反应,不可一味止咳,应顺其性助之。14 剂。

四诊:患者服药月余,咳嗽咳痰症状已有好转,咳痰明显减少,遂考虑再加行气化瘀之药以改善气道高反应症状。故予上方去陈皮、半夏、茯苓,加香附 12g、延胡索 12g、黄精 12g、黄芩 12g。14 剂后,患者症情已好转。

六诊:患者咳嗽咳痰症状已明显好转,为巩固病情,遂予前方加薤白 9g、全瓜蒌 15g、白芷 15g、赤芍 12g、蔓荆子 12g、川楝子 12g。14 剂后,患者咳嗽症状已明显好转,现正在治疗中,对病情进一步观察,可复查肺功能以了解气道高反应情况。

按:咳嗽变异性哮喘以咳嗽为主症,存在气道高反应性,遂予辛温燥湿药如陈皮、半夏,敛阴肃肺药如五味子、白芍,散收结合,共调肺气升降功能。治疗初期当以燥湿化痰为主,且久病入络则尚需川芎、丹参活血之药,同时予黄芪、太子参、沙参补益耗伤之正气,可见"邪之所凑,其气必虚"有重要临床指导意义。后期加全瓜蒌、薤白宽胸理气、通阳散结,白芷、蔓荆子以助宣通肺气,赤芍、川楝子以散肺中瘀邪、清肺中郁热。

（汪　珍　汤　杰）

（六）

《素问·咳论》云:"黄帝问曰:肺之令人咳,何也？岐伯对曰:五藏六府皆令人咳,非独肺也。"经文从整体观念出发,揭示出咳虽然为肺的病变,但其他脏腑病变,也可影响到肺而发生咳嗽,具有临床指导意义。《内经》认为,咳嗽的治疗,临床以肺为主导,同时须考虑五脏六腑功能正常与否对肺的影响,以及肺系受病日久对五脏六腑功能的影响。在临床治疗上,根据脏腑生理联系和病理变化,肺系有病致咳,或他脏累及肺系而咳,应该分清病因病理变化进行分证治疗。"五藏六府皆令人咳"揭示了咳嗽虽是肺系病变而各脏腑病变均可累及肺系,而致咳嗽的道理,体现了中医整体观念的特点。因此,在临床上必须认真辨别咳嗽的真正原因,他脏与肺系的关系,在整体辨证的同时进行分证治疗,求因、辨证、施治。

案例：慢性咳嗽案

李某，男，45 岁，咳嗽、咳痰不畅伴胸胁疼痛 2 周、加重 2 日。患者 2 周前无明显诱因下出现咳嗽咳痰不畅，伴胸胁部疼痛时作。曾自行服用西药头孢类抗生素及沐舒坦（盐酸氨溴索）等化痰药，效果不明显。近 2 日加重，咳嗽时作，咳痰量少，色黄质黏，咳时感两胁刺痛，平素情绪急躁易怒，自觉遇情绪变化咳嗽加重，口干口苦，小便赤，大便欠畅，夜寐欠安。舌质淡，苔薄黄，边有芒刺，脉弦数。证属肝火犯肺，肺失宣肃；宜清肝泻火，宣肺止咳。治疗拟泻白散合黛蛤散加减。

桑白皮 12g、地骨皮 12g、知母 12g、黄芩 12g、桔梗 6g、青黛 3g、海蛤壳 15g、枇杷叶 9g、龙胆 9g、川楝子 9g、延胡索 9g、炙百部 9g、生甘草 6g。

二诊：上方 7 剂后，咳嗽、胸胁疼痛减轻，自觉时有口干，咳痰质黏。予上方加川石斛 15g、麦冬 12g、浙贝母 12g，再服 7 剂，诸症基本康复。

按：平素急躁易怒，肝气郁结，郁久化火，肝火上炎，灼伤肺阴，邪热蕴结肝胆，上犯于肺，肝主升，肺主降，肝肺同时受病，肝升太过，肺降不足，气机升降失调，肺失清肃或肺络受伤致咳嗽时作。知母、黄芩、地骨皮清热泻火；龙胆、川楝子、延胡索疏肝气、泻肝火；桑白皮清泄肺热，地骨皮甘寒入肺可泻肺中伏火；青黛咸寒，归肝肺胃经，功能清肝泻火，凉血止血；海蛤壳咸寒，入肺胃经，功擅清肺热而化痰清火。黛蛤合用，以清肝利肺，降逆除烦。火为阳邪，最易伤津，耗血动血，木火燔灼，常引起肺阴不足，治疗时要注意顾护肺阴，故二诊时加入川石斛、麦冬养阴润肺。

（陈　敏）

其本在肾，其末在肺，皆积水也

《素问·水热穴论》云："故其本在肾，其末在肺，皆积水也。""勇而劳甚则肾汗出，肾汗出逢于风，内不得入于藏府，外不得越于皮肤，客于玄府，行于皮里，传为胕肿，本之于肾，名曰风水。"明确指出风水其本在肾，其末在肺。肾为气之根，乃主水之脏，肾阳不足，蒸腾气化无权，水液聚积，泛溢全身而为肿。肺为气之主，又为水之上源，外感风邪，肺失清肃之令，故病常因"感冒"而浮肿。《内经》称该证为"肾风水肿"。

一女性肾病综合征患者，颜面及双下肢反复浮肿已 3 年，市某医院予泼尼松及利尿剂治疗，水肿曾一度消退，去年 9 月因咽痒痛、咳嗽，水肿再发，肿势甚于前,尿少,前医除给强泼尼常规治疗外,静脉滴注青霉素 1 周,中药予五苓散加味治疗,尿仍少而肿未消,遂求治于余。查患者咽痒痛未已,舌淡苔薄黄,脉略浮数。此乃风热袭肺,水肿之阴水复感外邪,当按阳水之风水论治。故予麻黄连翘赤小豆汤加茅根 50g、金银花 15g、车前草 15g、蝉衣 6g、桑白皮 10g,以祛风清热、解毒利水治其标,投药 6 剂,水肿全消。继以健脾补肾之剂调理 3 个月余,泼尼松逐渐减量至停用,症状完全消失,多次尿检正常,临床治愈。

肾阳不足,膀胱气化失常,三焦决渎无权,致水湿泛滥,而见全身浮肿。该病发作时,常兼风热之邪搏结咽喉,蕴于肺系,前医既按常规治疗用西药,又结合中医用健脾利水之剂,因其未加入辛凉宣肺之品,未能清除出外感表热之邪,故而治之无效。缘肺主皮毛,通调水道,下输膀胱,宣发表卫,可使肺气得展,毛窍得开,三焦通利,则水气能下输膀胱而出,此乃上窍开则下窍通,提壶揭盖之意。水肿病的治疗方法,《素问·汤液醪醴论》提出"开鬼门""洁净府""去宛陈莝"等法,主要从脏腑气血调治。历代医家本着《内经》的理论,在治法上不断发展,如张仲景创制因势利导、就近祛邪之法,于《金匮要略》中指出"诸有水者,腰以下肿,当利小便;腰以上肿,当发汗乃愈"。利小便,用肾气丸、防己茯苓汤之类;发汗,用越婢汤、大小青龙汤之类;利小便兼发汗,则用五苓散之类。临床用之,多有效验,可为后世垂范。

（叶庆莲）

五藏因肺热叶焦发为痿躄

语出《素问·痿论》。言痿的病变部位虽在四肢,但疾病产生的根源却在五脏,而五脏之中尤以肺为关键。正如文中所说:"肺热叶焦,则皮毛虚弱急薄,著则生痿躄也。"肺主气,朝百脉,为华盖,居于五脏之上,输津液于五脏,四肢百骸因之而得濡养。若肺受热灼,津液耗伤,肺热叶焦,不能敷布津液,五脏失养,筋脉失于濡润,导致手足痿弱不用,而成痿证。本病多由于正气不足,感受温热毒邪,高热持续不退,或病后余邪未尽,低热不解,致使肺热叶焦,不能宣散,精微敷布失常,筋脉失养所致,故《内经》强调肺热叶焦是产生痿躄的主要病因。因于肺热叶焦所引起的痿躄,多见于温病过程中,或温热病后期,临床表现以发热,或热退后突然出现肢体软弱无力,心烦口渴,大便秘结,小便黄赤短少,舌质红,苔黄,脉细数为特征。治疗宜清热润燥、养肺生津,方用清燥救肺汤(《医门法律》:桑叶、石膏、党参、胡麻仁、阿胶、麦冬、杏仁、枇杷叶、甘草)。

若见身热退净,反见食欲减退,口燥咽干较甚者,证属肺胃津伤,宜用沙参麦冬汤(《温病条辨》:沙参、麦冬、玉竹、桑叶、扁豆、天花粉、甘草)加石斛、山药之类益气生精,从阳明论治。

除因肺热所致外,五脏气热,皆可致痿。诚如《素问·痿论》云:"五藏使人痿。"五脏外合五体,若五脏气热,可致五体失养而致痿。如《素问·痿论》认为,心气热,脉虚,筋骨关节失于濡养,可引起关节迟缓不能伸举之脉痿;肝气热,灼伤阴血,筋膜失养,而致筋膜干枯挛急之筋痿;脾气热,则津液损伤,肌肉失于濡养,而见口干而渴、肌肉不仁之肉痿;肾气热,则骨枯髓减,而见腰脊不能自主活动之骨痿。五脏气热之病因各不相同,据《素问·痿论》所论,一为情志所伤,气郁化热;二为劳伤太过,伤阴耗液,阴不制阳,虚热内生;三为湿热浸淫,久而化热;四为触冒暑热,伤津耗液。

临床辨证属于肝肾阴虚者,多肌肉消瘦较甚,舌红无苔,脉象细数,治宜滋阴清热、补养肝肾为主;湿热浸淫者,多两腿灼热,舌苔黄腻,治宜清利湿热为主;脾气亏虚者,肢体软弱,倦怠乏力,脉象细弱,治宜健脾益气为主。此外,亦有肾阳不足者,多见下肢消瘦痿软发凉,治宜补肾温阳强筋骨为主。痿证多为虚证,禁用风药发散,以免虚虚之弊。

案例:封某。

温病后,阴液已伤,虚火烁金,肺热叶焦,则生痿躄。两足不能任地,咳呛咯痰不爽,谷食减少,咽喉干燥。脉濡滑而数,舌质红苔黄。延经数月,恙根已深。故以养肺阴,清阳明,下病治上,乃古之成法。

处方:南沙参 10g,川石斛 10g,天花粉 10g,生甘草 1.5g,川贝母 12g,肥知母 5g,瓜蒌皮 10g,甜光杏 10g,络石藤 10g,怀牛膝 6g,嫩桑枝 10g,冬瓜子 10g,活芦根 30cm(去节)。

二诊:前进养肺阴、清阳明之剂,已服 10 剂,咳呛内热均见减轻,两足痿软不能任地。痿者萎也,如草木之萎,无雨露灌溉,欲草木之荣茂,必得雨露之濡润,欲两足之不萎,必赖肺液以输布,能下荫于肝肾,肝得血则筋舒,肾得养则骨强,阴血充足,络热自清。治痿独取阳明,清阳明之热,滋肺金之阴,以阳明能主润宗筋而利机关也。

处方:大麦冬 6g,北沙参 10g,抱茯神 10g,怀山药 10g,细生地 12g,肥知母 5g,川贝母 6g,天花粉 10g,络石藤 6g,怀牛膝 10g,嫩桑枝 10g。

三诊:五脏之热,皆能成痿,当有五痿之称,不独肺热叶焦也。然而虽有五,实则有二,热痿也,湿痿也。如草木之无雨露则萎,草木之被湿遏亦萎,两足痿躄,亦犹是也。今脉濡数,舌质红绛,此热痿也。迭进清阳明滋肺阴以来,两足虽不能步履,已能自行举起,药病尚觉合宜,仍守原法,加入益精养血之品,徐图功效。

处方：北沙参 10g，大麦冬 6g，茯神 10g，怀山药 10g，川石斛 10g，小生地 10g，肥知母 5g，怀牛膝 6g，络石藤 10g，芜蔚子 10g，嫩桑枝 10g，猪脊髓 2 条（酒洗入煎），虎潜丸 10g。清晨淡盐汤送服。（《丁甘仁医案》）

按：本案属温病后肺热伤津，筋脉失于濡养所致。符合《内经》"肺热叶焦……则生痿躄"的病机。欲治两足之不痿，必赖肺津以敷布，肝肾得养。肝得血则筋舒，肾得养则骨强，阴血充足，络热自清。故用下病治上之法，养肺阴、清阳明而获效。

（王 琦）

膀胱不利为癃，不约为遗溺

《素问·宣明五气》曰："膀胱不利为癃，不约为遗溺。"是说膀胱气化不利，则小便不通为癃闭；膀胱之气不能约束，则小便失禁为遗尿。

津液下达于膀胱，经过肾与膀胱的气化作用，其中多余的水液成为小便排出体外。故《素问·灵兰秘典论》说："膀胱者，州都之官，津液藏焉，气化则能出矣。"若热邪内闭，或湿热下注，或肝郁气滞，或下元亏虚，致使膀胱气化无权，小便因而不利，则可发为癃闭之证。若肺脾气虚，或下元虚冷，肾气不固致使膀胱失约，小便失于控制，则可发为遗溺之病。

癃闭临床上以排尿困难，甚则小便闭塞不通为特征。其中，又以小便不畅，点滴而短少，病势缓者为癃；以小便闭塞，点滴不通，病势较急者为闭。而一般多合称为癃闭。治宜化气利尿。若系湿热下注者，治宜清热利湿、通利小便，方用八正散（《太平惠民和剂局方》：木通、瞿麦、车前子、萹蓄、滑石、甘草、栀子、大黄）。如系肺热壅盛，肺气不利，通调无力，致使膀胱气化不利者，治宜清泄肺热、通利水道，方如加减清肺汤（自拟方：桔梗、黄芩、栀子、麦冬、木通、车前仁、淡竹叶、甘草）。若系肝郁气滞，疏泄失常，致使膀胱气化不利者，治宜疏肝理气、通利小便，方如沉香散（《医宗必读》：沉香、石韦、滑石、当归、王不留行、瞿麦、冬葵子、赤芍、白术、甘草）。若系下元亏虚，膀胱气化失权者，治宜温阳益气、化气利尿，方如济生肾气丸（《济生方》：熟地、山药、山茱萸、泽泻、茯苓、丹皮、肉桂、附片、牛膝、车前子）。

遗溺临床上以小便不能随意控制而自遗，或睡眠中小便自行遗出为特点。治宜益气固摄。若系肺脾气虚，膀胱失约者，治宜益气健脾、固摄止遗，方如缩泉益气汤（自拟方：党参、黄芪、白术、益智仁、台乌药、山药、鸡内金、炙甘草）。

若系下元虚冷,膀胱失于温煦,因而失约者,治宜温肾祛寒、益气固摄,方如巩堤丸(《景岳全书》:熟地、菟丝子、白术、五味子、益智仁、补骨脂、制附子、茯苓、韭子、山药)。

案例1:饶玉珍,女性,49岁,掘港镇人。

因患肺结核,两足痿躄不能行走,病经年余,小便忽感涓滴难通,小腹胀痛,且有发热现象。已经西医多人治疗,亦曾屡行导尿手术,终不能解决问题,后邀余治。检查:体温38.6℃,脉弦数,身热,口渴,足痿不行,小便癃闭,腹胀,呻吟,舌红,苔黄。诊断:系因肺热叶焦,则生痿躄,津液内伤,热结下焦,气化失常。盖肺与膀胱同主气化耳。是以闭塞其流,而形成小便不通。治疗据《金匮要略》"先当治其卒病,后乃理其痼疾"之论,权宜滋阴化气。以启癃闭,宗李东垣滋肾通关丸,加味为治。

治法:滋阴化气。

处方:知母9g,黄柏9g,丹皮9g,怀山药10g,大生地12g,茯苓10g,泽泻9g,天花粉12g,安南桂1.5g。

二诊:服药1剂后,小便即能涓滴下行,唯不通畅,身热,口渴渐止。于原方内加白芍9g、地骨皮12g养阴清热。连服3剂后。小便畅行无阻而愈,唯足痿不行,嘱其日服虎潜丸9g,年来已能独自行走矣。[陈道权《江苏中医》1959(8)]

按:本案系肺热叶焦,津液内伤,致使化源不足,膀胱气化不利,因而发为癃闭之证,符合《内经》"膀胱不利为癃"的病机要点,故治疗用滋肾通关丸加味滋阴化气而收效。

案例2:谭某,女,49岁,农民。1980年12月20日初诊。

患者于1953年产后3日,喝了过咸的猪蹄汤,又暴饮过量温热茶水,当日二便不通,腹大如鼓。延医治疗,二便得利,然从此腹感坠胀,小便失禁,曾经中西医多方治疗,至今27年罔效。诊见六脉沉细无力,面色㿠白,形体瘦削枯槁,精疲乏力,语音低微,自觉腰酸腿软,膝下凉,食欲欠佳,身冷畏寒,不发热,口不渴,胸腹胀气,大便溏薄,小便不断从尿道遗出,舌质淡红,苔白滑。

辨证:脾肾阳虚,乃气化功能失调所致。

治法:温肾健脾,填精补髓。拟桂附地黄丸加味。

处方:熟地30g,山药20g,云苓18g,泽泻12g,丹参12g,益智仁12g,肉桂12g,枣皮15g,白术15g,党参24g,附片10g。

连服4剂,腹胀好转,尿次减少,饮食增加。考虑病程较长,体质衰弱,改汤剂为丸剂。拟熟地100g,山药60g,云苓、远志、益智仁、补骨脂、红参、白术、鹿角胶各30g,山茱萸50g,泽泻、丹皮、肉桂、附片、五味子各20g,共研细末,炼蜜为丸,每丸9g,每日3次,每次1丸。服完1料,精神气色好转,食欲增加,小便正常而获痊愈。[曾祥俊《湖北中医杂志》1983(5):13]

按:此案产后血脉空虚,过食咸汤则伤肾,暴饮热水则伤脾(胃),失于治疗,致使脾肾阳虚,气化无权,膀胱失约,故小便失禁 27 年之久。治疗以温补脾肾为法,助膀胱气化,使先后天充足,膀胱乃固,故能获痊愈。

案例 3:李某,女,29 岁。1980 年 1 月 10 日初诊。

于 1979 年 1 月 2 日生产头胎婴儿,产程长达 83 小时。从待产期至产后第 6 日(1 月 10 日)均不能自解小便,先后采取导尿、小腹热敷、耻骨上普鲁卡因倒 "T" 形封闭、做胸膝卧式等措施,尿潴留仍不缓解。1 月 10 日请中医科会诊。诊查:口苦,口干思饮,大便 2 日未解,小便不能自行解出,小腹胀痛。口唇樱红,舌红,苔白微干,脉滑数。

辨证:湿热伤阴之癃闭。

治法:养阴清热。以五淋散合导赤散治之。

处方:栀子 10g,当归 5g,赤茯苓 10g,赤芍 15g,甘草 10g,生地 15g,木通 10g,淡竹叶 10g。

二诊:1 月 12 日。服药后,于当晚 9 时左右即自行解出小便。尿已解出,口苦口干好转,苔薄白而润,舌质淡红,脉仍滑数。再守原方治之,后痊愈出院。(倪宣化医案,《中国现代名医医案》)

按:尿潴留相当于中医学之"癃闭"。《内经》云:"膀胱不利为癃,不约为遗溺。"临证癃闭多实,遗溺多虚。正如李东垣所说:"小便不通,皆邪热为病,分在气在血而治之。渴而不利,热在上焦气分,宜清肺而滋化源,须茯苓、泽泻、车前子、木通淡渗之品;不渴而小便不利者,热在下焦气分,宜知母、黄柏苦寒气味俱阴之药;阴虚血热之小便不通者,宜导赤散。"本例患者系产后小便不通,原因在于产后阴血骤虚,阳气易浮,加之产程长,又兼湿热内蕴,化燥伤阴,以致出现大便干燥、小便癃闭达 10 日之久,故以五淋散合导赤散养阴和血、清热利水为治,1 剂而效,再剂而愈。

(王　琦)

膀胱移热于小肠

语出《素问·气厥论》。小肠为"受盛之官,化物出焉"。饮食物自胃下入小肠,继续消化,其精华由脾气散精,上归于肺,肺朝百脉,经十二经脉,敷布全身。小肠分清别浊,废料糟粕分由二便排出体外。膀胱移热于小肠,小肠受邪热侵袭,下焦排泄邪浊之通道受到隔塞,邪热无法通过二便泻出,邪热之气,只能厥逆上冲,循手太阳小肠经脉向上,通过咽喉,侵入口腔,导致口腔糜烂。正如王冰所注:"小肠脉,络心,循咽下隔抵胃属小肠。故受热已,下令肠隔塞而不便,上则口生疮而糜烂也。"下举一例:

陈某,男,33岁。

口腔糜烂伴发热已将3日,每日上午发热稍降,下午体温上升至39℃以上。住院将1个月,治疗至今未见明显效果,要求中医治疗。

诊:现发热38.5℃,形瘦疲乏;口腔黏膜与舌体红赤糜烂,疼痛难忍;不能进食,依赖静脉滴注;口臭甚重,大便偏烂,排量甚少,小便黄,脉象濡数。

此为小肠邪热,厥气上逆之口糜证。符合《内经》所述。

病情分析为:①高热由热邪所致。因其来自体内两腑之间,与常见之外感热病迥然不同,故一般退热药汗出而热不退,不能见效。②热久必伤阴,病久多伤气。加之长时间退热药发汗,亦有伤气阴;进食困难,甚至不食,营养严重不足,导致正气不足,正衰则邪愈甚。

辨证:邪恋气分,高热起伏,热度熏蒸口舌,久病气阴两伤,邪盛而正虚。

处方:生石膏、肥知母、生甘草、黄芩、竹叶、木通、香薷、柴胡、孩儿参、生地、麦冬、青蒿。

方中白虎汤合黄芩泻火,治高热口糜;竹叶、木通利水道以泻热;青蒿、香薷、柴胡消暑退热;孩儿参、生地、麦冬益气滋阴以扶正。

服药3剂,热退,口腔炎症减轻,疼痛消失,已能进食,尚口干多饮,脉濡。邪热已敛,犹防复炽,加重益气养阴,辅以清热解毒。再服6剂而痊愈。

(凌耀星)

热气留于小肠,故痛而闭不通

"热气留于小肠,肠中痛,瘅热焦渴则坚干不得出,故痛而闭不通。"语出《素问·举痛论》,言热气蓄留于小肠,会引起发热干渴,大便坚硬不得出,气机阻滞不畅,不通则痛,故痛而闭不通并见。

临床属于肝胃郁热者,胃脘灼痛,痛势急迫,胸胁胀闷,烦躁易怒,口干口苦,脉弦数,治宜清中泻热,佐以疏肝理气和胃,常用方如化肝煎(《景岳全书》:青皮、陈皮、芍药、丹皮、栀子、泽泻、贝母)合左金丸(《丹溪心法》:黄连、吴茱萸);湿热中阻者,胃脘疼痛而有热感,嘈杂口干而苦,口渴不欲饮,小便黄,大便不畅,舌苔黄腻,脉滑数,治以清化湿热、理气和中,常用方如清中汤(《医宗金鉴》:陈皮、半夏、茯苓、甘草、栀子、黄连、草豆蔻);属胃阴虚者,胃脘隐隐灼痛,口燥咽干,或口渴,大便干结,舌质红或光剥,脉细弦,治宜养阴益胃,常用方如一贯煎(《柳州医话》:沙参、麦冬、生地、枸杞子、当归、川楝子)。临证尤当区分虚实寒热,在气在血,据证化裁加减。

案例:陈某,男,28岁,农民。1996年8月6日初诊。

胃脘饱胀疼痛已近2年,伴有灼热嘈杂,难以名状。春夏之交开始病情加重,口干苦渴,思冷饮,小溲黄赤,大便干燥,舌苔黄厚粗腻少津,脉弦数。胃镜示胆汁反流性胃炎。

辨证:中焦郁热。

治法:清热和中,辛开苦降。

处方:黄连6g,黄芩10g,吴茱萸3g,茯苓15g,法半夏10g,蒲公英10g,白花蛇舌草10g,生大黄6g(后下),生甘草5g,山楂15g。3剂。

6月14日复诊:胃脘疼痛减轻,但感痞满未除,心烦,嘈杂。苔转薄黄。原方加生白芍15g、竹茹5g。3剂。

6月19日再次复诊,患者欣喜而至,诉症状均除,苔脉正常。继服3剂,巩固疗效。随访1年未发。[秦化珍《南京中医药大学学报·自然科学版》2001(3):187]

按:《素问·举痛论》说:"热气留于小肠,肠中痛,瘅热焦渴,则坚干不得出,故痛而闭不通矣。"瘅热、焦渴、大便坚不出,这几个热痛的症状患者均已具备,再加以脉弦数、苔黄厚、口苦饮冷、尿黄腹胀,皆热结于中的证候。故用黄连、黄芩、蒲公英、白花蛇舌草、半夏、吴茱萸辛开苦降,清热和中;大黄以行气解结。庶几热去结解,脾胃通调,疼痛得消。患者服3剂症状未完全解除,因其又感胃脘痞满、心烦、里气壅实之候,故加竹茹、白芍清热和胃,缓急止痛。

(王 琦)

三焦病者,溢则水

《灵枢·邪气藏府病形》说:"三焦病者,腹气满,小腹尤坚,不得小便,窘急,溢则水,留即为胀。"显然这是关于三焦病证特点的描述,我们对它有些陌生,因为今天很少谈及三焦病证的辨证论治。因为我们对脏腑三焦都还不甚了解,自然难以对三焦病证进行辨证和治疗。

其实在《素问·灵兰秘典论》中有明确论述:"三焦者,决渎之官,水道出焉。"明确三焦有疏通水道、运行水液的作用,是人体水液升降布散及浊液排泄的通道。《难经·六十六难》中又说:"三焦者,原气之别使也,主通行三气,经历于五藏六府。"指出三焦是人体元气升降出入、通达脏腑组织的道路。可见,三焦有两大功能——通行元气,运行水液。而三焦的这两个功能又是密切相关的。水液的输布与代谢,离不开气的推动,而气的运行又以水液为载体。所以,这两个功能是一个问题的两个方面。

虞抟在《医学正传》中说:"三焦者,指腔子而言,包涵乎肠胃之总司也。"明代医家张景岳在《类经·藏象类》中表达得更为明确:三焦即"藏府之外,躯体之内,包罗诸藏,一腔之大府也。"可见,言三焦为脏腑之外、躯体之内的腔隙,这与"焦"字相符。也正因为三焦是"一腔之大府",因其大而称为"孤府"。

可见,先贤们已认识到在机体内脏腑、组织之间有间隙,这些间隙又构成了腔隙且相互贯通,而成为通行元气和运行水液的通道,这就是三焦。今天可更进一步认为,三焦是包括组织间隙、脏腑间隙、细胞间隙,乃至分子间隙所构成的空间和通道。体内正因为有了这个空间和这些空间所构成的通道,脏腑功能才有活动的空间和可能,才有脏腑的功能活动而产生的气化运动。这个空间也才成为"元气之别使"而能通行元气和成为运行水液的通道,我们才可以理解"三焦是气化运动的场所"。所谓"气化",是指伴随着生命运动机体内产生的各种变化,其实质乃是指物质的新陈代谢和物质之间的相互转化。而这种反映生命本质的气化运动,是必须以一定的空间为前提条件的。失去了这个空间,就谈不上脏腑的运动,更谈不上各层次上物质的交换和新陈代谢。可见,体内空间的存在对生命的重要性。而把空间作为一个脏腑,足见中医学对生命本质认识的独到。

总之,三焦是机体内客观存在的空间和通道,所以,它既是运行水液的道路,也是元气运行的通道。所以,三焦通利与否,直接关系到脏腑气机能否调畅、脏腑功能能否正常发挥、气化运动能否正常进行。如果三焦失常,气道壅滞,则必致气滞胀满;三焦功能障碍,水道不畅,则水液运行受阻,浊液不能外排,而致水停肿满之症产生。

所以,水肿胀满,而又无明显的肺、脾、肾脏腑症状者,辨证当属三焦病证,治疗以理气行水为治法,以实脾饮为代表方加减治疗。所谓的疏肝理气行水,关键在于疏通三焦水道也。

如在江苏名医钱伯煊的医案中就有"疏理三焦、温通膀胱法治愈产后癃闭1例",现转载于下:

阚某,女,成人,已婚。初诊:1959 年 6 月 29 日。

主诉:初产妇,产后 9 日。自产后起即小便不利,经多次努力后始能排出;腹胀腰痛,大便干结,眠差。

诊查：舌苔白腻,脉象细弦。

辨证：三焦为决渎之官,膀胱为州都之府,今三焦膀胱同病,于是气化失宣,水道不利。

治法：疏利三焦,温通膀胱。

处方：当归 9g,柴胡 4.5g,川芎 4.5g,白术 9g,茯苓 9g,炙甘草 3g,炙香附 6g,小茴香 3g,橘皮 3g。3 剂。

另：肉桂末 2.7g,沉香末 1.8g,琥珀末 6g,3 味相和,分 6 包,每日 2 次,每次 1 包。

二诊：7 月 1 日。服药后小便较通,下腹尚胀,腰酸,便干,恶露多色红,自汗少寐,乳汁不多,胃纳不振。舌苔薄白中微黄,脉象细弦。治以养血疏肝,通利膀胱。

处方：当归 9g,川芎 6g,炙甘草 3g,炙香附 6g,小茴香 3g,橘皮 3g,茯苓 9g,桃仁 6g,姜黄 3g,泽泻 9g,木通 3g,小麦 9g。2 剂。

另：肉桂末 2.4g,琥珀末 3.6g,2 味相和,分 4 包,早晚各服 1 包。

服上方药 2 剂后,小便畅通。

按语：此例由于三焦气化失宣,以致水道不利。故治法以疏利三焦,温通膀胱,用琥珀、肉桂、沉香、小茴香、炙香附以温通膀胱,再予疏利三焦,因此能迅速痊愈。[《中国现代名中医医案精华(三)》]

(王志红)

邪气盛则实,精气夺则虚

语出《素问·通评虚实论》。言邪气亢盛者表现为实证,正气虚弱者表现为虚证。

虚与实是对人体正气与邪气消长变化病理现象的概括。邪气,是指致病因素;精气,指人体正气。邪正斗争是疾病过程中的基本病理变化,正盛邪衰则病退,正虚邪盛则病进,因此,所谓虚实包含人体正气充足与衰减的两种不同病势。一般地说,凡邪气亢盛,正气尚充,则表现为相对有余的证候为实证,多见于急性病和疾病初期,主要证候表现是面赤、气粗、腹胀满、苔厚、脉实等。《素问·玉机真藏论》将其概括为"脉盛,皮热,腹胀,前后不通,闷瞀"。若正气已耗伤,邪气亦渐衰,表现为不足的证候为虚证,多见于慢性疾病和疾病后期,主要证候表现是面色不华,神倦乏力,声低气短,食少便溏,舌质淡嫩,脉虚无力等。《素问·玉机真藏论》将其概括为"脉细,皮寒,气少,泄利前后,饮食不入"。值得一提的是,临床上虚证和实证是可以互相转化的,且虚实的转化决定于疾病本身的发展过程及治疗情况,而就邪正双方来说,则决定于正气的盛衰。重证在转化过程中可出现至虚有盛候的真虚假实现象,以及大实有赢状的真实假虚证候。此外,临床纯实者少见,每见虚中有实,实中有虚,或下虚上实,上虚下实等虚实夹杂之证。所以必须具体情况具体分析,辨清虚实是诊治疾病的关键,临证必须高度重视。

虚证与实证的治疗,根据中医"虚则补之""实则泻之""补不足,损有余"的理论,虚证以扶正补虚为主,实证以祛邪为要,虚实相兼则扶正祛邪兼顾,务宜斟酌处理,恰到好处。总之,虚实状况是中医决定治疗方案的主要依据,正如《沈氏尊生书》所说:"万病不出于虚实二端,万方不越乎补泻二法。"

案例 1: 余友沈某之房客某君。

十二月起,即患伤寒。因贫无力延医,延至一月之久。沈先生伤其遇,乃代延余义务诊治。察其脉浮紧,头痛,恶寒,发热不退,据云初得时即如是。

处方: 麻黄 6g,桂枝 6g,杏仁 9g,甘草 3g。

又因其病久胃气弱也,嘱自加生姜 3 片、红枣 2 枚,急煎热服,盖被而卧,果一刻后,其疾若失。(曹颖甫《经方实验录》)

按: 本病案虽一月之久,由于患者正气本旺,抗邪有力,虽邪盛也未见虚候,太阳表实证依然存在,与《内经》"邪气盛则实"病机相合,故仍投以麻黄汤辛温解表而获效。

案例 2: 朱某。

体赢弱,素有遗精病,昨日赴席邻村,醉酒饱食,深夜始归,不免风寒侵袭,次日感觉不适,不恶寒而微热,身胀腰酸,头隐痛,有微汗,自煎服葱豉生姜汤,病未除,精神呈不振,口淡不思食,遂舆而来诊。脉细微乏力,参之前证,则属阳虚感冒。

处方: 党参 15g,桂枝 9g,酒芍、甘草各 9g,生姜 4.5g,附子 9g。大枣 5 枚。

嘱服了 3 剂再论。复诊,诸症悉已,食亦略思,精神尚委顿,脉仍微弱,阳气衰微,仍宜温补,处以附子汤加巴戟、枸杞、鹿胶、芦巴补肾诸品。(赵守真《治验回忆录》)

按: 本案素体赢弱,常有遗精,说明精气内虚,感受外邪后,症见微热,微汗,脉微细而乏力,乃阳虚外感之证。符合《内经》"精气夺则虚"之说。自服葱豉生姜汤,单纯发散,更伤阳气,症反加重。遂以党参、附子、生姜、桂枝并用,温阳散寒,扶正祛邪,3 剂而诸症悉已。

（王 琦）

神 不 使

《素问·汤液醪醴论》曰："帝曰:形弊血尽而功不立者何? 岐伯曰:神不使也。帝曰:何谓神不使? 岐伯曰:针石,道也。精神不进,志意不治,故病不愈。今精坏神去,营卫不可复收,何者? 嗜欲无穷,而忧患不止,精气弛坏,营泣卫除,故神去之而病不愈也。"

经文说明了两个问题,一是治疗失败的原因是由于"神不使";二是导致"神不使"的原因是由于"嗜欲无穷,而忧患不止",进而使"精气弛坏,营泣卫除",终至"精神不进,志意不治,故病不愈"。可见临床诊治,尤须关注患者的精神状态及神气之存亡。《内经》有"得神者昌,失神者亡"之明训。

曾遇某患肠癌患者,素体康健,平时很少跑医院,即使举家感冒,他却安然无恙,常自恃体壮而不拘小节,亦无明显胃肠道症状。去年下半年某月,单位体检发现肠癌,真是晴天霹雳,简直不敢相信,从 X 线摄片到腹部 CT,及至MRI 均确诊该病。顿时大墙倾倒,身心俱悴,无奈硬着头皮完成手术,折腾 2个月,体重锐减 15kg,形销骨立,似脱胎换骨状。稍事休息,即行化疗。2 次化疗后,反应甚剧,纳少神疲,彻夜不能安睡,无法继续完成化疗,遂停药。此后,进入急病乱投医的艰难历程,听说什么地方能治,旋不顾旅途劳顿,倾家奉陪前往,一两次后又即更医,另从小单方到保健品,从抗癌秘方到治癌圣手,遍尝百草之甜酸苦辣。尤其是精神状态极差,昼夜不眠,梦中常与阎王爷对话云云,心头沉重阴影无法抹去,食欲很差,抵抗力江河日下。前后迁延年余,终困神去而机息,撒手人寰。

反思该患者因素体康健,突然发现患有恶性肿瘤,遂精神防线崩溃,恐惧、焦虑、紧张,使"精神不进,志意不治"。《内经》所谓"神不使也"。何谓"神不使"? 简言之,即神机衰败,无力抗邪,也不能使医生的治疗措施发挥作用。诚如滑寿《读素问钞》云:"药非正气不能运行,针非正气不能驱使,故曰针石之道,精神进,志意治则病可愈;若精神越,志意散,虽用针石,病亦不愈。"现代心身医学认为,社会心理因素除诱使肿瘤发生外,还明显影响肿瘤的发展过程。良好的心理情绪反应有利于调整机体平衡,增强免疫功能,使肿瘤向好的方向转归,让肿瘤处于"自限状态",甚至自然消退;相反,恶劣的情绪进一步降低了机体抵抗能力,可促使病情恶化。其实临床所见,不仅恶性肿瘤的发生发展与心理因素关系至密,几乎所有的疾病无不随心境的好坏而变化。故《内经》强调治病首要"治神",因为"神者,正气也",神气衰则正气败,神气昌则正气壮,为医者不可不知。

（王庆其）

阳加于阴谓之汗

语出《素问·阴阳别论》。人体通过肌肤腠理排出体外的液体即为汗。汗与精津同源。汗出与阴阳、营卫、脏腑关系密切。生理性汗出的基本原理是阴阳相和、营卫调和。如《素问·阴阳别论》说："阳加于阴谓之汗。"这说明阳作用于阴可致汗出。汗证是临床常见病证，在病理情况下，汗出之异常，乃机体阴阳失衡所致。或阳热之邪亢盛，热迫津液外泄而汗出，甚者汗出溅溅然；或阳气亏虚，卫阳不固，腠理疏松，营阴不能内守，则见自汗；或阴虚，阴不制阳，阳无所附，阳动而生内热（阴虚内热），阳加于阴，阴津不能内守，又夜眠时阳气入里，腠理不固，则见盗汗等，皆是汗出异常的病机。临证治疗汗出异常，当充分理解"阳加于阴谓之汗"之意，细辨阴阳之虚实，方可因症施药，才可药到病除。阳亢者，当平之、清之、泻之。实热之邪，宜苦寒泻之，如黄连、黄芩、黄柏、山栀等；虚热之邪，宜甘寒清之，如知母、石膏、芦根、麦冬、石斛之属；阴虚不能敛阳者，用介类之甘寒潜之，如龙骨、牡蛎、珍珠母、龟甲、羚羊角粉等。阳气虚为主者，大剂黄芪补气收摄，桂枝、甘草和营通阳。又，汗为阴液，"夺血者无汗"，津血同源，若汗出过多则往往伤津耗液，若无汗则更是阴液不足，因此在治疗汗出异常时，常标本兼顾，予养血补血之品，如生地、五味子、山萸肉、白芍等滋阴养血以资汗源，白术健脾生血滋养汗源。

案例1：汗证（阴虚阳亢）案

陈某，女，88岁。2018年1月4日初诊。

主诉：汗出明显异常2个月。

现病史：患者2017年10月20日开始出现前胸后背发冷感，头晕，继发血压升高明显，经检查排除嗜铬细胞瘤，正规服用降压药后血压有控制。2个月前无明显诱因又出现头晕不适、血压升高至200/90mmHg，经住院治疗后头晕消失，但血压波动较大，伴有汗出明显。就诊时面色潮红，口唇黯，动则汗出，自述夜间大汗淋漓，自觉后背发冷，口苦，寐欠安，大便调。自觉活动后症状改善。无胸闷，无头痛，无活动不利，无四肢麻木等。

既往史：有房性期前收缩病史，有冠状动脉粥样硬化性心脏病，于2017年11月行PCI术。有甲状腺切除史，甲状腺功能减退。否认肾炎、肾病、肾动脉狭窄等病史。目前服用优甲乐（左甲状腺素钠片）75mg、每日1次，倍他乐克（美托洛尔）23.75mg、每日1次，氯沙坦85mg、每日1次，乐卡地平10mg、每日1次。

检查：HR 84次/min，律齐，BP 220/105mmHg。头颅MRI示两侧放射冠区及半卵圆中心多发腔隙性脑梗死，老年性脑改变。心脏超声示左房增大，左室舒张功能减低，主动脉瓣钙化，二尖瓣轻中度反流、三尖瓣轻度反流，肺动脉收缩压38mmHg。EF 61%。冠脉CTA示左冠脉前降支近段管腔局限性轻度狭窄伴管壁小钙化斑块，左回旋支近段管壁钙化斑。舌脉：舌质黯，苔白腻，舌下静脉曲张，脉弦数

中医诊断：汗证。辨证：阴虚阳亢。

治法：清热泻火，滋阴敛汗。

处方：黄柏15g，知母15g，地骨皮12g，煅龙骨30g，煅牡蛎30g，山茱萸12g，麦冬12g，五味子12g，制龟甲18g，桂枝9g，制半夏12g，石菖蒲20g，郁金12g，藿苏梗各12g，合欢皮30g，夏枯草30g。7剂。另，羚羊角粉0.3g，每日2次，吞服。嘱：观测血压，必要时急诊随访。

2018年1月11日二诊：BP 160/80mmHg。自述在家自测血压基本正常。面色已经正常，动则汗出减少，夜间有汗出，后背冷减少，有心前区冷感。舌质黯红，苔薄白，舌下静脉曲张减轻，脉弦滑。方选青蒿鳖甲汤加减。

处方：青蒿15g，炙鳖甲12g，知母15g，生地12g，熟地12g，牡丹皮12g，煅龙骨30g，煅牡蛎30g，桂枝12g，白芍12g、大枣9g、麻黄根20g，山茱萸12g，合欢皮30g，酸枣仁15g。14剂。另，羚羊角粉0.3g，每日2次，吞服。

2018年1月25日三诊：汗出明显减少，在家监控血压，2周有3次160/90~96mmHg，后血压逐渐平稳，降血压药氯沙坦已减少服用半粒。后背冷消失，心前区略有不舒服，大便可，纳食可，双足有无力感，每周有1~2次头晕。舌质黯红，苔薄白，脉弦略细。方药：上方加天麻12g、菊花12g。14剂。另，羚羊角粉0.3g，每日2次，吞服。

2018年2月8日四诊：近2周内因干活有汗出2~3次，余基本无汗出。潮热略有，前胸似有涂抹清凉油感觉，后背不冷，饮食可，睡眠可，大便可。闲暇可打游戏玩耍。在家自测血压150~159/80~90mmHg。今日诊室血压160/80mmHg。舌质淡，苔薄白，脉弦细略濡。

处方：天麻12g，钩藤15g，石决明30g，珍珠母30g，制龟甲18g，制鳖甲18g，知母12g，麦冬12g，山茱萸12g，五味子12g，黄芩12g、北沙参12g，酸枣仁20g。14剂。另，羚羊角粉0.3g，每日2次，吞服。

2018年2月22日五诊：潮热汗出未作，近日劳累后胸部不适、有发凉感，夜间入睡较困难。胃纳正常，大便次数略多，唇较黯。自测血压110~160/65~105mmHg，HR64~78次/min。舌质淡，苔薄腻，脉弦细略滑数。

处方:天麻 12g,当归 12g,赤芍 12g,白芍 12g,川芎 12g,葛根 30g,煅龙骨 30g,煅牡蛎 30g,枣仁 15g,合欢皮 30g,龟甲 12g,菊花 12g,郁金 12g,夏枯草 12g。14 剂。羚羊角粉 0.3g,每日 2 次,吞服。

2018 年 3 月 8 日六诊:无潮热汗出,睡眠欠佳,大便可,纳食可,无心悸,睡眠欠佳。自测血压 136~153/78~88mmHg。舌质淡,苔薄白略腻,脉弦细。

处方:天麻 12g,石决明 30g,夏枯草 12g,菊花 12g,酸枣仁 20g,合欢皮 30g,麦冬 12g,珍珠母 30g,郁金 12g,茯苓 15g,茯神 15g,白芍 12g。14 剂。羚羊角粉 0.3g,每日 1 次,吞服。

随访至今,症状全部消失,血压正常,已停用降压药物。(王庆其治案)

按:此患者 88 岁高龄,年老肝肾不足,阴亏虚火内炽,迫津外泄而为汗,伴虚热征象,夜间盗汗明显。阴亏阳亢,故见面色潮红、平素头晕等。治疗以知母、黄柏、地骨皮清虚热,夏枯草清热泻火;煅龙骨、煅牡蛎收敛止汗;山茱萸、麦冬、五味子、制龟甲滋补肝肾之阴,亦补汗出所伤之阴;合欢皮安神解郁,改善睡眠。汗是人体五液之一,是由阳气蒸化津液而来。"阳加于阴谓之汗",汗血同源,若长期汗出,可致心血不足,胸阳不振,故前胸和后背有冷感,可用桂枝温通心阳。方中半夏、郁金、藿苏梗健运脾胃,以资化生之源。二诊时在初诊有效不更改治则治法的基础上,侧重改善夜间盗汗,故选青蒿鳖甲汤加强滋阴清热之功。四诊加强养阴滋补肝肾之功以治本,长期巩固疗效。五诊、六诊已无潮热汗出,加强活血作用以改善基础疾病,滋阴养血安神以改善睡眠。该患者阴虚不能敛阳明显,故治疗中特选用介类之甘寒羚羊角粉冲服,使血压逐渐平稳,取得良效。

案例 2:汗证(阴虚湿热)案

金某,男,45 岁。2018 年 1 月 11 日初诊。

主诉:夜间汗出明显 3 个月。

现病史:从去年国庆节开始,几乎每晚出汗湿衣,汗出必醒,白天动则汗出。大便黏,睡眠尚可,无明显口干,无头晕耳鸣。

既往史:高血压临界,否认高血糖,否认甲状腺功能亢进症、结核病等病史。

舌脉:舌尖红,苔白腻,脉濡数。

中医诊断:汗证。辨证:阴虚湿热。

治法:滋阴泻火,除湿止汗。

处方:黄柏 15g,知母 15g,地骨皮 12g,煅龙骨 30g,煅牡蛎 30g,龟甲 12g,麻黄根 20g,炒白芍 12g,女贞子 12g,山茱萸 12g,胡颓叶 12g,炙甘草 6g,五倍子 12g,薏苡仁 15g,白蔻仁 6g。14 剂。

2018 年 1 月 25 日二诊:汗出较过去减少一半,夜间有盗汗但不会醒,大便黏好转,纳食可。舌尖红,苔薄白,脉弦。

处方：上方去白蔻仁，加炒白术 12g、瘪桃干 12g。14 剂。

后期随访，夜间汗出消失，症情稳定。（王庆其治案）

按：此患者夜间盗汗明显，结合舌脉分析，辨证为阴虚兼有湿热，阴不制阳，故见盗汗。治疗以知母、黄柏、地骨皮清虚热泻火；煅龙骨、煅牡蛎、麻黄根收敛止汗；胡颓叶、五倍子收敛肺气；炒白芍、女贞子、山茱萸、制龟甲滋补肝肾之阴，亦补汗出所伤之阴，调整阴阳。《临证指南医案·汗》云："阳虚自汗，治宜补气以卫外；阴虚盗汗，治当补阴以营内。"方中薏苡仁、白蔻仁健脾化湿，以资化生之源。二诊舌苔由白腻转薄白，湿气已除，故减去白蔻仁，加炒白术以强患者脾胃功能、杜内湿产生之源，加瘪桃干收敛止汗。诸药合用，效果明显。

（安红梅）

老者之气血衰，其肌肉枯，气道涩

语出《灵枢·营卫生会》。该篇将老年"昼不精、夜不瞑"的原因归结为"老者之气血衰，其肌肉枯，气道涩"。由此推而广之，老年人若气血充盛，脉道通畅，则病安从来，所谓"血气经络胜形则寿，不胜形则夭"（《灵枢·寿夭刚柔》）；若"血气已尽，其病不可下"（《素问·离合真邪论》），是谓血虚，则脉中空虚，凝结成瘀，所谓"血气虚，脉不通"（《灵枢·天年》）则百病由生。《内经》认为衰老是人体生命发展的必经过程，且五脏精气尤其是肾中精气起着尤为重要的作用。它以女七男八为度，认为女子五七至七七、男子五八至八八为衰老期；此期脏腑之气渐衰，形体衰老，又以精气渐亏、肾精亏虚为主，逐步失去生殖能力。《素问·上古天真论》载："帝曰：有其年已老而有子者，何也？岐伯曰：此其天寿过度，气脉常通，而肾气有余也。"此句明确提出人体健康长寿及生殖能力与先天禀赋、气血流通、肾气盛衰三者息息相关。从中我们可以反思衰老的原因与肾气亏虚、气血流行不畅有密切关系。而在《灵枢·天年》中，以 10 岁为一个阶段，探讨了五脏精气（血气）在人体生长壮老已中的主导作用，指出了老年人"气血不通，五脏皆虚"的体质特点，而这也常常是导致老年病发病的重要原因。《内经》对于血瘀证和老年病的相关认识对后世"老人多瘀"理论的发展奠定了一定基础。

案例 1：老年耳鸣案

杨某，男，88 岁，2007 年 11 月 24 日初诊。

主诉：耳鸣伴头晕头胀 1 周余。诉耳鸣如音乐般不绝于耳，头晕头胀，夜寐梦多,偶有夜间汗出,口干甚,纳佳,大便欠畅,舌苔薄,唇干赤,脉结代。BP 160/60mmHg。患者既往有脑梗死、高血压、糖尿病、慢性非萎缩性胃炎等病史。辨证属"肝阳上亢,肾阴亏虚"。治拟平肝潜阳,滋阴生津。并嘱监测血压。

方药: 羚羊角粉(分吞)0.6g,天麻15g,钩藤15g,石决明30g,珍珠母30g,生熟地各12g,川柏12g,川石斛15g,天花粉30g,丹参30g,葛根30g,麻仁30g,枳实12g。14剂。

2007年11月28日复诊: 患者诉头晕好转,仍有耳鸣,神疲乏力,行走有漂浮感,寐梦多易醒,大便通畅。舌苔薄,质黯红,脉弦涩,BP 140/70mmHg。辨证属"气滞血瘀,肝肾阴虚"。治拟养血活血,佐滋水涵木。

方药: 丹参30g,红花9g,川芎12g,当归15g,赤白芍各12g,熟地15g,磁石30g,石决明30g,制首乌12g,杞子12g,山萸肉12g,女贞子15g,景天三七12g,葛根30g,天麻12g,钩藤15g,远志9g。

守方加减治疗3个月余,选用活血药丹参、红花、川芎、赤芍,以及滋阴药女贞子、生熟地、川柏等治疗,患者耳鸣明显好转,头晕头胀缓解,能正常进行平日活动。随访至今,收效良好。(王庆其治案)

按: 本患者年高,有众多基础疾病,单纯从临床症状头晕头胀来看,属肝阳上亢、肾阴亏虚之证。予平肝潜阳、滋阴补肾之法后,患者头晕症状有所好转,乃对证之治。但耳鸣症状未见起色,一方面,年高肾精亏虚非一日之功,另一方面,思及"久病入络"之说,加之患者神疲乏力,分析其乃气血、阴阳失调,导致气血运行不畅,瘀阻脉络,久病入络,瘀证由生。遂在滋阴平肝药中加用活血药红花、丹参、川芎等治疗,收效理想。王庆其在临床治疗老年性耳聋病案中喜用养血活血药,如丹参、川芎、赤芍、当归、鸡血藤等行血以通络,还常加用磁石、葛根两味药,总有奇效。磁石乃潜阳纳气之品,葛根的现代药理研究证实有改善脑循环、增加脑血流量、改善冠脉循环的作用。二者与活血化瘀之品同用,能调和阴阳、通行血脉而逐瘀,疗效满意。

案例2:老年高脂血症案

丁某,男,70岁。2008年9月6日初诊。

患者诉体检示血脂升高,报告示甘油三酯6.45mmol/L、低密度脂蛋白1.11mmol/L,余正常。血液流变学检查未做。平素自觉腰酸背痛,胸闷,口干,二便调,纳可,夜寐安。既往有冠心病病史(曾放3次支架)、血压升高史、糖尿病病史。舌质黯,舌中有裂纹,苔薄白略腻,脉弦滑。辨证属"痰瘀内结,肾气不足"。治拟活血化瘀,清化痰湿,滋肾填精。

方药: 葛根30g,川芎12g,丹参30g,川断15g,杜仲15g,决明子30g,茶树根30g,延胡索12g,徐长卿30g,薏苡仁30g,制半夏12g,天花粉15g,芦根12g。14剂。

2008年9月20日复诊：患者诉胸闷明显好转，纳少，二便调，夜寐安。苔薄白略腻，脉弦滑。

方药：葛根30g，川芎12g，景天三七15g，当归12g，薏苡仁30g，制半夏12g，徐长卿30g，茶树根30g，焦山楂30g，虎杖30g，荷叶6g，川断15g，杜仲15g，桑寄生15g。守方治疗3个月。

2008年11月12日复诊：患者诉仍有腰酸感，余一般情况可。血脂检查示甘油三酯由6.4mmol/L降至3.6mmol/L，低密度脂蛋白（2.06mmol/L）已达正常水平，余皆正常。血液流变学正常。仍守原治疗思想，自拟化血瘀、祛痰湿合补肾气方。

方药：丹参30g，红花6g，川芎15g，炒决明子15g，虎杖30g，荷叶6g，茵陈15g，制首乌12g，生山楂15g，茶树根30g，芊芊活15g，徐长卿15g，千年健15g，杜仲15g。

期间用药曾加用水蛭、景天三七、葛根、狗脊、桑寄生、山茱萸、炙龟甲等。至2009年2月21日，复查血脂示甘油三酯1.89mmol/L，低密度脂蛋白等其余指标均正常。血液流变学正常。（王庆其治案）

按：此患者就诊时的首要主诉即体检报告示血脂升高，虽无明显不适，但是血脂情况已经提示体内血瘀证的存在。既往冠心病病史（曾放3次支架）、舌质黯、脉弦结代均表明此患者血瘀证之形成已有时日，可以使用川芎、红花等活血，并适当使用水蛭等破血之药。患者伴见胸闷、苔薄白略腻等症状，可见痰湿阻滞之象，而痰瘀互结正是高脂血症最根本的病机之一；患者腰酸，乃老年人肾气渐亏之征，故在治疗老年高脂血症中常常需用狗脊、杜仲、川断之品补肾气，炙龟甲等填肾精以助血行。王庆其采用活血化瘀合祛痰湿、补肾气之法，标本同治，收效明显。

案例3：老年脑梗死后遗症案

戴某，男，60岁。2007年10月6日初诊。

患者来诊诉2004年患脑梗死，行右颈动脉支架术。现口齿不清，听得懂，但表达欠畅。诉常无意识流口水，伴头晕、右手臂麻木感，四肢活动尚可，汗出多，大便欠畅、2~3日一行，眠差，记忆力差。舌苔白腻，舌质黯红、边有瘀斑，脉弦滑，BP 140/90mmHg。查肝功能示ACT 138U/L，AST 43U/L；血脂示甘油三酯2.44mmol/L，胆固醇5.19mmol/L，余正常。血黏度偏高。辨证属血瘀痰凝。治拟化痰行瘀，佐以虫类药搜剔化瘀。

方药：制半夏12g，竹茹4.5g，制南星12g，川芎12g，葛根15g，丹参18g，西红花1g，赤白芍各12g，石菖蒲15g，丝瓜络6g，泽泻12g，桃仁12g，炮山甲12g，水蛭9g，炙全蝎4.5g。

患者定期随诊，期间还曾用水蛭9g、炙僵蚕15g、丹参用量增至30g、西红花用量增至2g,以及各对症处理。至2008年1月12日患者口齿较前明显清楚,能正常交流,诉已经没有无意识流口水现象,睡眠改善,舌苔白腻,脉弦滑。收效,继续治疗。(王庆其治案)

按:此患者本身有高脂血症、高血黏度,且曾有脑梗死病史,已经提示血瘀证的存在。目前以口齿不清为主诉,伴右手臂麻木感,乃脉络不畅之征。使用养血药丹参为启用之品,逐渐加量至30g,合桃仁、赤芍、葛根活血、降低血小板聚集性,后加用西红花,取其活血通经之力较其他药更为显著之意,剂量由1g增至2g,取得良好临床效果。除此之外,加用搜剔化瘀之虫类药和通络之品丝瓜络,使得药能直达病所而起效。王庆其善用僵蚕、全蝎、水蛭等虫类药搜剔化瘀,且常用通络药丝瓜络、海风藤、桑枝等以象形之法治疗,均收到良好效果。

(刘煊)

营气衰少而卫气内伐,故昼不精,夜不暝

语出《灵枢·营卫生会》。何为"营卫"?《素问·痹论》曰:"荣者,水谷之精气也。和调于五藏,洒陈于六府,乃能入于脉也。故循脉上下,贯五藏,络六府也""卫者,水谷之悍气也,其气慓疾滑利,不能入于脉也,故循皮肤之中,分肉之间,熏于肓膜,散于胸腹"。《灵枢·本藏》曰:"卫气者,所以温分肉,充皮肤,肥腠理,司关合者也""卫气和则分肉解利,皮肤调柔,腠理致密矣"。因此,营气和胃气均来源于脾胃运化的水谷精微,其中精华部分化生为营气,并进入脉中运行全身;比较慓悍滑疾的部分化生为卫气,温养、护卫肌表,抗御外邪,滋养腠理,开阖汗孔。"营卫"有其特有的生理特征。《灵枢·营卫生会》云:"壮者之气血盛,其肌肉滑,气道通,荣卫之行,不失其常,故昼精而夜暝。老者之气血衰,其肌肉枯,气道涩,五藏之气相搏,其营气衰少而卫气内伐,故昼不精,夜不暝。"因此,营卫与睡眠的生理过程密切相关,多种睡眠相关疾病常因营卫不和所致,也以此为切入点进行治疗。

案例1:不寐案

郑某,女,31岁。首诊日期2014年7月19日。近1周来夜寐差,每天约睡眠2~3小时,白天乏力,大便2~3天1次、质软。月经正常。舌红,苔薄,脉细。

处方:桂枝3g,炒白芍15g,甘草5g,夜交藤30g,合欢皮30g,茯神15g,远志10g,柴胡10g,香附10g,金雀根20g,八月札10g,秫米10g,半夏6g,丹皮

10g,当归 10g。7 剂。

二诊：2014 年 7 月 26 日。夜寐明显好转，每天睡眠 7~8 小时。原方 7 剂。2014 年 12 月 27 日随访，服用上方后夜寐一直正常。

按：桂枝汤虽为解表剂，但具有调和营卫之功。桂枝辛温，温阳扶卫，为君药。芍药酸寒，酸能敛汗，寒走阴而益营。桂枝君芍药，于发散中寓敛汗之意；芍药臣桂枝，于固表中有微汗之道。桂枝汤是调和营卫的主要方剂，结合营卫不和是多种睡眠相关疾病的主要病机这一特征，本案以桂枝汤为基础方加减治疗达效。

案例 2：不寐潮热案

李某，女，75 岁。首诊日期 2012 年 10 月 24 日。有糖尿病、高血压病史，自诉血压、血糖控制平稳。主诉夜寐差、潮热汗出半月。现潮热汗出阵作，口干，胃纳可，夜寐差，二便调。舌红，苔腻，脉弦滑。辨证：气阴两虚，虚热内扰。治法：滋阴清热，宁心安神。

处方：知母 12g，黄柏 12g，煅龙牡各 30g，女贞子 15g，天麦冬各 12g，焦山楂 12g，地骨皮 12g，全瓜蒌 15g，柏子仁 15g，茯苓神各 15g，远志 9g，酸枣仁 30g，天麻 12g，山茱萸 12g。21 剂。

二诊：2012 年 11 月 14 日。潮热减轻，夜寐好转，胃纳可，二便调。舌质稍红，少苔，脉细。经前方治疗虚热渐退，然年逾古稀，气阴两虚，拟前方加减益气养阴。

处方：上方去天麻，加碧桃干 15g、五味子 12g、黄芪 30g。14 剂。

三诊：2012 年 12 月 5 日。汗出好转，口干，夜寐差，大便调。舌质稍红，苔薄，脉细。虚热已退，气阴仍虚，再拟益气养阴。

处方：黄芪 30g，丹参 30g，天麦冬各 12g，川石斛 12g，玉竹 12g，川连 5g，远志 9g，酸枣仁 30g，生龙牡各 30g，五味子 12g，赤白芍各 12g，甘草 5g，天麻 12g，夜交藤 30g。14 剂。

按：本案是以失眠、潮热汗出为特点的老年患者，然睡眠与汗液均与营卫有关。《灵枢·营卫生会》云："老者之气血衰……其营气衰少而卫气内伐，故昼不精，夜不瞑。"《证治要诀·盗汗自汗》云："其无病而常自汗出，与病后多汗，皆属表虚，卫气不固，荣血漏泄。"患者年逾古稀，气阴两虚，久而化热，致白昼卫气不固而潮热汗出，夜间营气衰少而失眠。本案首诊、二诊取天王补心丹之意滋阴养血安神，并以地骨皮、知母、黄柏清虚热，达到釜底抽薪之效。二诊、三诊重用黄芪，取玉屏风散之意，益气固表止汗。

（肖定洪）

痛者寒气多也，有寒故痛也

语出《素问·痹论》。在该篇中岐伯又曰："其寒者，阳气少，阴气多，与病相益，故寒也。"寒性收引凝敛，易使气血凝滞不通，故痛。《素问集注》注："与病相益者，言人之阴气多，而益其病气之阴寒也。"另外《素问·举痛论》记载："经脉流行不止，环周不休，寒气入经而稽迟，泣而不行，客于脉外则血少，客于脉中则气不通，故卒然而痛。"此条阐释了疼痛的总病机，认为寒气客于脉外，血少气亦少，气血不能荣养，故痛；寒气客于脉中，气不通，血亦不通，不通则通。以上经文均对今天的临床实践具有深刻启迪。

案例 1：慢性胃炎案

赵某，女，39 岁，来诊时诉慢性胃炎病史多年，目前时有胃脘疼痛，遇冷加重，痞满堵塞，尾骶酸痛，经期延期，经色黯，经来腹痛，平素胃纳欠佳，二便尚可，夜寐欠安。诊舌淡，苔薄白，脉沉细。中医诊断"胃脘痛"。此为胃病日久，脾阳渐亏，阳不足，则阴气多，复感寒邪，使气血凝滞，胃脘脉络不通则痛。

治则：温中健脾，和胃降逆。

处方：黄芪 30g，党参 15g，炒白术 12g，茯苓神各 15g，桂枝 12g，补骨脂 12g，枳壳 20g，郁金 15g，炙鸡金 12g，木香 9g，焦楂曲各 12g，半夏 12g，川连 6g，吴萸 6g，合欢皮 30g，夜交藤 30g，煅瓦楞 30g，藿苏梗各 12g。7 剂。

二诊：患者服药 1 周后，来诊时诉胃脘痛略缓解，胃脘嘈杂感，胃纳尚可，夜尿频多，夜寐欠安，完善胃镜提示慢性浅表性胃炎。

处方：黄芪 30g，党参 12g，炒白术 12g，枳壳 20g，鸡内金 12g，莱菔子 15g，焦楂曲各 12g，桂枝 12g，补骨脂 15g，仙灵脾 30g，远志 9g，酸枣仁 12g，藿苏梗各 12g，香橼皮 12g，枸橘李 12g，郁金 12g。14 剂。

治疗 2 周后，患者胃脘疼痛及嘈杂感好转，并嘱避风寒、慎寒凉饮食。后追访患者，胃脘疼痛少发。

按：患者有慢性胃炎病史，平素胃痛，遇冷加重，且有反酸、痞满，胃镜检查提示浅表性胃炎，辨证为脾阳亏虚、胃失和降。叶天士曰："太阴湿土得阳始运，阳明燥土得阴自安。"脾为阴土，其健运有赖于阳气的推动，若脾阳亏虚，则遇冷痛甚；脾不升清，影响胃的受纳与和降，则出现反酸、痞满。方中补骨脂、桂枝、仙灵脾具有温脾肾之阳的功效，加之黄芪、党参、白术、茯苓等益气健脾，枳壳、郁金、木香等理气通胀，使寒去则脉络运行通畅而疼痛减。

案例 2:腰椎术后案

刘某,女,47 岁,工人,来诊时诉腰椎微创手术后 2 年,自感手臂冷痛,腰背酸痛,不敢吹风,怕冷,出汗,现冷甚,时感脊椎冰冷,多汗,每天几套衣服,眠差,时有潮热。诊见舌淡,苔薄白,脉细。中医诊断为"血痹"。此患者中年女性,素体亏虚,自腰椎微创手术后,营阴、卫气虚弱,即血少气亦少,气血不能荣养,故出现手臂冷痛、腰背酸痛,而卫气不固则皮肤腠理疏松,易受外邪侵入而得病,故患者不敢吹风、怕冷、出汗,感受风邪后,阳气痹阻,血脉凝滞。邪入血分而成的痹证,由气血虚弱,或因劳汗出,风邪乘之而致。

处方:黄芪 60g,桂枝 15g,白芍 15g,大枣 9g,当归 12g,细辛 6g,知母 12g,延胡索 12g,锻瓦楞 30g,锻龙牡各 60g,麻黄根 30g,藿苏梗各 12g。7 剂。

二诊:患者服药 1 周后,来诊诉仍有汗多,怕冷风,晒太阳自感好转,反酸略好转,口干,大便略干,苔薄腻。治则:益气温经,和营通痹,温阳固表,温中散寒。

处方:黄芪 60g,熟附片 12g,桂枝 12g,白芍 15g,大枣 9g,甘草 6g,麻黄根 60g,五味子 15g,山茱萸 15g,煅龙牡各 60g,藿苏梗各 15g。7 剂。

三诊:患者服药 1 周后,来诊时诉汗多较前略好转,但仍有,仍怕冷风,舌脉同前。治则:益气温经,和营通痹,温阳固表,温中散寒。

处方:黄芪 60g,熟附片 20g,桂枝 12g,大枣 10g,麻黄根 30g,煅龙牡各 60g,藿苏梗各 12g,炒白术 12g,炒薏苡仁 30g,枳壳 12g,补骨脂 15g。7 剂。

四诊:患者服药又经 1 周后,此次来诊时诉汗出好转,仍有畏寒、腰痛,有恶心,体温 37.4℃,昨起大便溏薄,无周身酸痛,夜寐梦多,脉濡细,舌淡苔薄腻。治则:益气温经,和营通痹,温阳固表,温中散寒。

处方:黄芪 100g,熟附片 30g,桂枝 12g,大枣 15g,干姜 12g,麻黄根 30g,制半夏 12g,藿苏梗各 12g,炒薏苡仁 30g,淮小麦 15g,葛根 15g,枳壳 12g,甘草 6g,茯神 30g,浮小麦 30g。7 剂。患者经治后,症状较首诊时明显缓解。

按:此病案患者腰椎术后,气血不足,以致风寒客于脉中,出现手臂冷痛,腰背酸痛,脊椎冰冷,恶风畏冷,汗出。治则总以温补为主,故方中黄芪为君,甘温益气,补在表之卫气。桂枝散风寒而温经通痹,与黄芪配伍,益气温阳,和血通经。桂枝得黄芪,益气而振奋卫阳;黄芪得桂枝,固表而不致留邪。芍药养血和营而通血痹,与桂枝合用,调营卫而和表里,两药为臣。生姜辛温,疏散风邪,以助桂枝之力;大枣甘温,养血益气,以资黄芪、芍药之功;与生姜为伍,又能和营卫,调诸药,以为佐使。方药五味,配伍精当,共奏益气温经、和血通痹之效,故能使患者诸证好转。

(顾文燕　汤　杰)

久风入中,则为肠风飧泄

语出《素问·风论》:"久风入中,则为肠风飧泄。"《内经》中的飧泄是以大便完谷不化、时痛时泻为特点的泄泻病证。《素问·阴阳应象大论》说:"春伤于风,夏生飧泄。"张介宾注:"春伤于风,木气通于肝胆,即病者乃为外感,若不即病而留连于夏,脾土当令,木邪相侮,变为飧泄也。"与本句意同。《素问·举痛论》曰:"怒则气逆,甚则呕血及飧泄。"肝气乘脾之飧泄是因为情志失调,忧郁恼怒,精神紧张,以致肝气失于疏泄,横逆乘脾犯胃,脾胃受制,运化失常,而成飧泄。

《素问·风论》云:"风者善行而数变。"阐明了风邪致病的主要特性为"善行""数变"。"数变"指发病、传变迅速,病情变化无常。中医运用取类比象的方法认识疾病。自然界的"风"变化迅速无常,飘忽不定、无处不到。飧泄常腹痛即泻的特点,与风邪病证相类,故临床从肝论治,以痛泻要方随证加减而奏效。

案例:慢性结肠炎案

宋某,男,36岁。2013年5月6日初诊。患者慢性腹泻2年余,症状时有反复。大便日行2~3次、不成形,有时伴有腹痛,胃纳尚可。舌淡,苔薄,脉缓。外单位医院肠镜检查示慢性结肠炎。此属中医"肠风",治拟疏肝祛风、健脾化湿、利气清肠。

处方:柴胡12g,炒白术芍各12g,木香6g,槟榔12g,黄连6g,干姜9g,马齿苋20g,葛根20g,制香附12g,甘草6g,防风12g,炒石榴皮12g,芡实30g,制香附12g,枳壳12g。14剂。

二诊:药后证无进退,疾病迁延2年余,非短期可以获效,当恒心调治。上方加黄芪30g、党参12g、秦皮15g。14剂。

三诊:大便次数减至每天1~2次,腹痛有所缓解,舌苔薄腻,脉滑。

处方:黄芪30g,炒白术芍各12g,木香6g,槟榔12g,黄连6g,干姜9g,马齿苋20g,葛根20g,秦皮12g,甘草6g,防风12g,桑叶12g,炒石榴皮12g,地锦草30g,枳壳12g。14剂。

四诊、五诊:证情逐渐改善,大便每天1次、偶有2次、基本成形,腹痛消失。上方继续守法以治。

八诊时,大便日行1次,有时2次,基本成形,无黏冻状。无腹痛,纳可。以后随访均在此方基础上随证加减,症情稳定,至今未大发。(王庆其治案)

按:治疗慢性结肠炎"从肝论治",以疏肝健脾、清肠祛风法收效。药用痛泻要方加葛根黄芩黄连汤、木香槟榔丸、四君子汤等参伍变化。其中配伍中最有特色处是佐以祛风之品，如防风、桑叶等，有时也加白蒺藜等，理由是结肠炎的临床表现类属中医"肠风"。《内经》云："久风入中，则为肠风飧泄""风者善行而数变"。风气通于肝，祛风药有疏肝以条达肠胃之功，故祛风可以解痉止痛。现代研究证实，祛风药有抗变态反应性炎症的作用，临床用之有很好疗效。

（王少墨）

卫气不得入于阴

语出《灵枢·大惑论》："卫气不得入于阴，常留于阳，留于阳则阳气满，阳气满则阳跷盛，不得入于阴则阴气虚，故目不瞑矣。"《灵枢·寒热病》曰"阴跷阳跷，阴阳相交，阳入阴，阴出阳，交于目锐眦，阳气盛则瞋目，阴气盛则瞑目。"上述经文明确指出了失眠的原因是卫气留于阳，导致阳气盛，阴气虚，阴阳不交而失眠，治疗亦应以滋阴和阳为大纲。《内经》中对睡眠机制的解释是卫气运行所至，所以在阐述失眠病机时，也以卫气不得入于阴为其基本病机，而各型失眠的病机大多可归咎于卫气不得入于阴。

案例：郁证案

王某，女，45岁，工人。2003年5月8日初诊。今年因为家庭矛盾而肝气不舒，出现喜叹息，胸闷，牵至背部。外院胸片及心电图检查均无异常发现。有血糖增高史。舌光红，苔黄腻，脉滑。该患者性格内向，多愁善感，心中常常抑郁，睡眠不佳，肝气郁滞，失于条达，影响脾胃运化。证属郁证。治拟泻心火，安神志，佐以健和脾胃。

处方：黄连9g，山栀12g，生龙牡各30g，柏子仁15g，麦冬12g，莲子心6g，茯苓神各15g，炒白术12g，白芍12g，延胡索12g，藿苏梗各12g，枳壳12g，制香附12g。14剂。

二诊：药后证无进步，患者诉潮热汗出，睡眠不佳，心烦气躁，口干舌苦，舌尖红，苔薄黄微腻，脉微数。

处方：黄连9g，山栀12g，生龙牡各30g，知母12g，柏子仁15g，麦冬12g，莲子心6g，茯苓神各15g，酸枣仁15g，郁金12g，枳壳12g，制香附12g。14剂。

三诊、四诊：心火旺逐渐平息，入夜睡眠逐渐好转，每晚能入睡5小时，胃气逐渐安和。

五诊至十诊：症情基本稳定，每晚能睡6小时左右，胃纳好，无腹胀，偶有潮热,有时动则出汗。

十一诊(7月20日):前法加减治疗3个月余,用清心安神、健脾和胃法调理,证情基本稳定。近时有潮热、口苦,大便溏薄,喉间有痰。自测血糖5.6~6.6mmol/L。舌苔薄腻,舌质黯,脉微弦。患者素体脾虚,复因围绝经期,潮热汗出频繁。治拟滋阴潜阳,佐以健脾止泻。

处方:知柏各12g,煅龙牡各30g,川石斛12g,玉竹12g,煨葛根15g,炒白术12g,山栀12g,藿苏梗各12g,枳壳12g,茯苓神各15g。14剂。

药后证情基本稳定,睡眠明显改善,情绪好转,脾胃功能明显改善,气色渐润。陆续查餐后2小时血糖基本波动在5.4~6.6mmol/L,外院测糖化血红蛋白6.0%。(王庆其治案)

按:根据临床实践,大凡脾胃病三诊后不能取效者,患者必有抑郁或焦虑之象,仅治脾胃无功,必先治其抑郁或焦虑,而后再治脾胃,方能收功。抑郁和焦虑是一对矛盾,"阳不交于阴则阴盛"容易抑郁,而"阴不交于阳则阳盛"容易焦虑。抑郁多由肝气郁滞、脾失升清所致;焦虑多由心火旺、肝阳亢所致。故治焦虑崇尚清心火、平肝阳,常用黄连、山栀、生龙牡、知母清心肝之火,佐以柏子仁、莲子心、茯苓神、酸枣仁等安神定志。治抑郁旨在疏肝气、调肝脾,常用柴胡、郁金、枸橘李、枳壳、制香附,再加合欢皮、灵芝、茯苓神,有时再加少量桂枝通阳开郁。实践证明,疗效比较满意。

(王少墨)

阴络伤则血内溢,血内溢则后血

语出《灵枢·百病始生》。阴络,指下部的、属里的络脉。血内溢,指体内胃肠道出血。大肠湿热下注,伤及血络,或脾虚不摄,血不循经,可见大便下血。在病理方面,多为火盛与气虚两途。因血属阴,得热则动,而气为血帅,血随气行,所以张介宾指出"动者多由于火,火盛则迫血妄行;损者多由于气,气伤则血无以存"。但也有属于虚寒的,因血赖阳气以统摄,若阴寒太盛,阳不统阴,往往引起大吐暴脱之证,所以《备急千金要方》指出"气虚挟寒,阴阳不相为守,营气虚散,血亦错行,所谓阳虚阴必走是耳"。上述言论说明了虚寒导致出血的机制。在治疗上,唐容川在《血证论》中提出止血、消瘀、宁血、补血四大法则,对临床具有指导作用。此外,缪希雍《先醒斋医学广笔记》中有"治吐血有三诀"的记载,即"宜行血不宜止血""宜补肝不宜伐肝""宜降气不宜降火"。

这对临床治疗有一定参考价值。

案例：放射性肠炎便血案

宋某，女，52岁。患者反复大便带血半月余。患者2015年2月6日行直肠癌手术，术后经某医院12次化疗、14次放疗后出现大便便意不尽感，日行5~6次，有时大便带血，怕冷。舌质淡红、中有裂纹，舌体胖，脉细小滑。中医诊断为"血证、便血"，乃气阴两虚、血行脉外所致。治拟益气养阴，固肠止血。

处方：黄芪40g，党参20g，炒白术15g，熟薏苡仁30g，扁豆30g，怀山药30g，芡实30g，石榴皮30g，枳壳12g，川连6g，马齿苋30g，葛根30g，仙鹤草30g，地榆15g，侧柏叶30g，荆芥炭12g。14剂。

后期守方加减治疗1个月，选用三七粉化瘀止血，槐花清热止血，茜草炭凉血止血，藕节炭收敛止血，白及护膜止血，木香、佛手行气。患者大便1~2次/d，大便带血未作，怕冷症状好转，胃纳尚可。（王庆其治案）

按：王庆其认为放射线实乃火毒之邪。火毒之邪直中胃肠，使其功能失常，脾失健运，水谷不化，反为湿滞，内蕴之湿浊与外入之火毒纠结于肠道，湿热下注，肠道传导失司而致泄泻等症；热毒灼伤肠道气血，伤于气分，阻滞气机，则见黏液便、腹痛或里急后重感；火邪窜入营血，营分热甚，熏灼脉络，迫血妄行，不但见便血之症，离经之血亦可成瘀，而渐成瘀热交阻之势；火为阳邪，壮火食气，最易耗伤人体气阴，导致气津两伤。此外，加之肿瘤患者本身正气亏虚，阴虚有热毒，瘀毒互结，因此病机总属本虚标实，虚实夹杂。治疗上以扶正祛邪，急则治其标为主，且临床根据不同患者及临床症状施以不同治疗。该患者的诊治体现了这一特点。脾虚失健，运化失常，湿邪内生，故当于健脾燥湿处方中重用党参、黄芪益气健脾，而用白术、茯苓、薏苡仁健脾利湿，怀山药、芡实健脾止泻。火热毒邪客于胃肠，热邪蕴结，气机阻滞，气滞血瘀，湿热相搏，故当清热燥湿解毒，予川连、马齿苋清热解毒，枳壳、木香、佛手行气，寓通于补。热伤血络，迫血妄行，故予地榆、侧柏叶、仙鹤草、荆芥炭止血。且王庆其尤喜用白及护膜，盖白及苦甘而凉，质极黏腻，性尤收涩，但涩中有散，补中有破，能止血消肿、生肌敛疮之故。

（戴彦成）

病在肝，俞在颈项

《素问·金匮真言论》云："东风生于春，病在肝，俞在颈项。"经所言"俞"者，又有"节""会""气穴""气府"之称。《灵枢·九针十二原》说:"所言节者,神气之所游行出入也,非皮肉筋骨也。"《灵枢·小针解》说:"节之交,三百六十五会者,经脉之渗灌诸节者也。"《素问·气府论》释腧穴是"脉气所发",故《内经》所言"俞"者,非单指一点,当以"部位"解之,乃脏腑经脉之气输注之所。故《黄帝内经太素·阴阳杂说》作"输在颈项"并释之曰:"肝之病气,运至颈项,肝之为春也。""输"者,输通、输运,脏腑经脉之气所以相通耳。肝之病气输于颈项,颈项之气亦可输至于肝。

就病因病机来看,八风所起各有其性,所病不同,故"风从东方来,名曰婴儿风,其伤人也,内舍于肝,外在于筋纽,其气主为身湿"。病起于阴者则伤脏,内则伤肝。病起于阳者则伤表与上,风为阳邪,易袭阳位。《素问·太阴阳明论》曰:"故伤于风者,上先受之。"外则伤颈、项、筋纽汇聚之所。无论内外皆为"同气相求"所伤也。风性轻扬开泄,卫阳耗失,津液外泄。《素问·生气通天论》有言:"阳气者,精则养神,柔则养筋。"今阳虚不得柔筋,又逢"其气主为身湿",湿阻阳气,《素问·至真要大论》"诸颈项强,皆属于湿"即为此理。故张仲景以葛根汤、栝蒌桂枝汤治刚痉与柔痉,以小柴胡汤治"伤寒四五日,身热,恶风,颈项强,胁下满,手足温而渴者",此所以治伤于阳者也。所谓伤于阴者,如王洪图以丹栀逍遥散治愈鼻衄、自觉颈项强硬不舒的病人,效果显著。皆秉《内经》"东风生于春,病在肝,俞在颈项"本意。

案例:甲状腺混合性肿块案

林某,女,32岁。感冒后右颈部突发不明原因肿块1周。

2011年10月26日,当地某三甲医院甲状腺彩超示右叶甲状腺混合性肿块,探及一混合回声区26.3mm×16.7mm,伴多发淋巴结肿大。考虑结节性甲状腺肿伴囊内出血可能。左叶未见明显异常。

刻诊:右颈部肿块,摸之坚硬、可移动,不痛、不红,淋巴结扪之可得,结之如串;寐不和,梦烦扰;时觉脘腹痞闷,大便1~2日一行,舌淡红苔薄黄腻,脉弦。

中医诊断:瘰疬。此肝郁气滞,痰气互结。

治以疏肝理气,化痰散结。仿逍遥蒌贝散化裁。

药用:生牡蛎(先煎)30g,蒲公英30g,夏枯草30g,川贝粉(分冲)6g,白芍15g,茯苓15g,白术15g,山慈菇15g,柴胡10g,枳壳10g,姜半夏15g,陈皮6g,瓜蒌30g。5剂,水煎服。

二诊:右侧甲状腺占位,质软,随吞咽上下,寐不和,梦烦扰,易醒,大便一日一行,舌红苔根黄腻,脉弦。上方易茯苓为茯神15g,加用霜桑叶10g、杭白菊10g、薄荷(后下)6g。7剂,水煎服。

三诊:2012年3月18日B超探及一混合回声区2mm×2mm,视之肿块平复。继以丹栀逍遥丸善后,随访未见复发。

按:《素问·金匮真言论》云:"病在肝,俞在颈项。"故颈项之病多从肝治之。瘰疬发于颈项,多属三焦、肝、胆之经。肝气郁结,循经上逆,结于咽喉或乘脾犯胃,运化失司,津液不得输布,凝结成痰。治当平肝健脾,开郁消痰。药以柴胡疏肝解郁治其标,白芍养血柔肝治其本,使肝气条达,气顺痰消;白术、茯苓健脾祛湿,杜生痰之源;瓜蒌、贝母、半夏散结化痰;牡蛎、山慈菇软坚散结;枳壳行气化瘀;陈皮健脾和胃;重用蒲公英清热凉血、消肿散结,夏枯草清泻肝火、散结消肿,以清其化火之势,消其已成之痰。二诊,症见寐不和、梦烦扰、易醒,此肝火扰心,故少佐霜桑叶、杭白菊、薄荷轻清肝热,茯神养心安神。末以丹栀逍遥丸清肝热、解肝郁收全功。

(高嘉骏)

风者,百病之长也

(一)

语出《素问·风论》及《素问·玉机真藏论》。风为六淫之首,外邪侵袭致病多以风为先导,唯有风可兼五气而为病,"兼寒则曰风寒,兼暑则曰暑风,兼湿曰风湿,兼燥曰风燥,兼火曰风火"(《临证指南医案》华岫云按),故王冰注《风论》"长,先也。先百病而有也"。此处风虽为外邪,但因其善行而数变、无所不至,"贼风数至,虚邪朝夕,内至五藏骨髓,外伤空窍肌肤"(《素问·移精变气论》),"中五藏六府之俞"(《素问·风论》)为脏腑之风,"各入其门户所中",如风循风府而入致脑风,风入目系致目风,饮酒中风致漏风,入房汗出中风致内风,新沐中风致首风,久风入中致肠风飧泄,风入腠理致泄风,故而"其病各异,其名不同"。总之,风邪致病广泛、表里内外均可涉及,变化多端,因受邪部位、传变途径、机体生理状态不同,临床表现各异,对于临证具有重要的指导意义。

张介宾有"风有内外之分,不可不辨",治疗上外风宜祛,内风宜息,而内风为"五脏之本也……五风由内而生",可见,风邪不止外邪,也可因机体气血阴阳、脏腑功能失调而生。缪希雍"内虚暗风"、叶天士"身中阳气变动"之"内风动越"皆属内风范畴。除此以外,王庆其总结还有肝逆动风、脾虚生风、蕴毒生风、瘀结蕴风、痰阻生风、液枯生风、血虚生风等,而此类疾患多为顽难之疾,病程迁延、证情反复、久治少效,故而王庆其提出"顽病不妨治风",即是在辨证的基础上佐以从风辨治。

案例 1：偏头痛案

韩某，53 岁。近 30 余年每于劳累后、情绪激动、经期前后头痛反复发作，以偏侧头部及颞部跳痛为主，痛剧时伴涕泪横流、恶心呕吐，自服散利痛[复方对乙酰氨基酚片（Ⅱ）]可缓解。3 个月前患者饮酒后再次出现颞部疼痛，伴眩晕欲仆，眼前黑蒙晕厥，耳鸣，恶心乏力，无口角流涎，无言语欠清，无四肢活动乏力，求治于王庆其。

来诊时：颞部跳痛，头晕耳鸣，乏力口苦，畏寒潮热阵作，胃纳一般，口干多饮，小便畅，大便干结，4~5 日一行，夜寐梦扰。舌红少苔，脉细弦。脉证合参，诊为"头痛"，为天癸渐竭、肾精亏虚、肝郁化火所致，治宜平肝潜阳、滋阴息风、通络止痛。

处方：知母、黄柏、地骨皮、山萸肉、天麻、当归各 12g，川芎、枳实各 15g，生龙骨、生牡蛎、生白术、生白芍、火麻仁各 30g，柏子仁 20g。每日 1 剂，分早、晚温服。

上方服用 14 剂后，患者自觉疼痛程度减轻明显，发作次数减少。予上方加减再服月余，颞部跳痛基本消失。

按：该患者病程迁延多年，时值天癸欲竭之际，肾精不足，水不涵木，肝阳上亢所致。肝为风木之脏，肝之气机失和，导致内风旋动为患，故而治以平肝潜阳之法，多选用天麻、钩藤、羚羊角等息风平肝之品；同时，风药中须兼养血药敛阴以制其燥，即"治风先治血，血行风自灭"，常配以当归、赤白芍、生地等滋阴润燥之品。方中川芎味辛走窜，善走清窍头目，通行诸经气血，乃治疗头痛要药；天麻入肝经，性味甘平，平肝息风；知母、黄柏滋肾阴；地骨皮滋阴清火；龙骨、牡蛎重镇平肝潜阳；山萸肉性温而不燥，补益肝肾；当归甘补升散、苦泄温通，可补血活血，兼以行气止痛，配以白芍敛阴和血，柔肝缓急；柏子仁养心安神；火麻仁润肠，枳实下气，与生白术、生白芍合用降泄通便。诸药合用，共奏平肝潜阳、滋阴息风、通络止痛之效。

案例 2：肠易激综合征（腹泻型）案

蒋某，男，42 岁。腹痛腹泻反复发作多年，每于食后或精神紧张时易发作，肠鸣辘辘，曾于外院就诊，查胃镜示"反流性食管炎、胃溃疡"、肠镜示"肠息肉"，服用多种药物和中药效果欠佳，求治于王庆其。

来诊时：大便日行多次、质稀，口中秽味，时有泛酸嗳气，胃纳一般，夜寐尚安。舌淡红苔薄腻，脉滑。脉证合参，诊为"泄泻"，为肝失疏泄、脾失健运、肠道气化传导失司所致，治宜疏肝理气、健脾止泻。

处方：炒防风 15g，白蒺藜 15g，全蝎 4.5g，熟薏苡仁 30g，芡实 30g，炒白术芍各 15g，枸橘李 12g，木香 9g，石榴皮 15g，桂枝 9g，山药 30g，黄芩 12g，青陈皮各 6g，柴胡 12g。每日 1 剂，分早、晚温服。

上方服用14剂后,大便次数较前明显减少,腹痛好转,泛酸嗳气已无。予上方加黄芪15g、党参12g,加强健脾益气、升提止泻之功。后患者曾因饮食不慎致症情反复,伴肠鸣切切,先后加用煨肉果、马齿苋、炒扁豆、葛根、荜澄茄。后随访多次,大便性状基本正常,次数减少。

按:"久风入中,则为肠风飧泄"(《素问·风论》)。该患者泄泻多年、缠绵难愈,"风胜则动",风蕴肠腑,故症伴肠鸣切切、鸣窜不休,即《三因极一病证方论》所称之"风痢"。"风为百病之长",内应于肝,肝多夹风内扰中土,可加剧腹泻,而风药属木,能条达肝气,调节脾胃气机升降;且李东垣有云"木可胜土,风亦可胜湿",故而王庆其以四逆散、痛泻要方为主疏肝健脾。方中白术苦甘而温、补脾燥湿以治土虚,白芍酸寒、柔肝缓急止痛,防风辛散肝郁、入脾经燥湿、升阳止泻、味辛润以避免劫伤肝阴;并予以白蒺藜、全蝎等味辛性燥之品,既可祛除肠中之"风"、疏达肝气,使之疏泄有度,有助于调节脾胃的气机升降,升提中气,使脾阳健运、湿邪自解,同时通过其搜剔之效,使久存羁留之湿浊邪气无处可藏;同时选用青皮、陈皮、木香、柴胡、枸橘李疏肝理气,芡实、薏苡仁、山药健脾益气以强后天之本。诸药配伍,举清降浊,通涩并用,使得中州自运,肠道运化传导之职可复。

案例3:支气管炎案

张某,男,46岁。反复咽痒咳嗽3年余。近3年每于季节交替时节出现咽痒,遇冷空气或刺激性气味加重,咳嗽,以干咳为主,昼轻夜重,咽痒欲咳,反复迁延、长则数月,多次于外院就诊,查胸片、肺功能无殊,诊为"支气管炎,慢性咽炎",服用多种药物效果欠佳。近日因天气变化、不慎受寒后咳嗽复现,求治于王庆其。

来诊时:阵发性顿咳,难以自抑,痰少色白难咯出,鼻塞声重,口干咽痒,胃纳一般,夜寐欠安。舌淡红苔薄腻,脉滑。脉证合参,诊为"咳嗽",系风邪犯肺、肺气失宣、气道挛急所致,治宜疏风宣肺、清热利咽。

处方:桑叶12g,桑白皮12g,防风12g,蝉衣6g,柴胡12g,前胡12g,光杏仁9g,甘草6g,款冬花9g,薄荷6g,黄芩12g,藿香12g,苏梗12g。每日1剂,分早、晚温服。

上方服用14剂后,咳嗽次数较前明显减少,咽痒缓解。

隔年冬春之际患者再次因受寒致症情反复,伴咽痛不舒,先后加用射干12g、西青果12g、桔梗6g、牛蒡子12g、枇杷叶12g、百部12g、象贝母9g后咽痒咳嗽症缓,发作减少,未再现往年迁延不愈之势。

按:该患者咳嗽呈阵发性顿咳、其速发迁延、难以自抑之状符合"风善行而数变"的特点。王庆其以疏风宣肺为要,多以桑叶、菊花、防风、蝉衣、荆芥等祛风之品,桑白皮、杏仁肃肺降气,配以桔梗、甘草、薄荷、牛蒡子、射干、连翘等清喉利咽,亦取法叶天士"辛以散邪,佐微苦以降气"(《临证指南医案·咳嗽》),而该患者病程迁延反复多年,若植物类祛风药难见其效之时,先生会加入蝉衣、地龙、僵蚕、蜈蚣、天龙等动物类祛风药。诸药配伍,宣降同使,温润并用,顺应肺脏喜润而恶燥之性,以复肺脏宣降之功。

案例4:尿蛋白案

王庆其5年前诊治一"腰酸乏力肢软伴小便多泡沫5年余"患者。外院诊为"慢性肾炎",来诊时已迁延反复3年余。

诊见:神疲,面色不华,肢软乏力,腰酸,面目及下肢常浮肿,按之不起,小便多泡沫、尚畅,夜尿频多,纳谷欠馨,舌体胖苔白水滑,脉沉,血压180/120mmHg。尿蛋白(++),肾功能正常范围。目前服用泼尼松40mg/d。外院多方求医诊治,已多用补气健脾、益肾利水活血之品。王庆其遂改投补脾益肾祛风之法。

处方:黄芪30g,太子参15g,茯苓15g,炒白术15g,甘草4.5g,川怀牛膝各15g,巴戟天15g,菟丝子12g,蝉衣9g,防风12g,僵蚕12g,苍耳子15g,淫羊藿15g,河白草12g。

以此方加减2个月,水肿渐退,尿蛋白基本控制于(±)~(+),24小时尿蛋白定量控制在100~200mg,肾功能正常。效不更章,继续调理4个月,自觉症状基本消失,完全停用激素。

按:该患者属于中医学"肾风"范畴。王庆其认为辨治中固肾涩精自是首要,但祛风亦不可忘,在辨证的基础上常加祛风之品,如蝉衣、防风、苏叶、荆芥、乌梢蛇、钩藤、浮萍、僵蚕、徐长卿等。方中黄芪、太子参、茯苓、炒白术健脾益气,其中重用甘温黄芪,除益气之用,亦取其利水消肿之效,且国医大师裘沛然先生辨治蛋白尿时曾语"黄芪一味,功盖人参";牛膝、巴戟天、菟丝子、淫羊藿补肾摄精;辅以蝉衣、僵蚕、防风、苍耳子祛风,其中防风性温而润,气味俱升,走上焦治上焦风邪,走气分祛周身之风,蝉衣、僵蚕等虫类药物取其可搜剔逐邪、息风通络之效,将潜伏于内的风邪剔逐于外。诸药配合,持之以恒,邪去正安,肾精得摄。

(李海燕)

(二)

《素问·风论》曰:"风者,百病之长也。至其变化,乃为他病也。"经文指出风邪致病极其广泛,为外邪致病之先导。"百",数也,泛指多种;"长",始也、首也。中医认为风邪多为外感病症的先导,因而《素问·骨空论》有"风者,百病之始也"等说。对于"风为百病之长"的认识概括起来主要包括以下几个方面:风邪为外感六淫之首;风邪为外邪致病的先导;风邪常与他邪兼夹为患;风邪所致病证广泛、变化多端。

风为阳邪,其性开泄。《伤寒论释义》曰:"汗出肌疏,不胜风袭,故恶风。"风性善行而数变。《素问·风论》曰:"风者,善行而数变。"风性主动。《素问·阴阳应象大论》说:"风胜则动。"风为阳邪。《素问·疟论》说:"风者,阳气也。"《素问·太阴阳明论》说:"犯贼风虚邪者阳受之""阳受风气""伤于风者上先受之"。《素问·至真要大论》说:"诸暴强直,皆属于风。"综上,我们可以看出风为阳邪,其性善开泄善动、数变。风邪外袭,易侵犯人体的阳经及人体上部,令腠理开,营卫不和。风性数变,起病多急,变化迅速,病位游走不定。由于它的这些特点,一方面因其开泄作用损伤肌表,为其他病邪侵入打开大门,引起风寒、风热、风湿等病;另一方面由于其善行多变而导致许多疾病且见证多端。风的病因涉及治风的理论,对后世影响很大,直到现在仍然广泛地用于中医临床各科。

案例:慢性咳嗽案

黄某,女,61 岁,慢性咳嗽 1 年余,持续发作,曾在多家医院治疗,效果不显。肺部 X 线片及 CT 检查,未见异常。既往有高血压病史,血压控制尚可。现诉干咳无痰,咽痒明显,气急,夜间明显,喉中有痰鸣声。两肺听诊(-),舌苔薄,脉细数。此属喉源性咳嗽,治拟清咽祛风,润肺止咳。

处方:桔梗 6g,甘草 4.5g,蝉蜕 6g,薄荷 5g,牛蒡子 12g,防风 12g,桑叶 12g,杏仁 12g,黄芩 12g,蛤壳 30g,鱼腥草 30g,麦冬 15g,瓜蒌皮 15g。7 剂。

二诊:咳嗽好转,咽干痒,日间明显,夜间较轻。BP 150/90mmHg。治拟上方佐以滋阴潜阳。

处方:天麻 12g,珍珠母 30g,海浮石 30g,白前 12g,前胡 12g,南沙参 15g,蛤壳 30g,天浆壳 9g,桑叶 15g,枇杷叶 15g,黄芩 12g,苏子 12g,薄荷 5g,鱼腥草 30g。7 剂。

后咳嗽进一步好转,自诉十愈其九。

按:此例患者咳嗽日久,且多方医治无效,这种病程迁延、久治不效、症情反复的病证,临床治疗颇为棘手。此种咳嗽即所谓"喉源性咳嗽"。王庆其认为"风胜则痒",此病不在气管,也不在肺,而在于咽,因不在于寒热而在于风。咽痒是风邪致病的特点,因此予薄荷、牛蒡子、防风、桑叶、蝉蜕等药祛风止痒,甘草、桔梗清咽,杏仁、蛤壳肃肺止咳平喘。迁延 1 年多的咳嗽顽疾,半月而愈。中医治病,贵在认证,方药对病,效如桴鼓。

(陈　敏)

风者善行而数变

语出《素问·风论》。姚止庵有"善行者无处不到,数变者证不一端"之释。风者,游走不定,善行不居,无所不至,症无定处,不拘于一病一证,临床表现各异。风邪侵犯皮肤腠理可作痒,"搏于皮肤之间,其气外发,腠理开,毫毛摇,气往来行则为痒"(《灵枢·刺节真邪》);侵犯关节可致肿痛走窜不定,搏于筋脉可见震颤抽搐、口眼㖞斜、颈项强直,"诸暴强直,皆属于风"(《素问·至真要大论》);侵犯头面而见浮肿,"面肿曰风"(《素问·平人气象论》)。后世医家亦多从其说,如张子和有"风之伤人,或为寒热,或为疼痛,或为偏枯,或为拘挛,其候不一"之论。由上,王庆其认为,临床实践中凡具有"起病迅速、变幻无常、病位不定"特征的病证,往往可作为辨风邪为患的佐证之一,尽管部分内伤杂病并非受到六淫风邪入侵,但在辨证论治的基础上,仍可辅以祛风之法。

临证中,从风论治常伍以祛风之品。本品性多辛香温散、质地轻薄、善升善行,具发散外邪、开泄腠理、畅达气机、通络逐邪之效,有益于驱散外风、畅达络脉。辨不同病机施用,王庆其常用植物类祛风之品如荆芥、防风、桑叶、菊花、羌活、蔓荆子等,若病久缠绵、草木之品罔效时,常施用"飞者升,走者降,灵动迅速追拔沉混气血"之动物类药,诸如蝉蜕、地龙、白僵蚕、全蝎、蜈蚣、天龙等,以搜剔经络混处之邪。

案例1:支气管哮喘案

严某,女,80岁。反复发作性咳嗽咳痰伴胸闷气促30余年,每逢季节交替、气温骤降、受寒外感、闻及刺激性气味后易发,每年3~4次入院治疗,平素吸入万托林(硫酸沙丁胺醇吸入气雾剂)、服用氨茶碱以缓解症状,发时气促,喉间如拽锯有声,咳痰色白泡沫样、质黏难出,多于子夜为甚,不可平卧,口干,胃纳可,夜寐易醒,二便调。来诊时见患者胸高气促,喘息有声,咳声重浊,舌黯红、苔薄黄腻,脉沉弦。脉证合参,诊为"哮病",为久咳肺虚,内聚伏痰,郁而化热,并外束风寒所致。急则治其标,拟祛风散寒、清金肃肺,待咳止喘平,再行扶正化痰以善后。

方拟:生麻黄、杏仁、甘草、南沙参、北沙参、天冬、麦冬、瓜蒌皮、五味子、制半夏、黄芩、地龙、桑叶、桑白皮、炙紫苏子各12g,细辛、厚朴各6g,僵蚕10g,海蛤壳30g。

上方服用14剂后,患者自觉咳痰气促较前减轻,但午后、夜间发作时气促伴咽痒明显。方予生麻黄、地龙、细辛加量,加蝉蜕9g。服用月余咳痰气促大减,已无胸闷,口干明显,大便略干。予细辛、麻黄减量,加芦根、天花粉各 15g 养阴益肺。药后诸症均较前缓解,继守原法化裁,前后调治数月,当年冬季证情基本稳定,未有急性发作住院治疗。

按:哮病的核心环节为宿痰积饮,遇风寒引动,痰气相搏而上逆作喘,故宜外达表邪,内蠲痰饮。同时,哮病发作有着速发速止、传变迅速的特点,符合风"善行而数变"的特性,可配以祛风开泄之品;另外,该患者宿疾迁延,病久入络,血停成瘀,与痰浊胶结共阻肺络以致气机不得宣降,已成沉疴之疾,欲使沉疴得起,却非草木之品所能宣达,须借虫蚁类药物"灵动迅速,追拔沉混气血之邪"的特性入络搜剔窜透,以达松透病根目的。因此,本案中针对外寒内热,选用散寒清肺、祛风解痉之法,辅以虫类药祛风解痉、搜剔通络之效,其中,地龙性寒泄热,咸以润降,于清化热痰甚为合拍,僵蚕、蝉蜕疏风泄热,以解气道挛急,共奏祛风化痰、肃肺平喘之功。

案例 2:三叉神经痛案

郭某,男,60 岁。左侧颞颌部反复针刺样疼痛迁延 3 年余。季节交替(秋冬、冬春)及遇冷时易反复发作,左耳前有扳机点,发作时伴头晕、牙痛,痛剧若刀割火灼,刷牙、进食、洗脸时触及易发,呈间歇性发作,伴目涩,口干,纳可,便调质略干,寐尚安。求治于王庆其,诊见患者面唇色黯、舌红、边有瘀斑、苔白腻,脉弦紧。外院 CT 示"双侧三叉神经根部均与一小血管关系密切",诊为"三叉神经痛",经西药、针灸等治疗罔效,目前服用卡马西平,并不规律使用镇痛药。脉证合参,系气郁血瘀、脉络受阻所致,属"面痛"范畴,治宜活血理气、息风通络。

处方:炙乳香、炙没药、白芥子各 9g,延胡索、葛根各 30g,血竭、生甘草、佛手各 6g,川芎、赤芍、白芍、徐长卿各 15g,炙僵蚕、炙地龙、炒白术、藿香、紫苏梗各 12g。

上方服用 14 剂后,患者自觉疼痛程度减轻明显,发作次数减少,以此方加减服用 1 年后疼痛不显,逐渐停服中药及止痛药物后,缓解 7 个月余,后因受寒复发来诊,予上方加减再服月余,针刺样疼痛基本消失。

按:本病发作无常、速发速止符合风性"善行而数变""风盛则挛急"的特性,与风邪客于三阳以致经气循行受阻密切相关。故而治以活血通络为要,辅以息风豁痰通络。方中川芎乃"血中之气药",辛温香窜,走而不守,上行头目,延胡索"能行血中气滞,气中血滞",相配取其活血行气、祛风止痛之效;辅以乳香、没药、血竭活血定痛通络;同时重用僵蚕、地龙,味辛行散,取其善走通窜之性,直趋高巅之所,祛风通络,以达畅通经遂、活络止痛之效,配合白芥子入络搜剔内伏风痰,祛邪不留后患。另外,白芍、甘草酸甘化阴,使筋脉得养则挛急自除;葛根上行头面,引诸药直达病所。诸药合用,共奏邪祛络通之功。

案例3：面神经瘫痪案

陈某，女，52岁。右侧面神经瘫痪3个月，经外院神经科、针灸科多方求治，现仍口角向左侧牵拉歪斜，右侧额纹消失、鼻唇沟变浅，眼睑闭合不全、迎风流泪，鼓腮漏气，夜眠口角流涎，进食填腮，面肌僵硬，胸闷呕恶，眩晕欲仆时作，口干、大便欠畅。求治于王庆其，诊见患者形盛体丰，舌偏红、苔薄白腻，脉弦滑。脉证合参，系体虚受风，乘虚入中经脉，经气痞塞，气血阻滞所致"口僻"，治宜搜风祛邪、活血通络。

处方：羚羊角粉1.2g，丹参、川芎、葛根、白蒺藜各30g，全蝎、细辛、甘草各6g，炒白术、地龙、僵蚕、白附子、天麻各12g，钩藤20g，白芥子、红花各9g。并嘱患者热毛巾敷面、干洗脸、嚼口香糖等日常注意事项。

药后1周复诊，患者仍自觉面肌僵硬明显，减地龙，加水蛭3g。2周后复诊见口角歪斜、流涎、闭目不全等症均较前减轻，以此方为基础，随证加减调治3个月后，面容基本已如常人。

按：参合脉证，该患者为脾虚痰湿之体，阳虚不运，痰阻中焦、挟风上犯，阻络致喝，阻于清窍作眩。故而治拟息风止痉、化痰通络之法，以牵正散为基础，重用虫类药加强息风通络之效。方中全蝎色青味辛咸善走、直入肝经，僵蚕清虚气味俱薄、轻浮而升，地龙味咸性寒、下行降泄，合之可搜剔络中之风、走窜通络。另因该患者病程迁延已逾3个月，患侧面肌僵硬，可见入络成瘀、已成痼疾，故在丹参、红花、川芎活血行气、通行诸经气血的基础上，加用水蛭破瘀消癥，取其"破瘀血而不伤新血，专入血分而不损气分"，相配相合，则气血凝滞之处皆可开之。同时，配合羚羊角粉、天麻、钩藤、白蒺藜息风平肝，白芥子、白附子祛风化痰，葛根上行入阳明经、辛凉升散祛风透邪，细辛利九窍而宣泄郁滞，白术、甘草健脾扶正以绝生痰之源。诸药同用，集搜风、息风、祛风之用，使瘀去痰化，气血流通，正气益然，诸证自除。

（李海燕）

髓海不足，则脑转耳鸣

《灵枢·海论》云："髓海不足，则脑转耳鸣，胫酸眩冒，目无所见，懈怠安卧。"脑为元神之府，具有主宰生命活动，主司精神活动、感官和肢体运动的功能。《灵枢·经脉》云："人始生，先成精，精成而脑髓生。"肾藏精主骨生髓，脾胃化生水谷精微为后天精气化生之源，二者共同上供于脑髓，确保脑髓的正常功能。髓海不足之证表现为感官失于灵敏的耳鸣、目盲之症,胫酸、懈怠安卧的四肢少力失用之症以及脑失于气血濡养所致的头晕之症。"得顺者生,得逆者败;知调者利,不知调者害。""审守其输而调其虚实,无犯其害,顺者得复,逆者必败。"《海论》中所强调的临床治则亦是《内经》中反复强调的治疗大法,即选取证候相关穴位,仔细诊断证候是虚是实,泻其有余,补其不足,勿犯虚虚实实之戒。

案例1:耳鸣案

王某,男,21岁。1964年10月6日初诊。

3年前因跌仆伤及头部,当时昏迷2~3分钟。2年前踢球时又撞伤头部,迄今终日头昏作胀,记忆力减退。半年前剃头时头部受冷风吹袭,自后经常耳内风鸣,兼有眩晕,听力未减。舌质淡红,脉弦,太冲、太溪脉大小相仿。症由髓海不足,宗脉空虚,为风邪所袭,正邪相击,为故鸣响不已。治以疏通经气,以宁听神。

处方:听宫(双)₋,听会(双)₋,翳风(双)₋,中渚(双)₋,侠溪(双)₋;捻转手法,留针5分钟。(注:−针刺泻法;+针刺补法)

二诊:治疗后自感轻快,唯劳累后仍感眩鸣。脉弦滑,舌苔薄润。病系肝肾两亏,风邪袭于少阳宗脉之分,本在少阴厥阴,标在阳明少阳。治以标本同调。

处方:肝俞(双)₊,肾俞(双)₊,听宫(双)₋,听会(双)₋,翳风(双)₋,中渚(双)₋,侠溪(双)₋。手法:捻转提插,不留针。

四诊:针刺14次以来,精神渐振,耳鸣时轻时重,鸣声转细,脉濡细,舌苔薄滑,质淡嫩。少阳气化渐降,风邪渐清,唯肝俞不足,精气不能上济于耳,再从培补肝俞入手。

处方:肝俞(双)₊,肾俞(双)₊,听会(双)₋,翳风(双)₋,太溪(双)₊,曲泉(双)₊ 合谷(双)₊。手法:捻转提插,不留针。

五诊:迭予培补肝俞、疏泄少阳、引阳明精气上济之法,睡眠渐酣,耳鸣减轻,脉转缓,舌苔薄滑。再拟前方续治,手法同前。

按:患者2年来头昏作胀,记忆力减退,是髓海不足之象,而后病起于新沐当风,是宗脉空虚为风邪所袭之故。邪与正搏,鼓击耳窍,是为致病之因。陆师取听宫、听会、翳风,施以捻转泻法以泄耳窍之邪,而疏经络之气。取中渚(手少阳之输)、侠溪(足少阳之荥),此荥输治外经之意,而手足少阳同用,冀收"同气相求"之功。故一诊鸣减。二诊仍宗前法,劳累后眩鸣仍作,辨为肝肾两亏,加肝俞、肾俞,提插补法,以培补肝俞。四诊后鸣声转细,脉来濡细,气火渐降,风邪已清而邪去正虚,精气不能上济,故改翳风为先泻后补,加合谷补之以引阳明经气上注宗脉,补太溪(肾原)、曲泉(肝合)(水生木)以加强培补肝肾之

力,经治 17 次痊愈。(陆瘦燕,朱汝功.针灸医案选.北京:人民军医出版社,2009:7-8)

案例 2:耳鸣案

黄某,男,78 岁,退休工人,2017 年 3 月 14 日初诊。

主诉:耳鸣 1 年余,加重 1 个月。患者 1 年前无明显诱因出现耳鸣,时作时止,声细调低,如蝉鸣声,按之鸣声减弱,劳累后加剧,无耳胀、耳痛、听力下降。偶伴头晕目眩,腰膝酸软,疲乏无力。纳寐一般,二便调,舌红苔少,脉细。既往体检,否认高血压、糖尿病。查:神清,精神可,营养良好,双耳局部无发热、无疼痛。外耳道无脓性分泌物,无明显触痛,乳突无压痛。神经系统查体未见明显异常。中医辨病为耳鸣,证属肾精亏虚。治则:补肾利窍。

针灸取穴:听宫、翳风、太溪、肾俞。

采用 0.30mm×40mm 针灸针,各穴常规消毒后,快速进针,进针得气后行提插捻转补法。留针 30 分钟,期间反复间断行提插捻转补法(重插轻提,捻转补法为拇指向前捻转是用力重,待指力下沉后,拇指向后还原时用力轻而缓),刺激强度不宜过大(听宫、翳风的针感向耳内或耳周传感为佳),以患者的适应为主。每天 1 次,共 7 天。中药予左慈丸加减,药用磁石 30g,生地、山萸肉、山药各 15g,茯苓、泽泻、丹皮各 10g。水煎服,每天 1 剂,共服 7 剂。

二诊:耳鸣逐渐减轻,发作次数明显减少,头晕目眩好转,无腰膝酸软、疲乏无力,舌红,苔薄白,脉细。效不更方,继续针药并用治疗 14 天。

三诊:耳鸣及其他症状好转,神清,精神可,无疲乏无力,纳寐佳,二便调,舌淡红,苔薄白,脉弦。继续给予针灸治疗,巩固疗效。此后电话随访月余,患者耳鸣未再复发。

按:"肾气通于耳,肾和则耳能闻五音矣。"(《灵枢·脉度》)"年四十,而阴气自半也,起居衰矣;年五十,体重,耳目不聪明矣。"(《素问·阴阳应象大论》)耳鸣如蝉多为虚证,耳鸣如雷多见实证。患者年老体弱,肾精不足,耳窍失于充养,故出现耳鸣如蝉。肾精亏损,无以生髓,髓海空虚,则头晕目眩。腰为肾之府,肾阴亏虚,腰府失养,故腰膝酸软。本案宗《灵枢·海论》"髓海不足,则脑转耳鸣",选用太溪、肾俞为主穴。太溪为肾经之原穴,乃原气输注之处。《灵枢·九针十二原》曰:"五藏有疾,当取之十二原。"《针灸大成》曰:"肾俞主虚劳羸瘦,耳聋肾虚……"太溪、肾俞为俞原配穴,共同填补肾精,上荣耳窍,下利腰府。听宫为手太阳经与手、足少阳交会穴,气通耳内,具有聪耳启闭之功;配少阳经局部的翳风穴,可疏导少阳经气,宣通耳窍,止眩晕。同时服用左慈丸,针药协同,益肾、固本、通窍,故耳鸣诸症皆愈。[肖倩,赵学田.赵学田针灸临证验案 2 则.中医药通报,2018:17(4):50-51]

案例 3：耳聋案

李某，女，67 岁，因双侧耳聋伴右耳耳鸣 5 年于 2013 年 6 月 8 日初诊。

5 年前无明显诱因自觉两侧听力逐渐下降，与人交流困难。耳鼻喉科专科检查：外耳道正常，无耵聍栓塞或异物堵塞，鼓膜完整、正常、无内陷，震动度正常。听力检查：气导小于骨导，骨导、气导低中高频均下降，呈感音性耳聋。曾服用改善循环、营养神经的药物等治疗，听力未见明显提高。诊见：双侧耳聋，伴右侧耳鸣。与之交流困难，需借助助听器才能回答问题。伴气短懒言，倦怠乏力，舌质淡、苔薄白，两侧有紫气、舌下脉络青紫，脉沉细而涩。诊断：老年性耳聋（肾虚夹瘀型）。治以培元固本，温通开窍为法。

予两耳同时采用耳部熏灸治疗，配合针刺关元、肾俞、三焦俞、太溪。针刺得气后，行捻转提插补法。上述治疗每次 30 分钟，每日 1 次。每周治疗 5 次，10 次为 1 个疗程。经过 1 个疗程的治疗，患者自觉耳内敞亮，听力有所提高，右侧耳鸣变化不大。经过 2 个疗程的治疗，患者自述可以不借助助听器跟家人面对面交流，遂停止治疗。［田青乐．耳部熏灸法治疗耳部疾病医案三则．贵阳中医学院学报，2016，38（1）：57-58］

按：60 岁以上，无其他原因出现的双侧对称性进行性感音神经性耳聋（老年性耳聋）已经成为老年人听力残疾的首要因素。肾开窍于耳，藏精气，主骨生髓，因此老年性耳聋是衰老在听觉功能上的表现，而衰老的实质是肾虚。如《灵枢·决气》曰："精脱者耳聋。"病人年高体弱，耳鸣、耳聋，加之气短懒言、倦怠乏力，当属肾虚所致，舌面两侧有紫气，舌下静脉青紫是血瘀在络所致。采用耳部熏灸治疗以温阳通脉，开窍启闭治其标；采用针刺关元、肾俞、太溪，针用补法以固本，以三焦俞疏通三焦气机。标本兼治，从而使精气充盈，耳窍得养，阴阳调和，则诸证得以改善。

（鲍春龄）

肝受气于心，传之于脾

语出《素问·玉机真藏论》。五脏之间疾病的传变是有一定规律的，此为后世治未病理论的形成奠定了基础。后世医家多数认为肝病"实脾"是治疗肝病的一个重要治则。肝病及脾，木旺克土，首见于《难经》《金匮要略》。《难经》指出："所谓治未病者，见肝之病，则知肝当传之与脾，故先实其脾气。"《金匮要略》又进一步指出："治未病者，见肝之病，知肝传脾，当先实脾。"然肝病传脾及未病先防的思想则源于《内经》。《素问·至真要大论》云:"风气大来,木之胜也,土湿受邪,脾病生焉。"

这句话除蕴含治未病思想外,还包含肝脾同治的理念。脾胃居中焦枢纽之地,脾主升清、胃主降浊,助肝调节各脏腑之气机升降出入。脾气壅滞,必将影响肝之疏泄,以致肝气不舒,正所谓"气有余,则制己所胜而侮所不胜",进而出现"土壅侮木"病理现象。由此可见,脾胃之病常牵连于肝胆,肝胆之病亦可祸及脾胃,临床可见"肝脾同病"现象。木旺乘土,土得木而达,"厥阴不治,求之阳明"之明训,"调其中气,使之和平"之语,提醒后世医家治肝不可仅着眼于肝,还需重视脾胃健运在肝病治疗中的作用。黄坤载说:"肝气宜升,胆火宜降。然非脾气上行,则肝气不升;非胃气下行,则胆火不降。"脾胃为气血生化之源,人有胃气则生、无胃气则死,又有"四季脾旺不受邪"之说;同样,补益脾胃之时,也应注意调肝。若肝胆疏泄功能正常,肝木疏土,可助运化之功,使补不助郁,以防中焦壅滞。清代叶天士在《临床指南医案》中提出"醒胃必先制肝""培土必先制木"及"通补阳明,开泄厥阴""制肝木,益胃土"等肝胃同治观点。衍生到现代,有清肝治胃、柔肝治胃、疏肝治胃等多种调和肝胃的方法。

案例1:乙肝"小三阳"案

陈某,男,44岁,以慢性乙型肝炎就诊,体检发现甘油三酯水平增高,脂肪肝,右肾结石。胃镜提示慢性胃炎伴糜烂。平素胃中烧灼感,无反酸嗳气,前2日腹泻,现已好转。舌质淡红,苔薄白腻,脉弦。治拟行气健脾,疏肝和胃。

处方:炒白术12g,藿苏梗各12g,制半夏12g,煅瓦楞30g,炒决明15g,茶树根30g,女贞子15g,制香附12g,甘草6g,蒲公英30g,川连6g,金钱草30g,郁金12g,八月札12g,乌梅9g。14剂。

二诊:胃中隐痛,泛酸,大便成形,每日一行,无口干,神疲乏力。舌淡苔薄白腻,脉滑。治则同前,加强行气药的使用。

处方:炒苍白术各12g,砂蔻仁各6g,薏苡仁30g,茯苓15g,制半夏12g,吴茱萸6g,川连6g,藿苏梗各12g,枳壳15g,青陈皮各12g,煅瓦楞30g,香橼皮15g,枸橘李12g,佛手9g,茶树根30g,虎杖20g,茵陈15g。

至三诊时,患者诸症好转,前方去青陈皮,加木茴香各6g。

按:本案患者本身有乙肝小三阳,同时伴有胃脘部症状,根据五行生克制化理论,当属木旺克土,为肝气犯胃、气机失降之证。方中以白术、半夏健脾,为肝病实脾的具体体现;青陈皮、香橼皮、枸橘李、佛手行气疏肝。脾胃的运化功能需要肝木的疏泄,木气条达,则土气自舒。

案例2:胃痞案

任某,男,52岁,反复纳差半年余,体重减轻,胃脘嘈杂,嗳气频频,夜寐欠安,大便偏稀。2009年3月30日某医院胃镜检查提示慢性萎缩性胃炎;病理示胃黏膜慢性炎症,活动期,Hp(+)。既往有胆囊息肉病史。舌质黯,舌苔微黄腻,脉小弦,治拟温胃健脾,行气化痰除湿。

处方:炒白术芍各 12g,制半夏 15g,枳壳 15g,薏苡仁 30g,茯苓神各 12g,石菖蒲 18g,甘草 4.5g,郁金 12g,陈皮 9g,香橼皮 9g,木香 9g,夜交藤 30g,炒扁豆 30g,川朴 6g,生龙牡各 20g,炮姜 9g,黄连 6g。14 剂。

二诊:胃脘嘈杂好转,夜寐欠安,舌黯,苔微黄腻,脉弦。守方加砂蔻仁各 6g、酸枣仁 20g。

至三诊,出现右上腹疼痛,牵扯及背,胃纳好转,大便调,夜寐易醒,胃脘嘈杂,食后尤甚。舌黯,苔白腻,脉弦。治拟疏肝行气,健脾化湿。

处方:柴胡 15g,枳壳 15g,藿苏梗各 12g,苍白术各 15g,砂蔻仁各 6g,丝瓜络 6g,川楝子 12g,延胡索 12g,八月札 12g,五灵脂 12g,薏苡仁 30g,茯苓神各 20g,泽泻 15g,茵陈 15g,炮姜 6g,川连 6g,远志 9g,石菖蒲 15g。14 剂。

按语:此案系脾失健运,痰湿内生,困遏中焦,发为胃痞,以健脾化湿行气治疗,后患者右上腹疼痛,为肝胃不和,治拟疏肝行气止痛,予远志、茯神等兼顾他证,症情稳定。

(王　丹)

病久入深,荣卫之行涩

《素问·痹论》云:"病久入深,荣卫之行涩,经络时疏,故不通。"经文提示,病邪久羁,入络、入营血。清代医家叶天士提出"久病入络""久痛入络""初病气结在经,久病血伤入络"等观点,是对《内经》的进一步发挥。在治疗方面,叶天士提出"辛香可入络通血"的观点,常用治法有辛温通络法、辛香通络法、辛润通络法等,主张虫蚁之类"搜剔络中之邪"。对于虚弱证主张"大凡络虚,通补最宜"的治疗原则。这些对于今天临床颇有指导意义。

根据《内经》关于络脉理论及叶天士治疗络病的经验,我在治疗慢性肝病方面认为,慢性肝病属于慢性病,符合"久痛入络""久痛入血""久病入络"的病机,属于邪气、瘀、湿、热、毒阻络脉的发病机制。归纳慢性肝病的病机特点有四:①邪易入难出——病毒反复复制;②邪易滞易瘀——气滞、血瘀、湿热、毒结(逐步向肝纤维化转变、蜘蛛痣、肝掌等);③邪易积成形——气滞、湿热、瘀毒结聚成癥瘕(肝脾肿大、肝硬化、肝癌);④血不利化为水——形成腹水。

根据"络脉以通为用"的特点,对于肝病的治疗按以下方法进行。

实证：①络气郁滞：旋覆花、降香、郁金等。肝络气滞，加柴胡、香附、川楝子；脾络气滞，加厚朴、木香。②络脉瘀阻：水蛭、地鳖虫、桃仁、当归尾等。疼痛，加乳香、没药；出血，加三七粉、云南白药；癥积，加三棱、莪术。③湿热滞络：龙胆泻肝汤加鸡骨草、垂盆草、薏苡仁、茯苓。黄疸，加茵陈蒿汤等。④络息成积：莪术、穿山甲、地鳖虫、三七粉等。肝脾肿大，加鳖甲煎丸；肝癌，加蛇舌草、山慈菇、蛇六谷、半枝莲等。

虚证：①络脉损伤：黄芪、当归、丹参、鸡血藤、枸杞子、山茱萸、地鳖虫、九香虫等。②络虚不荣：络气虚，黄芪、人参、白术、甘草；络血虚，四物汤加减；络阴虚，石斛、玉竹、麦冬等；络阳虚，红参等。

案例：乙型肝炎肝硬化案

张某，男，59岁。江苏省常熟市人。1999年10月9日初诊。

患者10余年前曾患乙型肝炎，经住院治疗后基本控制。10年来没有异常感觉，也未定期做肝功能检查，可以正常参加劳动。近2个月来感觉腹胀纳少，稍消瘦，下肢浮肿，神疲乏力，精神不振。到当地医院检查，B超诊断示肝硬化、轻度腹水。肝功能：TBIL 25μmol/L，DBIL 12μmol/L，IBIL 10μmol/L，TP 55g/L，ALB 25g/L，G 30g/L，ALT 70U/L，AST 55U/L，LDT 250U/L，γ-GT 75U/L，AKP 192U/L。HBsAg(+)，HBsAb(−)，HBeAg(+)，HBeAb(−)，HBcAb(+)。AFP正常。

检查：患者巩膜轻度黄染，颈部有几颗蜘蛛痣，两手肝掌，腹部稍胀气，下肢轻度浮肿，舌质瘀黯，苔薄腻，脉微弦。西医诊断：肝炎后肝硬化；中医诊断：癥瘕，鼓胀。

病机分析：肝病日久，久病损伤正气，久病入络，久病入血，水湿、瘀浊凝聚成癥。

从络脉理论分析，疫邪久稽，易入难出，病毒反复复制；邪滞络脉易化瘀，湿热、瘀浊互结，逐步向肝纤维化转变，出现蜘蛛痣、肝掌等；邪积聚成癥，肝脾肿大、肝硬化形成；血化为水，形成腹水。

治疗：扶正以保肝；祛邪以清利络脉水湿、瘀浊为法度。

处方：当归12g，白芍12g，丹参15g，鸡血藤30g，鸡骨草30g，黄芩12g，虎杖30g，茵陈15g，猪茯苓各12g，垂盆草30g，薏苡仁30g，穿山甲12g，参三七6g，鳖甲12g，郁金12g，制香附12g。14剂。

二诊：证无进退，下肢浮肿改善，精神好转。治宗前法守之。

处方：当归12g，枸杞子12g，丹参15g，鸡血藤30g，鸡骨草30g，黄芩12g，茵陈15g，猪茯苓各12g，垂盆草30g，薏苡仁30g，穿山甲12g，参三七6g，鳖甲12g，郁金12g，枳壳12g。14剂。

四诊：证情好转，下肢浮肿消失，巩膜无黄染，腹部舒服，舌质瘀黯改善，苔薄腻，脉微弦。B超复查示无腹水。肝功能：TBIL 15μmol/L，DBIL 8μmol/L，

IBIL 10μmol/L，TP 62g/L，ALB 35g/L，G 27g/L，ALT 46U/L，AST 42U/L，LDT 120U/L，γ-GT 86U/L，AKP 90U/L。

处方：山茱萸 12g，枸杞子 12g，丹参 20g，鸡血藤 30g，鸡骨草 20g，黄芩 12g，垂盆草 30g，穿山甲 12g，参三七 6g，鳖甲 12g，炒白术 15g，陈皮 6g，枳壳 12g。14 剂。

十一诊随访：上法加减治疗 4 个月左右，诸证均改善，肝功能正常，腹水未见，生活正常。

按：根据《内经》络脉理论及叶天士治疗络病的经验，我在治疗慢性肝病方面抓住"久病入络"的病机，以及邪气、瘀、湿、热、毒阻络脉的发病机制，重点采用养阴柔肝（用山茱萸、枸杞子、当归、白芍等）、活血通络行瘀（用丹参、鸡血藤、穿山甲、参三七等）、软坚散结（用炙鳖甲、穿山甲等）、清湿热（用鸡骨草、黄芩、垂盆草、茵陈、猪茯苓等）治法，守法守方，持之以恒，取得较满意疗效。

（王庆其）

络 脉 绌 急

《素问·举痛论》云："寒气客于脉外则脉寒，脉寒则缩蜷，缩蜷则脉绌急，绌急则外引小络，故卒然而痛。"意指寒气侵犯脉络，会引起络脉绌急而发生突然疼痛。治疗上，遵循叶天士"络以通为用"大法，可使用虫类药。虫类通络药分为两类：一类是化瘀通络药，可用于以胸痛为主的络脉瘀阻证，相当于西医学的冠脉斑块破裂、血栓形成，常用药如水蛭、土鳖虫等；另一类是搜风剔络药，用于以感寒而痛、颤动、痉挛为主的络脉绌急证，相当于西医学的冠脉痉挛，常用药如全蝎、蜈蚣、蝉蜕、僵蚕等。当然，临床上络脉绌急与络脉瘀阻往往相兼而病，常难以区别，可酌情参合运用上述两类药物，以加强通络止痛之功。

案例：冠心病案

本例患者因"反复胸部疼痛 2 年，加重伴心慌 7 天"入院。诊断为冠心病，合并有心律失常（心房颤动）、高血压 3 级（极高危）、骨质疏松症等。"急则治其标，缓则治其本"，当先治疗冠心病、心房颤动，适当兼顾他病。目前患者时有胸痛，多为刺痛感，疼痛持续时间为 30 秒左右，伴有背部及肋骨疼痛，多为刺痛；时有心慌，口干；伴有恶寒，无发热；胃纳一般，大便较干，小便尚调，夜寐欠佳；舌淡红、苔薄白，脉细结代。四诊合参，证属胸痹心痛病之心阳亏虚、心脉痹阻，治拟益气温阳、活血通脉。

处方：黄芪 30g，太子参 15g，白术 15g，桂枝 12g，北沙参 12g，麦冬 12g，丹参 30g，景天三七 15g，鸡血藤 30g，郁金 12g，延胡索 15g，蜈蚣 1 条，徐长卿 15g，威灵仙 12g，丝瓜络 6g，赤芍 15g，白芍 15g，甘草 9g。14 剂。每日 1 剂，水煎服。(《王庆其教授查房医案》)

按：方中黄芪、太子参、白术、甘草益气健脾，桂枝温心阳，北沙参、麦冬滋阴生津，丹参、景天三七、郁金活血通络，鸡血藤活血和血，延胡索理气止痛，蜈蚣搜风通络，徐长卿、威灵仙、丝瓜络祛风活血通络，赤白芍柔筋缓急止痛。

（黄　瑶）

郁极乃发，待时而作

《素问·六元正纪大论》云："五运之气，亦复岁乎？岐伯曰：郁极乃发，待时而作也。"《内经》运气七篇大论中提出"五运之郁"的概念，是以五行相生相克为理论基础，讨论运气异常而产生的气候现象。后世称为"客气之郁"。之后，从气候联系及人，提出"六气之郁"与"五脏之郁"的概念。笔者认为，郁证的发作与气候的变化密切相关，"六气之郁"可以影响"五脏之郁"，而且郁证的发作的确有季节性，所谓"待时而作"。

中医论郁证有广义和狭义之分。广义的郁证包括外邪和内伤致病因素导致气血运行郁滞不畅。元代朱丹溪言："气血冲和，百病不生。一有怫郁，诸病生焉""故人身诸病，多生于郁"。《丹溪心法》载有"六郁证"，包括气郁、热郁、痰郁、湿郁、血郁和食郁，多为内伤、气候因素、饮食及其他病因所致。丹溪发明六郁汤、越鞠丸两方，验之临床，疗效确凿。明代孙一奎在《赤水玄珠》中将五行与五脏相联系，有"五脏郁证"之说，曰"木郁者，肝郁也""火郁者，心郁也"等，是从疾病所在部位而论，指在致病因素作用下使五脏功能郁滞不畅的病证。清代张璐在《张氏医通》中记载由情志因素导致的郁证叫"七情郁证"，又称"内郁"；将由风、寒、暑、湿、燥、火六气而导致的郁证称为"六气郁证"。故《类证治裁》概括言"凡病无不起于郁"，此皆属广义的郁证。

狭义的郁证指由情志不舒、气机郁滞引起，以心情抑郁、情绪不宁、胸部满闷、胁肋胀痛为主要临床表现的病证。明代徐春甫《古今医统大全》有言："郁为七情不舒，遂成郁结，既郁之久，变病多端。"目前，中医临床都以此类症状诊断郁证，它概括了西医学中的抑郁症、焦虑症、神经症及某些围绝经期综合征等。

中医把抑郁症、焦虑症均归属于郁证,且两者为最具代表性的郁证发病类型。从证候学角度分析,抑郁症和焦虑症有一定区别。中医有"阴静阳躁"之说,根据临床表现特点我们可把抑郁症归为"阴证",临床表现为抑郁、静默、内向、不喜动;把焦虑症归为"阳证",临床表现为焦虑、兴奋、烦躁、亢进。因此,对于抑郁症和焦虑症,中医的理解是,一个是偏阴证,一个是偏阳证。

清代何汝虁《伤寒原旨》说:"阴不交于阳则阳亢,阳不交于阴则阴凝。"阴阳之间要互相交流沟通,才能维护阴阳平和。在精神医学中就有阴证和阳证之分,凡情志表现为烦躁、亢奋、发狂者属阳证;凡情绪低落、抑郁、沉默寡言者属于阴证。抑郁症的特点是"三低"——情绪低落、思维迟钝、行为减少,当属阴证;焦虑症的特点是"三亢"——焦虑紧张、运动性不安和自主神经功能亢进,当属阳证。从病机分析,阴不交于阳则阳亢,阳气亢则焦虑,故表现为"三亢";阳不交于阴则阴凝,气机凝滞则抑郁,故表现"三低"。

从发病机制角度而言,抑郁属于木、属于肝。肝气宜舒展条达,若肝气郁滞不畅,情志不伸,郁郁寡欢,郁久则可能会变生抑郁症。《医碥》曰:"百病皆生于郁,郁而不舒则皆肝木之病矣。"焦虑症表现为兴奋、烦躁、亢奋、不安,根据《素问·至真要大论》"诸躁狂越,皆属于火",则焦虑症应属于火。中医将火分为君火和相火。君火属心,相火内寄肝肾。心火多为实火;肝肾阴虚不能制阳,属阴虚火旺;还有一种"心肾不交"也属于阴虚。

明代医家张介宾有"因郁致病"和"因病致郁"之说,龚信《古今医鉴》也有"郁久而成病"与"久病而成郁"的说法。所谓"因郁致病",就是由社会心理因素(包括各种重大生活事件或长期不愉快的情感体验)所导致的郁证,属于狭义郁证,现代可归属于功能性精神障碍;所谓"因病致郁",是因为躯体疾病缠绵不愈,久而久之,患者对疾病产生了抑郁、恐惧、焦虑,慢慢变成抑郁症或者抑郁、焦虑并存的病症,如临床上脑梗死、高血压、糖尿病、心肌梗死等都是老年性抑郁症的危险因素,可认为属于广义的郁证,现代可归属于器质性精神障碍。

中医对于抑郁症、焦虑症的治疗,临床发现"久虚致郁"和"久郁致虚"的现象普遍存在,病机演变大致是肝气郁滞、气机郁滞则抑郁,久郁而化火,火灼阴分,阴不制阳,阳亢则焦虑。治疗时必须审症求因,法随证变,可获效机。

中医对于抑郁症的治疗,多以疏肝利气、宣阳开郁为原则。《内经》云"木郁达之";赵献可说"以一法代五法",一法即疏肝气,所谓木郁解则诸郁愈;张介宾主张初病"宜顺宜开",久病"宜修宜补"。同时,因肝为藏血之脏,若肝气郁滞,导致血流不畅,则可致肝络瘀阻。《素问·调经论》云:"血气者,喜温而恶寒,寒则泣不能流,温则消而去之。"根据血气"喜温而恶寒"的特点,要解除血气郁滞,除了治以疏肝利气活血外,当佐以温运开郁,方克有效。临床中可根据具体证候运用疏肝、利气、活血、化痰、通阳、开郁、和营诸法。疏肝利气可用逍遥散、柴胡疏肝散、四磨饮等,化痰湿佐以温胆汤、半夏厚朴汤、越鞠丸,宣阳开郁可加桂枝、细辛、薄荷、生姜等。另外,根据《素问·生气通天论》"阳气者,精则养神",阳虚则神衰,笔者常用仙灵脾、仙茅、菟丝子、巴戟天等温阳补肾之品来治疗由于去甲肾上腺素降低而导致的内源性抑郁症,可改善症状、提高疗效。

焦虑症的病机主要在"火",抑郁症演变为焦虑症的病机是"气有余便是火""六气化火",治疗宜清火消虑。朱丹溪有"实火可泻,虚火可补,郁火可发"之说,故心火宜清,阴虚火旺宜滋阴降火,心肾不交宜交通心肾。临床实践中,属肝郁化火可用丹栀逍遥散、柴胡加龙骨牡蛎汤,笔者常用知柏逍遥散(即逍遥散加知母、黄柏)加栀子豉汤、栀子厚朴汤、枳实栀子豉汤"清火消虑";心火盛者,可用牛黄清心丸;肝肾阴虚火旺者,可用知柏地黄丸、大补阴丸等;心肾不交者,可用黄连阿胶鸡子黄汤、交泰丸等,均有较好的疗效。

郁证在药物治疗的同时,不可或缺心理治疗。清代林珮琴《类证治裁》说,凡是"怀抱不舒、遭遇不遂,以及怨旷积想在心,不能排解,种种郁念,各推其原以治之",强调"以情解郁",还说"若不能怡情放怀,至积郁成劳,草木无能为挽矣",即由抑郁、焦虑引起的疾病,仅用草药往往效果不理想,"岂可借'合欢蠲忿,萱草忘忧'也哉"。

案例:抑郁症、焦虑症案

徐某,女,73 岁。初诊日期:2014 年 9 月 10 日。

患者患有抑郁症,病史 6 年,2 年前曾自杀未遂。目前服用西酞普兰、黛力新(氟哌噻吨美利曲辛片)、唑吡坦、氯硝西泮等抗抑郁药物。

刻下:心烦,烘热汗出,夜寐差,纳差;舌质黯红,苔厚腻,脉弦滑。

西医诊断:抑郁症;**中医辨证:**肝郁化火,湿浊内蕴。

治法:疏肝理气,清热化火,健脾化湿。

处方:知母 12g,黄柏 12g,煅龙骨 30g,煅牡蛎 30g,八月札 15g,石菖蒲 12g,地骨皮 15g,柴胡 12g,苏噜子 10g,郁金 10g,制半夏 12g,北秫米 30g,陈皮 6g,炒谷芽 30g,炒麦芽 30g,桂枝 9g,藿香 12g,紫苏梗 12g。每日 1 剂,水煎服,14 剂。

二诊(9 月 24 日):患者服药后心烦、烘热减轻,胃纳增加,仍夜寐差,口干;舌质黯红,苔薄白,脉弦滑。湿邪已祛,肝火未平,方拟清热化火、平肝、养心安神。

处方:知母 12g,黄柏 12g,地骨皮 12g,焦山栀 12g,珍珠母 30g,五味子 12g,酸枣仁 15g,天麻 12g,甘菊花 12g,麦冬 12g,郁金 10g,莲心 6g,灯心 6g。14 剂。

六诊(11月19日):近日夜寐减少,多梦,烘热阵作;舌质黯红,苔薄白,脉弦滑。虚热未清,肝火未解,取柴胡加龙骨牡蛎汤之意加减,和解清热、镇静安神。

处方:柴胡12g,生龙骨30g,生牡蛎30g,莲心6g,灯心6g,酸枣仁15g,山茱萸12g,五味子12g,藿香12g,紫苏梗12g,川朴6g,夜交藤30g,灵芝12g,郁金10g。14剂。

十诊(2015年1月28日):服用前方后,夜寐继续好转,口干不明显,烘热盗汗仍作,胃纳可,大便调;舌质黯红,苔薄,脉弦滑。阴虚化火,迫津外泄,治以滋阴敛汗、疏肝理气。

处方:当归12g,炒白芍12g,浮小麦30g,麻黄根15g,玉竹12g,麦冬12g,煅龙骨30g,煅牡蛎30g,炙龟甲12g,郁金12g,合欢皮15g,八月札12g,路路通12g,碧桃干15g,藿香12g,紫苏梗12g。14剂。

十五诊(4月8日):夜寐转安,仍有盗汗、烦躁,大便已调;舌红,少苔,脉弦细。肝郁化火日久,阴液难复,方拟滋阴清虚热、疏肝理气。

处方:胡黄连6g,白薇12g,炙龟甲10g,地骨皮10g,知母12g,郁金10g,八月札12g,枸橘李12g,远志9g,夜交藤30g,胡颓叶10g,五倍子10g,麻黄根20g。14剂。

十六、十七诊:服用前方后盗汗、烦躁明显减轻,夜寐已安睡7~8小时左右,胃纳可;舌红,少苔,脉弦细。在前方基础上先后加味麦冬12g、白芍12g。

2016年4月随访:患者仅服用小剂量氯硝西泮、西酞普兰,症情稳定,偶有盗汗,精神好,睡眠每晚7~8小时,纳佳。目前仍在进一步维持治疗观察之中。

按:"郁极乃发,待时而作也。"从临床实践看,该病的发作的确有一定周期性,并且与气候的变化密切相关。实践证明,气候变化可以影响人的精神情绪变化,所谓"待时而作",信非虚语。该患者患抑郁症多年,曾有轻生经历,长期服用抗抑郁焦虑西药维持,症情稍有改善。来诊时诉潮热汗出、失眠烦躁、情绪不安、纳差,且舌苔腻。分析患者病情,为抑郁症伴焦虑现象,辨证属肝郁化火、湿浊内蕴,投疏肝解郁、清火化湿方药治疗。久病顽固,恐不能速效,继用前法佐以柴胡加龙骨牡蛎汤化裁,稍好转。肝郁化火,日久伤阴,再用滋阴清虚热、疏肝理气之法。同时每次门诊都辅以精神疗法,剖析症情,解释疑议,帮助安慰,使病情逐渐平稳,失眠汗出等明显改善。2016年4月随访,西药逐步减量,症情稳定,偶有盗汗,病家甚是高兴。

(王庆其　肖定洪)

心肺有病,而鼻为之不利

《素问·五藏别论》云:"故五气入鼻,藏于心肺。心肺有病,而鼻为之不利也。"心病引起鼻塞不利或鼻不闻香臭的机制,似可从两方面来分析:一是《素问·五藏别论》所言"五味入口,藏于胃,以养五藏气""五气入鼻,藏于心肺",即肠胃受纳水谷,化生精微以营养五脏;自然界之清气通过鼻而入藏于上焦心肺,布达周身以维持生命。可见自然界清阳之气赖心肺共同作用,才能进入人体。若心肺有病,则不能纳藏清气,从而反映到鼻,而表现出阻塞不利或嗅觉失灵。二是经脉所系,"心手少阴之脉……其直者,复从心系却上肺"(《灵枢·经脉》),心脉系肺,鼻为肺窍,所以心有病及肺而影响于鼻,"鼻不利"虽直接受肺影响,但其本则是心病。因此,治疗此类"鼻不利"之病,必当治心,始能获效。

案例:鼻塞不利案

王某,女,42岁,北京某中学教师。1979年春季诊治。

患"冠心病"数年,心电图ST段明显改变。左胸闷痛,时轻时重,严重时每日发作胸痛10余次,每次持续1~3分钟不等。近来又趋严重,已病休月余。尚有颈项不舒,心烦,失眠,舌质黯,苔薄白,脉左弦细、右弦缓。

证属痰湿内阻,血脉瘀滞。治以祛痰湿通经脉之法。

处方:茯苓15g,杏仁10g,清半夏12g,茜草10g,红花10g,全瓜蒌12g,葛根12g,赤芍30g,旋覆花10g(包),川芎10g,炙甘草6g。水煎服,每日1剂。连服15剂后,临床症状明显减轻,遂上班工作。

1980年7月,因笔者有教学任务,未到医院应诊,而该患者找到我教研室,要求继续为她治疗,并讲述其此次发病及诊治经过:1周前突然感到鼻塞不利,一直不能消除,于是到某医院内科就医。内科医生因其主诉"鼻塞不利",而建议转五官科诊治;五官科医生对鼻部进行了详细检查,无异常发现,因而未予治疗,嘱其回家静养,观察变化。但自觉症状愈加严重,无计可施,乃将旧日服用过的上述处方找出,购药2剂服之。药后鼻不利症状明显缓解。

余观其临床表现,与1979年春季发病时无大差别,仅略感鼻塞与以往不同。于是仍用前方加减治之。

处方:茯苓15g,杏仁10g,生苡仁15g,茜草10g,红花10g,旋覆花10g(包),葛根12g,赤芍15g,炙甘草6g,桔梗10g。10剂,水煎服,每日1剂。药后呼吸通畅,其余症状明显缓解,复上班工作。

按:鼻为肺窍,肺有病而鼻不利,人皆知之。然心有病而鼻为之不利,则临床较少见。《内经》"心肺有病,而鼻为之不利"的观点不仅从理论上阐明了其机制,对临床亦确实起到开启思路的作用。(王洪图《黄帝医术临证切要》)

(周国琪)

唇口不荣,故须不生

语出《灵枢·五音五味》。毛发的健康生长依靠血气的滋养,如该篇说:"血气盛则充肤热肉,血独盛则澹渗皮肤,生毫毛。"《灵枢·阴阳二十五人》指出血气渗泽毛发,均循行本脏腑之经隧,达于所属之孙络皮部,多血则毛发丰美。冲脉为奇经八脉之一,乃十二经之海,又称"血海"。冲脉不仅是调节体内经脉脏腑气血的要冲,因其起于胞中,《素问·上古天真论》提出天癸至则太冲脉盛,本于先后天精气所资生,又可以发挥与性激素有关的生理功用。胡须是男性进入青春期后,由雄激素所激发的独有生理特征,篇中记载冲脉的循行"上循背里,为经络之海。其浮而外者,循腹右上行,会于咽喉,别而络唇口",因此胡须的生长依赖冲脉气血的濡养。健康的女性不会生长胡须,是由于在天癸的作用下,胞中之血以月经的形式排出,数脱于血则血不足,不能上荣资养,故唇口不生毫毛。病理状态下,宦官阉割时去其宗筋,断其先天,血泻不止,伤其冲脉;天宦则为先天不足,天癸不至,冲脉难盛,宗筋难成,有气无血。张志聪注曰"髭须生于有生之后,然又本于先天之精气",因此亦导致了"唇口不荣,故须不生"。

案例:前列腺腺癌案

孙某,男,72岁。2018年8月25日初诊。主诉:乏力口苦3个月余。

患者6个月前因小便不畅,夜尿频,经外院诊断为"前列腺腺癌",予内分泌去势治疗之后,排尿改善,前列腺特异抗原(PSA)降低。3个月前出现情绪波动,口苦,饮食无味,夜尿频数,遂来求诊。

刻下:神疲乏力,情绪低落,烦躁易怒,面色暗沉,唇口无须,口干口苦,小便畅,夜尿频,每晚3次,胃纳欠佳,食后无饱胀,无打嗝反酸,反应慢,定向力差,睡眠尚可,舌胖苔腻,脉弦滑。复查PSA 140ng/ml。中医诊断"虚劳",证属肝气郁结,横逆犯脾,气滞血瘀。治宜疏肝健脾,理气活血。

药用:黄芪30g,太子参15g,炒白术12g,砂蔻仁各3g,炒谷麦芽各15g,焦楂曲各12g,佩兰12g,佛手6g,川断15g,覆盆子20g,怀牛膝15g,莪术20g,甘草6g,蛇舌草30g,半枝莲30g,郁金12g。14剂。

2 周后复诊,患者口苦减,味觉恢复,小便改善,仍有情绪波动,流涎著,睡眠可,舌红苔腻,脉弦滑。因思《灵枢·口问》有言:"饮食者,皆入于胃,胃中有热则虫动,虫动则胃缓,胃缓则廉泉开,故涎下。"故上方去川断、牛膝、佛手、砂蔻仁改各 6g,加半夏 15g、关白附 9g、石菖蒲 15g、竹茹 6g。药后流涎好转,易心烦,偶有尿痛,夜尿 3 次,胃纳一般,睡眠尚可,舌淡胖苔薄腻,脉细滑。复检 PSA 120ng/ml。药已中病,续方以生山栀、豆豉除虚烦,益智仁、乌药、冬葵子、通草、桂枝等通涩并用改善小便诸法,始终围绕标本缓急、正邪对立方面树立治则,取得满意疗效,患者肿瘤指标逐渐下降,生活质量稳步提高。(王庆其治案)

按:内分泌去势治疗是目前前列腺癌的标准治疗方式,可明显降低复发率,延长生存期。案中患者去势疗法抑制体内雄激素的分泌及降低其活性,如宦者伤其宗筋,肝主筋,宗筋为诸筋之汇,肝失舒畅条达,横逆犯脾,气滞则血瘀不荣,冲脉受损,不荣唇口,故胡须不生。本案讲求异病同治,关键如《五音五味》中所言"有余于气,不足于血",重点在于调和气血,避免过用刚烈温燥等药,节外生枝影响性激素的调节。

(王　晔)

有所劳倦,形气衰少,谷气不盛

《素问·调经论》云:"岐伯曰:有所劳倦,形气衰少,谷气不盛,上焦不行,下脘不通。胃气热,热气熏胸中,故内热。"这句话其实是在论述"阴虚生内热"。由于劳倦太过,损伤脾气,使脾之升清降浊功能失调,清阳不升,浊阴不降,谷气留而不行,郁久化热,熏蒸于胸中,产生内热。此种内热,实际是脾气虚发热。脾属阴,故称脾虚为阴虚。李东垣所说的"气虚发热"即是指此。《素问》也有"劳则气耗""劳则喘息汗出,内外皆越,故气耗矣"之论,指劳累过度易耗伤精气,症见喘促、汗出,继而倦怠乏力、短气懒言、精神萎靡等。

案例 1:劳伤营弱,脾胃不和案

劳伤营弱,脾胃不和,纳少肢倦,宜以和营调中。

全当归三钱,云苓三钱,熟谷芽三钱,嫩桑枝五钱,西秦艽三钱,陈广皮一钱半,省头草三钱,资生丸(包)三钱,稽豆衣三钱,白蒺藜三钱,象贝母三钱,炒杭菊一钱半。

按:劳伤,亦称劳倦。营弱,指营卫衰弱。本例为《调经论》所说"有所劳倦,形气衰少,谷气不盛"。脾胃不和而纳少,失健运而肢倦。故治以调和中焦、和养气血。方中当归养血和营,以治劳伤营弱,君以当归,自属所需。秦艽清湿热而为臣。丁氏认为秦艽能"入胃祛湿",并"长于养血""养血舒筋"。稽豆衣养血平肝,可除虚热;白蒺藜平肝解郁,或可消劳伤之因。茯苓健脾利湿,陈皮理气和胃,谷芽消食开胃,可助胃之受纳、腐熟功能。省头草化湿和中,象贝母清热化痰,桑枝祛风湿,杭菊花散风热,此数味皆为脾胃虚弱兼夹风热痰湿而设。资生丸健脾益胃以资生气血。(李其忠.丁甘仁学术经验集.北京:人民卫生出版社,2017:104)

案例2:脾不健运,胃不流通案

脾不健运,胃不流通,纳谷欠香,神疲乏力,治宜调养和中。

炒潞党三钱,法半夏三钱,焦谷芽三钱,生姜三钱,云苓三钱,砂仁壳一钱半,省头草三钱,红枣四枚,生白术三钱,白蒺藜三钱,炒泽泻三钱,陈广皮一钱半。

按:此亦为脾胃受纳、运化功能失司。胃不受纳则纳谷不香,脾胃气弱则神疲乏力。故治以调养脾胃、调和中焦。方中党参补中益气,虑其碍胃故用炒。配以茯苓、白术健脾化燥,更以半夏燥湿和胃,砂仁化湿健胃,谷芽消食和胃,陈皮理气健胃,省头草化湿和中,生姜温中和胃,红枣健脾益气养血。白蒺藜平肝解郁;泽泻清湿热,炒用在减其寒性。此方亦六君子汤变方,旨在加强运化和受纳功能。(李其忠.丁甘仁学术经验集.北京:人民卫生出版社,2017:104)

(赵心华)

阳气者,烦劳则张

《素问·生气通天论》云:"阳气者,烦劳则张,精绝,辟积于夏,使人煎厥。目盲不可以视,耳闭不可以听,溃溃乎若坏都,汩汩乎不可止。""阳气者,大怒则形气绝,而血菀于上,使人薄厥。有伤于筋,纵,其若不容。汗出偏沮,使人偏枯。"《广雅·释诂一》云:"烦,劳也。"烦,通繁,多也。烦劳,即过度劳作。张,鸱张,亢盛也。过度劳作,阳气就会鸱张亢盛于外。"劳"有劳心、劳力之别,劳心常伤脏精,劳力多耗形气。烦劳伤阳,阳气耗损,伤及脏精,虽脏精形气同易受损,但古时常以劳伤形气为多见,故《素问·举痛论》有"劳则气耗"之说。《医家四要》云:"曲运神机则劳心,尽心谋虑则劳肝,意外过思则劳脾,预事而忧则劳肺,色欲过度则劳肾。"反复劳损,导致脏腑精气耗绝。待"辟积于夏",因虚染暑,汗出重伤"脏精",以至于阳气虚脱而"煎厥"。故其表现为"目盲不可以视,耳闭不可以听,溃溃乎若坏都,汩汩乎不可止",其病机的实质是"虚"。"薄厥"则是由于大怒而气机逆乱,肝阳暴张,而"血菀于上",其病机的实质是"实"。其表现"有伤于筋,纵,其若不容。汗出偏沮,使人偏枯……"故"薄厥"可以理解为是因"血菀于上",以致肢体偏瘫的中风一类的病证。

《内经》认为生命源于自然界阴阳二气,人体生命活动与自然界阴阳之气相通。阳气与阴精必须互根互用、相须相制,协调平衡;阳气固密不散,阴精宁静不耗,阴阳双方保持动态平衡,才能使人身心精神旺盛,生命活动发挥正常。正如李中梓《内经知要·阴阳》说:"阴血平静于内,阳气秘密于外,阴能养精,阳能养神,精足神全,命之曰治。"若阴阳动态平衡被破坏,任何一方之偏盛偏衰则进入病态。亢盛有害之阳气,则易伤耗人体之阴精,日久则极容易导致阴精阳气虚衰,机体诸多功能减退或衰弱,也引起机体产生痰、热、湿、浊、瘀等病理产物,这些病理产物又可积聚于局部或全身,成为发生病变的病理基础,从而导致临床虚实兼夹,病情复杂之晕厥、虚脱、休克、中风等危重急重症的出现。

案例:中风案

曹某,男,43岁。2018年3月15日初诊。

主诉:吞咽困难伴右上肢功能障碍3个月余。现病史:患者4个月前体检时发现左侧颈动脉体瘤,在长海医院血管外科进行手术治疗。后出现右上肢功能活动欠佳,喑哑,言语含糊欠清晰,手指麻木,左侧面部有麻木感,时有咳嗽痰多,吞咽困难,饮水呛咳。既往史:有高血压病史,左侧颈动脉体瘤术后4个月。查体:血压140/100mmHg,意识清晰,言语含糊,左侧颈部胸锁乳突肌前缘有约10cm长手术瘢痕,左侧肢体肌力5级,右侧肢体肌力近端4级、远端4级,四肢肌张力及反射正常,双侧病理征(-),左侧咽反射减弱。辅助检查:2018年3月4日上海长海医院颈部MRA增强示左侧颈总动脉闭塞。舌脉:伸舌左偏,左侧舌肌有萎缩,舌质红,苔薄腻,脉弦。

中医诊断:中风。中医辨证:气阴两虚,痰瘀阻络。治法:益气养阴、活血通络为主。

治疗方案:

(1)西药:抗血小板聚集(拜阿司匹林100mg)、抗凝(硫酸氢氯吡格雷片75mg)、调脂固斑(瑞舒伐他汀钙片10mg)。

(2)针灸、言语训练、构音障碍训练、吞咽功能训练。

(3)中药:炙黄芪30g,党参30g,太子参15g,北沙参12g,玄参9g,麦冬12g,竹茹6g,代赭石30g,莪术12g,玉蝴蝶9g,桔梗6g,生甘草6g,象贝母12g,

黄芩 12g,鱼腥草 30g,化橘红 9g。14 剂。

2018 年 3 月 29 日二诊:肢体活动好转,服中药后讲话有点力气,仍有吞咽困难,夜间张口呼吸,醒后口干,大便 3 日一行,胃纳可,有咳嗽痰多色白清。舌脉:伸舌左偏,左侧舌肌有萎缩,舌质偏黯,苔白腻,脉弦明显。

处方:党参 30g,北沙参 15g,象贝母 12g,竹茹 6g,莪术 30g,三棱 15g,丹参 30g,水蛭 6g,陈皮 6g,薏苡仁 30g,茵陈 20g,玉蝴蝶 6g,石菖蒲 15g,郁金 12g,天麻 12g,藿香 12g,紫苏梗 12g。14 剂。蝎蜈胶囊 4 粒,每日 2 次,口服。

2018 年 4 月 12 日三诊:饮食、喝水呛咳症状略有改善。舌脉:伸舌左偏,左侧舌肌有萎缩,舌质淡红,苔薄腻,脉弦。上方加干姜 6g、香薷 9g、山茱萸 9g。14 剂。

2018 年 5 月 3 日四诊:左侧面部麻木好转,仍饮水呛咳,吞咽受阻,胃纳可(食半流质),寐安,夜间张口呼吸,流口水。舌脉:伸舌左偏,左侧舌肌有萎缩,舌质红,苔薄腻,脉弦。

处方:黄芪 30g,党参 30g,太子参 15g,炒白术 12g,茯苓 30g,甘草 9g,莪术 30g,三棱 15g,玉蝴蝶 9g,百合 15g,麦冬 12g,焦三仙各 12g,制半夏 16g,竹茹 6g,枸橘李 12g,代赭石 30g。14 剂。蝎蜈胶囊 4 粒,每日 2 次,口服。

2018 年 5 月 31 日五诊:诸症有改善,精神气色可。咽干有痰难咯,吞咽困难略有减轻,饮水慢时无呛咳。纳食可,睡眠可,大便可。舌脉:伸舌左偏,左侧舌肌有萎缩,舌质偏黯红,苔薄腻,脉弦。治以扶正、活血化瘀、散结。

处方:黄芪 30g,太子参 12g,党参 12g,土茯苓 30g,炙甘草 6g,桔梗 6g,射干 12g,竹茹 6g,代赭石 30g,制半夏 12g,莪术 30g,三棱 15g,北沙参 12g,麦冬 12g。14 剂。蝎蜈胶囊 4 粒,每日 2 次,口服。(王庆其治案)

按:该患者有高血压病史,平时工作十分繁忙,与朋友一起体检时发现左侧颈动脉体瘤,予手术切除。颈动脉体瘤是一种临床少见的化学感受器肿瘤,起因可能与机体缺氧状态有关,高原地区人群发病率相对较高。因发病率低,本病误诊率较高。选择性颈总动脉造影为诊断颈动脉体瘤的确切方法。手术切除是颈动脉体瘤的有效治疗方式,但术后易发生偏瘫、舌下神经损伤,舌咽神经、迷走神经损伤以及副神经损伤。该患者术后出现偏瘫,经治疗后偏瘫逐渐恢复,可活动自如;舌下神经损伤(表现为患侧舌肌瘫痪,伸舌时舌尖向患侧偏斜,舌肌渐萎缩);舌咽神经、迷走神经损伤(出现同侧软腭麻痹、咽部感觉减退或消失、咽反射消失、呛咳及声音嘶哑等)。

中医诊断为中风。患者平素劳累,"阳气者,烦劳则张",也可因操持过度,形神失养,以致阴血暗耗,手术后进一步损害气血,气阴两虚,渐有瘀血、痰浊内阻;治以益气养阴,活血通络,补泻互寓。

方中以黄芪、太子参、党参益气扶正,北沙参、玄参、麦冬养阴,莪术、三棱、丹参、水蛭等药加重活血通络、祛瘀生新作用。言语不利加菖蒲、远志以化痰开窍，茯苓、薏苡仁、茵陈等淡渗利湿。选用全蝎、蜈蚣等通经活络之品。有吞咽不利，用桔梗、射干、竹茹、代赭石、半夏等降气化痰。经细心调治，配合西药、针灸、言语训练、构音障碍训练、吞咽功能训练等综合方案的治疗，患者偏瘫恢复，言语及吞咽障碍减轻，并稳定随访。

（安红梅）

两虚相得，乃客其形

语出《灵枢·百病始生》。"两虚"指的是外界异常之气候（虚邪贼风）与正气虚弱之机体。"两虚相得，乃客其形"解释了外感病的发病机制，关系到邪气和正气两个方面，即致病因素的存在加之人体正气的虚弱，是外邪得以入侵人体形成疾患的基本原因，疾病的发生与否，以及病情的轻重预后，均决定于外来邪气与人体正气力量的对比。人体正气有抗邪、逐邪的功能，正气旺盛，卫外致密，病邪难以入侵；正气虚弱，卫外不固，邪气乘虚而入。《灵枢·百病始生》所云"风雨寒热，不得虚，邪不能独伤人"，指出若正气不虚，能抗御邪气（致病因素），则邪气虽然存在，亦不能为害、致病，即所谓"正气存内，邪不可干"。此乃中医学发病学的基本观点。

尽管疾病的发生以内因为主，但并不能否定外邪在疾病形成过程中产生的作用，邪正的盛衰虚实是相对而言的，因此疾病的发生与否，既决定于正气的虚实，又取决于邪气的盛衰，是两者相互作用的结果，不可片面强调正气的抗邪作用而忽视邪气的致病作用。所以在预防治疗疾病的过程中，不仅要充实正气，还要注意避开邪气，对病邪的及时回避也是减少病邪治病的重要原则与方法。诚如王冰所注："虚邪，谓乘人之虚而为病者也。""然触冒虚邪，动伤真气，避而勿犯，乃不病焉。"《素问遗篇·刺法论》将其概括为"正气存内，邪不可干，避其毒气"。这些理论均为中医发病学奠定了理论基础。

病例1：产后重感新邪案

张某，产后2个月，形寒身热，有汗不解，脘痞作痛，纳少泛恶，且又咳嗽，经行色紫，舌苔白腻，脉象左弦右滑。

辨证：营阴未复，重感新邪。治法：疏邪消滞，和中祛瘀。

方药：炒黑荆芥钱半，清水豆卷四钱，赤茯苓三钱，金铃子二钱，光杏仁三钱，枳实炭一钱，芜蔚子二钱，带壳砂仁八分，炒谷麦芽各三钱，佛手八分。

二诊:形寒身热渐解,脘痞作痛,咳嗽则痛辄剧,纳少泛恶,小便短赤,经行色紫,舌质红,苔薄腻,脉左弦右濡。产后营阴未复,外邪宿滞,夹肝气横逆,肺胃肃降失司。投机合度,仍拟宣肺化痰,理气畅中。

嫩前胡半钱,赤茯苓三钱,川楝子二钱,象贝母三钱,仙半夏二钱,炒枳壳一钱,延胡索一钱,茺蔚子三钱,川郁金钱半,光杏仁三钱,春砂壳八分,经络通草八分,台乌药八分,炒谷麦芽各三钱。

按:"两虚相得,乃客其形",产后2个月,营阴未复,重感新邪,内停宿滞,脾胃为病。标邪正在鸱张,不能见虚投补,姑拟疏邪消滞,和中祛瘀,邪去虚自复、正自安。(《孟河丁甘仁医案》,学苑出版社,2012年)

病例2:气虚咳嗽案

田某,女,41岁,2012年8月15日初诊,自述咳嗽音哑2周。2012年6月28日因腹主动脉瘤,在阜外医院做血管置换手术,术后出现咳嗽、泌尿系感染,抗生素治疗发生过敏,咳嗽服中药治疗后缓解,但仍有荨麻疹过敏症状出现。现喑哑咽堵,咳嗽,咯痰不爽,无胸闷胸疼,纳食尚可,大便调,舌质紫黯苔白腻,脉沉细弱。

既往史:体健。**过敏史**:不详。

中医诊断:咳嗽。**证候诊断**:气虚咳嗽。**西医诊断**:上呼吸道感染。

治法:健脾补肺,益气化痰。

处方:玉屏风散加味。

黄芪15g,防风10g,白芍15g,当归10g,阿胶珠15g,陈皮15g,法半夏10g,浙贝母15g,茯苓20g,前胡15g,炙桑白皮20g,黄芩15g,鱼腥草20g,紫苏梗10g,射干10g,牛蒡子10g,旋覆花10g,代赭石15g,丹参15g,地肤子15g,草果15g,炒苍术15g。7剂。

复诊(第1次):2012年8月22日。服药后咳嗽减轻,精神好转,无腹痛,仍有喑哑,咽部有痰堵感,晨起咯白痰,不易咯出,纳食可,大便调,舌紫黯苔白略腻,脉沉细。

处方:黄芪加至20g,当归加至15g,浙贝母加至20g,加白豆蔻10g、胆南星10g、锦灯笼15g,减防风、草果。继服7剂。

复诊(第2次):2012年8月29日。服药后咳嗽未作,已无痰,咽堵好转,荨麻疹已消退,仍喑哑,讲话气不足,气短,精神可,无腹痛,纳食增进,大便调,末次月经6月30日,至今未潮,舌红苔薄黄,脉细滑略数。

处方:黄芪加至25g,白芍加至15g,阿胶珠减至10g,去旋覆花、代赭石,加炒鸡内金10g、红景天15g。继服7剂。

按:本案治疗中患者三诊而获良效。纵观三诊思路,补气培元,未行峻补,而是循序渐进,以防补中生痰浊;扶正同时兼顾化痰止咳,标本兼顾,随症施

治。(《新中医》,2015年第10期23页)

(田永衍)

劳汗当风,寒薄为皶,郁乃痤

语出《素问·生气通天论》。皶,即面部生长的粉刺,一说为酒皶鼻。王冰注曰:"皶刺长于皮中,形如米,或如针,久者上黑,长一分,余色白黄而瘦于玄府中,俗曰粉刺。"张介宾注:"形劳汗出,坐卧当风,寒气薄之,液凝为皶,即粉刺也。若郁而稍大,乃成小节,是名曰痤。"《说文解字》云:"痤,小肿也。"王冰注:"色赤瞋愤,内蕴血脓,形小而大如酸枣,或如按豆,此皆阳气内郁所为。"可见,皶与痤,均为生于面部的痤疮,而生于鼻准的后世又称为酒皶鼻。

除了"劳汗当风,寒薄为皶,郁乃痤"的论述,《素问·生气通天论》又云:"汗出见湿,乃生痤痱。"《内经》认为,皶、痤、痱的产生,是由于劳作后汗出,玄府开而不阖,又遇风、寒、湿等邪气外束,郁滞于肌肤,轻者形成痱,若外邪郁滞于肌肤使体表脂液凝聚而形成皶,重者郁而化热,病及血分时便会形成痤疮。正如王冰所说,"时月寒凉,形劳汗发,凄风外薄,肤腠居寒,汁液遂凝,蓄于玄府,依空渗涸。"归纳起来,引起痤疮的病因可归纳为"风""寒""湿""郁""热"几方面。针对引起痤疮之病因,可以采取以下方法治疗:①疏风宣肺:肺主皮毛,感受外邪侵袭而内传于肺,应予疏风宣肺之法,使邪从皮毛而解。《疡科心得集·辨缺盆疽臑痈胛论》说:"皮毛受邪,以传于肺……当以辛温之药散之;或风热乘其肺……以辛凉之药解之。"临床可酌用荆芥、防风、白芷等。②祛湿:"湿"是皮肤病最常见的病因,所致病情常缠绵难愈,或反复发作,或多发于暑湿季节,或多发于嗜食肥甘厚味之人,所以治疗当以清热除湿为主,防止湿热胶结为患,可选用茯苓、苦参、车前子、苍术等。③凉血活血:《外科正宗·肺风粉刺酒皶鼻》认为:"粉刺属肺,皶鼻属脾,总皆血热郁滞不散所致。"临床可选用生地、赤芍、玄参、牡丹皮等。④清解郁热:宋代《圣济总录》载:"论曰:诸阳皆会于面,风邪热气,客于肤腠,不能流通,因发为齇疱,形似米粟。"卫气被外邪郁遏,流通不畅,郁而化热,可用黄芩、栀子、薄荷等清解郁热。

案例1:痤疮频发案

2005年12月29日治疗韩某,女,37岁。面部痤疮频发,口干,眠欠安,便可,经期先期、量少,舌苔薄,脉数。治则:清热解毒凉血。方药:犀角地黄汤加减。

处方：牡丹皮 12g，赤芍 12g，生地黄 12g，连翘 8g，竹叶 9g，水牛角（另冲）9g，甘草 4.5g，紫花地丁 30g，蚤休 30g，泽泻 12g，大青叶 12g，炒白术 12g，茯神 15g，生龙牡各 30g。14 剂。

二诊（2006 年 1 月 19 日）：好转，治宗原法增进，加野菊花 12g。（《王庆其医话医案集》）

按：痤疮是一种毛囊皮脂腺的慢性炎症性皮肤病，因皮脂腺与毛孔的阻塞，致使皮质外流不畅所致。痤疮属于中医学"肺风粉刺"范畴。本案患者面部痤疮频发，病程较长，而且"口干，眠欠安，经期先期、量少，舌苔薄，脉数"，可见瘀血内停，日久生毒，扰乱心神乃其病机，故用牡丹皮、生地黄、赤芍、水牛角四味仿犀角地黄汤清热凉血，合用连翘、竹叶、紫花地丁、蚤休、泽泻、大青叶、甘草增其清热解毒之功，更用茯神、龙牡宁神安神。

案例 2：面部痤疮案

琚某，女，31 岁，1988 年 12 月 16 日初诊。

面部生痤疮多年，久治未愈，疼痒不舒。就诊时戴一大口罩，以防风寒及面容不雅。观之，以鼻为中心，涉及两颧，上下口唇四周，遍生红赤痤疮，小者如绿豆，大者如豌豆，有渗出液。曾到某医院诊治，给予白色软膏外涂，瘙痒略有缓解，但病势不退。心烦，面赤，带下量多而黏，大便调。舌红苔薄黄腻，脉濡略数。

辨证：外邪侵袭，卫气内郁化热所致。治法：疏风清热凉血。

处方：荆芥 6g，香白芷 5g，炒栀子 10g，防风 5g，薄荷 4g，川芎 10g，黄芩 15g，赤芍药 12g，粉丹皮 12g，炒苍术 10g，车前子 10g，生甘草 6g。5 剂，水煎服，每日 1 剂。忌食辛辣油腻及酸味饮食。

二诊：12 月 22 日。痤疮明显减轻，来诊时未戴口罩，痛痒亦减。仍带下多，舌脉同前。

上方加浙贝 10g，当归 10g，苦参 10g。7 剂，服法及忌口如前。

服后痤疮消失，带下正常，余无不适而愈。（王洪图《黄帝医术临证切要》）

按：皶与痤均属卫气被风寒外束，内郁于皮肤而成。既然由外邪束表而来，治疗亦应疏散风寒之邪；卫气被郁而热，故治疗之法重在清热；郁热阻滞营气不行，而生皶、痤红肿或痛，故应凉血活血；病由汗出被郁而发，有湿气在表，因而亦当祛湿。本例用药，荆、防、芷散其风寒，栀、芩、薄等清其郁结之热；丹皮、赤芍凉血；苍术、车前子祛湿。复诊加入药味，正是《金匮要略》治妇人小便难之当归贝母苦参丸成分，以其"小便难"及本例之带下多的病机一致，均属血虚而有湿热，故选用而获效。

（薛　辉）

痒者阳也

《灵枢·终始》云："病痛者阴也,痛而以手按之不得者阴也,深刺之。病在上者阳也,病在下者阴也。痒者阳也,浅刺之。"可见痒与痛比较,不单邪气轻微,且病位亦表浅。寒邪侵袭筋脉、筋骨之间凝滞不散,痛而以手按之不得,说明病邪较深,所以要深刺。而痒在气分,主邪气在表,所以要浅刺之。《诸病源候论》说："风入腠理,与气血相搏,而俱往来在皮肤之间,邪气微不能冲击为痛,故但痒也。"《外科启玄》云："痛者为实,痒者为虚,非虚寒之虚,乃火热微盛之意。"虽两段引文中致病邪气一者为风,一者为火,但是邪气侵入机体,邪气的轻重程度不同可引起机体的反应不同,邪气微则痒,邪气甚则为痛。《素问·阴阳应象大论》说："其有邪者,渍形以为汗;其在皮者,汗而发之。"可通过发汗解表的方法,开泄腠理,使在表之邪随汗而解。

案例:风疹案

某男,60岁。患风疹皮肤瘙痒,钻心难忍已数月。伴见汗出、恶风等,脉浮缓,舌苔白润。辨证:风邪稽留肌腠,营卫失和。治疗:解肌祛风,调和营卫。

处方:桂枝 9g,白芍 9g,生姜 9g,大枣 12 枚,炙甘草 6g。3 剂。

服药后喝热稀粥,得微汗出,痒止疹消,皮屑脱落而愈。(刘渡舟医案,《经方临证指南》)

按:风瘙以皮肤瘙痒为主要临床表现,因为其发病部位在于皮肤腠理之间,一般属于阳证,所以《灵枢·终始》说"痒者阳也"。本证虽然多见于血热受风,但也有不少是由于外感风邪,邪气稽留于肌表而营卫失和所引起。识别是否由于外感风邪所引起的一种标志在于伴随恶风或遇风则发,且属于这类证型的,用桂枝汤治疗最为有效。

(薛 辉)

胃中空则宗脉虚

语出《灵枢·口问》。宗脉之"宗"有综合、聚合之意。宗脉言多条经脉汇集聚合,人体主要的和大的经脉,都聚会于耳。耳部的经络分布涉及面是非常广泛的,据《灵枢·经脉》记载,手、足三阳经均分布到耳。如手阳明络脉"入耳,合于宗脉";足阳明经"循颊车上耳前";手太阳经"入耳中";足太阳经"从巅至耳上角";手、足少阳经均"从耳后入耳中,出走耳前"。六阴经则由于表里两经脉气相通,特别是阴经经别在头面部合于阳经,故与耳也有联系。故将耳部称为宗脉所聚之处。《灵枢·口问》曰:"耳者,宗脉之所聚也,故胃中空则宗脉虚,虚则下溜,脉有所竭者,故耳鸣……故邪之所在,皆为不足。故上气不足,脑为之不满,耳为之苦鸣。"经文指出耳鸣的原因为脉有所竭,上气不足,而其根本原因在于"胃中空",即脾胃虚弱。金元时代的大医家李东垣著《脾胃论》,强调包括耳鸣在内的九窍疾病多因脾胃功能失调所致。《脾胃论》云:"脾胃乃元气之本,脏腑经络之源。脾胃强健,水谷得化,精微四布,元气充沛,脏腑经络有所养,则精、气、神皆出,九窍通利也。"反之,若"胃气一虚,耳、目、口、鼻俱为之病"(《脾胃论》)。说明了若脾胃功能失调,则精微不充,既不能灌溉精微于脏腑经络,同时不能煦养五官,导致耳鸣等九窍不通的病症。《内经》亦认为脾胃失调是导致耳部疾患的最根本原因,而饮食不节、起居无常、情志失畅是引起脾胃失调的 3 个重要因素,因此临床可以通过调整饮食、睡眠和情志来调理脾胃,从而治疗耳部疾患。

案例 1:右耳突然失听案

唐某,男,63 岁,教授。12 月 19 日初诊。自述 4 月右耳突感失听,当时医院诊断为"突发性耳聋",住院治疗 20 余日,经静脉滴注低分子右旋糖苷、ATP,以及高压氧等治疗,听力有所提高,电测听提示纯音听力提高约 20dB,后因出国而中断治疗,加之疲劳,致已升之听力再度下降,几经治疗,听力仍无明显改善。刻下伴耳鸣、呈持续性,音量较大。检查:双耳鼓膜(-),舌淡苔少,脉平。

突发性聋 8 个月余,情如古井无波,纵然石药有灵,亦难以求效,兹拟重用升提药。

处方:菖蒲、升麻、柴胡各 3g,葛根、蔓荆子、红花各 6g,路路通、桃仁、落得打各 10g。5 剂。

二诊:12 月 24 日。5 剂后,右耳稍有不适,嘱其续服原方。

三诊:12 月 30 日。药进 8 剂后,右耳鸣响更甚,听力反而下降,头部作胀,舌淡苔薄,质偏胖偏嫩,脉细。

古井投石,总算已起波澜,今可借机,取益气健脾法。

处方:升麻 3g,葛根 6g,黄芪、党参、紫河车、山药、熟地、当归、肉苁蓉各 10g。

四诊:次年 1 月 13 日。耳鸣消失,听力明显提高,一向失听的手表声,刻下已能倾聆而得,舌淡苔薄,脉平。

习惯用药,非六味地黄丸莫属,但要知耳为宗气所聚之处,徒求益肾终不及培土之直接,看来效果已现,务宜坚持。原方加蒲黄炒阿胶珠 10g。

按:此方中黄芪、党参、升麻、葛根益气健脾,升举清阳,且葛根有扩张血管的作用;熟地、当归虽为补血之药,但要知气为血帅、血为气母,血液充足则所补之气亦有所依附。肉苁蓉一味,看似温肾阳之药,而实际上,肾阳亦即元阳,"五脏之阳气非此不能发"(《景岳全书》),元阳一振,则脾阳亦随之而振,脾阳振奋,则脾的运化水谷精微功能旺盛,耳窍得精微而聪慧。另用蒲黄炒阿胶珠,则更具匠心,因此药乃补肺气之药。《温热经纬》云:"肺经之结穴,在耳中,名曰笼葱。"补肺亦即聪耳,总观全方,仍是以益气健脾力主。(《全国名老中医干祖望治耳聋经验》

病例 2:耳鸣案

李某,女,37 岁,2016 年 6 月 8 日初诊。因右耳耳鸣 1 周余就诊于我院门诊。患者自述 10 余日前,食用过量鲜杏后现胃脘不适,伴恶心、呕吐胃内容物,未予系统治疗,后症状稍缓解,1 周前食用生蒜后现右耳耳鸣,伴恶心、呕吐胃内容物,嗳气频多。于当地卫生室就诊,口服六味地黄丸、牛黄解毒片,不效。

刻诊:右耳耳鸣,鸣声细,伴胃脘隐约不适,恶心,干呕,嗳气频多。纳一般,眠可,大便日 1 行,便溏,小便调。舌淡红、体胖大、边有齿痕,苔白厚,脉弦细。诊断为耳鸣,脾胃虚弱证。

处方:党参 15g,炒白术 15g,茯苓 15g,炙黄芪 18g,陈皮 12g,制半夏 12g,白芍 18g,佛手 15g,酒当归 12g,细辛 6g,升麻 9g,柴胡 12g,炙甘草 6g。7 剂,水煎服,每日 1 剂,分早晚 2 次温服。

二诊:2016 年 6 月 15 日。患者述耳鸣锐减,胃脘不适基本缓解。偶有恶心、嗳气,纳改善,眠可。大便日 1 行、稍成形,小便调。舌淡红,舌体胖大稍减、边有齿痕,苔白微厚,脉细。前方对症,加大其健脾之力。

处方:6 月 8 日方加炒山药 18g、麸炒麦芽 18g。7 剂,水煎服,日 1 剂,分早晚 2 次温服。

三诊:2016 年 6 月 22 日。患者服药第 4 日后耳鸣未再发生。偶有嗳气。纳眠可。大便日 1 行、成形,小便调。舌淡红,舌体尚可、边有少量齿痕,苔白,脉细。患者耳鸣症状未再复发,遵 6 月 15 日方继服。7 剂,水煎服,日 1 剂,分早晚 2 次温服。随访半年,患者耳鸣未再复发。

按:本患者脾胃已伤,后又复食生蒜,无异于雪上加霜。脾胃虚弱,升降失司,清阳不升,则空窍失养而现耳鸣之症。脉证相参,故诊断为耳鸣(脾胃虚弱证)。治疗当补脾健胃,益气升阳。方中六君子汤健脾益气,燥湿化痰;白芍、佛手、酒当归柔肝、疏肝、养肝,因肝主疏泄,肝木疏则脾土健;细辛,《本草经集注》言其"温中",用之可收"太阴湿土得阳始运"之效;升麻、柴胡协同炙黄芪、党参升举清阳。综观全方,一则健脾疏肝益气壮其本,使后天生化有源;一则升提中气,恢复中焦升降之职。脾胃健、中气升、脑窍得养则耳鸣可愈。(《亚太传统医药》,2017年第13期76页)

(田永衍)

阴虚阳搏谓之崩

语出《素问·阴阳别论》。经文指出崩漏是因阴血不足,阳邪搏之,血热不藏妄行所致。妇女以血为用,由于经、带、胎、产的生理特点,机体易处于血常不足、气常有余的情况。《黄帝内经素问注证发微·阴阳别论》指出:"尺脉既虚,阴血已损,寸脉搏击,虚火内炽,谓之曰崩。盖火迫血妄行也。此则指女子而言耳。"此论认为阴虚内热,迫血妄行是导致妇女崩病的重要病机。明代张介宾认为崩的病机主要是五脏阴虚阳搏,络脉损伤,气血失固,或血热妄行,这与《内经》思想是一致的。"崩漏不止,经乱之甚者也。盖乱则或前或后,漏则不时妄行,由漏而淋,由淋而崩,总因血病,而但以其微甚耳。《阴阳别论》曰:阴虚阳搏谓之崩。《百病始生篇》曰:阳络伤则血外溢,阴络伤则血内溢。故凡阳搏必属阴虚,络伤必致血溢。知斯二者,而崩淋之义及治疗之法,思过半矣。惟是阴虚之说,则但伤营气,无匪阴虚而五脏之阴皆能受病……所以五脏皆有阴虚,五脏皆有阳搏。故病阴虚者,单以脏气受伤,血因之而失守也;病阳搏者,兼以火居阴分,血得热而妄行也。凡治此之法,宜审脏气,宜察阴阳。无火者,求其脏而培之补之;有火者,察其经而清之养之。此不易之良法也。"(《景岳全书·妇人规》)根据《内经》阴虚阳搏的病机,治疗当以"壮水之主以制阳光"为正法。《妇人大全良方·调经门》提出可采用补阴的方法来治疗:"此由阴阳搏,为热所乘,攻伤冲任。血得热则流散,譬如天暑地热,则经水沸溢。阳伤于阴,令人下血,当补其阴。宜服小蓟汤、阿茄陀丸。"

案例:崩漏案

胡某,34岁,已婚。患者17岁月经初潮即伴有痛经。婚后经期偏早,而连绵日久方停,逐渐形成崩漏,有时经水超早半月,又如淋漓半月而无净期,兼有黄带连绵,曾行刮宫,术后量不见减。某医院又曾建议子宫切除,本人不愿而要求服中药。

诊时经淋已20余日未停,头眩心虚,腰酸肢楚,内热口燥,望其面色,颧红目肿,切脉芤而带数,舌苔黄腻。询其有无怕冷现象,彼谓:"平时素来怕冷,而午后出现潮热。"乃诊断为阴虚火旺型崩漏。治用壮水制火法。

潞党参 9g，归身 6g，生地 9g，白芍 9g，山萸肉 9g，女贞子 9g，焦白术 6g，青蒿 6g，盐水炒黄柏 9g，蒲黄炭 9g，熟军炭 3g，陈皮 6g。

上方服 4 剂后，淋漓已停，而黄带连绵，乃用健脾束带法，服后带下亦减，先后调理 1 年，经水已趋正常。隔 3 年后，随访，3 年来经水已准，痛经亦减，未有崩漏现象。证明已获得长期疗效。（朱小南医案，《朱小南妇科经验选》）

按：崩漏初起，以有热有瘀的病因占多数。《素问·阴阳别论》说："阴虚阳搏谓之崩。"阴虚则阳亢，阳亢盛则迫血妄行，下注成崩，崩漏日久，流血日多，未有不气血亏损、奇经不固者，此时应补养固托为主，以补充气血，巩固奇经，增强摄血能力，塞流止血。此案患者崩漏 10 余年，阴虚血少，身体虚弱，有头眩心虚等症象，但亦不能忽视其虚况，如内热口燥、颧红潮热、脉象虽芤而数、舌苔黄腻。所以除用党参、白术、陈皮补气健脾，归、地补血，白芍、萸肉、女贞子滋养肾阴外，复用青蒿、黄柏清其余热，蒲黄、熟军炭清热祛瘀，攻补兼施，则崩见停。候内部已无余邪，始用补养之品调理，巩固疗效，并恢复健康。

（薛 辉）

壮火食气，气食少火

《素问·阴阳应象大论》云："壮火之气衰，少火之气壮。壮火食气，气食少火。壮火散气，少火生气。"历代医家对此各有不同的见解。马莳《黄帝内经素问注证发微》注："气味太厚者，火之壮也。用壮火之品，则吾人之气不能当之而反衰矣，如乌、附之类，而吾人之气不能胜之，故发热。气味之温者，火之少也。用少火之品，则吾人之气渐尔生旺，血亦壮矣，如参、归之类，而气血渐旺者是也。"这是根据上下篇章的联系从药性方面解释"壮火""少火"对人体的不同作用，把药食气味纯阳的一类归于壮火，温和的归于少火，是承该文"阳为气，阴为味""味厚者为阴……气厚者为阳"而言的。随着医学理论的不断发展，后世不少医家将《内经》的"壮火""少火"进行了引申和发挥。《医学正传》云："少火生气，谓滋生元气……盖火不可无，亦可少而不可壮也，少则滋助乎真阴，壮则烧灼乎元气。"此论认为"少火"乃生理之火，而"壮火"为病理之火。明代吴崑对《内经》中"壮火""少火"注释为："气生壮火，故壮火食气；少火滋气，故气食少火。以壮火食气，故气得壮火则耗散；以少火益气，故气得少火则生长。""壮火少火"理论指出了气火之间正常时可相互转化，异常时则相因为病。

案例:梦遗阴缩案

宋某,男,48 岁,患腰以上汗出而心烦,但腰以下无汗而发凉。伴遗精,阴部发冷,阴茎回缩,大便稀溏,每日 1 次。舌质黯红,脉沉滑。辨证:阴阳不和,上下水火不相交济。

治疗:清上温下,交通心肾阴阳水火。

处方:制附子 10g(水煎煮),大黄、黄连、黄芩各 6g(沸水泡渍)。

上药和汁兑服,2 剂。服药后大便每日两三次,但不稀溏,下肢已由凉转温,汗出心烦止,梦遗阴缩消,只有阴部仍然有凉冷感觉。舌边尖红,脉沉。这是属于火热邪气已清,但阳气尚未遍达周身之象,再投以四逆散原方 3 剂而愈。(刘渡舟《经方临证指南》)

按:本案临床表现寒热错杂,热为真热,寒亦是真寒,辨证治疗均比较困难。一般而言,上焦郁热极容易导致下寒,这是因为人体内的阴阳是处在一个相对平衡的状态,如果在下的阳气被郁而不能下达,则必然导致下焦的阳气不足而生内寒。《素问·阴阳应象大论》说:"壮火之气衰,少火之气壮。壮火食气,气食少火。壮火散气,少火生气。""少火"是周身阳气产生的根源,是维持人体正常生理活动的基本保证,所以说"少火生气"。而"壮火"则是"少火"的克星,它不但能"食气",而且能"散气"。在邪火内盛的病理情况下,如果它不断地消蚀人体的"少火",则逐渐导致阳气虚衰。阳愈衰则火愈盛,火愈盛则阳愈衰,所以,此案单用扶阳的方法显然是达不到目的的,只有在消除邪火的同时,采用温补阳气的方法,双管齐下,才能收到良好效果。也就是说,只有在"壮火之气衰"的前提下,才能使"少火之气壮",这也正是附子泻心汤一方面用三黄清热泻火,另一方面用附子温补真阳的治疗主导思想。这样一来,寒热之药异其气而生熟之品异其性,药虽同行而功则各奏,使阴阳调和,水火交济,则诸证自愈。

(薛　辉)

荣气虚则不仁

语出《素问·逆调论》。营气由脾胃运化的水谷精微化生,又称营阴、营血。《灵枢·营卫生会》云:"中焦亦并胃中,出上焦之后,此所受气者,泌糟粕,蒸津液,化其精微,上注于肺脉,乃化而为血,以奉生身,莫贵于此,故独得行于经隧,命曰营气。""营"当有营运、营养之双重含义。不仁,乃肌肤肢体麻木,感知功能下降。张介宾有云："不仁，不知痛痒寒热也。"《素问·痹论》言："其不痛不仁者，病久入深，荣卫之行涩，经络时疏，故不通，皮肤不营，故为不仁。"后世朱丹溪在《丹溪心法》中指出"手足麻者属气虚，手足木者有湿痰死血"，提示麻木不仁者由气血俱虚，机体失于濡养、气血凝滞，经络失畅、或寒湿痰瘀留阻经络所致。《杂病源流犀烛》和《医学准绳》也都提出麻木不离虚、风、寒、痰、湿、死血（血病）六端。《张氏医通·麻木》指出："不知痛痒，阴寒益甚，或日轻夜重，脉涩而芤或弦，属痰挟死血，宜活血行气，二陈加芎、归、桃仁泥、红花、牛膝、韭汁之类。大便见黑而不作泻者，小剂桃核承气汤微利之。十指麻木，属胃中湿痰死血，二陈加二术、桃仁、红花，少加附子行经。湿热下流，两脚麻木，或如火燎者，二妙加牛膝作丸，不应，少加肉桂。"上述论述皆可为鉴。

案例：头麻案

郑某，女，30岁。

一诊：于2016年10月冷水洗头后，出现头麻，不影响日常生活。头颅MRI、TCD未发现问题。脑电图正常。服用奥卡西平、弥可保（甲钴胺片）无效。刻下头部麻木，余无不适，舌淡红苔薄白，脉细。此乃营血亏虚，风湿中之，痰瘀阻络。治宜养血和营，活血通络。

方用：当归12g，赤白芍各12g，川芎12g，地龙12g，丹参12g，制僵蚕12g，白术12g，白芥子9g，细辛3g，夏枯草12g，珍珠母30g，黄芩12g。

二诊：14剂后，患者头麻减轻，舌淡红苔薄白，脉细。守上方继服14剂。

按：本案遣方以四物汤为基，补血配以活血，调补结合。方中丹参之用，使补而不滞、行而不伤之意更重；白术直入中焦补脾胃之土，助气血生化之源；白芥子、细辛之品祛风散寒、豁痰利气、开窍通络，更有地龙、僵蚕等虫类药祛风通络、搜剔疏拔；盖"脑为元神之府"，外邪扰之，珍珠母之用，可起到安神魂、定惊之效。审证求因，二诊时，症减效显，守法继用。

（孙学华）

惊则气乱

语出《素问·举痛论》。惊，指突然的、外来的刺激引起的一种惊吓不安、不知所措的情绪变化。该篇云："惊则心无所倚，神无所归，虑无所定，故气乱矣。"过度惊吓会导致人心神无所归属，思虑无法安定，气机扰乱于内，神识涣散于外，故表现为心慌、心悸不安，六神无主，无有定见，甚至精神失常。张介宾谓：

"大惊卒恐,则神志散失,血气分离,阴阳破散,故气乱矣。"临床上,因受惊而发病者甚众。

案例:心悸惊恐案

王某,男,66岁,2013年4月16日初诊。

主诉:失眠3周。现病史:患者目前彻夜不寐,心悸、惊恐若人将捕之状。曾自服中成药,效不显。时有口干,伴夜尿频1~2次,有余沥,舌淡红少津,苔薄,脉微弦。询其失眠诱因,自述因见蟒蛇受惊致彻夜难眠,精神疲乏。因姐姐介绍,特意来沪诊治。实验室未做相关检查。中医诊断:不寐。西医:失眠。辨证:心肾不交,肝虚胆怯。治则:交通心肾,养血安神,清热除烦。

方药:交泰丸合酸枣仁汤加减。

处方:酸枣仁30g,柏子仁15g,熟地18g,知母9g,川芎9g,当归15g,黄连6g,黄柏12g,肉桂3g,生甘草9g,远志15g,夏枯草30g。7剂。

二诊:2013年4月23日。服药后睡眠转佳,夜卧3小时,自觉舒适,恐惧感仍在,舌淡红少津,苔薄,脉弦滑。此心肾不交、肝虚胆怯之病机仍在,仍以交通心肾、滋阴养血、清热除烦、重镇安神为治。

方药:上方去当归、生甘草,黄柏改15g,加珍珠母、龙齿各30g,续服14剂。

三诊:2013年5月7日。睡眠达5~6小时,精神大振,恐惧感消失。口微干,舌淡红苔薄,脉缓。近日即将返乡,索方回家服用。

处方:酸枣仁15g,柏子仁15g,远志9g,川芎9g,麦门冬15g,熟地15g,当归9g,肉桂3g,焦山楂15g,焦神曲15g,厚朴9g,广木香6g,珍珠母30g。14剂,水煎服。

按:本病当责之心肾不交,肝胆气怯,肝阴耗而魂不敛,心阴损而神不宁。阴血亏虚,则生内热;郁火内扰,阳不交阴,故夜不能寐,通宵达旦。故用《韩氏医通》交泰丸交通心肾,《金匮要略》酸枣仁汤滋养肝阴。方中重用酸枣仁、远志以养心安神定志,臣以苦寒之黄连,入少阴心经,降心火,不使其炎上;辛热之肉桂,入少阴肾经,暖水脏,不使其润下,二药合用,寒热并用,相辅相成,泻南补北,交通心肾,使水火既济。二诊因患者寐而易惊,故加龙齿、珍珠母镇惊安神。三诊因患者胃中不适、偶胀、纳差、口微干,故诸安神之药减量,去苦寒碍胃之知母、黄柏,加焦楂曲健脾消食,麦门冬养阴生津,厚朴、木香行气和胃以收功。二诊,患者能睡3小时,初有小效,效不更方,因舌红未减,故加重黄柏剂量,更加珍珠母、龙齿各30g重镇安神。三诊,患者睡眠达5~6小时,自诉精神较以前大为改善,心情愉悦,原方稍加增损,并予适当开导,带方回家乡调治,回访未再复发。本案重在临证审因论治,辨证察机,故用方中的,效果满意。

(邹纯朴)

隔塞闭绝，上下不通，则暴忧之病也

语出《素问·通评虚实论》。该篇对噎膈的病因病机、证候特征进行了概括，强调情志因素在噎膈发病及治疗中的重要性。噎膈是以吞咽障碍为主要表现的一种疾病。噎即噎塞，指吞咽不顺；膈为格拒，指隔阻不通，饮食不下，或食入即吐。西医学中，根据临床症状，食管癌、贲门癌、食管炎及食管神经症等均可纳入噎膈范畴进行辨证论治。"隔塞闭绝，上下不通"是噎膈的主要症状。

案例：食管癌支架植入术后进食梗阻案

刘某，男，65岁。2014年9月22日初诊。

患者主诉进食梗阻不畅10个月余。于2013年11月无明显诱因下出现进食梗阻感，进食后胸骨后隐痛，当时未予重视及就诊，至2014年2月自觉上述症状加重，后至某三甲医院就诊。查胃镜示食管新生物；胃镜病理示食管距门齿20~27cm占位，鳞状细胞癌。CT示食管中上段局限管壁增厚伴不均匀强化，两侧肺门及纵隔多发淋巴结；两肺散在小结节灶；右肺上叶结节不能除外转移；肝脏多发低或高密度影。当时建议手术治疗，患者及家属放弃手术，后于该医院放疗多次。2014年9月，患者出现进食不能下咽，在医院胃镜下行食管金属支架植入术。术后症情缓解，能够吞咽食物，但仍感进食梗阻不畅，求治于我院。

刻下：进食梗阻不畅，胸闷脘痞伴胸痛，情绪抑郁，寡言少语，咳嗽咳痰，痰黄白相间、质黏、难咯，纳差，嗳气呃逆，呕吐痰涎，口干咽燥，大便艰涩。舌质红，苔黄燥，脉弦滑。

辨证属痰气交阻，肺胃阴虚。治拟开郁化痰，滋阴润燥。方用小柴胡汤合启膈散加减。

方药：柴胡12g，黄芩9g，制半夏12g，党参15g，沙参15g，川贝母15g，茯苓15g，郁金12g，丹参12g，砂仁12g（后下），荷叶15g，甘草6g。7剂，水煎分服。

7日后复诊：患者自觉食管梗阻感明显减轻，胸闷脘痞感明显减轻，咳痰较少且易咳出，大便较前通畅。现每日可进软食和流质，稍有心烦口干感。此乃阴虚之候，拟首诊方加白扁豆12g、明玉竹15g。又服8剂，吞咽舒适，心情爽朗，原方剂量减半，后守方化裁治疗，证情稳定。（李琦治案）

按：本案患者食管癌晚期，综合运用西医各种治疗方案后，患者进食梗阻不畅之证缓解不显。中医药辨证施治后，患者症状改善明显，生活质量较前明显提高。《灵枢·上膈》云："气为上膈者，食饮入而还出。"《素问·至真要大论》云："厥阴之胜……胃脘当心而痛，上支两胁……甚则呕吐，膈咽不通。"《素问·六元正纪大论》说："木郁之发……膈咽不通，食饮不下。"《素问·血气形志》说："形苦志苦，病生于咽嗌，治之以百药。"上述诸论，对噎膈的病因病机进行了深入阐述，提出了"木郁之发""治之以百药"的治法方药，为后世辨治噎膈证确立了治疗大法。本案运用小柴胡汤合启膈散加减，症状得以改善，但病属食管癌晚期，预后不容乐观。

（刘　煊）

两气相搏，乃合为胀

语出《灵枢·胀论》。两气，指营卫二气。正常的生理状态下，入胃之水谷精气，别出两行营卫之道，营行脉中，卫行脉外，营卫相将，偕行出入，而成阴阳离合外内逆顺之常势。如卫气逆行，营卫相搏，则胀满乃成。马莳指出："所以胀者，不在于营气，而在于卫气。"张介宾注曰："此节明卫气之逆也，厥逆之气，自下而上，营卫失常。"胀满是临床常见的症状，《内经》中多处论及，如病机十九条有"诸胀腹大，皆属于热"的记载，《素问·异法方宜论》则认为"藏寒生满病"。明代王绍隆在《医灯续焰》中对胀满的特点总结道："实者少虚者多，热者少寒者多，成于他脏腑者少，成于脾胃者多。"《胀论》在详细论述脏腑胀满之由来、脏腑胀形的同时，指出治疗胀满当取足阳明胃之合穴足三里以行补泻，并强调"其于胀也，必审其脉，当泻则泻，当补则补，如鼓应桴"。清代叶天士《临证指南医案·肿胀》更进一步提出除胀当以通阳为要务。

案例1：功能性消化不良案

柴某，女，40岁。2017年9月2日初诊。主诉：腹胀伴腹泻1年半。发病之初，因多食小番茄遂感不适，恶心伴干呕，渐次出现纳食不馨，腹胀肠鸣，大便不成形，外院胃镜未见明显异常，X线钡餐检查示胃下垂，诊为"功能性消化不良"，经治疗效欠佳，遂来就诊。刻下嗳气打嗝，无反酸，胃脘隐痛，腹胀肠鸣，大便溏薄，日2~3行，无腹痛，夜寐欠安，多梦易醒，白昼嗜睡，唇干舌燥，舌淡苔薄、边齿印，脉细滑。既往无殊。中医诊断"痞满"，证属脾胃虚寒，治以温运脾胃、理气除胀。

药用：黄芪30g，党参12g，炒白术12g，茯苓15g，甘草6g，炒谷麦芽各30g，枳壳20g，焦楂曲各15g，莱菔子12g，八月札12g，路路通12g，半夏12g，藿苏梗各12g，桂枝6g，佛手6g，砂仁3g，大枣9g。14剂。

药后复诊,脘腹胀满减而未尽,食后明显,打嗝、矢气后舒,大便好转,夜寐改善,仍有食欲欠佳,乏力少动。药已中的,二诊续进:黄芪40g,党参12g,枳壳30g,莱菔子12g,桂枝9g,焦楂曲各12g,炙鸡金12g,仙灵脾30g,藿苏梗各12g,炒白术12g,柴胡12g,葛根12g。

调理2个月,患者脘腹闷滞,嗳气打嗝后自觉通畅,食后无饱胀,大便欠畅,无干结,胃纳一般,睡眠佳,舌淡苔薄,脉细滑。清阳已升,浊阴已降,中州斡旋略欠,更方再进。

药用:木香9g,槟榔12g,枸橘李12g,桂枝12g,香橼皮15g,藿苏梗各12g,莱菔子15g,炒谷麦芽各30g,甘草6g。

续方加减川连、黄芩、干姜、代代花、香附等药辛开苦降、芳香醒脾,患者基本无明显不适。(王庆其治案)

按:胃下垂是消化系统功能障碍的主要原因。该患者脾胃虚寒,阳不化气,营卫失和,中气下陷,清阳不升,故胀满便溏,嗜睡乏力。五脏六腑以通为用,通阳治本,消痞除胀,取"藏寒生满病"之经义。方予黄芪、党参、白术、茯苓健脾益气,仙灵脾温补命门之火、补火生土,佐以佛手、砂仁芳香理气醒脾,枳壳消补兼施、增加胃肠张力,更以桂枝助阳化气、调和营卫。《本经疏证》曰:"盖其用之之道有六:曰和营,曰通阳,曰利水,曰下气,曰行瘀,曰补中。其功之最大,施之最广,无如桂枝汤,则和营其首功也。"张山雷认为桂枝可"立中州之阳气,疗脾胃虚馁而腹疼"。王庆其治疗胀满从温通脾肾、调和营卫入手,擅用桂枝屡建奇功,正是抓住了营卫不和的关键病机。

案例2:便秘案

胡某,男,64岁。2017年6月4日初诊。

主因腹胀,便秘1年余就诊。患者曾于2016年10月18日行左侧额颞叶胶质瘤切除术,已完成放疗。刻下腹胀,与进食无关,无腹痛,大便艰涩,需服麻仁丸及开塞露润导,夜尿频,纳食不馨,形体消瘦,面色㿠白,双腿肿胀,无发红疼痛,右下肢行走不利,偶发头胀痛,平素畏寒,睡眠尚可,舌淡苔薄,脉沉细。化验室检查肾功能正常。中医诊为"便秘",证属脾肾阳虚,治以温肾运脾。

用药:党参12g,黄芪30g,炒白术12g,桂枝9g,炒谷麦芽各30g,白蔻仁3g,佛手6g,枳壳实各12g,火麻仁30g,肉苁蓉15g,大枣9g,甘草6g,藿佩兰各12g,焦楂曲各12g。

该方加减芦荟、猪苓、山药、茯苓、干姜、郁李仁、覆盆子、乌药等,经治3个月后,下肢肿减,大便仍有艰涩,需开塞露引导,量偏少,胃纳不佳,时有腹胀,无畏寒,舌淡苔花剥,脉细。肿瘤的临床表现千变万化,除了其自身的特殊情况之外,还有着手术及放化疗带来的不良影响,其中最常见的是消化道反应,主要表现为胃痛腹胀、打嗝反酸、嗳气呃逆、便秘腹泻及食欲减退,严重影响了患者的生活质量。王庆其指出需时刻谨记"养胃气为第一要务",留一分胃气便留一分生机,做到"先留人,后治病",临床以扶助胃气,健脾开胃为重点。

续方用药:黄芪 15g,太子参 9g,生白术 50g,枳壳实各 20g,槟榔 20g,炒谷麦芽各 30g,桂枝 15g,郁李仁 20g,肉苁蓉 15g,焦楂曲各 15g,怀牛膝 15g,当归 12g,白蔻仁 3g。

该方基础上,前后调理半年余,患者虽多食后仍有不适,大便无力,质较干结,每日还需开塞露通便,但已无腹胀,肢体不肿,食欲可,生活质量明显提高。(王庆其治案)

按:本案患者形体消瘦,肢体肿胀,少气懒言,纳差便秘,舌淡脉细,证属脾肾阳虚,不运不化。肾者主水,司二便,故取济川煎加减化裁,用通于补。清代俞根初《重订通俗伤寒论》曰:"夫济川煎,注重肝肾,以肾主二便,故君以苁蓉、牛膝滋肾阴以通便也。肝主疏泄,故臣以当归、枳壳,一则辛润肝阴,一则苦泄肝气。"方中黄芪、党参、白术健脾益气,肉苁蓉温肾填精、润肠通便、补火生土,佐白蔻仁芳香醒脾,火麻仁养血润燥,共取温肾健脾、润肠通便之效。王庆其应用桂枝贯彻始终,辛温通阳,健运脾胃,实为一举多得。

（王　晔）

面肿曰风

《素问·平人气象论》云:"面肿曰风,足胫肿曰水。"这是对面部浮肿和下肢浮肿的病因阐述。眼睑和足胫浮肿,至今仍是临床判断水肿病的常用指标。《灵枢·论疾诊尺》也说:"视人之目窠上微痈,如新卧起状,其颈脉动,时咳,按其手足上,窅而不起者,风水肤胀也。""痈",是肿起的样子。"咳",即咳嗽。"窅",深也。"不起",即水肿时按压手足(特别是足胫部),出现按之如泥、凹陷难起的现象。"面肿曰风",张介宾《类经·疾病类》注:"风为阳邪,故面肿者曰风;阳受风气也。"无论是头面红肿之类的疾病,如抱头火丹(头面丹毒)、大头瘟等,还是水肿病之风水,因其头面部症状突出,临床均需从风论治。

案例:宣肺利水治水肿案

朱某,男,24 岁。主诉:头面四肢浮肿,反复发作,已经 2 年。近 1 年来,用过健脾、滋肾中成药,浮肿未能控制。旋因肿势又起,请秦老会诊。诊查:诊见浮肿上半身偏重,尤其以头面及胸部明显,伴见胸闷烦热,咳嗽,不能平卧,口渴食少,两手皮肤干燥如泡碱水,小便短黄,脉象沉而数,舌净质淡。

辨证：证系脾失运化，肺失清肃。**治法**：治以越婢汤加减。

处方：炙麻黄 3g，光杏仁 9g，紫苏 5g，生石膏 24g，赤茯苓 12g，通草 3g。

服药 1 剂后，嗽较繁，咯吐黏痰。此为肺气宣通之佳兆。再服药 2 剂，咳稀，胸次舒畅。又服药 2 剂，烦热除，小便增多。最后改五皮饮合小分清饮，用桑白皮、陈皮、茯苓皮、大腹皮、枳壳、薏苡仁、杏仁等调理而愈。

按：秦先生依据《内经》"面肿曰风，足胫肿曰水"之说，结合患者每次起病特点，肺气窒塞，因而胸闷烦热，不得平卧，津液不能输布，水逆于上，则面肿身肿，上半身肿势偏重，故治疗应宣肺顺气，故选用越婢汤加减。从其前期治疗经过来看，本例病程虽较长，但肾虚症状尚不明显，未波及下焦，故滋肾药过早过多使用，也会阻碍水气运行。此案临床处方用药轻灵得当：用麻黄开肺，但患者久病，又不欲发汗太过，故剂量宜轻，此处仅用 3g；佐以紫苏辛香入肺脾两经，既能宣通上焦，又祛中焦湿浊；再以石膏、杏仁配合麻黄宣降肺气，清热除烦；赤苓、通草能淡渗利尿。方小药精，收效迅捷。（秦伯未学术经验集.人民卫生出版社，2017：110）

（赵心华）

相顺则治，相逆则乱

语出《灵枢·五乱》。人的经脉气血的运行和五行、四时的变化规律相一致、相协调，谓之"顺之则常，逆之则乱"。《灵枢·五乱》列举了营卫气血逆乱导致的各种疾病，如"清气在阴，浊气在阳，营气顺脉，卫气逆行，清浊相干，乱于胸中，是谓大悗。故气……乱于头，则为厥逆，头重眩仆"。大悗，指胸闷痞塞；眩仆，又名眴仆，指突然头目眩晕难以站立，甚而跌倒之证。《内经》指出，眩仆的主要原因在于人体的升清降浊功能失职，导致清气不升，浊气不降。《灵枢·卫气》亦指出"上虚则眩"，提示上气不足，清气不升，阴阳逆乱可致眩晕。

案例：眩晕案

孙某，女，33 岁，2011 年 10 月 15 日初诊。

病昏厥时作数年，意识丧失，移时苏醒，醒后如常人，苏醒时间在十几秒至数分钟不等，发作时血压正常。现胸闷，乏力，短气，畏寒甚，月经延后，自述昏厥前胃中抽搐，伴有腹胀，故每胃中不适即知欲发昏厥，必停止一切活动静待发作。舌淡苔薄，脉沉缓。

诊断：眩晕证。治疗原则：补气升阳，调和营卫。

处方:黄芪 60g,仙鹤草 15g,当归 15g,细辛 9g,桂枝 9g,白芍 12g,大枣 10g,熟地 15g,干姜 6g,杜仲 12g,仙灵脾 9g,全瓜蒌 12g,炙甘草 6g,羌活 9g。7剂。

二诊:药后 1 剂大便偏干,服至 3 剂反便溏。服药期间因饮冷致胃中不适,但未发昏厥,伴四肢冷,舌脉同前。上方桂枝改 18g、细辛改 12g,加防风 9g,去羌活。7剂。

三诊:药后昏厥未作,现面色亦红润,舌淡苔白,脉缓。上方去仙鹤草,加川芎 9g。7剂。

四诊:昏厥未作。述夜间咽干、咳嗽、鼻塞、大便干,舌脉同前。此温燥伤阴之弊。嘱二诊方加天花粉 15g,续服 7 剂善后。

按:此案乃气阳两虚,痰气上逆所致。故治以温阳益气,降逆平冲。桂枝者,既能温阳通脉,又可降逆平冲,观桂枝加桂汤、苓桂术甘汤可知。是以二诊又加重桂枝用量。患者畏寒特甚,故治以当归四逆汤,法随证立,方从法出,仲景制方之妙可知。

(邹纯朴)

阴阳俱有余,若俱不足,则有寒有热

《灵枢·五邪》曰:"邪在脾胃,则病肌肉痛。阳气有余,阴气不足,则热中善饥;阳气不足,阴气有余,则寒中肠鸣腹痛;阴阳俱有余,若俱不足,则有寒有热。皆调于三里。"文中善饥、肠鸣腹痛的症状与《灵枢·师传》胃热肠寒的描述十分相近。《灵枢·师传》曰:"胃中热则消谷,令人县心善饥,脐以上皮热;肠中热则出黄如糜,脐以下皮寒。胃中寒则腹胀,肠中寒则肠鸣飧泄。胃中寒肠中热则胀而且泄;胃中热肠中寒则疾饥,小腹痛胀。"这两段原文提示脾胃病中寒热错杂病机和主要表现,与今天临床诸多消化系统疾病的病机认识非常接近。许多现代临床研究报道,寒热错杂证与脾胃病关系密切,而临床脾胃病寒热错杂证的研究大多围绕《伤寒杂病论》寒温并用、辛开苦降类经方的运用展开,临床效果也是肯定的。

案例:久泄案

笔者曾诊治一位 60 多岁上海金山区女患者,每日泄泻 10 余次,伴有肛门脱垂,病程已有 16 年,每次泻后肛门重坠胀痛,坐卧不安,导致常年无法出远门,痛苦不堪。前用健脾、化湿、疏肝、温肾、清热、收涩诸法均效果不显。仔细询问病史,大便泄泻却非明显秽臭黄糜,伴有腹胀;其饮食如常,口干,舌淡红苔薄白,脉细小弦。似有寒热错杂之象,考虑其久泄之证,试用寒热并用乌梅法治疗。

处方:乌梅12g,附子12g,干姜9g,黄连3g,黄柏12g,诃子12g,枳壳15g,薏苡仁30g,党参15g,山药15g等。

2周后,泄泻次数减半。1个月后,日泻3次左右,肛门脱垂感改善。后调治3个月,病情稳定,大便日行1~3次。

按:现代文献研究表明,古代乌梅丸多用于蛔厥,现代则更多用于泄泻、痢疾。结合全方寒热并用,而以乌梅收敛固涩为主药,且温热药偏重,以方测证,适合治疗胃肠寒热错杂而以久利偏重者。本案泄泻日久,病机已经变得十分复杂,呈现虚实寒热错杂的情况,故以寒热错杂之乌梅丸治之,方证相对,故能有效。对于乌梅丸主治的病证,现代又有许多新的拓展,对于寒热错杂的病位已经不局限于胃肠,提出诸如脾寒肾寒、肝热胃热的病机,丰富了临床寒热错杂的病机认识。但《内经》对于胃肠寒热错杂的提出,以及《伤寒论》寒热错杂方证的论述,具有原创意义,值得我们加以重视。

(陈 晓)

病久入深,荣卫之行涩,经络时疏

语出《素问·痹论》。经文提出了久病可入深,致营卫功能失调的发展趋势。《素问·缪刺论》曰:"今邪客于皮毛,入舍于孙络,留而不去,闭塞不通,不得入于经,流溢于大络,而生奇病也。"此句论述了久病入络的原因,说明人体病变可通过络脉而达全身,继生百病。络脉分布以经脉为主干,支横别出,呈三维网状通络全身,具有渗注血气、贯通营卫、营养脏腑组织的生理功能。气为血之帅,气行则血行,气虚或气滞则血失"气帅"而瘀滞。疾病初起,一般以卫分、气分为主,久病则多入血分,伤及经络血脉。清代叶天士对"久病入络"论述较多,如"初为气结在经,久则血伤入络""其初在经在气,其久入络入血""病久入络""病入血络"等,指出了疾病久延不愈,由经及络,由浅入深,由气及血的发展过程。叶天士在仲景思想指导下还明确指出络病有虚实之别,认为邪聚络中、血气凝结为络实,气虚血衰、络脉失养则络虚。叶天士针对络脉病证的病机,提出了理气、化痰、活血等通络法,认为"络以辛为泄",以通为治,其通络的方法每以辛味为主,如辛温通络法、辛香通络法、辛润通络法等。

案例:慢性胃炎伴异型增生案

李某,男,55岁。初诊日期:2013年9月5日。

病史：患者有慢性胃炎病史多年，平素中上腹隐痛时作，无明显反酸、嗳气，胃纳一般，大便调。2013 年 8 月 20 日胃镜检查提示慢性糜烂性胃炎，病理示炎症（++）、肠化（++）、异型增生（++）。舌淡，苔薄腻，脉弦滑。

药用：黄芪 30g，党参 15g，炒白术 12g，茯苓神各 15g，薏苡仁 30g，石见穿 30g，延胡索 12g，龙葵 30g，白花蛇舌草 30g，藤梨根 30g，藿苏梗各 12g，枳壳 12g，甘草 6g。14 剂。

后以上方为基础，随证加减，治疗 4 个月，半年后复查胃镜提示慢性萎缩性胃炎伴胃窦糜烂，病理示慢性炎症（+）、萎缩（+）~（++）、未见肠化、未见异型增生。继续服药，1 年后复查胃镜病理提示慢性炎症（+）、萎缩（+）、未见肠化、未见异型增生。（王庆其治案）

按：方中黄芪、党参、炒白术健脾补气，石见穿、龙葵、白花蛇舌草、藤梨根清热解毒具有抗肿瘤作用，藿香、苏梗、枳壳理气除胀。全方健脾补气养血治其本，行瘀解毒散结治其标。王庆其认为用中医学络脉理论中"久病入血""久病入络"的观点，解读胃癌前病变的病机，并根据辨病辨证相结合、络脉以通为用的原则，采用标本同治、健脾补气、活血化瘀、软坚解毒方法，也是中医治疗癌前病变的一种有效途径。

（陈　敏）

膀胱不约为遗溺

语出《灵枢·九针论》。意为膀胱气化失司，失去对水液的约束，就会产生遗尿的症状，是古人对遗尿的病理机制的阐释。《内经》时代的医者认识到尿液的排泄与膀胱的功能有关。《素问·宣明五气》所云"膀胱不利为癃，不约为遗溺"可为佐证。张志聪所注"膀胱者，州都之官，津液藏焉，气化则出，故不约为遗溺"，进一步阐明膀胱气化不约是遗尿的重要病机。

至隋唐，《诸病源候论·遗尿候》提出"遗尿者，此由膀胱虚冷，不能约于水故也"，进一步说明遗尿的病机是"膀胱虚冷"而不能约束水液。明代医家又提出遗尿不仅仅是膀胱功能失调，还与肾有关。如明代《简明医彀》云："尿床者，膀胱与肾俱冷。夜属阴，故自出也。"此论提出遗尿的病机是"膀胱与肾俱冷"。《症因脉治·内伤遗尿》云："肾元不足，真阳不能自固，肾主闭藏，肾虚则开阖失职；真阴不足，肝火内扰，肝主疏泄，火动则溺不停蓄，而遗尿之症作矣。"此论提出遗尿的病机不仅为"肾阳不足"，还有"肾阴不足，肝火内扰"。清代冯兆张

《冯氏锦囊秘录·伤寒遗尿》云："遗尿者，小便自出而不知也。大抵热盛神昏遗尿者，可治。"此论提出遗尿的病因病机可为"热盛神昏"。

案例：遗尿案

叶某，男，45岁。患者有成人呼吸暂停综合征多年，夜间睡眠中时常打鼾严重，近3天又出现连续尿床。日间小便正常。无腰痛、腰酸。体态丰盈，神色疲惫，头昏，呼吸较促，苔白腻，脉弦滑。有高血压、高血脂多年。中医诊断：遗尿（痰浊内阻，肾气不固）。西医诊断：成人呼吸暂停综合征。此乃肾虚不固，脾失健运；治宜健脾化痰，补肾固涩。

取穴：关元、中极、三阴交（双侧）、肾俞（双侧）、膀胱俞（双侧）、哑门、百会。

操作：患者穴位常规消毒，采用1.5寸毫针，对关元、中极、三阴交、肾俞、膀胱俞诸穴行捻转补法并加温针，对哑门、百会行捻转泻法。留针20分钟。

二诊：患者诉针刺后夜间遗尿数日未作，遵前法治疗。

四诊：患者因劳累太过，遗尿复作，考虑症状反复，根本原因为痰浊上阻、蒙蔽脑窍所致，故加重健脾化痰之力。取穴加用中脘、建里、足三里（双侧）以健脾，天枢（双侧）、丰隆（双侧）以化痰。

后陆续治疗10余次后未见遗尿再作，其妻子反映患者夜间呼吸暂停现象也已消失，鼾声减轻了许多，患者自述精神改善，体重减轻3.5kg。（苏肇家治案）

按：遗尿多见于小儿或老年人。本案患者为一壮年男子，夜间遗尿，较为少见。该患者形体肥胖壮实，平素饮食不节，养成膏粱之体，痰湿素重，痰浊上阻喉窍，则见鼾声连连，上蒙清窍，神识不明。神明才能志坚，肾志不坚则固涩无权，膀胱失约而见遗溺。其病因病机主要是痰湿内阻为标，肾气不固为本，与书中常见的病因病机不同。苏肇家在治疗时一是针对病症取局部的关元、中极穴；二是循经取穴，取肾经的肾俞、膀胱经的膀胱俞以补肾固涩，温暖膀胱；三是辨证论治，取中脘、建里、足三里健运脾胃，兼以泻丰隆、天枢以化痰消食，标本同治，收效甚速。另外，加用哑门、百会治疗患者神疲、头昏之兼症。经治疗后，患者夜间打鼾之症也明显好转，可谓意外收获。

（姚　怡）

卫气久留于阴而不行，故卒然多卧

语出《灵枢·大惑论》。睡眠是人体恢复精力和体力的重要生理过程。睡眠与觉醒的交替转换，遵循着"阳气尽则卧，阴气尽则寤"的规律。多卧，指白昼应寤却多寐,如篇中所言"其气不精则欲瞑,故多卧"。张介宾认为此非因于病,而是特殊体质条件下,阴道迂远而阳道舒迟,故有"卫气之留于阴分者久,行于阳分者少,阳气不精,所以多瞑卧也"。卒,《广韵》注"急也"。卒然,形容其势急遽突然。卒然多卧则属病态,其发病机制的关键在于卫气循行出入失常。卫气者,源于水谷,生于脾胃,昼日常行于阳,夜行于阴,此其经常出入之径路。然《灵枢·邪客》指出"卫气者,出其悍气之慓疾",而《灵枢·平人绝谷》亦指出"上焦泄气,出其精微,慓悍滑疾",故卫气运行亦有浮沉升降。脾胃为升降运动之枢纽。章虚谷指出:"气之升降,全在脾胃调畅,则三焦通利,升降之气自和。"脾主运化升清,脾失健运,清阳不升,湿性黏腻,阻滞三焦气机升降,湿邪蒙蔽清窍,又有食饮思虑诸般因素滞脾,因此"卫气久留于阴而不行,故卒然多卧"。本篇对于卒然多卧的治疗,特别强调:"必先明知其形志之苦乐,定乃取之。"张介宾注曰:"人之致此各有所由,故于形志苦乐,尤所当察。"马莳指出:"此乃其病本所在也。"因此,在遵循阴阳辨证、虚实补泻的原则之上,明其所由来,才是取效的关键所在。

案例: 发作性睡病案

梁某,女,17岁。2017年11月25日初诊。

主诉: 白天无视场景昏睡,难以唤醒,反复发作半年余。半年前无任何诱因出现白昼不可抗拒的快速入眠,呼之不应,短时即醒,醒后无明显不适,脑电图无明显异常,外院诊断为"发作性睡病",予哌甲酯对症治疗。患者家长较为抗拒西药,遂来求诊。

刻下: 头晕,头痛,纳差,易外感,大便薄,夜间睡眠尚可,舌淡苔薄腻,脉弦细。中医诊断为"嗜睡",证属清阳不升,湿邪蒙蔽清窍;治宜芳香化浊,醒脑开窍。

药用: 石菖蒲9g,郁金12g,细辛3g,半夏12g,淮小麦30g,大枣9g,炙甘草9g,留行子12g,泽兰12g,葛根12g,女贞子12g,枸杞子12g,当归12g,天麻12g。14剂。

患者药后病情明显好转,后续拟膏方守法调理,竟克全功。(王庆其治案)

按: 发作性睡病是严重影响患者生活品质的疑难病症。王庆其指出该病多由气虚、湿重、阳虚所致。本案患者学习紧张,思虑过度,脾胃受损,清阳不升,津液不化,湿邪蒙蔽清窍,营卫失和,卫气不行,故屡见卒然而卧。思《灵枢·大惑论》有云:"先其藏府,诛其小过,后调其气。"王庆其运用菖蒲郁金汤加减化裁,芳香化浊,醒脑开窍以治疗嗜睡。石菖蒲辛苦微温,行气利湿,化痰开窍,《神农本草经》载其"开心孔,通九窍,明耳目,出音声"。石菖蒲气味芳香辛烈,可通达诸窍。嗜睡者,诸窍不利,迷惑不清,菖蒲横行四达,无视湿浊痰涎阻隔,荡涤邪秽,则心窍通灵,耳目得明。郁金乃血中之气药,气味浓烈芳香,入心、肝、胆经,可清心解郁,疏利肝胆;明代倪朱谟《本草汇言》载"其性轻扬,能散郁滞,顺逆气,上达高巅,善行下焦,心肺肝胃气血火痰郁遏不行者最验"。细辛辛香走窜,上行下达,助药力直入病所。诸芳香类药物醒神开窍,则心神清明,嗜睡何来?方中合甘麦大枣汤以舒缓情志,去其病本,切合"定乃取之"经意。

(王　晔)

血气以并,病形以成

语出《素问·调经论》。气血失调是人体患病的基本原因,也是导致阴阳失衡,人体衰老的主要原因。人体发病情况和衰老原因极为复杂,但多涉及气血。这是因为气血失调,脉络瘀阻会导致脏腑寒热虚实的病理状态,且气血失和还可直接引起各种疾病。如《素问·调经论》言:"气血以并,阴阳相倾,气乱于卫,血逆于经,血气离居,一实一虚。血并于阴,气并于阳,故为惊狂。血并于阳,气并于阴,乃为炅中。血并于上,气并于下,心烦惋善怒。血并于下,气并于上,乱而喜忘。"气血为人体阴阳的主要物质基础,气血失和,必然会导致体内阴阳失衡,而引起多种病变。因此,抓住气血运行受阻这一关键环节,"调气血"是重要的治病大法。《素问·至真要大论》亦云:"疏其血气,令其调达,而致和平。"这句强调治疗疾病时疏通脏腑气血,使气血运行流畅,那么人体可恢复平和与健康,对我们今天的临床实践具有深刻的启迪。

案例:冠心病心绞痛案

王某,男,63岁。反复胸闷胸痛2年余,加重半年。2013年11月外院查冠脉造影示冠脉前降支阻塞60%,常服西药控制。2015年8月起出现胸闷加重,曾于长海医院复查冠脉造影,与2013年检查相比无明显变化。现胸闷常作,胸痛放射至左肩,持续时间短暂。久行后气促,胸闷加重。胸痛较少,以胸闷为主,口干,耳鸣,纳寐可,大便调。有高血压病史,现服药控制,血压控制可。否认高血脂、糖尿病病史。中医诊断:胸痹心痛(气虚痰瘀互结,心络痹阻型)。治宜益气养阴,温阳通络,活血化瘀,行气化痰。

药用:黄芪30g,麦冬12g,南沙参12g,丹参30g,薤白头9g,桂枝9g,瓜蒌皮15g,桃仁9g,红花6g,留行子12g,泽兰叶12g,制半夏12g,细辛6g,景天三七12g,八月札12g,路路通12g。

治疗14天后,胸闷证情有所缓解,考虑补气行瘀,气行血行,给予党参

15g、枸橘李 12g，前后调治 3 个月左右，症状基本消失。（宋琦治案）

按：心主血脉，气行则血行，气虚致血瘀，湿聚成痰，瘀血又致痰瘀互结。故本案"调气血"予益气、理气等品助推血行，宽胸豁痰，活血化瘀后血脉通利，症状好转，是为谨守病机，以毕全效。

（宋　琦）

心气虚则悲

《灵枢·本神》云："心气虚则悲，实则笑不休。"《素问·调经论》云："帝曰：神有余不足何如？岐伯曰：神有余则笑不休，神不足则悲。"《针灸甲乙经》《太素》并全元起注本"悲"作"忧"。皇甫谧云："心虚则悲，悲则忧；心实则笑，笑则喜。"《类经·藏象类》云："合言之，则神藏于心，而凡情志之属，惟心所统，是为吾身之全神也。"故可见，心主血脉而藏神，统领全身功能活动，总摄情志；若心气虚，不能主血脉，则不能涵藏情志则表现为易悲忧。如《金匮要略·妇人杂病脉证并治》云："妇人脏躁，喜悲伤欲哭，象如神灵所作，数欠伸，甘麦大枣汤主之。"《医宗金鉴》注："脏，心脏也，心静则神藏。若为七情所伤，则心不得静，而神躁扰不宁也。故喜悲伤欲哭，是神不能主情也。象如神灵所凭，是心不能神明也，即今之失志癫狂病也。数欠伸，喝欠也。喝欠顿闷，肝之病也。母能令子实，故证及也。"而其治疗用甘麦大枣汤亦应了"心病者，宜食麦"（《灵枢·五味》）。例如女子"七七，任脉虚，太冲脉衰少，天癸竭，地道不通，故形坏而无子也"。围绝经期妇女血亏脉虚，无力化生涵养神气，进而出现无缘无故、不由自主的低落情绪，莫名之间暗自垂泪。

案例 1：子宫全摘术后案

张某，女，41 岁，已婚，1976 年 5 月 20 日初诊。1972 年 10 月，因子宫内膜异位症行子宫全摘术，并将左侧卵巢切除。术后经常虚汗淋沥，手足浮肿，心悸失眠，悲伤欲哭，周期性发作，每在月中，心烦懊恼，到处乱跑，烘热阵作，胸闷泛恶，纳少寐差，右胁胀痛，二便频数，舌苔薄黄腻，脉象沉细。病为心肾两虚，肝胃不和；治以益心肾，和肝胃。

处方：甘草 6g，淮小麦 15g，大枣 6 枚，茯苓 12g，合欢皮 12g，麦冬 9g，橘皮 6g，扁豆 9g，制香附 6g，川断 12g。9 剂。

二诊：6 月 10 日。服上方后诸症好转，睡眠亦较前安宁，二便常，舌淡苔黄腻，脉象沉细。治以宁心、健脾、疏肝。

处方：甘草 6g，淮小麦 15g，大枣 6 枚，麦冬 9g，党参 12g，茯苓 12g，旋覆花 6g（包），橘皮 6g，莲肉 12g，竹茹 9g。9 剂。

三诊：7月1日。服上药后诸恙均见改善，上月中旬发病时，仅感心烦胸闷，已不乱走。刻下头晕头痛，面浮肢肿，右胁作胀，口渴喜饮，大便稀溏、日 1~2 次，两腿酸痛，舌苔薄白、边有齿痕，脉细软。治以健脾宁心，疏肝益肾。

处方：甘草 6g，淮小麦 15g，大枣 6 枚，党参 12g，茯苓 12g，山药 12g，橘皮 6g，木香 6g，白芍 9g，川断 9g。9 剂。（《钱伯煊妇科医案》）

案例 2：无故欲哭案

申某，女，42 岁，2007 年 6 月 10 日初诊。自诉 20 世纪 80 年代查出乙肝病毒携带，刻下情绪低落，寡言，时时无故欲哭，失眠，无梦，头晕，记忆力差，注意力不集中，对声音敏感，无耳鸣，纳呆，小便失禁，舌淡紫苔白、边有齿痕、中有裂纹，脉弦沉细。辨为心肝不足，神魂失养。治以养心疏肝，涵养神气。

处方：淮小麦 20g，炙甘草 3g，枣仁 40g，柴胡 10g，白芍 15g，当归 10g，枳壳 10g，太子参 15g，知母 10g，远志 15g，黄芩 10g，龙齿 15g，灯心草 2g，合欢皮 10g，桂枝 6g，草果仁 10g，砂仁 10g。7 剂。

二诊：服上药后诸症缓解明显，嘱继服 7 剂而愈。（摘自湖北中医药大学王平教授病案集）

按：本证多因忧思过度，心阴受损，肝气失和；或宫室受损，生血乏源，神志失藏所致。心阴不足，心失所养，则精神恍惚，睡眠不安，心中烦乱；肝气失和，疏泄失常，则悲伤欲哭，不能自主，或言行妄为。治宜养心安神，和中缓急。方中小麦养心阴，益心气，安心神，除烦热；甘草补益心气，和中缓急（肝）；大枣甘平质润，益气和中，润燥缓急；三药合用，甘润平补，养心调肝，使心气充，阴液足，肝气和，则脏躁诸症自可解除。临床再随症加减，往往收获良效。

（胡玉萍）

病

证

篇

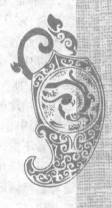

痛者寒气多也，有寒故痛也

（一）

　　语出《素问·痹论》。引起疼痛的原因很多，有寒气凝滞、瘀血闭阻、气机阻滞、热壅脉络、气血失养、痰阻络脉、食积肠胃等。《内经》在许多篇章中强调寒凝气滞为首要原因。《素问·举痛论》说："寒气入经而稽迟，泣而不行，客于脉外则血少，客于脉中则气不通，故卒然而痛。"此条为阐释疼痛的总病机。经文提示：寒气客于脉外，血少气亦少，气血不能荣养局部组织，故痛；寒气客于脉中，气不通，血亦不通，不通则痛。前者为虚，后者属实。前者多因脏腑气血功能衰惫，寒从中生，致痛；后者则为外寒侵犯经脉或脏腑，寒凝气滞，令气血运行不畅而痛。证之临床，不管是外寒，抑或内寒，确然是引起疼痛的主要原因。

　　再从临床用药看，大凡具有止痛作用的中药，大多属温热性质的药物，如延胡索、细辛、乌头、马钱子、沉香、木香、乳香、没药等。当然其他药物只要针对病因治疗的，也可能起到间接的止痛作用。如祛风湿止痛、理气止痛、活血止痛、温中止痛、清热止痛、消食止痛等。但一般比较严重的疼痛痼疾，属寒性疼痛者不少，用温热药效佳。即使证非属纯寒，只要配伍得当，温热止痛的药还是可以运用的。笔者常用麻黄附子细辛汤、乌头汤、桂枝芍药知母汤、阳和汤等温经散寒止痛方药，治疗顽固的三叉神经痛、血管神经性头痛、坐骨神经痛、胃脘痛、粘连性腹痛等取效满意。一般用量偏大，如虑其温热太过，可配伍阴柔之品反佐，则可达到"去性取用""相反相成"的功效。

（王庆其）

（二）

　　语出《素问·痹论》。张介宾注："寒多则血脉凝滞，故必为痛。"意谓寒性收引，凝滞血脉，气机不通，不通则痛。本条原论痹病特别是痛痹产生疼痛的病因病机，但在理解上不可局限于此。余认为本句的内涵包括以下两个方面：一是寒是最常见的致痛病因；二是痛重之证多有寒邪存在。因此，从寒治痛（特别是剧痛),是我们治疗痛证的重要思路和途径。其临床应用广泛,可用于治疗痹证疼痛、胸痹疼痛、脘腹绞痛、癌症剧痛等多种疼痛重证,往往可收意想不到的效果。

余曾诊治数例疼痛患者,其疗效令人终身难忘。其中一例是一中年男子,右足跗红肿,剧烈疼痛,昼夜难安,不能行走,已有半月余。住院会诊后,使用抗炎、止痛药(红霉素等之类)治疗,收效甚微,出院时排除了痛风和类风湿关节炎性疾病,诊断为足背趾骨关节感染性病变。初诊辨为热痹(湿热内结,经络阻滞);用三妙散加清热解毒止痛之品,药后红肿稍减,疼痛略有缓解,但仍较剧烈,行走困难。后因思"痛者寒气多也,有寒故痛也"之句而猛醒,遂改用祛风散寒、温通血脉之法,药用生麻黄、桂枝、川乌、草乌、干姜、细辛、当归、川芎等味,1周痛减肿消,复加减半月而愈。本案就诊前曾住院中西医治疗,前医迭进中药清热通痹、西药抗炎止痛之剂而未愈,说明虽红肿属热,但其剧痛则属寒,证为寒热兼夹之证,因经前法治疗而其热已清,故后治则只用温通散寒之法而收效。

(邱幸凡)

(三)

语出《素问·痹论》。马莳曰:"此言痹证有痛、有不痛、有不仁、有寒、有热、有燥、有湿者,皆各有其故也。盖痹之所以痛者,以其寒气多也,有寒故痛也。故曰,其寒气胜者,为痛痹也。"临床引起疼痛的原因很多,有气滞、血瘀、寒凝、热结、虫积、食积、精神因素等。《内经》突出"寒气"是引起疼痛的主因,不仅仅是痹证,而且脾胃系统疾病如胃脘痛、腹痛等很多情况下亦由"寒气多"引起,因为寒性凝滞,寒主收引,容易引起拘挛疼痛。例如寒邪内客于胃,寒邪收引导致气机凝滞,胃气失和则胃痛。诚如《素问·举痛论》云:"寒气客于肠胃之间,膜原之下,血不能散,小络急引故痛。"不仅如此,由素体脾胃虚弱,劳倦过度,饮食所伤,久病导致中焦虚寒,脉络失于温养,亦可以发生疼痛,即所谓"阳虚阴盛"。临床治疗前者拟散寒止痛,后者应温阳止痛。

案例1:萎缩性胃炎胃脘痛案

王某,男,43岁。患者2017年1月开始出现中上腹隐痛,反酸,怕冷,口不干。外院胃镜(2017年2月13日)检查:慢性萎缩性胃炎伴胆汁反流。病理:萎缩(++),肠化(++)。舌淡,苔白腻,脉细滑。中医诊断:胃脘痛(脾胃阳虚)。此胃脘疼痛由脾胃阳虚所致,治拟温阳散寒、行气止痛。

药用:仙灵脾 30g,仙茅 12g,黄芪 12g,党参 12g,炒白术 12g,怀山药 15g,桂枝 9g,焦楂曲各 12g,鸡内金 12g,佛手 6g,半夏 12g,藿苏梗各 12g,莱菔子 12g,枸橘李 12g。14 剂。

二诊:患者腹痛,夜间痛仍有,怕冷,无腹胀,大便可,睡眠可。

药用:炮姜 9g,甘草 6g,熟附子 6g,党参 12g,荜茇 6g,香附 12g,木香 6g,小茴香 6g,乌药 9g,焦楂曲各 12g,佛手 6g。14 剂。

三诊:患者服药后胃脘隐痛有所好转,反酸改善,大便日行 1 次,寐可。

药用:党参 12g,炒白术 12g,炒白芍 12g,荜茇 6g,熟附子 6g,香附 12g,木香 6g,小茴香 6g,八月札 12g,路路通 12g,仙灵脾 15g,仙茅 12g,焦楂曲各 12g。14 剂。

药后胃脘痛消失,此后以上述方药加减治疗 1 年半,患者复查胃镜(2018 年 2 月 22 日)示慢性萎缩性胃炎伴胆汁反流、全胃炎胃窦为主。病理:炎症(+)。

按:该患者萎缩性胃炎伴肠化,伴有中上腹隐痛,反酸,怕冷,舌苔白腻,皆为脾胃阳虚之象。王庆其初诊治疗选用二仙汤合黄芪建中汤加减。二仙汤加减可以温肾阳、补火以生土。黄芪建中汤于小建中汤加黄芪,以增强益气建中之力,则阳生阴长,诸虚不足之证自除。方中重用仙灵脾、仙茅温肾阳,补肾精;黄芪、党参、白术补脾益气;桂枝温阳散寒;半夏辛温,化饮降逆,和胃止呕,下气消痞,对有形之痰饮湿浊、无形之气结,均有良效;鸡内金、焦山楂、神曲消食消胀;佛手、莱菔子、枸橘李行气消胀。二诊时,患者怕冷腹痛仍有,故予以附子理中汤加减。该方可以补虚温阳,温中散寒。王庆其方中用熟附子、炮姜温中暖肠胃;党参、甘草益气健脾;香附、木香、小茴香、佛手理气消胀;乌药温肾散寒,顺气止痛;荜茇味辛大温,无毒,为镇痛健胃药,可以用于胃寒引起的腹痛、呕吐、反酸等。王庆其指出荜茇、荜澄茄这类药物可以与黄连、黄芩配伍,乃去性取用之意。三诊时患者胃脘隐痛、反酸好转,治疗上继续以二仙汤合附子理中汤加减。此后守方立意加减治疗半年余,患者怕冷、腹痛症状明显减轻,复查胃镜病理显示肠化消失。该患者在治疗上未用蛇舌草、菝葜、藤梨根、石见穿、三棱、莪术等活血祛瘀、清热解毒之药,一是考虑清热解毒药大多苦寒伤胃,二是根据患者体质辨证治疗宜温阳益气为主。

案例 2:隐源性多灶性溃疡狭窄性小肠炎腹痛案

朱某,男,37 岁。患者反复右下腹疼痛 6 年余。患者 6 年前无明显诱因开始出现血便,间歇性出现,症状迁延,右下腹疼痛,大便日行 1 次、成形,时有便血,纳可,乏力,寐差,梦多,腹痛无规律,矢气后痛减。舌淡,苔薄腻,脉细。2015 年 6 月 24 于某三甲医院做小肠 CT 检查示右中下腹回肠、盆腔组回肠多发腔内横行溃疡形成,拟隐源性多灶性溃疡狭窄性小肠炎可能,请结合临床及小肠镜检查。2015 年 11 月 2 日于某医院做大肠镜检查示末端回肠炎症;病理示回肠黏膜重度慢性炎症,间质及黏膜下层淋巴组织增生活跃伴多发性淋巴滤泡形成。2016 年 3 月 9 日于某医院做双气囊小肠镜检查示回肠下端轻度环形狭窄。中医诊断为"腹痛"。此寒邪内阻,气机阻滞所致;治拟散寒温中,行气止痛。

药用:木香 9g,槟榔 12g,荜茇 6g,香附 12g,乌药 9g,五灵脂 12g,徐长卿 15g,防风 12g,桑叶 9g,炒白术 12g,炒白芍 12g,甘草 6g,山楂 12g,神曲 12g。14 剂。

二诊:患者右下腹疼痛次数减少,大便日行 1 次、成形,无便血,纳可,乏力,寐尚可。守法,方如下:

木香 9g,槟榔 12g,荜茇 6g,香附 12g,乌药 9g,五灵脂 12g,徐长卿 15g,防风 12g,桑叶 9g,炒白术 12g,炒白芍 12g,甘草 6g,山楂 12g,神曲 12g,干姜 6g,黄连 6g。14 剂。

三诊:患者右下腹偶有疼痛,大便日行 1 次、成形,纳可,乏力好转,怕冷,寐尚可。守法,方如下:

木香 9g,槟榔 12g,荜茇 6g,香附 12g,五灵脂 12g,徐长卿 15g,防风 12g,桑叶 9g,炒白术 12g,炒白芍 12g,甘草 6g,山楂 12g,神曲 12g,干姜 6g,黄连 6g,仙灵脾 30g。14 剂。

按:隐源性多灶性溃疡狭窄性小肠炎是一种罕见的小肠溃疡性疾病,常伴有慢性消化道出血、贫血以及不同程度的肠梗阻。在治疗方面,糖皮质激素治疗有一定疗效。但该病毕竟是器质性病变,多有复发倾向,须密切随访。少数激素效果欠佳者可接受免疫抑制剂治疗。

中医认为,本病可能与寒邪侵入,使气血津液凝结、经脉阻滞有关。寒邪中于胃肠,引起拘挛则脘腹剧痛;寒客肝脉,可见少腹或阴部冷痛等。故王庆其治疗该患者从散寒行气止痛入手。方中木香、槟榔、香附行气;荜茇、乌药散寒止痛;徐长卿、防风、桑叶祛风止痛;炒白术、炒白芍、山楂、神曲健脾和胃。二诊时患者右下腹疼痛次数减少,加用干姜配伍黄连,辛开苦降,一温散,一寒折,除寒积,清郁热,消炎止痛。三诊时患者仍有怕冷,考虑患者久病及肾,故予仙灵脾补肾壮阳。经过一段时间治疗,症状有所缓解,但时有小发,遗憾的是患者未再继续就诊,故后续情况不详。

（戴彦成）

风从外入,令人振寒,汗出头痛,身重恶寒

语出《素问·骨空论》。言风邪从外侵入人体,使人恶寒战栗,汗出头痛,身

体有沉重感,怕冷。

风为阳邪,善行而数变,为百病之长。外风侵袭,常先袭表犯肺,致使肺气失宣,表卫失和。风性轻扬,"伤于风者,上先受之",头面居人体之上,肺为脏腑之华盖,故风邪致病,头面及肺系见症较多。如风邪犯肺,气道受阻,肺气失宣,则见咳嗽、鼻塞、流涕等肺系症状;风邪上扰,清窍不利,则头痛;风邪束表,卫阳被遏,营卫失和,正邪相争,则出现恶寒战栗、身重怕冷等表卫失和证。风为六淫之首,往往随时气变化而兼夹他邪,如冬季多夹寒,春季多夹热,夏季多夹暑湿,秋季多兼燥气,长夏季节多夹湿等。因此,临床因于外风入侵所引起的表证就有风寒、风热、风湿等的不同。根据邪在肺系卫表的特点,治疗应以宣肺解表为主,并结合兼夹症辨证论治。

用药方面,属于风寒者,宜用辛温药发汗;属于风热者,宜用辛凉药清解;因湿者病程较长,宜化湿;因暑者宜清暑;因燥者宜润燥,燥又有凉燥、温燥之不同。其夹食、夹痰、夹气者,多为平素即有食滞、痰浊或气郁,又为外邪所侵,治疗时则宜于祛邪剂中加入消食、化痰、疏肝类药。另有不发热,舌象与脉象均无明显变化,风寒或风热的表现都不典型,而患者感到头晕头痛,身酸鼻塞,较重者鼻流清涕,咳嗽喉痒,宜按其现有症状辨证,给予相应治疗。

1. **风寒袭表,表卫失司** 风寒之邪,侵犯皮毛肌腠,正邪相争则发热;卫气受遏,肌表得不到正常温煦,则出现恶风寒之症状。肺主皮毛,鼻为肺窍,咽喉为肺气的通道,皮毛受邪,伤及肺系引起肺失宣降,故出现鼻塞流涕、咳嗽或咽喉痒痛等症。邪气闭阻,营卫不得宣通,不通则痛,故见头身疼痛。正邪相争于表,故脉浮。病属轻浅,故舌象无明显变化而仅呈薄白苔。治疗宜祛风解表、宣肺散寒,方予荆防败毒散(《医学正传》:荆芥、防己、羌活、独活、柴胡、前胡、川芎、枳壳、桔梗、茯苓、甘草)。

2. **风热在表,卫表失和** 风热之邪,袭表犯卫,或素体津亏又复感风热邪气,以致卫气失常,肺卫不利所致。温为阳邪,邪犯肌表,卫气被郁,故出现发热、微恶风寒。病为温热,故同时可见咳嗽、鼻塞流浊涕、口干而渴、咽喉红肿疼痛、痰黄黏稠、苔薄黄、脉浮数等。治当疏风清热、宣肺解表,方用银翘散(《温病条辨》:金银花、连翘、薄荷、牛蒡子、竹叶、桔梗、荆芥、香豉、甘草、芦根)。若病在夏令,多夹暑湿,症见发热较高,有汗而热不解,身体倦怠,口渴,小便短赤,舌苔黄腻,脉濡数。治疗宜以清暑利湿为主,可用新加香薷饮(《温病条辨》:香薷、厚朴、扁豆花、金银花、连翘)合六一散(《伤寒直格》:滑石、甘草)。若病在秋令,多夹燥邪,或风热郁蒸而伤津化燥,症见发热,微恶风寒,头痛干咳,咽干口燥,烦热口渴,舌红少津,脉弦数。治宜疏风解表、肃肺润燥,方予桑杏汤(《温病条辨》:桑叶、杏仁、沙参、浙贝母、淡豆豉、山栀皮、梨皮)。

3. **风湿在表,表卫失畅** 湿为长夏主气。正当夏末秋收,天气炎热,又为雨季,湿气最盛,故多湿病。湿与气候环境变化有关,如阴雨连绵、涉水淋雨、居处潮湿等易外感湿邪。风温外袭,郁遏肌表,气机因而受阻,表卫阳气运行不畅,临床可见头重头痛,腰背重痛,或一身尽痛,难以转侧,恶寒发热,苔白脉浮。治当祛风胜湿、解表通络,方用羌活胜湿汤(《内外伤辨惑论》:羌活、独活、川芎、藁本、防风、蔓荆子、甘草)。正如蒲辅周先生说:"湿邪为病,缓而难知。湿邪兼于内外,湿热病四时皆有,外受之湿,或从雨露而得,或从地气潮湿中而得,皆关于肌表,当用解肌法微汗之。兼风者微微疏散,兼寒者佐以温散,兼热者佐以清解。"

案例:刘某,女,41 岁,农民。

2 日前因冒雨受凉,次日恶寒发热。头痛身重,项强不适,时有咳嗽,经服西药 1 日,未效。更见咽喉红肿疼痛,口渴口苦,察其舌质微红,苔白滑,脉浮紧。脉证合参,此乃风邪袭表,卫表失司,入里化热之证。治宜疏风解表,佐以清热,方予九味羌活汤加减。

处方:羌活 10g,防己 10g,白芷 10g,黄芩 12g,射干 12g,粉葛 31g,细辛 3g,甘草 6g,桔梗 15g。

二诊:上方服后,1 剂症减,2 剂汗出而愈。(《周济安医案》)

按:本案系外风袭表所致的感冒,故见头重、身重恶寒等的症状,并伴见咽喉红肿疼痛,口渴口苦,乃入里化热之象。故治疗用九味羌活汤加减,祛风解表,佐以清热之品而获效。

(王 琦)

头痛耳鸣,九窍不利,肠胃之所生也

(一)

有关"耳鸣"及"九窍不利"病证,在本书其他文字中已有专题讨论。故在此不述,本文主要涉及头痛的辨治问题。

头痛病证,按照教科书的证型分类,主要有外感的风寒、风湿、风热,内伤的肝阳、瘀血、痰浊、气血虚、肾虚等(据王永炎主编《中医内科学》)。临床据此运用,相应者有之,不全应或不应者也不在少数。对不全应或不应者如何考虑和处理,对于一名临床积累尚不丰富的年轻中医师而言,的确是一个比较困难的问题。笔者认为,从经典里找找思路是一条捷径。

翻开《内经》，有关头痛论述已经相当丰富，从病因病机到诊断治疗均有讨论。上述教科书所载几条病机证候，在《内经》原文中已经基本涵盖。如对外感风邪头痛，《素问·风论》说："头面多汗恶风，当先风一日则病甚，头痛不可以出内。"对寒邪头痛，《素问·奇病论》云："当有所犯大寒，内至骨髓，髓者以脑为主，脑逆故令头痛，齿亦痛，病名曰厥逆。"对热邪头痛，《灵枢·热病》曰："热病头痛，颞颥目瘛脉痛，善衄，厥热病也。"对湿邪头痛，《素问·生气通天论》说："因于湿，首如裹。"《素问·至真要大论》言："太阴之复，湿变乃举……头顶痛重。"对内伤肝阳气逆头痛，《素问·藏气法时论》指出："肝病者……气逆则头痛。"对瘀血头痛，《灵枢·厥病》曰："头痛不可取于腧者，有所击堕，恶血在于内。"对肾虚头痛，如《素问·五藏生成》云："头痛巅疾，下虚上实，过在足少阴、巨阳，甚则入肾。"张介宾注："头痛巅疾，实于上也，上实者因于下虚，其过在肾与膀胱二经。盖足太阳之脉从巅入络脑，而肾与膀胱为表里，阴虚阳实，故为是病。"

除此之外，《内经》还根据头痛发生部位所过经脉及症状特点，提出太阳头痛、阳明头痛、少阳头痛、太阴头痛、少阴头痛、厥阴头痛等六经头痛，实为今日临床治疗头痛时注重分经用药理念的基础。另外，关于偏头痛，《灵枢·厥病》有："头半寒痛，先取手少阳、阳明，后取足少阳、阳明。"

通过以上《内经》原文，可以说明，在《内经》时代，头痛是一个比较常见的病证，而且医学已经对头痛病理有了比较全面和深刻的认识，在临床诊治中积累了相当丰富的经验，值得我们进一步学习和挖掘。

在此举《内经》有关肠胃病变引起头痛的事例证明之。

《素问·通评虚实论》中对头痛病证的病理有一句话，其曰："头痛耳鸣，九窍不利，肠胃之所生也。"也就是说，有些头痛，是由于肠胃病变引起的。《素问·脉解》亦云："阳明……所谓客孙脉则头痛鼻衄腹肿者，阳明并于上。"由此说明，某些头痛病源于肠胃之腑及其阳明经脉。肠胃为腑，传化物而不藏，若肠胃有病，糟粕不下，郁积化火，上逆清窍可发为头痛。常见头痛剧烈，头胀面赤，口渴引饮，腹胀，嗳腐食臭，便秘，舌红苔黄或腐腻等症。曹颖甫先生有一以大承气汤治疗头痛验案："吴姓妇人病起已六七日，壮热，头汗出，脉大，便秘七日未行，身不发黄，胸不结，腹不胀满，唯满头剧痛，不言语，眼张瞳神不能瞬，人过其前，亦不能辨，证颇危重，遂书大承气汤与之。大黄、枳实、川朴、芒硝，一剂而愈。"（《经方实验录·大承气汤证其三》）此患者"满头剧痛"乃阳明腑实所致，故用大承气汤清泄肠胃积热，积热一除，头痛自然告愈。当然，辨肠胃病变所致头痛，必然在头痛症状之外，具有比较明确的肠胃及其经脉的临床表现，如胃腹的胀满疼痛、便秘或泄泻、恶心呕吐、泛酸嗳腐等症状。否则，辨证不确，妄用攻法，百害而无一利。

至此,如果你读到《素问·腹中论》"夫阳入于阴,故病在头与腹,乃䐜胀而头痛也"一句时,一定会有新的感悟吧!

"头痛耳鸣,九窍不利,肠胃之所生也"一句,也提示我们在按常规方法治疗头痛效果不理想时,也可以考虑从调理肠胃入手。目前临床头痛气血虚证型中,一部分就是由于肠胃功能失调,导致脾胃失健,气血乏源所致,治疗主要应该从治疗肠胃入手,治病求本。这便是经典对我们临床思路的启示。

(陈 晓)

(二)

语出《素问·通评虚实论》。即头痛、耳鸣,九窍不通畅,乃由于肠胃有病所致。头为精明之府,诸阳之会,脑为髓之海,其气与肾相通,故六淫外感、七情内伤、食滞浊气上逆、精气亏虚、髓海不足等,均可导致头痛。而因胃肠病所致头痛,多缘于胃之火热上冲、胃肠食滞浊气上逆所致。

《素问·脉解》云:"阳明……所谓客孙脉则头痛鼻衄腹肿者,阳明并于上,上者则其孙络太阴也,故头痛鼻衄腹肿也。"王冰云:"肠胃否塞则气不顺序。气不顺序,则下上中外互相胜负,故头痛耳鸣,九窍不利也。"说明胃之火热上冲可引起头痛鼻衄,而胃肠食滞痞塞亦可导致"头痛耳鸣,九窍不利"。胃火上炎者,常见头痛剧烈、头胀面赤、口渴引饮、舌红苔黄等;而胃肠食滞浊气所致者,多表现为头痛、腹胀、嗳腐食臭、便秘、苔腐腻等。

《张氏医通·诸痛门》较详细论述了由于肠胃病所导致的头痛的治法方药:"或劳役动作则痛,此气虚火动也,补中益气汤加川芎、蔓荆子;胃热火炎者,动作则痛,烦渴引饮,面赤便秘者,川芎茶调散加酒炒芩、连、栀子、石膏;热盛脉实者,酒炒大黄末五钱,浓茶调服。"《类证治裁·头痛论》亦载有伤食头痛用香砂枳术丸,可供临床选用。

案例1:叶某,女,59岁。2004年10月28日初诊。

患者头痛时作,睡眠不佳,便秘,有结肠炎病史,胃脘痞闷,面部生火,手足麻木,舌苔厚腻,脉弦。

处方:生地30g,赤白芍各12g,川芎12g,延胡12g,天麦冬各12g,当归12g,柏子仁15g,茯苓神各15g,炒白术12g,苏梗12g,佛手9g,地骨皮12g,知母12g,夜交藤30g,酸枣仁30g,麻仁30g,枳实12g,郁李仁9g。

二诊(11月4日):服上方7剂后,大便次数增多,头痛减轻,舌苔薄腻。上

方去柏子仁、郁李仁、佛手，加黄柏 12g、制军 9g。连服 20 余剂而安。（王庆其临床治验）

按：李东垣云："胃者，十二经之源，水谷之海也，平则万化安，病则万化危。五脏之气通九窍，五脏禀受气于六腑，六腑受气于胃……胃气和平，营气上升，始生温热。"脾胃乃后天之本也，脾胃即病，不能鼓舞胃气上行津液，浊阴不散，填塞九窍的源头，阻碍清阳之气上达，所谓"五藏不和则九窍不通"矣。方用健脾理气通下之剂，邪去浊清，脾气健旺，胃气和平，则诸恙悉安。

案例 2：孙文垣治蔡乐川内人，患头痛如刀破发根，少动则痛连满头，痛倒不省人事，逾半时乃醒，遍身亦作疼，胸膈饱闷，饮汤水停膈间不下，先一日因怒吐水数次、蛔虫三条，今或恶风、或恶热，口渴或不渴而大便秘，脉则六部皆滑大有力。此痰厥头痛也。先以藿香正气散止其吐。继以牛黄黑虎丹清其人事，头仍痛甚。又以天麻、藁本各三钱，半夏二钱，陈皮、白芷、薄荷、麻黄、生姜、葱白煎服。得少汗而头痛少止，至晚再服之，更痛止大半，人事未全醒，此盖中州痰盛，非下不可，乃用半夏五钱，巴霜一分，麦粥为丸，每服三十丸，生姜汤下。下午大便行三次，皆稠黏痰积也，饮食少进，余症差可，惟遍身疼未尽去，改用二陈汤加前胡、石膏、藁本、薄荷、枳壳、黄芩、石菖蒲调理而安。（《续名医类案》卷十六）

按：该患者虽头痛剧烈，甚则痛致"人事不省"，然其饮停膈间，大便秘结，吐而不止，"间者并行，甚者独行"，当先调肠胃，以《局方》之藿香正气散和胃止吐，并以黑虎丹醒脑开窍；继而解其头痛之苦，予以祛风止痛之药缓其痛。然病之本在于"中州痰盛"，须从肠胃论治。半夏、巴霜涤痰泻下；麦粥厚肠胃，养胃气；生姜温中止呕。中州痰去则痛自止。

（薛　辉）

厥　头　痛

语出《灵枢·厥病》。"厥"者，逆也，气上下不相顺接之意。此处所指的厥头痛是邪气上逆于经脉，上干于头而为痛，即其气不循经，逆行使然。由于六经中任何经气上逆都可引起头痛，即头痛的发生与六经经气逆乱密切相关，故《内经》冠以"厥头痛"之名，张介宾释说"厥逆于经上于头而为痛"。头为诸阳之会，精明之府，阳经又与阴经相顺接，故头窍汇集了十二经的气血，脏腑生理过程中化生的精微物质也通过经络上奉于脑而养神明，所以一旦由于某种因素导致十二经气血运行失常、脏腑功能失调,都会造成脑窍气机不利而出现头痛。《灵枢·厥病》云:"厥头痛,面若肿起而烦心,取之足阳明、太阴。厥头痛,头脉痛,心悲善泣,视头动脉反盛者,刺尽去血,后调足厥阴。厥头痛,贞贞头重而痛,泻头上五行,行五,先取手少阴,后取足少阴。厥头痛,意善忘,按之不得,取头面左右动脉,后取足太阴。厥头痛,项先痛,腰脊为应,先取天柱,后取足太阳。厥头痛,头痛甚,耳前后脉涌有热,泻出其血,后取足少阳。"由上述经文可知,头痛其标在头,其本在经络、脏腑。头痛仅为一个症状,由于病位和病机的不同,不同的经气厥逆可兼见不同的症状,可根据兼症判析其属于何经之逆乱,从而确立治法。因有证可辨,故有药可取,《内经》以后大多采用针药并用之治法。如"厥头痛,面若肿起而烦心,取之足阳明、太阴"等。

案例1:反复头痛案

金某,女,53岁,前额反复头痛10余年,时轻时重,西医诊断为慢性额窦炎。近日疼痛加剧,有时甚至于睡梦中痛醒,服西药无效,遂来就诊。刻下前额头痛,略感乏力,舌淡苔略有剥块,左手脉细软无力,右手关脉略实。证由气血虚弱,邪犯阳明,瘀遏日久所致;理当调补气血,祛邪、通络、止痛。针刺合谷穴后头痛稍觉舒缓。

处方:当归15g,白芍15g,黄芪10g,川芎3g,刺蒺藜15g,皂刺10g,白芷10g,炒苍耳子6g,桔梗3g,麦冬10g,忍冬藤30g。水煎服。

服药3剂后略感舒适,继服10余剂诸症消失。因患病多年,正气已虚,故嘱咐患者,症状若有反复仍需继续服药。

按:阳明经主气主血。方中当归、黄芪甘温主升、鼓舞气血,麦冬养阴固本;白芍酸寒,敛阴降浊,通脉止痛;川芎、炒苍耳子、白芷、刺蒺藜携手上通脑顶,散风止痛;白芷为阳明经引经药;桔梗、皂刺能透邪外出;忍冬藤善消阳明经之毒且不损正气,亦不妨多用。诸药合力,正复邪去,焉有不愈之理。(《中医杂志》1989年第7期14页)

案例2:太阳厥头痛案

司徒某,男,40岁,1963年11月6日初诊。

1960年起因感冒着凉,发热恶寒,热退后数日即感头项强痛,至今未愈,时轻时重,顾盼及睡眠转侧时头即疼痛,有休无止,曾经本市某医院按"风湿"治疗,服西药,注射药物,并服中药发汗解表、祛风除湿等剂,配合针灸治疗甚久,稍愈一时,唯针过后复痛如前。近年来刮风下雨则痛增剧,胃纳正常,大便干结,小便黄,脉浮略数,舌质红、苔黄(血压正常,脊椎透视阴性)。诊断为太阳厥头痛,兼有内热所致。治宜升散太阳风寒伏留之邪,兼清内热,以升麻葛根汤加味。

处方:升麻三钱,葛根五钱,白芍六钱,甘草三钱,生石膏一两。六剂,每天一剂。

11月11日二诊:头痛已减过半,睡眠转侧时颈项均无痛感,二便正常,脉浮而弦,舌红减,苔薄白。乃内热已除,风寒未清,照原方去石膏。再服六剂,每天一剂。

12月18日三诊:头痛大减,后因天气转冷,头痛复增,余无不适,脉弦紧,舌苔薄白。乃风寒未尽,照原方加麻黄三钱、桂枝二钱。四剂,头痛完全消失,追踪半年未见复发。

按:患者头痛,初起发热恶寒,后表证已罢,则其头痛已非外感所致,且其痛在头项,三年未愈,时轻时重。头项为太阳经脉所过,故诊为太阳厥头痛之证,因痛在头项,故顾盼及头转侧亦痛。病由着凉而起,风寒之邪外入,虽热退,而余邪未清,先后舍于经脉。因邪非在皮毛,故服发汗解表药数剂,而经气伏留之邪仍不得外泄而上逆,头痛乃作;针灸时,邪得暂泄则气平,头痛暂止,过后经气厥逆,痛又复发。又作风湿治疗,大概屡服防风、独活、白芷、灵仙等燥血之品,徒令津血更虚,阴不涵阳,阳邪上逆,上干于头,故头痛益甚,须用升麻葛根汤升散太阳经脉伏留之风寒,头痛始愈。其症见大便干结,溺黄,脉数,为里有热,故加石膏以清之。最后患者复感风寒,头痛复作,故加麻桂以发散之。

(《广东医学(祖国医学版)》1965年第2期)

案例3:左侧头痛案

梁某,男,43岁。初诊日期:1963年1月4日。

左侧头痛11年之久,久治未愈,时轻时重,近一月来因工作劳累,痛势加剧,连及左目胀痛,伴有耳鸣,眩晕,左侧半身麻,知觉迟钝,纳食尚可,因头痛寐不安,舌苔薄白,脉沉细。证系劳心过度,气血暗耗,以致水不涵木,风邪乘虚入客少阳,引动肝风,扰清窍,先拟疏风以祛邪,通经以止痛,余证缓图。

取穴:丝竹空透率谷、风池、合谷、列缺、足临泣、翳风,均针患侧,俱用泻法,留针20分钟。

二诊:1月6日。针后偏头痛未作,再以原方针两次,而易调理气血立法。再针两次获痊愈。按:此例获效较速是由于患者纳食尚佳,脾胃较健,气血易于调理,所受外风亦浅,故只针三次而痛止,五次而痊愈。

按:头之两侧、耳之前后为少阳经所过,痛在两侧时轻时重,故诊为少阳厥头痛,头痛时必伴耳鸣,是因少阳经脉从耳后入耳中,出走耳前。劳心过度,气血暗耗,以致水不涵木,风邪乘虚入客少阳,引动肝风,扰清窍,故头痛、耳鸣。丝竹空为足少阳脉气所发之处,也是手少阳经脉的终止穴,穴位本身就能治疗偏头痛,沿皮透至率谷,更加强了疏通手足少阳经脉的作用,是宣散少阳经脉风热的主穴。合谷是手阳明原穴,有广泛的治疗作用,具有镇静止痛的特性;列缺穴为手太阴经络穴,据马丹阳天星十二穴治杂病歌记载,"列缺善治偏头患",与合谷穴相配,更有原络配穴的意义。足临泣是足少阳胆经俞穴,是胆经所注之处,对疏泄少阳风热有很好的效果,因其远离病所,故有引热下行的作用。(《北京中医》1982 年第 1 期 37~39 页)

(田永衍)

厥头痛,项先痛,腰脊为应,先取天柱,后取足太阳

语出《灵枢·厥病》。经文说明,厥气上逆的头痛,若从颈项部先疼痛,随后腰脊部也相应疼痛者,针刺治疗可先取天柱穴,后取足太阳经的腧穴。

案例:崔某,女,25 岁。

头痛、头晕 3 年余,伴项腰部酸痛,易疲劳,易瞌睡,厌恶声光,多汗,肢端发冷,情绪悲观等。多次求治于本地所有三甲、三乙医院之神经内科、中医科名老专家,用过许多中西药物,症状无显著改善,遂试探着做针灸治疗。

处方:以天柱、委中为主穴,以玉枕、通天、大钟为辅穴,各施捻转补法半分钟。1 个疗程(10 次)后各种症状基本消失。

随访:3 个月后随访,无复发。[刘成华等《中国针灸》2001(10):638]

按:《灵枢·厥病》指出:"厥头痛,项先痛,腰脊为应,先取天柱,后取足太阳"。说明厥气上逆的头痛,可先取天柱穴,后取足太阳经的腧穴针刺治疗。《素问·刺腰痛》云:"腰痛侠脊而痛至头,几几然……刺足太阳郄中。"认为腰脊至头痛,针刺治疗可取天柱、委中为主穴。此外,针刺大钟穴,可补肾气以充膀胱经脉。《灵枢·经脉》也云:"足少阴之别,名曰大钟……虚则腰痛,取之所别者也。"可见其兼治腰痛。而通天、玉枕为局部取穴,因而用之取效。

(王 琦)

面肿曰风

(一)

语出《素问·平人气象论》。马莳注云:"面为诸阳之会,风属阳,上先受之。

故感于风者,面必先肿,不可误以为止水也。"此缘风邪壅于肌肤,肌肤气机不利,故皮肤为之肿胀。"高巅之上唯风可到",因而其肿势总是先从头面部开始,而后延及周身。

案例1:数十年前曾治一患者,突发左部眼眶及颊面部突然肿胀,原因不明,素体康健,过去亦无肿胀史,查尿常规正常、血压正常。西医拟诊"血管神经性水肿",拟用泼尼松每日30mg,患者惧用激素,遂求治于予。经云"面肿曰风""风者善行而数变"。故其病来势急,悠忽之间即起肿胀。诊苔薄黄,脉浮数,肿胀处皮肤透亮,不痒。

治法:祛风解肌。

处方:荆防风各12g,桑叶12g,甘菊12g,金银花12g,连翘12g,蝉衣6g(捣),炙地龙12g,白蒺藜15g,浮萍草9g,甘草4.5g。

随访:服药3剂,面肿全退。

案例2:患者某,男,42岁,湖北省来凤县农民,1967年夏月某日就诊。发病已3日,初起头面部浮肿,延及四肢,继而全身肿胀,皮肤颜色无异常,肿胀之处皆发痒,搔之则皮肤出现红痕,苔薄,脉浮。此乃风邪壅遏于肌肤使然。

治法:疏风散邪。

处方:拟荆防败毒散方。

荆芥10g,防风10g,茯苓10g,川芎8g,羌活10g,独活10g,柴胡10g,前胡10g,炒枳壳10g,桔梗10g,炙甘草8g。

上11味,以适量水煎药,汤成去渣取汁温服,每日2次。

随访:患者服药1剂,其病告愈。(《李今庸医学选集》)

按:两案共同特点是:发病急,变化快,肿胀以面部为主,第2例伴瘙痒。《伤寒论·平脉法》说:"风气相搏……身体为痒。"均符合风邪致病的特点,用疏风解肌剂,迅速奏效,其来急,其去亦快。

(王庆其)

(二)

《素问·平人气象论》曰:"面肿曰风。"面部肿胀既然与风相关,则必具有风邪致病之特点,如起病急骤、病程短促,并有感受风邪之病因。如临床上常见风水的面目浮肿;过敏体质患者突发的荨麻疹的面肿;漆风的面肿等等。

余临证中遇到2例典型"面肿曰风"的患者。

案例1：赵某，男，36岁，1995年11月11日初诊。

每逢骑摩托车后，风吹则面部皮肤瘙痒，继则肿胀，入夜更甚，被暖方停，痒止肿退，反复发作2周，曾静脉注射抗过敏药葡萄糖酸钙，口服抗过敏药西药，无效，已不敢骑车。诊其面色不华，色㿠白，面部皮肤无斑疹，脉濡细，苔薄白、质淡，边有齿印。

证属卫气不固，腠理开疏，风寒之邪侵袭肌肤，故受风则肿，得暖则消。

治法：拟益气固表祛风。

处方：生黄芪30g，川桂枝6g，白芍9g，生姜皮3g，炙甘草6g，党参15g，防风9g，荆芥9g，大枣5枚，白术10g，白鲜皮30g，乌梢蛇12g。7剂，水煎服。每日1剂，日2服。

随访：此后患者未来复诊，但半年后介绍了一名患者前来就诊，并嘱其告余，服药后骑车面痒面肿未作，今又有其友亦患此证，遂推荐前来诊治。

案例2：魏某，男，29岁，1996年5月8日初诊。

经常在喝啤酒后30~40分钟眼、唇黏膜渐渐肿胀，面部红赤，形象骇人。用抗过敏药和地塞米松则退去，昨日喝酒后病又复起，两目睑红肿如葡萄，口唇外突，厚重。纳可，便调，脉滑，苔薄，质红而润。

治法：此风热也，拟清热疏风退肿。

处方：川芎9g，荆芥12g，防风12g，菊花15g，僵蚕15g，薄荷6g（后下），蝉蜕6g，芦根15g，木贼10g，钩藤15g。

前后服20余剂，饮酒后面肿未作。

此2例面肿患者皆有病发猝然、肿消亦速之表现，符合风邪致病来去迅速之特点。但前者属卫阳不固，风邪外袭，得暖则消，故以小建中汤合玉屏风散治之；后者为风热上郁，以清热疏风，仿菊花茶调散治之。故"面肿曰风"在临证时还需辨证分治。

（周国琪）

二阳结，谓之消

（一）

《内经》时代已有消渴病的记载，病因归咎于"数食甘美而多肥也，肥者令人内热，甘者令人中满，故其气上溢，转为消渴"（《素问·奇病论》），病位涉及五脏,但对消渴病机的最佳概括则首推《素问·阴阳别论》的"二阳结,谓之消"句。

二阳,指阳明之胃与大肠,肠胃结热,津液枯涸,口渴善饥,发为消渴。后世治消渴有滋阴、润燥、降火等,疗效不一。笔者体会,清胃与大肠之热,滋胃与大肠之阴,是取效的关键。

案例:曾治一男性中年患者,日饮水 6 热水瓶,小便 20 余次,形体日瘦,苦不堪言。经西医住院检查月余,排除糖尿病、尿崩等病变,以口渴、尿频待查出院。患者在当地医院送服中药 80 余剂,收效不显。药有补气、敛津、养阴、清胃、益肾等。邀诊后,遍览前方,余亦技穷,后追询病史发现,患者饮食必欲经冰箱之冷食、冷饮而为快,大便干结,察舌质红,苔根黄。此二阳结热,胃、肠热盛。前医虽曾投石膏、知母之类,恐病深药轻,不足以克邪。

处方:生石膏 90g,知母、寒水石各 30g,甘草 6g,乌梅 12g,生大黄 9g(后下),粳米 60g(包煎)。

14 剂后,饮水、尿量皆减半,大便通调。前方续有增损,调治 2 个月余,诸症皆除,照常工作。

按:此案二阳热结,取大剂白虎直折火势,伍大黄通阳明之腑,釜底抽薪,结果较短时间内热撤渴平。

(王庆其)

(二)

语出《素问·阴阳别论》。言其胃肠邪热郁结,胃热则消谷善饥,发为消瘅。

二阳为足阳明胃、手阳明大肠。阳明之上,燥气主之。若过食肥甘、醇酒厚味,致使胃肠运化失常,积热内蕴,胃火炽盛,腐熟水谷亢进,故消谷善饥。临床多兼心烦口渴,大便秘结,舌红苔黄,脉滑实有力等。治宜清胃泻火,润肠通便。方用玉女煎(《景岳全书》:石膏、知母、生地、麦冬、牛膝)。若胃热炽盛,宜加黄连、栀子清胃泻火;大便秘结难解者,宜加大黄泻热通便。

案例:口甜属脾热,龈烂属胃火,口渴引饮,热在上焦无疑。脘嘈求食,热在中焦显著。小溲频多,热在下焦可知。照此形状,已成三消,脉象左大,舌苔薄腻。形肉未削,尚可挽救。滋五脏之阴,泻三焦之火。大熟地、木瓜、丹皮、金银花、淡竹叶、牛膝、石膏、知母、麦冬、生白芍、大生地。(《清代名医医案精华·金子久医案》)

按:本案口甜,龈烂,口渴引饮,脘嘈求食,证属热结二阳、阴津受灼之消渴,故治疗以清泻脾胃积热、滋阴生津之法而取效。

(王 琦)

其心刚,刚则多怒,故为消瘅

《灵枢·五变》:"人之善病消瘅者,何以候之? ……其心刚,刚则多怒,怒则气上逆,胸中畜积,血气逆留,宽皮充肌,血脉不行,转而为热,热则消肌肤,故为消瘅。此言其人暴刚而肌肉弱者也。"在《内经》中"消瘅"与"消渴"同义,消渴类似今之糖尿病。本节言消瘅病因与情志多怒有关。后世中医文献中亦有类似记载。如刘河间《三消论》云:"消渴者……耗乱精神,过违其度,而燥热郁盛之所成也。"《临证指南医案》云:"心境愁郁,内火自燃,乃消症大病。""经营无有不劳心,心阳过动,而肾阴暗耗,液枯,阳愈炽盛,是以能食而肌肉消瘦。"《医宗己任编》说:"消之为病……皆由不节嗜欲,不慎喜怒。"

现代心身医学认为,糖尿病属心身疾病,其发生发展与社会心理因素有密切关系。生活事件对患者反复刺激,能破坏机体防御机制,削弱其重新调节、适应和稳定内环境的能力,处于一种耗竭殆尽的状态。这种状态反过来又会加重患者精神紧张、焦虑、激动、易怒、抑郁等负性情绪反应,进一步导致胰岛功能减退和葡萄糖利用曲线降低。但社会心理应激效应一般在遗传、免疫因素和个性特征基础上才起致病作用。糖尿病易罹者,一般都有拘谨、情绪不稳定、固执、自卑,并有抑郁、神经质、内倾性格等个性特征。临床发现,情绪高度紧张可以出现一时性高血糖现象,强烈的精神刺激及情绪反应,可使糖尿病患者的血糖升高。另一方面,糖尿病患者易情绪悲观,致使烦躁、抑郁、焦虑、恐惧等情绪反应发生率增高,且老年糖尿病者中多见抑郁情绪。

临床治疗糖尿病不可忽视心理疗法,应努力消除由于精神、情绪因素对血糖的影响;让糖尿病患者掌握必要医药卫生知识和心理卫生知识,与医生密切配合,正确对待疾病,正确进行药物治疗、运动及饮食治疗;充分发挥患者的主观能动性,使患者认真监测病情,做好记录,定期复查,执行医嘱。

(王庆其)

消渴，治之以兰

《素问·奇病论》云："帝曰：有病口甘者，病名为何？何以得之？岐伯曰：此五气之溢也，名曰脾瘅。夫五味入口，藏于胃，脾为之行其精气，津液在脾，故令人口甘也，此肥美之所发也，此人必数食甘美而多肥也，肥者令人内热，甘者令人中满，故其气上溢，转为消渴，治之以兰，除陈气也。"经文提示以下意义：一，脾瘅是以口甘为主要特征的病，瘅者热也，脾瘅即是脾热；二，脾瘅是由嗜食甘美多肥的食品所引起；三，脾瘅可以转化为消渴，或者说脾瘅是消渴之先兆病症；四，消渴可用佩兰治疗，以祛浊清热。古之消渴病类似今之糖尿病（当然消渴不完全等同于糖尿病），考糖尿病的形成除与遗传因素及自身免疫有关外，与长期嗜食甘美肥脂食品有一定关系，而这些食品可令湿浊内生，郁而化热，故《内经》作者提出"治之以兰"。

查目前中医药治疗糖尿病大多采用清热润肺、补气养阴、清胃泻火、滋阴补肾、活血化瘀等方法，而芳香化湿、淡渗利湿之法被人们忽略了。诚然，糖尿病辨证属虚、属热者居多，但属痰湿内盛、湿浊化热者其实并不少见。据查痰湿内阻型糖尿病，多见于肥胖型非胰岛素依赖型糖尿病，此类患者胰岛素并不缺乏，而是周围组织对胰岛素的敏感性、反应性降低，血糖利用率减少。此型糖尿病常合并冠心病、高血压、高脂血症（又名代谢综合征）。实践证明，经临床辨证确属痰湿内阻型者，可采用芳化痰湿之方药，如苍术、陈皮、藿香、佩兰、竹茹、枳实、茯苓、薏苡仁、通草等，不仅对控制血糖，而且对改善肥胖、高脂血症等有较好疗效。

案例：阮某，男，48 岁。

素体肥胖，体重指数约在 28，平素身体尚好，偶有血压偏高，用药后即缓解，未能坚持服药。近日单位体检发现，胆固醇 7.8mmol/L，三酰甘油 2.1mmol/L，空腹血糖 8.1mmol/L。家族中其母有糖尿病史，因长期服用西药降糖药，后并发糖尿病性肾病，导致慢性肾衰竭。故患者情绪较紧张，尤其害怕西药的副作用。遂来请中医诊治，诊其体型肥胖，舌体胖苔薄，舌边有齿痕，血压基本正常，脉濡滑，目前基本无明显自觉症状。辨证属痰湿之体。

治法：拟芳香化浊，淡渗利湿。

处方：苍术 15g，薏苡仁 30g，制半夏 12g，茯苓 15g，藿佩兰各 15g，砂蔻仁各 4.5g（包煎），通草 3g，滑石 30g，陈皮 6g，竹茹 6g，枳实 9g，车前子 30g（包煎），泽泻 12g。

此方加减中曾用黄连、连翘、汉防己、茵陈、葛根等，治疗 1 个月后复查空腹血糖 6.8mmol/L，胆固醇 6.4mmol/L，三酰甘油 1.8mmol/L，还是无自觉症状，舌腻明显改善。继进 1 个月后，再次复查空腹血糖、餐后血糖均正常范围，胆固醇 6.5mmol/L，三酰甘油 1.6mmol/L。嘱注意饮食控制，适当运动，遂停药，随访半年，情况良好。

（王庆其）

血之与气，并走于上，则为大厥

语出《素问·调经论》。言如果血与气循经脉逆行，冲逆于上，就会发生大厥，即突然昏厥，不省人事。人身之气血，有升有降为常，有升无降或有降无升等皆为逆。《内经》所论"厥"之含义，概括起来有三个方面：一指突然昏厥，不省人事；二指四肢厥冷；三指气逆而上。虽然"厥"的含义颇多，但"厥者，气逆也"，是其纲要。所以说厥证的发生，是阴阳之气不相顺接，气机逆乱而致的一种病证。大厥的发生，多因平素精血亏虚，加以忧思恼怒，或饮酒饱食等，致使肝阳暴张，阳化风动，血随气逆，挟痰挟火，横窜经络，蒙蔽清窍所致，其基本病理变化主要在于气机逆乱，升降乖异，气血偏聚于上而失下降，神明为之蒙蔽，故临床表现以突然昏倒、不省人事为特征。若病势好转，上逆的气血能复返下行，则能生；若气血不复返下行，则预后不良。

大厥为一时昏倒，不省人事，属本虚标实证，基本在于肝肾精血亏虚；在标则多为风火痰，治疗宜根据"急则治其标，缓则治其本"的原则，首先分别标本，进行急救，用至宝丹辛凉开窍，或参附汤回阳固脱，以治其标；待神志清醒后，续用镇肝熄风汤（《医学衷中参西录》：怀牛膝、代赭石、生龙骨、生龟甲、生白芍、玄参、天冬、生牡蛎、川楝子、生麦芽、青蒿、甘草）滋阴潜阳，平肝息风，以治其本。

案例：韦某，男，34 岁。1981 年 11 月 28 日就诊。

患者于 1981 年 9 月 26 日，突然全身汗出如注，头昏头痛，胸闷欲吐，继之深度昏迷，不省人事，即送某地区医院急诊，诊断为"蛛网膜下腔出血"。经抢救苏醒，后又再次昏迷，病情日益加重，昏迷长达 60 多日。诊见深度昏迷，两目上视，面部色赤，大便硬结，数日不行，脉象弦硬而长。证属肝肾阴虚，肝阳偏亢，肝风内动。治宜益阴潜阳，平肝息风，降火止血。

处方：石决明 30g，牡蛎 30g，龙骨 30g，赭石 50g，生地 10g，麦冬 10g，牛膝

12g,钩藤 20g,知母 10g。清水煎汤。另取蜈蚣、全蝎各 1g,共研细末,用上药冲调。用 50ml 注射器,由鼻饲管注入。每日 1 剂,分 3 次注入。

服 10 剂后,病情逐渐好转。30 剂后,患者清醒,言语清楚,不需胃管鼻饲。50 剂后,两手能紧握物,右手活动自如,左手稍受限。最近随访,已能自行翻身起坐,大小便自理。[韦尚忠《广西中医药》1983(67):32]

按:本案以突然昏倒、不省人事为特征,符合《内经》"大厥"的病证特点。故治疗以滋阴潜阳、息风开窍获效。

（王　琦）

寒厥,不从外,皆从内也

语出《素问·厥论》。寒厥病机为阳气衰于下。其症状表现为患者自觉寒意从足趾上行至膝,以其阴气起于五趾内侧,汇于膝下而聚于膝上,使足下至膝为阴气充盛之处。患者自觉寒意自足下上行于膝,其中病因必是内伤而起,而非外邪侵袭。寒厥是如何失其所藏之阳而成疾的呢?从经脉循行来看,前阴为宗筋所聚,太阴阳明所合。人体阴阳二气与自然界阴阳运行规律一致,春夏季节阳气多而阴气少,到了秋天,则阴气盛而阳气相对不足。患者体质强壮,经秋冬过于作劳,阳气亏耗,则下气不复藏于下,上行补充亏耗。阳气上出,阴脏水寒之邪因从之而上也。内伤动中,阳气亏损,不能温煦经脉,而阴气独在,故手足自觉寒冷。

案例:尝治疗下肢发冷病一则。王某,年 52 岁,自述身体健壮,喜冷恶热,但 2002 年夏天开始自觉下肢发冷,开始时从脚底凉至膝盖,厚衣保暖无效。迁延年余,冷感加重,且渐至腿根,身体其他部位无异常感觉。患者 2003 年暑假延余就诊,面色红润,营养中等,双下肢皮温正常,肤色无改变,着棉裤,行走自如。问诊纳可,每日晨起腹泻,寐差。舌淡,苔薄白,尺脉沉细。诊为寒厥,肾阳虚证;泄泻,肾阳虚证。治以温肾舒筋活络。

处方:右归丸配合针灸足三里、下巨虚、三阴交、伏兔、然谷、内庭、厉兑。治疗 2 周,双足渐热。4 周,下肢冷感尽除而愈,停用针灸,继续服用右归丸,6 周腹泻止。

按:《素问·厥论》云:"寒厥之为寒也,必从五指而上于膝者何也?岐伯曰:阴气起于五指之里,集于膝下而聚于膝上,故阴气胜则从五指至膝上寒。"该患者两腿发冷,系从五趾而上于膝而来,后逐渐发展至腿根,与《素问·厥论》所述吻合。且其自恃素体健壮,不注意养生,日久肾阳亏耗,阳虚而晨起五更泄泻。正所谓"阳气衰于下,则为寒厥""其寒也,不从外,皆从内也",阴寒之气逆行膝上,而致下肢自觉寒冷。拟以右归丸配合阳明经穴温肾舒筋活络。阳明为多气多血之经,且阴阳二气生于胃腑,藏于肾脏,温养该经,则下肢得养,肾阳得充;又加之右归丸填补肾阳,肢冷腹泻皆自去。

（王丽慧）

阴气衰于下,则为热厥

语出《素问·厥论》。言如果阴气衰竭于下部,阳气偏盛,便发为热厥证。

热厥的发生,多由于房室不节,恣情纵欲,醉以入房,以欲竭其精,耗散其真,而致使肾阴不足,阴不足则肾阳独亢,阳盛则热,发为热厥,这是损伤真阴的一方面;另一方面是嗜酒狂饮,致使湿热内蕴,灼伤真阴;或湿困脾土,脾失健运,气血津液生化无源,而使真阴日亏,这样亦可导致阴虚阳亢而形成热厥。正如该篇所指出的:"酒入于胃,则络脉满而经脉虚,脾主为胃行其津液者也,阴气虚则阳气入,阳气入则胃不和,胃不和则精气竭,精气竭则不营其四肢也。此人必数醉若饱以入房,气聚于脾中不得散,酒气与谷气相搏,热盛于中,故热遍于身内热而溺赤也。夫酒气盛而慓悍,肾气有衰,阳气独胜,故手足为之热也。"由于"阳气起于足五指之表,阴脉者集于足下而聚于足心",故阴虚则阳必乘之,阳盛则热,故热厥起于足心。此外,邪热过盛,阳邪于里不能外达肢末;或邪热伤阴,阴虚阳亢,阴阳之气不相顺接,亦能发为热厥证。

热厥临床表现为手足心热,身热,小便黄赤等;或初病身热头痛,继则神志昏愦,手足厥冷,脉沉伏、按之滑,或畏热,或渴欲饮水,或扬手掷足,烦躁不得眠,胸腹灼热,便秘尿赤等。前者属虚,后者为实。根据"盛则泻之、虚则补之"的治疗原则,前者宜滋阴清热,方予知柏地黄丸(《医宗金鉴》:知母、黄柏、山茱萸、山药、丹皮、泽泻、茯苓、熟地);后者宜宣通郁热,轻证用四逆散,重证用白虎汤、大承气汤、凉膈散等。

案例 1:李某,男,43 岁。1980 年 1 月 11 日初诊。

于 1978 年 10 月无明显诱因而自觉双下肢发凉,厂医诊为肾阳虚证,曾用金匮肾气丸、青娥丸等大量温补药,而病情未能控制,仍逐渐发展。冷感向上至腰部,向下则冷至足心,如赤足立冰上,寒冷彻骨。同时伴有下肢麻,痒如虫行,小便余沥与阳痿等症。曾先后在多家医院检查,均未见异常,而建议中医治疗。虽服补肾壮阳、益气和血等中药200余剂，未能见效。就诊时：患者素体健康，面部丰腴，两目有神，舌质色绛，少苔，脉弦而数。问其饮食如故，大便不爽，小便短少而发黄。初投四逆散，按阳厥之证治之，药进3剂，厥冷仍然，乃又反复追询其病情，患者才说出睡眠不佳，且多乱梦，而心时烦，容易汗出。视其舌尖红如杨梅，脉来又数。证属阴虚于下而心火独旺于上。其证与黄连阿胶汤颇为合拍，乃疏下方治疗。

处方：黄连9g，黄芩3g，白芍6g，阿胶9g（烊化），鸡子黄2枚（自加）。

以上5味，用水3碗，先煮3物，取1碗，去滓，纳胶烊尽，小冷，纳鸡子黄，搅合相得，分2次服下。

服药3剂后，患者即觉下肢寒冷麻木之感逐渐消退，心烦、汗出、失眠多梦等症均有明显好转，小便余沥和阳痿亦有所改善。察其舌，仍红赤而少苔，脉弦而微数。继宗原法治之。

处方：黄连9g，阿胶10g（烊化），黄芩3g，白芍9g，鸡子黄2枚（自加），丹皮6g。6剂，煎服法同前。

1月30日，适值降雪，寒风凛冽，但患者并无异常寒冷之痛苦，腰以下厥冷证基本告愈。1个月后，据患者言，未再复发。[刘渡舟医案，《中医杂志》1980（12）：19]

按：本案以肢厥逆冷为主证，虽屡用温肾助阳而厥冷如故，经详询病情，始得真象。证属阴衰于下，阴阳上下阻绝不通，水火不相既济，与《内经》"阴气衰于下，则为热厥"病机相同，故投以黄连阿胶汤泻南补北、交通心肾而获效。

案例2：张某，年二十许，素体无恙，1951年初夏。

突然在睡眠后发生噩梦不醒之症，其病呼吸如常，面色不改，唯呼之不应，触之不觉，体温不如常人，以是邻里感惊为怪病。就诊时，患者如假死已二三日，先以手触其额，次按胸腹，均感其身热不加，以针强刺其唇中及虎口（即水沟及合谷穴），仅见微以眉峰一蹙而已，及诊至尺肤，则发现患者两手沉冷过肘，足部之冷亦已超过膝部，并根据其六脉沉迟。唇舌黯淡等见证，确认其病属寒痰厥逆，为拟三生饮方作汤，一服而苏。

处方：生川乌3g，生附子3g，天南星4.5g，广木香3g，石菖蒲6g，灯心90cm，朱砂0.3g。[印会河医案，《中医杂志》1959（9）：36]

按：本案状如假死，四肢厥冷，六脉沉迟，为寒伤阳气，阴盛于内，阳衰于下，寒痰厥逆之候。治以三生饮温阳散寒，涤痰开窍。一剂神效，化险为夷。

（王 琦）

肉痿者,得之湿地也

《素问·痿论》曰:"有渐于湿,以水为事,若有所留,居处相湿,肌肉濡渍,痹而不仁,发为肉痿。故《下经》曰:肉痿者,得之湿地也。"指出久居湿地,感受湿邪,乃肉痿之病因也。

中国中医研究院(现中国中医科学院)原副院长赵锡武就曾以《内经》这一理论治疗一肉痿患者。

案例:范某,男,64 岁。

两腿麻木无力,感觉丧失 6 年。于 1969 年因胃及十二指肠溃疡出血而行胃次全切除术。术后长期消化不良,纳少,常感两足如着袜套,用热水泡脚不知热,鞋子掉了还往前走,行步无力,站力不稳,经常摔跤。西医诊断:多发性神经炎。伴有纳呆,失眠,头晕目眩,耳鸣、耳聋等症,尿频,便溏,一日数行,苔厚白腻,脉沉细。此乃肉痿,久居湿地,脾失健运,肝肾不足,筋骨失养。

治法:培补肝肾为主,佐以健脾利湿。

处方:淫羊藿 30g,熟地 18g,杜仲 12g,巴戟天 12g,附片 18g,龙骨 18g(先煎),天麻 12g,白蒺藜 30g,茯苓 18g,猪苓 12g,桂枝 15g,白术 24g,山药 18g。

此方加减连服 2 个月后,两腿有力,站立平稳,能扶桌子行步,食欲增进,偶尔能听到钟表声,趾凉减轻,大便成形,尿频好转,仅下肢发凉,腰酸,乏力,口干,脉弦细,两尺无力,舌质淡,苔薄。再拟补益肝肾调治之。

按:分析此痿证案例,病因有二:外因由久居湿地,湿邪浸渍,留连筋脉;内因为胃大部切除后,脾不能为胃行其津液,肌肉失养,还兼有脾虚生湿。观其症状,病之初起两足尚有疼痛感,说明筋脉气血痹阻,至后期则麻木不仁,难以步履,正符合"肌肉濡渍,痹而不仁,发为肉痿"之经旨。从病位言,先病在脾,后病肝肾。故治疗以虎潜丸合五苓散加减,补肝肾强筋骨,健脾气以除湿邪,使五体得养,寒湿尽去,肉痿病证得以改善。

(周国琪)

五藏使人痿

痿证,以四肢运动障碍为主要特征,有的还伴有肌肉萎缩。此证在《内经》

中已有专论。《素问·痿论》对其病因病机、证候表现及治疗原则均作了全面阐述,虽历时 2000 余年,至今仍对临床起着积极的指导作用。依据《内经》"五藏使人痿"的理论,指导临床治疗甲状腺功能亢进性肌病、腰椎结核性脓肿、颈椎病、脊髓空洞症、麻醉损伤腰骶神经根等疾病引起的以肢体运动障碍为主要症状的病例,浅述心得体会。

1. **脾气热致痿** 《素问·痿论》论痿证病机中,非常强调:"五藏因肺热叶焦,发为痿躄。"说明肺热叶焦乃病机之要点。然而,五脏之中一脏气热也可单独致痿,如肉痿即由脾热所致,其曰:"脾气热,则胃干而渴,肌肉不仁,发为肉痿。"

案例:临床辨证肉痿时,医家常重视脾气虚弱导致或脾胃湿热等因素所致,此固然应该考虑,但不可忘记脾气热盛亦是病机之一。

杨某,男,40 岁,1998 年 10 月 8 日初诊。

近 2 个月来双下肢乏力明显,初起上楼及蹲下困难,渐至难以步履。腰椎 CT 检查(−)。尿液肌酸 19mmol/L;尿肌酐 140mmol/L,甲状腺素 165nmol/L;三碘甲状腺原氨酸 3.9nmol/L。西医诊断为甲状腺功能亢进性肌病。先后用甲硫氧嘧啶、丙硫氧嘧啶治疗,均因白细胞计数降低而停药,乃从中医治疗。诊见两下肢肌肉萎缩,颈部无明显肿块,心慌,怕热汗出,口干引饮,消谷善饥,大便溏薄,一日数行,小便短赤,脉数滑而弦,苔薄质红。

辨证:脾胃热盛而痿。

治法:清热泻火,滋养宗筋。

处方:黄连 9g,黄柏 9g,石膏 20g,知母 15g,玉竹 12g,熟地 10g,怀牛膝 15g,白芍 9g,天麦冬 12g,炙甘草 9g,海藻 12g,昆布 10g。7 剂,水煎服,每日 1 剂,每日 2 服。

二诊:消谷善饥已明显减轻,大便仍溏薄,每日 2 次。口干依然,脉弦滑,苔薄质红。

上方加沙参 12g、怀山药 10g、炒白术 10g。10 剂,煎服法同前。

三诊:能下床站立,并在屋内走动,时间较短暂。每餐 100g 米饭,两餐间不需再进饮食,口干已除,大便每日一行,苔薄质红已减。上方去黄连、黄柏,加炙黄芪 15g、茯苓 12g。连服 2 个月,肌肉恢复如常,行走逐渐有力,各项检查指标均恢复正常。续以此方服用半年,病情稳定。

按:此患者因脾气热而胃津亦亏,胃火亢盛则消谷善饥,"已食如饥者曰胃疸"(《素问·平人气象论》)。此虽能消谷,但因"脾病不能为胃行其津液,四肢不得禀水谷气,气日以衰,脉道不利,筋骨肌肉,皆无气以生,故不用焉"(《素问·太阴阳明论》),故治疗先期以玉女煎加味清泻脾胃之火,又能滋阴生津,润养宗筋,更用海藻、昆布化痰散结以治甲状腺功能亢进。后期减轻清火作用,加强脾气运化作用,使肌肉得以滋养,肢体运动有力。

2. 肾气热致痿 《素问·痿论》曰:"肾气热,则腰脊不举,骨枯而髓减,发为骨痿。"又曰:"肾者水藏也,今水不胜火,则骨枯而髓虚,故足不任身,发为骨痿。"骨痿多由肾气热,肾精亏蚀,骨枯而髓减所致,虚热、精少、腰脊及下肢痿废是其主症。

案例: 丁某,女,70岁,2001年2月3日初诊。

半年前开始腰痛,难以转侧,动则牵引髀、腘、腨皆痛,自贴药膏以止痛。近1个月来渐出现双侧下肢无力,行走困难,经磁共振检查提示腰4、腰5椎间结核性脓肿。考虑患者体弱肿块大,故采用保守疗法,用异烟肼、利福平治疗,又因呕吐不止,不得已停药,遂来中医科诊治。

诊见形体极度消瘦,神疲乏力,午后微热,两颧暗红,口干引饮,腰背痛,昼轻夜重,两下肢呈弛缓性瘫痪,纳呆,恶心呕吐,脉细数而弦,苔少质红。

辨证: 肾气热,肾阴亏损。

治法: 清热养阴,益肾强骨,和胃降逆。

处方: 地骨皮15g,秦艽10g,鳖甲10g,银柴胡15g,当归9g,百部9g,川朴9g,七叶一枝花30g,泽漆15g,黄芩9g,川断15g,桑寄生15g,姜半夏15g,炒楂曲30g,香砂仁6g,炙甘草6g,大枣5枚。7剂,水煎服,每日1剂,每日两服。并嘱用腰托护腰。

二诊: 呕吐恶心减轻,腰痛好转,两足稍觉有力,苔脉同前。上方加蜈蚣3条、全蝎6g。7剂,煎服法同前。用此方连续服用3个月,现纳食稍增,腰痛明显减轻,已能在家中走动,并做少量家务,偶有腿痛。1年后复查磁共振,肿块明显缩小。2年之后第3次磁共振复查,病灶已消。

按: 此患者年高体弱,肾精本已虚损,又操劳过度,痨瘵乃生。病在肾府,水不胜火,耗精灼髓而成痿证。方用清骨散加减,以治骨蒸劳热,此为治本,而和胃降逆,保护胃气亦甚为重要。痨瘵属消耗性疾病,如胃气衰败则更加重此疾,故在治疗中始终不忘护胃,使水谷精气渐增,则肾精得养,骨髓得充,痿证得除。

3. 骨髓空虚,下气不足致痿 《素问·痿论》中一再强调"骨枯而髓虚……发为骨痿""骨枯而髓减,发为骨痿"。可见骨髓空虚致痿,当是痿之重要病机。《灵枢·口问》又曰:"下气不足,则乃为痿厥。"

案例: 蔡某,女,36岁,1999年6月2日初诊。

1995年开始腿软无力,走路不稳,容易摔倒,渐至双侧下肢肌肉萎缩,左腿甚于右腿,大小便时蹲下亦觉困难,洗脚时开水烫红仍无感觉,下肢皮肤无汗,色泽暗红。舌质暗淡,苔薄,脉细弱。磁共振提示腰4~骶1脊髓空洞症。

辨证: 骨髓空虚,气不行血。

治法：益肾填髓充骨，补气行血。

处方：牛脊髓粉 20g，鹿角腔 30g，龟甲胶 15g，山萸肉 20g，紫河车 10g，补骨脂 15g，熟地 10g，全当归 9g，杜仲 15g，川断 15g，桑寄生 15g，生晒参 10g。7剂，水煎服，每日 1 剂，每日两服。

二诊：走路较前有力，行步仍不稳定，精神稍振，舌质淡白，苔薄，脉细弱。上方加仙灵脾 12g、怀牛膝 15g。21 剂，煎服法同前。

三诊：走路摔倒已少，肌肉萎缩得到控制，皮肤色泽转红，亦有微汗出。病情好转，上方续服，随访至今，病情稳定。

按：此案为下焦肾精匮乏，骨髓空虚，使肾之阳气不足，卫阳之气不能布行于表。则腠理开合不得，汗不出；清阳不能实四肢，则肌肉萎缩乏力；气虚不能行血则皮色暗，舌质暗淡。"形不足者温之以气，精不足者补之以味"。《临证指南医案》邹滋九按："精血内夺，奇脉少气而成痿者；以填补精髓为主。"叶天士治疗此类痿证重用血肉有情之品，今仿叶氏之治，以血肉之品填补精髓，以温补阳气以行血脉之药佐使，药已对症，疗效迅捷。可见痿证并非皆从热论，元气败伤，精虚不能灌溉，血虚不能营养等皆可能致痿。张介宾在《景岳全书·杂证谟》中总结得好："故当酌寒热之浅深，审虚实之缓急，以施治疗，庶得治痿之全要。"

（魏品康　周国琪）

居处相湿，肌肉濡渍，痹而不仁，发为肉痿

《素问·痿论》曰："大经空虚，发为肌痹，传为脉痿。"又曰："居处相湿，肌肉濡渍，痹而不仁，发为肉痿。"据此可见，痹证虽与痿证是两种不同的病证，应该相互鉴别，但两者之间却又有联系，痹证日久，营卫气血运行不利，五体失养，可以导致痿证。

案例：张某，男，45 岁，1997 年 10 月 12 日初诊。

初起颈项不舒，肩背酸痛，两侧手指均有麻木、触电感，遇阴寒气候或疲劳后则甚，得热则稍缓。X 线颈椎摄片提示颈 5~6、颈 6~7 椎间狭窄。1 年后四肢肌肉渐进性萎缩，握力减低，走路疲乏，阳痿，头晕目眩，神疲乏力，记忆力明显减退，畏寒怕冷，纳可，苔薄脉细，尺部尤甚。

辨证：痹邪留连，肾阳虚衰，宗筋弛纵。

治法：拟温补肾阳，祛风通络，充养宗筋。

处方：鹿角 15g，淫羊藿 20g，仙茅 15g，锁阳 15g，巴戟肉 15g，熟附块 12g，威灵仙 18g，鸡血藤 30g，络石藤 30g，怀牛膝 15g，杜仲 20g，全当归 10g，龟甲 9g，麦冬 10g，蜈蚣 2 条。14 剂，水煎服，每日 1 剂，每日两服。

二诊：背部疼痛减轻，自觉身体较前轻松。手指麻木触电感依然，精神稍振，苔脉未见明显改变。上方加伸筋草 30g、全蝎 9g、桂枝 9g。14 剂，煎服法同前。

三诊：手指触电感偶有，麻木明显改善。每日能坚持走 10 分钟。上方加减服用 1 年余停药。

按：此例病案先患关节酸痛、麻木等感觉障碍为主的痹证，日久转变成四肢逐渐萎废的运动障碍为主的痿证。痹证传为痿证皆有一个较长的病程，肌肉萎缩也是渐变的，此时用药重点已转入治痿，故以温肾充养宗筋为首要，然病由痹而起，故祛风通络、通利营卫亦必不可少，是为"问者并行"，标本同治。

（魏品康　周国琪）

刺脊间，中髓为伛

痿证可由于医者诊疗时操作失误导致。《内经》警示："刺脊间，中髓为伛。"此"伛"为筋脉拘急，运动障碍之证，属拘挛性瘫痪，为痿证类型之一，多由麻醉、针刺或推拿不当，损伤脊髓所致。

案例：邹某，女，23 岁，2000 年 12 月 24 日初诊。

今年 10 月 24 日在硬膜外麻醉下行剖腹产术。术后双侧下肢瘫痪，肌肉张力减退，腱反射消失，并伴感觉缺损。CT 检查提示腰 1~2 及骶 5 两段硬膜外积气，诊断为腰骶神经根损伤。诊见腰脊不举，胫纵不任地，伴麻木不仁，神疲乏力，纳呆，苔薄腻，脉沉细。

辨证：此属外伤，又兼产后，虚实夹杂。

治法：先拟活血祛瘀，补肾益髓。

处方：桃仁 9g，红花 6g，归尾 10g，川芎 9g，川怀牛膝各 15g，赤芍 9g，熟地 9g，鹿角 15g，龟甲 12g，陈皮 9g，炙甘草 9g。7 剂，水煎服，每日 1 剂，每日两服。并施针灸及电兴奋等辅助治疗。

二诊：臀部以下逐步有感觉，右下肢稍能动作，纳增，苔薄白，脉沉细。上方去陈皮，加地龙干 10g、蜈蚣 3 条、紫河车 12g。7 剂，煎服法同前，针灸理疗继续。

三诊：大腿开始有感觉，右下肢肌力达Ⅲ级，左下肢稍差。苔脉同前。

上方去川牛膝，加杜仲15g、全蝎9g。7剂，针灸理疗继续。

四诊：足部开始有知觉，右下肢已恢复功能，走路尚不稳定，再以前方调理数月。现已痊愈。

按：此案病变猝发于生产时，麻醉所伤部位正对两肾俞之间，亦即《素问·刺禁论》告诫"七节之傍，中有小心"之处。患者产后本身已元气大伤，更加之脊髓受损，还有瘀血内留，治疗当活血祛瘀以疗针伤，补肾填髓以救其损伤之脊髓。再配合针灸、电兴奋等外治法，疗效明显，预后良好。

（魏品康　周国琪）

荣气虚则不仁，卫气虚则不用

"荣气虚则不仁，卫气虚则不用，荣卫俱虚，则不仁且不用"，语出《素问·逆调论》。言荣气虚弱，就会使皮肉麻木不仁；卫气虚弱，则使人肢体不能举动；如荣卫皆虚弱，那就会出现麻木不仁，而且不能举动，不知痛痒寒热，不能随意运动。荣气是运行于脉中的精气，出于中焦，有化生血液、营养周身的作用。故《素问·痹论》指出："荣者，水谷之精气也，和调于五藏，洒陈于六府，乃能入于脉也。故循脉上下，贯五藏络六府也。"《灵枢·邪客》也说："营气者，泌其津液，注之于脉，化以为血，以荣四末，内注五藏六府。"荣气充足向内则人体五脏六腑得以充分灌溉滋润，获得足够的营养，向外则能润泽筋骨肌肉，使筋健骨强、肌肤柔润，感觉敏锐。若荣气不足，筋骨肌肉失于濡润温养，则可产生肢体麻木不仁等病变。

卫气亦生于水谷，来源于脾胃，其性慓疾滑利，不能入于脉中，故不受脉道的约束，而行于脉外。诚如《素问·痹论》所说："卫者，水谷之悍气也，其气慓疾滑利，不能入于脉也，故循皮肤之中，分肉之间，熏于肓膜，散于胸腹。"其功能在于内则温煦五脏六腑，外则温养皮肤肌肉，具有保卫机体、抵御外邪的功能。故《灵枢·本藏》说："卫气者，所以温分肉，充皮肤，肥腠理，司关合者也……卫气和则分肉解利，皮肤调柔，腠理致密矣。"若卫气不足，外邪入侵，皮肤肌肉失于温养，则可引起肢体活动障碍等病变。

荣气与卫气同源异流，关系非常密切。在正常生理情况下，它们相互依存，相互促进，从而维持人体的正常功能。在病理情况下，它们往往互相影响，由此及彼，故临床多对肢体麻木、痿弱不用一类病证，采用调和营卫的治法。

1. **营血亏虚,肢末失养** 营气源于脾胃,出于中焦,有化生血液和营养周身的作用。若饮食不节,劳倦内伤,致使脾胃内伤,气血生化无源,营血因而不足,发为麻木不仁之证。临床表现肢体麻木,不知痛痒,筋骨肌肉瘦削,舌质淡,苔薄,脉细弱。治宜调营养血,方予归芪桂枝汤(习用方:当归、黄芪、桂枝、白芍、大枣、炙甘草)。

2. **卫气不足,营卫失调** 卫气运行于脉外,有温养内外、护卫肌表、抗御外邪、滋养腠理、开阖汗孔等功能。若久病失调,或表气素虚,致使卫气不足,营卫失调,发为肢体不用之证。临床表现肢体活动不利,自汗恶风,身痛乏力,或心悸气短,舌淡嫩,苔薄白,脉浮缓。治宜益气固表,调和营卫。方如黄芪桂枝五物汤(《金匮要略》:黄芪、桂枝、白芍、生姜、大枣)。

案例:赵某,男,50岁。1939年9月18日初诊。

猝然昏倒,左边半身麻木不仁,步履艰难,口角㖞斜,流涎不止,言语謇涩,带有痰声,不能起床已月余矣,脉沉而细。宜养正活络祛痰,以王清任法加减之。

处方:生黄芪45g,桂枝尖4.5g,赤芍9g,当归9g,地龙肉6g,川芎3g,桃仁3g,红花6g,竹沥水12g(2次兑服),生姜汁3滴(2次兑服)。舒络丸1丸,白水下。

二诊(9月19日):服药患侧觉温,但仍麻木不仁,再以前法加量治之。

处方:生黄芪60g,桂枝尖4.5g,赤芍9g,当归9g,竹沥水12g(兑服),生姜汁3滴(兑服),川芎4.5g,地龙肉9g。舒络丸2丸,白水下。

三诊(9月20日):服药见效,患侧已能转动,口歪虽在、已不流涎,且能自饮,语言尚謇。再以前方加桃仁6g、橘络4.5g、桑枝9g治之。

四诊(9月21日):中风半身不遂,药已大效,已能离床步履,语言亦渐清晰,脉渐有力,再以养正活络法加味调理善后而愈。[赵树屏医案,《中医杂志》1958(4):265]

按:本案半身麻木不仁,步履艰难,不能起床月余,特合《内经》"荣气虚则不仁,卫气虚则不用"的病机理论。故治疗始终以黄芪、桂枝、赤药等益气和营,佐以化痰适络之品而获效。

(王 琦)

荣气虚则不仁

语出《素问·逆调论》。"荣"通营;"不仁",指肌肤知觉减退,不知痛痒。《诸病源候论》言"不仁"之状为"搔之皮肤,如隔衣是也"。营气有化生血液、营养全身的作用。肌肤麻木的原因甚多,然以营血不能滋荣肌肤而致者多。

有一老妪,年近古稀,半载来常觉右侧牙龈及上唇处皮肤麻木不仁,虽不影响进食,但颇难受。初以热敷尚能缓解,继则痛痒全然不知。曾经针刺数次,症未见减;服地巴唑及维生素 B_1 等亦不效。患者有高血压病史,自惧有偏瘫之虞。来诊时血压正常,局部痛觉略低于左侧,伸舌不偏,两侧鼻唇沟对称,鼓气试验无异常,露齿两侧口角对称,眼裂等大。此营气不荣肌肤,虚风作祟。治拟养血祛风和营。方用生熟地、当归、白芍、川芎、丹参、小胡麻、炙地龙、白附子、炙僵蚕、细辛、甘草。连进 10 余剂,右口角及牙龈麻木渐减。上方加黄芪、鸡血藤等进退,续服,诸症消失,血压始终正常。

(王庆其)

虚邪偏客于身半,发为偏枯

《灵枢·刺节真邪》曰:"虚邪偏客于身半,其入深,内居荣卫,荣卫稍衰,则真气去,邪气独留,发为偏枯。"言其人体正气内虚,邪气乘虚而入,若邪气独留下身半,则发为偏枯。

偏枯,亦称"偏风"。多因正气不足,营卫亏虚,卫外不固,风邪乘虚入中络脉,致使气血痹阻,营卫不和,发为本病。至虚之处,即为邪留之所,邪踞于左则病在于左,邪踞于右则偏枯于右。临床以一侧上下肢偏废不用,或兼手足麻木不仁,久则患肢肌肉枯瘦,神志无异常变化等为特征。治宜益气温经,和营通络,方予黄芪桂枝五物汤(《金匮要略》:黄芪、桂枝、白芍、大枣、生姜)。如兼血虚,可加当归、鸡血藤以补血;气虚则倍黄芪,加党参以补气;筋骨萎软,加木瓜、杜仲、牛膝以强壮筋骨,阳虚加附子以温阳。若兼半身不遂、口眼歪斜、语言謇涩、口角流涎等气虚血滞、脉络瘀阻证者,又宜益气活血、化瘀通络,予补阳还五汤(《医林改错》:黄芪、当归、赤芍、地龙、川芎、桃仁、红花)。

案例:赵俊川,男,59 岁。1939 年 9 月 18 日初诊。

猝然晕倒,左边半身麻木不仁,步履难艰,口角㖞斜,流涎不止,言语謇塞,带有痰声,不能起床已月余矣,脉沉而细。宜养正活络祛痰,以王清任法加减之。

处方:生黄芪 45g,赤芍 10g,当归 10g,地龙肉 6g,川芎 3g,桂枝尖 4.5g,桃仁泥 3g,南红花 6g,竹沥水(2 次兑)12g,生姜汁(2 次兑)3 滴,舒络丹 1 丸(白水下)。

二诊(9月19日):猝然中风,左半身不遂,步履难艰,语言謇涩,不能起立。服药患侧觉温,但仍麻木不仁,再以前法加量治之。

处方:生黄芪60g,赤芍10g,当归10g,竹沥水(2次兑)12g,生姜汁(2次兑)3滴,桂枝尖4.5g,川芎4.5g,地龙肉10g,舒络丹2丸(白水下)。

三诊(9月20日):服药见效,患侧已能动转,口歪虽在已不流涎,且能自饮,语言尚謇,再次以前方增量治之。(方略)

四诊(9月21日):中风半身不遂已大效,已能离床步履,语言亦渐清晰,脉渐有力,再以养正活络法加味治之。

处方:生黄芪60g,赤芍10g,当归10g,南红花10g,地龙肉6g,桂枝尖4.5g,川芎4.5g,桃仁泥10g,半夏6g,南星(胆炙)6g,橘络4.5g,川羌活3g,竹沥水(分兑)12g,生姜汁(分兑)3滴,舒筋丹2丸(分下)。

前方服后步履如常,语言已清,口㖞已止,照原方加橘红6g、桑枝10g。[赵树屏医案,《中医杂志》1958(44):265]

按:患者年近六旬,正气已虚,营卫不和,虚邪侵袭,独留身半,遂致偏枯。治疗始终以补阳还五汤加减益气通络,调营和正,使正胜邪去,气血和调,故收效满意。

(王 琦)

石 瘕

自《灵枢·水胀》提出"石瘕"之名至今,对此症的研究就未曾中断过,但仍有许多问题难以详明。如:其究竟与西医妇科何种疾病相对应?其病因病机是否仅限于寒凝血瘀?其治疗是否不离活血化瘀?故深入探讨确有必要。

经文言:"石瘕生于胞中,寒气客于子门,子门闭塞,气不得通,恶血当泻不泻,衃血留止,日以益大,状如怀子,月事不以时下。皆生于女子,可导而下。"短短数语,将一个石瘕作了全面概括,虽《内经》其他篇章中也屡见"瘕"之名称,却皆未有如此详尽。

隋代巢元方在《诸病源候论·八瘕候》中提出了"八瘕"之名,将瘕分为8种,并逐一论述。但此后的大多医家,在临床对妇女腹中积块之病变,并不如此烦琐细分。

中国最早的文字工具书《说文》解释:"瘕,女病也。"再依据《内经》与《诸病源候论》所言,此病位于"胞中""胞胎"(即子宫),且与月经失调有关,当属妇科疾病是毋庸置疑的。

疑问在于,石瘕之妇女腹中的包块究竟属何种性质?也就是说它到底是有形的还是无形的呢?对此,历来有两种不同看法。其一,认为瘕之音义同假,其包块属假性,可聚可散而无形,与中医内科之聚证相同;其二,认为瘕之音同瑕,其包块为腹中有物形者。可见,读音不同而其意各异,具有形与无形之别。笔者认为,石瘕当属后者,是瘀血积留渐成的包块,非假性而为实性。经文以"石"字命名,说明其包块不仅有形且坚硬,从原文对此病提示的治疗"可导而下"也证实了这一点。

石瘕与西医何种妇科疾病相对应呢?这也是大家争论的一个焦点。目前较为普遍的看法,将石瘕等同于子宫肌瘤。其实,从中医角度而言,是绝不赞成用中医病名与西医病名画等号的。在查阅大量古今资料后,可以确认《内经》所言石瘕范围甚广,并非单指某一种西医的妇科疾病,而是包括了病机以瘀血为主、病位于胞中的妇科癥瘕类疾病,如生于子宫的良、恶性肿瘤以及瘀血经闭等皆可涵盖其中。

自《内经》至清代,大部分医家对石瘕病因病机的认识都没有超出寒凝血瘀。据"可导而下"之经旨,其治疗自然也就以活血化瘀、消导通下为主,或内服活血逐瘀消积之药,或外用坐药,或以针刺疏通经络。因瘀血被视为病理产物,属于致病邪气,故对由此而引起的石瘕,攻邪也就成了其主方向。

基于上述,可见医家们对石瘕只是在《内经》原有基础上加以阐述,并未加以更深层的发掘。由于石瘕是女性常见病,甚至是肿瘤,严重影响着女性健康,近年来非手术治疗越来越被人们所重视,中医药治疗所具有的独特优势日显突出。来自于资料与临床调研的信息充分表明,当前对石瘕病证的研究较之古人已有很大超越。

目前对石瘕病因病机的认识除寒凝血瘀外,另有气滞血瘀、湿邪阻滞、气虚血瘀、冲任亏损等。总结新的认识,我们可得出如下几方面特点:一是已跳出《内经》寒凝血瘀的病因病机范围,从多个角度探求;二是根据生物 - 心理 - 社会医学模式,更重视患病之"人",注重发掘妇女生理与心理特征变化与本病多发性的内在联系;三是从虚实两端来认识其病证,不仅限于原本单一的实证病变。

随着对石瘕病因病机的深入研究,针对性的治疗也有了新发展,中医药的治疗方法显得更加灵活多样。在活血化瘀的基础上,寒凝血瘀者配以温经散寒,气滞血瘀者配以理气行滞而理气尤重疏肝,湿邪阻滞者配以清利湿邪,气虚血瘀者配以益气扶正,冲任亏损者配以益冲消瘀等,现代中医们自拟了众多新的治方,将古今之方结合运用,辅以针刺、外敷、阴道给药等外治法,大大提高了临床疗效。

案例:郑某,女,34岁,初诊为1996年9月。

小腹胀满疼痛,扪及包块,推之不移,痛有定处,带下增多,色微黄,气腥秽,舌边尖红,苔微黄,舌质暗,舌下络脉增粗,脉弦细而数。B超提示子宫后壁强回声团,并可见多处小暗区包块。患者1995年初患乙肝,肝功能反复异常,心情抑郁不欢,兼经期行房。

辨证:属肝郁气滞在先,房事不节在后,终致气滞血瘀而成癥瘕。

处方:香棱丸加减(《济生方》)。

木香、三棱、莪术、丁香各12g,小茴香6g,川楝子10g,青皮10g,枳壳10g,红藤10g,蒲公英10g。5剂显效,守方服25剂症状消失,B超复查正常。

按:妇女以肝为先,最易因情志变化而致气血失调,故气滞血瘀与石瘕的发生有着必然联系,并不少见于寒凝血瘀。除药物治疗的疏肝理气、活血化瘀外,还必须重视心理状态,即调理情志、稳定情绪是促进病愈的重要环节。

遵崇经旨而又不拘泥于此,循古今理论与治验搜集整理,结合临床运用两条路线探寻下去,方能使《内经》理论学有所用,学有专长,学有发挥。

(齐 南)

其著于伏冲之脉者,揣之应手而动

"其著于伏冲之脉者,揣之应手而动,发手则热气下于两股,如汤沃之状。"语出《灵枢·百病始生》,说明邪气留著于伏冲之脉而形成的积,以手按其积所在之部位,手下有跳动的感觉,抬手时患者觉得有热气下行于两股之间,好像用热水浇灌似的难受。

关于积形成的病因病机,《灵枢·百病始生》有所描述。其病因归纳起来主要有三方面。一是外感寒邪,如篇中所云"积之始生,得寒乃生,厥乃成积也"。寒邪是积证的主要原因,因寒为阴邪,其性收引凝滞,寒邪从皮毛侵入经络、胃肠募原等,导致血脉瘀滞或津液停聚,日久成积。二是饮食失调,居处失节,如篇中所说"卒然多食饮则肠满,起居不节,用力过度,则络脉伤"。暴饮暴食,起居失节,络脉损伤出血,离经之血留而不去,瘀血凝滞日久而成积。三是七情内伤,如篇中所云"若内伤于忧怒,则气上逆"。忧思恼怒,导致内脏气机逆乱,津液营血运行障碍,日久成积。可见,寒凝、气滞、血瘀、津停,积聚日久不散,是积证产生的主要病机。积证初期,多以邪实为主,若失治误治,病延日久,则可伤及人体正气,形成虚实错杂之证。若徒攻其积,则正愈伤;若纯补其虚,则积不去。临证当明辨邪正盛衰,掌握攻补之法度。

案例:张某,男,62岁。

其人喜食大蒜及葱,于1997年因食此物后则胸膺左乳之处闷痛,胃中如啖蒜状,咽中噎塞,面色发黑,下肢肿胀,按之凹下。吾初以为是胸痹心痛,曾用瓜蒌薤白合生脉散之类治之,其效不佳,后来发展到阴股间抽痛不适并发热如汤沃之状。如《内经》云:"其著于伏冲之脉者,揣之应手而动,发手则热气下于两股,如汤沃之状。"并且明显感觉从足阳明胃经下行于足中趾之间,午后加重,至夜半痛甚,胸痛彻背,背痛彻心,稍食则安,善呻欠,贲响腹胀。此时我根据积证篇之论据,认为此病由饮食习惯导致足阳明胃及脾经病变所致。故用温中散寒、健脾和胃之法并注意饮食调理后,药后效显。[高怀皆《山西中医》2001(1):55]

按:本案初起有胸膺、胃脘、咽中等部位疼痛不适,误以为胸痹痛证而治,疗效不佳。尔后根据《灵枢·百病始生》关于积证之论述,认为此病由不良饮食习惯导致足阳明胃及太阴脾经病变所致。故转用温中散寒、健脾和胃之法并注意饮食调理而获效。

(王　琦)

风寒湿三气杂至,合而为痹

语出《素问·痹论》。言痹证的形成,是因于风寒湿三气错杂而至,混合侵犯而成。

痹证的发生,多为素体虚弱,卫阳不固,外感六淫之风、寒、湿邪,致使邪气流注经络关节,气血运行不畅所致。故罗东逸说:"痹者闭也,三气杂至,壅塞经络,气血不行,故名为痹。"(《内经博议》)

痹证的分类,以风寒湿三气之偏胜不同,而分为行痹、痛痹、著痹。正如《素问·痹论》所说:"其风气胜者为行痹,寒气胜者为痛痹,湿气胜者为著痹也。"若素体阳盛,复感外邪,邪从热化而为热痹;因受邪部位不同,又可分为皮痹、脉痹、肉痹、筋痹、骨痹;若邪入脏腑则为心痹、肝痹、脾痹、肺痹、肾痹、肠痹、胞痹。谢邦永等在《福建中医药》1999年第2期撰文,探讨《内经》论痹的特色,认为其有名称多、证候多、词义多、类型多、成因多的特点。

痹证的治疗,必须根据外邪性质、侵犯机体部位而决定,有祛风、散寒、除湿、清热、活血、化瘀、通经、活络、补虚等法,临床应据辨证而灵活应用。刘健等在《北京中医药大学学报》2001 年第 4 期撰文,从《内经》痹证理论探讨类风湿关节炎的中医病机,认为气血不足、营卫失调、脾胃虚弱、湿浊内生,痰瘀互结、脉络阻滞是类风湿关节炎的基本病机,提出类风湿关节炎的中医综合治疗——以扶正气,益气养血固本为先;护脾胃,调补后天使生化有源;祛痰湿,清除外邪急则治标;通经络,搜风解毒透达关窍。

痹证临床以筋骨、肌肉、关节等处疼痛、酸楚、重着、麻木和关节肿大、屈伸不利等为特征。偏于风者为"行痹",以肢体关节疼痛、游走不定、关节屈伸不利、或见恶风发热等表证,舌苔薄白、脉浮为特点,治宜祛风通络、散寒除湿,方用祛风蠲痹汤(自拟方:防风、羌活、桂枝、川芎、赤芍、威灵仙、苍术、甘草)。偏于寒者为"痛痹",以肢体关节疼痛较剧、痛有定处、遇冷痛增、不可屈伸、痛处皮色不红、触及不热、舌苔白、脉弦紧为特点,治宜散寒除湿、祛风通络,方用乌头汤(《金匮要略》:乌头、麻黄、黄芪、白芍、炙甘草、蜂蜜)。偏于湿者为著痹,以肢体关节疼痛重着或肿胀、痛有定处、手足沉重、活动不便、肌肤麻木不仁、舌苔白腻、脉象濡缓为特点,治宜除湿通络、祛风散寒,方如薏苡蠲痹汤(自拟方:薏苡仁、苍术、防己、赤小豆、木通、防风、川芎)。

邪郁化热者为热痹,症见关节疼痛、局部灼热红肿、得冷则舒、痛不可触,多兼有发热、口渴、烦闷不安等全身症状,舌苔黄干,脉滑数,治宜清热通络、疏风胜湿,方用白虎加桂枝汤(《金匮要略》:石膏、知母、甘草、粳米、桂枝)。

案例 1:陈某,男,56 岁。1974 年 9 月 4 日初诊。

周身关节疼痛已历 4 年余,诊为风湿性关节炎。平素畏寒怯冷。疼痛游走不定,每遇寒冷则疼痛加剧,两腿可见红斑结节,查血沉 70mm/h,抗"O"正常,舌苔薄腻,舌质偏淡,脉细。

辨证:风寒湿痹。

治法:温经通络。

处方:制川乌 10g(先煎),全当归 10g,仙灵脾 15g,川桂枝 8g(后下),寻骨风 20g,稀莶草 20g,徐长卿 15g,生甘草 5g。8 剂。

9 月 11 日:药后结节明显减少,此乃佳象。舌苔白腻,脉细,效不更方,循原法进治之。上方加炙蜂房 10g、炙全蝎 2g(研末分吞)。6 剂。

9 月 19 日:复查血沉为 21mm/h,周身关节痛稳定,腿部红斑结节消失,为巩固疗效,嘱其原方再服 10 剂。1976 年 6 月 5 日随访,患者已痊愈,未再复发,并已正常上班。[朱良春医案,《中医杂志》1980(12):15]

按:本案为风寒湿三邪侵袭,合而为痹,以畏寒怯冷、疼痛游走不定、遇寒疼痛加剧为特征,证偏风寒,故治疗以祛风散寒、温经通络而获效。

案例 2:王某,女,35 岁。1977 年 9 月 20 日初诊。

患者面色苍白,形体虚胖,精神萎靡,3 年前右骶骨部及右大腿上部疼痛,肢体关节疼痛重着,活动不便,肌肤常有麻木感觉,口淡不渴,饮食、睡眠、大小便尚可,月经不规则、往往超期,白带多,舌苔白腻,脉濡弱。西医诊为风湿性关节炎。

辨证:湿邪留滞,阻闭气血,经络不利。

治法:祛湿通络,祛风散寒。《类证治裁》薏苡仁汤加减。

处方:薏苡仁 30g,川芎 7g,当归 10g,桂枝 7g,独活 7g,党参 20g,黄芪 20g,川乌 7g,苍术 10g,木瓜 10g,秦艽 10g。水煎服,每日 1 剂。配服小活络丹,并酌情加减。

调治 2 个月,诸症均见好转。[盛国荣《福建中医药》1981(2):3]

按:风寒湿外袭致痹,常有偏胜,本案证偏寒湿,故治疗以薏苡仁汤加减祛湿通络、温阳散寒而获效。

案例 3:王某,男,38 岁。住院日期:1982 年 1 月 6 日。

主诉:1 周前因汗出当风而发关节红肿热痛,以膝关节为主,周围有散在结节和红斑,膝、踝、肘、肩关节游走性疼痛,但不甚剧烈,屈伸不利,局部关节处有灼热感,发病时即感咽痛,口不渴,身无汗,不恶寒,二便正常。既往体健,无关节炎史。

诊查:入院后检查,心肺正常,四肢大关节外观无红肿,膝关节处可见散在结节性红斑。舌质淡红,苔白,脉弦滑。化验:血红蛋白110g/L,白细胞计数 1.23×10^9/L,中性 0.51,淋巴 0.43,大单核 0.06,血沉 78mm/h,抗链"O"1:800。

辨证:风湿之邪流窜经络。

治法:祛风通络,活血祛湿。

处方:紫苏叶 10g,薄荷 10g,防风 10g,苍术 12g,忍冬藤 30g,桑枝 30g,羌独活各 10g,威灵仙 12g,海风藤 15g,络石藤 12g,当归 12g,红花 10g。

水煎服 7 剂。并嘱趁热服,服后盖被取汗。

二诊:服上方药后,微汗出,自感全身舒适,关节疼痛亦减。灼热感已不明显。药证相投,拟守原方,加寻骨风 30g、川芎 10g 以助祛风活血之力。

三诊:药后汗出较多,但觉全身舒适轻松,关节已不疼痛。舌淡红,苔薄白,脉沉缓略细。风邪已基本驱除,唯防汗出太过,故方中去苏叶、薄荷、苍术,加丹参 20g、牛膝 15g、老鹳草 20g、豨莶草 15g,加强活血通络祛湿之品,以利关节。

四诊:上方药连进 10 剂,关节疼痛消失。唯近日咽痛较明显。查咽部微红,舌脉同前,抗链"O"1:400,血沉 23mm/h。拟原方减羌独活、牛膝,加牛蒡子 15g、板蓝根 30g,以清热利咽。

五诊:上方药继服 10 剂,患者情况良好,无关节疼痛,未见结节红斑复发,

咽亦不痛,复查血沉,抗链"O"已正常。随访至今未复发。(李振华医案,《中国现代名医医案》)

按:《内经》曰:"风寒湿三气杂至,合而为痹。"说明了痹之为病其因复杂,风湿之邪客于经络,使气血运行不畅,而肢体关节疼痛;风性善行而数变,走窜经络骨节,故发为游走性疼痛;筋脉失于气血濡养,故关节屈伸不利。关节灼热,并有红斑、咽痛,则为内有郁热之象。究其缘由,患者因汗出当风而罹病,风邪为此病之主因,风邪不除,痹证难愈,故初诊方中给予苏叶、薄荷、防风、苍术等外开皮毛,疏解风邪,使邪有出路,从汗而解。遵古人"治风先治血,血行风自灭"之说,故方中佐以当归、红花等活血之品,以助祛风之力。又因症现夹热,方中配以忍冬藤不仅能清热解毒,且可达四肢经络。一诊汗后而感全身舒适,再诊汗出较多,症亦大减。使用汗法应适可而止,故三诊时去发散之药,予以活血通络、搜风祛湿之剂,服后诸证悉除而获痊愈。

案例 4:黄某,女,29 岁。

四肢和腰背关节疼痛多年,天气变化则痛增剧。近因天气转冷,关节疼痛复发,游走不定,步履困难,活动后气短,心悸,不思饮食,精神疲乏,且时觉小腹疼痛。脉浮而濡缓,舌质淡红,苔薄白。

辨证:患者素体虚弱,风寒湿三邪乘虚而入,肌腠骨节受其侵袭,遂致痹塞不通。风邪偏胜,故呈游走性疼痛;寒邪内侵关节,故痹痛较重,遇冷加剧,步行艰难;三邪内侵肝经,累及中、下二焦,所以不思饮食,常有小腹作痛;病久影响气血生化,故气短、心悸、神疲之症比较显著。

治法:祛风化湿,散寒通络,兼以温中疏肝,养血健脾。

处方:炒防风 6g,独活 6g,秦艽 9g,桂枝 5g,炒白芍 6g,炒白术 6g,桑寄生 12g,当归 9g,广木香 4.5g,炙甘草 4.5g,小茴香 4.5g,香附 9g,荔梗 9g。橘梗 9g。

二诊:上方药服 3 剂后,关节、少腹疼痛均大为减轻,原方药继服 5 剂。

三诊:服上方药 5 剂,痹痛已止,但神疲、心悸、肢软、气血亏虚之症未瘥。乃改予归脾汤加减,补益气血为主,辅以祛风宣痹,调养善后而收全功。(朱师墨医案,《中国现代名医医案》)

按:《内经》说:"风寒湿三气杂至,合而为痹。"又云:"邪之所凑,其气必虚。"本案患者素体虚弱,风寒湿邪留注肌骨,络脉不和,乃本虚标实之证。故治疗则用祛风化湿、散寒通络之法为主,以除邪气,又以疏肝养血健脾,而扶助其正气,治疗大法上注意标本兼顾,使邪去正复病愈而获全功。

(王 琦)

血脱者，色白，天然不泽

（一）

语出《灵枢·决气》。言阴血亏虚之人，表现为颜面苍白，而且不润泽。

血属阴，为水谷精微所化生，故该篇内指出"中焦受气取汁，变化而赤，是谓血"。血在内能濡养五脏六腑，使脏腑得以发挥其正常的生理功能；在外能润泽形体组织，如两眼之所以能视，两手之所以能握，两足之所以能走，皮肤之所以润泽，都是受到血液灌溉营养的缘故。血液的充足与否多反映于面、唇、甲，血充则面色口唇指甲红润而有光泽，血虚则面色口唇指甲苍白无华。故张介宾说："血之荣在色，故血脱者色白如盐，天然不泽。"临床通过面部色泽的观察，往往能了解患者阴血的盛衰。

血脱一病，又称"脱血"。多因先天禀赋，或思虑劳倦，房室不节，或酒食所伤，或急慢性出血后，以致真阴亏损，血海空虚而成。临床除具有"色白，天然不泽"的主症外，常伴头晕眼花，四肢清冷，口唇无华，舌质淡，脉芤或细数无力等症。治宜补血益阴，方如补荣汤（《沈氏尊生书》：当归、白芍、生地、熟地、茯苓、麦冬、栀子、甘草、陈皮、大枣、乌梅）。如因急性大量出血，可先用独参汤益气固脱，继则养阴益血。

案例：梁某，女，30岁，住山东大学。

因产后失血较多，自觉潮热自汗，但体温不高，头晕头痛，睡眠不好，心跳，恶心，口中无味，不欲食，腰酸肢懒，疲倦无力，迄今产后月余，诸症日渐发展，故来诊治。检查：面色㿠白无华，说话略有气短，脉沉细无力，舌质红，无苔。

病机：素日心脾较虚，再加产后失血之故。

治法：补心脾，益气血。归脾汤加减。

处方：黄芪15g，台参10g，白术10g，茯神10g，炒枣仁12g，远志4g，桂圆肉10g，广皮4g，鸡血藤6g（代当归用），菟丝子10g，菊花10g，炙甘草3g。

上方服6剂后，潮热自汗、头晕头痛、心跳失眠诸症俱失，乏力腰酸仍未能彻底消除。脉较有力，舌略红，无苔。原方去广皮、菊花，加川断、狗脊各10g，继服3剂。并嘱其服后停药观察。［郭洁宗《中医杂志》1964（5）：32］

按：本案因产后亡血，导致心脾两亏之血脱证。心血不足，失荣于面，故面色㿠白无华；脾虚气弱，化源不足，则气短、少食、口淡；舌红无苔，脉沉细无力，皆为阴血不足、脾虚气弱之象。故治用归脾汤加减，补脾养血而获治愈。

（王　琦）

（二）

语出《灵枢·决气》。血脱者，言其失血或血虚者。色白言其因失血缺血，外不华面，而见面色苍白。夭然不泽，血虚、津少不能濡养肌肤，则肌肤枯槁不荣，以致脉来空虚重按若无。临证有慢性失血者，脉也可见细；急性出血者，见有革脉或芤脉。从对"血脱者"的诊断也是望其"色白，夭然不泽"，切其脉来空虚，故诊此为"血脱"之候也。

可见，无论从中医诊病的顺序还是诊法的重要性，古人都把望诊放在首位，不无道理。当然，除了望诊，还要结合闻、问、切三诊的信息综合分析，从而作为诊断、治疗的依据。《素问·脉要精微论》曰："切脉动静而视精明，察五色，观五藏有余不足，六府强弱，形之盛衰，以此参伍，决死生之分。"

案例：贫血案

余曾诊一位马某，女，53岁，以"心悸、气短、寐差"为主诉来就诊。诉绝经2年，近年来心慌，走路稍快就气急，晚上睡眠会多次莫名醒来，而且出汗。前期半年多，中西医以"围绝经期综合征"予以治疗，至今罔效，甚为苦恼，经朋友介绍来我处"试试"。吾观其眼睑低垂，双眼神朦胧状，面色萎黄不华，舌质淡苔薄白，脉来细而重按无。看其以往所服用中药多为二至丸、天王补心丹等加减，西药服用更年安之类。从望诊起我就怀疑患者有贫血，于是问其以往月经周期和月经量如何？答曰："一向月经量比较多，1周才能干净，多数还有血块。月经周期一般在25天左右。本想着绝经了，没有月经的麻烦了，可是人却越来越虚了。"再问其饮食情况，纳谷食欲甚好，二便也调，所以不明白为什么老是心慌。我翻开她的眼睑，淡粉红色，完全没有正常人眼睑的那种红润有血色。证属血不养心无疑。以往经血量多，造成贫血一直没有很好纠正，现虽绝经，但围绝经期机体代谢缓慢，自身造血功能无力补其亏虚，必要借助外力，补其不足，填其精血，激发机体功能，标本并举，方可瘳其诸症。

药用：生晒参9g（自备），生黄芪30g，糯稻根30g，当归9g，川芎6g，熟地20g，坎炁1条，陈皮6g，春砂仁6g（后下），茯神15g。7剂。

并嘱：速力菲（琥珀酸亚铁片），每日2片，饭后服。

二诊：眼睑明显上提，双目较前有神，面色仍然萎黄，但精神要好许多。患者自诉,1周来,后3天夜里只醒1次,白天心慌有减,走楼梯、跑几步还是气急气短。上方加红景天10g、桂枝6g、炙甘草6g、生姜3片。14剂。嘱:速力菲再服2周可停。

2周后再见患者,已是双目有神,面色仍见萎黄但有光泽。诉精神明显转振,体力有增,睡眠安好,只要不做剧烈运动,一般不再有心慌气短之状。守法继进前方出入,中药连续服药2个月,第3个月隔日服1剂,继后停药。

按:该案正是望其"色白,夭然不泽",其脉来空虚,故诊为"血脱"所引发系列证候也。唐容川在《血证论》中以治吐血为例,创造性地总结出治血四大法则——止血、消瘀、宁血、补虚"四者乃通治血证之大纲",为后世医家治疗出血性疾病提供了指导性理论依据。其中,补虚为治血收功之法。血既离经,不为人体所用,耗损于外,阴血无有不虚者,若不能及时补其所失,阴血不足,阳无所依附,日久则阳也随之消弱,故视虚而补之。

(杨悦娅)

夺血者无汗,夺汗者无血

语出《灵枢·营卫生会》。言其汗血同源,因此,血液耗伤过度的人不可以再发汗;汗液耗伤过度的人,也不可以再伤其血。血是由饮食物化生为精微物质,然后经过脾气的转输向上传注到肺脉,化生而成为血液,以奉养人体,维持生命。故《灵枢·决气》说:"中焦受气取汁,变化而赤,是谓血。"汗为五液之一,系津液代谢的产物,由心所主。《素问·宣明五气》说:"心为汗。"因心血由津液所化,汗由津液所泄,所以有"汗血同源"之说。

临床上根据汗血同源的道理,在血证的治疗上,一是直接治血,如补血、养血、活血等;一是从津液的方面间接治血,如补阴、增液等法,就是根据汗血同源之理,通过补充津液,达到滋养阴血的目的。在病理情况下,血液耗伤过度的人往往无汗,也不可再发其汗,如《伤寒论》88条就明确指出"衄家,不可发汗,汗出必额上陷,脉急紧,直视不能眴,不得眠"。言其素有衄血病患者,必然阴血不足,或阴虚火旺,虽有表证,亦不可任意发汗。汗血皆阴液,若发汗必致津血重伤,风火相扇,熏灼筋脉,失其濡养,以致出现脉急紧,甚至目睛直视不能转动。阴血重伤,热扰心神而不眠。89条说"亡血家,不可发汗,发汗则寒栗而振"。说明平素有失血疾患的患者,平日气血已亏损,虽患外感,亦不可径用汗法。因为汗为气血所化,若发其汗,不顾其虚,必致气血大亏,筋脉不得濡养,肌肤不得温煦,因而出现恶寒战栗的现象。这些都说明"夺血者无汗"在临床上具有重要意义。至于汗液耗伤过度之人则往往血虚,不可再损其血,即"夺汗者无血"也。总之,"夺血者无汗,夺汗者无血"的理论对于指导我们诊治失血、亡汗的患者具有重要临床意义,值得重视。

案例:张某,女,41岁,干部。

患"功能性子宫出血"3个月余,曾一次性失血300ml,经输血及中药治疗,出血基本控制。3日前因伤风感冒,出现恶寒发热,咳嗽,鼻塞流涕,前医诊为风寒感冒,拟辛温解表、疏风散寒为法,方用人参败毒散加减治之。前后汗出如雨,头晕心悸,下部又见出血,故急诊入院,邀吾会诊。察其面色苍白,唇甲无华,头发枯槁,舌质淡,苔薄滑,脉芤弦。

辨证:血虚伤风,表卫失和之证。

治法:养血解表,拟养血葳蕤汤。

处方:玉竹18g,葱白3个,香豉10g,当归10g,黄芪15g,防风6g,甘草3g。1剂症减,2剂而感冒愈。继以归脾丸调理治本。(《周济安医案》)

按:本案为失血后血虚感冒,前医误用辛温发散,致使汗出不止,旧疾复发。与《内经》"夺血者无汗,夺汗者无血"之意吻合,治以养血解表而获效。

(王　琦)

阳络伤则血外溢,血外溢则衄血

《灵枢·百病始生》曰:"阳络伤则血外溢,血外溢则衄血。"言在表在上的络脉受伤,则血从上溢,血上溢则发生咯血、鼻血、牙龈出血等。这类出血多属肺胃阳热亢盛而络脉损伤所致,察阳热亢盛之因,有外感风热燥邪,热伤阳络,迫血上逆而致衄血;或饮酒过多,或过食辛燥之品,以致燥热积于胃肠,化火扰动阳络而致血外溢,形成衄血;或肝郁化火,肝火上扰,血随火升,而致衄血。如此等,皆因阳热亢盛,热伤阳络,迫血妄行所致,故《景岳全书·血证》说:"动者多由于火,火盛则逼血妄行。"临床此种衄血,多表现出血量多,血热鲜红,并伴发热、口渴、大便秘结、小便黄赤、舌红苔黄、脉洪数等阳热亢盛证。治疗宜以清热泻火、凉血止血为原则。

1. 肺热上蒸,阳络受伤　多因风热之邪,侵袭卫表,邪热壅阻气道,或素有肺中伏热,又为风邪所侵,损伤肺窍络脉,血液外溢,而成本症。临床表现为鼻孔出血,出血量或多或少,无反复发作,兼有鼻中气息觉热,发热,或微恶风寒,口干,或咳嗽喉痒,舌尖红,苔薄黄,脉浮数或滑数。治宜清泄肺热、安络止血,方用桑菊饮加白茅根、栀子。

2. 胃热上冲,灼伤阳络 多由平素饮酒过度或过食肥甘厚味,至胃中积热,热邪熏蒸,循足阳明经脉上交于鼻颊中,迫血妄行,遂成此症。临床表现为鼻孔出血,出血量一般较多,兼有鼻燥,口臭,口渴欲饮,烦躁不安,舌质红,苔黄糙,脉洪数。治宜清胃泻热、凉血止血,方予玉女煎加味(习用方:石膏、生地、麦冬、知母、栀子、牛膝、丹皮)。若大便秘结,腑气不通者,加大黄通腑泻热;如口渴甚者,加天花粉、石斛养胃生津。

3. 肝火上扰,迫血妄行 由于情志失调,肝郁化火,火性窜动,阴血被扰,血失所藏,血随火升上至清窍,形成本症。临床表现为鼻孔出血,常随情志变化而改变,兼有头痛,眩晕,口干,目赤,心烦,善怒,舌边红,苔薄黄,脉弦数。治宜清肝泻火、宁络止血,方用清肝汤(自拟方:龙胆、栀子、生地、栀子、丹皮、白茅根、玄参、茜草根)。

熊继柏在《中医杂志》1994年第11期撰文,以衄血、唾血、呕血、溲血、便血等5种出血病证为主,对《内经》出血病证及治疗进行了探讨。①衄血:阳明热盛气逆之衄,多兼见口渴引饮、口臭便秘、舌红苔黄、脉数有力等,治宜清泻胃火、凉血止血,方用加味玉女煎或加味清胃散之类;太阳经病之衄血,多系外感所致,可兼见发热恶寒、头痛、脉浮等表证,如《伤寒论》"伤寒脉浮紧,不发汗,因致衄者,麻黄汤主之";经络中热盛,逼血从鼻中出者,表尤未解,治之当用辛凉之药解表,以解表清热治衄。②唾血:因肺受风热而致唾血,症见恶寒发热、咳嗽唾血,治宜宣肺气清风热,选用银翘散或桑菊饮加藕节、白茅根之类;燥邪犯肺而致唾血者,症见咽干口燥、咳嗽咯血,治宜清肺润燥,宜用桑杏汤;肝气上逆唾血,属肝气实者,伴见口苦、心烦、胸胁胀痛、舌红、脉弦等,治宜清肺平肝,选用宣白承气汤合泻白散,或朱丹溪之咳血方之类;属肝气虚者,伴见头晕目眩、心悸少寐、胸胁不舒、舌淡红、脉细等,治宜益肝阴、平肝气,方如一贯煎、补肝汤之类。③呕血:肝火犯胃之呕血者,病势汹涌,伴见心烦、口苦、胁腹痛、脉弦数等,治以清肝泻火、凉血止血,选用龙胆泻肝汤合犀角地黄汤之类;脱血大虚之呕血,亟以固气止血,可选用独参汤,并酌用十灰散;阳热之气上逆,兼见身热、眩仆、咳喘等,治宜泻火降逆,选用《金匮》大黄泻心汤之类。④溲血:膀胱热盛溲血,兼见小便短赤涩痛,或小腹热痛,舌红,脉数,治宜滋阴降火,用知柏地黄丸之类;心火下移溲血,当见兼小便热赤心烦口渴,或口舌生疮,舌尖红赤,脉数等,选用小蓟饮子之类;肾虚不固之溲血,必兼腰膝酸软、耳鸣心悸、头晕目眩、尿色淡红等,治宜补肾固摄,方如无比山药丸类。⑤便血:火热便血,血色鲜红,肛门灼热,口干舌燥,舌红脉数等,治宜清热解毒、凉血止血,用赤小豆当归散合地榆散;结阴便血,属阴寒伤脏之证,宜理中汤加阿胶珠等;肠风下血,多由湿热所致,治宜清湿热而凉血,选用白头翁汤或芍药汤之类。

案例1:卢某,女,52岁。

患者素有关节痛史,近1年皮肤瘙痒,搔抓后皮肤出现血斑,以后发现出血点,于四肢和胸腹为多。近3日来齿龈出血约2 000ml,晚间溢血更多。发热头痛,关节痛,尿血。用止血药及维生素等,均未控制出血。检查:神识昏惑,齿龈溢血,四肢及胸部有散在出血点。化验:血红蛋白95g/L,红细胞计数3.96×10^{12}/L,白细胞计数1.35×10^9/L,血小板计数257×10^9/L,出血时间15分钟未止,凝血时间2分钟。脉浮弦而数,舌质红,苔薄黄。

辨证:毒热郁营,热迫血溢。

治法:清热解毒,凉血止血。

处方:金银花、大青叶、鲜茅根、藕节各24g,连翘、大蓟、小蓟各15g,丹皮12g,鲜菖蒲、鲜佩兰各9g,黄连6g,银柴胡4.5g,犀角粉1.5g(冲服。现用水牛角代,剂量相应加大,下同)。

二诊:前方连服2剂,汗出身热渐退,齿龈出血减轻,神识清楚,脉弦数。是外热已清,营分之郁热尚未宣散,宜清营凉血止血。

处方:鲜茅根30g,金银花、生地、藕节各24g,丹皮、仙鹤草、龟甲、茜草根、大蓟、小蓟各15g,栀子、槐米、阿胶各9g,黄连6g,犀角粉1.5g(冲服)。

三诊:前方连服5剂,身热已退,齿龈已不出血,周身出血点已吸收,无新出血点,精神和食欲恢复。仍倦怠无力,有时心悸气短,脉细软,舌淡红。是营分之热已清,而中气仍虚弱,改用健脾养阴止血法。

处方:鲜茅根24g,生地、龟甲各5g,生山药、乌贼骨、大蓟、小蓟各12g,丹皮、白术、仙鹤草、茜草根各9g,阿胶6g,人参3g(冲服)。

上方连服4剂,诸症痊愈。血液检查亦恢复正常。(《邢锡渡医案选》)

按:本病案是毒热郁营、损伤阳络、迫血妄行所致,符合"阳络伤则血外溢,血外溢则衄血"的病机,故治以清热解毒,凉血止血,使外邪清解,血热内撤,犹如釜底抽薪,继以滋阴清营,待血热已清,营阴渐复,后加健脾益气之剂,使中气充足,气足能以摄血,疗效方可巩固。

案例2:郭某,男,26岁。1956年11月21日初诊。

木叩金鸣,络伤血溢,咳逆时作,肺气受伐,两脉滑数,胸胁胀痛。慎防涌溢致脱。

治法:育阴潜阳,壮水制火。

处方:细生地12g,白芍10g,大黄2g,侧柏叶31g,桑叶10g,白茅花10g,丹皮5g,参三七汁1g(和服),青黛3g,茯苓10g,旱莲草10g,女贞子12g,藕节5枚,花蕊石10g。

3剂而愈,继以养明润肺而作善后之图。[《中医杂志》1959(8):51]

按:本案肝火上扰,迫血妄行,致络伤血溢,属"阳络伤血外溢"之故,用育阴制火、凉血止血之法,故效佳。

(王 琦)

阴络伤则血内溢,血内溢则后血

(一)

语出《灵枢·百病始生》。言在里在下的络脉损伤,则血从下溢,血下溢则引起大便下血。

便血的发生,多由于大肠湿热下注,伤及血络,或劳倦伤脾,脾虚不摄,血不循经所致。临床以血从大便而下,或大便前后下血,或单纯下血为特征。《金匮要略》以出血部位远近分为远血、近血二证。《景岳全书·便血证治》明确指出:"血在便前者,其来近,近者或在广肠,或在肛门;血在便后者,其来远,远者或在小肠,或在于胃。"后世医家又以血色的清浊,而立肠风、脏毒之名。如《证治要诀·大小腑门·肠风脏毒》说:"血清而色鲜者为肠风,浊而黯者为脏毒。"治疗有根据出血远近而论治的。如《金匮要略·惊悸吐衄下血胸满瘀血病脉证治》说:"下血,先便后血,此远血也,黄土汤主之。""下血,先血后便,此近血也,赤小豆当归散主之。"也有按血色的清浊而论治的,如《寿世保元·便血》指出,大便下血,血在粪前,色多鲜红者,为肠风,多因外风入客或内风下乘所致。外风宜用槐角丸或柏叶汤(《万病回春》:侧柏叶、当归、生干地黄、黄连、荆芥穗、枳壳、槐花、地榆、甘草、生姜、乌梅)。内风宜用胃风汤(《太平惠民和剂局方》:人参、茯苓、白术、当归、白芍、川芎、肉桂、粟米)。如夹温邪,便血如赤豆汁,或紫黑,宜用升阳除湿防风汤(《类证治裁》:防风、苍术、白术、黄芩、芍药、生姜)。《医学入门》卷四指出,便血而色黯,多在便后,属远血,为脏毒。《血证论·便血》认为,肛门肿硬,疼痛流血为脏毒,主张用赤小豆当归散、清胃散、龙胆泻肝汤治疗。笔者临床则分虚实论治。大抵血色紫黯,甚则黑色,腹痛隐隐,喜热饮,面色不华,神倦懒言,便溏,舌质淡,脉细者,多属脾胃虚寒证,治宜温中健脾、益气摄血,方如黄土汤(《金匮要略》:干地黄、白术、附片、阿胶、黄芩、灶心黄土、甘草)。便血鲜红,或先血后便,大便不畅,小便黄赤,口苦,舌质红,苔黄腻,脉濡数者,多为湿热下注,治宜清热除湿、凉血止血,方如赤小豆当归散(《金匮要略》:赤小豆、当归)加槐花、地榆、黄连、黄芩、甘草。

案例1:张某,男,50岁。

大便下血,时发时止,历四五年。近期发作甚剧,血色鲜而量多,每日5~6次,肛门坠脱,头晕眼黑,气短心跳,食不甘味,面色苍白,身疲神倦,脉微无力,经过2个月余。此症为直肠肛门出血,或因内痔发展所致。乃身体素亏,气血运行不周,胃肠郁热,大便时常燥结,粪毒无由排泄,迫血下行,瘀阻肠内,灌注既满,一泻而下,暂时出血,血止不久,复瘀又倾,如此循环不已。若瘘管形成,是以数年间时发时止所由来也。若不标本兼顾,仍虑不觉再发。急以止血清热、补中益气之品为治。

治法:止血清热,补中益气。

处方:别直参6g(煎浓汁分2次兑服),炙黄芪18g,白术9g,杭白芍9g(柴胡4.5g同炒),黑升麻3g,黑芥穗6g,炒地榆9g,炒槐米9g,广皮炭6g,当归身9g,黑山栀6g,炒枳壳6g,陈阿胶9g(另溶,分2次兑服),炙甘草4.5g。

二诊:服3剂,血止,大便已复正常,每日1次,头晕心跳,气短目黑,面色苍白如雪。亟需调补,继续常服。以防复发。

处方:吉林参9g(另煎浓汁,分2次兑服),野於术9g,云茯苓神各9g,山萸肉9g(炒),龙眼肉15g,炙绵芪24g,远志9g(炒),广木香3g,鹿角胶9g(另溶,分2次兑服),五味子9g(打),炙甘草3g。[施今墨医案,《中医杂志》1958(5):328]

按:本案病程达5年之久,便血色清量多,正虚邪恋,系脾虚不统,热注大肠,损伤阴络所致。故以清热凉血、益气摄血之品而获满意疗效。

案例2:张某,女。

患尿血,经医多人,服用多方,并往开滦医院治疗,均未治愈,反复检查,未见器质性病变,后来主动出院,求治于中医。

辨证:湿热下注膀胱,灼伤血络。

治法:清热利湿,凉血止血。

处方:紫菀25g,旱莲草16g,小蓟9g,白茅根30g,炒栀子9g,侧柏炭6g,茯苓6g,甘草梢6g。

患者服药3剂后,溺血止。

按:本案尿血,属于湿热下注膀胱、灼伤血络所致,故以清热利湿、凉血止血为治。而且医者根据明代李士材和清代贾久如二氏分别于《本草图解》《辨药指南》记载的紫菀具有治疗溺血之作用,遂按李、贾二氏之说,在清热利湿、凉血止血方中使用大剂紫菀而获效,以肺家良药疗溺血,可见其对紫菀的使用也匠心独具。(何连庆医案,《燕赵当代名医》)

(王　琦)

（二）

　　语出《灵枢·百病始生》。阴络，指在下、在里的络脉；后血指大小便出血，一说专指大便出血。仲景将便血分为远血与近血，"先便后血，此远血也，黄土汤主之""先血后便，此近血也，赤小豆当归散主之"。后世关于便血的辨证，《证治汇补·便血》论述颇贴近临床："纯下清血者，风也；色如烟尘者，湿也；色黯者，寒也；鲜红者，热也；糟粕相混者，食积也；遇劳频发者，内伤元气也；后重便溏者，湿毒蕴滞也；后重便增者，脾元下陷也；跌伤便黑者，瘀也。"经验皆从临床中来，可资借鉴。西医学认为，一般来说，便血较多提示下消化道（特别是结肠与直肠）出血。便血而伴有呕血，提示上消化道出血，上消化道出血所排出的多是黯红色的血或黑便，呈柏油样。而下消化道出血所排出的多是较鲜红或鲜红色的血。在诊察便血时应注意，食用过多的肉类、猪肝、动物血之后大便可变黯褐色，口服某些中草药、炭剂、铁剂、铋剂时，大便可呈黯褐色或黑色。

　　《内经》认为阴络伤则便血，而导致阴络伤的原因颇多，或肠胃火伤阴络，或肝郁化火灼伤络脉，或酒醴积热蕴结损伤阳明络脉，也有中宫虚寒，气不摄血而致便血等。临床所见又往往非单一因素引起，辨证时应抓住气血、寒热、虚实三端，则处方用药虽不能全中，亦不远矣。

　　案例：20 世纪 80 年代余曾遇治一患者，男，22 岁。

　　求学辛劳，阴精暗耗，喜嗜辛辣，内热蓄积，平素经常不吃早饭，及至中午胃痛隐隐，依仗年轻，从未介意，未去求医问药。此次发病，因交通肇事而致公交线路一时停运，其从江湾步行至徐家汇，加之天气炎热，一路劳顿，第 2 日即发现柏油样黑便 2 次。追询病史，经常有饥饿时胃脘痛，得食则缓解的病史，拟诊胃出血无疑。患者不愿住院治疗，遂拟中药治疗。

　　辨证：此肝胃积热，灼伤胃络所致。

　　治法：宜清肝胃之火，化瘀止血。

　　处方：大黄粉 3g，黄连 6g，黄芩 12g，川石斛 12g，地骨皮 12g，三七粉 2g（另吞），茅根 15g，藕节炭 12g，丹皮炭 12g，地榆炭 12g，炒白术芍各 12g，甘草 4.5g，制香附 12g。连服 7 剂。

　　二诊：胃中和，便血止，大便每日 1 次或 2 次，色黄。出血已止，调理善后。

　　处方：黄芪 30g，党参 12g，炒白术、芍各 12g，茯苓 12g，甘草 4.5g，川石斛 12g，玉竹 12g，地骨皮 12g，黄连 4.5g，黄芩 12g，焦楂曲各 12g，佛手片 9g。10 剂。

后患者不愿继服汤药,改用猴菇菌片善后,证情稳定,随访至今未再有黑便。

(王庆其)

暴瘅内逆,肝肺相搏,血溢鼻口

语出《灵枢·寒热病》。言突然产生的邪热能使体内气机逆乱,若热结肝肺,肝肺气逆,血随气逆迫血妄行可引起口鼻出血的病证。正如张介宾所说:"瘅,热病也。暴热内逆,则肝肺之气相搏而血溢口鼻。"

热为火之渐,火为热之极,火热为患,易伤脉络,若五志化火,六淫化热,火热蕴结肝肺,肝肺气逆,脉络损伤,血随火升,上溢口鼻,则可引起口鼻出血的病证。此种病证,为实为热,常伴出血量多,血色鲜红,眩晕头痛,口苦善怒,两目红赤,或鼻燥咽干,咳嗽口渴,舌质红,苔黄,脉数等症。治宜清肝泻肺,凉血止血,方予凉血泻火汤(自拟方:龙胆、栀子炭、黄芩、丹皮、生地、茅根、大黄、甘草),若出血量多,可送服十灰散急止其血。

案例:宋某,47岁,男。

1年来头痛,眩晕,口内干热,齿鼻时衄,面色红赤,血压逐渐增高[由10.64/7.98~17.29/14.63kPa(80/60~130/110mmHg)]。舌质紫黯,舌苔黄褐厚腻,脉沉弦而数。查血:红细胞计数6.13×10^{12}/L,血红蛋白205g/L,骨髓增生明显活跃。诊为真性红细胞增多症。

辨证:肝热上冲,瘀血内滞。

治法:清肝凉血,化瘀消滞。

处方:龙胆15g,黄芩15g,泽泻15g,川芎15g,藕节30g,白茅根30g,鸡血藤30g,栀子9g,桃仁9g,红花9g,三棱18g,莪术18g,银柴胡12g,金银花20g,丹皮5g,芦荟2g,青黛3g(冲)。连服23剂。

头痛眩晕显减,出血已止,血压降至13.3/7.9kPa(100/60mmHg),红细胞计数降至4.93×10^{12}/L。血红蛋白降到179g/L。但出现便溏无力,脉转沉细,前方减龙胆,去芦荟。继服3个月,症状消失,外周血象及血压等检查保持正常范围。[郭士魁医案,《浙江中医杂志》1980(1):38]

按:本案系肝热夹瘀,上逆迫血所致的齿鼻衄血,与《内经》"暴瘅内逆……血溢鼻口"的病机相合,故用清肝凉血法获效。

(王　琦)

有所击堕,恶血在于内

语出《灵枢·厥病》。经文云:"头痛,不可取于腧者,有所击堕,恶血在于内。"言头痛不可取固定腧穴施治者,是因为患者被击伤,或从高处跌落后,有瘀血留阻于内所致。

头痛有外感与内伤之别。属于外感者,如风寒外袭者,症见头痛,恶风寒,项背不舒或疼痛,得温痛减,口不渴,苔薄白,脉浮紧,治宜疏风散寒,常用方如川芎茶调散(《太平惠民和剂局方》:川芎、荆芥、薄荷、羌活、细辛、白芷、甘草、防风,茶调服)。风热入侵之头痛者,症见头胀而痛,发热恶风,面红目赤,口渴欲饮,小便黄赤,舌红苔黄,脉浮数,治宜疏风清热,常用方如桑菊饮(《温病条辨》:桑叶、菊花、杏仁、连翘、薄荷、桔梗、甘草、芦根)加减。热盛口舌生疮,大便秘结者,宜黄连上清丸加减。风湿侵袭者,头痛如裹,肢体困重,胸闷纳呆,大便稀溏,舌苔白腻,脉濡,治宜祛风胜湿,常用方如羌活胜湿汤(《内外伤辨惑论》:羌活、独活、藁本、川芎、炙甘草、蔓荆子)。属于内伤所致者,如瘀血内阻、外伤等原因导致瘀血内停,气滞血瘀引起脑络不通,或脑失濡养则头痛随之而发。这是常见的头痛原因之一,临床有明显外伤史,表现特点为疼痛部位固定,痛如针刺,脉涩,舌质紫或有瘀斑,治疗以活血化瘀为主,常用方如通窍活血汤(《医林改错》:赤芍、川芎、桃仁、红花、老葱、鲜姜、红枣、麝香)。兼痰浊者,合用涤痰汤(《济生方》:半夏、胆星、橘红、枳实,茯苓、人参、菖蒲、竹茹、甘草、生姜、大枣)。兼寒邪者,可加用细辛、桂枝。气血亏虚者,酌用当归、熟地、黄芪、党参等。头痛甚者,可加用白芷、地龙、全蝎等。肝阳上亢者,头痛而眩,心烦急躁易怒,面红目赤,舌红苔黄,脉弦数,治予平肝潜阳,常用方如天麻钩藤饮(《中医内科杂病证治新义》:天麻、钩藤、生石决明、川牛膝、桑寄生、杜仲、栀子、黄芩、益母草、朱茯神、夜交藤),或龙胆泻肝汤(《兰室秘藏》:龙胆、泽泻、木通,车前子、当归、柴胡、生地黄)。肾精亏虚者,头空痛,头晕耳鸣,腰膝酸软,或遗精、失眠,舌红苔少,脉细弱,治予补肾填精,常用方如大补元煎(《景岳全书》:人参、炒山药、熟地黄、杜仲、枸杞子、当归、山茱萸、炙甘草),或左归饮(《景岳全书》:熟地黄、山药、山茱萸、茯苓、枸杞子、甘草)。阴血不足者,头晕头痛,耳鸣,少寐多梦,遇劳加剧,心悸,倦怠乏力,面色苍白,舌质淡,脉细无力,治予育阴养血,常用方如人参养营汤(《太平惠民和剂局方》:人参、甘草、当归、白芍、熟地、肉桂、大枣、黄芪、白术、茯苓、五味子、远志、橘皮、生姜)加减。痰浊阻遏者,头痛昏蒙,胸闷脘痞不舒,甚者恶心呕吐痰涎,舌苔白腻,脉滑,治予豁痰降逆,常用方如半夏白术天麻汤(《医学心悟》:半夏、白术、天麻、陈皮、茯苓、甘草、生姜、大枣、蔓荆子)。

案例：陈某，女，47 岁。1980 年 3 月 25 日初诊。

1 个月前，不慎从三楼高处坠落，外伤头部。X 线片示右枕骨、颅底骨骨折。神经系统检查示：眼底乳头边缘模糊。经医院救治脱离险境，但后遗阵发性头痛，伴手足抽搐，来我院中医科就诊。症见头痛阵作，且感沉重，痛甚则如锥如刺，泛恶频频，时或手足抽搐，右侧肢体麻木。脉细而涩，舌苔白腻。

辨证：颅骨外伤，脑海震动，气血瘀痹，兼以痰湿内盛，阻遏清阳。

治法：活血祛瘀，涤痰除湿平肝。

处方：丹参 15g，炒川芎 6g，炒赤芍 12g，桃仁 6g，红花 3g，生白术 9g，泽泻 15g，制半夏 5g，胆星 3g，陈皮 6g，炒竹茹 6g，景天三七 15g，白蒺藜 9g，钩藤 9g(后下)，蔓荆子 9g。

二诊：3 月 30 日。投上方药后，头痛减其大半，泛恶抽搐均平，唯感头目沉重。左侧肢体麻木。脉细而涩，舌苔白腻，化而未净。再宗前法。参以和中芳化。

处方：丹参 15g，炒川芎 6g，炒赤芍 12g，桃仁 6g，红花 3g，生白术 9g，泽泻 15g，制半夏 5g，陈胆星 3g，景天三七 15g，钩藤 9g(后下)，佩兰梗 9g，白蔻仁 1.5g，生薏苡仁 12g，炒桑枝 15g，茺蔚子 12g。

服药 15 剂后，头痛已止。泛恶亦平，抽搐未作。神经系统检查示眼底乳头边缘清。连续服药 10 余剂，诸症痊愈。随访 1 年稳定。(张镜人医案，《中国现代名医医案》)

按：头为诸阳之会，精明之府，坠楼损伤颅脑，蓄瘀未消，络气阻滞，复因湿盛痰凝，清阳失展，是以头部疼痛且兼泛恶，肢体麻木而兼抽搐。《灵枢·厥病》云："头痛，不可取于腧者，有所击堕，恶血在于内。"《医宗金鉴·杂病心法要诀》亦说："因痰而痛晕者，则呕吐痰涎。"临床亟需活血调营，祛瘀通络。川芎辛香善升，治巅顶之瘀，尤为适宜；景天三七功能散瘀治伤，止头痛颇著灵验；然痰湿内盛，则化痰降逆，必不可少。张介宾曾谓："但以头痛而兼痰者有之，未必因痰而头痛也。故兼痰者，必兼呕恶胸满胁胀，或咳嗽气粗多痰，此则不得不兼痰治之。"旨哉斯言。

(王 琦)

血泣而不行，不行则卫气从之而不通，壅遏而不得行，故热

语出《灵枢·痈疽》。原文说："营卫稽留于经脉之中，则血泣而不行，不行

则卫气从之而不通,壅遏而不得行,故热。"指出营卫稽留于经脉之中,血液滞涩而不行,血涩不行则营卫随之而不能通畅,阻塞而不能正常循行,故郁而生热。认为血涩不行,壅遏而热。

内伤发热的病机主要有瘀血阻滞、肝经郁热、湿邪内停、中气不足、血虚失养、阴经亏耗等。①瘀血发热者,午后或夜间发热,咽干口燥,但不欲多饮,有固定痛处或肿块,甚者肌肤甲错,面色黧黑或萎黄,舌紫黯或有瘀斑,脉涩,治予活血化瘀,常用方血府逐瘀汤(《医林改错》:当归、生地、桃仁、红花、枳壳、赤芍、柴胡、甘草、桔梗、川芎、牛膝)或桃核承气汤(《伤寒论》:桃仁、桂枝、大黄、芒硝、甘草)加减。②肝经郁热者,其热势常随情绪起伏而波动,精神抑郁或烦躁易怒,胸胁胀满,口干口苦,舌红苔黄,脉弦数,治予疏肝解郁、清泻肝热,常用方如丹栀逍遥散(《医统正脉》:丹皮、栀子、当归、白芍药、白术、柴胡、茯苓、甘草、煨姜、薄荷)或龙胆泻肝汤(《兰室秘藏》:龙胆草、泽泻、木通、车前子、当归、柴胡、生地黄)。③湿邪内停,郁而发热者,发热,胸闷身重,渴不欲饮,纳呆,甚或恶心呕吐,舌苔黄腻,脉濡数,治予清利湿热,常用方如三仁汤(《温病条辨》:杏仁、白蔻仁、薏苡仁、厚朴、半夏、通草、滑石、竹叶)。④中气不足,气虚发热者,常在劳累后发生或加重,头晕乏力,少气懒言,或自汗易于感冒,食少便溏,舌淡苔白脉弱,治予健脾益气、甘温除热,常用方如补中益气汤(《脾胃论》:人参、黄芪、白术、甘草、当归、陈皮、升麻、柴胡)。⑤血虚发热者,多为低热,面色少华,倦怠乏力,或头晕目眩,舌质淡,脉细弱,治予益气养血,常用方如归脾汤(《济生方》:党参、黄芪、白术、茯神、酸枣仁、桂圆肉、木香、炙甘草、当归、远志、生姜、大枣)加减。⑥阴虚发热者,午后或夜间发热,五心烦热,潮热盗汗,口燥咽干,舌红少津,脉细数,治予青蒿鳖甲汤(《温病条辨》:青蒿、鳖甲、知母、天花粉、丹皮、桑叶)。

案例:韩某,女,50岁。1978年冬初诊。

半夜后发热汗出已2年,自测体温39~40℃,黎明热渐退,汗亦止。2年前做子宫全切除手术,出院不久便发生上述症状。现症更衣难,3~5日1次。尿无异常,口干不饮,纳食尚可。诊查:身长体胖,面色黧黑。苔白腻,舌质淡,脉细涩。

辨证:素体阳虚,瘀血阻滞,腑气不畅。

治法:逐瘀和血,温阳通腑。桃核承气汤加味。

处方:当归15g,桃仁15g,酒军9g,桂枝6g,炙甘草6g,玄明粉12g(单包)。3剂。水煎3次,药汁混合后分3次服。玄明粉化水1次顿服,服后再饮开水120ml。

再诊:药服2剂,腑气始通;服药3剂后,更衣2次,发热大减,且不出汗,发热时间缩短为1小时。

处方：桃仁9g，酒军3g，桂枝6g，当归15g，生白术24g，炙甘草6g。

三诊：上方药连服4剂，已不发热，日便1次，饮食渐佳。苔薄白，脉象细弦。治拟和中理脾。

处方：柴胡15g，黄芩9g，法半夏9g，泡参24g，生白术24g，厚朴9g，陈皮6g，生姜6g，炙甘草6g，大红枣15g。

随访1年，午夜发热汗出基本治愈。虽有轻度发热，瞬息即止。（谢任甫医案，《中国现代名医医案》）

按：本案为瘀血阻滞，气血不通，壅而为热。《灵枢·痈疽》指出："营卫稽留于经脉之中，则血泣而不行，不行则卫气从之而不通，壅遏而不得行，故热。"揭示了血泣不行、壅遏而热的机制。瘀血病在血分，属阴，故多在下午或晚间发热；瘀血阻滞，气血运行不畅，水津不能上承，以致口干，但欲漱水不欲咽；经络阻滞，气血瘀结，故有胞宫肿块；瘀血阻络，肌肤失于濡养，故见面色晦黯。此为瘀血发热，治以化瘀通腑，药用桃核承气汤加减，故疗效较为显著。

（王　琦）

精脱者，耳聋

语出《灵枢·决气》。言精气亏虚的人，表现耳聋的症状。精是人体生命的基本物质，为人身三宝之一。故《素问·金匮真言论》说："夫精者，身之本也。"精的来源有二：一为最初禀受的父母之精，即"先天之精"；一为水谷滋生之精，即"后天之精"，两者关系密切。水谷之精的吸收有赖于先天之精的活力资助，先天之精有赖于水谷之精的不断充养，二者共同维持人体生命活动，以及促进人体生长发育。精足则生命力强，并且能适应外在环境的变化而不易受病；精虚则生命力弱，对外在环境的适应能力和抗病能力均减弱。精藏于肾，肾开窍于身，精足则耳聪，精虚则耳鸣失聪。张介宾说："肾藏精，耳者肾之窍，故精脱则耳聋。"因于精气亏虚所致的聋，多因病后失调、年老体衰、房事不节等，致使精气亏虚，耳窍失养引起。临床除表现听力逐渐减退以及完全听不见外，常见头晕目眩、腰膝酸软、疲乏无力、男子遗精、女子月经不调等。

治疗根据《素问·阴阳应象大论》"精不足者，补之以味"的原则。常以补肾填精、益气聪耳为法，方如左归丸（《景岳全书》：熟地、山药、枸子、枣皮、牛膝、菟丝子、鹿胶、龟胶）加菖蒲。若兼气短懒言、自汗乏力等气虚症状者，宜加党参、黄芪益气升阳。若兼畏寒肢冷、神疲倦怠等阳虚症状者，又宜加肉桂、附片温补肾阳。如肾虚夹有肝经郁火者,可用滋肾通耳丸(《杂病源流犀烛》方:生地、当归、白芍、川芎、知母、黄柏、黄芩、香附、白芷、柴胡)滋补肾阳,疏肝清火。若阴虚阳亢,耳聋剧者,可用耳聋左慈丸(《丸散膏丹集成》:熟地、山茱萸、山药、泽泻、茯苓、丹皮、灵磁石、柴胡)滋肾平肝,此方即六味地黄丸加磁石、柴胡。取地黄丸滋阴益肾,磁石平肝潜阳,柴胡清泄肝热,合之则适用于阴虚阳亢的耳鸣症。

肾虚而兼有心气不宁,心悸频作,可用滋阴地黄汤(《杂病源流犀烛》方:熟地、山药、山茱萸、当归、白芍、川芎、丹皮、泽泻、茯苓、远志、菖蒲、知母、黄柏)滋阴益肾,通窍宁心。本方是由知柏地黄丸加当归、川芎、白芍、远志、菖蒲组成。方中当归养血和血;白芍滋阴柔肝;川芎活血通络;远志、菖蒲通心气,开心窍;知柏地黄丸滋阴补肾,降火泄热。合之有滋阴降火,补肾宁心之效,故适用于肾虚心气不宁的耳鸣症。

案例:王某,男,48岁,干部。

素有遗精病史,劳累常发,未图根治。近1年来耳内嗡嗡作响,忽大忽小,持续不止,渐至耳聋重听,经西医诊断为"神经性耳聋"。中西药治疗未效。近2个月来耳聋加重,头目眩晕,神倦乏力。诊其舌淡红,苔薄黄,脉弦细而数。此为肾精亏虚,耳窍失养之明证。治宜补肾填精,开窍聪耳。方用耳聋左慈丸加味。

处方:熟地18g,山药18g,枣皮10g,茯苓12g,五味子3g,磁石24g(先煎),菖蒲5g,丹皮10g,泽泻10g。

上方共进15剂,耳聋逐渐好转,查舌脉变化不大。嘱再进10剂。

服后听力基本恢复,为巩固疗效,继以左归丸加紫河车、蜂蜜为丸调理善后。(《周济安医案》)

按:本案素有遗精病史,继则出现耳聋,与《内经》"精脱者,耳聋"相合,故治疗用补肾填精法而获痊愈。

(王 琦)

气脱者,目不明

语出《灵枢·决气》。言精气亏虚,则可出现目视不明的病证。

气为精所化,有温煦护卫、生化、固摄和推动等作用,是构成人体的最基本物质。人身五脏六腑、四肢九窍等,无不受精气的温煦和濡养,目受之而能视。

故《灵枢·大惑论》说:"五藏六府之精气,皆上注于目而为之精。"若年老体衰,病后失调,或病中治疗失误,以致精气亏损,失营于目,发为视物不清,或完全失明的病证。因于气虚所致的目视不明,临床多兼气短懒言、神疲乏力、自汗脉虚等气虚证。治宜益气明目,方如助阳和血补气汤(《卫生宝鉴》:黄芪、甘草、蔓荆子、防己、白芷、当归、升麻、柴胡)。若气虚甚,宜加人参、白术;若兼湿浊,宜加苍术、薏苡仁。

案例:张某,女,27 岁。会诊日期:1959 年 11 月 6 日。

今年 8 月初曾感冒发热,伴有偏头痛。15 日后左眼视力急剧下降,5 日后右眼视力相继减退,头痛绵绵,右眼胀痛,睡眠差,纳食减少,懒动少言。发病前工作紧张,有过度劳累史。检查:右眼视力 0.5,近视力耶格表 2;左眼视力 0.7,近视力耶格表 2。

双视乳头色泽全部苍白,边缘清楚,动脉细,动静脉比例为 1∶2,其他大致正常。双眼周边视野色视标在 20° 以内,红色视标在 10° 以内;双眼中心视野约有 10° 比较暗点。脉细有力,舌体胖。辨证:脾虚气弱,中气不足,清阳下陷,清窍失养。治法:益气升阳为主,辅以清肝明目。方药:补中益气汤加味。

处方:柴胡 3g,升麻 2g,归身 10g,白术 10g,陈皮 5g,党参 12g,黄芪 10g,炙甘草 3g,蔓荆子 3g,石决明 15g(先煎),夜明砂 12g(包煎),枸杞子 12g,五味子 5g,川芎 3g。14 剂。

二诊(11 月 20 日):服药后视力明显进步,暗影已不明显。检查:双眼视力 1.0,双眼底大致同前。脉细,舌质淡,舌体稍胖。仍守前方加减。方药:补中益气汤加桑叶 6g、石决明 15g(先煎)、枸杞子 10g。7 剂。

三诊(11 月 27 日):双眼视力已恢复正常,眼前暗影已消。检查:双眼视力 1.2,眼底大致同前。双眼周边视野已基本正常,中心暗点已消,停止治疗。(《韦文贵眼科临床经验选》)

按:本案因过度劳累,工作紧张后视力急剧下降,并伴脾虚气弱、中气不足之症,与《内经》"气脱者,目不明"的理论实相吻合,故治疗以补中益气汤加味,益气升阳而获治愈。

(王 琦)

鼻渊者,浊涕下不止也

语出《素问·气厥论》。鼻渊,又名脑漏。该篇认为因"胆移热于脑"所致。

《外科正宗》认为:"总由风寒凝入脑户与太阳湿热交蒸乃成。"《医醇滕义·脑漏》说得更详细:"脑漏者,鼻如渊泉,涓涓流涕,致病有三:曰风也,火也,寒也。鼻为肺窍,司呼吸以通阳,贼风侵入,随吸入之气上彻于脑,以致鼻窍不通,时流清涕,此风伤之脑漏也。阳邪外烁,肝火内燔,鼻窍半通,时流黄水,此火伤之脑漏也。冬月邪寒,感冒重阴,寒气侵脑,鼻窍不通,时流浊涕,此寒伤之脑漏也。"费伯雄所论,切近临床,对辨治鼻渊颇有启迪。

案例:2000 年随王庆其教授抄方,曾治一李姓儿童,15 岁,患慢性鼻炎 3 年余,每遇天气变化,鼻必应之,或塞,或流涕,继则咳喘交作,颇以为苦。王师明示欲治咳喘,必先防治鼻炎。

治法:宜补气祛风辛散。

处方:黄芪 20g,党参 12g,炒防风 12g,桑叶 12g,白芷 9g,辛夷花 9g,露蜂房 9g,苍耳子 12g,细辛 3g,补骨脂 12g,黄芩 12g,甘草 4.5g。服药 2 周。

二诊:鼻塞明显好转,继以上方加减。连翘 9g,金银花 12g,蝉衣 4.5g,甘菊花 12g。以上方加减连服 3 个月余,证情基本控制。

每逢冬令是该病易发季节,遂佐以膏方调理,以增加抵抗能力。

膏方:黄芪 200g,太子参 200g,党参 200g,炒白术 100g,茯苓 100g,山药 100g,甘草 30g,补骨脂 100g,巴戟天 90g,苍耳子 60g,白芷 40g,辛夷花 40g,细辛 20g,防风 60g,黄芩 60g,焦楂曲各 40g,陈皮 40g,制半夏 40g,菟丝子 90g,仙灵脾 90g,熟地 60g,山茱萸 60g,冬虫夏草 6g,紫河车粉 30g,阿胶 150g,鹿角胶 150g,冰糖 250g。一料,经加工制成膏剂,早晚空腹各 1 勺,开水或米汤冲服。

随访:连服 3 年,鼻渊康复。

按:《内经》认为鼻渊由"胆移热于脑",临床所见不多。《外科正宗》所说病初由"风寒凝入脑户""久则头眩虚晕不已"。颇符合该案情况,治疗对发作期以祛风辛通治标,继以膏方图本,标本兼顾,取效满意。

(王少墨)

胆移热于脑,则辛颏鼻渊

(一)

《素问·气厥论》曰:"胆移热于脑,则辛颏鼻渊。"言其胆热移行脑,则鼻根内有辛酸不适之感而成为鼻渊。张介宾解释说:"胆经之脉起于目锐眦,上抵头角,下耳后曲折布于脑后,故胆移热于脑,则为辛颊鼻渊之病。"本病的发生,多因外感六淫之邪,郁久化热,火热郁结于胆,循经上冲于脑,致使鼻窍不利,发为鼻渊。临床以鼻塞鼻酸,浊涕不止,如髓如脓,腥臭难闻,甚则头晕目眩,头痛健忘等为特征。故本篇指出:"鼻渊者,浊涕下不止也,传为衄蔑瞑目。"治疗本病后世多宗"肺开窍于鼻"之说,常用苍耳子、辛夷、白芷、桔梗等宣肺利窍,重点治肺,而忽略了"胆移热于脑"之说在临床上的应用。近读前贤李冠仙遵《内经》"胆移热于脑,则辛颊鼻渊"的理论,采用凉肝法为主,方用犀角地黄汤合温胆汤加减而收到满意疗效。李冠仙并反对一味用苍耳、辛夷等通窍之药,重庆陈伯勋老中医治疗本病,亦以清胆热为主,佐以宣肺窍,方用取渊汤(《疡医大全》:玄参、黑栀子、柴胡、贝母、辛夷、当归),善后治疗用补中益气汤以巩固之。笔者屡用,也获良效。

案例:王某,女,53岁。

鼻渊时经10年,曾服苍耳散、奇授藿香丸等方未效。近年鼻流黄浊涕,味殊臭,头痛午后为甚,舌隐红,苔薄黄,两脉弦细。盖鼻乃清气出入之道,塞则气壅热郁,清浊混乱而成渊,良由肝胆湿热上移于脑所致,拟以本治。

治法:清肝火,泻胆热。

处方:龙胆3g,炒栀子5g,炒黄芩5g,醋柴胡2g,炙甘草3g,泽泻5g,木通3g,车前子9g,当归3g,桑叶10g,菊花10g。连服7剂,诸恙悉退,迄今随访未复发。

按:鼻渊为患,证有寒热之异,治有温凉之殊,脓色白而薄味腥秽者寒也,脓色黄而稠味殊臭者热也。热者多舌质红而苔薄黄,两脉多弦;寒者多舌润而苔白,两脉浮紧或细濡。临床所见,寒证多见于初起之时,外感风寒肺窍不宣,鼻道阻塞。此时当用苍耳散之类辛散温通。待日久寒郁化热,邪火上炎,清空失宣,鼻寒头痛,其涕如脓,即《内经》所谓"胆移热于脑,则辛颊鼻渊",当以清肝泻胆之品,少佐辛凉以宣散其热。本例属于鼻渊热证。故用本方泻肝火而清胆热,俾使移于脑之胆热得以下泄。数年来,笔者运用龙胆泻肝汤加减治此类鼻渊,屡有治验。[王琦医案,《江苏中医》1975(5):44]

(王 琦)

(二)

《素问·气厥论》云:"胆移热于脑,则辛颊鼻渊。鼻渊者,浊涕下不止也。"《素问·至真要大论》："少阴之复，燠热内作，烦躁鼽嚏……甚则入肺，咳而鼻渊。"

　　鼻渊之因，历代医家各有阐述，分别从寒、寒郁热、湿热、痰火、正虚诸方面立论。六淫七情、饮食劳倦，皆可致鼻渊为恙。明代龚廷贤《寿世保元》论之甚明："若七情内郁，六淫外伤，饮食劳役之过，则鼻气不能宣调，清道壅塞，即为病也，为衄血，为流清涕，为疮疡，为窒塞不通，为浊涕不闻香臭。"但是，"胆热上犯"一说，首见于《素问·气厥论》。这在临床上也得到了验证。

　　清代李冠仙《仿寓意草》载：张瑞超患鼻渊，神色恍惚，头昏且痛，鼻塞涕臭。李氏据《内经》"胆移热于脑"，则"浊涕下不止"意，处犀角地黄汤，以羚羊易犀角，清肝胆。肝胆互为表里，清肝即以泄胆。再合温胆汤，重用竹茹，兼清肺胃以化痰热。另"入猪胆汁少许以为引导"。服后病愈，浊涕自止。

　　胆热移脑之缘由，"《经》谓其脉起于目锐眦，上抵头角，下耳后，曲折布于脑后，脉络贯通，易于感召。惟其虚也，则灼脑炙髓，阴液下漏"（《杂症会心录》）。

　　胆热又有虚实二因。实者，"此症内因胆精之热，移于脑髓；外因风寒郁火邪而成"（《医宗金鉴》）。虚者，"盖少阳生发之气，全赖肾水为之滋养。肾水虚则胆中之火无制，而上逆于脑，脑热蒸蒸气化，浊涕走空窍而出于鼻，鼻浊不堪闻，涕愈下而液愈耗"（《杂症会心录》）。

　　鼻为肺窍，属金气之路。脑者诸阳之会，而为髓之海，其位高，其气清。髓者至阴之物，为水之属。会为浊气邪热所干，遂下臭浊汁，是火能消物，脑有所伤也。

　　李冠仙宗《内经》之旨，立清肝泄胆法论治鼻渊。以清肝凉胆之羚羊角，易凉血清营之犀角，清热降火之效仍具，而所入之脏已变。肝清胆凉，木荣金肃，少阳之气流行，火自安其位，则无热移脑，浊涕自止矣。温胆汤，主治胆虚痰热上扰诸症，加重清热凉胆之竹茹，清肝泄胆之力更著，胆火自可归位。猪胆汁苦寒，引导入经，"胆可通脑，以有情入无情，转能治病"（《医门补要》）。

　　本方诸药，无一味有专治鼻渊，合用之，则收清肝泄胆、降火清热之功，俾浊涕自止，确为"知病之源而得其治也"。论治细察详审，抓住本源，自可药到病除，不留后患。

（达美君）

人卒然无音者，寒气客于厌

　　语出《灵枢·忧恚无言》。言突然发生的失音，多因寒邪客于会厌所引起。

肺为声音之门,肾为声音之根,会厌乃肺胃之门户、呼吸之关也。可见声音的发出与肺、肾、会厌关系最为密切。若寒客会厌,气道壅遏,肺气失宣,致使会厌开合不利,则可发为失音。诚如该篇所说:"会厌者,音声之户也……人卒然无音者,寒气客于厌,则厌不能发,发不能下至,其开阖不致,故无音。"此种失音为突发,寒邪外袭为特点,多为实证,或虚实夹杂。实证以猝然声音不扬,甚则嘶哑,常伴恶寒发热、鼻塞流涕、咳嗽、舌苔薄白、脉浮紧等。治宜宣肺散寒,利气开音。方如三拗汤加味(自拟方:麻黄、杏仁、甘草、桔梗、金沸草、前胡)。若系素体阳虚之人,复感风寒,猝然失音,脉沉细者。治宜助阳解表,利气开音。方用麻黄附子细辛汤(《伤寒论》:麻黄、附子、细辛)。前贤张石顽在《张氏医通》中云:"暴哑声不出,咽痛异常,猝然而起,或欲咳而不能破,或无痰,或清痰上溢,脉多弦紧,或数疾,此大寒犯肾也。麻黄附子细辛汤主之。并以蜜制附子噙之。慎不可轻用寒凉之剂。"这段文字,是石顽老人通过实践而加以发挥之经验,为麻黄附子细辛汤扩大了治疗范围。

临床我们还应注意,如果确因热毒炽盛而引起的咽痛,此法切不可滥用。

案例1:金某,女,48岁。2001年11月25日就诊。

学校老师,近日讲课较多,连日劳累加之休息欠佳,外出不慎感受外邪。遍服抗感冒、消炎、解毒利咽等药罔效。刻下症见恶寒,周身不适,咽痒甚,声嘶喑哑,干咳少痰,纳差,倦怠乏力。舌淡苔薄白,脉浮。

辨证:风寒外束,肺气失宣。

治法:疏风散寒宣肺,兼益气养阴。

处方:荆芥穗10g,防风10g,清半夏10g,青陈皮各6g,杏仁10g,牛蒡子10g,僵蚕10g,款冬花10g,太子参10g,沙参12g,生甘草6g。3剂,水煎服。日服1剂。

复诊:服药后恶寒诸症缓解,说话发音得以明显改善,食欲增进。再予前方加桔梗10g、百合12g。继服4剂病愈。(钱会南医案)

按:本案患者职业为教师,连日授课伤津耗气劳累可知,再加休息欠佳,则不慎感邪发病,可谓"邪之所凑,其气必虚"也。正值天转寒冷时节感受寒邪,并非热毒邪气,但却进服抗感冒、解毒利咽等寒凉之药,故遍服罔效。据证而辨,属于风寒外束,肺气失宣所致。即"寒气客于厌",气道壅遏,肺气失宣,致使会厌开合不利,则发为失音。故予疏风散寒宣肺,兼益气养阴而获效。

案例2:孟某,男,30岁。

喉痛已六七日,前医用清热解毒法,数剂未效。见其面色清黯,音声嘶哑,咽下困难,频咳痰涎。稍一咳嗽,喉痛被震而更剧,颞颊痛连巅顶。发热,无汗。脉浮紧,舌淡,苔滑,尿清长。再三考虑,喉肿痛属火热者多,何以前医治疗无效?根据浮紧,无汗,面青,舌淡,则非火热的表现。

治法：从辛温宣透入手，略参解毒。

处方：麻黄 9g，细辛 6g，附子 6g，半夏 9g，桔梗 6g，干草 6g，连翘 15g，金银花 15g，牛蒡子 9g。2 剂，每剂水煎 2 次，1 次服。日服 1 剂。

复诊：服上方，汗出，头痛、喉痛大减，声朗，不吐痰涎，略进饮食。前方加玄参 9g，再服 2 剂，遂愈。（柳学洙医案）

按：本案为寒邪闭肺客厌所致的猝然失音，其本为阳气亏虚，其标为寒邪闭肺，故治疗宜标本同治。方以附片温阳散寒，利气开音，又以甘草调和诸药，共奏温阳散寒，宣肺利气之效，故 2 剂而愈。

（王 琦）

上气不足，脑为之不满，耳为之苦鸣，头为之苦倾，目为之眩

语出《灵枢·口问》。言若上气不足，则脑髓空虚不充，就会出现耳鸣，头部沉重不支，两目眩晕等病证。

头为诸阳之会，五脏六腑之精气皆上会于头。耳为宗脉之所聚，十二经脉所灌注。若思虑劳倦太过，久病不愈，或重病不复，致使脾胃亏虚，气血生化无源，以致心肺气血不充，气虚则清阳不展，血虚则脑失所养，皆可发为眩晕、耳鸣、头重等病证。故李东垣《脾胃论》说："此三元真气衰惫，皆由脾胃先虚而气不上行之所致也。"临床上气不足之证除以眩晕、耳鸣、头重等为特征外，常兼面色㿠白，神倦乏力，心悸气短，遇劳更甚，舌淡，苔白，脉沉细无力。治宜益气升阳，方如聪明益气汤（《东垣十书》：人参、蔓荆子、黄芪、黄柏、升麻、葛根、白芍、甘草）。若耳鸣重，宜加磁石、菖蒲潜阳开窍；若兼失眠多梦，宜加枣仁、茯神宁心安神。

李东垣以《内经》理论为指导，认为虚证多缘于脾胃，故立补中益气升阳为法，创补中益气汤、聪明益气汤等，临床用于头面孔窍、躯干四肢、内脏各部病证，凡见气虚者，多能收效满意。

案例：李某，男，57 岁，干部。1961 年 4 月 17 日初诊。

从 1952 年起头晕，当时头晕较剧，如立舟车，感觉周围环境转动，呕吐，血压低，耳鸣如蝉声，于 1953 年、1957 年均同样发作过，西医检查有内耳平衡失调，为梅尼埃病。近 2 个月头昏头晕，不能久看书，稍久则头痛头晕加重，胃部不适，有欲吐之感，并有摇晃欲倒，食欲减退，体重亦减，常嗳气，矢气多，大便

正常,晚间皮肤发痒,西医认为荨麻疹。影响睡眠,噩梦多,小便稍频,有少许痰,有时脱肛,脉弦细无力,舌淡无苔。

辨证:中虚脾弱夹痰,兼心气不足。

治法:先益中气,调脾胃,佐以宁心理痰,用补中益气汤加味。

处方:炙黄芪12g,党参6g,柴胡2g,升麻2g,白术6g,当归4.5g,陈皮4.5g,炙甘草3g,茯神6g,炒远志3g,法半夏6g,生姜3片,大枣3枚。服5剂,隔日1剂。

5月12日二诊:服前方后诸症均见轻,由于看报稍久,6日前又失眠严重,经某医院诊治,给予镇静剂后稍好;但大便有时燥,近日二便尚调,脉迟滑,舌正中心苔薄黄腻,似有食滞之象。仍宜调和脾胃,健强中气兼消胃滞,原方黄芪改为6g,加枣仁6g、焦山楂3g,服3剂。

5月31日三诊:服上药后自觉很见效,食欲及睡眠好转,二便调,精神佳,看书写字能较前久些,但超过2小时就觉烦躁及头部发紧,小便正常,脉虚,舌正无苔。改用心肝脾并调,以丸剂缓治。补中益气丸240g,每早服6g,归脾丸240g、每晚服6g,感冒时停服,药后头晕失眠等症基本消失。(《蒲辅周医案》)

按:本例脉弦细无力,其症纳差脱肛、眩晕耳鸣等,系中虚劳伤兼心气不足所致,非风、火、痰的实证,与《内经》"上气不足,脑为之不满,耳为之苦鸣,头为之苦倾,目为之眩"相吻合,故用补中益气汤加味益气升阳而收效。

(王 琦)

上气不足,头为之苦倾

余因终年伏案,又不注意姿势,渐觉颈项酸楚,肩胛板滞,经常眩晕、头痛。经X线摄片示第5、第6颈椎肥大增生。查脑血流图示脑血管紧张度增高,提示脑供血不足。血压偏高。先以推拿治疗而症缓,但往往好景不长,不久又因熬夜而发作,头倾、目眩、恶心,头不能转侧,转侧则天旋地倾。再行推拿仅半天舒服,继复如故。据云此乃器质性病变,恐别无良策。无奈改服中药,自拟平肝祛风、活血通络法,症稍缓,动辄复作,可叹"医之所病病方少",愧自称医也。

后思及《灵枢·口问》有"上气不足,脑为之不满,耳为之苦鸣,头为之苦倾,目为之眩"的记载。头为诸阳之会,又为髓之海,上气不足,则清阳不升,脑髓不充,清窍空虚,故见耳鸣、目眩、头倾之症。余虽无上气不足之明证,但平素不耐劳顿,伏案1小时以上,即觉头重颈垂不能支撑,遇劳即发,此非不足乎?遂拟补气升阳,以《东垣试效方》益气聪明汤加减:党参、黄芪、蔓荆子、葛根、升麻、柴胡、川黄柏、甘草、丹参、川芎。2剂后觉头胀不舒,疑升阳后血压升高,坚持以静待变,继服5剂,眩晕明显减轻,头痛除,颈部舒展。守法服用10余剂,测血压正常,诸证均消失。自后注意伏案姿势,未再大作。

(王庆其)

髓海不足,则脑转耳鸣

语出《灵枢·海论》。言髓海不足,则出现眩晕耳鸣,腿酸,甚者头晕目眩不能站立,视物不清,精神萎靡不振而困倦乏力嗜卧等症。

脑为髓之海,藏于头颅骨内,上至天灵盖,下至风府穴。风府以下脊椎骨内之髓,称为脊髓,脊髓经项后柱骨下之髓孔,上通于脑,合称脑髓,故该篇指出"其输上在于其盖,下在风府"。因脑与全身骨髓有直接联系,故又云"诸髓者,皆属于脑"。

脑髓的生成,来源有二:一是来源于先天之精,故经云:"人始生,先成精,精成而脑髓生。"二是来源于后天之精的补充。肾藏精,主骨生髓,肾气通于脑,肾精足则身轻劲足,体力强盛,诚如该篇所说:"髓海有余,则轻劲多力,自过其度。"若先天不足,肾精不充,或房劳过度,肾精亏耗,精不生髓,髓海不足,脑失其养,则可发生头目眩晕,耳鸣耳聋,腰膝酸软,神疲乏力,嗜睡等症。治宜填精补髓。偏于肾阳不足,则兼四肢不温,舌淡胖嫩,脉沉细。治宜补肾壮阳,方用右归丸(《景岳全书》:熟地、山药、山茱萸、枸杞子、杜仲、肉桂、附片、菟丝子、当归、鹿角胶)。偏于肾阴不足,则兼五心烦热,舌质红,脉细数,治宜滋阴补肾,方用杞菊地黄丸(《医级》:枸杞子、菊花、山茱萸、熟地、丹皮、泽泻、茯苓、山药)。

案例1:袁某,女,49岁。

1年来头晕时犯,头中轰鸣,心慌,夜寐多梦,腰酸且痛,月经量多,苔薄,脉细弦而弱。此属肾阴亏虚、髓海不足之证,宜补肾益精法为治。

处方:熟地15g,当归12g,川断12g,寄生12g,白芍9g,阿胶12g,党参12g,生黄芪12g,枣仁9g,茯苓12g,珍珠母24g,甘草6g。

服10剂后,眩晕证减,继以上方出入再进10剂,晕眩证愈,余证亦消除。

案例2:徐某,女,45岁。

患者经常眩晕,肢体软弱无力,手握物发抖,行动障碍。需人搀扶,言语不利,进食作呛。近2年来逐渐加重,曾经北京市某医院诊断为"脊髓小脑变性"。舌淡,尺脉细弱。此属肾阳亏虚,宜益肾助阳法。

处方:炙附子9g,肉桂4.5g,熟地18g,萸肉15g,巴戟天12g,茯苓12g,远志6g,菖蒲9g,生黄芪15g,当归9g。

以此方调治半年,眩晕显著减轻,肢体虚弱的进展程度亦显见延缓。[刘志明《中医杂志》1983(7):14]

按:两案均系肾精亏虚、髓海不足所致,故都以眩晕、耳鸣、腰膝软弱等为特征,符合《内经》"髓海不足,则脑转耳鸣,胫酸眩冒……"的描述,所以治疗以补肾填精为主。例1偏于肾阴不足,重在补肾益精;例2则偏于肾阳亏虚,重在益肾助阳而获效。

(王 琦)

冲脉为病,逆气里急

语出《素问·骨空论》。言临床冲脉发生病变,则症见气逆上冲,腹内拘急疼痛。

冲脉起于气街部,与足少阴经相关,挟脐左右上行,到胸中而散。故该篇内说:"冲脉者,起于气街,并少阴之经,挟脐上行,至胸中而散。"冲,有要冲、要道之义;又,经脉由下而上,故谓冲。十二经脉之血,均汇合于冲脉,故有"冲为血海"之说。若六淫外袭,或七情内伤,致使冲脉受损,气机逆乱,气血失调,即可引起痛经,经期腹胀,经行不畅,或月经先后无定期;若冲脉不固,遂可引起崩漏、流产、带下等病。因于冲脉受损,气血失调的病证,治当调气行血,方予香乌四物汤(习用方:香附、台乌、当归、生地、白芍、川芎)。因于冲任受损,冲脉不固的病证,治宜固冲摄血,方予固冲汤(《医学衷中参西录》:白术、黄芪、煅龙骨、煅牡蛎、枣皮、白芍、海螵蛸、茜草、棕榈炭、五倍子)。此外,冲脉病变引起的病证是多方面的,临证当根据寒热虚实的不同,分别论治。

案例:林某,20岁。

据云每月经来,预先胸骨、乳房胀痛,胃纳作呕,纳食不进。经将至,则小腹发生剧烈疼痛,面唇脱色。病已3年,经中西医诊治未效。

治法:行气化瘀。

处方:当归6g,白芍6g,香附6g,延胡索6g,青皮3g,乌药4.5g,柴胡3g,川楝子6g,丹参9g,桃仁6g,牛膝6g。

嘱于月经前 7 日，服药至行经时，诸痛如失。(《刘铁庵医案》)

按：本案系冲脉受阻、气血失调所致的痛经，症状表现与《内经》"冲脉为病，逆气里急"相合，治疗予以行气活血而收效。

(王　琦)

任脉为病，男子内结七疝，女子带下瘕聚

语出《素问·骨空论》。言其任脉所发生病变，男子易患七疝，即冲疝、狐疝、癞疝、厥疝、瘕疝、癃疝、癀疝；女子则易患白带过多，腹中或聚或散的结块、"瘕聚"病。

任脉起于中极穴之下的会阴穴，向前沿腹、胸正中线直上，至咽喉，向上到下颌部，环绕口唇，沿着面颊，到达目下。故该篇曰："任脉者，起于中极之下，以上毛际，循腹里上关元，至咽喉，上颐循面入目。"任有"总任"的意思。任脉为奇经八脉之一，能够总任一身的阴经，所以称为"阴经之海"。任又有"妊养"的含义，与妊育胎儿有关，故后世又有"任主胞胎"之说。如《十四经发挥》说："任之为言妊也，行腹部中行，为妇人生养之本。"在病理情况下，外感、内伤皆能引起任脉病变，若外感六淫之邪，邪阻任脉；内伤七情，或饮食不节，劳逸失常，多产房劳等，任脉损伤，致使任脉经气受阻，气血运行失畅，或精亏血少，任脉失养，冲任不固，发为男子疝气，女子月经不调。如崩漏、带下、不孕、流产、癥瘕等病证是也。

因于任脉病变所致的七疝，根据其临床表现，可归纳为：一泛指体腔内容物向外突出的病证，多伴有气痛症状，如狐疝、厥疝等；二指生殖器、睾丸、阴囊部位的病证，如男女外生殖器溃肿流脓、溺窍流出败精浊物、睾丸或阴囊肿大疼痛等病证，或可兼有腹部症状，包括癞疝、癀疝、瘕疝等；三指腹部的剧烈疼痛，兼有二便不通的病证，如《素问·长刺节论》所说"病在少腹，腹痛不得大小便，病名曰疝"，包括冲疝、癃疝等。狐疝又名小肠气、阴狐疝，病发时腹内部分肠段滑入阴囊，阴囊时大时小，胀痛俱作，如狐之出没无常，故名之，治宜疏肝理气，方予导气汤(《杂病源流犀烛》：川楝子、木香、茴香、吴茱萸)；厥疝临床以腹中有逆气上冲、胃脘作痛、足冷、呕吐、少腹痛引睾丸为特征，治当健脾理气、疏肝降逆，方予逍遥散(《太平惠民和剂局方》：当归、白芍、柴胡、茯苓、白术、生姜、甘草、薄荷)加吴茱萸、台乌药；癞疝临床以阴囊局部重坠胀痛，或兼见少腹痛及阴茎肿痛等为特征，治宜散寒利湿、行气止痛，方用三层茴香丸(《证治准

绳》:大茴香、川楝子、北沙参、木香、荜茇、槟榔、茯苓、川附);㿗疝表现为少腹拘急疼痛,牵引睾丸,或下部有包块,内裹脓血,治当温阳散寒、行气化瘀,方予橘核丸(《济生方》:橘核、海藻、昆布、川楝子、桃仁、厚朴、木通、枳实、延胡索、桂心、木香、海带);瘕疝临床以腹皮隆起、推之可移、腹痛牵引腰背为特征,治宜温阳行气、散寒止痛,方用茴香丸(《杂病源流犀烛》:茴香、胡芦巴、巴戟、川乌、川楝肉、吴茱萸);冲疝临床表现为少腹气逆上冲,拘急疼痛,大小便秘结,治当行气降逆、缓急止痛,方予四逆散(《伤寒论》:柴胡、白芍、枳实、炙甘草)加半夏、台乌药、滑石。癃疝临床表现为少阴痛引睾丸,小便闭塞不通,治宜行气利尿,方用茴楝五苓散(习用方:白术、桂枝、泽泻、猪苓、茯苓、茴香、川楝子、葱白、青盐)。此外,《内经》除认为七疝的发病均与任脉有关外,也指出与肝经经脉循少腹、络阴器关系极为密切,且后世对疝气的发病尤侧重于肝经,如张子和所说"诸疝皆归肝经",故目前临床治疝,多以温肝疏肝为大法。值得注意的是,七疝并非男子所固有,女子也易患之。

　　因于任脉病变所引起的女子带下病,多因脾虚、肾虚、湿热下注,引起带脉失约,任脉不固所致。脾虚带下,症见带下量多,色白或淡黄,如涕如唾,连绵不断,兼见面色萎黄、精神疲乏、不思饮食、大便不实等,治宜健脾益气、升阳除湿,方予完带汤(《傅青主女科》:白术、山药、党参、白芍、车前子、苍术、甘草、陈皮、柴胡、黑芥穗)。肾虚带下,症见带下清稀,淋漓不断,面色晦黯,腰膝酸软,小腹寒凉,大便溏,小便清长等,治疗当温阳补肾、固血止带,方予内补丸(《女科切要》:鹿茸、菟丝子、沙苑蒺藜、黄芪、肉桂、桑螵蛸、肉苁蓉、制附子、白蒺藜)。湿热带下,症见带下黄稠腥臭,或带中夹血,兼有身重疲乏,小便黄赤,舌苔黄腻,脉濡数等,治当健脾除湿、清热止带,方用二妙散(《丹溪心法》:苍术、黄柏)加泽泻、白术、滑石、茯苓等。

　　因于任脉病变所致的女子瘕聚,多由情志所伤,饮食不节,或劳倦内伤等,致使任脉所伤,气血失调,气滞血瘀而成。临床表现腹内有结块,或胀或痛,或聚或散,偏于气滞者,多兼腹中气聚,攻窜胀痛,舌苔薄,脉弦,治宜行气消聚,方予柴胡疏肝散(《景岳全书》:柴胡、白芍、枳壳、香附、川芎、甘草);偏于血瘀者,多兼腹部积块明显,按之较硬,痛有定处,舌质紫黯,脉涩,治当活血化瘀、行气止痛,方用膈下逐瘀汤(《医林改错》:桃仁、丹皮、赤芍、台乌药、延胡索、当归、川芎、五灵脂、红花、香附、甘草、枳壳)。

　　案例1: 胡某,男,27岁,农民。

　　患"腹股沟斜疝"10年余,时作时止,发作时服药可愈,未图根治。近2年来每因劳累发作频繁,受凉亦发。3日前因感冒咳嗽又见复发,右侧腹股沟处可见约核桃大肿物,持续性疼痛,痛引右侧少腹及睾丸,经服中西药物及手法复位、热敷等,未见明显缓解,故此来院就诊。诊其脉沉弦,舌质偏淡,苔白滑。

辨证: 寒凝肝脉, 任脉不通, 气血瘀滞。

治法: 散寒行气, 疏肝止痛, 佐以活血。方予天台乌药散加减。

处方: 台乌药 15g, 小茴香 10g, 木香 10g, 青皮 12g, 高良姜 12g, 荔枝核 15g, 桃仁 12g, 红花 6g, 槟榔 12g。

二诊: 上方共进 6 剂, 疼痛消失, 包块明显缩小, 有时可还纳腹中, 药已见效。仍宗上法, 嘱再进 6 剂。

三诊: 包块消失, 诸症悉平, 继以补中益气丸常服, 调理善后, 杜绝复发。(《周济安医案》)

按: 本案系寒凝肝脉, 任脉不通, 气滞血瘀所致的"疝病", 与《内经》"任脉为病, 男子内结七疝"病机相符, 治疗用天台乌药散加减温肝散寒, 使寒去任脉通, 故能满意收效。

案例 2: 胡某, 38 岁, 已婚。6 月 23 日初诊。

曾生 3 胎, 小产 2 次。1963 年 2 月间第 2 次小产后, 发热 4 个月余未退, 经医院注射抗生素治疗无效。刻下胸闷潮热, 腰酸肢楚, 精力疲乏, 带下似脓, 有秽味, 并时带红。经检查为盆腔炎, 据述此次小产后即行避孕, 月经 3 个月未来, 小腹隐痛, 阴道流出脓汁带有臭味, 小便中亦混有血丝, 口中潮热。脉细数, 舌苔薄黄。

辨证: 湿热内蕴, 阴虚火旺。

治法: 养阴清热。

处方: 鲜生地 30g, 红藤 15g, 川柏 9g, 知母 9g, 甘草梢 4.5g, 怀山药 9g, 丹皮 9g, 茯苓 9g, 山萸肉 9g, 椿根皮 12g。

复诊: 上方加减, 自 9 月底至 10 月 15 日, 服用半月后, 潮热消失, 秽带减少, 尿血亦止, 腹部已感轻快, 唯尚感精神疲惫, 大便燥结不畅。治拟健脾固肾, 兼清余邪(方略)。(朱小南医案,《上海老中医经验选编》)

按: 本案带下似脓, 小腹隐痛, 口干潮红, 系湿热内蕴, 阴虚火旺, 致使带脉失约, 任脉不固所致, 符合《内经》"任脉为病……女子带下……"的病理机制。予养阴清热治疗而病瘳。

(王 琦)

三阳结谓之隔

语出《素问·阴阳别论》。王冰注云:"三阳结, 谓小肠膀胱热结也。小肠结热则血脉燥,膀胱热则津液涸,故膈塞而不便泻。"认为膀胱、小肠因邪热郁结,则隔塞而大便秘结,小便不利。

三阳包括足太阳膀胱、手太阳小肠,太阳主诸阳之气。若外感六淫之邪,循经入里化热,或体内素蕴积热,热阻太阳经脉,经气运行不利,外不得透达,内不得清解,郁结隔滞,故大便秘结与小便不利并见。临床常兼烦躁口渴、胸膈烦热、面赤气粗、口舌生疮、舌红苔黄干、脉滑数等症。治宜泻热通便,消隔利尿。方用凉膈导赤汤(自拟方:栀子、大黄、木通、生地、连翘、淡竹叶、生甘草、芒硝)。若兼太阳表证,宜加荆芥、薄荷疏风解表;如发热盛,宜加石膏、知母传热泻火;若尿赤涩痛,宜加滑石、金钱草清热通淋。

案例:魏某,女,52岁。

患者高热,血淋5日,头晕,腿胀痛,小便频数、短赤、涩痛,纳呆,腹胀,烧心,口渴喜冷饮,大便干燥,继而眼睑与足浮肿,腿痛,遂入院治疗。诊为"肾盂肾炎",体温38.9℃,尿蛋白(+++),红细胞5~10/HP,白细胞6~8/HP。脉沉弦滑,舌质红,苔黄腻。

辨证:下焦湿热,膀胱蕴毒。

治法:清化湿热,通淋止痛。

处方:金银花、鲜茅根各30g,滑石24g,苍术、桑寄生、黄柏各15g,茜草根12g,生地榆、木通、蒲黄、栀子各9g,甘草梢、黄连、大黄各6g。

二诊:服上方2剂后,体温降至正常,腰不痛,小便不红,尿时稍痛,脉右弦细数,舌质红,苔腻。

三诊:又连服18剂,小便已正常,脉沉弦,舌苔正常。但因吃无盐饮食,患者食欲不好,喜酸食,遂给予清利湿热、健脾之品以善其后。(《邢锡波医案选》)

按:邢锡波所治病例系前后二阴闭塞不通,伴高热之证,正属三阳热结,二腑同病使然。膀胱湿热非滑石、黄柏、茅根、栀子等清利不除;小肠之火又当借黄连直折心火使之无以下移,大黄最擅峻下热结,如是则二便通利,二腑之隔也当开矣,诸恙自除。

(王　琦)

三阴结谓之水

《素问·阴阳别论》曰:"三阴结谓之水。"言肺脾阳气亏虚,寒湿郁结,气不布津,水湿内停,便成水肿之证。

　　三阴包括足太阴脾、手太阴肺。太阴之上，湿气主之。人体正常水液的代谢，有赖于肺气的通调、脾气的转输、肾气的开阖，从而使三焦能够发挥决渎作用，使膀胱气化畅行，小便通利。今肺脾亏虚，肺失通调，脾失健运，致使三焦决渎无权，膀胱气化不利，水湿内停，故成水肿等病。诚如马莳所说："肺为邪结，则不能生肾水，而肾水虚弱，泛溢四肢。脾为邪结，则不能胜水气，而水气泛溢，周身浮肿，故水证从是而作焉。"治宜调理肺脾，化气行水。临床因于肺脾功能失调所致的水湿内停证，又有偏肺与偏脾的不同。

　　1. **肺气失宣，通调受阻**　肺为水之上源，又主一身之表，外合皮毛，如肺为风邪所袭，气失宣畅，不能通调水道，下输膀胱，以致风遏水阻，风水相搏，流溢于肌肤，发为水肿。临床表现为眼睑浮肿，继则四肢及全身皆肿，小便不利，多有恶寒发热，咳嗽而喘，舌苔薄白，脉浮等，治宜祛邪散风、宣肺行水，方如越婢加术汤（《金匮要略》：麻黄、石膏、大枣、生姜、甘草、白术）。今人岳美中根据《内经》理论，结合自己临床实践，认为"仲景越婢汤证之风水，颇似急性肾炎之水肿，一般多为实证。症状为上半身肿甚，发热或不发热，临床上又可分以下几种情况，凡发热重、口渴、尿黄少、舌红、咽痛、脉数急等，方取越婢加术汤，合双花、连翘、牛蒡子、板蓝根、白茅根等清热解毒利尿之品；发热不重，余证基本同前者，用麻黄连翘赤小豆汤加五皮饮等；发热而口不渴，舌质淡，脉不数者，则以麻黄汤为主，如兼心下有水气，水入即吐者，则以五苓散宣肺通阳利水治之"（《岳美中论医集》）。

　　2. **脾虚失运，水湿内停**　脾主运化，喜燥恶湿，为胃行其津液，散精于肺，以输布全身，如劳倦过度，饮食失调，或平素酒食不节，生冷太过，致脾气亏虚，健运失司，水湿不能蒸化，停聚不行，泛滥横溢，遂成水肿。临床多以全身水肿，按之投指，小便短少，困倦乏力，食欲不振，舌苔白腻，脉沉缓等为特点。治宜健脾化湿，通阳利水。方如五苓散（《伤寒论》：白术、桂枝、泽泻、茯苓、猪苓）。岳美中认为五苓散（张仲景方）治浮肿在半身以下者。泽泻 120g，茯苓、白术、猪苓各 90g，肉桂 30g。共为细末，每服 4.5~9g，米饮送下，水肿腹胀甚者，加木香、丁香、沉香、槟榔、白豆蔻。本方用白术以补脾，脾实则水自能得除；用茯苓、猪苓、泽泻以利水，水自渗泄而可以不为患；更加肉桂以化膀胱之气，则水道益能通利。此散通治诸湿腹满，水饮，水肿。强调本方临床应用剂型以散剂为宜，待水肿消退后，主张用六君子汤健脾益气，以资巩固。

　　案例：秦某，女，49 岁，工人。

　　初诊：1975 年 6 月 21 日。全身浮肿已八九年，腹胀食后更甚，身重无力，大便溏，小便甚多，每逢夏季加甚，冬日较舒，曾经中西医治疗，均未见效。舌质淡，苔灰厚腻，脉濡细。由于脾虚深重，气机运行失常，水湿充于肌肤，因而发生浮肿。治以健脾燥湿为主，用胃苓汤加减。

处方：苍白术各 9g，川朴 4.5g，茯苓 12g，炙甘草 4.5g，桂枝 4.5g，木防己 12g，赤芍 12g，槟榔 4.5g，焦神曲 12g。14 剂。

二诊：7 月 5 日。腹胀浮肿已减，舌苔厚腻微黄未化，二便通利。仍守原法。前方加藿香、佩兰各 9g。7 剂。

三诊：8 月 2 日。服药时续时断，病情尚未稳定。近来浮肿减轻，二便通调。舌苔淡黄，脉濡细。仍守原法。前方去川朴。

四诊：8 月 30 日。浮肿基本退尽，略有轻度腹胀，精神已振，纳食有时欠香。舌苔薄腻中黄，脉濡细已较有力。余湿未清，脾胃功能渐复，从初诊以来，单服中药治疗，病情已趋稳定。仍拟前法加减。初诊方去槟榔，加陈皮 9g。（《黄文东医案》）

按：本案浮肿多年不愈，时轻时重。证属脾虚不主健运，气机运行失常，水湿内停，泛滥肌肤所致。与《内经》"三阴结谓之水"旨近，故治疗始终以燥湿健脾、理气行水获效。

（王　琦）

有病口苦者，病名曰胆瘅

《素问·奇病论》曰："有病口苦……病名曰胆瘅。"言临床以口苦为主症的疾病，是为胆瘅。胆瘅一病，临床常见，多因邪热浸淫肝胆；或肝郁化火，火热蕴结肝胆，致使肝胆疏泄失职，胆气上溢所致。故该篇指出："夫肝者，中之将也，取决于胆，咽为之使。此人者，数谋虑不决，故胆虚气上溢而口为之苦。"《灵枢·四时气》亦说："胆液泄则口苦。"本病除表现以口苦为主症外，常兼胁肋疼痛，目赤耳聋，头眩疼痛，舌红，苔黄腻，脉弦数等肝胆湿热证；或虚烦不寐，胸闷呕涎，头眩心悸，舌苔黄微腻，脉虚数等胆虚痰热上扰证。本病有虚实之分，前者属胆瘅实证，后者为胆瘅虚证。实证治疗宜清肝泻火、利胆除湿，方用龙胆泻肝汤（《医方集解》：龙胆、黄芩、栀子、泽泻、木通、车前子、当归、柴胡、生地、甘草）。虚证治疗宜清胆和胃，方用温胆汤（《备急千金要方》：半夏、陈皮、茯苓、甘草、竹茹、枳实）。

案例：姚某。男，59 岁。1981 年 11 月 7 日诊。

半月前因工作上问题与人吵架后，觉口苦，咽部不适，吃任何食物均感味苦，至今，连饮白糖水亦觉苦味，伴胃脘及两胁痞满，头昏食少，形疲神倦，耳聋耳鸣，目赤，小便色赤不畅，尿道疼痛，大便干结。前医用柴胡舒肝散治疗无效。

舌边尖红,苔黄厚而干,脉弦数。证属肝火,治以泻肝清热。方用龙胆泻肝汤加味。

处方:龙胆、山栀子、黄芩、柴胡、泽泻、酒大黄、当归各9g,车前子10g,木通5g,生地12g,甘草3g,黄连6g。

服药2剂,口苦略减,大便已畅解,小便已爽,尿道亦不痛,其余诸症亦减轻。药已中病,宗原方继服2剂,口苦减轻,吃食物已知味,其余诸症大减。原方去酒大黄、黄连。继服4剂,治愈。[《新中医》1983(10):6]

按:本例患者系肝郁化火,蕴结肝胆,致使胆液上溢,发为口苦,符合《内经》胆瘅的诊断。治疗以龙胆泻肝汤加酒大黄、黄连清肝泻胆而获效,与《素问·奇病论》"有病口苦,取阳陵泉……治之以胆募俞"之理相合。

(王 琦)

有病口甘者,名曰脾瘅

脾瘅一病,始见于《内经》。如《素问·奇病论》:"有病口甘者……此五气之溢也,名曰脾瘅。"此病的发生,多因饮食不节,过食肥甘,湿热内生,蕴结脾胃,致使脾不能为胃行其津液,津液在脾,失于四布,发为本病。《素问·奇病论》指出:"夫五味入口,藏于胃,脾为之行其精气,津液在脾,故令人口甘也。"

本病临床除表现以口甜为主症外,常伴脘腹满闷,不思饮食,大便溏薄,小便黄赤,舌质红,苔黄腻,脉濡数等脾胃湿热证。治疗宜芳香化浊,清热利湿。《内经》治疗本病,首先提出"治之以兰,除陈气也"。兰,注家多认为系指兰草。如高士宗说:"兰,香草也,治之以兰,可以除陈气也。"近世常以佩兰代,取其醒脾化湿、清毒辟浊之功,予泻黄散(《小儿药证直诀》:藿香、栀子、石膏、甘草、防风)加佩兰治之,多获满意效果。有人介绍用佩兰50g,沏水代茶,治口甜苔腻,久久不除者有良效。

案例:曾看到一口甘病例,1年来只觉口甜,饮白水如糖汤,经各医院治疗得不到结论。我们结合舌苔厚腻,胸膈有时痞闷,依照《内经》"治之以兰"的原则,用佩兰、藿香、朴花、蔻壳、佛手、竹茹、苡仁等轻灵清化之品,1周内即告痊愈。(秦伯未《内经类证》)

按:口甘不仅是一个病证,而且还可作为临床诊断。一般来说,疾病中见到口有甜味症状,大多脾胃有湿。此案口甘、胸闷、苔腻,符合脾瘅有湿的诊断,故用佩兰为主,芳香化湿而获愈。本病转归为"故其气上溢,转为消渴",临床上确有见先口甘而得消渴者,也可作为消渴先兆的研究。

(王　琦)

病口甘者,治之以兰

《素问·奇病论》曰:"有病口甘者,病名为何? 何以得之? 岐伯曰:此五气之溢也,名曰脾瘅。""治之以兰,除陈气也。"《内经》将口甘病名之为脾瘅,责之于脾热。盖由数食肥甘厚味之品,甘令人中满,湿热蕴积,上蒸口舌,自觉甘味,即使饮淡水,常甘如琼浆。兰,即佩兰,有芳香化湿、苏脾辟浊之功,可用于湿热积于脾胃者。

临床常见除因过食辛辣肥甘而滋生内热者外,还由情志抑郁,所思不遂,五志化火,损及脾阳,虚热内生,脾津受灼,而为口甘,或年老久病,伤及脾胃,气阴两虚所致。曾遇一男性患者,年逾知命,素体尚属康健,近1个多月觉口干口甘,食欲亢盛,闻饭菜尤觉香甜,消瘦乏力,口中黏腻,胃中似有火灼感,自疑为胃病。来诊时除口甘等主诉外,舌苔白厚腻,舌根处苔略黄,脉洪带数。查尿糖(+++),空腹血糖7.77mmol/L,拟诊糖尿病。嘱控制饮食,方以大黄黄连泻心汤加藿香、佩兰、苍术、省头草、生石膏、知母等。二诊时尿糖(++),舌腻如前,口甘略好转,湿热胶结,非旦夕可效,即以上法加入玄参、石斛等缓图,1个月后尿糖(-),血糖5.55mmol/L。守法继续调治,口甘遂除,病情控制未发。

(王庆其)

喘

"喘"字在《内经》中出现40余次,究其字义,不外有三:一指呼吸急促,二指脉搏搏动急促,三指腹中有气攻冲。研究时应根据"喘"字所出现的不同篇章、不同内容细致推敲,确定其义。

1. 指呼吸急促　喘,气喘、喘息,即呼吸急促。在《内经》中"喘"字指呼吸急促者占大多数,在其所出现的原文中也比较容易识别。如《素问·藏气法时论》:"肺病者,喘咳逆气。"《素问·通评虚实论》:"喘鸣肩息者,脉实大也。"《素问·太阴阳明论》:"入六府则身热不时卧,上为喘呼。"《灵枢·本神》:"实则喘喝,胸盈仰息。"从上述原文可见,"喘"字虽指呼吸急促,但详细地又可分为气喘咳嗽、气喘喉鸣、气喘急呼和气喘喉中喝喝有声4种。但在个别之处,也单指呼吸,如《素问·阴阳应象大论》:"视喘息,听音声,而知所苦。"喘,指呼吸;苦,指病苦。

2. 指脉搏搏动急促 喘,同湍。湍,疾流也。即脉中血液快速流动,表现在脉象上即脉搏搏动急促,应手有浮数、躁急之象。在《内经》中,"喘"字具有此义也比较常见,仅次于前者,但有时在原文中常容易被误认为指呼吸急促,故有时不容易识别。

例如《素问·平人气象论》云:"颈脉动喘疾咳,曰水。"颈脉,指颈部人迎脉。动喘,指人迎脉搏动明显。疾咳,指水邪上犯于肺所致的剧烈咳嗽。意为人迎脉搏动明显,并且伴有剧烈咳嗽的,是水邪上犯于肺所致。可见,此"喘"是指人迎脉搏动急促。

又如《素问·平人气象论》云:"胃之大络,名曰虚里……盛喘数绝者,则病在中。"虚里,指位于左乳下的心尖搏动处,是胃之大络。盛喘,指虚里部位搏动甚盛、明显,其动应衣。数绝,指虚里搏动屡见歇止。指出虚里部是胃之大络,其搏动明显,其动应衣,有时歇止者则为病在胸中心肺。很显然,这里的"喘",是指虚里部搏动明显。

再如《素问·五藏生成》云:"赤脉之至也,喘而坚。"《素问·平人气象论》云:"平肾脉来,喘喘累累如钩。"《素问·大奇论》云:"脉至如喘。"从中不难看出,其中的"喘"字均指寸口脉搏动浮数急促。正如王冰注云:"喘,谓卒来盛急,去而便衰。"《诊家正眼》亦云:"(脉)曰喘者,且浮且数也。"

从上述原文可见,"喘"字又指一种脉象,即卒来盛急,去而便衰,浮数急促。在部位上又分为人迎脉搏动急促、虚里部搏动急促和寸口脉搏动急促3种。

3. 指腹中(肠胃)有气攻冲 喘,《广雅·释诂》云:"喘,转也。"可引申指腹中气逆,有气攻冲。"喘"字具有此义,在《内经》中不多见。如《素问·痹论》云:"肠痹者,数饮而出不得,中气喘争,时发飧泄。"中气,指腹中肠胃之气。喘,肠胃之气逆,即病机,这种病机所致的临床症状表现是肠鸣。争,盛也。中气喘争,即指腹中因气逆攻冲而致的雷鸣,即肠鸣。本句主要是描述肠痹的主要症状。即肠痹的症状表现是频频喝水而小便困难,肠鸣,时有完谷不化的腹泄。

（苏 颖）

咳出青黄涕,其状如脓

《素问·评热病论》在论述劳风时指出:"劳风……其为病也,使人强上冥视,唾出若涕,恶风振寒,此为劳风之病……咳出青黄涕,其状如脓。"这里的"涕"字,丹波元简云:"古无痰字,此云唾咳出若涕,谓吐稠痰也。"劳风的主要症状有恶风振寒,强上冥视,唾出青黄稠痰,其状如脓;主要病机是太阳受风,肺失清肃,痰热壅积。后世医家视本病为肺痈。张仲景《金匮要略·肺痿肺痈咳嗽上气病脉证治》曰:"风舍于肺,其人则咳,口干喘满,咽燥不渴,时唾浊沫,时时振寒。热之所过,血为之凝滞,蓄结痈脓,吐如米粥。"又曰:"咳而胸满,振寒脉数,时时吐唾腥臭,吐如米粥。"又曰:"咳而胸满,振寒脉数……时出浊唾腥臭,久久吐浓如米粥者,为肺痈,桔梗汤主之。"张仲景不仅指出肺痈主要症状与劳风一致,而且提出应用桔梗汤排脓为主的治法。孙思邈《备急千金要方·肺痈》亦云:"治咳有微热,烦满,胸中甲错,是为肺痈。"应用苇茎汤排浓消痈。近人刘炳凡认为:"此证多见于哮喘、慢性支气管炎的急性发作,以及肺胀、肺痈等病,从'咳出青黄涕,其状如脓'来分析,常见于慢支的急性发作;'咳出如脓,弹丸大'常见于肺痈。"余应用《内经》劳风的理论指导临床实践治疗肺痈,收效满意。

案例:曾治患儿张某,男,5 岁。

因外感而发热、咳嗽,住他院治疗。经治疗 1 周后病情不见好转,遂来我门诊求治。当时患儿面色通红,发热,但不恶寒,咳嗽气急,咳吐黄稠脓痰,气味腥臭,胸胁疼痛,转侧不利,烦躁不安,舌质红,舌苔黄腻,脉象滑数。X 线胸片示右下肺外侧带片状模糊阴影中有 2cm 大小的透光区,隐见液平面。诊断为右下肺脓肿。分析病情,患儿已病 1 周,外感风寒,没有及时祛散表邪,风寒郁久化热,热壅肺中,壅滞肺络,以致血败肉腐化脓成痈。

辨证:邪热壅肺,瘀热伤络。

治法:清肺解毒,化瘀排脓。

处方:千金苇茎汤加减。

苇茎 12g,生苡仁 12g,桃仁 6g,冬瓜仁 12g,黄芩 10g,沙参 10g,麦冬 6g,败酱草 12g,金银花 12g,鱼腥草 12g,川贝母 6g,桔梗 6g,生甘草 6g。水煎,早晚各服 1 次。服上方 6 剂。

二诊:已不发热,咳嗽气急减轻,咳吐黄稠脓减少,胁痛已不明显,唯觉口干咽燥,气短,舌苔薄黄,脉象细数。证已减轻,邪热不甚,正气未复。

处方：在前方基础上，适当加益气养阴之沙参 10g、麦冬 6g、白扁豆 10g。继服上方 10 剂。

三诊：咳嗽吐痰已不明显，仍有口干气短，纳谷欠佳。说明邪气已去，但正气未复。

处方：改服益气养阴之方。

沙参 10g，麦冬 6g，杏仁 10g，知母 6g，川贝母 6g，橘红 6g，生苡仁 12g，白扁豆 10g。莲子 10g，甘草 6g，苇茎 12g。服上方 10 余剂，诸症痊愈，胸透肺部正常，液面消失，后脓腔愈合。

随访半年，未见复发。

按：该例肺痈，抓住"咳吐黄稠脓痰，气味腥臭"的主症，应用清肺解毒、化瘀排脓之治法，以千金苇茎汤加减取得良好效果。从而说明劳风之病"咳出青黄涕，其状如脓"，是辨证要点，并且要及时治疗，祛除痰涎，使邪有出路，是治病关键。

（项　祺）

酒　风

《素问·病能论》有关于酒风病证的论述："有病身热解墯，汗出如浴，恶风少气，此为何病？岐伯曰：病名曰酒风。帝曰：治之奈何？岐伯曰：以泽泻、术各十分，麋衔五分，合以三指撮为后饭。"将酒风的症状、方药及服法均作了介绍。根据这段原文，酒风的主要症状是身热，倦怠无力，大汗如浴，恶风少气。这是因为患者素常嗜酒，积热伤脾，湿热内生所致。湿热不攘，留连筋脉则筋脉弛纵不收，身体懈墯，倦怠无力；湿热郁蒸，则汗出如浴，汗多则卫气虚而恶风；热甚则火壮，"壮火食气"，故气衰而少气。治疗用泽泻、白术各十分，麋衔五分，三药混合研末，每次三指撮之，饭前空服，温开水送下。泽泻淡渗，能利水道，清湿热；白术苦温，能燥湿止汗；麋衔为主治风湿之药。此方在《圣济总录》中名泽泻汤，《三因极一病证方论》中又名麋衔汤。

本人在临床诊治中对酒风和泽泻汤均有了新的认识。首先，对酒风病证的认识。长期嗜酒者，酒量大，食入的菜肴也盛，且常荤多素少，膏粱厚味美食久服，"肥者令人内热"，极易湿热内蕴，痰湿瘀阻，此时即可出现原文所言诸症；此外，也可由于痰湿留著关节、经络，不通则痛，从而出现关节疼痛、红肿、难以屈伸，步履艰难；检查血中尿酸增高，发病关节摄片有尿酸结石沉积，侵蚀骨质,西医称之为痛风。此病有发病急骤的特点,而且发病与饮酒、食膏粱之品有密切相关性,常在酒后半日至1日即病。因此从这一角度而言,余思此痛风病亦可称之为酒风。

其次,对泽泻汤的认识。依据原文所述,固然泽泻汤可治酒风汗出懈堕之证,但泽泻渗湿作用强,白术健脾燥湿力专,麋衔更是治风湿之品,三者相合,其祛风除湿之力较之祛湿止汗之功更明显,所以完全可以加味用之于痛风之证治疗,而且确实有效。

案例:现举一例病案:沈某,男,80岁,2002年10月12日初诊。嗜酒几十年,且喜牛排、鲍鱼等美食,至68岁时,患痛风病,仍不以为然,酒肉照食,致反复发病,而成顽症。跗趾关节疼痛,难以行走,咽喉痰多黏滞,语言沉闷,舌苔厚白腻,质胖,脉弦滑。自诉病起前晚朋友聚会,兴致所至,饮食禁忌抛于脑后,啤酒2瓶,鱼翅、鲍鱼皆食。次日即病。

治法:拟祛风除湿止痛为治。

处方:鹿衔草30g,泽泻12g,苍术9g,白术10g,细辛12g,川草乌各10g,熟附片9g,桂枝9g,生米仁30g,独活12g,法半夏12g,全当归9g,陈皮9g。5剂,水煎服,每日1剂,日服2次。

二诊:服药后2日关节疼痛缓解。痰多不爽,脉弦滑,苔中腻。前方加杏仁9g、化橘红9g、茯苓12g。5剂,水煎服,服法同前。此后以泽泻汤方调治2个月余,饮食继续控制高嘌呤食物,并禁酒。病情一直稳定。

(魏品康 周国琪)

病名曰伏梁,此风根也

《素问·奇病论》云:"帝曰:人有身体、髀、股、胻皆肿,环脐而痛,是为何病?岐伯曰:病名曰伏梁,此风根也。其气溢于大肠而著于肓,肓之原在脐下,故环脐而痛也。"

《素问·腹中论》有多种"伏梁"病。有指心下之积,有指胃肠外裹大脓血之积。王冰注:"以为奇病,故重出于此。"可见均名同而实异。《太素·奇病》云:"此伏梁以风为本。"

此究属何病?王冰注:"以冲脉病,故名伏梁。"张介宾注:"此亦在冲脉之分而结于脐腹者。肓之原在脐下,即下气海也。"仍百思不得其解。

半年后有一患者求治所述病情,两相对照,茅塞顿开。

胡某,男,50 岁,1993 年 6 月 20 日初诊。

病史已 5 年,起于饮高粱人参酒后,每月发病 4 次左右,全年不断,尤以 4 月至 10 月为甚。每次发作先感觉有热气自小腹向上冲,旋即全身皮肤发红肿起,有风团状,瘙痒难忍,约 20 分钟后开始剧烈腹痛,大汗淋漓,伴腹泻如水状,或有呕吐,泻 4~5 次后,疲惫不堪,昏昏入睡,曾有多次昏厥倒下,送医院急诊。醒后一切恢复正常。脉象弦滑,舌质淡,苔薄白。平素畏热易汗,口干欲饮。近数年来,发作更趋频繁,最后一次距今 5 日。上海华山、新华、八五、杨浦区中心医院等均诊断为腹型荨麻疹。

本病病情与原文所述颇有相合之处。

(1) 此风根也:吴崑注:"风毒根于中。"《素问·风论》云:"风者善行而数变。"荨麻疹来速去疾,变在瞬息,故称"风瘙隐疹"。

(2) 病名伏梁:风邪埋伏深窟。《素问·阴阳应象大论》云:"风气通于肝。"肝目生火,一旦暴发,风火相扇,尤似凶暴强梁之徒,到处冲撞,故名"伏梁"。《老子》云:"强梁者不得其死。"

(3) 冲脉为病,逆气而里急:王张两位均指冲脉为病。本例病发之初先是热气自少腹向上冲,正是冲脉所在。《素问·举痛论》云:"冲脉起于关元。"《素问·骨空论》云:"并少阴之经,侠脐上行,至胸中而散。"《灵枢·海论》云:"冲脉者为十二经之海。"冲脉又称血海。《素问·骨空论》云:"冲脉为病,逆气里急。"受风毒、大邪所鼓动,冲脉挟风气、热气、水气、血气如海潮汹涌,澎湃奔腾,夹脐上行;着于肓之原则环脐而痛;溢于大肠则水泻频数;散于胸背腠理则红肿痒疹,大汗淋漓。

此风根也。根者本也,"治病必求于本"。治疗原则以疏风、祛风、平肝息风为主,合清热解毒、清热凉血、利水渗湿、潜阳镇逆。

处方:紫背浮萍、薄荷、晚蚕砂、蝉衣、忍冬藤、白鲜皮、地肤皮、地骨皮、牡丹皮、赤芍、生甘草、土茯苓、代赭石、生牡蛎、川牛膝。

7 月 25 日复诊:35 日内发作 4 次,最后 1 次程度明显减轻,无腹痛。上药续服。

8 月 22 日复诊:1 个月来发作 2 次较轻,无热气上冲现象,无腹泻,出现红色小痒疹 0.5 小时消退。仅前臂大腿外侧有汗,鉴于本病发作已 5 年,元气已伤,舌淡苔白,改用健脾资肾、养血息风。

处方:黄芪、白术、熟地、生牡蛎、龙骨、乌梅、赤芍、晚蚕砂、生甘草、代赭石。

11 月 21 日第九次复诊:自 10 月 7 日至今 1 个月多未有发作,情况良好。再服 14 剂以资巩固。随访 1 年,未再发作。

(凌耀星)

汗 出 偏 沮

　　《内经》中记载汗出的类型颇多,如灌汗,寝汗、魄汗、炅汗、漉汗、漏汗、大汗、夺汗、绝汗等等,此外还有一种"汗出偏沮"的类型。《素问·生气通天论》在论述阳气的病理时提到"汗出偏沮,使人偏枯"。沮,注家解释不同,大致有三:一为湿润。王冰据《广雅》"润渐濡湿也",注曰:"夫人之身,常偏汗出而湿润者,久久偏枯,半身不随。"即半侧大汗漉漉如浴出者,而对侧汗出正常。二作"止"也。吴崐注曰:"身常汗出而偏止者,久久偏枯,半身不遂。"乃指一侧汗闭,对侧则正常出汗的情况。三释为"坏"也。张介宾释:"沮,伤也,口也。有病偏汗者,或左或右,浸润不止,气血有所偏沮,久之则卫气不固于外,口气失守于中,故当为半身不遂偏枯之患。"张介宾之释直接联系到半侧汗出的病机。综而观之,三者尽管对"沮"字解释不一,但均认同此为半侧身体汗出异常之证。

　　从《素问·生气通天论》原文所示,半侧汗出异常,主要是半侧身体阳气的运行发生障碍。司汗孔开合者,卫气也。卫气乃阳气之一,"所以温分肉,充皮肤,肥腠理,司关合者也"(《灵枢·本藏》)。当半侧身体卫阳之气不能敷布,发挥其"肥腠理,司关合"之功能,则半侧汗出过多或闭汗之症状即出现。

　　从临床实践而言,半侧汗出的情况的确各有千秋,故王冰、吴崐之注皆符合临床实际。现举临床治验汗出偏沮医案两例以证之。

　　案例1:刘某,男,80 岁,山东某市人。2005 年 3 月 14 日初诊。

　　患有帕金森病 10 余年,今年 2 月肺部感染后,使用大量抗生素,出现右侧身体灌汗不已,24 小时不停,每日补液量与出汗量相等。左侧汗出正常。卧床近 3 年,因反复肺部感染,先后抢救 10 余次。刻下重病貌,高血压,语言功能丧失,目闭,唤之目不能睁,全身僵硬,脉大无力,苔薄白,质胖大,大便硬如羊屎。青年医师先去会诊,拟牡蛎散 3 剂,固涩止汗,无效。遂请主任会诊。

　　治法:温阳益气,固表敛汗。

　　处方:野山参 0.3g,熟附片 15g,生黄芪 60g,糯稻根 30g,白人参 6g,党参 30g,五味子 15g,煅龙牡各 30g,制大黄 30g。3 剂,每日 1 剂,水煎,日服 2 次。3 日汗止,大便畅。

　　按:此患者年迈体弱,阳气本已不足,加之久病,元气大衰,更有 3 年中反复肺部感染,"肺者,气之本"(《素问·六节藏象论》),故使气虚更甚。气虚则运行无力,阳气不能通达于全身,只得偏行于左侧,故左侧汗出正常,而右侧阳气偏沮,玄府洞开,只开不合,以致汗出偏沮之证出矣。先以牡蛎散治之,虽有固涩敛汗之意,但因乏振奋阳气之力,故效不显,后大剂量温补阳气,阳气振起,得以周身运行,则右侧卫气通达,司汗孔开合之功恢复,则汗立止。阳气衰则推动六腑传化转输乏力,且汗出过多,肠中阴液不足,故粪如羊屎,坚硬难解,以温补阳气,合制大黄推导作用,使六腑传化有力,大便通畅。

案例2:江苏省高邮市城南医院沈才栋医师诊治案例。

钱某,男,41岁,1988年8月12日初诊。

1985年春,一日因夜寐不慎,感受寒凉,骤然恶寒,发热,无汗,头痛,周身关节酸痛,经服辛温解表剂后症情缓解。嗣后3年来,左侧半身有汗,右半身即逢酷暑亦无汗出,且感酸痛。舌苔白,脉左弦紧,右平和。

辨证:属寒邪内伏,有碍阳气不能右行外达,以致玄府闭塞,汗液不得外泄。

治法:拟温经散寒、和营通络法治之。

处方:桂枝加附子汤。

桂枝10g,白芍10g,炙甘草6g,制附子12g,大枣10枚,生姜3片。3剂,每日1剂,水煎服。

二诊:服药后自觉右侧半身有湿润感,守前方再加补气升阳之品。黄芪20g,党参10g,白术10g,当归10g,柴胡5g,升麻5g。3剂后,右半身汗出如常。

按:本案因夜寐感寒,虽当时已用解表宣透之剂,但寒邪深伏腠理,阻碍阳气右行外达,故右半身气门闭塞,腠理关闭而无汗。治以桂枝加附子汤,取其温通阳气,和营达表,后加入补中益气汤之方,意在健脾益气,以补卫气之源,有助于卫气肥腠理、司开合功能的协调。

(魏品康　周国琪)

汗出偏沮,使人偏枯

语出《素问·生气通天论》。言汗出一侧,往往可以发展成为半身不遂。正如王冰所说:"夫人之身,常偏汗出而湿润者,久久偏枯,半身不随。"

偏枯一病,病因复杂,但一般认为系气血亏虚,营卫不调,无以周流全身,故汗出或仅见于左,或偏及于右。故秦伯未《中医临证备要》也说:"多因气血不调,不是止汗所能收敛,用十全大补汤加减,益气养营,助阳固卫。"汗为五液之一,为心所主,故有"汗为心液"之说。心又主血,血乃津液与营气所合而成,而血中之津液与汗均来源于水谷精微,由阳气布达,宣泄于肌肤,所以又有"汗血同源"之说。正常情况下,它分布于全身,渗透浸润于肌肤之间,有滋养肌肉,充养皮肤,调节机体阴阳的作用。若正气内虚,气血失调,或营血亏虚,卫气不周,致使汗液外泄,或出于左侧,或出于右侧,发为偏沮之证。若治疗及时,多汗止而愈;若失于治疗,长期半身汗出,津液外泄,气血亏损,气滞不行,络脉闭阻,则可发展为以半身不遂为特征的"偏枯"证。可见偏沮为轻,偏枯为重,偏沮为偏枯之始,偏枯为偏沮之成。故治疗宜立足于偏沮,以防止偏枯的发生。临床多以益气养血、调和营卫为主要治法,方如十全大补汤(《医学发明》:当归、熟地、川芎、白芍、人参、白术、茯苓、炙甘草、黄芪、肉桂)。若已形成偏枯,症见半身不遂、口眼歪斜,或半身麻木不仁,治疗又当益气养血、化瘀通络,方予补阳还五汤、黄芪桂枝五物汤等加减治之。

案例1:周某,女,15岁,学生。1973年11月28日初诊。

主诉左半身无汗已有2年余。2年前正值酷暑之时,人皆汗出频频,其家长偶而发现患者面部以鼻为界右侧有汗,左侧无汗,甚为惊奇,遂去某医院就诊。经查发现左侧肢体亦无汗,诊为自主神经失调,用谷维素、维生素类及镇静药治疗无效,而来我院就诊。神经系统及各项检查均未见异常。患者饮水遇热后,自头面身躯正中线为界左侧无汗,右侧汗出较多。症见头晕乏力,少气懒言,肢体困倦,腰酸腿软,患侧肢体发凉,舌胖大有齿痕,质晦暗,苔白润,脉沉滑。

辨证:偏沮,证属气虚血瘀。

治法:益气活血化瘀。拟以补阳还五汤加味。

处方:黄芪50g,赤芍、白芍、川芎、当归、地龙、泽泻各15g,鸡血藤30g,云茯苓、牛膝各25g,陈皮、红花、甘草各10g。水煎服,每日1剂。

12月6日二诊:服8剂后,头晕乏力好转,仍半侧无汗,继守原法。

处方:黄芪50g,茯苓、鸡血藤各30g,牛膝25g,川断、桑寄生、党参各20g,桂枝10g。水煎服。

12月11日三诊:药后肢体双侧有汗出,诸症亦见好转,精神愉快,但病侧汗出较健侧稍少,舌胖有齿痕,质晦暗,脉沉滑。瘀血之象仍在,以原方出入。

处方:黄芪50g,党参、地龙各20g,白术、陈皮、赤芍、当归15g,茯苓30g,鸡血藤25g,川芎、甘草各10g。服10余剂后,诸症悉除,一如常人。[黄柄山医案,《新中医》1983(11):20]

按:经言"汗出偏沮"可以导致偏枯,作为偏枯之先兆症。但不尽然,亦有仅以偏沮为患者,如自主神经功能紊乱,本案即属此类,由气虚血滞使然,而投之补阳还五汤获愈,意在得其病机,贵乎变通,异病同治。可见是方不独为"半身不遂,口眼歪斜,语言謇涩,口角流涎,大便干燥,遗尿不禁"者而设也。

案例2:周某,男,68岁,退体职工。1999年3月2日初诊。

主诉:左半身无汗半年余,伴有畏寒,气短乏力,口干,嗳气,食后腹胀等。

检查见下肢微肿,舌淡暗,苔腻而润,脉沉细弱。

辨证:脾肾阳虚。

治法:温补脾肾,化湿利水。

处方:炮附子 10g,炒白术 30g,云苓 15g,炒白芍 20g,太子参 30g,麦冬 30g,五味子 20g,怀牛膝 30g,葛根 30g,鸡内金 30g,苏梗 10g,枳壳 10g,生姜 15g。7 剂,水煎服,每日 1 剂,早晚温服。

1 周后复诊,自述服药 2 剂后半身无汗症状明显好转,服 7 剂后两侧已无差异,口干、嗳气,食后腹胀基本改善,仍有畏寒、气短乏力、下肢微肿之症。前方去五味子,加党参 15g,再进 7 剂而愈。[周杰等《北京中医》2001(4):46]

按:"汗出偏沮"见于《素问·生气通天论》。沮,作阻止解。"汗出偏沮",指汗出半身阻止,即半身无汗。实则半身有汗为异常,经文本义指由于阳虚(卫气不足),肌表不固,营卫失和,即卫气失于固摄所导致汗出偏沮。而此例患者汗出偏沮之机制,实属脾肾阳虚不能化气行水,水湿阻遏,气机郁闭,营卫失和,运行不周而致左半身无汗,右半身有汗。同时由于肾阳式微,脾阳不振,运化无力,营卫无补,加重了无汗,故用真武汤加减,温阳化气行水而获效。

(王 琦)

高粱之变,足生大丁

学习经典,必须搞清楚其本义,在此基础上进一步探索其在学术研究及临床应用中的价值。这就是说,学习必须忠于原意,而应用发挥可根据每个人的理解进行。对《素问·生气通天论》中"高粱之变,足生大丁"的学习研究也可以遵循上述原则。

对本句的理解,争议之处在一个"足"字。目前教材通行的观点是:高,通膏,即指脂膏类食物。粱,通粱,即精细的食物。变,灾变,害处。足,胡澍注:"足,当作是字之误也。是犹则也。"丁,通疔,是说过食膏粱厚味,就会使人发生疔疮。吴崑注:"膏粱之人,内多滞热,故其病变,能生大疔。"(《内经选读》)另一种观点,以王冰为代表,他说:"膏粱之人,内多滞热,皮厚肉密,故内变为疔矣。""所以丁生于足者,四支为诸阳之本也,以其甚费于下,邪毒袭虚故尔。"王冰为次注《素问》的一代大家,其学术贡献厥功甚伟。但对本句的注释,致成后世讥讽其诉病。如《新校正》云:"按丁生之处,不常于足,盖谓膏粱之变,饶生大丁,非偏着足也。"《素问经注节解》注云:"热毒伤人,无处不到,岂必在足？注言丁生于足,误矣。"

余读经不深,对《内经选读》5 版教材关于本句的注解深信不疑,但随着临证日久,发现临床中由过食膏粱厚味,诱发糖尿病者甚多,而糖尿病的重要并发症——糖尿病足,十分常见,则又反思王冰之所注,似乎也颇合情理。也许王冰当年也观察到久食膏粱厚味,内热畜积,致成消渴,继而并发脱疽(即糖尿病足),故有此注语。考《素问·奇病论》载:"此人必数食甘美而多肥也,肥者令人内热,甘者令人中满,故其气上溢,转为消渴。"《灵枢·痈疽》也载:"发于足指,名脱痈,其状赤黑,死不治。"后世《卫生宝鉴》消渴篇云:"消渴病人,足膝发恶疮,至死不救。"可见,古代医家对糖尿病足(中医称"消渴脱疽")有很深的了解。查《内经》所载,有的反映了生命现象的普遍规律,有的则是医家观察和积累的关于病理变化的局部经验,也有的可能离今年代久远,用今天的眼光来看未必完全正确,甚至有些荒唐。我们不能对古人求全责备,这也是大凡经典总会引起后世争议的道理。但这无碍我们对其的学习、研究、发挥。如王冰所注未必全合经意,但从局部的临床现象分析,也不无道理,我们尽可循此思路发其奥微。

案例:近曾治一位远亲,患糖尿病足求诊于余。患者 65 岁,素嗜甘美肥厚之品,有高血压 7~8 年,3 年前发现糖尿病,长期用西药维持血糖,近 4 个月来发现右足中趾疼痛,渐渐不能屈伸,行步困难,曾用西药内服外治,竟无寸效。遂要求中医治疗。诊患趾皮肤凉,呈紫褐色,伴有麻木、灼痛、感觉迟钝,不能屈曲,皮肤无破损。经云:"高粱之变,足生大丁。"当先控制原发病,节制甘美肥厚食品。

治法:清热凉血,活血行瘀。

处方:丹皮 12g,赤芍 15g,川芎 15g,红花 9g,水蛭 9g,莪棱术各 15g,木瓜 12g,炙地龙 15g,红藤 30g,连翘 12g,生甘草 4.5g,川牛膝 12g。水煎,日服 2 次,第 3 次加较大量水煎透后,去药渣,浸患足,每日 1 次,每次 30 分钟。以上方加减化裁治疗 4 个月,患足趾皮肤转红,不痛,可以屈伸,症状基本消失,目前仍在巩固疗效继续治疗中。

(王庆其)

汗出见湿,乃生痤痱

语出《素问·生气通天论》,又云:"劳汗当风,寒薄为皶,郁乃痤。"认为因劳或因热,面部毛孔开张,津液受蒸,见开而出,此为因劳而汗之生理过程。但若此时风冷寒湿袭之,则毛孔收闭,当出之汗郁而蕴热,于是酿成湿热瘀浊,聚于肤腠,是为痤疮。痱子则是夏季湿热郁而不发所致,机制相似,然不限于面部。唯痤疮为重,且患者众,因影响面容,人多恶之。《内经》言痤为汗郁湿热,现今患者原因不止于此,如油性皮肤汗出不畅,过食肥甘厚味及热性食物以及遗传、胃肠功能、环境因素、化妆品及精神因素等亦与本病的发病相关。然无论何种原因,其机制均可参照分析、拟法用药。本人于临床治此不计其数,多以苦燥湿热、清营透热,再加面部引经之品,均可获效。唯内服药物调理,需要耐心,不可急躁;痤疮化脓或成瘀斑者,必须透脓或凉血化瘀。中医治疗虽然取效较缓,但疗效稳定,且不易复发。今举一例示范:

案例:2001 年夏治一韩姓男子,21 岁,未婚。面部痤疮满布,痛痒化脓,口渴、便干,舌有红点,苔黄腻,脉滑数。辨为阳明经血分湿热郁结,治以清热燥湿、凉血解毒,宣透邪气,方用平胃散燥湿,芩、连、栀子、酒军泻火解毒、通便,生地、丹皮、赤芍清热凉血,赤小豆、白鲜皮清热解毒、除湿止痒,金银花、连翘清热透邪,葛根、白芷引药上行面部阳明经,川牛膝引随火热上升之气血下行,再用一味水牛角粉,既清营凉血,又有透邪外出之功。7 剂内服,嘱每剂第 3 煎湿敷面部,而后清水洗净。1 周后复诊,左侧面部痤疮减轻,苔退,脉如前,因其湿邪已去,故减平胃散、白鲜皮,仍以泻心汤、水牛角粉清热,生地黄、赤芍、丹皮、茺蔚子凉血活血,金银花、连翘透邪外散。服后痤疮大部分减轻,又服用20 余剂,面部痤疮平复,后改清凉调养善后,未再明显复发。

(烟建华)

疡疮痤痈,病本于肝

《素问·至真要大论》:"妇人少腹痛,目昧眦,疡疮痤痈,蛰虫来见,病本于肝。"经文原意为阳明司天,燥淫所胜,金来伐木之症。王冰注云:"大凉且甚,阳气不行,故木容收敛,草荣悉晚。生气已升,阳不布令,故闭积生气而稽于下也。在人之应,则少腹之内,痛气居之。发疾于仲夏,疮疡之疾犹及秋中,疮痤之类生于上,痈肿之患生于下。"然论及妇人少腹痛与痤疮并见,指出其乃肝气郁结所致,颇为切合临床。因思及《灵枢·五音五味》有云:"冲脉、任脉,皆起于胞中,上循背里,为经络之海。其浮而外者,循腹右上行,会于咽喉,别而络唇口。"肝气郁结致任脉血气不畅,郁而为火,发于唇周为痤。

案例:余尝治一妇,年未满三十,苦于唇周痤疮,又云素来胃纳甚佳,消谷善饥。初意脾胃火旺之征,然细审之,其痤疮每于经前为甚,兼见少腹痛,乳胀,肝脉滑实,证当属肝郁有火。时届中期,以疏肝清火为治,方予黑逍遥散加知母等,5剂而痤消。

按:痤疮一症,在《内经》中论及病机,最为人所知者为"劳汗当风,寒薄为皶,郁乃痤"与"汗出见湿,乃生痤痱",总是卫阳被遏,治当清宣阳气,宣肺卫为主,但对妇人而言,经前痤发往往多见,故勿忘此段所云肝郁发痤的病机。

(李海峰)

卫气留(于阴)久则欲暝

《灵枢·大惑论》云:"黄帝曰:人之多卧者,何气使然? 岐伯曰:此人肠胃大而皮肤湿,而分肉不解焉……故肠胃大,则卫气行留久;皮肤湿,分肉不解,则行迟。留于阴也久,其气不清,则欲暝,故多卧矣。"《灵枢·寒热病》云:"阳气盛则瞋目,阴气盛则暝目。"暝目、多卧,即临床之"嗜眠证",又称"多寐"。以时时欲睡,唤之能醒,醒后复睡为特征。

曾有一女工,年近不惑,半年来嗜睡乏力,每晚沉睡12小时,白日仍欲困眠,尤以午后为甚,有时竟碗未离手已入梦乡。体胖胸闷喜叹,脉濡,苔白腻而润,舌质淡胖。检查已排除脑部肿瘤等病。《脾胃论·肺之脾胃虚论》即曰:"脾胃之虚,怠惰嗜卧。"《丹溪心法·中湿》亦认为:"脾胃受湿,沉困无力,怠惰好卧。"可见脾虚湿胜也是导致卫气久留阴分而致嗜卧的病因之一。脾气不足,心阳失展,痰湿蔽窍,卫气久留阴分而致嗜卧明矣。拟开痹宣窍,通阳醒脾,化湿蠲痰。处以温胆汤加味,另吞服苏合香丸,1次1粒,每日2次。3剂后即胸闷减而精神振,已能坚持看完一场电影。方已中病,击鼓再进,连进5剂,诸症已消,唯晚间仍欲早睡。另以中药调理而痊。考苏台香丸,出《太平惠民和剂局方》,组成多为芳香开窍、温宣化浊之品,是救治因寒邪、痰湿、秽浊内蕴,气机闭塞所致诸病症之良药。多用于中风昏厥、口噤、肢冷之属寒闭者,也用于因感触寒湿、痰湿秽气而致腹满胀痛、霍乱吐泻、昏迷不省人事者。本案借取其辛香宣开之功,使卫气恢复运行,寐寤得常。因此,只要辨证精确,配伍得当,皆收捷效。曾用于产后中暑昏迷,遍身白痦,舌绛苔腻者,配合三仁汤、甘露消毒丹鼻饲1剂即得苏醒,再剂热退神清,渐入坦途。又曾用于木郁化火,气逆动血之暴怒后咳呛吐红案,配合清肃肺气之品而获良效。还曾有抢救食木薯中毒小儿得效的报道(《广东医学》1996 年第一期)。古书中尚有用苏合香丸急救从高坠下跌仆昏迷之记载,活法机变皆在医家之掌握矣。

嗜卧病机,《内经》另有从足少阴肾经、老年血气懈惰论述者。《灵枢·经脉》云:"肾足少阴之脉……是主肾所生病者,口热舌干,咽肿上气,嗌干及痛,烦心心痛……痿厥嗜卧,足下热而痛。"《灵枢·天年》云:"六十岁,心气始衰,苦忧悲,血气懈惰,故好卧。"《伤寒论·辨少阴病脉证并治》亦认为:"少阴之为病,脉微细,但欲寐也。"台湾《大同中医》1984 年第 1 期曾报道一例:"九龙塘陈老太突患喜沉昏睡不醒病。"几个星期不醒,"脉沉细,身冷",认为系君主之火衰弱,心阳不能镇纳群阴,脾阳不振,以致阴气突发于上,水湿不运,弥散太空,年老肾阳亦衰,致卫气运行受阻久留于阴而多卧不寐。后世医家用艾灸法,"在足太阳膀胱经膏肓俞"直接灸 10 壮,后见肢暖神醒:"再在足三里(双)各灸一壮,引火归原","再进四逆汤"竟"覆被而愈。"灸法常能立起沉疴,救人于水火,可惜目前施者不多矣。膏肓穴,有振奋心阳,清散阴霾之功,佐以足三里,抑阴壮阳,更服回阳救逆之四逆汤,相得益彰,阴气可荡,乾刚复振,则昏睡可醒矣。

多寐病因病机亦极为复杂,医家宜细细体会,用之方能功宏效捷。历代文献多有记载。《难经·四十九难》从脾邪立论,指出:"何以知饮食劳倦得之?……故知脾邪入心,为喜苦味也。其病身热而体重嗜卧,四肢不收,其脉浮大而缓。"唐代孙思邈《备急千金要方·脾虚实》亦从脾入手:"凡身重不得食,食无味,心下虚满,时时欲下,喜卧者,皆针胃管(脘)太仓,服建中汤及服此平胃丸方。"

建中汤:桂枝汤加饴糖。平胃丸方:杏仁、丹参、苦参、葶苈、玄参、芎劳、桂心。

《济阳纲目》说:"邪气居于上焦而加之食饮,则卫气留闭于中,不能外达于阳分,故卒然多卧。"而宋代《圣济总录》则认为系"胆热多睡",且"治胆热精神不守,昏困多睡,半夏汤方。半夏、生地黄、远志、赤茯苓、黄芩、酸枣仁"。《太平圣惠方》指出:"夫胆热多睡者,由荣卫气涩,阴阳不和,胸膈多痰,脏腑壅滞,致使精神昏浊,昼夜耽眠,此皆积热不除,肝胆气实,故令多睡也。"《太平圣惠方》即载有"治胆热多睡"之羚羊角散方(羚羊角粉、麦门冬、川大黄、木通、甘草、天门冬、防风、半夏)、茯神散方(茯神、麦门冬、白鲜皮、地骨皮、黄芩、枣仁、沙参、羚羊角粉、甘草)、人参散方(人参、赤苓、牛黄、羌活、远志、川升麻、麦门冬、犀角屑)、远志丸(远志、人参、苦参、马头骨灰、茯神、菖蒲、朱砂、铁粉)等方。(注:犀角现为禁用品,用水牛角代,剂量相应加大)

此外,论治嗜卧,尚有唐《千金翼方》之止睡方:虎骨(现为禁用品,用相应代用品)、龙骨、龟甲,三味捣筛为散,水服方寸匕,日二,治多睡欲合眼;及麻黄(去节)、白术、甘草为散,汤服方寸匕,日三。

有《幼幼新书》之"《凤髓经》神白散",方由神曲、人参、茯苓、藿香叶、甘草、黄芪、白附子、大附子为细末,紫菜汤送服半钱。有《内外伤辨惑论》之升阳和胃汤,方由黄芪、半夏、人参、甘草、独活、防风、白芍药、羌活、橘皮、茯苓、白术、黄连、姜、枣组成。

综上所述,历代文献中有关治疗嗜卧的记载的确十分丰富,既有规矩准绳,又有灵动机变,但皆不离《内经》大则要旨,宜细察深究之。

(达美君)

肠胃大,则卫气行留久……
其气不清则欲瞑,故多卧矣

《灵枢·大惑论》提到:"夫卫气者,昼日常行于阳,夜行于阴,故阳气尽则卧,阴气尽则寤。故肠胃大,则卫气行留久;皮肤湿,分肉不解,则行迟。留于阴也久,其气不清则欲瞑,故多卧矣。"初读此节原文,觉得其中机制不易理解,后反复思考,再结合临床所见,对此有所心悟,认为可以从以下几个方面来理解。

1. **卫气留于阴久**　卫气留于阴久的原因乃肠胃大,肠胃大则卫气在其中迂回运行的时间就延长,故久留于阴,不得出于阳,故多寐。临床上,肠胃大者,多见于形体肥胖、大腹便便者,且这类体型之人确实善卧,可见"肥人多痰湿",痰湿之体易阻碍阳气运行。

2. **卫气入于阳困难**　卫气入于阳者人寤,精神爽,但形体肥胖者不仅具大腹形态,其体表痰湿亦盛,故本节原文指出,"皮肤湿,分肉不解,则行迟"。卫气行于阳的主要部位在体表的皮肤、腠理、分肉之间。痰湿盛者皮肤、肌肉中卫气之通道枯涩,卫气不得滑利于其间,自然"行迟",故久留于阴而多卧。

3. **卫气"不清"者多卧**　卫气行于阴则被肠胃中痰湿所阻;行于阳则又受皮肤、肌肉中痰湿碍滞,使卫气慓悍滑疾之性不得施展,故曰"其气不清"。此"不清"还有使人不得神清气爽之义。

在临证时,亦有这类病者时遇之,现举一例。

案例:蒋某,男,60岁,2004年3月16日初诊。

神疲乏力,多卧,每日睡12~14小时,仍不解乏。形体肥胖,腹大,体重98kg,身高170cm,患有高血脂、脂肪肝、高血黏症、慢性结肠炎。动则汗出,衣襟湿透,面色暗紫,苔厚腻,舌质呈少见的紫蓝色,便溏,脉沉涩不起。余本以

为此公定是一位嗜食膏粱厚味的美食家,便询其嗜食何类美味,却被告之,乃素食者也,惊愕之,再追问善食何素食? 曰:喜花生牛轧糖,每日半斤,能一气吃下,此嗜好数十年矣。

此脾胃痰湿内盛之体,痰瘀互结,卫气运行受阻,久留于肠胃而不得行于阳,以致清阳之气不升。

治法:拟健脾燥湿化痰,兼以活血。

处方:苍术 9g,炒白术 12g,生薏苡仁 30g,茯苓 12g,藿佩各 12g,苦参 9g,陈皮 9g,地锦草 3g,败酱草 30g,党参 15g,丹参 15g,三棱 12g,莪术 12g。并嘱其摈弃嗜糖习惯,可做运动以配合治疗。

服用月余,自觉身体轻松,睡眠减少,苔根薄腻。前后调治 1 年余,患者每日坚持锻炼 2~3 小时,体重减至 80kg,大腹平,其气清,神情爽,不思卧,舌质逐渐转为淡红,苔薄,便调。

(周国琪)

其气不清则欲瞑,故多卧矣

语出《灵枢·大惑论》。经文说:"人之多卧者,何气使然? 岐伯曰:此人肠胃大而皮肤湿,而分肉不解焉。肠胃大则卫气留久,皮肤湿则分肉不解,其行迟。夫卫气者,昼日常行于阳,夜行于阴,故阳气尽则卧,阴气尽则寤。故肠胃大,则卫气行留久;皮肤湿,分肉不解,则行迟。留于阴也久,其气不清则欲瞑,故多卧矣。"提出有的人睡眠多,其原因在于睡眠多的人胃肠宽大,皮肤涩滞(据《甲乙经》《黄帝内经太素》,经文中的"湿"字应作"涩"),肌肉不滑利。胃肠大则使卫气停留时间长,皮肤涩滞则肌肉不滑利,卫气的运行迟缓。卫气的正常运行规律是白天行于阳分,夜间行于阴分。故卫气在阳分行尽人就要睡眠,在阴分行尽人就醒来。胃肠大,卫气稽留过久,皮肤涩滞,分肉不滑利,则卫气运行缓慢,停留于阴分得时间长,不能如常运行至阳分,因此人就欲闭两眼而多睡。由此可见,卫气运行状况与睡眠密切相关,无论什么原因引起卫气运行失调,都可改变卫气运行的常度。如果使卫气流于阴分的时间过长,则会形成嗜睡。嗜睡,又称多寐、嗜卧、嗜眠。故临床通过调节阴阳升降等方法,以保持或恢复卫气正常运行,也是治疗嗜睡的重要法则。

案例:孟某,女,42 岁。1984 年 3 月 5 日初诊。

2 个月来,每晚在 7 时左右出现嗜睡,不能自制,沉睡 1 小时便醒,醒后一切如常。每次不管是谈话,还是干活,均可和衣坐着而睡,时间从未错过戌时。患者曾试图趁嗜睡发作之前早睡,以作纠正,但取卧位后反不能入睡,导致彻夜难眠。亦曾服过治疗嗜睡的单验方,都未取效,于3月5日由人介绍,请予施诊。诊查:察其形体略胖,舌淡红瘦瘪,脉沉实稍数。询知有大便干燥史,几个月前曾有一段时间感到胸闷,余无异常。

处方:生地9g,熟地12g,当归9g,升麻6g,枳实9g,炒杏仁6g,陈皮9g,甘草6g,红花6g,白蔻仁6g,生姜3片。水煎,下午2时服,每日1剂。

1剂药进后,当晚未发作嗜睡,仅在7时许稍有困意,但已能自己抑制。药进4剂,嗜睡基本痊愈,困倦感亦向后延至9时左右。察舌质如前,脉滑稍数。前方去白蔻,加白芍9g,细辛1g,服法如前。

二诊:3月15日。上方药服3剂,嗜睡、困倦等症均已消失。患者追述过去经常数日不大便,是无便意,大便虽较硬而不是大便困难,胸部时有满闷感。前方加理肺降气药。

处方:生地9g,熟地12g,炒杏仁9g,当归6g,炙甘草6g,升麻3g,枳壳6g,红花6g,紫菀9g,苏梗6g,生姜2片。

上方药共服4剂,痊愈。(李克绍医案,《中国现代名医医案》)

按:卫气昼行于阳则寤,夜行于阴则寐;可见其行于阳或行于阴,是睡或醒的关键所在。但卫气由行阳转入行阴,或由行阴转入行阳,也有一个交换时间,这个交换时间,一是在平旦,一是在日入。故《灵枢·营卫生会》曰:"平旦阴尽而阳受气矣。""日入阳尽而阴受气矣。"此外,卫气的内外出入,虽然与时辰有关,但其或出或入的顺利与否,则又与人体的内而肠胃脏腑、外而皮肤分肉有关。即肠胃等内脏正常,皮肤分肉滑利,也影响卫气之运行。所以,《灵枢·大惑论》说:"阳气尽则卧,阴气尽则寐。故肠胃大,则卫气行留久;皮肤湿,分肉不解,则行迟。留于阴也久,其气不清则欲瞑,故多卧矣。"本患者的突然性嗜睡,可以由卫气运行失常来说明。日夕是卫气由行阳转入行阴的关键时刻,午后7时,正是申酉之交,日夕之时。《灵枢·顺气一日分为四时》说:"日入为秋""夕则人气始衰"。《素问·生气通天论》说:"日西而阳气已虚,气门乃闭,是故暮而收拒。"说明申酉之交出现突然性嗜睡,是卫气由行阳将要转入行阴的外在反应。本患者阴虚血燥,大便常秘,清气当升而不升,故嗜睡不能自制,浊气当降而不降,卫气行阴之路也不畅,固此候间又醒。申酉是阳气已虚之时,此时嗜睡不能自制,说明卫气已有下陷之势,故方中用升麻以助其升,又因肾阴虚,肝血燥,卫气行阴之道涩,故从滋阴养血、升降阴阳着手,拟就本方。本方的基础是通幽汤,方中有升麻以升清,以防卫气按时而下陷,又加入枳壳之降,以"通其道",使降者接时而降。加白蔻仁者,是宽胸散结,以利升降;加杏仁、紫菀、苏梗等是调肺气,既可改善便秘以利于降浊亦有助于卫气的运行,因为肺主诸气,卫气行阴行阳,亦必与肺气攸关。以升降阴阳法治疗睡眠失常,受启发于《圣济总录》升降并用之坐孥丸之用药。该方主治膈上虚热,咽喉噎塞,小便赤涩,神困多睡。方药为:坐孥草、大黄、赤芍、木香、升麻、枳壳、黄芪、木通、麦冬、酸枣仁、薏苡仁,等分为末,蜜丸如梧子大,每服20丸,麦冬汤下。本案中升麻、枳壳并用,就是取义于此方。

(王 琦)

邪气留于上膲,故卒然多卧焉

《灵枢·大惑论》曰:"邪气留于上膲,上膲闭而不通,已食若饮汤,卫气留久于阴而不行,故卒然多卧焉。"此处提出了邪气留于上焦引发的"卒然多卧"病状。三焦乃气机升降出入之通道,也为气化之场所,气之运行于周身,主要是通过三焦之通道而行。若邪气客于上焦,则三焦气道不通,气机壅闭,卫气不能外行于阳经,久留于阴,则"卒然多卧"。本节原文指出病因,为饱食后饮水所致,使卫气留滞于肠胃之内。这可以是病因之一,但临床上还有诸多因素可以导致"卒然多卧",特别是老年人若出现"卒然多卧",应引起高度警惕,常为中风之先兆,切不可掉以轻心。

案例:奚某,女,76岁。2000年11月8日初诊。

平素昼不精,夜不瞑,近3~4日突然多卧,不思起床,起则行步飘忽不定,易摔跤,神疲头晕,目眩耳鸣,倦怠面黄,记忆力大减,两足至膝皮肤刺痛,扪之麻木如隔衣,形体瘦削,脉小弦滑,舌暗红,苔厚腻,血压21.3/11.9kPa(160/90mmHg),血三酰甘油、胆固醇均偏高,脑CT示左侧颞部腔隙性梗塞灶。

此为痰湿之邪留于上焦。《素问·脉要精微论》云:"头者,精明之府。"上焦头部被湿浊所蒙,清阳不得伸,卫气留于阴而不行,故猝然多卧焉;"无痰不作眩",故头晕目眩;痰湿阻滞经络,瘀血留之,则两足刺痛,麻木。

治法:此病在上焦,治拟燥湿化痰,通窍活血。

处方:制半夏9g,明天麻15g,炒白术12g,茯苓12g,砂仁后下6g,藿佩各15g,橘红9g,石菖蒲6g,紫丹参15g,麝香0.15g(后下),生姜6g,老葱3根,大川芎9g,全当归9g。

7剂,水煎服,日服2次。

二诊:自觉头晕目眩好转,醒后双足发飘减,余症同前,苔转薄腻。

前方明天麻改为10g,加党参15g、葛根12g、升麻6g。7剂,服法同前。

三诊:每日睡眠时间减为 7~8 小时,神情清爽,足仍麻木、刺痛。再拟调治 3 个月余,诸症均减。

(周国琪)

卫气独行其外,行于阳,不得入于阴

"卫气独行其外,行于阳,不得入于阴。行于阳则阳气盛,阳气盛则阳跷陷;不得入于阴,阴虚,故目不瞑……饮以半夏汤一剂。阴阳已通,其卧立至。"语出《灵枢·邪客》。正常睡眠与卫气运行密切相关,卫气昼行于阳则寤,夜行于阴则寐。经文指出失眠的机制在于,"卫气独行其外,行于阳,不得入于阴"。即若卫气受邪气的侵扰,则运行失常,其当入阴而不入阴,停留于阳,令阳跷脉盛满,目张而不瞑,故使人不能入眠。李雁等在《中国中医基础医学杂志》2001年第 7 期撰文,从卫气运行谈"胃不和"与不寐,认为卫气的出入运行影响人之寤寐。脾胃功能失常,引起营卫化生不足,或枢机不利而卫气运行失常是不寐发生的原因所在,故调脾胃而恢复卫气的正常运行是治疗失眠的重要思路。

鉴于不眠之病由卫气不得入于阴所致,故必先通畅卫气运行之道,拟用方药半夏汤。半夏汤又称半夏秫米汤,属于《内经》十三方。由半夏与秫米两药组成。方中半夏辛温通阳,祛邪降逆,秫米甘凉益胃,养营补阴而利大肠,煎用长流水扬之万遍,取意于通达无滞,二药共奏调和阴阳之效,故能使其"阴阳已通,其卧立至"。

秫米即糯米,性味甘平。万有生认为其有或云微温或云微寒者,可能是按南北产地而分,即北糯性应微寒而南糯性应微温。前人既说它能益阴气而利大肠,又说它能暖脾肾以止虚寒泄利。有人认为,半夏汤中的秫米,只有用甘而微寒功能益阴气利大肠的北糯米配合半夏开宣滑降,才能达到上述"决渎壅塞,经络大通,阴阳和得"的安眠目的;若用南糯米则不然,因为它甘而微温,功能暖脾胃,坚大便,不符合上述阳盛阴虚、夜不得瞑的病机之故。但从前人所谓糯米服之使人多睡来看,则南糯亦未尝不可用。其实糯无分南北,都有平补脾肺气阴的作用,既能益气,也能益阴,只是性味甘平属于平补罢了。秫糯虽属黏滞之物,但又具有润滑之性,黏滞益气固能实大肠,润滑益阴则能利大肠,故与温补药同用可止虚寒泄利,而与滋补药同用又能通阴虚便秘。常见有些脾胃虚寒而大便失调之人,有食糯米而大便成形的,也有食糯米而硬便转软的。万有生先生脾胃素弱,消化不良,家人常禁止其食糯米,而其则喜食之而快然无所不适。可见脾胃虚弱者禁食糯米之说并不尽然。故认为糯米为平补脾胃的食品,在脾胃虚弱而无食积痰阻水停、脘腹胀满时,稍稍食之,实有利而无弊。又从秫米能治筋骨挛急和久食令人身软缓筋来看,可见秫糯有较强的柔缓作用。失眠为精神紧张所致,服之能使紧张的精神为之松弛,故能安眠。但寐安之人过服之,又可使人多睡。由此可见,半夏汤是以半夏和胃安神为主,糯米缓急安神(并能养胃和中)为佐。半夏和胃,当是指其开宣泄降胃中浊阴之邪而言。

朱复南等在《南通医学院学报》1990年第3期报道,动物实验证明,在对小鼠自主活动的影响和异戊巴比妥钠对半夏及其秫米催眠作用的影响实验中,实验组与对照组之间具有显著差异,药理实验提示半夏汤具有镇静催眠作用。

案例1:徐某,女,51岁。1963年12月13日初诊。

患失眠症已10多年,每晚至多能入眠3~4小时,甚至彻夜不寐。饮食大减,口淡出水而有时喉舌干燥,便结隔日一行而色深黄。晨起舌苔白厚,脉细弱稍数。

治法:投以《灵枢》半夏汤加味。

处方:法半夏30g,糯米30g,夜交藤30g,陈皮30g,甘草15g,生谷麦芽各30g。

服上方药20余剂,失眠痊愈,未再复发。(万有生医案,《中国现代名医医案》)

案例2:金某,女,21岁。1963年4月23日初诊。

久患失眠,每晚只能入睡3~4小时。即寐亦多梦易醒,醒时口苦,但不干渴,痰多食少,食后嗳气,多食则吐,进干饭则梗阻于胃脘,大便隔日一行而硬结涩痛难下。舌润,脉濡细稍数。

治法:投以《灵枢》半夏汤加味。

处方:半夏30g,糯米60g,夜交藤30g。

连服药3剂,失眠显著好转,每晚上床不久即能入眠直至天亮,只是稍有响声即被惊醒,但亦随醒随睡,不似过去醒则不能再入睡。大便虽仍硬但易出,不似过去艰涩难下。痰亦大减,食欲渐开,但食后仍感胃脘不适而时时嗳气。复诊守上方加旋覆花、陈皮、甘草各15g。再进药3剂,大便通畅,失眠痊愈。(万有生医案,《中国现代名医医案》)

案例3:黄某,女,44岁。1976年7月6日初诊。

久患失眠,近日加剧,每晚只能入寐2~3小时,甚至彻夜不寐,即寐亦多梦纷扰。心下痞满,口淡乏味,不思饮食,食后梗阻于胃脘,有时胃中灼热,大便软色黄黑而2~3日一行。舌红,脉细弱。

治法:投以温胆汤合半夏汤加味。

处方:竹茹9g,枳实5g,法半夏15g,陈皮15g,云茯苓15g,甘草6g,糯米

30g,川黄连 4.5g,丹参 30g,夜交藤 30g,合欢皮 30g。

连服 3 剂,心下痞满解除,失眠显著好转,每晚能入睡 5~6 小时,而且梦少;但头剂未加糯米,服后胃感不适,2~3 剂加糯米则无此症。现觉胃中舒适,口味好转,食增神旺。复诊守上方加减以巩固疗效。(万有生医案,《中国现代名医医案》)

案例 4:熊氏以《内经》"胃不和则卧不安"为理论根据,用半夏秫米汤加味治疗失眠,方取法半夏、苡仁各 60g,心脾亏虚加党参,心阴不足加麦冬,痰热扰心加黄连,胃中不和加神曲。文中提出,法半夏常用量为 3~9g。[熊永厚《新中医》1983(11):22]

按:上述用半夏汤加味或用半夏汤合温胆汤治疗安眠的 4 例治验,都属和胃安神法。由于胃络通心,心胃关系密切,故胃不和者,可使心神不安而见失眠。如《素问·逆调论》说:"不得卧……是阳明之逆也……阳明者胃脉也,胃者六府之海,其气亦下行,阳明逆,不得从其道,故不得卧也。"故《灵枢·邪客》说:"卫气独行其外,行于阳,不得入于阴。行于阳则阳气盛,阳气盛则阳跷陷;不得入于阴,阴虚,故目不瞑……饮以半夏汤一剂。阴阳已通,其卧立至……此所谓决渎壅塞,经络大通,阴阳和得者也。"谓半夏味辛,辛能泄散。《灵枢·邪客》所云阳气满则阳跷盛,不得入于阴,阴虚则目不得瞑,饮以半夏汤通其阴阳,其卧立至。其实所谓阳跷盛者,是阳升太过,阴不涵阳,故不得眠。唯此善降,则阳入于阴,此即其治不得眠之真旨。从秫米能治筋骨挛急和久食令人身软缓筋来看,秫糯有较强的柔缓作用。失眠为精神紧张所致,服之能使紧张的精神为之松弛,故能安眠。可见半夏汤是以半夏和胃安神为主,糯米缓急安神(并能养胃和中)为佐。半夏和胃,当是指其开宣泄降胃中浊阴之邪而言。《灵枢》所谓阳跷盛不能入于阴而阴虚不得瞑,应该是指胃为浊阴之邪所壅塞而不和,以致心阳(火)阻于上(阳盛)而不能下交于肾,同时肾阴(水)阻于下而不得上交于心(阴虚),于是心肾水火不得相交而失眠。因此,采用半夏以开宣泄降中阻于脾胃的浊阴之邪,即所谓"决渎壅塞"之意,而脾胃壅塞解除,"经络大通",心肾水火上下相交之路无阻,于是"阴阳和得","阴阳已通,其卧立至"。

(王 琦)

卫气不得入于阴,故目不瞑矣

《灵枢·口问》云:"卫气昼日行于阳,夜半则行于阴。阴者主夜,夜者卧。

阳者主上,阴者主下……阳气尽,阴气盛,则目瞑;阴气尽而阳气盛,则寤矣。"《灵枢·大惑论》云:"卫气不得入于阴,常留于阳。留于阳则阳气满,阳气满则阳跷盛,不得入于阴则阴气虚,故目不瞑矣。"《黄帝内经》对人体睡眠的认识是基于卫气运行和阴阳盛衰的有关理论的阐述。卫气不得入于阴,阳气满而阴气虚,则是不寐的病理基础。

清代陆以湉《冷庐医话》载有一案:丁俊文每日晡后发热微渴,心悸怔忡,懊侬欲哭,尽夜不寐,一昼有余。汪医诊后,"知属阴亏阳盛",仿《灵枢》半夏秫米汤如法煎成。另用"肉桂三钱,另煎得冷;黄连三钱,另煎乘热同和入内,徐徐温服"。"自未至戌尽剂",是夜即得酣睡。考半夏秫米汤出自《灵枢·邪客》:"其汤方以流水千里以外者八升,扬之万遍,取其清五升煮之,炊以苇薪火,沸,置秫米一升,治半夏五合,徐炊,令竭为一升半,去其滓,饮汁一小杯,日三,稍益,以知为度。故其病新发者,复杯则卧,汗出则已矣;久者,三饮而已也。""阴阳已通,其卧立至。"此方是现存最早治不寐的验方,常用于"胃不和则卧不安",至今仍为临床常用。胃不和卧不安的机制,《内经》亦有论述。如《素问·逆调论》曰:"人有逆气,不得卧而息有音者……岐伯曰:不得卧而息有音者,是阳明之逆也。足三阳者下行,今逆而上行,故息有音也。阳明者,胃脉也。胃者,六府之海,其气亦下行。阳明逆,不得从其道,故不得卧也。《下经》曰:胃不和则卧不安,此之谓也。"唐代王焘《外台秘要》有"《小品》流水方",即本方以粳米代秫米,生姜制半夏,加茯苓,治"虚劳不得眠"。明代秦景明在《症因脉治》"内伤不得卧"中对"胃不和不得卧"之因有明晰叙述:"胃强多食,脾弱不能运化,停滞胃家,成饮成痰,中脘元气窒塞不舒,阳明之脉逆而不下,而不得卧之症作矣。""胃不和不得卧之治:右关滑大不数,二陈平胃散加石菖蒲、海石最佳;滑大数实,二陈平胃散加栀连;若大便坚结,导痰汤;胃脘作痛者,方可用滚痰丸下之,甚则小胃丹(芫花、甘遂、大戟、大黄、黄柏),但不可多服。"明代虞抟《医学正传》治痰厥头痛,眼黑头旋,恶心烦闷,气促上喘,无力以言,心神颠倒,目不敢开,如在风云中,头者痛如裂,身重如山,四肢厥冷,不得安卧,用"半夏白术天麻汤"(黄柏、干姜、泽泻、白茯苓、天麻、芪、参、苍术、神曲、白术、麦芽、半夏、橘红)。清代程国彭《医学心悟》在前论基础上有进一步认识:"有胃不和卧不安者,胃中胀闷疼痛,此食积也。保和汤主之……有湿痰壅遏,神不安者,其证呕恶气闷,胸膈不利,用二陈导去其痰,其卧立至。"清代程履新《程氏问易方论》论同,水停心下,治以五苓散;胃不和宜六和汤。清代唐容川《血证论》进而制方:"又有胃中宿食,胀闷不得卧者,越鞠丸(苍术、香附、川芎、神曲、焦栀)加生楂、麦芽、莱菔子。"清末医家张锡纯对半夏秫米汤更有进一步通变化裁,常以赭石与山药并用以代之,认为"其和胃降胃之力实优于半夏、秫米""上焦之阳气下降潜藏,与下焦之阴气会合,则阴阳自能互根,心肾自然相交"，"虽未显用古方，而不啻用古方也"。清末《金氏门诊方案》载有以《灵枢》半夏秫米汤加味论治"胃不和卧不安"案三则：一者，中脘胀满，阳明腑络不通，故加入金铃子、青皮、枳壳、腹皮、茯苓、丝瓜、夜交藤、郁金、橘红、路路通；一者"饮停于中，嗳嗳吞酸"，合川连、肉桂之交泰丸，加入白芍、佛手、竹茹、橘红、甘草、黑姜、云苓、夜交藤、枳壳；一者"冷热头晕""阴阳走偏"，则加滁菊、焦栀、夜交藤、冬桑叶、广皮、丹皮、茯神、石决明、酸枣仁、竹茹。随证出入，进退有序，丝丝入扣。《丁甘仁医案》治胃不和卧不安，亦以半夏秫米汤加味论治，一则兼"心体亏，心亢，不能下交于肾"，故合交泰丸（川连、肉桂）方，加白芍、茯苓、枣仁、远志、柏子仁；一则兼肝胆之火内炽，合温胆汤、远志、珍珠母、龙齿、川贝、枣仁、白芍、合欢花、夜交藤；一则兼阳亢不入于阴，阴虚不能敛阳，"头眩心悸"，加蛤粉、炒阿胶、茯神、龙齿、牡蛎、白芍、枣仁、远志、川连、柏子仁、琥珀多寐丸，足显医家功力。

交泰丸之处方组成，源自《韩氏医通》："黄连为君，佐官桂少许煎百沸，入蜜，空心服，能使心肾交于顷刻。"方存而无交泰之名。首及"交泰"名者，当推金元时期李东垣之《脾胃论》"论饮酒过伤篇"，即载交泰方，含川连、肉桂，尚有他药，且非治心肾不交证。明确交泰方名、药物、功效者，应以清代王士雄（孟英）为第一人，在《四科简要方》中即载"生川连五钱、肉桂心五分，研细，白蜜丸，空心盐汤下，治心肾不交、怔忡无寐，名交泰丸"。黄连清心泻火制偏亢之心火，肉桂温补下元，扶不足之肾阳，鼓水中之真阳。肾水赖振起之肾阳而上承，心火有炽而交于肾水。水火既济，自成交泰之象。论其制方机制，因心为阳，属火，居上；肾为阴，属水，居下。阴阳协调，水火既济，心肾相交。正如《中藏经》所曰："火来炊户，水到离肩，阴阳相应，方乃和平。"金元朱震亨《格致余论》亦有相似阐述："人之有生，心为火居上，肾为水居下。水能升而火能降，一升一降，无有穷已，故生意存焉。"《慎斋遗书》论之甚明："夫肾属水，水性润下，如何而升，盖因水中有真阳，故水亦随阳升至于心，则生心中之火。"

交泰丸在临床的应用亦非常广泛，且屡有变通。如清代陈士铎《辨证录》治心肾不交，"昼夜不能寐，心甚躁烦"，系"心过于热而肾过于寒也"，心"过于热则火炎于上而不能下交于肾"，肾"过于寒则水下沉于下而不能上交于心矣"，制有上下两济（丹参、熟地、白术、山茱萸、肉桂、黄连），"使心之热者不热，肾之寒者不寒，两相引而自两相合也"。"盖黄连凉心，肉桂温肾，二物合用，交心肾于顷刻，并以补药辅之（人参、熟地、白术、山茱萸），以免热者太燥，寒者过凉，可获久效"是交泰丸之发展。此症用茯莲丹（人参、茯苓、玄参、熟地、生地、莲子心、山药、芡实、甘草）亦效。《冷庐医话》亦载两则心肾不交案，皆以川连、肉桂之交泰丸方加味，而各有变化：一案系"因子女四人痧痘连绵，辛勤百日"而致不寐，汪氏"以甘澜水先煮秫米一两，去渣"，入交泰丸，加北沙参、生地、麦冬、当归、远志、甘草、白芍;一案系"阴亏阳盛","日晡后发热,微渴,心胸闷怔忡如筑,至晚生懊恼,欲骂欲哭,昼夜不能寐",汪氏"仿《灵枢》秫米半夏汤"和入肉桂、川连另煎汤液。这都显示了医家辨证论治的灵活机变。

不寐,是临床常见病,病因各别,治疗有时亦颇费周折,学习前辈的经验无疑是十分重要的。除了以上论及半夏秫米汤证、交泰丸证外,尚有以下5种类型。

1. 外感病后余邪未清而致不寐 有《伤寒论》治伤寒汗吐下后虚烦不得眠、反复颠倒、心中懊恼的栀子豉汤证,火劫亡阳卧起不安的桂枝去芍药加蜀漆牡蛎龙骨救逆汤证。有明初《普济方》治伤寒大病不复常,"虚烦闷……清清不寐,皆虚烦也"之(危氏)淡竹茹汤证(麦门冬、小麦、甘草、参、茯苓、半夏、姜、枣、淡竹茹)。另有明代楼英《医学纲目》治产后虚烦,据栀豉汤加味之芍药栀豉汤(芍药、当归、栀、香豉)。

2. 胆寒、胆热、胆虚亦常致不寐 如《备急千金方》胆虚:"治大病后虚烦不得眠,此胆寒故也,宜服温胆汤方(半夏、竹茹、枳实、橘皮、生姜、甘草)。"似可为温胆汤治不寐之始作俑者。究其因,正如《圣济总录》胆门:"论曰:胆虚不得眠,胆为中正之官,足少阳其经也。若其经不足,复受风邪,则胆寒,故虚烦而寝卧不安也。"清代陈士铎《辨证录》治"夜不能寐,恐鬼祟来侵,睡眠反侧,辗转不安,或少睡而即惊醒,或再睡而恍如捉拿",乃"胆气之怯",方用肝胆两益汤(白芍、远志、枣仁)"补厥阴之肝,正补少阳之胆耳",或治吐无忧汤(白芍、竹茹、枣仁、人参、当归)。

温胆汤及其加减方,论治胆虚不寐有较显著的疗效,用之得当确可收桴鼓之效。有案可证,如《秘传证治要诀》:"有痰在胆经,神不归舍,亦令不寐。""痰者宜温胆汤减竹茹一半,加南星、炒酸枣仁各半钱,下青灵丹。"又如《名医类案》引罗元益医案:"一老人虚烦不眠,大便不通,一道热气自脐下冲上心,随即昏乱欲绝""遂投竹茹温胆汤""次日早间以槟榔舒气之药调之,在府遂通而愈"。《石山医案》:一女年十五,病心悸,常若有人捕之,恐恐然不能安寝,屡用暗神丸、镇心丸、四物汤不效,石氏认为"胆病"也,用温胆汤而安。

3. 肝肾阴虚,心血亏损而致不寐 明代张介宾指出:"凡思虑、劳倦、惊恐、忧疑及别无所累而常多不寐者,总属真阴精血之不足,阴阳不交而神有不安其室耳。"(《景岳全书》)《伤寒论》有"少阴病,得之二三日以上,心中烦,不得卧"之黄连阿胶汤证(黄连、黄芩、芍药、鸡子黄、阿胶)。《金匮要略》有"虚劳虚烦,不得眠"之酸枣仁汤证(酸枣仁、甘草、知母、茯苓、芎劳)及百合狐惑病"欲卧不能卧""默默欲眠,目不得闭,卧起不安"之百合知母汤证、百合地黄汤证。宋代《普济本事方》有"治肝经因虚,内变风邪,卧则魂散而不守,状若惊悸"之真珠丸方证[真珠母、当归、熟地、参、杏仁、柏子仁、犀角(现为禁用品)、茯神、沉香、龙齿,细末、蜜丸〕。明代卢复《芷园臆草存案》有"冬日不寐",补母(肾)生子(肝),滋水涵木法,春分肝旺之时而愈。明代缪希雍《先醒斋医学广笔记》有赵景之太史案:"劳心太过,终夜不寐,且伴梦遗。"缪希雍根据《内经》"肾欲坚,急食苦以坚之",以黄柏为君,佐以地黄、枸杞、莲须、鳔胶、山茱、五味、车前、天麦门冬等,"不终剂而瘳"。清代叶天士《临证指南医案》有倪氏案,"舌涸赤绛,烦不成寐",叶天士据王冰"壮水之主以制阳光"旨,以鲜生地、元参、麦冬、绿豆皮、金银花、竹叶心为方,益肾水以制心火,药后得安。

4. 七情过度,思虑抑郁而致不寐 可施以情志转移法以情治情。金代张从正《儒门事亲》载有一案:富家妇人伤思虑过甚,二年不寐,无药可疗,戴人(张子和)以怒激之,其妇大怒汗出,是夜困眠。

5. 血瘀致不寐 清代王清任《医林改错》载:"夜不安者,将卧则起,坐未稳以欲睡,一夜无宁刻,重者满床乱滚,此血府血瘀。"治以血府逐瘀汤(当归、生地、桃仁、红花、枳壳、赤芍、柴胡、甘草、桔梗、川芎、牛膝),"此方若神"。

6. 痰滞饮停而致不寐 清代张锡纯《医学衷中参西录》载有一案:一妇人"自言倦极,仿佛欲睡,即无端惊恐而醒"。张锡纯以"苦瓜蒂十枚,焙焦轧细,空心开水送服。吐出胶痰数碗",夜服熟枣仁二钱,"其夜遂能安眠"。痰湿中阻,水气凌心,肝胆不宁而致不寐,治当先去其邪,痰去神归其舍,阴阳交替而能入眠。苦瓜蒂可速去痰浊,故可收捷效。明代陆岳《陆氏三世医验》亦载一案:"沈虹台翰检公,年近五旬,体肥善酒,奉养极厚,暑天酒后常卧风露下,至秋末冬初起不寐,自冬至春服药俱无效。惟大醉后得吐,或烧热汤浴后,始能沉睡,吐至立秋,浴亦渐不能熟睡。"陆氏认为,内之壅塞须决,外之经络须通,投子和独圣散,三日约涌痰涎盆许,困倦得睡。五日后令"深汤澡浴之",且以麻黄、苏叶、干葛、防风、威灵仙、半夏为方煎服,厚覆微汗,睡卧如常,身体轻快,精神清爽。两案用药虽异,但涌吐痰涎大法则一,故可收异曲同工之效。不寐见症各异,医者当细辨详察,总以调整脏腑气血阴阳为要,使邪去正安,"卫气入阴",即可安寝焉。

(达美君)

阳气尽,阴气盛则目瞑,阴气尽而阳气盛,则寤矣

语出《灵枢·口问》。此云睡眠的生理,当人体阳气尽入于阴分,阴气盛时,就能闭目安眠;若天明阴气渐退阳气外盛,人即清醒。而阴阳之气的浮沉又与

昼夜阴阳之气的升降密切相关。如《素问·生气通天论》云："故阳气者,一日而主外,平旦人气生,日中而阳气隆,日西而阳气已虚,气门乃闭。"经文提示,一日之中,人体阳气随平旦、日中、日西的变化而变化。此乃人与天地相应思想的体现。现代研究证实,随着地球的自转,日升月落和白天、黑夜的形成,地球上的一切生命物体,包括植物乃至单细胞生物在内,从生命一开始均适应了每昼夜24小时的时间节律,其一切生命活动,均与自然界的白天、黑夜的周期合拍。上海市名老中医王翘楚根据中医"天人相应"理论,发现花生叶"昼开夜合"现象与自然界阴阳消长规律、人体寤寐有同步一致的现象,从而提出花生叶"昼开夜合"与人体"入夜则寐,入昼则寤"可能有共同的物质基础,存在着某种促睡眠物质的设想。经过文献调查及临床试用治疗失眠症有效后,逐步形成假说。以此假说为研究目标,组织临床、药理、药化及文献等研究人员,协作进行课题研究,取得了很好的疗效和预期的成果。报道单用花生叶制剂治疗失眠症100例,结果临床痊愈12例,显效55例,有效29例,无效4例。辨证论治复方加花生叶制剂治疗失眠症274例,结果临床痊愈51例,显效118例,有效82例,无效23例。[《上海中医药杂志》2001(5)]

（王庆其）

不得卧者,卫气常留于阳,阳气满则阳跷盛

失眠是常见证候,虽属小恙,然给患者生活、工作、精神均带来严重干扰,影响身体健康。《内经》有关目不瞑、不得卧、卧不安不同病因、病机之论述甚丰,分载于10篇经文中,兹举在《内经》指导下治疗罕见之失眠验案一例如下。

案例:楚某,女,30岁,2005年6月21日初诊。失眠已1年,难入睡,早醒,醒后难再入睡。夜间尿频达4次之多。日间精神不爽,昏昏欲眠。长期来口腔溃疡反复发作,口舌疼痛,咽喉不适,口干苦,晨起少量黄色厚痰。头胀,后枕部疼痛,目胀有热感,皮肤发红疹,无痛痒,愈后留黑斑。小便黄色,大便不爽。有时胸闷胸痛,近3个月经量减少,腰部酸疼。平时心情烦躁,激动易怒。脉弦滑小数,舌边尖红。

本例临床表现口腔溃疡历久不愈,喉舌痛,口干苦,目感胀热,痰黄厚,尿色黄,烦躁易怒,乃至舌脉等,呈现一派阳盛火热之象。《灵枢·大惑论》云:"病而不得卧者……卫气不得入于阴,常留于阳,留于阳则阳气满,阳气满则阳跷盛,不得入于阴则阴气虚,故目不瞑矣。"《灵枢·寒热病》云:"阴跷阳跷……阳

气盛则瞑目。"显示阳气满盛则目不闭而失眠,盖阳盛则热也。可见失眠与阳跷热盛有关,此与本例之病情正相切合。经文提出失眠起因于阳跷与卫气,阴跷阳跷起于足跟,上行入风池,络于脑,会于目。跷脉之职能是配合卫气之运行而主司身体和头面部器官之动静寤寐。《灵枢·大惑论》云:"卫气者,昼日常行于阳,夜行于阴。故阳气尽则卧,阴气尽则寤……卫气之留于阳也久,故少瞑焉。"其理甚明。

本例失眠与火热互为因果,两相干扰,久延难愈。考虑先治火热,断病魔之一臂。

处方:当归 12g,熟地 15g,生地 15g,黄芩 10g,黄连 5g,黄柏 9g,黄芪 15g,龙胆 6g,土茯苓 30g,象贝母 9g,桔梗 9g。

按:方取自李杲《兰室秘藏》之当归六黄汤。其中三黄苦寒泻火,攻病苦之元凶;二地甘润滋阴,壮水之主以制阳光;黄芪固护卫气,当归和调营血;加龙胆清肝火,土茯令除湿毒,象贝母、桔梗消浊痰、利咽喉。服药 1 周,睡眠明显好转,口腔溃疡、口干舌痛、黄痰等火热症状减轻或消失。复诊仍宗前法,原方去土茯苓、象贝母、桔梗。因患者素无饮水习惯,除嘱咐多饮水外,方中增加车前子 24g、猪苓 12g、茯苓 12g、泽泻 12g,萆薢 15g 等利水之剂,促使热毒随小便排出,以提高疗效。再服 7 剂后复诊,诉说上床不到 10 分钟即入睡,口腔溃疡消失,后枕部及头目均未见胀热感,红疹已消退,大小便畅利,安眠无夜尿。脾气亦好多,脉滑不弦,再以首方巩固而愈。

本例治疗全程未用 1 味安神催眠之品,而缠扰 1 年之顽症竟霍然而愈,神哉《内经》!

(凌耀星)

阳气盛则瞋目,阴气盛则瞑目

语出《灵枢·寒热病》。《灵枢·九针论》也有"阳入之于阴病静,阴出之于阳病喜怒"。二句义理相关。

人身,阴阳也。阴阳之义理,奥妙无穷。人与天地相应,白昼阳盛,人寤;晚上阴气盛,人寐。所谓"瞋目""瞑目",实际寤、寐而已。

在病理情况下,阳气盛不能入于阴分,往往烦躁不安,难以入眠;或阴虚火旺者,心烦躁动,也难安睡。故治疗不寐一证,大抵阳气亢盛者,平其亢盛,潜阳以入阴,龙骨、牡蛎、龟甲、黄连、连翘等;阴虚而致火盛者,滋水以降虚火,生地、麦冬、天冬、制首乌之类；水火不相交者，黄连阿胶汤、知柏地黄丸之属，熔济水降火于一炉，均可取效。

至于阴盛则瞑目者，临床上更多见阳虚而致阴盛，出现肢软神疲、精神萎靡、昏昏欲睡。《类证治裁·多寐》云："多寐者，阳虚阴盛之病。"故治此病，当补气助阳以振奋精神，可收良效。临床上还有一种情况，患者形体肥胖，属痰湿之体，肢冷畏寒，不仅夜寐甚酣，迨至白昼稍息，即呼呼欲睡。此乃阳虚不足之体，痰湿内蕴，形体肥胖，晨起眼胞作胀，午后肢体浮肿，尤以下肢为甚，舌胖苔滑带腻，治宜温化痰湿，佐以补气。药用黄芪、桂枝、附片、茯苓、白术、薏苡仁、南星、半夏、陈皮、竹茹、泽泻等，或酌加仙灵脾、仙茅等扶助肾阳之品，取效甚显。

近遇一教师，年届花甲，行将退休。早年形盛气壮，年来形体日见肥胖，动作出现迟钝，静则呵欠连连，甚至听课时鼾声隆隆，惊倒四座，本人十分无奈。查血压不高，血脂偏高，舌苔厚腻水滑，舌体胖，脉来迟滑。此属痰湿之体，经所谓"阴气盛则瞑目"。痰湿均属阴物，阴盛则阳虚，阳微则精神不振，静则思眠。治宜温振阳气，化痰祛湿。方用温胆汤加桂枝、附片、仙茅、仙灵脾等加减，治疗2个月余，嗜睡现象消失，手足活动较前轻灵，可以参加正常教务活动。

（王庆其）

阳气盛则瞋目

瞋目，目不瞑，即失眠也。现代社会因生活节奏快，生活工作压力颇大，社会竞争日趋激烈，加之夜生活丰富，从而引发失眠者与日俱增。世界卫生组织在2001年决定将每年3月21日定为"关注睡眠健康日"，可见，睡眠问题已是世界性普遍现象，正引起全球的充分关注。余在临床上经常遇到失眠患者，在治疗过程中感到《内经》对于失眠的认识确有指导意义。

关于失眠的机制，《灵枢》中多有探索。如《灵枢·大惑论》曰："病而不得卧者，何气使然？岐伯曰：卫气不得入于阴，常留于阳。留于阳则阳气满，阳气满则阳跷盛，不得入于阴则阴气虚，故目不瞑矣。"《灵枢·寒热病》亦曰："阴跷阳跷，阴阳相交，阳入阴，阴出阳，交于目锐眦，阳气盛则瞋目，阴气盛则瞑目。"说明失眠与营卫之气运行失常相关，而其中卫气的运行更为重要。从生理而言，卫气白昼趋于体表，熏肤、充身、泽毛，肥腠理，司开合；夜晚入里，"熏于肓膜，散于胸腹"，夜半与营气大会于手太阴，故白昼人精神爽慧，入夜则思卧而目瞑,深夜则酣睡。从病理而言,阳气过亢,阳跷脉盛,使卫气不得入阴,则目不得瞑而导致失眠。对于这类失眠病证,调整其阴阳盛衰是治疗之切入点。

2005年3月29日接诊一失眠患者,男,68岁,失眠3个月余,服地西泮及养血安神糖浆、枣仁安神丸等药物,效不显,神情烦躁,语多不休,声如洪钟,易怒,耳门刺痛阵阵,咽红喉痛,口干、口腻,纳食无味,寐则头汗如浴,苔厚白腻,质暗,脉大弦。自诉素质强壮,前阶段为儿女装修新房,烦劳过度,自此失眠。

余思《内经》曰:"君火以明,相火以位。"过度烦心,心火上炎,肝胆相火潜越,"肝一阳也,心二阳也"(《素问·逆调论》),二火相煎,阳热内盛,阳跷脉满,卫气不得入阴,神不得安于心,魂不得舍于肝,故烦躁失眠、易怒、耳痛;"肝为语"(《素问·宣明五气》),肝火炽盛则语多不休;卫气留于阳久,则腠理开,汗大泄;手少阴心经"其支者,从心系上挟咽",心火上炎则咽红喉痛;木旺克土,痰湿内盛,湿热中阻,故食之无味,口干口腻,苔厚腻。《素问·生气通天论》曰:"阳气当隔,隔者当泻。"治拟清泻君相之火,安神魂于心肝之舍。龙胆泻肝汤合二丹丸(《素问病机气宜保命集》)加川连、竹叶。7剂后复诊,诉服药2剂即能入眠,睡眠一改善,头汗随之而减,现仅醒后手扪之稍有潮湿感;病情有减,心怀大释,怒火不作,厚腻苔尽脱,耳门仍刺痛,咽红依然,再随证加减调之。现诸证平稳。本案取二丹丸意在益气养阴,重镇安神,患者失眠时间长,且患有高血压、糖尿病、高脂血症等病,故泻其火热之时,补益其气阴,以免正气愈加虚衰,改麦冬为辰麦冬,更加生龙牡各30g,安神作用大为增强。通过清热泻火、益气养阴、安神舍魂三者相合,使阳气不盛,卫气入阴,则目得瞑矣。

(周国琪)

昼不精,夜不瞑

(一)

"昼不精"是指白天精神疲乏,注意力不集中;"夜不瞑"是言夜晚不得安眠,或睡眠时间过短。这是《灵枢·营卫生会》中讨论老年人失眠机制时提出的典型症状。"黄帝曰:老人之不夜瞑者,何气使然? 少壮之人不昼瞑者,何气使然? 岐伯答曰:壮者之气血盛,其肌肉滑,气道通,荣卫之行,不失其常,故昼精而夜瞑。老者之气血衰,其肌肉枯,气道涩,五藏之气相搏,其营卫衰少而卫气内伐,故昼不精,夜不瞑。"从这条原文分析,导致老年人失眠的原因有二:一为老年人气血之量不足;二为老年人气血运行之通道枯涩,导致营卫之气运行失常,昼不能行于阳,夜不能入于阴。《灵枢·脉度》曰:"气并相还则为濡目,气不荣则目不合。"所以,睡眠与气血充盈、卫气正常运行与否均有密切关系。原文虽然讨论的是老年人失眠,但现在临床所见,诸多年轻人亦有此类失眠情况,可能是由于生活、工作环境使然,故在临证时遇"昼不精,夜不瞑"者,不必拘泥于老年人。

案例:关某,女,27 岁,外企公司财务助理,2004 年 10 月 12 日就诊。

失眠 3 个月余,每晚入睡 2 小时即醒,服安眠药后能入睡 4 小时。白昼精神疲乏,已无法完成财务工作,只能病休家中已 2 周。心情异常焦虑,面色苍白无华。眼圈色黑而内陷,伴心慌胸闷,思想不能集中,纳呆,便干,月经紊乱,量少,脉沉细,苔白腻,质暗淡。

治法:拟补益气血,养心调脾。

处方:党参 15g,炙黄芪 30g,辰麦冬 10g,远志 9g,石菖蒲 6g,酸枣仁 15g,龙眼肉 10g,炒白术 9g,茯苓 12g,大枣 10 枚,生地 9g,全当归 9g,生牡蛎 30g(先煎),陈皮 9g,炙甘草 9g。7 剂,水煎服,日服 2 次。

二诊:睡眠时间略有增加,4~5 小时,纳增,便调。上方去陈皮,加辰灯心 4扎。7 剂,服法同前。

三诊:睡眠 6~7 小时,面色始显润泽,胸闷心慌未作,纳佳,焦虑已除,开始上班。前后调治 2 个月余,月经亦按时而至,面色略透红润。

按:此案患者因工作繁忙,未及时调整休息,以致失眠,由此而发展为严重的神经衰弱,"昼不精,夜不瞑"症状非常典型,从其苔脉及症状均示气血两虚之证,符合"营气衰少,卫气内伐"机制,以归脾丸加味,不仅能补气血,安神养心,且能调经和血,使失眠与调经并治,取得良效。

(周国琪)

(二)

《灵枢·营卫生会》云:"营在脉中,卫在脉外,营周不休,五十而复大会。阴阳相贯,如环无端。卫气行于阴二十五度,行于阳二十五度,分为昼夜,故气至阳而起,至阴而止……各行二十五度,分为昼夜……夜半而大会,万民皆卧,命曰合阴。"说明营卫的运行与人体的寤寐关系极为密切。接着又具体讨论道:

"老人之不夜瞑者，何气使然……老者之气血衰，其肌肉枯，气道涩，五藏之气相搏，其营气衰少而卫气内伐，故昼不精，夜不瞑。"

初学此篇，似不以为然，还和老师辩论，认为用营卫运行来解释人体之寤寐有些牵强。记得当时有位同学问："我昨晚熬夜看书，营卫之气运行于阴还是阳？"大家哄笑。

进入临床工作后，时常碰上失眠患者的求治，喜用酸枣仁汤、归脾汤加减，药多选择具有明确安神作用的药物。药后症状多有一定的改善，但疗效不十分理想。仔细观察，发现失眠之患者，多伴有心悸、气短、胸闷之症，于是投桂枝汤加味治之，未用一味安神治标之药，但失眠及伴随症均烟消云散，疗效之好，出乎预料。乃重读《灵枢·营卫生会》，感慨颇深。现代人的生活，面临着较多的工作和生活压力，有的人加之生活不规律，失眠的发病率较高。以《灵枢·营卫生会》的病机理论为指导，对营卫失调的失眠证以桂枝汤为主，随证加黄芪、龙骨、牡蛎，或加枣仁、枸杞等可取宁心安眠之功效。

曾治某女，42岁，银行职员。诉近日工作较忙，稍感劳累，但夜晚却入睡困难，感头昏乏力，心悸胸闷，曾服用枣仁安神丸无效，舌质稍暗，苔薄白。辨证为营卫失调。投桂枝汤加黄芪、龙骨、牡蛎。服药当晚即能正常入眠，连服2剂，诸症均消。

中医理论来自于临床，经受了千百年实践的检验，包含了重要的医学事实和现象，揭示了事物或现象之间的客观联系。所以，时至今日，仍是指导中医临床实践的有效理论。

（王志红）

（三）

语出《灵枢·营卫生会》。经文意指昼日精神不清爽，注意力不集中，夜晚则失眠寐差的表现。该篇认为其原因是："老者之气血衰，其肌肉枯，气道涩，五藏之气相搏，其营气衰少而卫气内伐。"由此可知，老年人失眠的原因是比较复杂的，如气血虚衰，气道阻涩，五脏精气抟聚不行，都可以导致营卫运行失常。而卫气运行与睡眠关系密切，如《灵枢·口问》说："卫气昼日行于阳，夜半则行于阴。阴者主夜，夜者卧……阳气尽，阴气盛，则目瞑；阴气尽而阳气盛，则寤矣。"卫气的昼夜运行有行于阳分、阴分之别，白天卫气行于阳经，阳气盛于外，故寤；夜间卫气行于阴经和五脏，阳尽阴盛，故寐。所以气血虚衰，运行滞涩,卫气不能循其常度而日行于阳、夜行于阴,就会出现失眠。老年人失眠或是由于生理因素使然,而临床所见一些病理上存在气血虚衰的患者,也经常出现"昼不精,夜不瞑"的表现,其机理与老年人失眠的机理是相同的。如《普济方·虚劳门》所述:"虚劳之人,气血俱弱,邪气稽留于内,卫气独行于外,灌注于阳,不入于阴,阳脉满溢,阴气既虚,则阳气大盛,遂生烦热,营卫不和,故不得眠也。"虚劳患者除了失眠的症状外,确也常见脏腑精气抟聚不行,郁而化热的症状,治疗时既当养气血而治其本,又当清郁热而疗其标。

另外,邪气侵袭,阳气久留于外,不入于阴,也可导致失眠。如《灵枢·邪客》中就有这样的记载:"黄帝问于伯高曰:夫邪气之客人也,或令人目不瞑不卧出者,何气使然? 伯高曰:……今厥气客于五藏六府,则卫气独卫其外,行于阳,不得入于阴。行于阳则阳气盛,阳气盛则阳跻陷;不得入于阴,阴虚,故目不瞑。"章虚谷认为这个厥气,"或因外邪,或因内伤,致阴阳厥逆不和,通名厥气。故凡内伤、外感之病,皆有不寐者,必审其因而治之,方能见效也"。

总之,失眠的辨治不离正邪虚实。正虚者,气血虚衰,腠理失养,气道枯涩,卫行失常,且血虚无以养心,终致神魂不安,而失眠寐浅。邪实者,无论内伤外感,皆可阻滞气机,使卫气独行于外,不入于阴,而出现失眠。所以《灵枢·邪客》提出失眠治疗的总原则是:"补其不足,泻其有余,调其虚实,以通其道,而去其邪。"通过调补营卫之虚,泻越内外邪气,使营卫运行恢复正常,则失眠自愈。

案例 1:失眠案

田某,女,31 岁,公司经理。自诉失眠多年,近 1 个月来病情加重,常彻夜不寐,寐则不酣,时觉头晕乏力,胃纳较差,时作腹痛,大便干结,3 日一行,性情急躁,心中焦虑,夏日易作足肿,面部色斑较多。月经尚畅,经量较少。据述有贫血史。舌苔薄,舌尖红,脉细滑弱、按之无力。诊为气血两亏,虚火扰心,当以补益气血、清心安神为治,以归脾汤加减。

方用:生黄芪 30g,当归 9g,生白术 15g,陈皮 6g,炙甘草 6g,茯神 12g,远志 6g,酸枣仁 15g,木香 3g,党参 12g,黄连 3g,生姜 9g,大枣 9g,生地 12g,生白芍 30g。服药 2 剂,失眠即缓解,反见思睡不醒,大便转畅,2 日一行,胃纳仍然欠佳,乏力腹痛稍减。方药对症,守方加减,1 个月后,诸症皆消。

按:本案患者素来气血亏虚,兼之烦劳过度,心脾两伤,乃成虚劳。施以归脾汤,重用黄芪、白芍补气养阴血,佐以黄连清心中郁火,药中肯綮,所以收桴鼓之效。药后嗜睡,实因气血久亏,今得安卧之机,气血渐次恢复所致,故 1 个月后睡眠恢复正常。

案例 2:寐浅案

邱某,女,43 岁。初诊以月经量少、寐浅易醒求诊,服用益气养血诸品后,经量稍增,而寐浅易醒未见缓解。刻见畏寒腰酸,大便日行,不易成形。舌苔薄,舌质淡,有裂纹齿印,舌边瘀斑左重右轻。右脉弦滑,左寸动,按之俱滑弱,尺弱。诊断为血府瘀滞,肾气亏虚,治以活血化瘀之血府逐瘀汤加减。

方用:桃仁 9g,红花 9g,桂枝 12g,当归 9g,赤芍 12g,地龙 12g,柴胡 6g,生蒲黄 18g,生熟地各 15g,炒白术 15g,生黄芪 30g,川芎 9g,怀牛膝 15g。14 剂后,夜寐转安。

按:患者本有月经量少的疾病,从气血不足论治,经量增而寐浅未瘥,足证此寐浅易醒之症不是由于气血不足所致。因患者舌见瘀斑,思及《医林改错》曾言:"夜不安者,将卧则起,坐未稳,又欲睡,一夜无宁刻,重者满床乱滚,此血府血瘀。"李士懋在《脉学心悟》中曾指出瘀血阻遏,新阻不甚,气血与邪搏击而波澜涌起,则脉可滑可动。因悟此失眠寐差,乃因瘀血阻滞脉道,卫气运行不畅所致,故径投血府逐瘀汤,通畅脉道,邪去而寐安。

(李海峰)

若沃以汤,涩于小便

《素问·痹论》曰:"胞痹者……若沃以汤,涩于小便,上为清涕。"姚止庵注曰:"膀胱居少腹之内,故云少腹膀胱内痛,若沃以汤者,火也,火盛不可以按也,膀胱为津液之器,则为癃,故小便涩。小便涩则火不得下行,反上烁其脑而为清涕,出于鼻窍矣。"说明"少腹膀胱按之内痛,若沃以汤,涩于小便",是胞痹的主要症状。胞痹,实指膀胱痹,是因邪客膀胱,气化失司,郁而化热,湿热壅结所致,后世称之为癃闭,似属急性膀胱炎等疾患。诚如巢元方在《诸病源候论·小便病诸候》所说:"小便不通,由膀胱与肾俱有热故也。"治疗胞痹,应以清利湿热、通利小便为主,常用八正散加减;若舌苔黄厚腻而湿热偏盛者,加苍术、黄柏以加强清热化湿的作用;若湿热郁久,灼伤肾阴,见有口干咽燥,盗汗潮热,手足心热,舌红少苔者,又可选用滋阴通关丸加生地、车前子、牛膝等滋阴化气,清热利湿。

余应用《内经》胞痹的理论,对癃闭进行辨证论治。

案例:曾治患者王某,女,32 岁。

因同学久未见面,突然从外地来看望,甚为高兴,遂相携上街观景购物。时值暑热之季节,徒行一天,饮水少,甚为劳累。回家后出现少腹拘急而痛,小便不利,尿道灼热。逐渐出现尿急、尿痛,小便点滴不通而赤,口苦口黏,舌质红,舌苔黄腻,脉象滑数。细思其症,与《内经》对胞痹症状描述完全一致。此因疲劳过度,受暑热,壅积膀胱,气化失调,故而小便点滴不通而短赤;湿热互结,气滞膀胱,故少腹胀痛;湿热内盛,故口苦口黏。舌脉之象均为湿热壅盛的表现。

辨证:湿热壅盛,气化不行。

治法:清热利湿,通利小便。

处方:用八正散加减。

滑石 15g,甘草 10g,生栀子 10g,木通 10g,蒿蓄、瞿麦各 12g,苍术 10g,黄柏 10g,生地 12g,车前子 10g(包煎),木通 6g,乌药 10g。水煎,早晚各服 1 次。服上方 5 剂,少腹拘急而痛已愈,小便通畅,尿急、尿痛已不明显,唯觉腰困,口干,舌苔薄黄,脉象细数。湿热渐去,膀胱气化功能恢复,但从其腰困症状分析,口干肾阴已伤,故在前方基础上,去生栀子、乌药,加女贞子 18g、旱莲草 18g、川续断 20g、桑寄生 20g 滋肾固腰,以善其后。继服上方 10 余剂,诸症消失,基本痊愈。

按:从上所述,说明《内经》讨论的痹证,不单指风寒等邪气侵犯人体出现的关节疼痛疾患,而且将邪气深入脏腑导致的内脏闭塞不通的疾病亦称为脏腑痹,如"心痹者,脉不通",是指胸痹心痛,即现今所说的冠心病。因而,应用《内经》痹证的理论指导临床实践,有非常重要的意义。

(项 祺)

淫气遗溺,痹聚在肾

婴儿出生后,发育尚未全,小便不能自控。随着年龄增大,机体成长,逐渐能自主而不再尿床。然亦有少数儿童至 15 岁以上青春期犹有在睡眠时仍不自主排尿,或睡眠中如厕而尿床者,称为遗尿症。《内经》对本病之发生主要归属于肾、三焦、膀胱,以肾为主。

"肾者水藏,主津液"(《素问·逆调论》),"肾合三焦膀胱"(《灵枢·本藏》),"淫气遗溺,痹聚在肾"(《素问·痹论》)。

"三焦者,决渎之官,水道出焉""膀胱者,州都之官,津液藏焉,气化则能出焉"(《素问·灵兰秘典论》)。

"三焦者……入络膀胱,约下焦,实则癃闭,虚则遗溺"(《灵枢·本输》),"膀胱不利为癃,不约为遗溺"(《素问·宣明五气》)。

以上有关原文提示肾合三焦、膀胱两腑,主司下焦气化,尿液之聚贮与启闭。启闭失举,不约则遗尿,多虚证。

前人治此较多以补益肾气、固涩、缩尿为主。自宋代起出现多种验方成药,如威喜丸(《太平圣惠方》)据今已1 000多年,其他如缩尿丸、桑螵蛸散、菟丝子丸、固脬丸、水陆二仙汤等,不胜枚举,对遗尿症均有较好疗效,至今仍为医家所选用。然亦有久治难愈者,自当另觅蹊径焉。

案例:王某,男,16岁,2004年10月7日初诊。

母代诉:自幼尿床,初以为发育问题,未予重视。待入学后,仍不知自觉,每晚必须唤醒排尿2次。劝其睡前勿多饮水,因口干而勿听。给中药治疗至今。对他讲理、叱责、鼓励、处罚、打骂,方法用尽,均鲜效果。近来学习紧张,几乎每日尿床。他对治疗已失去信心,不仅不感羞耻,且有逆反心理,平时很少说话,缺乏耐性,倔强暴躁,动辄发怒。检查身体发育良好,无器质病变。或已费尽心机,徒唤奈何。

问患者夜眠如何,自诉入睡后多梦,常有梦中上厕所排尿。诊其脉舌均无异常。

据所述不属决渎启闭失常,但心理障碍甚为明显。考虑自幼长期由于紧张、恐惧、焦虑、委屈、抑郁等不良情绪困扰所致,形成尿床习惯。"精神不进,志意不治,故病不可愈"(《素问·汤液醪醴论》),不能轻视精神因素。

《内经》对因精神因素而致遗尿者,有如下论述:

"肾藏志"(《素问·宣明五气》),"淫气遗溺,痹聚在肾"(《素问·痹论》)。"淫邪泮衍……反淫于藏……使人卧不得安而喜梦……客于胞䐈,则梦溲便……至而补之立已也。"(《灵枢·淫邪发梦》)

以上经文中"淫气""淫邪""正邪"同义。《类经》注云:"淫气,邪乱之气也""正邪者,非正风之谓,但有干于身心者皆谓之正邪"。这属于不良精神情志之致病邪气。这种治病之邪反淫于肾脏,使肾虚志乱,影响三焦膀胱之启闭则遗尿、入梦。此与本病病情颇为契合,故确定治疗方案:从肾论治。按《内经》指示:"告之以其败,语之以其善,导之以其所便,开之以其所苦"(《灵枢·师传》),与患者作一次谈话。

处方:取甘麦大枣汤、百合地黄汤加柴胡、升麻以调情志。制首乌、枸杞子、五味子、生熟地滋肾阴;巴戟天、益智仁、菟丝子益肾气;金樱子缩尿。

服药7剂,母代诊,1周未见尿床,唯昨夜因临睡多饮水,遗尿1次,效果明显。此后以原方加减,曾去外地1周未有遗尿。共就诊6次,因上学均由其母代诊。病情稳定,睡前不多饮水不尿床。此后未见再来。

按:遗尿症多见于发育期,而发育有赖肾气。肾气含精与志。"肾藏精志者也。"(《灵枢·九针论》)人自出生起,"肾者主水,受五藏六府之精而藏之"(《素问·上古天真论》),肾气渐盛,形体、脏腑等结构及其生理功能日益壮大健全。原文为讨论年老无子问题,在女子七岁、男子八岁一段经文中,特对生殖功能方面作了论述,则其他脏腑功能可不言而喻。当然,与此同时,人在智能、思维、意识、精神情志方面同步提高,亦毋庸赘言矣。故原文未作说明。此"肾藏志"之所为也。

《内经》对临床治疗最重精神心理。"一曰治神,二曰知养身,三曰知毒药为真,四曰制砭石小大,五曰知藏府血气之诊。"(《素问·宝命全形论》)"治神"列在首位,此亦为中医治病之传统特色。余临床治内科杂症所见与心理因素有关者,不在少数。尤其对久治难愈,检查未见异常者,首须考虑及此。

(凌耀星)

后 不 利

《灵枢·经脉》云:"肺手太阴之脉,起于中焦,下络大肠,还循胃口,上膈属肺,从肺系横出腋下……循鱼际,出大指之端。其支者,从腕后直出次指内廉出其端……大肠手阳明之脉,起于大指次指之端,循指上廉……上出于柱骨之会上,下入缺盆络肺,下膈属大肠。"《素问·厥论》云:"太阴之厥,则腹满䐜胀后不利。"《素问·至真要大论》云:"太阴司天,湿淫所胜……大便难。"《黄帝内经》称便秘为"后不利""大便难",与脾胃肠道的运化传导功能失常有关。而肠与肺互为表里,经络相贯,此又不可不知矣。

明代江瓘《名医类案·秘结》载有宋代医家史堪(载之)治疗便秘的验案一则:蔡元长苦患便秘,国医治之俱不能通利。史氏即以一味紫菀研末吞服而愈。史氏指出,蔡元长之秘,乃肺气浊耳。大肠,肺之传送,肺浊则大肠结秘,故以紫菀清肺气,"是以通也"。

便秘,实乃常见病证之一,有风秘、痰秘、热秘、冷秘之分,而不外乎虚实二途。实者,或热结阳明,或痰积气滞,或蓄血内阻;虚者,或津亏舟停,或精血枯燥,或气虚乏力。先辈古贤析之甚明:汉张仲景称便秘为"脾约""闭""阴结""阳结",与热、寒、气滞有关。隋巢元方《诸病源候论》认为,五脏不调,阴阳虚实,上焦不和,冷热不调,肠胃津燥皆可致"糟粕否结,壅塞不通"。朱震亨(丹溪)归之于血少津枯"不能润降"。明代张介宾(景岳)论之简明:"阳结,火有余,宜攻宜泻;阴结,正不足,宜补宜滋。"明代虞抟《医学正传》明确为"房劳过度,饮食失节","以致火盛水亏,津液不生"。明代李梴《医学入门》阐明了"燥属少阴""结属太阴"之理。然而,与本案所述义理相通的,则是清代陈士铎《石室秘录》之文:"大便闭结者,人以为大肠燥甚,谁知是肺气燥乎? 肺燥则清肃之气不能下行于大肠。"肺燥气浊,可由热灼,或因痰滞,或受寒邪,或为水亏,或为气虚,皆可使肺失宣肃输布之能,从而大肠秘而不通。古人云:肾水为肺金之子,又肺与大肠为表里,金清则能通调水道,布敷津液;金浊则失宣通布散之权。紫菀,性味苦温,归肺经,《本经逢原》谓其"散结降气",《本草正义》谓其"开泄肺郁""宣通窒滞",虽无通便之功,而实善于清疏肺气。肺得清肃,浊气得散,水津得布,大肠自润,腑气自疏,而收通便之效。忆及明代李时珍《本草纲目》所载牵牛末、皂荚膏丸方,通利上焦之气,逐痰消饮,亦收清肺降气通便之功。两条相比,实有异曲同工之妙。

(达美君)

妇人之生,有余于气,不足于血

(一)

语出《灵枢·五音五味》。经文揭示了妇人以血为本的生理特性和容易发生气有余、血不足的病理特点。《妇科玉尺》提出"女子以血为主,男子以精为主"的观点,后世亦有"女子以肝为先天,男子以肾为先天"之说。现代分子遗传学认为,男女染色体方面的差别,决定其体质的差异。中医认为,肝藏血,主疏泄,性喜条达,恶抑郁。肝体阴而用阳,具有贮藏血液和调节血流的功能;肝的疏泄功能对于气机的调畅具有重要作用。再者气与血之间关系至密,气为血帅,气行则血行,气止则血瘀。故人之气血调节与肝的生理功能关系甚大。从临床实践看,女性特有心理气质尤其容易产生肝气郁滞,进而波及血分,影响血行,产生诸多妇科病证。如情志失调,肝气郁结,血为气滞,冲任不畅,可发生月经先后无定期,痛经,经行乳房胀痛,闭经,妊娠腹痛,缺乳,不孕症等;肝郁化火,扰乱冲任血海,迫血妄行,可致月经先期,月经过多,崩漏、胎漏,产后恶露不绝;气火上炎,可发生经行头痛,经行吐衄,经行情志异常,乳汁自出;肝郁犯胃,可发生经前呕吐,妊娠恶阻等等。妇人之经、带、胎、产过程中,又极易耗血,而致肝血不足。在治疗中,疏肝以理气,养肝以理血,则是妇科常用大法。

案例:刘某,女,34岁。初诊:多产体虚,已扎管,经行先后无定,本次返10日而行,行则量少即止,隔10日又复行。胸闷腹胀,纳谷不香,周身骨节酸楚。

按脉虚细而弦,舌苔薄白,证属肝郁脾虚,气血不调。治疗采用理气解郁,扶土益血法。方药:当归9g,川芎4.5g,白芍6g,制香附9g,郁金6g,枳壳4.5g,合欢皮9g,丹参9g,巴戟天9g,焦白术6g,汉防己6g,秦艽9g。

复诊:用上方加减法治后,脉象虚细而数,舌质绛而苔薄黄。诊后认为多产伤肾,肾水不足以涵木,肝郁化火,阴虚内热,乃采用固肾疏肝、养血清热法。

处方:当归9g,白芍9g,山萸肉9g,女贞子9g,玄参9g,合欢皮9g,制香附9g,白术6g,陈皮6g,柴胡4.5g,青蒿6g。服药后,阴虚火旺的症状日减,而经水已调。(《朱小南妇科经验选》)

按:月经不定期,病因不一,但以肝郁的因素占多数。女子以肝为先天,妇人气常有余而血不足。本例肝郁而影响气血运行,治用香附、郁金、合欢皮以疏肝理气;归、芎、丹参调经养血;更用白术健脾,防己、秦艽疏通经络,活络筋骨;又因肝血虚亏,肾水不足不能涵木,再以调肝柔肝,补肾育阴诸药,标本兼治,经水得调。

(王庆其)

(二)

语出《灵枢·五音五味》。女子生理特性与男子有所不同,早在几千年前,先贤就已认识到这一点。在《素问·上古天真论》中,就已将男女的生理阶段有所区别,男子以八岁为一个阶段,女子以七岁为一个阶段。"女子七岁,肾气盛,齿更发长。二七而天癸至,任脉通,太冲脉盛,月事以时下,故有子……五七,阳明脉衰,面始焦,发始堕……丈夫八岁,肾气实,发长齿更。二八肾气盛,天癸至,精气溢泻,阴阳和,故能有子……五八肾气衰,发堕齿槁……"女子早盛于男为气有余,早衰于男为血不足。妇人每月经事按期而至,故经文明言"不足于血,以其数脱血也"(《灵枢·五音五味》)。而妇人有余于气,是为相对而言,其有余可表现在:一是其阴血不足,则阳气相对偏盛。二是女子以血为本,以气为用,以肝为先天,阴血不足,肝失柔养,肝阳易亢,肝气易郁而盛。以此言之,女子气多有余。三是女子性情隐曲多抑,肝气不疏则郁积而为有余。女子的这种特点,在临诊时,应时时有所顾及,求本施治,才能有药半效倍之功。

案例:殳某,女,19岁,12岁经初潮,开始月经周期就常常退后,3年后发展到经常闭经数月不行,需服安宫黄体酮而行经。2003年2月3日来诊。B超无异常提示,生化激素水平未测。时诊,停经又有2个月,平素口干思饮,大便干结数日难解,夜寐欠安易惊醒。望诊舌红少苔,诊脉细弦小数夹涩。

辨证:肝肾不足,血虚阴亏。

治法:以滋养肝肾、补益阴血为法。

处方:当归、生熟地各15g,黄精10g,枸杞子10g,川芎6g,女贞子15g,桑椹子12g,夜交藤20g,郁李仁10g,香附6g,郁金10g。服药7剂。

复诊:经水未行,但大便已畅,口干不甚。滋阴填精补血见效,上下得以濡润,则枯池蓄水有望。守法继进,并嘱其测基础体温,服药2周。

三诊:基础体温渐升有双相,遂于前方加益母草20g、泽兰15g、川牛膝10g。1周后经水来潮,但量少色暗。

后守法守方调治半年,经水每月能来潮,偶稍有周期迟后,经量渐恢复正常,守药1年左右停药,今大学毕业参加工作。随访经水仍正常而行。

（杨悦娅）

阴虚阳搏谓之崩

语出《素问·阴阳别论》,言阴气内虚,阴阳失和,阳气搏击,阳搏于内,则阴虚阳盛,故而崩中下血。诚如马莳所说:"尺脉既虚,阴血已损,寸脉搏击,虚火愈炽,谓之曰崩,盖火逼而血妄行也。"

因于"阴虚阳搏"所致的崩漏,临床多由素体阴虚,或伤精失血,或邪热伤阴,或气郁化火伤阴,致使阳动搏阴,冲任受损,固摄无权,血从内溢,发为血崩。临床表现为月经过频,经量增多,经期延长,经色鲜红,或突然出血量多,并见五心烦热,两颧发红,头晕耳鸣,腰膝酸软,舌质红,脉细数等症。治宜滋阴降火,固冲摄血。方如保阴煎(《景岳全书》:生地黄、熟地黄、芍药、山药、续断、黄芩、黄柏、甘草)。若兼血热证,宜加丹皮、栀子炭凉血止血;如出血量多,可加阿胶、血余炭收涩止血;若兼气短懒言、神疲倦怠、脉细无力等气虚症状者,宜加人参、黄芪等益气摄血。

案例:刘某,女,48岁。1981年5月27日初诊。

以往月经周期正常,行经3日即净。近数月来,经行先期,量少。此次行经,半月淋漓不止,色黑,无块,五心烦热,腰脊酸软,神倦头晕,舌质红,无苔,脉细数。证属肝肾阴虚,虚火内动,热伏冲任。治以养阴清热,固冲止血。予清热固冲汤加味。

处方:生地炭24g,地骨皮15g,生龟甲21g,生牡蛎、旱莲草、女贞子各24g,

乌贼骨 15g,丹皮 9g。水煎服,3 剂。

二诊(5 月 30 日):阴道出血已止,烦热减轻,上药服散剂后诸证消失。嘱服六味地黄丸巩固治疗。半年后随访,月事已绝。[申伟平《河南中医》1983(2):38]

按:患者正值更年期,肾气渐衰,精血不足,以致出现肝肾阴虚,阴虚阳搏,冲任受损,经血不守,妄行于下之"崩漏"证。符合《内经》"阴虚阳搏谓之崩"之理论,故以清热固冲而获效。

（王　琦）

人之善病肠中积聚者

《灵枢·五变》云:"人之善病肠中积聚者……皮肤薄而不泽,肉不坚而淖泽。如此,则肠胃恶,恶则邪气留止,积聚乃伤。脾胃之间,寒温不次,邪气稍至;稽积留止,大聚乃起。"临床上确有"善病肠中积聚者",甚至成家族性息肉病,可能与体质禀赋有关。临床表现为整个结直肠(大肠)布满大小不一的腺瘤,多在 15 岁前后出现息肉,可出现腹部不适、腹痛、便血伴黏液便、大便次数增多等症状,容易导致癌变。大肠息肉产生后,最好的方法是手术摘除,而内科治疗的目的,尤其是对于多发性息肉主要是千方百计防止其再产生。我根据多年的临床经验,主张把握治"积"两大原则。

1. **安肠胃**　根据癌证的"种子／土壤学说",改善肠胃局部的微生态环境,使之不利于细胞异变和肿瘤的生长。具体而言,按气血、寒热、虚实为纲调理肠胃功能,以治疗其本。

辨气血:辨治肠胃病不离"气血"。其中气病多"胀",血病多"瘀"。"初病气结在经,久病血伤入络。"气病病轻,多表现为功能性症状,如胃脘胀满痞闷;治疗初以疏肝理气为法(多用柴胡、延胡索、香附、枳壳、枳实、枸橘李等行气药),继则用辛开苦降法(药如黄连、黄芩合半夏、干姜等),再胀属阳气不运者用温通阳气法,叶天士谓"除胀以通阳为务",一般可用桂枝通阳,所谓"阳化气";稍重者用干姜温中阳,以改善脾之运化。血病病深,多以脘腹疼痛为主,多为器质性疾病。"久痛入血,久病入络",治疗可分养血、活血、行瘀三法。养血多用当归、白芍、鸡血藤、丹参等,活血用川芎、红花、赤芍、三七等,行瘀用莪术、三棱、九香虫、土鳖虫等;严重痛证,可用乳香、没药、五灵脂等。

辨寒热:寒分外寒、内寒,其中脾气虚寒者最不耐寒邪。所谓"同气相求""外内合邪"伤及阳气,寒凝血涩,或痛、或胀、或吐、或泻。至于临床所见夏季贪凉饮冷者,其最容易受寒,常加入桂枝、干姜、荜茇等通阳或散寒之品,俾使胃寒散而运化如常。

辨虚实:秦伯未先生说:"治内伤于虚处求实,治外感于实处求虚,乃用药之矩矱。"脾胃病之虚证多见脾气虚、胃阴虚,以及火不生土之脾肾阳虚。治疗脾气虚屡试不爽者,要推黄芪加四君子汤。胃阴虚者,或由肝郁化火伤阴,或由湿化为热,继而伤及阴分,或过用香燥伤阴,治疗用药当注意甘寒养阴而不腻,"补泻互寓""动静结合",可选石斛、沙参、麦冬、玉竹、山药、白扁豆、莲子肉、甘草等。对于"火不生土"之脾肾阳虚,临床可用桂枝通阳化气、干姜温中阳、附子温元阳,而温肾药中补骨脂、淫羊藿、仙茅、胡芦巴等比较平和,不失为"补火生土"之良药。

2. 祛邪积 《内经》指出大肠为"传道之官",腑病"以通为用",积病"坚者削之"。大肠息肉多为痰、瘀、湿、毒积聚,日久成积,治疗当祛邪积,具体以化湿浊、行瘀浊、通腑气、解积毒为法。

化湿浊:湿浊最容易困顿肠胃,而肠胃有病也最易致湿浊内停,临床可以重用白术以助肠胃运化。偏于寒湿者,可用炒白术,再加半夏、干姜、陈皮、厚朴、制南星等苦温燥湿;偏于湿热者,则用生白术及黄连、黄芩、马齿苋、葛根等苦寒燥湿。我习惯佐以薏苡仁,健脾利湿浊,还有一定抗肿瘤的作用。肠胃病湿热证多由脾胃升降失司而致湿浊内蕴,进而导致运化失职,变生诸证。治宜清化湿热(知母、虎杖、山栀),可以选择芳香化湿热(藿香、佩兰、陈皮、省头草、荷叶、砂蔻仁)、苦寒清湿热(黄连、黄芩、黄柏)、淡渗利湿热(薏苡仁、茯苓、通草、滑石、泽泻)等诸法相合变通。

行瘀浊:《素问·痹论》载:"病久入深,荣卫之行涩。"叶天士《临证指南医案·胃脘痛》云:"胃痛久而屡发,必有凝痰聚瘀。"临床可选用莪术、三棱、三七、桃仁、炮穿山甲、制大黄等活血祛瘀之品。

通腑气:临床实践发现,多发性肠息肉患者往往伴有长期便秘病史,而长期便秘者浊邪滞留,化而为毒,损伤肠络气血,日久聚而成积。故凡肠积之证,以大便通畅为要,使邪有出路。临床可选用木香、槟榔、枳壳、枳实、生大黄等,以畅肠道、促蠕动、除邪积。王庆其常用生白术、生白芍各 30~60g,配枳壳、枳实各 15~30g,治疗习惯性便秘,有很好疗效,使大便润通而无腹痛及水泻太过之虞。另外,枳实与桔梗联用,通过调节肠胃气机升降,有较好疗效。

解积毒:中医论毒,多为邪之甚者。临床息肉的起因常由肠道炎症长期不愈所引起,如肠道炎症不能及时处理,邪化为毒,毒凝聚成积。既属肠道积证,治当软坚消积、解积毒,药物可选用生牡蛎、夏枯草、石见穿、皂角刺等软坚消积;用藤梨根、蛇舌草、山慈菇、蛇六谷、龙葵、菝葜、草河车等,以解毒邪。

我采用上述方法结合辨证论治,连续治疗 4~6 个月,随访肠镜。也可以拟成定方加工成中成药连续服用,定期随访。

肠息肉的发生与饮食因素有关。《素问·痹论》载:"饮食自倍,肠胃乃伤。"关于养护肠胃应注意如下几点:①"生病起于过用",即饮食要节制、有规律,谨防过用;②"谨和五味",即均衡营养,防止过食油腻之品;③"食饮者,热无灼灼,寒无沧沧",即饮食要寒温适宜。人的情志因素与胃肠道疾病密切相关,当人处于情绪激动或焦虑抑郁状态时,交感神经兴奋,使胃肠血管收缩,胃肠黏膜血供减少,削弱了胃肠黏膜屏障功能,从而使胃肠功能紊乱。长期的精神压力,使人体处于应激状态,内伤肠胃,可以影响肠胃功能。再有,《素问·调经论》云:"血气者,喜温而恶寒,寒则泣不能流,温则消而去之。"此句说明气候的冷热变化对人体气血的影响,而这种影响在胃肠道方面尤为显著。血受寒则易凝结成积,血受热则易煎熬成积,故防止寒热侵袭及饮食过于寒热十分重要。

案例:多发性结肠息肉案

夏某,男,58 岁。初诊日期:2011 年 6 月 30 日。

诉反复结肠息肉增生 4 年。胃、结肠息肉反复发作,2009 年、2010 年、2011 年连续 3 年在当地医学院某附属医院行结肠息肉高频电灼术,2011 年 4 月 6 日肠镜病理示结肠黏膜慢性炎症。既往史:糖尿病、嗜酒、脂肪肝。体格检查:神清,形体壮实,面色红,舌质淡红苔薄,脉弦细。中医诊断:癥积;证候诊断:痰瘀互结;西医诊断:胃肠多发性息肉。患者担心息肉反复发作,请求用中医药治疗。治以清热解毒,活血化瘀,软坚散结。

处方:夏枯草 12g,薏苡仁 30g,山慈菇 9g,蛇舌草 30g,牡蛎 30g,炒白术 12g,藿苏梗 12g,石上柏 30g,野葡萄藤 30g,制半夏 12g,吴萸 6g,川连 6g,枳壳 12g,乌药 9g,半枝莲 30g。14 剂。

2011 年 8 月 11 日诊:现诉胃脘烧灼感,腹胀,汗多,无明显口干,偶泛酸,夜寐略差,大便一日 2 次,舌质淡黯,苔薄,脉滑。

处方:藿苏梗 12g,石见穿 30g,龙葵 30g,猫爪草 30g,蛇舌草 30g,莪术 12g,炒白术 12g,枳壳 12g,佛手 9g,香橼皮 12g,制半夏 12g,葛根 30g。28 剂。

2011 年 9 月 8 日诊:胃烧灼感减轻,偶有腹胀,易汗出,大便正常,时有腰酸腰痛,小便泡沫多,苔薄腻,脉滑。

处方:炒白术芍 12g,延胡索 12g,徐长卿 15g,制香附 12g,蛇舌草 30g,石见穿 30g,莪术 15g,藿苏梗各 12g,桑寄生 15g,杜仲 15g,川连 6g,香橼皮 15g,煅瓦楞 30g,川断 15g。28 剂。

2011 年 10 月 20 日诊:胃脘部烧灼感好转,半夜汗出,餐前血糖 5mmol/L。舌苔薄腻,脉滑。

处方:黄芩 12g,川连 6g,半夏 12g,煅瓦楞 30g,海螵蛸 30g,旋覆花 12g,

代赭石 20g,菝葜 15g,蒲公英 30g,芙蓉叶 15g,蛇舌草 30g,石见穿 30g,龙葵 30g,藿苏梗各 12g,藤梨根 15g,枳壳 12g,莪术 15g,煅龙牡各 30g。28 剂。

2012 年 7 月 14 日诊:空腹血糖 7.8mmol/L;脂肪肝,有饮酒史;诉左胁疼痛,大便正常,夜寐正常,泛酸,苔薄白腻。再以上法消息。

处方:黄芩 12g,半夏 12g,煅瓦楞 30g,薏苡仁 30g,蛇舌草 30g,茶树根 30g,鸡骨草 30g,猫爪草 30g,石见穿 30g,茯苓 15g,泽泻 15g,白蔻仁 6g,藿苏梗 12g,垂盆草 30g,虎杖 15g,景天三七 15g。28 剂。

2012 年 8 月 16 日诊:上药服用至今,当地医学院附属第二医院胃镜检查(2012 年 7 月 4 日)示十二指肠球不溃疡 A1(后壁),慢性胃炎,胃溃疡(H2);结肠镜检查(2012 年 7 月 4 日)未见异常,息肉未发现。

按:本案连续多次胃肠镜检查有胃、肠息肉,屡摘屡患,患者很紧张,恐有癌变之虞。求治于我,我认为胃肠息肉当按"积"病治疗,以安肠胃法与活血化瘀、软坚散结、清热解毒法合投。一诊用炒白术、藿苏梗、制半夏、吴萸、川连、枳壳、乌药健脾安肠;夏枯草、牡蛎、薏苡仁软坚消积;山慈菇、蛇舌草、石上柏、野葡萄藤、半枝莲解毒。再诊加强散积解毒之功,用石见穿、芙蓉叶、龙葵、藤梨根、蒲公英等,用莪术活血化瘀消积,以后遵循上法持之以恒、守法守方,连续治疗年余,经 2 次胃肠镜检查,未再发现新息肉生出。说明此法对于胃肠息肉有一定疗效,诚然病案还有待进一步随访检查。

(王庆其)

心气虚则悲,实则笑不休

语出《灵枢·本神》。《素问·调经论》提出类似观点:"帝曰:神有余不足何如?岐伯曰:神有余则笑不休,神不足则悲。"张介宾从阴阳两方面进行阐发:"心藏神,火之精也。阳胜则神王,故多喜而笑。阳衰则阴惨乘之,故多忧而悲。《本神篇》曰:心藏脉,脉舍神,心气虚则悲,实则笑不休。《行针篇》曰:多阳者多喜,多阴者多怒。皆此义也。"

现代临床上,悲伤不已的脏躁证和喜笑不休症都可见于躁狂抑郁性精神病,用中医药及针灸治疗效果明显。

案例 1:脏躁案

某女,30 岁。问其病,未及言语即泪流满面,悲哭不已。其母代诉:时时悲哭,不能自已,已经半月有余。伴失眠、心悸,昨夜服用 6 片地西泮(安定)也未能入眠。舌淡苔薄,脉象细弱。证属心虚脏躁。乃独取双侧少海穴,用补法,留针30分钟,欲起针时,发现患者已酣然入眠。在家属要求下,又留针近1小时,到下班时间才将患者叫醒。次日来诊,说自针后未再哭泣。昨晚未用安定也睡眠很好。继针1次,同时处甘麦大枣汤合桂甘龙牡汤6剂。随访半年,未再复发。(本案选自高树中《一针疗法》)

按:脏躁,悲伤欲哭,不能自已。此病首见于《金匮要略·妇人杂病脉证并治》:"妇人脏躁,喜悲伤欲哭,象如神灵所作,数欠伸,甘麦大枣汤主之。"脏躁之所以可用甘麦大枣汤,《内经》已经给出答案。《灵枢·五味》曰:"心病者,宜食麦。"《灵枢·五音五味》亦云:"谷麦……手少阴,脏心,色赤,味苦,时夏。"可见,用甘麦大枣汤有补益心气的作用,对于心神不足导致的悲戚脏躁,效果良好。而又因心为火脏,其母为木,按照虚则补其母的原则,脏躁应取心经五行属木的穴位,即井穴少冲。但少冲皮肉浅薄,不便实行补法,根据"补井当补合"的原则,改用心经少海穴。

案例2:脑梗死后无故发笑案

周某,男,70岁。脑梗死、肢体活动不便入院。患者经常不由自主发笑。医生遂停用所有治疗,单在每日上午针刺其双侧神门穴,用泻法,留针1小时左右。1周后患者不再发笑,乃停针神门,继续治疗原发病脑梗死。(本案选自高树中《一针疗法》)

按:正如《灵枢·本神》所云"心气……实则笑不休"。心属火,火生土,实则泻其子,当泻心经土穴神门。此案证实了经义,对当代情志病的治疗提供了借鉴。不过,也有人结合临床指出,中风患者因邪犯心经,不仅可因痰凝血瘀导致心气实而喜笑不休,也可由于心脑气虚失养出现笑不自禁的情况。其中王志新总结了"气阴两虚,心神不宁""脾胃虚弱,痰浊扰心""气虚血瘀,心神失养"等3种证型,认为具体到临床,不仅可见虚实两种,还能见到虚实夹杂之证,甚至不必拘泥于心经一处,也可见到他证传来,故当具体问题具体分析,方可桴鼓相应,药到病除。[王志新.浅谈"心气实则笑不休".中医杂志,2007(5):473-474]

(王丽慧)

积之始生,得寒乃生

《灵枢·百病始生》载:"积之始生,得寒乃生,厥乃成积也。"《素问·举痛论》载："寒气客于小肠膜原之间，络血之中，血泣不得注于大经，血气稽留不得行，故宿昔而成积矣。"引起积病的原因很多，《内经》特别强调"得寒乃生"。无论外寒或者脏虚寒从内生，寒性凝滞，痹阻阳气运化，容易导致气血凝聚，久而成积。《灵枢·水胀》云："寒气客于肠外，与卫气相搏，气不得荣，因有所系，癖而内著，恶气乃起，瘜肉乃生。"《素问·调经论》云："血气者，喜温而恶寒，寒则泣不能流，温则消而去之。"《内经》认为人体气血"喜温而恶寒"，寒则容易凝聚成积。

有关肿瘤发生的机制，多数医家从热毒入手，每投以寒凉消解之品；然而近年不少医家提出很多晚期肿瘤患者具有畏寒乏力、舌淡苔白、脉沉迟无力等阳虚寒凝的临床表现，投以温阳散寒药，每收到较好疗效。部分医家提出阳虚寒凝是肿瘤发生的根本原因。近年来开展了温阳散寒药治疗恶性肿瘤的机制研究，发现许多温阳散寒方药可以不同程度地逆转肿瘤细胞的生物学行为改变。

现有的研究表明，温阳散寒药可通过抑制肿瘤细胞增殖与微血管形成、诱导肿瘤细胞分化与凋亡，逆转肿瘤细胞的生物学行为改变。恶性肿瘤具有日以渐大、流走再生与耗人正气的特点，主要是因为寒毒内生所致。《外科证治全生集》曰："毒即是寒，解寒而毒自化。"故毒本质为寒，其发生是在阳虚寒凝的基础上细胞恶性转化的过程，从而使肿瘤细胞具有自主生长与侵袭转移能力，并夺取机体正常细胞所需的营养物质为自身新陈代谢与分裂增殖所用。实验研究表明，含乌头碱的温阳散寒复方可使肿瘤细胞的分裂停止在有丝分裂的中期，抑制其增殖。又因中晚期癌症患者多有阳气虚等表现，且多年龄较长，肾阳不足，天癸将绝；部分患者行肿瘤切除手术，耗气伤血，更使阴阳气血亏虚，这些均为温阳法消散癌肿提供了应用空间。

案例：左乳癌根治术后胸痛案

程某，女，34 岁。1990 年 4 月 11 日初诊

主诉：左乳癌根治术后 2 年，近有胸痛 1 个月。

病史：患者于 1988 年 1 月做"左乳癌根治术"，期间曾多次进行化疗。近 1 个月来发现胸痛，遂做 X 线胸片检查示"左上肺阴影，左上肺转移灶可能"。头颅 CT 未见占位性病变。目前已做"化疗"3 天。刻下诉神疲倦怠乏力，欲恶，不咳无痰，纳可便调。

初诊：面稍苍白，锁骨上淋巴结未及，心（-），肺部听诊未闻及干湿啰音，左胸手术瘢痕。舌苔薄腻，脉细弦。

辨证分析：患者罹乳癌，经化疗、手术等气血戕伤，故神气倦怠。正不能制邪，则癌瘤转移。此正气大虚，无力克邪，顷刻宜护正气为主。诊断：乳岩（气血两虚），左乳癌术后，左肺转移？治法：大补元气，佐以消削。

处方：生晒参 10g（另冲），生黄芪 30g，生白术 15g，败酱草 30g，三棱 15g，莪术 15g，细辛 10g，黄芩 30g，巴戟天 15g，仙茅 15g，牡蛎 30g，延胡索 18g。7 剂。

另，牛黄醒消丸 4 盒，1 支 /d，分吞；冬虫夏草每天 2g，研末吞服。

三诊：1990 年 5 月 2 日。左侧胸痛，精神稍好转，不咳，纳可，无恶心感。舌苔薄，脉细。外院胸部 CT 示"两肺中叶散在性结节阴影，考虑转移灶可能。纵隔淋巴结肿大"。上方服用至 8 月，同时化疗 2 个月。X 线胸片复查肺部阴影已消失。近查血常规，白细胞计数 1.7×10^9/L（1 700/mm³），故停用化疗。

处方：生黄芪 30g，当归 20g，生白术 15g，熟地 30g，龟甲 20g，鹿角片 6g，川柏片 15g，枸杞 15g，巴戟天 18g，补骨脂 15g，牡蛎 30g，生薏苡仁 15g。14 剂。

四诊：1990 年 8 月 29 日。诉神疲乏力，纳可，大便少，无恶心，舌根苔薄腻，脉细。治仍宗扶正气为主，补气补血，益肾健脾。

处方：党参 20g，生黄芪 30g，当归 20g，生白术 15g，熟地 30g，龟甲 20g，鹿角片 6g，川柏片 15g，枸杞 15g，巴戟天 18g，补骨脂 15g，牡蛎 30g，生薏苡仁 15g。14 剂。

七诊：1991 年 2 月 27 日。X 线胸片提示右肺点状阴影已消失，近 1 个月来右肩关节疼痛，手指麻木，颈椎片示退行性改变。纳可便调，舌苔薄，脉细，拟独活寄生汤加减。

处方：独活 18g，桑寄生 15g，秦艽 15g，防风 15g，细辛 15g，川芎 15g，当归 20g，熟地 30g，白芍 24g，杜仲 15g，川牛膝 15g，生甘草 15g，党参 24g，生黄芪 30g。7 剂。

十六诊：1991 年 11 月 14 日。胸骨疼痛 2 周，声音嘶哑 1 周，胸骨柄肿胀 7 天。咳嗽时上胸牵掣左右中胸部，伴呛咳。今年 5 月做胸部 CT 检查，纵隔未见异常；10 月 17 日 X 线胸片示肺部肿块与前同，未见增大。目前未做化疗。

检查：一般可，胸骨上端稍大，轻压痛，右胸壁上部见小静脉曲张，舌苔薄腻，脉细。治疗用独活寄生汤消息。

处方：独活 15g，桑寄生 15g，秦艽 12g，防风 12g，细辛 9g，川芎 12g，当归 15g，熟地 30g，白芍 30g，桂枝 9g，杜仲 15g，川牛膝 15g，党参 18g，甘草 12g。14 剂。

十七诊：1992 年 1 月 8 日。口服化疗药月余，头发脱落变稀，X 线片示第 6 颈椎骨质模糊，右肺阴影 2.5cm × 2.5cm，1 个月来呛咳，晨起有白色泡沫痰，胃纳可，眠尚好，二便调。口角热疮已结痂，苔薄腻，脉细。拟补气养阴，解毒行瘀消癥。

处方：生黄芪 30g，党参 24g，熟地 30g，北沙参 15g，天麦冬各 12g，牡蛎 30g，桃杏仁各 15g，蛇舌草 30g，莪术 18g，大蜈蚣 2 条，细辛 9g，炙甲片 18g，补骨脂 15g，仙茅 15g。14 剂。（裘沛然治案）

按：1993 年电话随访，患者自末次来诊后，住肿瘤医院，经治疗后近期出院，情况尚可，"改日再来服中药"。患者 1988 年 1 月做乳癌根治术，2 年后发现肺转移，遂来先生处诊疗，断续服用中药 2 年余，中间曾做化疗及定期复查，中药治疗达到了减轻痛苦、延长存活时间的目的。患者在进一步随访之中。

纵观治疗过程，基本原则是扶正为主，消补兼施，温阳散结与养阴补气并举。扶正可以加强祛邪作用，而祛邪也是为了保存正气。对于恶性肿瘤来说，保存正气尤其重要。"正之不存，邪将焉祛！""虚之所在，受邪之地。"故治疗不主张攻邪，始终以扶正作为主要治疗大法，即"以守为攻"。扶正之法尤重脾肾，缘脾胃后天之本，肾为先天之本，水谷精微赖脾气以输化，脏腑之功能恃肾气以鼓舞。健脾补气以参、芪、术、草、枣为要药。对严重正虚用生晒参、黄芪且量宜大，甘草一般 15~30g 且有助药之功。补肾常阴阳并调，如熟地、杞子、巴戟天、仙灵脾、龟甲、鳖甲、黄柏等，其中巴戟天与黄柏二味最为常用，前者温而不热，益元阳，补肾气；后者苦寒，滋益肾阴，李东垣云其具有"泄热补水润燥"之功，而元代名医以一味黄柏制剂称大补丸，良有深意。二者一阴一阳，对协调脏腑，燮理阴阳，具有良好的功效。另，熟地一味，填补真阴，与参芪相伍，大补气血，功效卓著，为先生所常用。本案系肺部转移，案中用冬虫夏草研末吞服，补肺肾，效佳。至于祛邪之药，无非解毒消瘀散结等，兹不赘述。

（王庆其）

清浊相干，命曰乱气

语出《灵枢·阴阳清浊》。篇中"受谷者浊，受气者清"指出，由谷物所化生的稠厚精气为"浊"，稀薄精气为"清"。另外，张介宾《景岳全书》认为，清指禀受于自然界的轻清之气，浊指禀受于水谷饮食的重浊之气，由于来源不同，故有清浊之分。《灵枢·五乱》中又进一步指出："清气在阴，浊气在阳，营气顺脉，卫气逆行，清浊相干。""相顺则治，相逆则乱。"即清浊相干意为清气当升不升，浊气当降不降，或升降反作，以致清浊之气的运行紊乱失常。临床表现为升降失，出入废，气机逆乱，或中焦逆阻，上吐下泻，或肺气壅塞，胸闷喘息，或厥逆眩晕，头重昏仆。《灵枢·五乱》曰："气乱于心，则烦心密嘿，俯首静伏；乱于肺，则仰俯喘喝，接手以呼；乱于肠胃，则为霍乱；乱于臂胫，则为四厥；乱于头，则为厥逆，头重眩仆。"

临床治疗中除调脾胃、肺肾、肝胆之升降外，可配合针刺。清浊之气与经脉的阴阳属性有特殊的关系,"清气在阴,浊气在阳",阴经中的精气多清,阳经中的精气多浊,清者气滑利,浊者气滞涩,所以在刺法上多有深浅疾徐的不同,刺阴经时要深刺而留针,刺阳经时要浅刺而快出针。如果清浊互相干扰紊乱,就要根据具体情况,按常规分别调治。

案例1:痢疾案

杨某,女,30岁。1987年8月7日初诊。素体阳虚,8天前患痢疾,医用葛根芩连汤。初服2剂,下痢减轻,续服2剂而腹泻反增,医谓肠中秽滞未尽。原方加大黄、枳实,又服2剂,而腹泻益增,并腹胀,频频干呕,不思食、头晕、心悸,时自汗出。诊其六脉虚数无力、舌淡,根部少许灰腻苔。询其所泻,每次已为少许稀水。

辨证:重伤脾阳,阳虚气陷,清气不升,浊气上逆,故呕、泻、腹胀俱作。

治法:温阳升脾。

方药:补中益气汤加减。

党参15g,黄芪15g,干姜10g,白术12g,炙甘草10g,陈皮9g,半夏9g,大枣7枚,炒枳壳3g,升麻3g,柴胡6g。

两剂止泻,诸证大减。唯稍有恶心。继用参苓白术散调理数日而愈。

按:本例初治原无大错,医者未识阳虚之体,唯谓夏月当凉,且药过病所,由痢变泻,重伤脾阳,阳气虚不能健运升清,清浊相干。遂健脾升阳,使清浊各归其道,诸证自愈。(《新疆中医药》1990年第3期25页)

病例2:哮喘案

赵某,男,48岁,1986年11月初诊。哮喘数年,发作时喘息抬肩,稍动则喘甚,气息难续,冷汗淋漓,每遇秋末冬初即重。常用氨茶碱、麻黄素和激素等西药,症稍减,少时喘息如故,且逐年加重。望其面色㿠白,口唇紫黯,舌淡胖,苔薄白,脉沉缓无力、两尺尤甚。

辨证:肾虚气不摄纳,上越为喘。治法:益肾固摄为主。

方药:右归丸合金水六君煎化裁。

熟地20g,淡附子9g,白术12g,茯苓10g,杜仲6g,当归8g,五味子9g,半夏6g,补骨脂9g,车前子10g,炙甘草6g。

服中药时西药渐减,守方20剂后,西药全停,喘息显著减轻。原方加胡桃肉、鹿角胶、怀山药,制为蜜丸,继服3个月,基本痊愈,至今未发。

按:叶天士以动静论虚实,云:"凡出气不爽而喘为肺病,客感居多,今动则阳化,由乎阴弱失纳,乃吸气入而为喘,肾病何辞。"(《临证指南医案》)故本案欲降先升,上病下治也。(《新疆中医药》1990年第3期25页)

(田永衍)

五气之溢也,名曰脾瘅

《素问·奇病论》云:"此五气之溢也,名曰脾瘅。夫五味入口,藏于胃,脾为之行其精气,津液在脾,故令人口甘也。此肥美之所发也,此人必数食甘美而多肥也。肥者令人内热,甘者令人中满,故其气上溢,转为消渴。治之以兰,除陈气也。"《素问·通评虚实论》云:"凡治消瘅、仆击、偏枯、痿厥、气满发逆,甘肥贵人,则高粱之疾也。"两段经文提示:肥胖是脾瘅的基础,体质属于"甘肥贵人",病因是"数食甘美而多肥",主要病机是中满、内热,如不及时治疗,可以演化为消渴。之后,可能会发生一系列与血管病变相关的疾病。《内经》脾瘅与现代的代谢综合征颇为相似。其证候演变规律是肥胖→脾瘅→消渴→仆击、偏枯、痿厥;如用西医学疾病来描述,即肥胖→代谢综合征→糖尿病→心脑血管疾病。代谢综合征指伴有胰岛素抵抗的一组症候群,如中心性肥胖、高血压、糖耐量减退或 2 型糖尿病、血脂紊乱、脂肪肝、高尿酸血症、骨质疏松及过早动脉硬化或冠心病等。研究认为,肥胖是代谢综合征的重要基础,中心性肥胖通过影响胰岛素的敏感性参与代谢综合征的形成和发展。代谢综合征的前期(早期)以超重、肥胖为特征,继而出现一系列代谢性疾病,其最终结果导致多种并发症,如视网膜病变、神经病变、肾衰竭、冠心病、脑梗死等。

《内经》对脾瘅的治疗原则是"治之以兰,除陈气也",即用芳香化湿的方药祛除湿浊。我常采用芳香化浊、健脾运浊、利湿祛浊、通腑泄浊、化浊行瘀等法。

案例:糖尿病性肾病案

阮某,男,48 岁。2017 年 12 月 16 日诊。

患者素体肥胖,体重指数在 28 左右,平素身体尚好,偶有血压偏高,用药后即缓解,未能坚持服药,近单位体检发现胆固醇 7.8mmol/L、甘油三酯 2.1mmol/L、空腹血糖 8.1mmol/L。肾功能正常。家族中其母有糖尿病病史,因长期服用西药降糖药,后并发糖尿病性肾病。故患者情绪较紧张,尤其害怕西药的副作用,遂来请中医诊治。诊其体型肥胖,舌体胖苔薄,舌边有齿痕,血压基本正常,脉濡滑,目前基本无明显自觉症状。辨证属痰湿之体,治拟健脾化浊、淡渗利湿。

处方:苍术 15g,薏苡仁 30g,半夏 12g,茯苓 15g,藿佩兰各 15g,砂蔻仁各 4.5g(包煎),通草 3g,滑石 30g,陈皮 6g,竹茹 6g,枳实 9g,车前子 30g(包煎),泽泻 12g。14 剂。

此方加减中曾用黄连、连翘、汉防己、茵陈、葛根等,治疗 1 个月后复查空腹血糖 6.8mmol/L、胆固醇 6.4mmol/L、甘油三酯 1.8mmol/L,还是无自觉症状,舌腻明显改善。继进 1 个月后,再次复查空腹血糖、餐后血糖均正常范围,胆固醇 6.5mmol/L,甘油三酯 1.6mmol/L。嘱注意控制饮食,适当运动,遂停药,目前仍在随访之中。

按:脾瘅的基本病机是湿热内蕴,浊邪内停。浊邪包括痰、湿、饮、瘀等,其形成与感受外邪、情志所伤、内伤劳倦等因素有关,与脾气不能散精、升清降浊失职,肝气失于疏泄条达,肾失气化蒸腾等有关。何梦瑶《医碥》云:"气本清,滞而痰凝,血瘀则浊矣。"临床表现为代谢综合征(高血压、高血脂、高血糖、肥胖),早期可能没有症状。我采用的方法有:芳香化浊用藿佩兰、砂蔻仁、制半夏、紫苏梗、荷叶、厚朴等;健脾运浊用党参、白术、茯苓、薏苡仁、怀山药、木香、青陈皮、制香附等;利湿祛浊用黄连、黄芩、滑石、通草、泽泻、茯苓、茵陈、苍术等;通腑泄浊用大黄、枳实、厚朴等;化浊行瘀用大黄、丹皮、丹参、桃仁、赤芍、留行子、泽兰叶、益母草、景天三七等。本案采用健脾化浊、淡渗利湿法,取得阶段性疗效。

(王庆其)

膀胱不利为癃,不约为遗溺

《素问·宣明五气论》载:"膀胱不利为癃,不约为遗溺。"经文指出了癃闭的基本病机为膀胱气化失调。小便不畅,点滴而短少,病势较缓者称为癃;小便闭塞,点滴不通,病势较急者称为闭。膀胱气化失约,则小便失禁。《素问·灵兰秘典论》云:"膀胱者,州都之官,津液藏焉,气化则能出矣。"此句指出膀胱的基本生理功能为贮藏尿液,而排尿则依靠其气化功能。临床小便无论癃闭或失禁,病机皆由肾与膀胱气化失司所引起,治疗调节肾与膀胱的气化功能,即可取效。

案例 1:遗尿案

王某,男,14 岁。

初诊:夜间熟睡梦如厕,每夜遗尿,症情已阅十载。神疲乏力,少气懒言,恶与他辈同嬉,面色苍白,形体消瘦,纳谷不香,舌淡苔白,脉象细弱。系由脾肾两亏,固摄无权。当以补肾健脾、培本缩泉为治。

处方:肾俞(双)、膀胱俞(双)、肺俞(双)、关元、足三里(双)。

手法：肾俞、膀胱俞、肺俞，米粒灸，各7壮；关元、足三里、三阴交，提插补泻，加用温针。

二诊：遗尿已间日而作，面尚少华，精神稍见好转，饮食有增，舌淡苔白，脉沉细。治以补肺肾、健脾胃，而达塞流固本之功。

处方：肺俞、膀胱俞、关元、足三里、三阴交。

手法：肺俞、膀胱俞，米粒灸，各7壮；关元、足三里、三阴交，提插补泻，加用温针。

三诊：针灸兼施后，连续五夜未见尿床，面色转红润，饮食渐增，精神振作，舌淡脉细。治已奏效，再拟补肾健脾，佐以升阳益气。

处方：百会、大椎、中极、足三里、三阴交。

手法：百会、大椎、中极，米粒灸，各7壮；足三里、三阴交，提插补泻，加用温针。

四诊：患者已无梦、无遗尿，纳谷香，面色红，脉软，舌苔正常。仍宗上法，以善其后。

处方：心俞、关元、气海、足三里、三阴交。

手法：提插补泻，温针。

按：患者脾肾不足，脾属土，为肺金之母，母虚无食于子，而致肺子亦虚；金者水之母，肺虚而肾更虚；膀胱与肾为表里，肾虚则膀胱固摄无权，而遗尿之证作矣。灸肾俞、膀胱俞、肺俞，即所以温补肺、肾、膀胱之气；补关元以益肾元，补足三里以健脾胃，使能资生肺子，一诊而或效。二诊仍宗前法，加补三阴交，益足三里之阳气，以约束下焦。盖足三阴之脉皆上行少腹而交会于任脉，而任脉起于肾下胞中，故二诊而获大效。三诊改灸百会以醒神升阳；灸大椎益诸阳之气；灸中极，乃膀胱之募，以固州都。四诊而获痊愈。（陆瘦燕，朱汝功.陆瘦燕朱汝功针灸医案选.北京：人民军医出版社，2009:72-73）

案例2：癃闭案

林某，女，59岁，于2016年8月30日就诊。

主诉：拔除导尿管后不能自主排尿4小时。病史：患者既往腰椎间盘突出、腰椎管狭窄20余年，2016年8月7日出现腰部疼痛加重伴左下肢疼痛难以下床行走，自服盐酸羟考酮（奥施康定）止痛，服药10天后出现排尿困难来院入住骨科，入院后予导尿管导尿，考虑患者腰4-5、腰5-骶1椎间盘突出，侧隐窝狭窄，并出现部分马尾神经损伤症状，于2016年8月23日行"腰4-5、腰5-骶1椎间盘突出椎管狭窄髓核摘除、神经根管成形、椎间植骨融合内固定术"，术后7天拔除导尿管，但拔除导尿管后4小时仍不能自主排尿。刻下：小便闭塞不通，耻骨上区可叩及膨大膀胱，用手按压尿意感加重，舌淡胖，苔薄白，脉沉细无力。西医诊断：尿潴留。中医诊断：癃闭。治则：宣上畅中，通利水道。

取穴：百会、尺泽、太渊、中极、足三里、阴陵泉、阳陵泉、丰隆、三阴交、太溪、太冲。

操作：①患者仰卧位，常规消毒后，选用规格为0.30mm×40mm针灸针进针，百会采用平刺法，尺泽、太渊、足三里、阴陵泉、阳陵泉、丰隆、三阴交、太溪、太冲直刺进针，针刺得气后，施平补平泻手法，每10分钟行针1次，留针30分钟。②中极穴施雀啄灸与回旋灸30分钟。拔针毕，患者即有尿意，如厕排出小便。

随访1周，无复发。1个月后再随访，亦无复发。

按：李用粹《证治汇补·癃闭》载："一身之气关于肺，肺清则气行，肺浊则气壅，故小便不通，由肺气不能宣布者居多，宜清金降气为主。"因此，当急性尿潴留小便点滴不下时，可以开宣肺气、提升中气，下病上治，提壶揭盖。肺位上焦，为水之上源，欲降先升，取肺经原穴太渊、合穴尺泽宣发肺气，通调水道，上焦之塞启则下焦自开；脾胃居中焦，为水液升降之枢纽，取足三里、丰隆、三阴交、百会益气健脾、升清降浊，使膀胱气化有权；肾主水，与膀胱相表里，且开窍于二阴，体内水液的分布与排泄依赖肾的气化，而太溪穴为肾经原穴，激发肾气主司二便，鼓舞膀胱气化；阴陵泉、阳陵泉为利水要穴，二穴合用，疏利三焦，利尿通闭；太冲为肝经原穴，可疏通畅达全身气机。《本草从新》记载："艾叶苦辛，性温、熟热，纯阳之性，通十二经，理气血……以之灸火，能透诸经而除百病。"中极为膀胱募穴，又是足三阴经与任脉的交会穴，主治小腹、肝肾及前阴等疾患，故艾灸中极穴可温通下焦，助阳化气，恢复膀胱气化功能。诸穴合用，共奏宣上畅中、通利水道之效。[王爱菊，邢红霞，田梦，等.针刺治疗尿潴留验案.中医外治杂志，2017，26（1）：57]

案例3：癃闭案

患者，男，83岁。因小便不通，小腹胀闷，于2002年4月10日凌晨1时许急呼求诊。查：患者双目紧闭，眉头紧锁，呈痛苦面容。呼吸之气粗促，双手遮护小腹。触诊脐下、膀胱所处之部石硬（气闭所致）。自言黄昏卧床后，小便屡排而无出，涓滴不下，至半夜胀闷难忍而醒，无奈急请诊治。辨证：气滞癃闭。治则：疏通决闭，化气利小便。

取穴：太冲、行间、内关、委阳、委中皆双取，行泻法、强刺激，迎其经络走向刺入，急提慢插，行针3次，留针5分钟。出针时摇大其穴，以利其路，不按或稍按其穴，以利病邪外泻。三阴交、阴陵泉、太溪双取，行补法，留针20分钟，行针4~5次，用随而济之、慢提紧插、出针疾按其穴、刺激强度稍弱、留针时间较长之补法。起针时，患者眉头舒展，喜诉小腹顿感宽舒许多，呼吸渐趋平缓。起针后未至20分钟即自行排尿约200ml，苦楚尽消。

按：足厥阴肝经，风木之脏，喜条达而恶抑郁。其经之循行"循股，入阴中，环阴器，抵小腹"，其所生病者闭癃。太冲，足厥阴肝经原穴，《内经》谓"五藏有疾,当取之十二原",是疏通除滞首选之穴;又为该经输穴,且《内经》又云"治藏者治其俞"。行间,肝经荥穴,实则泻其子,其泻肝实疏小便之效为古今针灸医籍所记载。内关,手厥阴心包经络穴,奇经八脉交会穴之一,通阴维,与肝经共为厥阴,同气相求,且其循行及其与阴维脉之连属,亦达脐下小腹病灶。三穴同泻且强度亦大,其取效之快捷,可不言而喻。《内经》云:"三焦者,决渎之官,水道出焉""三焦下腧(即下合穴),在于足大指之前,少阳之后,出于腘中外廉,名曰委阳……入络膀胱,约下焦,实则闭癃,虚则遗溺"。此两节经文不仅道出三焦之职,亦且明确指出委阳一穴所处位置。斯穴用泻,合治内腑,决渎通快,则周身安适,否则水道闭塞难通。"膀胱者,州都之官,津液藏焉,气化则能出矣",又"膀胱不利为癃,不约为遗溺"。委中,膀胱经合穴,居腘窝横纹正中,针刺行泻,疗效速达膀胱本腑,可解其气结,利其气化。太冲、行间、内关、委阳、委中五穴联手刺泻,有的放矢,相辅相成,通过其脏腑经络之循行通达,又"经络之所至,主治之所及",其决渎开滞之速,悉如案中所述。肾者,先天之本,十二经之根,主水而职司二便。三焦之决渎、膀胱之气化无不与肾气息息相关。患者年事高迈,肾气之匮乏可以想见。太溪,肾经原穴,是滋肾气助先天必选之穴,双取进补,可使水液输化有序,二便开阖有度。三阴交、阴陵泉二穴属脾经,脾者后天之本,中气之主,行津液职司升降出入,脾气健则中气强,二便顺通;二穴治小便不利,古今针灸明哲皆有述及,特别是阴陵泉一穴,《通玄指要赋》即有"阴陵泉开通于水道"之语;二穴双取用补之意,不难意识。[蒋传义 . 针治癃闭验案 . 中国民间疗法,2012,20(10):10]

案例 4:癃闭案

朱某,男,52 岁,退休老师,2016 年 11 月 22 日初诊。

主诉:结肠癌术后尿频尿急尿少 2 个月余。现病史:患者 2 个月前行结肠癌手术,术后行第一周期放化疗后,出现小便次数增多,10~20 次 /d,点滴而下,甚至阻塞不通,排尿时间明显延长,伴有小腹胀满,无全身浮肿,无烦渴欲饮,尿常规提示白细胞(+)、细菌 310.44/μl。考虑为尿路感染,给予左氧氟沙星片0.2g、每日 3 次口服 2 周后,尿频缓解,小便量增多,小腹胀满稍缓解,复查尿常规提示白细胞(-)、细菌 150/μl。停药 1 个月后,患者上述症状再发,自行予"鱼腥草 20g+ 车前草 20g"煮水服用后,症状没有改善求助中医治疗。症见:神疲,精神一般,面色不华,小腹胀满,纳少寐差,尿频尿少,滴沥不畅,大便尚可,舌黯紫,边有瘀点,苔腻而干,脉沉涩。中医辨病为癃闭,证属浊瘀阻塞证。针灸以调理膀胱,逐瘀散结,通利水道。

主穴:中极、膀胱俞;配穴:秩边、三阴交、阴陵泉、膈俞、血海、水泉。

操作:嘱患者小便后,俯伏坐位,取 30 号 1~1.5 寸毫针,各穴常规消毒后,进针得气(针刺中极时针尖向下,使针感能到达会阴并引起小腹收缩、抽动为佳,若膀胱充盈针刺不可过深,以免伤及膀胱),用中等强度刺激,留针20分钟。上述穴位每次取"中极负极、左侧阴陵泉正极""膀胱俞负极、右侧血海正极"放置电极(负极接主穴,正极接配穴,除连接主穴不动,余配穴左右可灵活交替),选疏密波,通电刺激20分钟。每天1次,共14次,并嘱患者回家后每天用艾灸灸气海穴半小时,以及进行膀胱括约肌训练(反复憋尿-排尿)。

2016年12月13日二诊:小便次数明显减少、8~10次/d,小便量增加,无点滴而下,无阻塞不通,小腹胀满明显缓解,舌紫黯,苔腻而干,脉沉涩。守上方治疗2周。

2016年12月27日三诊:尿频尿少、小腹胀满不适好转。患者神清,纳香寐安,面色红润,尿量正常,舌淡黯苔薄,脉沉弦。守上方继续针灸7次以巩固疗效。后随访半年未见复发。[肖倩,赵学田.赵学田针灸临证验案2则.中医药通报,2018,17(4):50-51]

按:《圣济总录》言:"癌之为义,留滞不去。"滞之物,或以败精,或以槁血,渐累及膀胱及肾,阻塞水道而不通也,故尿频尿少,滴沥不畅;膀胱气化功能失常,三焦气机失调,清阳不升,浊气不降,故小腹胀满。中极为膀胱募穴,与膀胱背俞穴相配,为俞募配穴,可调理膀胱气化,通利小便;三阴交为足三阴经交会穴,可调肝、脾、肾,助膀胱气化;阴陵泉清利下焦湿热,通利小便;膈俞属膀胱经,为八脉交会穴之血会,与血海配伍,调养全身气血运行及津液分布;肾主水,水泉为肾经郄穴,治疗小便淋沥;气海为任脉穴,艾灸气海能温阳益气,加强行气利尿作用。全方攻邪与扶正兼顾,使邪去正安,故效果显著。

(鲍春龄)

心肺有病,而鼻为之不利

《素问·五藏别论》云:"故五气入鼻,藏于心肺,心肺有病,而鼻为之不利也。"鼻为"气之门户"(《灵枢·口问》),与肺系相连贯于肺,为肺之外窍。自然界清气入鼻,藏纳于肺,肺有疾而鼻不利,于意可解。而经文却言与心有关,何也?可从以下几方面认识。其一,肺主气司呼吸,摄纳清气与脾胃运化之水谷精气合为宗气,入脉助心行血,上则"出于鼻而为臭"(《灵枢·邪气藏府病形》)。反之,若心气虚衰或心阳不振、心血运行不畅,宗气输布失调,致鼻窍失养,可造成鼻甲肿硬、鼻塞或嗅觉不利等。其二,心为"君主之官也,神明出焉"(《素问·灵兰秘典论》),总司人体精神活动,且嗅觉功能亦受心主宰,辨别气味之臊焦香腥腐,即是神功能的具体表现。故《难经·四十难》指出:"心主臭,故令鼻知香臭。"《证治准绳·杂病》说:"盖以窍言之肺也,以用言之心也。"其三,从经络角度而言,《灵枢·经脉》云:"心手少阴之脉……其直者,复从心系却上肺""小肠手太阳之脉……入缺盆络心……其支者,别颊上顺,抵鼻……"手少阴心经系于肺,手太阳小肠经抵鼻,鼻为肺窍,心与小肠相表里,通过经络络属链接,鼻与心功能也得以相互关联。西医学手术麻醉过程中的"鼻心反射",也印证了心与鼻具有的相关性。

"心肺有病,而鼻为之不利也",在临床实践中具有深刻指导意义,提示鼻与心肺均有生理、病理上的关联,临床上遇鼻炎、嗅觉不灵等患者,除了从肺论治,尚可斟酌从心调治,或心肺同调,往往收效可喜。

案例 1:鼻不闻香臭案

李右,60 岁,1990 年 6 月 29 日就诊。

胸闷痛 10 年,先在左侧,近年牵及右胸亦痛。原在冬季吸入冷空气时发作,近年无论冬夏经常发作胸痛,其疼痛放射至左肩背。胸闷、嗳气则略缓,大便偏干,两日一行,睡眠不实。今年春季发生鼻不闻香臭,五官科检查未见异常。舌质黯,苔白腻,脉弦滑数。即做心电图检查示 ST 段下降。西医诊断为冠状动脉硬化性心脏病,中医诊断为胸痹。证属胸阳不展,心脉痹阻;治宜温通心脉,理气行瘀。

处方:云茯苓 15g,杏仁 10g,生苡仁 15g,茜草 10g,浙贝母 10g,广郁金 10g,泽兰 10g,红花 10g,旋覆花(布包)10g,紫苏梗 10g,台乌药 10g,丹参 15g,砂仁(后下)5g,川芎 10g,炙甘草 6g。

上方 10 剂,7 月 20 日患者来电云:胸痛缓解,鼻已能闻香臭等气味,可知药已对症。(《王洪图内经临证发挥》)

按:处方专意温通胸阳,理气化瘀。方中云茯苓、杏仁、生苡仁、茜草、浙贝母、旋覆花、丹参为王洪图惯用调治心脉的药物组合,丹参力专行心脉瘀阻,佐以泽兰、红花增活血化瘀之功,紫苏梗、台乌药调畅气机,并用血中之气药川芎以行心血;砂仁、炙甘草温补中焦脾胃以培本固元。纵观全方中并无寻常宣通鼻窍的药物,秉持温通心脉、理气行瘀治法,遣宽胸理气化瘀药物使鼻不闻臭香一症康复。理法深得《内经》"心肺有病,而鼻为之不利"之经旨,值得推敲学习。

案例 2:鼻炎案

王左,6 岁,2016 年 11 月 24 日就诊。

家属代述患儿患鼻炎 2 年余,近 1 周加重。刻下:鼻塞、喷嚏、鼻痒、鼻流清涕,晨起及入寐前尤甚,唇舌红,苔薄白,脉弦略数。诊为鼻鼽,证属脾肺两虚,治以宣肺通窍、健脾理气为主。

处方:生麻黄 10g,白芷 10g,苍耳子 10g,蒲公英 30g,炒白术 15g,辛夷

10g,黄芩 6g,陈皮 6g,菖蒲 10g,淡豆豉 10g,薄荷(后下)6g,生甘草 6g。7 剂,每日 1 剂煎服。药进 10 天,家属来电述诸症平。

按:方中生麻黄、白芷、辛夷、苍耳子解表散寒,宣通鼻窍;陈皮、炒白术、生甘草健脾理气、燥湿化痰;淡豆豉、黄芩、蒲公英宣发清泻怫郁之热。以上均为常法,妙在一味菖蒲点睛之用,《神农本草经》言其"开心孔,补五脏,通九窍"。宗"心肺有病,而鼻为之不利"经旨,鼻炎兼从心治,加入菖蒲、冰片等开窍醒神之品,多能增效。

（高嘉骏）

太阴所至,为积饮否隔

语出《素问·六元正纪大论》。五运六气主时,各有德化政令胜复变病之常。人与天地相参,人体疾病的发生与自然界的气候变化密切相关。太阴所至,人易患积饮否隔,此病之常也。"积"指停积。"饮"指水饮。"否"通痞。"隔"指阻隔。"积饮否隔"即水饮停留、满闷堵塞不通之义。此句意指,在四之气太阴湿土所属的这一段时间内,由于自然界气候潮湿,所以人体易发生饮邪逗滞、胃脘堵闷等水湿停聚症状。张介宾谓:"湿土用事则脾多湿滞,故为积饮否隔。"《素问·六元正纪大论》指出太阴所至,病之常还有稸满、中满、霍乱吐下、重、胕肿,这些症状皆与湿气偏胜有关,体现了本篇所言"夫六气正纪,有化有变,有胜有复,有用有病,不同其候"的特点。关于湿邪致病,《素问·至真要大论》还提出"湿淫所胜,则埃昏岩谷,黄反见黑,至阴之交。民病饮积……"《内经》描述了湿邪致病作用于人体的病理特点,奠定了后世痰饮水湿疾病的理论基础。

张仲景首创痰饮病名,并以专篇论述,对痰饮的脉证治疗阐发甚详。如《金匮要略·痰饮咳嗽病脉证并治》载:"问曰:四饮何以为异?师曰:其人素盛今瘦,水走肠间,沥沥有声,谓之痰饮。饮后水流在胁下,咳唾引痛,谓之悬饮。饮水流行,归于四肢,当汗出而不汗出,身体疼重,谓之溢饮。咳逆倚息,短气不得卧,其形如肿,谓之支饮。"将痰饮病根据水饮停积部位的不同,分为痰饮、悬饮、溢饮、支饮四类,并提出苓桂术甘汤、甘遂半夏汤、十枣汤、泽泻汤、小半夏汤等治疗痰饮水湿病的有效方剂,对后世辨证治疗本病有深刻启迪。

案例:胸腔积液案

朱某,女,42 岁。半年前患肺炎,静脉输液治疗(具体不详)痊愈后,遗留胸腔积液。2018 年 10 月 9 日行 B 超检查:右侧胸肋膈角扫查见游离无回声区,最大深度约 68mm;左侧胸腔腋后线附近扫查见游离无回声区,最大深度约 40mm。来诊时乏力、疲倦,无咳嗽气急,无胸闷胸痛,口干,无痰,寐差,大便溏垢不畅,夜尿频数。舌淡、边瘀黯,苔薄腻,脉细。中医诊断"悬饮"。此三焦水道不利,水饮停聚胸胁,治宜泻肺逐饮、化气行水。拟葶苈大枣泻肺汤合五苓散加减。

处方:葶苈子 12g,大枣 9g,茯苓 30g,猪苓 12g,薏苡仁 30g,白蔻仁 3g,泽泻 15g,茵陈 20g,通草 6g,百合 15g,北沙参 12g,制半夏 12g,枳实 12g,甘草 6g,合欢皮 30g。14 剂。

2 周后复诊,患者诉服本方后尿量增多,夜尿次数减少,纳馨,大便已成形,微有汗出,自觉心中烦躁,腰部不适,仍有乏力,舌黯苔薄腻,脉细。予前方加生龙骨 30g、生牡蛎 30g、功劳叶 15g。继服 2 周,以观后效。后随访,患者诉 2018 年 10 月 30 日复查 B 超,左侧胸腔积液最大深度 40mm → 14mm,右侧胸腔积液最大深度 68mm → 12mm。服二诊方后睡眠好转,烦躁减轻,曾有盆腔积液,亦已减少。药症的对,原法续进。

按:后世治疗水饮病多从肺、脾、肾和三焦论治。本案患者属饮邪为患,"太阴所至,为积饮否隔",同气相感,治疗亦可考虑从手太阴肺和足太阴脾入手。方中葶苈子、大枣泻肺逐饮,茯苓、猪苓、泽泻、薏苡仁、白蔻仁、制半夏、茵陈、通草等健脾化湿利水,百合、北沙参养阴润肺滋胃,防止利水太过伤阴,且润燥相伍,有反激逆从、相激相荡之功,以利水饮速去。合欢皮解郁安神,且能入肺经,有消肺痈之能。二诊加龙骨、牡蛎重镇安神止烦躁,功劳叶益肝肾、祛风湿、止腰痛,且牡蛎尚有化饮散结之功。本案宗《内经》"太阴所至,为积饮否隔"理论,变通经旨,从调理肺脾入手,悬饮明显消退,目前仍然守方治疗,以竟全功。

(刘文平)

湿胜则濡泻

语出《素问·阴阳应象大论》。濡泻属泄泻的一类,以感受湿邪为主,或因感受外湿,或因寒湿太过,内犯脾胃,或因脾虚湿盛,湿困脾阳,水湿不化所致。临床以大便稀溏,便次增多,腹胀满而濡软,肠鸣,尿少,身重而困,不喜饮,苔白腻,质淡红,脉缓等湿邪困脾的症状为特点。《素问·气交变大论》有云:"岁水不及,湿乃大行……民病腹满身重,濡泄。"《素问·至真要大论》又云:"太阴在泉,客胜则足痿下重,便溲不时,湿客下焦,发而濡泻。"上述经文均指出濡泻以湿盛为主因。

基于对濡泻病因病机的认识,《内经》也明确提出了治疗方法。《素问·至真要大论》云:"湿淫于内,治以苦热,佐以酸淡,以苦燥之,以淡泄之。"《素问·阴阳应象大论》又云:"风胜湿。"具体分析之,"治以苦热",苦味药以燥湿,温热以化湿,药如苍术、厚朴,对大便稀薄、脘腹胀满、不欲食,均有效果。"以淡泄之",淡有渗湿利尿之功效。濡泻多为大便稀溏,而小便短少,呈津液偏渗之势,用淡渗之品,一为助脾去湿,一为助小肠之分利,使湿从小便去,大便渐以成形。药如茯苓、泽泻、猪苓,利小便治湿,后世医家沿用。如明代张介宾在《景岳全书·杂病谟》中说:"泄泻之病多见小水不利,水谷分则泻自止。故曰治泻不利小水,此非其治也。"法宜祛湿分利,方用胃苓汤加减(苍术、厚朴、陈皮、炙甘草、白术、茯苓、泽泻、猪苓、桂枝等)。"佐以酸",用酸佐之意有三:一为酸入肝,以强肝助脾之运;二为酸属木,木能生火,佐苦温以制阴湿;三为用酸之敛,利湿中有护阴之用,药如白芍、木瓜。"风胜湿",用风药之意,一以风能胜湿,以祛湿邪;一以风药升清,以助脾运。常用于大便如鸭溏,时日较久。药如防风、羌活。还有《素问·至真要大论》所云"湿淫所胜……佐以酸辛"之辛味药,治濡泻也不可缺。辛香之味能理气,气行则湿运,有助于祛湿、调气机,以消胀满。药如木香、蔻仁。《内经》对濡泻的认识,至今有效指导着临床实践,临床医家常将燥湿、渗湿、理气药配合应用,以燥湿渗湿为主,以达湿去气机调畅之功效。

案例:急性肠炎案

葛某,男,58岁。因回家探亲,旅途劳累,复又外感,遂发热腹痛。每日早凉暮热,畏风有汗,周身疼痛,肢体困乏,但口不渴。每日腹泻五六次,便前微感腹痛,时有肠鸣矢气。大便溏薄糊状,色褐绿,量时少时多,未有里急后重、黏液、脓血,查血白细胞和中性粒细胞计数偏高,大便仅见白细胞。西医诊断为急性肠炎,服用抗生素未见效。现开始发热,微有汗出,持续不降。诊见面目浮虚,精神萎靡,舌质淡红,苔白腻,脉濡数。思此证当是湿邪泄泻。湿邪为病,脉濡缓而数,大便泻水或溏薄而少有腹痛,口不作渴。治疗以分利水道,考虑到有表证,应表里兼治,解表利湿,以银翘散、五苓散化裁。

处方:金银花12g,连翘9g,葛根9g,茯苓12g,泽泻9g,木通6g,滑石6g,苍术3g,桔梗3g,车前草30g。服药2剂后通身见汗,微汗而已。至夜半热退脉静身凉。次日腹泻虽未停止,但已减至二三行。乃去解表之药,专以渗湿利水。

处方:茯苓12g,泽泻9g,木通6g,滑石9g,白术9g,葛根9g,陈皮3g,砂仁3g,车钱草30g。再服用3剂后,热退泻止,虚汗不止,口干少津。舌质淡,苔薄白,脉濡缓。乃以补中益气、养胃生津之品善后。(董建华.中国现代名中医医案精华三.北京:北京出版社,1999:156)

按：本案属于《内经》"湿胜则濡泻"，治疗"以淡泄之"（《素问·至真要大论》），利小便，以实大便。东汉张仲景在《金匮要略·呕吐哕下利病脉证治》中提出"下利气者，当利其小便"。朱丹溪《丹溪心法·泄泻》云："世俗例用涩药治泻，若泻而虚者可用之，若初得者必然变证为祸，殊不知泻多因湿，惟分利小水最为上策。"强调此法适用于新病、实邪、体质壮实之病人。

（倪红梅）

藏寒生满病

语出《素问·异法方宜论》。原本言北方之地高寒，人们依山陵居住，常处在风寒冰冽的环境中，加之喜好游牧生活，因此内脏容易受寒，寒则气滞，易生胀满病症。之后，仲景对其经旨加以发挥。如《金匮要略·腹满寒疝宿食病脉证治》中论述脾胃虚寒、水湿内停的腹满痛证治，有云："腹中寒气，雷鸣切痛，胸胁逆满，呕吐，附子粳米汤主之。"此为寒湿直中所致。又如误用汗吐下或过服苦寒剂，伤及脏腑，寒从内生诸症。《金匮要略·呕吐哕下利病脉证治》云："下利清谷，不可攻其表，汗出必胀满。"再如，大病久病后，正气不足，脏腑功能衰弱，气化失司，气血津液停滞而成痰饮、瘀血等病理产物，积于体内而成满病。《金匮要略·痰饮咳嗽病脉证并治》云："心下有痰饮，胸胁支满，目眩，苓桂术甘汤主之。"《金匮要略·惊悸吐衄下血胸满瘀血病脉证治》又云："病人胸满，唇痿舌青，口燥，但欲漱水不欲咽，无寒热，脉微大来迟，腹不满，其人言我满，为有瘀血。"等等。据此，后世医家常引申用作久病气虚阳虚，气、血、水与阴寒互结而致胀满之病机，尤认为五脏皆可因虚、因寒而致胀满。临床常常据此诊治疾病，取得一定疗效。

案例 1：糖尿病案

陈某，女，84 岁。5 前体检发现血糖增高，经诊断为糖尿病，予格列齐特降糖治疗。平素血糖控制较好。近半月胃脘痞闷，偶有吐酸，泛吐清水，倦怠乏力，大便不畅，小便正常。舌黯红苔白，脉细弦。实验室检查：1 周前复查空腹血糖 6.5mmol/L，餐后 2 小时血糖 7.7mmol/L，糖化血红蛋白 6.1%。中医诊断：消渴。辨证：脾胃虚弱，气阴两虚，胃失和降。治法：健脾益气，养阴生津，和胃降逆。

处方：生晒参 15g，白术 15g，茯苓 15g，砂仁 6g，黄芪 45g，吴茱萸 3g，黄连 6g，怀山药 15g，太子参 30g，石斛 15g，干姜 6g，甘草 3g。14 剂。

二诊：服药后患者脘部痞闷明显缓解，已无泛吐清水，仍倦怠乏力，二便正常,舌淡红苔薄白,脉细弦。效不更方,守原方再服14剂。药后诸症皆平。[沈双宏.杜建治疗消渴医案三则[J].中国临床医生,2013,41(10):68-69]

按:消渴虽以阴虚为本,燥热为标,但由于阴阳互根,若病程日久,常阴伤气耗,阴损及阳,则致阴阳俱虚,其中以肾阳虚及脾阳虚较为多见。本病患者年逾八旬,久病体衰,阳气亏虚,结合《内经》"藏寒生满病",故脾胃虚弱(气虚、阳虚),纳运无力,而见脘部痞闷、食欲不振、食入难化、大便不畅;脾运迟缓,水饮停留,胃虚和降无权,则见泛吐清水、倦怠乏力等。拟方以四君子汤合吴茱萸汤加减而获效。

案例2:水肿案

某男,83岁。患者3个月前检查诊断为肺癌晚期广泛转移伴胸腔积液。胸满,每日需抽胸水1 000~1 500ml方得缓解。由于年迈体衰,且病属肺癌晚期广泛转移,故西医只采用了抽胸水等对症疗法,转请中医诊治。近5天胸部胀满加重。刻下症见胸部胀满,胸痛,咳嗽,颜面四肢凹陷性水肿,头昏,气短,乏力,纳差,眠差,汗多,大便干结,常数日不解。舌脉:舌淡,苔黄腻,脉滑数。中医诊断:水肿。辨证:饮停胸胁,脾虚湿阻。治法:宣肺化痰,健脾化浊,泻下逐水。

处方:白芥子10g,苏子20g,莱菔子20g,葶苈子20g,大枣20g,苏叶15g,炙甘草15g,旋覆花15g,法半夏15g,陈皮15g,金银花20g,仙鹤草20g,三七粉(冲服)10g,川贝粉(冲服)20g,黄芪30g,党参30g,薏苡仁30g,藿香15g,白蔻10g,酒大黄10g,牵牛子20g,车前子30g,漏芦10g,生晒参20g,瓜蒌皮20g。6剂。

二诊:患者服药3剂,胸痛减轻,胸水明显减少,停抽胸水。服药12剂,胃纳增加,胸透有少量胸腔积液,患者无胸中胀满不适,少咳,痰少略有红丝,大便时通畅,但不用大黄、牵牛子则便秘,眠仍差,苔黄微腻。效不更方,嘱其续服6剂。

另处食疗方:黄芪30g,党参30g,薏苡仁30g,炖排骨汤服,6剂。

三诊:胃纳大增,咳愈。上方生晒参加至30g,增强扶正之力。6剂。此后以本方为基础,坚持服用,未再发胸水。经治5个月,中医药控制胸水,调理脾胃,提高生存质量收效良好,但恶性肿瘤仍在发展加重,之后病逝。[胡波.张发荣治疗水肿医案辨析[J].世界中西医结合杂志,2015,10(1):4-6]

按:本案患者年老体衰,又患重症胸水,此为肺失清肃、脾失健运、正虚邪实之水肿。由于"藏寒生满病",可致邪积于肺,肺失宣肃,水停胸腔而见胸部胀满、胸痛;肺气不降,大肠传导失常,燥屎结于肠中而致便秘;肺不通调水道,脾失健运,使水液代谢失常,水溢肌腠而见水肿等表现;加之邪气伤正,呈现正虚邪实的全身衰竭之象。治疗若只依靠抽胸水,属于治标不治本,反而加重正气的损伤。治疗需扶正祛邪、标本同治。方用三子养亲汤合葶苈大枣泻肺汤加味。虽为峻下之剂,但伍以生晒参、党参、黄芪等扶正之品,或加食疗等健脾补中,体虚之人同样可以应用,以此能达到攻邪不伤正,邪去正安的目的。

(倪红梅)

膀胱移热于小肠,膈肠不便,上为口糜

语出《素问·气厥论》。膀胱与小肠俱为太阳之经,是为同气之经。膀胱热下移于小肠,小肠受邪,则肠府之气阻塞。"六腑以通为用",肠府之气火不降,火邪必然循经逆而上行,又手太阳小肠经与手少阴心经互为表里,小肠之气火循经弥漫心经,心经受热,舌为心之苗,故见舌疮、舌糜;肠府气火不降,阻隔于中焦,中焦为阳明胃肠之所,小肠之气火势必亦会累及胃肠。胃肠阳明之经环唇夹口而循,气火又循阳明之经上扰,致口唇、颊黏膜等出现溃疡、糜烂。所以,临床对于出现的口腔病变,如颊黏膜、齿龈红肿、糜烂、溃疡,都予清降阳明胃火,通导阳明之腑实,或者同时清心经之火。前者,患者口糜伴大便秘结、口臭等,可用三黄泻心汤、凉膈散之类,以大黄清降手阳明大肠之热、黄连清足阳明胃热、黄芩清手太阴肺热;后者常以口舌生疮、糜烂为主,伴心烦、夜寐不安等,可取导赤散、清宫汤之类,以生地清热凉血清心,竹叶、生甘草利尿清心。

案例:口舌糜烂案

火某,男,1岁半。初诊日期:2015年6月4日。

因"口舌糜烂2周"就诊。患儿2周前外感发热,最高达38.5℃,血常规提示病毒感染,经予抗病毒、退热治疗后,热退;口腔内多发溃疡、舌、颊黏膜、牙龈糜烂;口气重,大便干结。近日大便畅,进食少,稍烦躁,小便色黄。观舌、颊黏膜、牙龈多发点状糜烂,以红为主。舌质红,苔薄白。"膀胱移热于小肠,膈肠不便,上为口糜",故治疗以清热凉血,清心利尿。取方钱乙导赤散加减。

方药:生地9g,赤芍9g,通草3g,淡竹叶6g,金银花9g,连翘6g,蒲公英9g,人中白6g,大青叶6g。3剂。

随访:患儿服用2剂后,口内溃疡、糜烂消失。(王庆其治案)

按:口舌生疮,舌为心之苗,乃心经火热。膀胱之热可乘虚移热于小肠,小肠府气不通,火邪循经上扰心经。心火亦可自膀胱而泻。导赤散有清热凉血、利尿通淋之效,故本患者以导赤散为主方,加金银花、连翘、大青叶、蒲公英清热解毒。药用2剂,效如桴鼓。

(王秀薇)

春善病鼽衄

语出《素问·金匮真言论》。该篇以"五脏应四时,各有收受"体现"同气相求,各有所归也"(张介宾语)的道理,重点阐发"四时五脏阴阳"的天人相应观。从总的精神来看,该篇虽根据五行、五时、五方、五脏相应理论,来审视疾病的发生、发展与变化,强调"三因制宜"的治疗原则。然而在临证之时,不同的季节、脏腑,所发生的疾病也不尽相同,采取的治疗也会随之发生改变。因此,虽有"春善病鼽衄"的说法,但是不必拘泥于是否在春天,因为"视其所在,为施针石"的因病之所在而施治,同样是中医治病原则之一,而其中心思想正是"谨守病机"之经旨。

人应天地,在天为春,在地为风,在人为肝胆。春者,肝胆气之代称也。丹波元简注:"《说文》:鼽,病寒鼻窒也。《释名》:鼻寒曰鼽。鼽,久也,涕久不通,遂至窒塞也。《礼·月令》:民多鼽嚏。《吕览·尽数篇》:菀处鼻则为鼽为窒。《灵枢·经脉篇》:实则鼽窒,虚则鼽衄。"可知此所言"鼽衄",指鼽窒与鼽衄二病。《素问·气厥论》言:"胆移热于脑,则辛頞鼻渊。鼻渊者,浊涕下不止也。"《黄帝内经素问吴注》说:"胆脉上抵头角,头角通于巅,巅通脑,脑通頞,通于鼻。惟脑受其热,故令頞中辛辣,鼻液如渊之流,无止息也。"鼻为肺窍,对该病之治疗多责之于肺,然而临床辨证,焉能尽责之于肺。肝胆性升、动,易于化热反侮肺金,致辛頞鼻渊,浊涕下不止,或热迫血妄行而鼻衄。故言"肝胆善病鼽衄",恐非虚言耳。

案例1:鼻渊案

王左,17岁。初诊日期2014年11月18日。

主诉:鼻塞、流浊涕。患者近3年时发鼻塞,流涕,目、鼻发痒。近3日来,鼻窒不通、疼痛,张口呼吸,流黄浓浊涕,终日不止,无恶寒发热,目鼻痒、色红,咽喉疼痛,视之红,扁桃体未见明显肿大,口干、苦,舌红苔黄腻,脉弦。证属:少阳郁热,金气乘之。治以疏泄少阳,兼宣肺气。

药用:霜桑叶10g,杭白菊10g,生麻黄10g,辛夷15g,苍耳子10g,白芷10g,姜半夏6g,陈皮6g,龙胆15g,蒲公英30g,蝉衣6g,僵蚕6g,菖蒲10g,枳壳6g。7剂。

随访,服药4日,诸症除,自行停药,至来年秋季之前未发。

按:鼻渊之证,临床多治以宣通肺气、兼化湿浊之法。就本案观之,患者素有鼻患,目、鼻发痒,可知肺气本弱,风邪留恋。今见鼻窒不通、疼痛,口干、苦,咽喉疼痛,目鼻痒、色红,舌红苔黄腻,脉弦。此少阳郁而化热,木旺反侮肺金之证。以霜桑叶、菊花、龙胆清肝胆郁热,清化痰浊;麻黄宣肺开窍;辛夷、苍耳子、白芷疏风清热,宣通鼻窍;蝉衣、僵蚕疏风止痒;半夏、陈皮理气化痰;枳壳行气消滞;蒲公英清热散结,排脓消肿;菖蒲辛香开窍,以取"心肺有病,而鼻为之不利"之意。

案例2:鼽衄案

林左,9岁。初诊日期2016年10月1日。

主诉:鼽衄。患儿半年来多次出现鼻腔出血,近1周出现3次。量多色红,多次发生于夜间,醒后枕巾成片染红,其母担心不已,多方求诊,其效不佳。刻诊:疲乏,自言夜不敢寐,恐再次出血,舌红苔薄白,脉沉涩。此肝经热甚,生风动血。治以平肝息风,清热凉血。仿羚角钩藤汤意增损。

药用:羚羊角粉(分冲)0.6g,霜桑叶6g,杭白菊6g,双钩藤(后下)6g,竹茹10g,生地15g,白芍15g,浙贝母10g,茯神15g,参芦15g。5剂。随访未再发作。

按:鼻属于肺窍。鼽衄之证,实则肺热、胃火、肝火,虚则为脾气虚、阴虚火旺,就其病机则为气血上逆所致。本案患儿年幼,稚阳之体,生生不息,肝性升、动,最易从阳热化,热迫血妄行,肝失疏泄,血不得藏则病鼻衄。方用羚角钩藤汤平肝息风,清热凉血。方中配参芦,其义有三:其一,参之芦头,取象比类,治病之在上也;其二,益气以摄血;其三,防诸药之寒,止血不留瘀。

(高嘉骏)

乳子而病热

语出《素问·通评虚实论》。乳子,张璐注:"乳子言产后以乳哺子之时,非婴儿也。"张介宾说:"产后发热,有风寒外感而热者,有郁火内盛而热者,有水亏阴虚而热者,有因产后劳倦虚烦而热者,有失血过多、头晕闷乱烦热者,诸症不同,治当辨察。"根据历代文献记载,引起产后发热的原因较多,主要病因病机是产时感染邪毒,或败血停滞,营卫不通,郁而化热,有产后阴血骤虚,阳易浮散,导致发热等等。

案例:产后潮热案

王某,女,36岁。初诊:2016年7月21日。

主诉:产后反复发热月余。病史:患者于7月5日二胎顺产,1周后发热,体温38℃,胸片无异常,使用抗生素后体温渐平,但仍有反复发热。目前恶露已净。否认妇科炎症、膀胱炎、肾盂肾炎病史。否认其他内科疾病史。无咽痛，口干，大便一日 2 次、成形。傍晚低热，早晨无热。舌质红干有裂纹，脉细浮数弦。既往史：否认其他内科疾病史。过敏史：无。

中医诊断：产后热（阴虚发热）。西医诊断：产后发热。治法：养阴清热，佐以化湿。

处方：青蒿 15g，知母 12g，炙鳖甲 12g，丹皮 12g，地骨皮 12g，生地 12g，银柴胡 12g，白薇 9g，藿香 12g，紫苏梗 12g。3 剂。

复诊（2016 年 7 月 23 日）：服药后低热仍有，37.5℃左右，今日就诊时 36.8℃，微汗出，舌苔白，质红。

处方：上方加胡黄连 9g、煅龙牡各 30g，改银柴胡 15g、白薇 15g。3 剂。

三诊（2016 年 7 月 28 日）：最近 3 日来体温正常，WBC 9.8×10^9/L，N 7.3×10^9/L，CRP 22.78mg/L。胃纳一般，口干，舌尖红苔白腻，脉细。

处方：川石斛 12g，玉竹 12g，麦冬 12g，炙龟甲 12g，知母 12g，胡黄连 9g，白薇 12g，银柴胡 12g，珍珠母 30g，丹皮 12g，白芍 12g，藿香 12g，紫苏梗 12g。7 剂。

按：产后发热是指产褥期内，出现发热持续不退，或突然高热寒战，并伴有其他症状者。产后发热《内经》称"乳子病热"，《金匮要略》有"热入血室"说，《妇人大全良方》提出产后发热多虚多瘀的发病机理。该患者由于产后阴津耗伤，阴血骤虚，以致阳无所附，虚阳浮越于外而发热。症见发热，午后热甚，颧红，口干，心悸，失眠，五心烦热，舌尖红苔白腻，脉细。治拟养阴清热佐以化湿，药用青蒿鳖甲汤合两地汤，以养阴清热。脉证相合，故收效甚佳。

（王庆其）

脉痹不已，复感于邪，内舍于心

语出《素问·痹论》。心痹指风寒湿热等外邪侵及形体，痹阻经气，又复感于邪，邪气内舍于心，闭阻心脉所产生的。《素问·痹论》中述其主症为："脉不通，烦则心下鼓，暴上气而喘，嗌干善噫，厥气上则恐"。由于心气痹阻，邪气内扰于心，故心烦、心悸；邪气干于肺，则上气喘息、咽喉干燥；心主噫，心气上逆则噫气；心气逆，不与肾相交，肾虚而恐惧。《灵枢·邪气藏府病形》中也有："心脉……微大为心痹引背，善泪出。"《素问·五藏生成》载："赤脉之至也，喘而坚，诊曰有积气在中，时害于食，名曰心痹。"这些论述说明心痹还可出现胸痛、胸闷甚至不欲饮食的症状。

《素问·痹论》中指出五体痹日久可向内脏传变,其机理有二:第一是"五藏皆有合,病久而不去者,内舍于其合也""脉痹不已,复感于邪,内舍于心",即五体痹久延不愈,正气虚损,邪气内舍于心;第二是"各以其时重感于风寒湿之气也",即反复感受痹邪,邪气内传入脏,形成五脏痹。《内经》中的这一认识完全符合临床实际。临床上常可见到关节酸痛日久不愈,产生心慌、胸闷的心痹证案例。今多见于风湿性心脏病。西医学中,风湿性心脏病是指风湿热后所遗留下的心脏病变,以心脏瓣膜病变为主。所以心痹的治疗以宣通心脉气血为先。

案例:活血化瘀治心痹案

刘某,女,34 岁。患者患风湿性关节炎 8 年余。自诉自 1964 年开始全身乏力及四肢各大关节游走性疼痛,夜睡不宁,梦多,胸闷心悸,头晕眼花,面色萎黄,四肢欠温。舌紫,质嫩红,苔少,脉沉细。中医辨证:心血瘀阻,气血虚弱;西医诊断:风湿性心脏病。治则:活血祛瘀,养血安神。方药:血府逐瘀汤合补心丸加减。

处方:当归 15g,生地 15g,熟地 15g,赤芍 15g,白芍 15g,熟枣仁 15g,柏子仁 15g,丹参 15g,牛膝 15g,川芎 10g,桃仁 10g,红花 10g,茯苓 10g。

服 10 剂,自觉诸症减轻,精神好转,面色有华,脉细缓。继续按前法治疗,病情逐步好转,自觉心悸、气促、胸闷等症状消失而出院,其后负重上坡走路,亦无心悸、气促及关节痛。(路志正等《痹病论治学·血虚血瘀证》)

按:心痹是由于风寒湿热痹,日久不愈内舍于心,心血瘀阻所致,此时应以活血化瘀治疗心痹为先,正确处理新疾与痼疾的关系。路志正在治疗本案患者时就是抓住疾病的主要矛盾,首先活血祛瘀、养血安神,治疗心痹(新疾),随着心痹的好转,关节疼痛(痼疾)亦随之消失。

(赵心华)

真头痛,头痛甚,脑尽痛

语出《灵枢·厥病》。真头痛是一个病证名,症见剧烈头痛,连脑户尽痛,手足逆冷至肘膝关节,是头痛的危症。《灵枢·厥病》云:"真头痛,头痛甚,脑尽痛,手足寒至节。"由于寒邪直中于脑,清阳之气被遏,脉凝不通,故"头痛甚,脑尽痛";阴寒太甚,阳气损伤,不温四末,故"手足寒至节"。《难经·六十难》说:"手三阳之脉受风寒,伏留而不去者,则名厥头痛;入连在脑者,名真头痛。"此论指出真头痛是指寒邪深入留连于脑所致之剧烈头痛。西医学中的高血压危象、硬膜下出血以及脑肿瘤致颅内压增高而引起的头痛,大致属于真头痛之类,应引起足够重视。

案例:通窍活血治真头痛案

杨某,男,70岁,长沙市某工厂退休工人。

初诊(2005年5月20日):患者10日前头部受外伤,当时头皮有数处红肿,经医院按外伤治疗数日,其红肿已基本消退,但旋即出现头痛、呕吐,经CT等检查,确诊为蛛网膜下腔出血。经用西药1周以来,未能控制病情,且头痛与呕吐愈来愈重,特邀中医会诊。诊见患者因头痛难忍而阵阵呼叫哀嚎,哀嚎之极则呈昏睡状态。昏沉一阵之后又复呼叫哀嚎,且频发呕吐,并呕出黄水,饮食难下。伴见手足厥冷,爪甲青紫。待其哀嚎略减时,询其疼痛部位,患者能清醒地回答:满头胀痛欲裂,尤其是巅顶部疼痛,如锥扎一般。并诉其呕吐之物均是苦水。询其饮食及大便情况,家人回答:近1周以来未曾进食,亦不曾大便。察其舌,质淡而有瘀点,苔黄而厚腻,脉沉细。辨证:痰瘀互结兼风火上逆。治法:祛瘀降逆止痛。主方:通窍活血汤合旋覆代赭汤加减。

处方:川芎10g,赤芍10g,桃仁10g,川红花4g,旋覆花(纱布包)15g,代赭石30g,僵蚕20g,蜈蚣(去头足)1只,法半夏15g,竹茹20g,酒大黄10g,甘草6g,葱白1匙。4剂,水煎服。另:麝香3g,分8次冲服,每日冲服2次。并以芙蓉花树的细须根,连皮带根捣烂如酱,外敷于头顶部。

2000年5月24日患者家属前来告知,患者头痛显减,呕吐明显减轻,大便已通,并已进少许饮食。嘱以原方再进4剂。

二诊(2005年5月27日):头痛、呕吐基本控制,仅觉头顶部尚有隐痛,患者已不再呼叫,但觉头晕、恶心,大便溏。若站立行走时,则觉天旋地转,恶心欲呕。舌苔转薄黄腻,舌边有瘀点,脉沉细。再拟通窍活血汤合天麻温胆汤,祛瘀化痰,定眩止痛。

处方:川芎10g,赤芍10g,桃仁10g,红花4g,天麻15g,僵蚕15g,代赭石20g,陈皮10g,法半夏10g,茯苓15g,枳实10g,竹茹15g,甘草6g,葱白1匙。10剂,水煎服。另:麝香3g,分10次冲服,每日冲服1次。

三诊(2005年6月6日):患者头痛、呕吐全止,头晕、恶心显减,已能站立行走,但头顶部尚时有胀感,舌苔薄白稍腻,脉转细缓。拟原方化裁以收其功。

处方:天麻20g,僵蚕15g,陈皮10g,法半夏10g,茯苓15g,枳实10g,竹茹10g,川芎10g,赤芍10g,桃仁10g,红花3g,白芷10g,甘草6g。10剂,水煎服。

按:《素问·厥病》云:"真头痛,头痛甚,脑尽痛,手足寒至节,死不治。"此证头痛因外伤所起,且其痛如刺,舌上又有瘀点,属瘀血无疑。又因其舌苔厚,当属痰瘀互结,故取通窍活血汤加法半夏。然其胀痛尤以顶部为甚,厥阴风亢也;又兼呕吐黄水、苦水,而且大便不通,阳明火逆也;故复取旋覆代赭汤加大黄、

竹茹、天麻、僵蚕、蜈蚣，因证施方遣药，故取速效。(《一名真正的名中医：熊继柏临证医案实录1》)

(赵心华)

大肠咳状，咳而遗失

　　语出《素问·咳论》。大肠咳指咳嗽时会出现大便失禁的证候。《素问·咳论》曰："六府之咳奈何？安所受病？岐伯曰：五藏之久咳，乃移于六府……肺咳不已，则大肠受之，大肠咳状，咳而遗失。"六腑咳证，是五脏咳久不愈，按脏腑表里相合的关系传变而成，此句即为大肠传导失职则咳而遗矢。遗失：《针灸甲乙经》《太素》均作"遗矢"。遗矢，即大便失禁。矢通屎。

　　从五脏咳和六腑咳的临床症状来看，五脏咳是初期阶段，是以各脏经脉气血失常为主要病机，以咳多兼"痛"为主要表现；六腑咳是咳久不愈的后期阶段，病情进一步发展，影响到人体的气机运行和气化活动，表现出气虚下陷，不能收摄的病机特点，以咳多兼"泄"为主要表现。这种脏腑分证论咳的分类方法，实为后世脏腑辨证之雏形。现在临床可见咳嗽剧烈时，由于腹内压力增加，而出现大小便或仅遗矢(放屁)。这种情况多见于年老体弱而患有慢性气管炎或肺气肿的病人。

　　案例：咳嗽伴大便失禁自遗案

　　周某，女，57岁。1989年9月6日初诊。

　　患者咳嗽20余日，痰多而黏稠，汗出微喘。患者平素大便偏干，四五日一行。今者咳甚之时，反见大便失禁自遗。问小溲则称频数而黄。舌红滑，脉来滑数。证属热邪犯肺，肺与大肠相表里，肺热迫其津液使大肠传导失司，则见失禁之象。治以清宣肺止咳为要。

　　处方：麻黄5g，杏仁10g，多甘草6g，生石膏30g，芦根30g，葶苈子10g，枇杷叶15g，竹茹15g，薏苡仁30g。

　　服药7剂，咳嗽之症大减，遗矢之症已愈，口又见干渴，大便转为秘结，乃予宣白承气汤：生石膏20g，杏仁10g，瓜蒌皮12g，大黄2g，甜葶苈10g，天花粉10g，枇杷叶10g，浙贝母10g。3剂而病愈。(陈明，刘燕华，李方.刘渡舟验案精选.北京：学苑出版社，2007：17-18)

　　按：《素问·咳论》指出："肺咳不已，则大肠受之，大肠咳状，咳而遗失。"本案患者大便素常偏干，久咳之余，大便反见失禁，是为热邪壅闭肺气，宣降失常，影响大肠的传导功能所致，此"肺咳不已，则大肠受之"之证也。故急当清泄肺热，使热清气平而咳止，肺气一通，则大肠自不受邪扰。用麻杏甘膏汤加味，清宣肺热，疗效可观；大便干时，又用宣白承气汤，其旨总在肺与大肠并调，上下表里同治而病愈。

（赵心华）

肉 烁

《素问·逆调论》云："人有四支热，逢风寒如炙如火者何也？岐伯曰：是人者阴气虚，阳气盛……逢风而如炙如火者，是人当肉烁也。"肉烁，指阳热亢盛，煎熬津液，久而肌肉瘦削之证。《素问·逆调论》前文指出"两阳相得而阴气虚少"，其中"两阳"一是指风寒外邪，二是指素体阴虚阳亢，两阳相得相合，故曰"阴气虚少"。在阴不足、阳气独亢的内环境下，再遇到风阳之邪，体内的阳热更加严重，故曰"逢风而如炙如火者"。独亢之阳越发伤害阴精，阴越虚阳越亢，阳越亢阴越虚，构成了恶性循环，而发生"肉烁"之病变，故曰"是人当肉烁也"。"烁"是"烧烁"之意，是阳热之邪损害肌肉中的营血阴精，肌肉被消耗变得枯瘦。这正是朱丹溪所谓"相火妄行"的临床表现，且他用"大补阴丸"来治疗，用大量地黄、知母、黄柏、龟甲来养阴气，把阴气扶起来，以抑制独亢之阳，来保持阴阳平衡。

案例：滋阴清热治肉烁案

袁某，男，39岁，2006年6月20日初诊。

患者自诉2个月前开始感到四肢发热，上肢自肩至肘乃至手指，下肢自股至胫乃至足掌，肌肤感到均热，宛如涂抹了辣椒水一般，其火辣之状，昼夜不减。并兼四肢麻木，入夜则麻木尤甚。但其胸腹及腰背等躯干部位却并无灼热麻木感，自用体温表屡测体温均为正常。去医院做过一系列检查，均未发现异常病变。

诊见四肢皮肤不红不肿，以手触之，其温度并不显高，略发低热状。然其四肢肌肉则较显松弛。询及四肢疲乏无力，伴有口渴、尿黄、自汗、微微畏风等症。舌红，苔少而黄，脉象细数。辨证：阴津损伤，风热之邪客于四肢。治法：养阴清热，疏风通络。主方：当归六黄汤合黄芪赤风汤。

处方：黄芪30g，当归10g，生地15g，熟地15g，黄连3g，黄芩10g，黄柏6g，防风10g，赤芍10g，知母15g。10剂，水煎服。

二诊（2006年6月30日）：诉四肢发热明显减轻，四肢麻木亦减轻，自汗、畏风已止,四肢乏力已明显改善。舌红,苔少而黄,脉仍细数。拟原方再进10剂。10日后,患者复至,诉病已痊愈。

按:自觉四肢均热而躯干并不发热者,临床罕见。盖"四支者,诸阳之本也"。《素问·逆调论》指出:"人有四支热,逢风寒如炙如火者何也……是人者阴气虚,阳气盛。四支者阳也,两阳相得而阴气虚少,少水不能灭盛火,而阳独治……逢风而如炙如火者,是人当内烁也。"《内经》所称"肉烁",为阳热亢盛,耗伤阴津,燔灼肌肉,致四肢发热、肌肉消瘦之证。本案之证与《内经》所述极似,故可谓"肉烁"之实例,故滋阴清热、益气祛风之品获效。(《一名真正的名中医:熊继柏临证医案实录1》)

（赵心华）

心肺有病,而鼻为之不利

《素问·五藏别论》云:"五气入鼻,藏于心肺。心肺有病,而鼻为之不利也。"此处"五气"有两种看法:一指药食之气,即臊、焦、香、腥、腐;一指气候之气,即风、暑、湿、燥、寒。自然界之五气通过鼻的吸入进入人体,贮藏在心肺之中,然后布散至全身。倘若心肺功能失常,气机运行受阻,则会导致鼻窍因之不利,产生鼻塞、流涕,甚至失嗅等症状。

众所周知,肺开窍于鼻,是故鼻窍的疾病大多从肺论治。"心肺有病,而鼻为之不利也"为治疗鼻窍疾病拓宽了思路,提示若心有恙,也会导致鼻窍方面的疾病,因此在治疗时可以从心的角度来考虑。《内经》之后,医家们对此多有阐发。《难经·四十难》云:"鼻者,肺之候,而反知香臭……其意何也? 然。肺者,西方金也。金生于巳,巳者南方火也。火者心,心主臭,故令鼻知香臭。"经文指出鼻的嗅觉功能与心密切相关。金元四大家之一刘完素在《素问病机气宜保命集》中言:"鼻塞者,肺也。何谓治心? 心主臭。"此论认为鼻塞者,可以从心论治。国医大师干祖望先生是我国著名中医耳鼻喉科学家,王澄芳在1988年第1期《甘肃中医学院学报》撰文介绍其经验时,指出他对于鼻病从心论治有着独到见解,认为一者心主神明,嗅觉的产生有赖于神明知觉;二者心主血脉,血行不畅,可致鼻窍血络瘀滞,进而引发疾病。西医学中的"幻嗅症"及"肥大性鼻炎",在常规治疗乏效时,可以考虑从心施治。

案例1:慢性肥大性鼻炎案
崔某,女,43岁。

1986年2月15日初诊。鼻塞10余年,夏轻冬重,嗅觉日减,涕量不多,曾在某医院诊断为"慢性肥大性鼻炎",做下鼻甲部分切除术及冷冻术,均未根治。检查:鼻黏膜黯红,双中、下鼻甲均肥大,表面凹凸不平如桑椹样,舌有紫意,苔薄白,脉细涩。辨证论治:血络失畅,鼻甲留瘀,取化瘀法。

处方: 乳香3g,没药3g,归尾10g,丹参6g,红花6g,桃仁10g,落得打10g,菖蒲3g,白芷6g。

此方连服20余剂,鼻塞大为减轻,守方续用10剂,诸恙告退。

按: 活络效灵丹是《医学衷中参西录》方,由乳香、没药、归尾、丹参四味组成,原意主治气滞血瘀所致之心腹疼痛等,干祖望用于鼻病则每加桃仁、红花之类以助行血化瘀之力;落得打能行瘀而不伤血,善消肿而不耗气;取菖蒲以通心气而宣鼻窍;白芷引诸药上行头面。诸药相配,直入心经,行血化瘀。运用此方的辨证要点,重在局部检查,有鼻甲肥大,颜色紫黯,表面不平,对麻黄素不敏感者。[王澄芳.耳聋治肺,鼻塞治心,咽燥健脾,清涕责肾——学习干祖望老师治验一得.甘肃中医学院学报,1988(1):25-26]

案例2: 真性失嗅案

夏某,女,71岁。

1994年8月7日初诊。患嗅觉丧失半年。病初曾有感冒史,刻下无明显全身症状,鼻腔通气好,无涕。鼻镜检查:鼻黏膜光滑,嗅裂清晰,唯神疲乏力。诊为真性失嗅。投心肺两益汤加减。

处方: 党参、黄芪、酸枣仁各15g,茯神、紫菀、远志、石菖蒲各10g,桑皮12g,五味子4g,路路通10g。5剂。另外用丹参注射液滴鼻,1日3次。药后患者嗅觉有所改善,再服20剂后嗅觉已基本恢复正常。[程康明.心肺同治疗鼻病.中医杂志,2000,41(1):19-20]

按: 此案真性失嗅,全身症状不显,唯有神疲乏力。《证治准绳·七窍门》说:"心主嗅,肺主诸气,鼻者肺之窍,反闻香臭者,何也? 盖以窍言之,肺也,以用言之,心也。"此论指出鼻能闻香臭,为心之用。故本例治疗以心肺两益汤加减,心肺兼顾,养心益气。俾心肺之能恢复,则香臭之气可知。

（马凤岐）

肾病者,腹大胫肿,喘咳身重,寝汗出

《素问·藏气法时论》云:"肾病者,腹大胫肿,喘咳身重,寝汗出,憎风。"其中提到的寝汗,在《内经》全文中共有三处相关论述,《素问·气交变大论》云:"岁水太过,寒气流行,邪害心火,民病身热烦心,躁悸,阴厥上下中寒,谵妄心痛,寒气早至,上应辰星。甚则腹大胫肿,喘咳,寝汗出憎风,大雨至,埃雾朦郁,上应镇星。"《素问·六元正纪大论》载:"太阳所至为寝汗痓,病之常也。"历代注家多将寝汗释为睡中汗出,如王冰注:"寝汗,谓睡中汗发于胸嗌颈掖之间也。俗误呼为盗汗。"马莳注:"寝汗,盗汗也。"均将寝汗理解为盗汗。

纵观《内经》当中关于寝汗病机的描述,则是以寒为主。《素问·藏气法时论》所谓肾病寝汗,兼有胫肿、喘咳、身重、憎风等,此证当系肾气或肾阳虚衰、封藏不固所致。高世栻《素问直解》释为阴阳两虚证,谓:"生阳之气,不周于身……寝则阳气归阴,阴虚故汗出。"《素问·气交变大论》所述之寝汗与《素问·藏气法时论》义同,故不作赘述。又,《素问·六元正纪大论》所云"太阳所致为寝汗",是指阴寒损伤阳气之寝汗证。张介宾释:"寒水用事,故为寝汗。"由是观之,《内经》所论寝汗,主要在于肾气及肾阳虚衰。《景岳全书》指出:"自汗、盗汗亦各有阴阳之症,不得谓自汗必属阳虚,盗汗必属阴虚。"

案例1:盗汗案

张某,女,中年,年届天命,患寝汗5年,寐则盗汗如洗,夜半醒来扪之冰手,面白神疲、形瘦、腰酸怯冷,常有恶寒肢冷、胸闷、气短、心悸、小便清长等症。舌淡苔白、脉虚无力、右尺难及。经西医内科检查,未见器质性病变。诊断为自主神经功能性盗汗,前医曾投当归六黄汤、牡蛎散等滋阴敛汗剂1个月未效。

治则:温补肾阳,益气固表敛汗。

处方:自拟二仙附桂龙牡汤。

方药:仙茅、制附子、肉桂各10g,淫羊藿、生黄芪、煅龙骨、煅牡蛎各15g,炒白芍、五味子各9g,碧桃干5枚。

上方服5剂后,盗汗转间作,汗量亦减少。又服10剂,盗汗消失,诸症均除。(朱良春医案,《神经科病:名家医案·妙方解析》)

按:《素问·藏气法时论》认为"寝汗出",当属肾病。《素问·六节藏象论》曰:"肾者主蛰,封藏之本,精之处也。"张介宾论述汗证时指出:"汗证有阴阳,阳汗者,热汗也;阴汗者,冷汗也。人但知热能致汗,而不知寒亦致汗。所谓寒者,非曰外寒,正以阳气内虚,则寒生于中,而阳中无阴,则中无所主,而汗随气泄……"此案肾阳虚衰,卫气不固,更由于寐时阳趋于里,阴液趁虚而泄,寝汗乃作。治以温补肾阳,益气固表敛汗,收获佳效。

案例2:反复盗汗案

白某,女,47岁。1993年12月20日就诊。自述反复盗汗已3年,本次发作已2个月余,随着气温下降而加重。近1周来每晚醒后一身冷汗浸骨,换衣方能入睡。诊见:棉衣紧束,面色苍白,畏寒肢冷,腰膝酸冷,夜尿频多,口淡便溏,舌淡嫩,苔中后灰黑而润,脉沉弱。有"慢性肾炎"病史。证属脾肾阳虚,津液不固。治宜温阳散寒,固津止汗。方用附桂理中汤加黄芪、煅龙骨、牡蛎各30g。连服10剂,不再盗汗,畏寒肢冷仅存一二,黑苔转白。嘱改附桂理中丸间断常服,以巩固疗效。[杨德胜.盗汗辨治七法.中医药学报,2004,32(1):31-32]

按:"汗之冷者,以其阳气内虚"(《类证治裁》),故汗冷是辨别阳虚之汗的重要指征。患者畏寒肢冷、腰膝酸冷、口淡便溺等症,为脾肾阳虚之象。治病必求于本,故选用附桂理中汤温补脾肾之阳,合黄芪、煅龙骨、牡蛎益气实卫,固表止汗,标本兼治,使多年痼疾痊愈。

(薛 辉)

头痛巅疾,下虚上实

《素问·五藏生成》曰:"是以头痛巅疾,下虚上实,过在足少阴、巨阳,甚则入肾。"下虚,即足少阴肾经及肾的虚衰;上实,指足太阳膀胱经经气上逆而为实。"下虚上实"病机是强调经气或脏气的上下病位的虚实失衡而造成厥逆的病理状态。后世医家对"下虚上实"的病机进行了发挥,拓展了"下虚上实"病机内涵,在《内经》以少阴太阳经脉为主的基础上,明确了肾阴虚、肾阳虚的"下虚"本质;"上实"也不局限于太阳膀胱病变,可为肝阳、邪逆等其他病机,提示"下虚上实"为上下之气不相协调而"厥逆"的病理状态,临床辨治当明标本先后。或先治上,或先治下,或标本上下兼顾,达到扭转其"厥逆"病机的目的。

临床对于头痛日久者的治疗,多可借鉴《内经》对头痛"下虚上实"病机的认识。

案例1:头痛眩晕案

张左,头痛眩晕。苔白厚腻,脉濡缓微滑。肝阳挟痰上腾。拟息肝化痰。

制半夏一钱五分,白蒺藜三钱,炒竹茹一钱五分,煨天麻一钱五分,甘菊花二钱,薄橘红一钱,净钩钩三钱,石决明四钱,茯苓三钱,白金丸七分(分二次服)。

二诊:化痰泄热,眩晕稍减未止。脉象细弦。经云:头痛巅疾,下虚上实。原因肾水内亏,阳气上冒。再拟育阴潜阳法。

龟板六钱(先煎),牡蛎八钱,白菊花一钱五分,白蒺藜三钱,杞子三钱,生地四钱,黑豆衣三钱,粉丹皮二钱,煨天麻一钱五分。(《张聿青医案·头痛》)

按:本案为肾水亏虚,肝阳上冒之"下虚上实"头痛,理当滋肾平肝,然其伴眩晕,且舌苔厚腻,有痰湿之患,若即刻滋补,可能会助长痰湿之邪,故张聿青以先上后下策略,先以化痰平肝治其上,待症缓后,再酌加育阴潜阳之品。

案例2:偏头痛案

曾诊治偏头痛父子俩患者,父亲通过辨治上下厥逆而缓解,遂带其儿子来就诊。患者36岁,头痛每月1~2次,痛甚伴恶心呕吐,已有3年余,因患者年轻,身体健壮,无其他不适,除头痛之外,其他无证可辨。虑其父子同病,有禀赋相同之理,故亦用上下虚实法。

药用:钩藤15g(后下),当归15g,菊花12g,白蒺藜30g,熟地15g,水牛角30g(先煎),怀牛膝12g,龟甲12g,天麻12g。

治疗1个月即获效,之后3个月未发。

按:本案诊治慢性头痛,遵循《内经》原理,从抓住上下虚实厥逆的病机入手,泻上补下,纠正厥逆病机,从而获效。《内经》提出关于"下虚上实"的头痛病机,概括了头痛中由经气或脏气上下病位虚实失衡而造成的一种厥逆病理状态,因此,分别其上下先后,纠正其厥逆病理,是辨治本类头痛的重点所在。后世医家对于头痛辨治的临床实践进一步揭示了对于"下虚上实"头痛进行上下先后辨治的重要意义。对其充分认识和掌握,或可有益于今日中医药对头痛病证的诊治。

(陈　晓)

头痛巅疾,下虚上实,过在足少阴、巨阳,甚则入肾

语出《素问·五藏生成》。本句经文指出头痛癫仆的病症,多由于足少阴、太阳经气太过或不及,造成下虚上实所致。《内经》中对头痛的论述较为零散,它的病机基本可以归纳为外感邪气阻遏清阳、经络脏腑气机厥逆、瘀血阻络三大类。《素问·五藏生成》中所说的头痛属于上述第二类头痛,在《灵枢·厥病》中称为厥头痛,因为阳气逆上,上实下虚,所以治疗一般先泻上实之血,再取足脉经穴。临床所见,厥头痛的病机多与肾水不足,肝气上逆有关,今人多注重肝气的上逆,对于肾厥头痛言之较少。在《素问·示从容论》中就记载了肾厥头痛的案例:"于此有人,头痛,筋挛骨重,怯然少气,哕噫腹满,时惊不嗜卧,此何藏之发也?脉浮而弦,切之石坚,不知其解,复问所以三藏者,以知其比类也。帝曰……八风菀熟,五藏消烁,传邪相受。夫浮而弦者,是肾不足也;沉而石者,是肾气内著也;怯然少气者,是水道不行,形气消索也;咳嗽烦冤者,是肾气之逆也。一人之气,病在一藏也。若言三藏俱行,不在法也。"此案病人由于肾气不足,邪气深著,故哕

噫腹满,时惊不嗜卧,而脉沉取如石坚牢;肾气虚衰,反厥逆上行,故头痛、咳嗽、烦闷,脉象浮取为弦脉;肾阳不足,三焦气道不通,所以怯然少气而形气消索,种种病症,都属肾虚,所以说病在一脏,非三脏之病。如此类病症,肾虚厥逆是其根本,或许亦存在肝木偏亢,为其标病,治疗之时还当以治本为主,兼顾其标。

案例:经行头痛案

熊某,女,45 岁,2017 年 8 月 28 日初诊。每次行经前,头痛如劈,伴腰酸小腹坠痛,经行尚准,周期 28 天,5 天净,经量尚可,青瘀血块较多,本次月经 8 月 8 日。平时夜寐易醒。舌苔薄,舌尖红,齿印浅。寸脉弦滑,按之寸仍弦滑,关尺弱,左尺弱甚。

辨证:水不涵木,瘀血阻络,肝阳上亢。

治法:滋水涵木,活血化瘀,平肝潜阳。

处方:生熟地各 12g,山茱萸 9g,茯神 12g,石决明 30g,白蒺藜 8g,怀牛膝 15g,酸枣仁 15g,丹参 15g,当归 9g,白芍 9g,钩藤 6g,巴戟天 9g,桂枝 3g。7 剂。

二诊(9 月 6 日):9 月 2 日经行,头痛显减,仍有腰酸小腹坠痛,经色略淡,青瘀血块显减。略头胀寐浅。舌苔薄,舌质淡青,有裂纹,齿印深,舌尖红。脉细弦略数滑,尺弱。守方加减,调治 2 个月余,经行头痛全消。

按:月经之前,肝血旺盛,下注冲任,若肾水不足,则肝阳易亢,血行不畅,更易诱发肝气上逆。本案患者腰酸、尺脉弱俱属肾亏,经行多青瘀血块为瘀血阻滞冲任,故每于经前,肝阳上亢而头痛。治以明目地黄丸加活血安神之品,恰合病机,故能取效迅速。

(李海峰)

肺热叶焦,发为痿躄

《素问·痿论》云:"黄帝问曰:五藏使人痿,何也? 岐伯对曰:肺主身之皮毛,心主身之血脉,肝主身之筋膜,脾主身之肌肉,肾主身之骨髓。故肺热叶焦,则皮毛虚弱急薄,著则生痿躄也。""五脏因肺热叶焦,发为痿躄。"痿,即痿证,是指肢体痿弱无力,不能随意运动的一类病证。"痿"字有痿弱和枯萎两种含义,即包括四肢功能痿废不用和肌肉枯萎不荣两种情况。临床上一般多见先因痿废不用,随之而肌肉萎缩,也有先见肌肉萎缩,渐至不能行动,故两者又有因果关系。为何强调"五脏因肺热叶焦,发为痿躄"?

《素问·经脉别论》云:"肺朝百脉,输精于皮毛。毛脉合精,行气于府。"《灵枢·营卫生会》亦云："人受气于谷,谷入于胃,以传与肺,五藏六府,皆以受气。"可见,滋养五脏的气血津液,均赖肺气以敷布而布达周身,在病理情况下,若肺中有热,必使肺气失调,继而影响气血津液之布达,乃至气血津液不得畅输,肌肤筋脉失养而痿躄由生。正如张介宾所言:"肺主气以行营卫,治阴阳,故五脏之痿,皆因于肺气热,则五脏之阴皆不足,此痿躄之生于肺也。"说明五脏痿的病因病机虽各有别,但与"肺热叶焦"实有不可分割之关系。

案例:两足痿弱案

万某,男,47岁,农民。1979年9月8日初诊。

今年5月起发热,咳嗽气喘,病留连月余,渐觉两足酸重以致痿弱,迁延至9月,双足痿躄。患者形体羸瘦,皮肤毛发干枯,身热咳嗽气短,咳出稠黏黄痰,夹血丝,口燥咽干,声音嘶哑,食少便秘,舌红无苔,脉细数。痿由津伤,责本在肺,而胃为气血津液生化之源,治当清肺益胃,清热生津。初以吴鞠通之益胃汤合千金苇茎汤加减治之。

处方:玉竹15g,沙参15g,麦冬15g,生地15g,芦根12g,桃仁9g,天花粉9g,石斛9g。水煎,冲冰糖适量服之。

此方服至10剂,双足能动。原方加减,再进20剂,痿躄痊愈。

按:综观此病,起病肺热咳喘,由于热邪久羁,灼伤肺津,肺之津液不得敷布于皮毛、筋脉、肌肉、血脉、骨髓,则五体失养,进而耗损胃阴,四肢筋膜肌肉皆无气以生,诸症蜂起,此即《素问·痿论》所言"肺热叶焦,发为痿躄"。治以清肺益胃,清热生津,使肺胃之津液滋润,筋脉肌肉濡润,痿证康复。(《熊继柏医论集·医话二则》)

(周国琪)

涩 则 心 痛

语出《素问·脉要精微论》。对于文中涩脉的理解,后世各家有众多解释。如王冰注:"涩脉者,往来时不利而蹇涩也。"吴崑注:"脉往来艰难曰涩,涩为血少,又为愤郁,故心痛。"张介宾注:"涩主血少,则心虚而为痛也。"高士宗注:"脉涩乃来去不和,此血竭心虚,故心痛。"概而言之,各医家认为涩脉主气滞血瘀或气血虚少,二者皆可导致血液运行不畅。其中气滞血瘀,属"不通则痛";气血虚少,属"不荣则痛"。相似的论述还见于《素问·举痛论》,如"寒气入经而稽迟,泣而不行,客于脉外则血少,客于脉中则气不通,故卒然而痛""寒气客于背俞之脉则脉泣,脉泣则血虚,血虚则痛,其俞注于心,故相引而痛",明确指出寒邪入侵可导致血流迟缓,血不行则成瘀血,引发心痛。可见,《内经》所论血虚心痛、气虚心痛、气滞心痛、血瘀心痛,最后的病机皆可因虚致瘀、因滞致瘀,造成心脉痹阻、不通则痛,这为后世医家治疗心痛需全程活血化瘀通络奠定了理论基础。

至现代,活血化瘀法已经成为治疗心痛的重要法则。诸多医家采用活血化瘀法治疗冠心病心绞痛取得了较好的临床疗效。当代名医陈可冀认为,活血化瘀法是治疗冠心病的通则,临证多采用此法屡获疗效。目前,临床广泛使用的丹参片、红花注射液、三七总苷片、血府逐瘀口服液、丹红注射液等,在治疗心痛时疗效确切。由此可见,"血实宜决之"对现代临床依然发挥着巨大的指导作用。

案例:冠心病心绞痛案

韩某,男,54岁。有冠心病5年,1981年因急性心肌梗死住院治疗半年。出院后常因受寒、劳累或情绪变动诱发心绞痛,痛时左胸为主,甚则牵引左胁左背作痛。心电图示$V_4 \sim V_6$ T波倒置、aVL-T波双相。诊时痛苦面容。面色晦滞,左胸刺痛,夜间尤甚,心悸气短。舌紫黯边尖略红苔薄,脉细涩。证系心脉瘀阻,不通则痛。拟活血化瘀,行气止痛。

药用:桃仁12g,红花6g,赤芍、川芎各9g,当归12g,炙乳没各6g,失笑散12g(包煎),桂枝4.5g,枳壳、桔梗各9g。4剂。

二诊:药后,胸痛昼日已减少,夜间仍旧发作,心悸胸闷,脉舌如前,再议原法续治。原方去失笑散,改用生蒲黄12g(包煎)、炒枣仁12g。7剂。

三诊:投用化瘀通脉之品后,4日来胸痛未发作,但胸闷心悸,神疲乏力,面仍晦滞,舌黯红,脉细。脉络渐通,虚象显露。再予养心通络法。

药用:桃仁、赤白芍、川芎各9g,炙生地、当归各12g,丹参、黄芪各15g,甘草6g,桂枝3g,炒枣仁12g,桔梗9g。10剂。

后再按上方增损,又服10余剂,心痛基本消失,心电图复查除前壁陈旧性心肌梗死外,其余无异常。[张菊生.张伯臾治疗心痹验案二则.辽宁中医杂志,1997,24(6):279]

按:笔者曾收集整理当代名中医447则冠心病医案,运用多重响应交叉表、最优尺度分析方法,提取冠心病的基本病机及常见组合类型,分析病机之间的内在关系。结果:本虚标实类病机比例最高,病机组合类型繁多,呈现一定规律。气虚血瘀是最为常见的基础病机,阳虚可以视作是气虚的进一步发展,气滞和痰阻可能是气虚血瘀继发病机。本案起效的关键在于用药注重益气活血,正是抓住了冠心病心绞痛气虚血瘀这一最基础的病机,辨识病机准确,才有了治疗起效的前提。这一案例正是对《内经》"涩则心痛"病机最好的临床诠释。

(陈 晓 王倩蕾)

治则治法篇

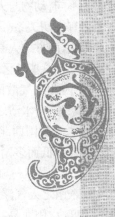

医之治病也，一病而治各不同

《素问·异法方宜论》云："黄帝问曰：医之治病也，一病而治各不同，皆愈何也？岐伯对曰：地势使然也。"原文提示：不同地区、不同环境、不同体质，有不同的发病特点，因此，治疗过程中采用了砭石、毒药、灸焫、九针、导引、按摩等各种不同的治疗方法。从治疗学角度创立了"因地制宜，因人制宜"的法则以及"同病异治"的理论。

生态学研究认为，生物体中所存在的全部化学物质，都来自土壤、空气和水。由于不同地区之地壳中所含的化学成分不同，因此水质与植物成分也随之不同，动物与人的体质因而不同。《异法方宜论》认识到地理环境与疾病的发生有密切关系。如东方之人易患痈疡，西方之人其病生于内，北方之人脏寒生满病，南方之人易病挛痹，中央之人易病痿厥寒热。这说明地区方域不同，则易于发生某些地区性疾病，故治疗也必须因地而异。《素问·五常政大论》明确指出："西北之气散而寒之，东南之气收而温之，所谓同病异治也。""气寒气凉，治以寒凉，行水渍之。气温气热，治以温热，强其内守。必同其气，可使平也，假者反之。"我国西北地区地势高而寒冷少雨，病多燥寒，治疗用药宜辛润；东南地区地势低而多雨，病多湿热，治疗用药宜清化。《医学源流论》说："人禀天地之气以生，故其气随地不同。西北之人气深而厚，凡受风寒难于透出，宜用疏通重剂；东南之人气浮而薄，凡遇风寒，易于疏泄，宜用疏通轻剂；至交广之地，则汗出无度，亡阳尤易，附桂为常用之品。若中州之卑湿，山峡之高燥，皆当随地制宜。"张锡纯在《医学衷中参西录》中说得更细致："如大江以南之人，其地气候温暖，人之生于其地者，其肌肤浅薄，麻黄至一钱即可出汗，故南方所出医书不过一钱之语；至黄河南北，用麻黄约可以三钱为率；至东三省人，因生长于严寒之地，其肌肤颇强厚，须于三钱之外再将麻黄加重始能得汗，此因地也。"现代医学地理学就是专门研究人体生理、病理及治疗与地理环境之间关系的一门科学，而《素问·异法方宜论》为我们揭示了朴素的医学地理学思想，这是难能可贵的。

笔者曾在京城求学，师从著名中医专家方药中教授，先生系四川成都人，用方遣药很有特色。侍诊期间，见先生治慢性肾病甚多，针对其中脾肾阳虚者，辄用附、桂之类，其附子常用达 15~30g，且持续数月乃至经年，收效甚佳。及学成返沪工作，在平素诊疗中，亦以方师经验付之实践，动辄以附子 15g 佐方中，谁知竟有数位患者或鼻衄，或牙龈痛、咽痛，或口干便秘，自忖乃附子过量之故。反思京沪两地人体质有别，对辛热之品耐受性有异，遂日减其量，火烛小心。读《异法方宜论》"医之治病也,一病而治各不同",今一药而量不同,何也? 地势使然,体质使然。

(王庆其)

粗守形,上守神

《灵枢·九针十二原》云:"小针之要,易陈而难入,粗守形,上守神。神乎神,客在门。未睹其疾,恶知其原。刺之微,在速迟。粗守关,上守机,机之动,不离其空,空中之机,清静而微。其来不可逢,其往不可追。知机之道者,不可挂以发,不知机道,叩之不发,知其往来,要与之期。粗之暗乎,妙哉,工独有之。"《内经》为我们描绘了一位高明的针灸医生能够把握病变的幽微变化,谨察经气之往来,恰如其分地使用针刺的手法,进行治病的过程,其中特别强调的是"粗守形,上守神""粗守关,上守机",实乃针刺能否取得疗效的关键。经文原意是:技术低劣的医生,只知拘守针法和发病部位来治疗,而高明的医生能辨明疾病的虚实,以调神为主,补泻运用自如;技术粗劣的医生只知拘守着四肢关节治疗,而高明的医生能谨候经气来往的动静,以施补虚泻实的针法。

大凡针刺取效,必以得气为先,而欲得气必以守神为先。《灵枢·本神》有"凡刺之法,必先本于神"之说。其实不仅针刺要"守神",为医者,凡上工治病,都必须以"守神"为先导。

如何"守神"? 余以为"守神"涉及患者及医者两个方面。患者的"神",就是患病后的精神状态。患者的精神状态关系到疾病的转归、预后以及医生治疗的效果。对于医者而言,在诊疗过程中要始终谨守和关注患者的精神情绪变化。诚如《灵枢·师传》所云:"告之以其败,语之以其善,导之以其所便,开之以其所苦。"做好相应的心理治疗。"守神"的另一方面含义是诊疗过程中注意患者的"神气"变化。所谓"神气"是脏腑气血功能变化的集中体现。《内经》说:"神者,正气也"。而"神气"不仅体现在患者的精神状态方面,还表现于面部的气色、眼神、语音、动作、皮肤毛发的色泽、舌苔、脉象、食欲、大小便等诸多方面。对这些方面的观察判断,往往是甄别医者诊疗水平的关键所在。所谓"医者,意也"。《素问·八正神明论》曾经生动地记述了高明的医生如何"守神"的心理活动过程:"帝曰:何谓神? 岐伯曰:请言神,神乎神,耳不闻,目明心开而志先,慧然独悟,口弗能言,俱视独见,适若昏,昭然独明,若风吹云,故曰神。"医生对患者神气的观测、感悟,妙不可言传,"若风吹云""昭然独明"。如果没有丰富的临床经验积累，没有娴熟的诊疗技术，"进与病谋，退与心谋"，很难达到如此神妙的境界。《九针十二原》还叙述了针刺过程中如何把握"守神"的机巧："知机之道者，不可挂以发，不知机道，叩之不发。""机"即掌握治疗的契机，"道"即治疗的法则和规律。要之，治病的全过程，包括望、闻、问、切以及理、法、方、药等各个环节，均不能脱离"守神"。

案例：鲍宫詹未第时，游毗陵幕，报疴半载，百治不痊。因买舟回里，延予治之。望色颊赤面青，诊脉虚弦细急。自述数月来通宵不寐，闻声即惊，畏见亲朋，胸膈嘈痛，食粥一盂，且呕其半，粪如羊矢，色绿而坚，平时作文颇敏，今则只字难出，得无已成隔症耶？

予曰：君质本弱，兼多抑郁，心脾受伤。脾不能为胃行津液，故食阻，而肠无所禀接，故便干。若在高年即虑成隔，今方少壮犹可无虞。方仿逍遥、归脾出入，服至数十剂，病尚未减，众忧之。予曰：内伤日久，原无速效，况病关情志，当内顾静养，未可徒恃药力。续得弄璋之喜。予曰：喜能胜忧，病可却矣。半月后，果渐瘳，仍劝往僧斋静养。共服煎药百剂，丸药数斤乃瘳。因更号觉生，盖幸其殆而复生也。(《杏轩医案》)

按：本案鲍宫詹科举未中，出现"数月来通宵不寐，闻声即惊，畏见亲朋，胸膈嘈痛，食粥一盂，且呕其半，粪如羊矢"等身心症状，程文囿投以逍遥、归脾出入，心肝脾三脏同治，然"内伤日久，原无速效，况病关情志，当内顾静养，未可徒恃药力"，不久又得弄璋之喜，药物加之情绪调节，病渐有起色，最后"僧斋静养"，终得完全康复。纵览全案，身心并治，尤以治神为上，是取效之关键。

（王庆其）

小针之要，易陈而难入，粗守形，上守神

语出《灵枢·九针十二原》。针灸之术看似基础理论相对简单，腧穴数量也不多，相对于用方遣药需要记忆的东西是少了些，但是应该注意到，临床针灸首先要开出一个正确的针方来，但在落实针方的含义时，在针刺入孔穴后必须依靠医者的手，才能感知出正气与邪气的区别，同时也要依靠医者对手法的调整，才能起到补虚泻实或调和的作用。针刺为中医思辨与手上功夫最好的结合点。故《灵枢·官能》说："语徐而安静，手巧而心审谛者，可使行针艾。"但是，如何才能达到用针精而少，疗效快且好呢？《内经》提出"粗守形，上守神"，意为粗劣的医者只是把针扎到孔穴上，而精巧的医者则能更进一步，从守神的

高度,来调整患者的气血盛衰。守神又称为治神。《素问·宝命全形论》说:"凡刺之真,必先治神。"有关于此,《灵枢·小针解》进一步阐释为:"上守神者,守人之血气有余不足,可补泻也。神客者,正邪共会也。神者,正气也。客者,邪气也。"守神或治神,简单地讲,可以分为几个部分:针入先得气,审气之盛衰,辨气之正邪,得气后治气,医者有感应,患者能觉知。得气是针刺获效的首要条件。如"刺之要,气至而有效,效之信,若风之吹云,明乎若见苍天,刺之道毕矣"(《灵枢·九针十二原》),讲的即为此原则。得气之后,进一步需要辨明气的状况,即虚实邪正,要依靠针刺入孔穴后的手感来判断,如《灵枢·终始》是这样分辨邪气与正气的,"邪气来也紧而疾,谷气来也徐而和",即邪气在针下的感觉是坚紧而疾速,正气的感觉是徐缓而柔和的。关于辨别正气的虚实,我们前面已经说过,首先要根据脉象来判断,另外针下得气缓慢或不得气也可是正气不足的表现。相对正气虚来说,对邪正的判断更加困难,没有大量的临床实践是不可能的。较为严重的虚证不是针刺的适应证,但可以使用艾灸或汤药。只有辨别清楚气的邪正之后,通过针刺扶正祛邪才成为可能,此时就必须采用特定的手法,实现补虚泻实的效果,如《灵枢·九针十二原》所言"刺诸热者,如以手探汤;刺寒清者,如人不欲行"。长期从事针灸工作的医生可能都见过这样的现象,有的患者留针期间针会自行深入,有的则自行外出,称之为"吸针""顶针"现象,分别代表体内有寒邪或热邪,其中吸针就相当于人不欲行的久留针而引阳化阴的手法,顶针则相当于以手探汤的快速泻热的给邪出路的手法,这两种手法是针刺手法中最为简单的,因为临床所见的虚实邪正关系可能远比上述这两种单纯的寒热要复杂得多,自然针刺手法也就更为复杂。

案例1:针刺人中治疗颅外伤味觉失灵案

杨某,男,46岁。患者因2007年春车祸造成颅内出血后味觉失灵年余,目前颅内血肿已消失。曾经高压氧、营养神经、头针等治疗无效,后经人介绍,于2008年夏求治于余。

患者舌脉无异常,虽无味觉,但个人能坚持正常食量进食,故未见消瘦。开始治疗1周,余依然按照颅脑内神经损伤后遗症思路治疗,予以头针治疗,无效;后有一日观察到患者在室外吸烟,遂问之吸烟仍有感觉否? 答曰:然。由是余受到启发,味觉失去者,自无零食之想,嗅觉失去者,当失吸烟之念,如吸烟之人患感冒而嗅觉不灵时,常无吸烟之欲,遂知患者嗅觉正常。患者虽无味觉,然纳谷正常,知其脾胃无虞,再考虑到人在肺气不宣、鼻窍不利时,也会出现少味的感觉,这是嗅觉与味觉的交互影响,也是天气与地气必须相通,才能实现五官九窍功能正常的体现之一。遂一改前法,针刺足三里(双)、人中三穴,经治1次后,患者次日来告,年余之苦,如日出后阴霾一扫,奇效如此,是我从来未敢想象的。后巩固治疗2次,痊愈。

按: 清代医家陈修园在《医学三字经》中解释人中穴时说:"天气通於鼻,地气通於口。天食人以五气,鼻受之。地食人以五味,口受之。穴居其中,故曰人中。"人中可以交通天地阴阳,所以被广泛应用于阴阳不交的厥证。此病例即为肺、脾、胃气均未虚,然天地二气交通之要冲人中穴处气道不通,抓住这个关键,竟一次大效,三次痊愈,足见中医经典其言不虚。

案例 2:内关治疗发作性昏厥案

黄某,女,时年 20 岁,某学校针灸系二年级学生。

2008 年 9 月间,余在办公室工作中,忽有学生慌乱急匆而入,言同学忽然昏倒于课堂之上,不省人事。余随学生入教室,该同学已被他人扶起,鼻息弱,脉象沉微、重按有力。首先判断为厥证,以指压人中,而毫无变化,随即掐按内关,须臾间目开神回头起。后该同学此症状又反复出现数次,均以此法回神。

按: 该患者之昏厥,属于心气被抑,其根本为心气不足,故每于精神紧张、惊惧恐慌情况下出现。昏厥是其不能抵抗外界环境变化时做出的过度保护性反应。内关为手厥阴心包经络穴,心包为心之宫城,医者针刺或按压刺激该穴,是医者与患者气息的直接交通,可以领气外出,开通心窍,使内闭之心神外达,故气通神回。对内关之刺激,必须达到"动心"的效果,操作时患者能感到心中一震,恰如号令一出,紧闭之门开启,是"守神"的关键所在。

(姜青松)

知机之道者,不可挂以发

"知机之道者,不可挂以发,不知机道,叩之不发。"语出《灵枢·九针十二原》。所谓"机",是指气机往来之动静。此喻针刺治病必须把握气机虚实的变化,那么治疗时,或补虚,或泻实,不会有毫发之差,自可效如桴鼓;反之,若不能掌握气机的往来动静,犹如弦上之箭,不能及时准确地射发,当然不能得心应手。可见,治病贵在辨析病机,洞察些微,识其真要,不可失之毫厘。如庖丁之解牛,虽筋骨关节之间,亦游刃有余。而此理岂独针刺而已。

戊辰年曾遇一女性失音患者,1 年前其夫因车祸不幸夭亡,遂悲难已,渐渐声嘶音哑,久而仅能发出低沉的"哈哈"之声。经五官科医院检查声带无异常,治而少效。曾用宣肺开音中药数十剂也不应。诊得音哑外,尚有失眠、胸闷、叹息等症,即投疏肝解郁伍以开音之品,症不减;继改养阴补气开音,也无进退。再询证候,患者由于长期思虑过度,以致失眠、耳鸣、眩晕,且形容憔悴。

此阴精暗耗，精不能化气，气无以上承会厌鼓动声道，景岳所谓之"内夺喑"也。遂以杞子、黄精、制首乌、生熟地、元参、女贞子、旱莲草、柏子仁、辰菖蒲、炙甘草等，2周后声音渐开，依法守治月余，声音渐宏，几近常人，随访迄今未有反复。临床辨证，确乎"不可挂以发"，否则差之毫厘，谬以千里。

（王庆其）

刺之要，气至而有效，效之信，若风之吹云

《灵枢·九针十二原》是篇针灸经脉腧穴的经典之作，其中论述针刺疗效的原文，非常精彩，曰："刺之要，气至而有效，效之信，若风之吹云，明乎若见苍天，刺之道毕矣。"这样的论述若非出自经验丰富之医家则不可能有此精辟之言。

临床针刺过程中，确实如此，有些疑难杂证，久治不愈，针刺一旦得气，疗效则"若风吹云，明乎若见苍天"，令医家、病家皆称奇妙。

此转载张仁医师的医案一例，其治病过程生动、曲折而奇妙。

案例：1975年初秋，一个干瘦的30岁左右的男人，背着个同样干瘦的男孩。男人姓姜，一脸愁容，他递给我一张新疆医学院（现新疆医科大学）附属医院的诊断书：姜某，男，6岁。脑缺氧后遗症。他告诉我为了他儿子的病，不仅跑遍了乌鲁木齐各大医院，而且专门跑了一次内地。然而，都无功而返。这次，因为听到新疆人民广播电台播送了我治愈小儿麻痹后遗症的消息，特地从100多千米外的农场赶来。

姜某个子瘦小，一对眼睛十分灵活。我询问和检查了一下他的病情，得病的原因是难产窒息引起脑缺氧。目前主要有两个症状，一是双腿虽未变形，但基本属于瘫痪，只能站立10多分钟，根本无法行走；二是会说一些话，但口齿含糊不清。我心里不由咯噔一下，因为类似的患者我碰到不少，但几乎没有效果。于是实话实说，告诉他小儿麻痹后遗症和脑病后遗症是不同的，对这个病我确无把握，他又这么老远来，白白花钱治不好病，我们没法交代。希望他另请高明。男人蹲着不吭气，烟卷抽了一支又一支，沉默了半天，最后叹了口气，求我说："大夫，我就这么个儿子，实在走投无路了，您就救救他吧。"见他实在没有回去的意思，我想了想，把话挑明说："这样吧，我试着治疗一个星期共6次，如果没有什么效果你就回去。"他点了点头。

第二天即星期一，一早，父子俩就坐在候诊室了。尽管是抱着死马当作活马医的想法，但既然答应了，我还是十分认真地思考了一个治疗方案。我根据以往

治疗瘫痪的经验和姜某的具体情况,采用头针配合体针之法,即以运动区、足运动区、语言区 3 个头针穴加上廉泉、足三里、阳陵泉、悬钟 4 个体穴。其中,头针穴加用电针连续波(代替手法捻针),频率为 300 次/min,强度以患儿可忍受为度。体针穴,用平补平泻法。均留针 15 分钟。连续治疗 3 日,丝毫没有效果。我又增加头穴平衡区和体穴梁丘。又治疗 2 次,亦无作用。于是,准备把话摊明。我说:"看来再治下去希望也不大,你们住招待所花销不小。是不是明天还是回去吧。""不行!"姜某的父亲坚决地摇摇头,说:"大夫,说好治 6 日就治 6 日,不能变。"

星期六上午,和平时一样,姜某由他父亲背着准时来到新医疗法室。我已经完全失去信心,按老穴位给他针毕,接上电针。刚好内科病房送来一张会诊单,有一个中风患者急着要会诊,因为走得急,我忘记了关照小周及时取针。等我回到诊室时,姜某还在那里由他爸爸抱着上电针,而时间已过去 1.5 小时,也就是我原来留针时间的 6 倍。我一阵内疚,赶紧检查了一下,幸好没有异常,当即为他取了针。

就在这天下午,刚上班,他父子俩忽然又来了,我想他们可能是来告别的。还没等我开口,姜某的爸爸就激动地说:"张大夫,你快看一下。"他把姜某放在地上,慢慢松开手,奇迹出现了;孩子竟稳稳当当地站住了,而且足足站了 3 分钟!他搂着孩子,激动地说:"起效了,你早上这针起效了!"两颗晶莹的泪珠从他干枯的脸上滚动下来,"我说你能救孩子。"我感到纳闷,取穴和方法都没有变,为什么突然见效了呢?我想,难道是因为延长电针时间增强了刺激量的缘故?一下燃起了我治疗的热情和信心。

父子俩决定留下来治疗。经过 3 个月的治疗,姜某不仅可以站立 1 个多小时,而且可以独立行走 500m。

1980 年 5 月,我在石河子结束了研究生考试,特地绕到莫索湾去看望姜某。姜某已经在团子弟学校上三年级了,除了体育课免休、说话还有点结巴外,其他和正常学生没啥区别。(载自《上海中医药报》2005 年 7 月 8 日第 5 版)

(周国琪)

病之始起也,可刺而已,其盛可待衰而已

语出《素问·阴阳应象大论》。对后一语的解释,一般难以理解。但结合《灵枢·逆顺》所说"兵法曰:无迎逢逢之气,无击堂堂之阵。刺法曰:无刺熇熇之热,无刺漉漉之汗,无刺浑浑之脉……方其盛也,勿敢毁伤,刺其已衰,事必大昌",

则知这是引用兵法策略,因势利导之术。《孙子兵法·军争》也有"故善用兵者,避其锐气,击其惰归,此治气者也"之语。《素问·疟论》在疟未发前针刺,《金匮要略》制蜀漆散治牡疟、温疟在发作前服,从而引申为一种治疗周期性发作疾病的方法。据此,我治疗月经病一般均在经前用药。

案例:1996 年治一 41 岁闭经患者,主诉停经 3 个月,前医即用通经药 1 个月,不效。询之每次月经欲来不至之时皆有动静,但一过而已,过后如常。嘱其计算月经周期,待时来诊。届时诊有腰酸、腹部不适感,伴面部、肢体浮肿,小腹坠胀,小便不利;查舌胖大色紫,脉沉、左弦细。辨为气血亏虚、肝郁脾虚、水湿阻滞。随即处方,予以太子参、白术、茯苓、当归、杭白芍益气养血,合泽泻、车前子健脾利水,合益母草、三七、川芎、鸡血藤、泽兰、怀牛膝养血活血通经,佐以柴胡、枳壳调肝理气。嘱经来停服。过后来报,届时腰酸而腹坠明显,但未见经血。因思年龄偏大,且舌质淡而有阳弱之象,虽有"月事以时下"之势,但无鼓动破壳之力,于是待至又一周期前,加用二仙、巴戟天以激奋之,果然应时而至。此后嘱患者再用 1 个月经周期,以巩固效果。后随访痊愈。

按:本案审视点在月经来潮之前服药,顺其经来生理之势而予利导之法,事半功倍。余治经前、经期、经后诸症,如经前烦躁、痤疮、痛经、月经过多或过少、经后乏力等,均遵此法服药,取效明显。

(烟建华)

因其轻而扬之

《素问·阴阳应象大论》云:"因其轻而扬之,因其重而减之。"此言因邪气性质轻重不同,侵犯人体部位也有差异。邪性轻扬者属阳,犯外、犯上;邪性重浊者属阴,则犯内、犯下,从而形成不同病位,并造成一种邪居之势,又是医者驱邪之势,即因其性而利导之,就其近而驱除之,决不可舍近求远,徒伤正气。这就是我们常用的汗、吐、下诸驱邪之法。这些方法看似简单,实际运用常常浑噩难决。

案例 1:1991 年夏在京郊曾治一 8 岁男童,其病开始仅上肢有稀疏红疹,发热身痒,经县医院诊治 3 日,红疹不仅未退,反而连成大片遍及全身,并抓挠出血渗水,发热高达 39℃,脉浮数有力,两寸甚滑,苔薄略黄,精神尚可。检前医药方,除芩、连、丹皮、赤芍之类,并有全蝎、蜈蚣。揣度前医用蝎、蚣之意,欲除身痒之风,但此风非经络深藏之风,而是犯表之风,又郁于营中化热,欲发而不出,故错用虫药,致使邪无出路,流窜散漫。此当在清热凉血基础上顺势宣散以导邪外出,重在透发。处方:黄芩、赤芍、丹皮、银花、连翘、荆芥、升麻、芦根、蝉衣。1剂热降,疹粒未出;再剂痒减,疹势收敛;又2剂疹、热并退而愈。

案例2: 2002年治一药物过敏性皮疹患者,女性,56岁,因宫颈息肉手术后用左氧氟沙星静脉点滴引起药物过敏,导致全身皮肤大片红斑1周,痛痒难忍,伴颜面、唇周及四肢肿胀,恶寒发热,体温38.2℃,咽干红肿。诊脉浮濡缓,舌苔黄腻而干,辨为风热郁表,肺卫失宣,脾湿内蕴,引动肝风所致。风热郁滞肺卫,不得透发外泄,故见肌肤斑疹;肺失宣降通调,加之年老体弱、脾湿内蕴,风热湿邪相合,郁阻三焦水道,水湿滞于肌肤。患者素脾虚肝旺,风热外盛最易引动肝风。风热湿邪壅遏肌表,病位在外在上,主以宣散,兼以渗利。方以防风、荆芥、柴胡、薄荷、蝉衣、连翘、炒栀子、淡豆豉、白芷、葛根、芦茅根透泄风热、宣肺利水,表和里通,而使三焦疏达;合以苍白术、车前子健脾利湿,以助化湿消肿;佐以柴胡、枳壳、川芎、丹皮、乌梅疏肝清营消风,加用地龙可通肺络利宣降、平肝解痉息风,有利于缓解过敏性炎症反应。患者服药后汗出热降,斑疹肿胀明显减轻。风热湿邪虽得汗出透泄,然患者年老气弱,亦致心之气阴损伤、脾之清气不升,症见心悸自汗,头晕耳鸣,肢软乏力;苔薄黄、右脉略浮小滑为余邪未尽,故继以玉屏风散、生脉饮合桂枝汤加浮小麦、乌梅等益气养阴、补益心脾、调和营卫、疏风固表而病愈。

(烟建华)

中满者,泻之于内

语出《素问·阴阳应象大论》。中满是指中焦痞满作胀之症,也可指肠胃壅滞实满之状。泻之于内,即满则从内泻而除之。除去痞满作胀,医经示以除其实滞之满的治疗法则,即中焦胃肠有实热燥屎或痰浊水饮留阻中焦使气机壅滞的实证,必用泻实攻下,从内而除之,但是在临床实践中,可从多方面的治法来演绎《内经》"泻之于内"的法则。尤其仲景的《伤寒论》中就有多种治法,体现泻之于内以消中满。其中以五泻心汤为代表的辛开苦降、燮理升降之法,治疗寒热水气留扰中焦,使中焦斡旋失司,枢机不利,出现心下痞满之症;五苓散通阳利水之法,以治疗下窍不利,水邪内停上逆,阻滞中焦气机,而见有小便不利,心下痞;旋覆代赭汤和胃降逆,化痰消痞,治疗脾胃气虚痰浊阻滞,中焦气机不利之心下痞,噫气不除;大柴胡汤以和解少阳,通下里实,治疗少阳枢机不利,气机阻滞,又兼阳明里实之心中痞硬。故"中满者,泻之于内"并非单是实满泻下而言,其中可包含调理气机、通利水道、化痰消痞、泻下攻实及消食导滞、温通寒凝等多种治法。

案例:2001 年,曾治何姓男性患者,形体瘦削,原有胃下垂病史,常年心下至胃脘痞满,脘腹胀气,时常大便溏或干稀不调,因中满不舒,故纳食量少,使得机体日见消瘦、畏寒怕风,易外感,舌黄,苔淡白而厚腻,此属脾胃虚寒,寒凝气滞,并兼夹湿浊而致中焦气机不运,故见痞满胀气。若单以补虚,更壅气机,单以行气,恐有耗正伤气之虞,而病在中焦,脾胃不运而使气滞湿困,但脾胃得运则气行湿化,上下通畅,则中满自消。然中寒凝滞,非温不化,故以理中汤为治方,加以附子以增其温化之力,是以附子理中汤之义温中补虚,调理脾胃。酌加川朴 6g、木香 6g,行气消痞除满。3 剂服下,即觉胃中暖意舒通,胀满改善。1 周后再诊,中满大减,已能正常纳食,且腻苔已化去大半,脾运已振,胃纳渐复,则加升麻,炒枳壳,促脾胃之上下升降机能,陈皮燥湿理脾,去附子、木香以防温燥太过以耗阴。守方 4 周,前症均已,大便已实,后嘱其服补中益气丸,以善后资效并升提清阳,以期能逐渐改善胃下垂之状。

按:就以上病例而言,若理解《内经》"中满者,泻之于内"用泻下之法则其证无实滞可下,故应以广义理解,泻之于内为辨是证,用是法,消其中满,而为泻之意也。

(杨悦娅)

气虚宜掣引之

语出《素问·阴阳应象大论》。本句后世有两种解释,一说:掣,导也。气虚者,宜用导引之法使之流畅而充实。王冰:"掣读为导,导引则气行调畅。"二说:掣,古通挈,《太素》《甲乙经》均作"挈",抽取之意。气虚者当引取挽回其气,使之复常。含补之义。《类经》云:"气虚者,无气之渐,无气则死矣。故当挽回其气而引之使复也。如上气虚者,升而举之,下气虚者,纳而归之,中气虚者,温而补之,是皆掣引之义。"

本人认为,此句当遵二说较佳,概指气虚之极,大气下陷之证而言。古虽未有大气下陷之名,但有大气下陷之实。《灵枢·口问》就有"下气不足,则乃为痿厥心悗"的症状描述,《素问·阴阳应象大论》"下者举之"与本句共同指出大气下陷的治法。

张锡纯对"大气下陷"论之甚详,并创升陷汤治之。方中以黄芪为君,因黄芪既善补气,又善升气。唯其性稍热,故以知母之凉润者济之。柴胡为少阳之药,能引大气之陷者自左上升。升麻为阳明之药,能引大气之陷者自右上升。桔梗为药中之舟楫,能载诸药之力上达胸中,故用之为向导也。至若少腹下坠或更作疼,必需升麻之大力者,以升提之。张锡纯告诫后人气虚不可过用导引降逆之品,误用之后果严重,并举数例误治之例以戒之。现举一例:"一人,年三十余。呼吸短气,胸中满闷。医者投以理气之品,似觉稍轻,医者以为药病相投,第二剂,遂放胆开破其气分。晚间服药,至夜如厕,便后遂不能起。看护者,扶持至床上,昏昏似睡,呼之不应,须臾张口呼气外出,若呵欠之状,如斯者日余而亡。"由上观之,王冰注释恐有不妥。"虚则补之",气虚之人当用补益之药,也可少佐行气之品以达补而不壅之目的,但断不可纯用行气降气之物更破其气,犯"虚虚实实"之诫。

余当年随师侍诊之时,遇一患者,25岁,遗精数月,初时3~4日1次,渐渐频繁,现每日皆遗。见该患者面白神疲,形瘦气却,自述少腹连及前阴坠胀疼痛,肩背酸重,舌淡苔白,脉沉弱。言近日已服中药,然效果不明显,遂来求诊。观前医处方,以益气健脾,补肾涩精为治。师仍守此方,唯加升麻5g、柴胡5g。3剂来诊,言诸症大减,犹以少腹坠胀,肩背酸重减轻为著,3日遗精仅1次。效不更方,仍以前方加减,月余而愈。余诧异问之,何以只加升、柴二味,其效若神?师答曰:"此大气下陷之症。前医方中补益之品已足,然补益之品壅滞于下,唯少升提药物助其升达敷布。经云:大气一转,其气乃散。升、柴可助药力转输全身五脏,使升降相宜,病必得瘥。"

(邹纯朴)

微者逆之,甚者从之

语出《素问·至真要大论》。微者逆之,适用于病情轻浅而单纯无假象的疾病。症状与病机相符者谓之微,治疗应用与症状性质相反的药物,属于正治法。如寒者热之,热者寒之。《类经》云:"病之微者,如阳病则热,阴病则寒,真形易见,其病则微,故可逆之。逆,即上文之正治也。"所谓"甚者从之",适用于病势较重、病情复杂并出现假象的疾病。其证候表现与病机不相符者,如真寒假热、真热假寒,治疗可顺从症状之假象,用性质相同的方法治之。如以寒治寒、以热治热,属于反治法。《类经》云:"病之甚者,如热极反寒,寒极反热,假证难辨,其病则甚,故当从之。从,即下文之反治也。"

案例：江南名医汤承祖《六十年行医经验谈》载有一案，患者杨姓，男，56岁。起病为发热、不欲食，经治10余日病趋严重，不食不饥、不渴不饮，神志昏糊，当时天气尚凉，患者着单裤一条，上身赤膊卧于床席上，烦躁转侧不宁，目不交睫，皮肤不温，口中喃喃自语，两目幻视。小便量很少，色如隔夜浓茶。诊其脉细缓无力，每分钟72次，舌苔厚白腻润（系撬口检视），肛温37.5℃。索阅前服之方，计每日一张，初为桑菊饮、银翘散等加减；继为竹叶石膏汤加味、人参白虎汤加味；再后，神志已糊时则为甘寒养阴宁神等方剂。思之，今其脉次如常人而脉象细无力，舌苔如此之厚白腻润，是热去湿存之证。热去湿存乃临床常见，而此例病情危笃，实属少见。析其理，乃始为病湿而发热，湿为阴邪，而所用之药未能化湿，而是以寒治湿，不啻阴加于阴，致使抗病功能日衰，热不能发，阴甚于内，阳不能返，躁扰不寐，不着上衣种种证情，是阴极似阳而无疑。欲治其躁必温其阳化其湿，但积渐难返堪虑，但有一线希望应尽心力而治。予温阳化湿法。药用：油肉桂、淡干姜、炒苍术、白蔻仁、广藿梗、制半夏、陈皮、茯苓。处方甫毕，翌日病家又来邀诊。患者服药后，床上两头换位次数减少，约10分钟1次。但仍目不交睫，其余诸证无明显改善。脉、苔、体温均如昨。家属惶惶，料不能救，窃窃私语。汤承祖认为，躁扰之象能稍好转，即是药效。方药不变，用量适当加大，又服1剂。如斯者已服药3剂。患者开始识人，躁扰稍安，欲着上衣，能稍入寐1~2小时1次，知饥，进食米汤一日数次及薄粥少许，至第十一日，大便下行一次颇多，多半为黑色宿粪，少量为黄色新粪。神态、表情均好转，能答问，小便量逐渐增多，色淡黄而清。细缓无力之脉已渐有力，舌上厚白腻之苔大部消失。又数日，精神渐好转，睡眠更转佳。脉缓有力，舌苔净化呈薄腻之苔。嘱服附子理中丸、香砂六君丸善后，病乃愈。

按：凡医皆被患者发热喜凉、神志昏糊、烦躁转侧不宁、目不交睫等热象所惑，俱用辛凉、苦寒之法，殊不知此等热证为寒湿蕴内，拒阳于外，阳气浮越而致，用温阳化湿从治之法而获效。病势危重之疾，往往假证迭见，故医者要直捣黄龙，效中肯綮，当拨云见日，抓住病机是关键。

（邹纯朴）

惊 者 平 之

（一）

语出《素问·至真要大论》。对此句大多解释为：惊悸不安一类病证，以镇静安神法平抑之。唯张子和在《儒门事亲》中有独到见解:"平谓平常也,夫惊以其忽然而遇之也,使习见习闻则不惊矣。"从而明确提出"惟习可以治惊",巧妙地把治病之因转化成治疗手段,并将其应用于临床。

案例:卫德新之妻,旅中宿于楼上,夜值盗劫人烧舍,惊堕床下。自后每闻有响,则惊倒不知人。家人辈蹑足而行,莫敢冒触有声,岁余不痊。诸医作心病治之,人参、珍珠及定志丸皆无效。戴人见而断之曰:惊者为阳,从外入也;恐者为阴,从内出也。惊者,为自不知故也;恐者,自知也。足少阳胆经属肝木,胆者敢也,惊怕则胆伤也。乃命二侍女执其两手,按高椅之上,当面前下置一小几。戴人曰:娘子当视此。一木猛击之,其妇大惊。戴人曰:《内经》云惊者平之。平者,常也,平常见之,必无惊。是夜使人击其门窗,自夕达曙。夫惊者,神上越也,从下击几,使之下视,所以收神也。一二日虽闻雷亦不惊。德新素不喜戴人,至是终身厌服,如有人言戴人不知医者,执戈以逐之。(《儒门事亲》)

按:此案对"惊者平之"提出了独到诠释,别有见地。按现代医学心理学的观点,此法类似行为疗法中的脱敏法。适用于一些恐怖症患者,其有明确的焦虑恐怖的诱因,这种焦虑又可引起适应不良性行为者,就可以采用脱敏疗法。

(王庆其)

(二)

语出《素问·至真要大论》。本句言惊惧不安之病,或由惊而引起的疾病,均可用"平之"之法治疗。"平之"者,或用重镇药物,使神魂平静;或用精神疗法,使之恢复为"平常"之态。

案例:昏厥案

郭某,女,16岁,1988年4月20日初诊。

1年来时发昏厥,每7~10天发作1次。发病前或有短暂表情呆滞,或发出一声惊呼,随即仆倒,肢体僵硬,闭目而呼吸气促,经2~5分钟便可复苏。平时胆小易惊,其本来熟悉的叔父进家,曾将她吓得钻入床底躲藏。睡眠不实,多梦话。月经正常,大便干燥,四五天一行,舌红苔薄白,脉弦细略数。形体较瘦削,学习成绩优良,爱好体育。脑电图正常,曾服抗癫痫西药无效。证属胆经痰热,神魂不藏。拟清化胆经痰热,佐以重镇,用柴苓温胆汤加味。

处方:柴胡8g,枯黄芩12g,青陈皮各6g,茯苓12g,炒枳实10g,淡竹茹8g,菖蒲10g,生大黄2g,生龙牡各15g,炙甘草6g,知母10g,草果10g,半夏10g。

10剂,每日1剂,水煎分2次温服。

2周后复诊:昏厥未发作,睡眠较前安稳,大便正常。再以琥珀抱龙丸20丸,每日早晚各1丸。

将近3年后,于1991年3月26日因月经不调再来就医,询问其前病情况,云服丸药后病从未复发。

按:此案例用清化痰热佐以重镇之药,是"惊者平之"常用之法。少女善惊而时厥,亦是胆气虚弱之象,但又兼舌红、便秘,是内热之证,因而用温胆汤加味治疗,待其内热渐退之后,改用琥珀抱龙丸渐"平"之。此丸药虽然主治小儿痰热惊厥,但其中辰砂、琥珀等均为重镇安神之品,胆南星、天竺黄等则是祛痰之药,虽少女甚至成人用之,只要对"证",皆可获效。(《黄帝医术临证切要》)

(周国琪)

散 者 收 之

语出《素问·至真要大论》。此四字言简意赅,意味无穷,概括了《内经》对精气外泄之证的基本治疗法则,在临床上具有重要指导意义。高世栻《素问直解》注:"耗散者,收以治之。"意谓对精气因耗而虚损,因虚而散失之证,应当用收敛之法治疗。但是,余认为对"收之"不能单纯理解为固涩收敛之法,实含补法在内,而应理解为补益兼收敛之法。本法临床运用甚广,涵盖了因正气亏虚而致气、血、津液、精等耗散外泄的多种病证,如自汗带下、脑漏、脱气、崩漏、遗精、遗尿、久利等,均可在补其正虚的基础上,分别采用止汗、涩津、固精、摄血、敛气、止泻等法治疗,多可收到良效。

案例:5年前曾诊治一例女性患者,主诉带下不止半年,久治未愈。症见面色㿠白,神疲乏力,腰膝酸软,白带清稀,漏下不止,每日均靠卫生巾维护,否则不能上班工作和外出活动。视其舌,色淡而胖,诊其脉,脉细尺虚。处以肾气丸合水陆二仙丹化裁,药用熟地、山萸、山药、补骨脂、杜仲、白术、鹿角霜、金樱子、芡实、白果、炙黄芪、菟丝子等,1周而带下减轻大半,余症亦显著改善。续用上方加党参、茯苓,半月而痊愈。

按:带下临床有寒热虚实之别,本案白带清稀,漏下不止,半年未愈,久病及肾,结合诸症,证属脾肾虚寒,精气下泄。故用补脾温肾之法,复用金樱子、芡实、鹿角霜、白果等收敛固摄精气,故收效较速。

(邱幸凡)

塞 因 塞 用

（一）

《素问·至真要大论》提出反治一法，其中塞因塞用是反治法之一种。其含义是指因虚致塞者可用补益法通其塞。该文又指出"诸寒之而热者取之阴，热之而寒者取之阳"，皆是针对阴虚、阳虚而设的治本之法。根据这一文字体例，同样可以提出"诸通之而塞者取之虚"，即针对因虚致塞的证候，用通法不解或加重的病证，应取补虚法治疗。这样似可扩大"塞因塞用"的应用范围。

所谓因虚致塞，大致有以下几种情况：一是因体虚而受邪；二是因虚而致气、血、痰、水等停滞。临床治疗此类病证，一般采用先补虚后驱邪，或先驱邪后扶正，或扶正驱邪并举，这是常法，无可非议。但也有某些因虚而致邪滞的病证，误用通法而不效，或更伤其正者，当改用补虚法治。这种情况在临床上也屡见不鲜，因此，"诸通之而塞者取之虚"的提法，有一定实用价值。

笔者近为治疗某些脘腹胀症而困惑，大凡胀病，诚如张介宾所言，实胀多而虚胀少，寒胀多而热胀少。故治疗每以行气导滞除胀为常法，但取效者除一些轻证外，不少难以为功，后采用补中益气法、建中法、理中法及甘草泻心法，反建奇功。此亦应验了"诸通之而塞者取之虚"的道理。

治病之法，无非扶正、驱邪两端，但调遣之法自有变态万千，运筹之妙存乎一心。《内经》的经旨，值得我们运用于临床，玩味再三，反复体验，始得悟其一二。

（王庆其）

（二）

语出《素问·至真要大论》，属反治法的一种。如证见痞塞、痞满等症，缘于气虚运化无力者，当用补药以治之。王冰注曰："又热在下焦，治亦然。假如下气虚乏，中焦气拥，肢胁满甚，食已转增，粗工之见无能断也，欲散满则恐虚其下，补下则满甚于中，散气则下焦转虚，补虚则中满滋甚，医病参议，言意皆同，不救其虚,且攻其满,药入则减,药过依然,甚中满下虚,其病常在。乃不知疏启其中,峻补于下,少服则资壅,多服则宣通,由是而疗,中满自除,下虚斯实,此则塞因塞用也。"(《重广补注黄帝内经素问》)张介宾极为赞同王冰观点,其所议亦同。

可见,对于脾虚中满之证,医家主张重用温补,但温补之剂,诸医家历来喜用补中益气汤、四君、六君、八味丸等为主。清代王清任独具特色,首开重用黄芪补虚之法,在治疗半身不遂的名方补阳还五汤中重用黄芪四两,且每日2剂,每日黄芪用量达八两之多;在治疗妇人产后抽风的黄芪桃红汤中,黄芪亦用八两;在治小儿抽风的可保立苏汤中,黄芪用一两五钱;在治小腿萎弱的黄芪赤风汤中,黄芪用二两;而黄芪防风汤治脱肛,黄芪甘草汤治阴茎痛皆取黄芪四两。可见,王清任广泛应用黄芪治疗气虚引起的各种病证,疗效可靠,临床可兹借鉴。

先师李国清善治萎缩性胃炎,遵王、张之论,循清任之法,治疗原则主峻补中气,温运脾阳。处方如下:

黄芪 50~100g,白参 10g,焦术 15g,茯苓 20g,川楝 10g,砂仁 10g,枳壳 10g,香附 10g,延胡索 15g,白芍 15g,枣仁 15g,神曲 15g。

先师常言:萎缩性胃炎中医可称作"胃痞",临床以胃脘痞塞、不饥不食、肠鸣便溏为特征,大多可见脾胃虚寒、运化失司、升降失常之象,与《内经》所云"否""否隔""否塞"相类。要抓住脾虚不运、气机壅滞的病机,确定相应的治则,即峻补中气,温运脾阳。采用重用甘温益气药物消除痞满,佐以行气消满药物,即"以补为主,以疏为辅"的原则,达到塞因塞用的目的。对于此法,明清两代医家多有论述。明代徐春甫说:"百凡治病,胃气实者,攻之则去,而疾恒易愈;胃气虚者,攻之不去,益以本虚,攻之则胃气益弱,反不能行其药力,而病所以自如也,非药不能去病,亦以王(旺)气不行药力故也。"(《古今医统》)徐春甫强调了胃气虚者,不易攻伐,当以扶正为主,正气足则气能行药力,疾病易愈。《景岳全书》也明确提出:"虚痞虚满者,非大加温补不可……但使脾胃气强则痞满开而饮食自进,元气自复矣。"

塞因塞用是中医治法中的常用方法,体现了中医治疗中的独特之处,临床不仅用于治疗"胃痞",还可用于那些本虚而标实、真虚而假实的多种疾病的治疗。现略举几例:

耳聋、耳鸣:《灵枢·阴阳清浊》云:"其清者上走空窍,其浊者下行诸经。"因清阳之气不能上濡养耳窍,耳窍失养,闭塞不通而出现耳聋、耳鸣。治疗时应选用补益药物。如肾精不足,治以六味地黄丸滋养肾阴;中气不足,用补中益气汤升提清阳之气。

便秘:有气虚便秘者,临厕努挣乏力,伴有神疲气怯,面白自汗,苔白脉虚,治以益气润肠,方用黄芪汤,使肺脾之气得以内充,传送有力,则大便通畅;有血虚便秘者,因血虚津少,不能滋润大肠而秘结,伴面色少华,头晕目眩,心悸,唇舌色淡,脉细涩,治以养血润燥,方用《尊生》润肠丸。

癃闭:对于因中气不足所致的小便不通、小腹坠胀,治宜补脾胃、助气化。气化得行,小便自通,方用补中益气汤合春泽汤加减。肾阳虚亦可致尿闭塞,因命门火衰,气化不及州都,以济生肾气丸为主方,温补肾阳,化气行水,使小便得以通利。

中风:因气虚推动无力而致气虚血瘀之中风者,临床可表现为半身肢体瘫软无力,口眼㖞斜,语言謇涩,脉沉涩无力。治以补气活血通络,方用补阳还五汤。方中重用黄芪大补元气,补气以行血,血行风自灭。

无汗症:清代吴瑭认为:"汗由阳气蒸化阴精至腠理皮下,聚而从玄府出者也。"(《温病条辨·汗论篇》)说明汗出机制是阳气蒸化阴精而成,并靠阳气的敷布作用排出体外。当阴精不足,汗出无源或阳气虚,蒸化敷布无权导致皮毛、腠理闭塞而无汗时,治疗应采取助阳、益气、养阴、补血等法,以滋其化源,或助其蒸化。

对于以上病证,只要是因"虚"导致的闭阻不通的,都可以应用塞因塞用法。可见,深入认识疾病本质,灵活运用塞因塞用法,往往能达到以补开塞的目的。

(邹纯朴)

通 因 通 用

"通因通用"是中医常用的治则治法之一,属于反治法的一种,一般理解为内有邪实而现见下利症状者反用通利甚至攻下大便的治法,如《伤寒论》以大承气汤之急下,治"少阴病自利清水,色纯青,心下必痛,口干燥者"。然如此理解"通因通用"的医理,似乎有失简单片面。实际上,"通因通用"并非指哪一种具体的治疗方法,而是提出了反治法中的一种类型,在临床实际运用中,其中包含着丰富的临床治法,应根据患者的病情,选择使用。所以,十分有必要重温"通因通用"一词在经典中的含义。

"通因通用"语出《素问·至真要大论》,其中有一段原文主要讨论了中医的治则治法问题,先论述了一般正治的方法,接着讨论反治法的问题,引出以下文字:"帝曰:何谓逆从? 岐伯曰:逆者正治,从者反治,从少从多,观其事也。

帝曰:反治何谓? 岐伯曰:热因热用,寒因寒用,塞因塞用,通因通用,必伏其所主,而先其所因,其始则同,其终则异,可使破积,可使溃坚,可使气和,可使必已。帝曰:善。气调而得者,何如? 岐伯曰:逆之从之,逆而从之,从而逆之,疏气令调,则其道也。"

这段原文的主要内容可以理解为在疾病病情严重阶段,表象可能与本质不完全一致,临床实际中可以见到"大实有羸状,至虚有盛候"的情况,此时应采用"甚者逆之"的原则,即顺从疾病表象而治。在实际运用中,要求医生首先要学会对病甚时表象的正确判别,若真假难分,假象不辨,则很难想象到底是反治还是误治。故原文反复举例以说明反治的运用,并提出了注意事项。反治表面上是顺从疾病的表象而治,正由于表象与本质不完全一致,顺从病证的表象则逆其疾病的本质,在使用时其药性虽然与症状相同,其实仔细分析,其药性与病之本质是相反的,还是针对疾病的本质而治。故在此又循循告诫,运用反治时,"必伏其所主,而先其所因",可见还是强调从本而治,只有治病求本,探明病因,才是治疗疾病的不二法门。在运用时,反治法的药物剂量用多用少,需辨证而施,"从少从多,观其事也"。

显然"热因热用,寒因寒用,塞因塞用,通因通用"是对反治法的举例,但并未具体说明究竟采用何种治疗措施,后世医家对此有一些具体的解释,则是个人的心得体会。实际上,《内经》提出的上述反治四法,更多的含义是四种反治类型,目的是阐述反治法的思想。因此,我们不应该把它们局限于四种具体的治疗方法,而应理解为临床治疗的思路,如此,我们才有可能真正理解"通因通用"的含义,从而在临床中灵活运用。

笔者认为,"通因通用"应理解为顺从通利的症状,使用通利的药物。此"通利"之症不仅为下利,尚包括尿淋、崩漏、带下、出血、汗出等具有通利症状特点的证候,但它们是表象,其实质当为邪气盛实或邪实瘀阻所致,故治当以攻里通下、利尿通淋、清利湿热、活血化瘀、发汗等祛邪之法治之。如《医学心悟》用一味五灵脂治疗瘀血崩漏者,谓之通因通用。

为帮助加深理解,再举临床医案两例:

《寿世保元·汗出》载:"一人四时出汗,畏风不敢当,虽炎天必须棉衣。冬天气喘,气不相接,偶有便淋白浊。服八物汤,不效。服补中益气汤,少已。予以荆芥、防风、桂枝、薄荷、甘草、羌活。一剂而痊。"此为汗证反用汗法"通因通用"。

《古今医案按·张子和案》载:"张子和又治一人泻利不止,腹鸣如雷,不敢冷坐,坐则下注如倾。诸医便断为寒证,姜、桂、丁香、豆蔻,及枯矾、龙骨之类,靡不遍服,兼以燔针灼艾,迁延将二十载。戴人诊之,曰:两寸脉皆滑,余不以为寒,然其所以寒者水也,以茶调散涌寒水五七升,无忧散泄积水数十行,乃通因通用之法也。次以五苓散淡渗利之,又以甘露散止渴,不数日而全愈。"说明患者泻利病证仍属邪实,张子和果断运用吐下通利法"通因通用。"

古代医家的医案为我们正确理解和灵活运用"通因通用"这一反治法作出了榜样,启示我们对经典理论也需要创造性地运用,在临床上举一反三,为我所用。

(陈 晓)

逸 者 行 之

(一)

语出《素问·至真要大论》。中医治病的一个重要原则是"因势利导",诸如上者越之、下者导之、中满者泻之于内等。这是治病的一个重要规律。

所谓"逸者行之",含义深广。气血逸滞,活血以行之;形体过于安逸,引致肥胖病等,行之可减肥;既病之后形体活动不利,不能恢复形体功能,甚则肌肉萎削,当加强锻炼,行之则有助于恢复形体功能;有形实邪,滞留于机体,攻之、逐之、利之、导之、行之,邪去则正安。

举凡人体任何器官的生理功能都遵循着"用进废退"的规律。即使是一个健康的人,如果长期卧床,其生理功能也可能衰退。而由疾病原因所致的某一器官的功能失用,必然会出现"不进则退"的现象。如肢体不用,可出现肌肉萎弱,关节粘连,功能减退;消化器官由于长期鼻饲而不用,令食欲全无;长期用导尿管的,可影响膀胱本身的气化功能,导致遗溺、无尿或感染等情况;生殖器官或因患者自恃有病而惧怕伤身忌房事,结果出现阳痿、阴冷,一蹶不振。

总之,人体本身存在着一个自我调控系统,这个系统的功能具有很大的可塑性,"用"则灵,"逸"则废,或导致种种失调。医生的治疗,尤其是中药的治疗,旨在调节人体的调控系统,令"逸者行之",恢复其自调功能。

案例:曾治一阳痿患者,年届不惑,自诉阳痿已 2~3 年,由此而夫妻不睦,患者甚是郁闷。久寻良方,均无进步,其中不乏花费重金购买人参、鹿茸、龟甲、阿胶、海狗肾等补肾壮阳之品。患者对治疗已几近丧失信心,以致形容憔悴,未老先衰。来诊时,仔细追询病史,云患者几年前曾患"乙型肝炎",病程迁延三四年,几经反复,当时医生嘱忌房事,患者恪守不逾。后经精心调治,肝病已基本康复。但因前车之鉴,患者不免杯弓蛇影,加之自己经常翻阅医书,云房劳所伤肾精,对人体有害,故而戒备有加,逐渐阳痿不举。此乃心理障碍所致,属功能性阳痿。遂进行心理疗法,剖析疑议,陈明吉凶,指出"用进废退"的道理,适可而止,无伤心身。患者终于解除心头阴影,走出误区。无大用药,而阳痿可举。思此,《内经》所谓"逸者行之",此属一例。

(王庆其)

(二)

　　语出《素问·至真要大论》。逸,多作"安逸不劳"解。《内经知要》云:"逸,即安逸也……过于逸则气脉凝滞,故须行之。"《金匮要略·血痹虚劳病脉证并治》指出,古代养尊处优的达官贵人,由于缺乏劳动锻炼,虽然看上去肌肤壅盛,其实筋骨脆弱,营卫虚乏,腠理疏松,因此很容易在运动汗出时受邪发病,"夫尊荣人,骨弱肌肤盛,重因疲劳汗出,卧不时动摇,加被微风,遂得之"。刘完素《伤寒直格》曰:"逸……乃逸豫、怠惰而生病也,与劳相反。"王孟英《潜斋医话》则论曰:"自逸病之不讲,但世知有劳病,不知有逸病。然而逸之为病,正不少也。"关于"行之",张介宾曾释:"行之,行其逆滞也。"对于《内经》"久卧伤气""久坐伤肉"一说,张介宾解释:"久卧则阳气不伸,故伤气;久坐则血脉滞于四体,故伤肉。"可见,行气活血,当为其具体治疗思路。王孟英《王氏医案》记载了一张氏女,因安坐不劳,痰气凝结,经髓不宣引起的闭经案,认为当"豁痰流气",不需血药,则经自通。《世补斋医书·逸病解》也说:"审病之为逸,便须用行湿健脾,导滞理气之法。"由是观之,对于逸者的具体"行"之,古人多从行气活血豁痰的角度入手。发展到当代,有江秀贞提出老年病也有"逸者",不仅需加强身体的保健,还应针对老年人的精神生活注意情志调养,做到精神内守,保持愉悦的心情,顺应四时以及勤于动脑,如此才能使气血调和,生命健康。应该说,这一观点有比较广泛的适用性。不仅老年人,青壮年"逸者"也同样需要在行形体之气血阴阳的同时注意调摄精神。

案例:腔隙性梗死案

　　崔某,男,43岁,办公室职员。2018年5月29日晨起口中流出大量鲜血,遂紧急就医。当地工人医院查血压 160/110mmHg,血糖 12mmol/L,脂蛋白 741mg/L,体重 90kg,头部 CT 平扫显示双侧半卵圆中心腔隙性脑梗死。医生建议住院输液,以曲克芦丁脑蛋白水解物静脉滴注 1 个月,并处方格华止(盐酸二甲双胍片)、肠溶阿司匹林以及尼莫地平等常规药物建议患者服用。

患者因不想耽误工作,遂延余诊疗。诊见患者面色黑红,神情略显疲惫,嗓音低沉微哑,体格盛壮。自述每日晨起口中鲜血打湿枕巾,平素无出血情况,但有轻微眩晕感。时有泛酸,胃纳佳,口渴多饮。小便调,大便时稀。舌黯尖红而少苔,苔色薄黄,舌体中有深裂,脉滑而数。

处方: 决明子 30g、葛根 30g、夏枯草 15g、杜仲 12g、桃红各 9g、赤芍 30g、莪术 9g、地龙 10g、川芎 9g、当归尾 15g、玉米须 30g、香橼皮 9g、桑白皮 30g、黄芩 6g、生地黄 45g、茜草 12g、代赭石 30g。考虑到患者在外地,开方 14 剂,水煎服,并予以开导,鼓励患者乐观对待自己的健康状况。

二诊: 每日晨起口中流血已止,不再眩晕。血糖降至 6.1mmol/L,血压降至 140/100mmHg。大便日行 3~4 次,体重减 5kg。患者妻子听说献血可以降低血脂,上次看诊后让其在街头献血 400ml,观其面色略黄,自述时有泛酸,胃中懊侬不舒。舌苔见增,色黄略腻,脉滑数。患者表示虽然体重减轻很好,但大便次数太多影响工作,要求减少相关药物。

前方去葛根、决明子、莪术、茜草、地龙、香橼皮,加竹茹 9g、吴茱萸 6g、制半夏 9g、干姜 3g、陈皮 6g、炒白术 30g、茯苓 30g、天花粉 15g,又 14 剂,水煎服。

三诊: 患者血糖降至 5.8mmol/L,血压 130/90mmHg,大便日行 2 次,体重又减 5kg,胃无不适,精力充沛。舌黯少苔,中有裂纹,脉滑数。

嘱加强健身,注意饮食控制,前方去干姜、竹茹、吴茱萸,加黄柏 15g、墨旱莲 30g、赤芍 30g,又服 14 剂而收功。

按: 患者疏于运动,体内痰湿积聚,气血瘀滞。又逢盛夏将至,气温升高而气血上涌,壅塞经脉遂发为"腔隙性梗死"。查其病机,当属古人所谓"逸病"。治以化痰散瘀,条达气血,使经隧恢复畅通,谨守经书"逸者行之",则病瘳矣。

(王丽慧)

下 者 举 之

语出《素问·至真要大论》。下者,指的是脏腑之气下陷、精微物质从下脱失的症状。举之,则是升举治法。按《内经》理论,当阴阳气血向下陷落泄脱时,机体本能反有上举之势,治应升举,此因势利导之法。下陷、下脱病证虽多,但主要途径是前后二阴。从后阴泄脱者,如滑泻、气泄、下血等;从前阴泄脱者,如尿频失禁、尿血崩漏、遗滑失精等。究其机制,在于脾肾。盖脾主升清,升举无力则势必下陷;肾主前后二阴,蒸腾气化,犹地气上为云,是肾具有升腾之功,且肾又司闭藏,固摄精气,本脏气弱则升腾无力,固摄不及而下泄。故"举之"之治,关键在于益气升脾,如金元李杲创制有补中益气、升举脾阳之法,以参、芪、术、草益气,升麻、柴胡、防风、葛根遂其升举之性,广泛用于以"下者"为主要特征的诸病证。同时又多需补肾助摄,如《伤寒论》桃花汤治下利便脓血用赤石脂、诃黎勒,治气利用诃子;《局方》真人养脏汤治腹泻滑脱用肉豆蔻、罂粟壳;《本草衍义》桑螵蛸散治尿频遗尿用桑螵蛸、龙骨;《医方集解》金锁固精丸治遗精滑泄用芡实、煅龙牡;《医学衷中参西录》固冲汤治崩漏用棕榈炭、五倍子等,都是经世名方。临床可随证选用。

案例:1994年底曾治一女性、45岁、尿失禁患者,7年前患泌尿系感染,反复使用抗生素未得到根治,近2年经常尿失禁,劳累后易诱发,或白天活动后加重,夜尿多。患者同时还有月经量多且淡,腰中酸冷等月经症状。查舌淡苔薄白,脉软右浮左沉尺小有代象。此病既有尿失禁,又有月经症,病机重在肾,遂诊为肾气虚弱、固摄失职,治以补肾助阳、固摄精气,用药二仙汤加桑螵蛸、金樱子等。方中仙茅、仙灵脾、巴戟天等补肾助阳,桑螵蛸、金樱子、山萸肉等固泉缩尿。药用7剂而夜尿频数症状改善,但昼日尿失禁不除,动则即出,劳累加重。考虑壮阳之药力不足,于是去知、柏,加鹿角胶,但昼日仍有遗尿。详细询问病情,知其兼有小腹下坠感,遂考虑脾虚不升、清气下陷之故。于是在温肾缩尿基础上加补中益气丸(包煎)升举清阳,果然应剂而效。效不更方,再服半月,症不再作。后半年因搬家劳累复发,再按原方服1周而愈。

(烟建华)

适 事 为 故

《素问·至真要大论》云:"寒者热之,热者寒之,微者逆之,甚者从之……适事为故。"《内经知要》注:"适事为故,犹云中病为度,适可而止,毋太过以伤正,毋不及以留邪也。"

"适事为故",中医治病之第一准则,诚能做到,谈何容易。当今治癌,方法甚多,或化疗,或放疗,或介入疗法,药虽可抗病,但正气每每戕伤,因而能坚持始终者不是太多。愿望虽好,药也中病,但后果尚不尽如人意。中医治病,虽有许多长处和优势,如注重整体治疗、副作用较小等,但并不是所有的方药都没有毒副作用。中医文献中有"药邪"一词,足证古人已经认识到误治致病的危害性。《内经》称药皆为"毒药"。且分为大毒、小毒、常毒及无毒,此"毒"字含义虽与现代所称不尽相同,但已蕴示不可滥用。故《五常政大论》明示:"大毒治病,十去其六;常毒治病,十去其七;小毒治病,十去其八;无毒治病,十去其九。谷肉果菜,食养尽之,无使过之,伤其正也。不尽,行复如法。"这段经文是对"适事为故"的最好注脚。说明用"毒药"治病不可使尽,以防损伤正气,强调用谷肉果菜等食疗方法以扶助正气,如尚不能克邪,原法重复使用,可见古人用药十分审慎。

案例:余曾治一晚期肝癌患者,出现腹水、黄疸等症,初投五皮饮、茵陈五苓散等不应,家属颇为焦急。病人之子系余老友,效不应手,自觉惭愧,遂改拟峻下攻逐水饮之舟车丸法,3剂后,水泻日行7~8次,患者腹部略有宽松感,颇有谢忱之意。但再诊时察其形神憔悴,面色黧黑无华,皮肤松弛,全无弹性,此水泻过度有脱水状。旋即改拟健脾扶胃气法,惜乎为时已晚,正气已伤,神气将去,不几日而去。反思治病之全过程,患者虽罹绝证,但求生之望寄托于医工,医工未能审慎,药过病所,以致回天乏术。教训殊为深刻,令终生难忘。

按:当前中医所治之病,大多为慢性疾患,迭经"三素"挞伐,病未去而正气削伐,抗病力渐减,这给医生治病增加了难度。鉴此,尤不可急功近利,缓病当以缓图,否则欲速则不达也。笔者的体会是:不治之症,先扶胃气;久病正虚邪恋,先以扶正;数脏兼病,先调气血;药不应手,兼以神养、食养。

(王庆其)

知标本者,万举万当

(一)

语出《素问·标本病传论》。本句认为临证辨明标本是正确施治的前提条件,若不知标本,则治疗盲目无所适从,强调了辨识标本的重要意义。标本是一个相对概念,一般来说,病有标本,主要指疾病的先发及主次。先病者为本,后病者为标。诚如张介宾所说:"病之先受者为本,病之后变者为标。生于本者,言受病之原根;生于标者,言目前之多变也。"

张煜等在《湖北中医杂志》1999年第2期撰文,结合《内经》从邪正、病因与症状、疾病先后等谈论标本。可见标和本是一个相对概念。有多种含义,用以说明病变过程中各种矛盾的主次关系,对临床疾病的诊治具有指导意义。

案例:焦某,女,41岁。1967年2月19日初诊。

患者于昨天下午感恶寒发热无汗,尿频、尿急、尿痛,约 10 分钟解小便 1 次,肉眼可见尿液中有血丝,甚则呈纯紫红色血尿,小腹坠胀,排尿时有中断现象,无明显腰痛,伴心烦口苦,干呕不欲食,今晨呕吐少许苦水。查:体温 37.9℃,白细胞计数 9.3×10^9/L,中性 0.82,尿色红,混浊,蛋白(+),红细胞(+++)。以急性尿路感染收住院。查体:形胖,舌质淡,苔白腻,脉弦数。

辨证:六淫之邪入犯人体,引动内之湿热而发为血淋之证。

治法:肾虚为本,外证与膀胱湿热为标。标急当先治其标,后培其本。

处方:柴胡 30g,黄芩 12g,法半夏 10g,猪苓 12g,茯苓 12g,泽泻 15g,滑石 25g,甘草 3g,银花藤 30g,车前草 30g,白茅根 30g,黄柏 12g,黄连 3g。急煎,日 2 剂,日夜分 6 次温服。

服药第 2 日,体温 36.8℃,尿道症状已减,尚余食欲欠佳。上方去黄连、黄柏,加泡参 25g,炒二芽各 12g,以复胃气增食欲。住院 1 周,食纳佳,精神好,尿道症状完全消失,白细胞计数分类及尿常规检查均正常。改用知柏地黄汤,服药 5 日痊愈出院。

出院日给予知柏地黄丸、补中益气丸各 2 瓶(每瓶 2 两),嘱其每天早服补中益气丸 9g,晚服知柏地黄丸 9g。随访 1 年,未复发。(龚志贤医案,《中国现代名医医案》)

按:本例血淋,起因于内素有湿,加之邪犯少阳,湿热蕴结膀胱,损及膀胱血络,血溢于尿液中而发为血淋之证,正如《诸病源候论》所说"血淋者,热淋之甚者"是也。其证之治,首当分清标本。《素问·标本病传论》云:"知标本者,万举万当;不知标本,是谓妄行。"此案肾虚为本,膀胱湿热为标,标急当先治其标,方用柴苓汤加味,解少阳之郁邪,疏化三焦气机,清利膀胱湿热。使其气机利、外邪解、湿热清、小便通畅,血淋诸症可除矣。标证已解,则当求其本。本为脾肾虚内有湿,故后以补中益气丸益气健脾除湿,知柏地黄丸滋阴清热补肾,培固其本而收全功。

(王 琦)

(二)

"知标本者,万举万当",出自《素问·标本病传论》,意为能够正确应用标本缓急的治疗原则,才能在临床上取得满意效果。

标本的含义,在《素问·标本病传论》是指病发先后主次,先病为本,后病为标。张介宾注曰:"病之先受者为本,病之后受者为标。生于本者,言受病之根源;生于标者,言目前之多变也。"然而,在《内经》标本的含义是广泛的,诸如六气之标本,则六气为本,三阴三阳为标;医患之标本,则"病为本,工为标";体内组织结构之标本,则内脏为本,肢体为标等。后世在此基础上,进一步扩大标本的范围,如谓正气为本,邪气为标;病因为本,病症为标;里病为本,表病为标;旧病为本,新病为标等。近代学者运用矛盾运动的法则来认识标本,认为本是反映疾病的本质,即急待解决的主要矛盾和矛盾的主要方面,而标是指疾病反映的外在征象,是次要矛盾和矛盾的次要方面。在临床应用标本治则,有本病先治、标急治标、标本先后和标本兼顾的原则。

余在临床上经常应用标本兼顾的治疗原则,尤其在治疗历节病时多用此法则。因为历节病多因劳伤过度,肝肾先虚,汗出感受风寒湿邪气所致;以肝肾不足为内因,风寒湿邪气侵犯为诱因,且常有全身关节疼痛或肿大为主要症状。

案例: 张某,女,33岁,农民,1980年4月入院治疗。

曾于1979年春季出现右蹰趾关节肿痛,屈伸不利。近1个月以来,关节肿痛加重,尤以两肩、肘、颈肿痛为甚,不能下床行动,张口转颈困难,昼轻夜重,遇天阴下雨则疼痛加重,腰膝酸软,发热恶寒,舌质淡红,舌苔薄白,脉象弦细而数。细辨其证,病已年余,久病必虚,由于肝主筋,肾主骨,肝肾虚弱最易受邪发病,渐至反复加重,故辨其病本肝肾两虚;关节肿痛,遇阴雨天气加重,为风湿邪气相搏;现有发热恶寒为外感表邪的标病。

辨证: 综观全证,系肝肾两虚,风湿相搏,兼有表证。

治法: 应标本兼顾,温肾养肝,祛散风湿,佐以宣肺清热。

处方:《金匮要略》桂枝芍药知母汤加减。

桂枝12g,赤白芍各15g,知母12g,防风12g,白术12g,麻黄10g,制附子15g,炙甘草10g,生姜1g。水煎2次,分早晚各服1次,每日1剂。服上方2剂,周身汗出热退,续服8剂。

二诊: 关节肿痛减轻,能下床行走,张口转颈自如,脉象转为沉细弦数。说明表邪已解,风湿邪气稍减,故前方去麻黄,加大附子用量为20g,再加木瓜、车前子各15g,以增强温阳利湿活络之力,并加生地20g,合芍药、知母以滋肝补肾。继服10余剂。

三诊: 关节肿痛消失,活动如常,唯觉腰膝酸软,舌苔薄白,脉象沉弦而细。患者邪气已去,而肝肾阴血虚弱之病本未复。

处方: 改服归芍地黄汤加减治之。

当归15g,白芍30g,生地30g,木瓜15g,苍白术各12g,丹皮10g,泽泻10g,茯苓15g,生黄芪30g,桂枝12g,制附子10g,穿山龙15g,秦艽12g,生苡仁

20g。水煎服，每日1剂。服上方月余，诸症痊愈出院。

按：本例开始用桂枝芍药知母汤加减标本兼治，以解除关节肿痛和发热的标证，后以归芍地黄汤加减治其本，调补肝肾之虚。在用药配伍中，白芍、附子用量大起到通络缓筋止痛作用；为防止附子用量大易伤阴耗精之弊，加生地以滋阴佐之；加生黄芪配合当归，以图补气养血，巩固疗效。由于用药配伍坚持标本兼顾、阴阳刚柔相济的原则，故2年的沉疴，悉愈。

（项　祺）

（三）

"标"与"本"是指病变发生过程中矛盾的两个方面，是个主次关系的相对概念，在一定条件下是可以转化的。在不同的范畴里，标本的所指有所不同，如从人的机体正气与致病邪气来说，正气为本，邪气为标；从病因与症状来说，病因为本，症状为标；从病的先后来说，先病、旧病、原发病为本，后病、新病、继发病为标；从疾病的部位来说，病在内为本，病在外为标。临床上，若能洞察疾病的标本关系，就能指导临床，根据标本缓急来确立治疗原则。故《素问·标本病传论》曰："知标本者，万举万当；不知标本，是谓妄行。"在《素问》同一篇中，还列举了许多实例来进一步说明标本缓急对临床的指导应用，如"先病而后逆者治其本，先逆而后病者治其本"，就指出因先患病而导致气血阴阳、人体功能逆乱的，治疗应先治其原发病这个本，病本得治，则气血阴阳逆乱之标也自然得平；若是先因气血阴阳失衡、失调、逆乱而引发的疾病，则治疗应先调理气血阴阳之本，而由此引发的病证自可平，"必伏其所主，而先其所因"（《素问·至真要大论》），也就是《素问·阴阳应象大论》"治病必求于本"的精神。但也有特殊的情况，如"夫病痼疾加以卒病，当先治其卒病，后乃治其痼疾"（《金匮要略·脏腑经络先后病脉证》），诚如张介宾《类经》所言"急则治其标，缓则治其本"。标为急者，当先治标，如《金匮要略·脏腑经络先后病脉证》所云"问曰：病有急当救里、救表者，何谓也？师曰：病，医下之，续得下利清谷不止，身体疼痛者，急当救里，后身体疼痛，清便自调者，急当救表也"。总之，标缓先治本，标急先治标。只要掌握了治疗原则，标本缓急得法，则能万举万当，否则必盲然而妄行其事。

案例：张某，女，28岁，2002年6月1日初诊。主诉：继发不孕3年余。1998年结婚，1999年初难免流产，清宫后至今未避孕而不曾受孕。造影提示右侧输卵管通而不畅,子宫腔粘连。白带培养支原体感染阳性。西医诊断为盆腔炎、不孕症。曾用大量抗生素治疗,支原体不能转阴、输卵管仍然不畅,进而被进言此身难再自然怀孕。也曾多方求助中医,仍未收效。患者及家人在失望中通过朋友介绍来我处求助中医药治疗。刻诊:月经周期时有迟后,行经腹痛,量少有块。带下黄稠,末次月经 5 月 30 日。大便 2~3 日 1 次,干结。此为邪毒浸淫冲任,湿热蕴结,气血瘀阻胞宫。治疗分三个阶段。2002 年 6 月至 9 月底,首以清热解毒、除湿化瘀、疏通胞脉为先,祛邪为主,佐以调经;第二阶段 10 月至 11 月底,以支原体转阴为标志,变治法以补肾调经、理气化瘀为主,以期强肾资冲任,调经以复周期,同时,理气活血化瘀以加强疏通胞脉破阻之功,佐以清利湿热以除余邪,均为第三阶段择期受孕做好准备。第三阶段 12 月至 2003 年 1 月中旬,再次复查支原体阴性,通液提示无明显阻力为标志,以温肾益气养血、填精通络促孕为主。治疗中第一至第二阶段嘱其避孕以防宫外孕,第三阶段始嘱在月经中期可同房,提高受孕概率。2003 年 1 月 29 日早孕测试阳性,妊娠已有 43 日。2003 年 9 月 26 日顺产一女婴,现母女健康。

按:此案历经半年余调治,终破前医不孕之断言。患者邪毒浸淫冲任,湿热瘀阻胞宫,胞脉闭塞,邪之不去,胞宫不宁,则难以摄精成孕。纵观前医用药,均以益肾填精、补益气血、调冲促孕之品叠加治疗,故难以奏效。吾治以先祛其邪,疏通胞脉,再以补养气血、益肾填精以促受孕,终收其效,此治病求本之例也。

(杨悦娅)

先病而后逆者治其本

《内经》论标本者,含义颇多,所指不一。《素问·标本病传论》所云"病有标本",将先病为本,后病为标。根据标本缓急,或本而标之,或标而本之。其理似简,然真要达到"正行无问"者,实非易事。

一壮年,笃好笔耕,青灯黄卷,焚膏继晷,复遇风寒,终于病倒。3 日来寒热不退,头痛如裂,查白细胞正常,医以庆大霉素静脉滴注,2 日后体温渐趋正常,而左耳突然失聪。赴五官科医院检查,云属抗生素中毒,恐难逆转,经用辅酶A 等治而少效。听力测定左耳为 0,右耳基本正常。患者惊诧,更医数家,众口一词。后经同事介绍,转诊于余。来诊时诉有鼻塞,咽痛,不思纳谷,微咳无痰,左耳有堵闷感,舌苔薄黄。细询病史,庆大霉素仅用2日,均属正常治疗剂量,断言药物中毒,颇可商榷。余以为此系触冒风热,邪阻络脉,清窍不和所致。《标本病传论》云:"先病而后逆者治其本。"此风热袭肺为本,窍闭耳聋为标。治宜疏散风热,宣泄肺气,佐以通窍。药用:桑叶、滁菊花、桔梗、连翘、光杏仁、薄荷、山豆根、细辛、石菖蒲、甘草,先进5剂。药后风热证减,左耳听力略改善。原方加蝉衣、元参,续服7剂,听力大有进步。再进旬余,听力恢复正常。

(王庆其)

标本不得,邪气不服

语出《素问·汤液醪醴论》:"病为本,工为标,标本不得,邪气不服。"这里的"标"指医生的治疗措施,"本"指患者的神机。该段文字提出了一个重要的问题,就是在治疗过程中的医患关系问题。《易经》云:"二人同心,其利断金。"如果患者对医生的治疗有信心,对自己的病情不悲观失望,所谓"标本相得"则"邪气乃服",对疾病的治疗往往有利。反之,如果患者对治疗失去信心,即使病情轻微,医生的手段再高明,则也会"标本不得,邪气不服",最终达到"形弊血尽而功不立"的地步。可见患者的神机在疾病治疗过程中起着重要的作用。

那么如何建立良好的医患关系呢?《灵枢·师传》说:"告之以其败,语之以其善,导之以其所便,开之以其所苦。"要求医生首先要使患者对医生的医术放心、对治愈疾病有信心,并解除患者的疑忌、悲观和恐惧心理,使其心神安定,泰然处之,激发其正气的抗病能力,发挥患者自身对疾病的调控作用,然后药物才能起到更好的效果。余对此深有感触,余之学生颜某曾引余为其邻人诊病如下:

案例1:某女,56岁,西医诊为"萎缩性胃炎伴胃黏膜出血",症见胸中痞闷,肠鸣嗳气,食少呕恶,大便时黑,舌淡苔白腻,脉弦缓。

辨证:此痰湿中阻,肝脾不调。

处方:以二陈汤加味治之。

半夏15g,陈皮15g,茯苓25g,枳壳10g,佛手10g,麦芽20g,柴胡15g,香附10g,白蔻10g,甘草10g,三七6g(分吞)。服药10剂,诸症大减。

因其家贫停药,嘱其饮食宜忌,随访至今未发。此案虽极平常,然颜某亦对余极为倾服。忽一日,颜某母被诊为"乙肝大三阳",见下:

案例2：颜某母被诊为"乙肝大三阳"，肝功能亦稍有变化，遂请余诊治，除化验单外，血压偏高，余无著征。余思之，《内经》云："正气存内，邪不可干。"唯有辅助正气一途，或可见功。

处方：白芍20g，茯苓25g，川楝子10g，鸡内金15g，神曲20g，白蔻10g，生牡蛎50g，玄参15g，川牛膝10g，甘草20g，当归10g。

处方之后，再无音信，此事渐忘。半年余，颜某来访，言其母日服1剂，从未间断，今查肝功能正常，乙肝五项转为小三阳，其家欢愉，特求索下一步治疗方案。问其为何如此坚持，答曰："信者为医。"

（邹纯朴）

间者并行，甚者独行

《素问·标本病传论》说："谨察间甚，以意调之，间者并行，甚者独行。"所谓"间甚"，张介宾注："间者言病之浅，甚者言病之重也。"所谓"并行"，即标本同治；"独行"，谓单独治标或治本。一般病情轻缓者，可标本兼顾；病情复杂，病势危重者，治疗切忌杂乱，当辨明标本缓急，单刀直入，抓住主要矛盾进行治疗。

戊辰年治一古稀翁，素有高血压、冠心病等，因浮肿而查尿，发现尿蛋白、红细胞均（+++），血肌酐530μmol/L，尿素氮17.85mmol/L而入院。经用降压、利尿、止血及支持疗法等处理后，症情稍稳定，但改观不大，浮肿减而未除。邀余诊时，面色晦暗无泽，语声低微，尿量少，进食微量，舌苔白厚腻，脉沉弦，一派浊阴弥漫之象。证属本虚标实，经有训："间者并行，甚者独行。"先以助阳利水，投真武汤加减。1周后浮肿渐退，精神稍振，病有转机之候，标病得减，本须兼顾，遂以温肾、健脾、泄浊并投。方以附子、肉桂、菟丝子、补骨脂、白术、山药、茯苓、生熟薏苡仁、通天草（地栗梗）、将军干（蟋蟀）、制大黄。以后以此法标本兼治数月，尿检阴性，血肌酐194μmol/L，尿素氮10.71mmol/L，出院。住院期间，中西药合用，出院后纯以中药调治，处方皆以健脾、补肾治本为原则，半年来化验除尿素氮略高外，其他均正常。

综观整个治疗过程，分为三个阶段：初以温阳利水专治标，继则温脾肾、泄浊阴标本兼顾，终以大补脾肾专以护本。是以得标本之道，可正行无问。

（王庆其）

诸寒之而热者取之阴

（一）

原文见于《素问·至真要大论》"帝曰：论言治寒以热，治热以寒……有病热者，寒之而热……奈何治？岐伯曰：诸寒之而热者取之阴。"张介宾注："诸寒之而热者，谓以苦寒治热而热反增，非火之有余，乃真阴之不足也。阴不足则阳有余而为热，故当取之于阴，为不宜治火也，只补阴以配其阳，则阴气复而热自退矣。"下举一例：

案例：李某，女，31岁。

慢性口腔溃疡反复发作已8年之久。长期服抗生素、中成药，曾连服中药6年，六神丸十几盒，未能控制，且愈发愈甚，痛苦不堪。现诊口腔黏膜可见多处溃疡、糜烂，口干欲饮，形寒肢冷，脉沉细，舌质淡胖。

辨证：此有邪热伤阴，更因久服寒凉，阴阳两虚。

治法：拟以补肾阴为主，加温补命门，引火归原为治。

处方：生熟地各20g，生首乌15g，元参15g，射干9g，山豆根6g，甘中黄6g，蝉衣6g，肉桂末6g（饭后分服）。

服药1周，口腔溃疡疼痛明显减轻，糜烂多处见愈，仍宗前法：去山豆根、蝉衣，加牛膝、北沙参、麦冬。2周后，溃疡已愈，予景岳一阴煎，生地、熟地、白芍、麦冬、甘草、牛膝、丹参。连服3日，未见复发。

按：口腔溃疡是常见病。早在《内经》已有关于"口疮""口糜"之记载，认为其发病多与火热邪毒有关。隋代《诸病源候论》云："腑脏热盛，热乘心脾，气冲于口与舌，故令口舌生疮也。"历代医家多宗此说。然临床发现口疮虽以火热为多，而火热有虚实之分。盖"阳胜则热""阴虚生内热"，前者为实热，后者为虚热。本例患者虽尚年轻，但久服寒凉之剂，至元阳受损，阳损及阴，阴虚火炎，上热下寒，上热是标，下寒是本，本虚而标实。治疗既要滋肾阴以降火，又要温命门以引火归原。只做加法不做减，寓攻于补。如此更有助于阴阳在较高水平上取得平衡。肾阴肾阳为一身阴阳之根本，通过调整，使正气恢复，虚火自降，邪热乃戢，宿疾痊愈。

（凌耀星）

（二）

语出《素问·至真要大论》。本句意思是热病用寒凉药治疗但热象不退的，应当从养阴入手进行治疗，属于反治法的一种。后世医家又提出了以治肾阴为主的观点。而该条文的内涵在于审症求因，对于热病的诊治不可局限于"热者寒之"一法。张介宾《类经》注："寒之而热者，谓以苦寒治热而热反增，非火之有余，乃真阴之不足也。阴不足则阳有余而为热，故当取之阴，谓不宜治火也，只补阴以配其阳，则阴气复而热自退矣。"经文强调临证须审症求因。发热可分为外感、内伤，对于外感之风热、湿热、火热、燥热、暑热等实热者，治疗或疏风清热、或清热利湿、或清热泻火、或清热润燥、或清利暑热；对于内伤之阴虚、气虚、血虚、阳虚、血瘀、郁热所致发热，辨证治之，不可拘泥于"寒之"一法。内伤之气虚、血虚、阳虚、血瘀所致发热亦可出现"寒之而热"，治疗时当遵从仲景之言"知犯何逆，随证治之"。气虚发热者，投之寒凉，则耗伤阳气、损伤脾胃而使气虚更甚而反发热，治当补中益气，甘温退热；瘀血发热者，运用寒凉药物而未佐以活血化瘀药，则寒凝血脉、气血运行更滞而反发热，治当活血化瘀；血虚发热者，反用寒药，同样可因脾胃受损，气血生化乏源而导致发热加重，治当益气养血；阳虚发热者，若不甚严重，初用寒凉药，可因耗伤阳气使阴盛格阳加重而出现反发热之症状，治当益气温阳。

案例1：低热案

刘某，女，41岁，2003年7月5日初诊。患者半年来无明显原因出现低热，体温37.2~37.8℃。每于傍晚发热，汗出时作时止。手足心热，纳可，二便调，舌红、苔薄白，脉缓。既往有泌尿系感染病史。患者低热病程较长，热邪易伤阴液。阴液亏损，不能制阳，则生内热。热迫津液外泄则汗出。拟方青蒿鳖甲汤加减，以滋阴清热。

处方：银柴胡6g，青蒿10g，酒黄芩5g，知母6g，牡丹皮10g，炙甘草6g，熟地黄12g，当归6g，茯苓10g，车前子10g（包煎），滑石15g，生薏苡仁15g，白茅根10g，佩兰5g。10剂。

2003年7月22日复诊：患者诉药后症状无明显改变。拟方知柏地黄汤加减。

处方：熟地黄12g，山茱萸10g，牡丹皮12g，炒山药12g，泽泻10g，茯苓12g，盐知母、盐黄柏各6g，青蒿10g，地骨皮10g，玉竹12g。10剂。

2003年8月12日三诊：患者诉药后手足心热好转，体温有2天正常。前方去青蒿，继服14剂。

患者 9 月 2 日复诊时诉体温已趋于正常,时有汗出。嘱其继服前方,调理 2 个月后愈。

按:初诊时考虑患者为阴虚内热,以青蒿鳖甲汤加减治疗,但药后症状无明显改变。二诊时改用知柏地黄汤加退虚热药,疗效明显。青蒿鳖甲汤主要以退虚热为主,用于热病后期热邪伤阴而余热不尽之低热。知柏地黄汤则着重滋阴,用于阴虚火旺、水不制火之低热。因患者病程较长,手足心热等阴虚症状明显,故以滋阴降火为主,少加清虚热药即有疗效。方中地骨皮善消虚热而退有汗之骨蒸,青蒿、牡丹皮可治无汗之骨蒸,使热透之于外。

案例 2:反复低热盗汗案

刘某,男,23 岁。初诊主诉:反复低热、盗汗近 5 个月。

患者于本年 3 月上旬患急性黄疸型肝炎,经住院治疗 1 个月,肝功能恢复正常,症状消失而出院。但从 4 月中旬上班工作后即发低热(体温 38℃左右),自觉手足心热,以午后及夜间显著,并伴有眩晕、耳鸣、盗汗、胁痛、小便黄等。出院后曾连服茵陈蒿汤 10 余剂,因有腹泻反应而停药。改用板蓝根、金钱草等草药治疗,效果亦不明显。诊其脉象细数,舌红苔少。治法宜以滋养肝肾为主,兼清肝热。

处方:龟甲 9g,黄柏 9g,知母 9g,青蒿 9g,鳖甲 9g,丹皮 12g,白芍 12g,板蓝根 15g,白茅根 15g。

二诊:患者连续服上方 1 周,体温降至正常,阴虚症状亦明显减轻,仅时有盗汗及胁下微痛。仍按虚多邪少、热伤阴分辨证,嘱患者再坚持服原方 2 周。随访 2 个月余,未见复发。

按:《医学读书记》云:"盖温病之发,阴气先伤。"患者初诊系热病之后,阴液耗伤,兼之肝脏余热未尽,尤易灼伤肾阴,致成肝肾阴虚。故治宜滋养肝肾,兼清肝热。方中以龟甲、鳖甲血肉有情之品填补阴亏;鳖甲、青蒿、黄柏、知母、丹皮清退虚热兼清肝热;白芍养阴柔肝,"肝体阴而用阳",阴血得生则肝用得补;"热病伤津",白茅根甘寒滋阴,顾其津液;板蓝根清热解毒以清肝热。全方共奏滋阴退热之功,又兼顾热病伤阴之弊,兼清肝热,标本兼顾。

案例 3:反复发热案

患者,女,48 岁,反复发热 5 年余,服养阴清热中药效果不佳。诊时低热,体温 37.8℃左右,口干咽燥,五心烦热,头昏倦怠,气短自汗,纳少便溏,关节酸痛,血沉 30mm/h,舌红少苔,脉细数。诊断为阴虚发热,治以益气养阴、生津清热,方用生脉散加味。

太子参、麦冬、白术、茯苓、石斛、葛根、木瓜、赤白芍各 10g,五味子、炙甘草各 5g,生地、山药各 15g,鳖甲、丹皮各 12g。

服药 18 剂,体温正常,诸症好转。后去鳖甲、丹皮,加黄芪 15g,继服 1 个月,血沉正常,诸症基本消失。

按: 本案患者久病损阴,热则津伤,然而养阴清热之法不效,非见燥热论燥热,以益气生津为主而奏功,使阴津自充,燥热得解。《景岳全书》云:"阴虚者能发热,此以真阴亏损,水不制火也。"故当养阴以退热。方用生脉散(麦冬、五味子、太子参)佐以石斛、葛根、生地养阴生津,白芍、甘草酸甘化阴,四君子(太子参、白术、茯苓、甘草)益气健脾则生化有源,鳖甲、丹皮凉血退热,木瓜、赤白芍通络止痛。全方共奏益气生津、养阴退热之效,虽本于养阴,却不固守养阴清热之常法。

(黄　瑶)

诸寒之而热者取之阴,热之而寒者取之阳

语出《素问·至真要大论》。意为凡是以热象表现的病证,用苦寒清热方法和药物治疗,其热不清或增者,要从阴虚不能制阳考虑,用滋阴育阴之法、甘凉等养阴之品清其热,潜其阳,而达退热之效;凡以寒象表现的病证,用辛温大热祛寒散寒之法及方药治疗,其寒不散或反加重者,要以阳虚内寒考虑,以温阳益火之法、辛温助阳之品,以消其寒。阴阳以平为期,阴阳相互制约、平衡,机体就能维持正常生理功能。但凡阴阳某一方虚损不足,失去制约平衡,机体就会表现出偏颇的病证,如阴虚不能制阳,阳亢而表现为热象;阳虚不能温煦,则阴盛而表现寒象。此热象、寒象均非有余之热、之寒,而是失于互制所出现的虚热、虚寒。若误以苦寒之药直折其火热之候,必会苦寒燥伤其阴,使阴更虚而热更甚;若用辛散温热之品治其虚寒,则会耗散阳气而更增阴寒。所以在治疗上必要补不足,制其有余,达到阴阳平衡。王冰注曰:"壮水之主,以制阳光;益火之源,以消阴翳。"《素问·阴阳应象大论》亦云:"阳病治阴,阴病治阳。"这些论述为我们临诊分析病机、治疗、酌选用药的确立提出了总体原则,其中就包含了阳虚内寒从阳而治、阴寒内热从阴而治的治疗法则。医经圣典,读之虽亦明理,但真正体会并加深理解还需在临床实践应用中感悟而得。

案例: 口腔溃疡案

一女性口腔溃疡患者,口中秽臭,口干思饮,大便干结,且常年牙痛起伏,舌红苔薄黄,脉弦小涩。初诊之,全然以为胃火炽盛而导致口腔溃疡,然用石膏、知母、连翘、黄连等寒凉清热之品,加大黄苦寒泻热于下,1周后复诊,非但口腔溃疡未消,反增胃脘作痛隐隐。细酌辨证之法和用药,显然其胃隐痛与过

用苦寒有关,然既已苦寒如此,何缘热仍不清而口腔溃疡更甚?猛悟《经》有曰"诸寒之而热者取之于阴",其人虽有胃火之象,但也有阴虚之体的基础,且齿为骨之余,肾水不足,虚火上扰,可致牙痛绵绵;阴虚失于濡润,上可口干,下可便秘,更有脉象弦中带涩,弦为火热,涩为阴虚不足,故一味苦寒,虽期望热清却更伤其阴,阴逾伤则热逾盛。火盛阴虚相因为病,则立养阴清胃之法,取玉女煎增减,熟地改用生地,与麦冬共补肾水胃阴;石膏、知母清胃热退虚火,牛膝引火下行,更加玉竹以增清养胃阴之功。药进3剂,口腔溃疡已退。7剂后复诊,改用上方加天花粉、玉竹、白薇、女贞子、杞子等善后。

按:张秉成《成方便读》说:"夫人之真阴充足,水火均平,决不致有火盛之病。若肺肾真阴不足,不能濡润于胃,胃汁干枯,一受火邪,则燎原之势而为似白虎之证矣。"所以上例患者,口腔溃疡,虽有一派实热之象,也必是有阴之素亏,而致肾阴干枯,肾火上炎而发口腔溃疡,单纯治热是为弃本求标之治,必不收效。后从阴求之,以养阴清热并举,而收全效。

(杨悦娅)

火 郁 发 之

语出《素问·六元正纪大论》。王冰注云:"郁,谓郁抑天气之甚也。""发,谓汗之,令其疏散也。"张介宾更为具体地解释曰:"发,发越也,故当因势而解之、散之、扬之,如开其窗,如揭其被,皆谓之发。"可见,"火郁发之"是《内经》的治疗大法,是通过因势利导来宣发郁热,透邪外出,散热降温,从而达到气机开合升降协调,恢复阴阳平衡,治愈疾病的目的。

本法主要治疗外感热病的病证。因外感风、寒、暑、湿、燥邪气,均可郁而化火,尤其是温热病更为多见伏火之证,故常用"火郁发之"治法。叶天士在《外感温热篇》中说:"盖伤寒之邪留恋在表,然后化热入里,温邪则热变最速,未传心包,邪尚在肺,肺主气,其合皮毛,故云在表,在表初用辛凉轻剂,挟湿加芦根、滑石之流,或透风于外,或渗湿于下,不与热相搏,势必孤矣。"说明温病在表,宜用辛凉透邪,如银翘散、桑菊饮等方,皆寓"火郁发之"之意。不仅如此,叶天士对温病邪入气分,热未伤津者,用因势利导透表之法;邪入营分亦可"透热转气",用清营汤之银花、连翘清宣透热之品,辅以"火郁发之",以防伏火不能从内外达,遏郁不解之虞。

余在临床治疗温热病,经常应用"火郁发之"的治法,且取得良好效果。曾于20世纪80年代,在门诊治疗小儿痄腮。

案例:患者李某,男,7岁,前日出现发热恶寒,头痛,咽干。今日开始壮热烦躁,头痛,腮部漫肿胀痛,坚硬拒按,咀嚼困难,咽红肿痛,舌质红,苔黄,脉象滑数。其母甚为着急,遂来门诊求治。细审其证,系外感风温邪毒,从口鼻而入,壅阻少阳经脉,郁而不散,结于腮部,以致肿痛,咀嚼困难。由于邪热入里,故壮热烦躁,苔黄脉滑数。病发已3日,表证已不明显,邪入气分为主,根据"火郁发之"治法,应因势利导,用疏风清热、软坚散结之普济消毒饮加减治之。

处方:蝉衣10g,金银花10g,连翘10g,牛蒡子10g,赤芍9g,大青叶15g,黄芩10g,马勃6g,板蓝根15g,芦根10g。水煎2次,分4次服,每隔6小时服1次,每日1剂。外用紫金锭以水调匀,涂敷患处。服药6剂,体温已正常,腮部红肿基本消失,咽痛已愈。

按:本例系小儿腮腺炎,治疗时虽然病已转入气分,但不可应用大量苦寒清热解毒之剂,以防热邪不能外散,内结不解,腮肿变硬,一时难以消除。由于辨证恰当,运用方药正确及时,故患者很快痊愈。可见,"火郁发之"治法对治疗温热病具有很好的指导意义。

(项 祺)

木 郁 达 之

(一)

语出《素问·六元正纪大论》。"郁",原指天地五运因受克侮而被郁,影响天地之气升降和万物生化。人身应天地,五脏应五运。脏腑气机郁结不行,也可造成郁证。例如,肝胆属木,肝胆气郁,可出现胸闷、胁胀、眩晕、纳呆、黄疸等症,治疗可用疏泄条达之法。

戊辰年初,曾治一"甲肝"患者。患者于1个月前因发热、黄疸、呕恶、纳呆而查得丙氨酸氨基转氨酶500U/L以上,黄疸指数20μmol,胆红素6.1mg/dl。经住院治疗40日,丙氨酸氨基转氨酶恢复正常,自觉症状亦改善,而黄疸依然不退。患者自动要求出院,邀中医诊治。前医选用茵陈蒿汤合五苓散加减,以利胆、清湿热,历3周症无寸减,胃纳渐减,巩膜呈棕黄带绿色,小便黄,舌苔腻略黄。此乃瘀胆型肝炎。肝与胆互为表里,胆汁瘀滞,病虽在胆,实与肝气郁滞有关。肝气郁则血亦瘀滞,如以湿热侵袭,瘀热互结,胆汁无以疏泄,故黄疸不退。"木郁达之",欲利胆,必先疏肝,兼以行瘀利湿。方用柴胡、郁金、香附、枳壳、赤芍、丹参、红花、金钱草、海金沙、丹皮。此方加减治疗3周,黄疸退,饮食正常,小溲清,化验丙氨酸氨基转氨酶、黄疸指数、胆红素均恢复正常。

(王庆其)

(二)

清代名医陈士铎《辨证录》一书,载有一案:一人鼻塞不通,浊涕黏稠,宿疾数年,断之系肺经郁火不宣。陈氏主以逍遥散加宣散肺气之桔梗、清透肺热之黄芩,八剂而愈。

"木郁达之,言当调达也;火郁发之,言当发散也;土郁夺之,言当攻导也;金郁折之,言当制伏也;水郁泻之,言当泄泻也。此五句,实治百病之总纲。"(清代张鲁峰《馤塘医话》)此点明了治五郁的治疗大则。本案之鼻渊,系肺经郁火,肺窍不清,清道壅阻,清涕化浊下注,而非肝经之郁火。"夫郁病五脏皆有,不独肝木一经之能郁也",而"逍遥善治五郁,非独治肝经一部之郁也"。五脏互为因果,"火郁木中,木郁则火亦郁,火郁则土郁,土郁则金郁,金郁则水郁,五行相因,自然之理",故"用逍遥一方治木郁而诸郁皆愈"(清代徐镛《医学举要》语)。

考逍遥散,出宋《太平惠民和剂局方》。方中柴胡、当归、白芍为君,养血补肝,补肝体而助肝用;术、苓入脾和土为辅;薄荷、生姜佐助柴胡疏散条达;甘草为使,助脾而调诸药,共奏疏肝解郁、健脾养血之功。本方为治木郁主方,畅达郁气,木郁达诸郁皆畅。更加桔梗、黄芩引入肺经,变疏肝解郁之逍遥为清解肺经郁火之方,"何郁之不宣乎?"

早在明代,名医赵献可即提出了"五郁相因为病说",治五郁独重肝郁,提出"以一法治五法"及"一法通五法"之说。陈士铎以逍遥散加味治肺经郁热之鼻渊,可见其深得赵献可五脏诸郁论之精髓,融会贯通,举一反三,一举得效。赵献可之"五郁相因为病""逍遥一方治木郁而诸郁皆愈"论,对历代医家颇多启迪,更有临床验证而更显其效,试举例如下。

明代医家李中梓治一人,火热咳嗽,依常法久治不愈。李氏依脉据证,断以肺肝蕴热,"木郁达之",主以逍遥加味,连进2剂,金水相生,木火得平,喘息顿止,后以麦味地黄膏善后。肺肝郁热透达,不止咳喘而症自除。善用逍遥治木郁咳喘，所当首推赵献可。赵氏认为，"凡病之起，多由于郁。郁者，抑而不通之义也""伤寒、伤风、伤湿，除直中外，凡外感者俱作郁看""气血郁滞所致诸病，如血证、咳喘、黄疸、呕吐、腹满、腹痛、胁痛、疝气、飧泻等皆可从郁论治"，而"七情郁结，情怀不舒诸疾"也当从郁论治。因此，火郁咳喘，"用逍遥开之""宣散郁热""下用补阴之剂而愈"。赵氏治郁之论，颇合《内经》古文而独具一格，别开生面。此后，王燕昌以丹栀逍遥合甘麦大枣治愈少女郁热喜怒无常案；清代陈士铎以逍遥去柴胡、生姜，加丹皮、玄参、白芥子、枣仁、神曲而成解郁开结汤，治郁怒不畅，服之无不心旷神怡；高鼓峰之滋水清肝法；魏玉璜之一贯煎；叶天士以石决、生地、枸杞子、茯苓、石斛、白粳米等治脘痛等法则、方药，皆可见逍遥治郁之发展轨迹，化而裁之，法益详备。

五郁论治，不仅逍遥一方，尚有多法，医者又不可不知也。如明代医家陶华曾治一伤寒者，四五日不解，吐血不止，应用辛温发散之麻黄汤而愈。这也体现了陶华深得《内经》"火郁发之"之精髓。风寒裹表，卫阳被遏，内热化火，郁而不发，迫血妄行，上逆口鼻而吐红。虽近似红汗而郁火未得畅发，故屡服犀角地黄汤、茅花汤反剧，郁火不能外达矣。陶华投以麻黄汤发之散之，内郁之火热始得外越而出，火去血宁而不再吐逆。虽无止血之品，而止血之功远胜于凉血止血诸味。

又如明医程从周，亦曾立重剂麻黄汤治愈寒包火鼻衄，腠理一开，火热之郁得伸，亦即运用"火郁发之"之明证。"火郁发之"而投以辛温发散，必抓住三点关键：其一，太阳表实，脉浮紧所在；其二，却无阳明里热；其三，阴津未伤，无口干舌燥、尿短而赤诸症，始可放胆投以辛温，此又不可不辨矣。

再如，《内经》之"其高者因而越之"（吐法），也为"木郁达之"之一途。明医缪希雍《先醒斋医学广笔记》载有一案：张逢甫内人食时暴怒，仆地气绝，吹、汤液皆不受。"木郁达之"，庄一生氏以鹅翎蘸桐油催吐，再以枳橘推荡之药灌之，尽剂而苏。明代王纶《明医杂著》亦有一案可法：一壮年人食时暴疾如中风，口不能言，目不识人。四肢不举，以生姜淡盐汤催吐，郁气得发而醒。清末民初医家余景和（听鸿）亦曾治一人因暴怒而厥，不语脉伏，肢冷气憋，用鸡羽盐汤催吐，取"天地郁极，则雷霆奋发之义"。余景合更认为："余见肝厥、气厥、食厥等症，唯有吐之为最速耳。"宣窍开郁，可谓吐法之一绝，也为治郁之一大法门。

明代江瓘《名医类案》一案，也可为"木郁达之""火郁发之"之验证。有一小儿，时当季春，丰衣重帷，不离怀抱，病邪郁热、衣被之热、人气之热，交蒸交灼，惊悸啼哭，寒而不解，百方莫救。钱公瓒"乃命坐儿于地，使掬水为戏"，以泥土和水的凉气，消散透泄郁热，脏气得平，惊啼顿止。考金元医家张子和（从正）也有一案可证：一小儿因乳母拥抱郁热，手足搐搦，张氏并不施药，"令人扫净地,以水洒令极湿,让小儿俯卧于地,转侧粘泥满身,少顷温水洗净即愈"。两案有异曲同工之妙,皆不离"郁而达之"之义。

综观诸案,五郁致病之论治诸法,宜乎深思细玩乎!

(达美君)

(三)

语出《素问·六元正纪大论》。经文曰:"郁之甚者,治之奈何?岐伯曰:木郁达之,火郁发之,土郁夺之,金郁泄之,水郁折之,然调其气。过者折之,以其畏也,所谓泻之。"可见五脏均有郁证,但其治却各不相同。木郁达之,历代多以疏畅条达为注,殆无疑义。如张介宾注云:"达,畅达也。凡木郁之病,风之属也。其脏应肝胆,其经在胁肋,其主在筋爪,其伤在脾胃在血分。然木喜条畅,故在表者当疏其经,在里者当疏其脏,但使气则通行,皆谓之达。"可见"达"之为言,其义所含之法甚广。今人多以疏肝解郁理气为法,乃常法也。王冰对此另辟蹊径,云:"达,谓吐之,令其条达也。"此注阅后令余心扉大启。临床上,用吐法"达之"之理,主要有以下两个方面。其一,祛土壅以达木郁。即对实邪壅于中,滞于上而致肝气失疏者,可用吐法以达之。如张介宾云:"土畏壅滞,凡滞在上者,夺其上,吐之可也。"(《类经·运气类》)其二,顺肝性以达木郁。即实邪壅滞,肝失升散,亦可用吐法治疗。如《素问·阴阳应象大论》云:"其高者,因而越之。"清代徐灵胎亦云:"在上之邪涌吐以发越之。"(《内经诠释·阴阳应象大论》)越之,发越之,既能使内壅之实邪从上而出,又能助肝之上升和外散之性,故亦可达木之郁。由此可见,只要有助于肝气条达和升散之性的治法均属于"达之"的范畴,故八法中除吐法之外的汗法、下法、和法,以及温法、清法、消法、补法,只要能达木郁,则可属于此类。这说明"达之"不仅拘于一法或某法,仍当以辨治为其基本法则。

余曾治一例女性抑郁型精神分裂症患者,症见心胸郁闷,喉中痰堵,时欲恶呕,呆坐少动,善太息。首用疏肝解郁、理气化痰之法施治,仅收小效。后思王冰"达,谓吐之"之语,复改弦易辙,改用瓜蒂散类化裁,服后吐出大量痰涎,旋即胸中豁然开朗,郁闷缓解过半,终以逍遥散合温阳汤出入月余而愈。

(邱幸凡)

告之以其败,语之以其善,导之以其所便,开之以其所苦

语出《灵枢·师传》。经文说:"人之情,莫不恶死而乐生,告知以其败,语之以其善,导之以其所便,开之以其所苦,虽有无道之人,恶有不听者乎?"此段话认为人之常情都是厌恶死亡而乐于生存,若能告诉患者哪些做法有益,哪些不利于健康,并适当劝导安慰,就是再不讲道理之人,也不会不听从。这体现了《内经》的劝导开导式心理疗法。"告知以其败",指出所患疾病的危害性,引起患者注意,使之对所患疾病有客观的认识。"语之以其善",说明采取正确的治疗措施,加之患者与医生配合、疾病可治疗的趋势,增强其战胜疾病的决心。"导之以其所便",告诉患者具体治疗措施,以及调养方法。"开之以其所苦",鼓励患者克服紧张焦虑情绪,解除其不利于治疗的消极心理。即晓之以理,动之以情,通过劝说开导,解除患者的思想顾虑,提高战胜疾病的信心,以促进其身心康复,也有利于药物治疗作用的发挥以及疗效的提高。

案例:梁某,男,52岁。以"冠心病待查"收入院。主要症状:心胸憋闷,烦躁,心慌,心悸,失眠,饮食不思,常叹息,时胁痛、口苦,有时夜里不吃饭,自认为是心脏病,活不了多长时间。见人就要发怒,见医生就急切要求救助。入院后速以冠心病治疗,使用的药物如消心痛、心痛定、冠心苏合丸、706代血浆、谷维素、维生素 B_1、维生素 B_6、复方丹参片等,病情有所缓解。随即查心电图、心向量、心脏 B 超(心脏彩超)、心脏三位片、X 线胸透、血常规、尿常规、大便常规、肝功能、血糖、尿糖测定及心功能检查等,均未发现心脏器质性病变。追问病史,患者因"某种原因"已停职半年多了,在家情绪一直不稳,有时不吃不喝,晨昏颠倒,起居反常。会诊确定为情志致病。诊断为心脏神经症。综观病证,考虑以综合治情方法治疗。所谓综合治情,一是析明病证之因,因于思虑伤脾,生化之源不足,气血不能濡养心神所致。二是与患者谈心,讲述"文革"中被冤屈的前辈们都挺过来,而且事实总归是事实。再从他的亲人那里了解到此患者心直口快,办事认真,得罪了一些人,这些人抓住了工作中的一些缺点,加以扩大推演,为了弄清事实,上级领导暂停他一段时间工作,他想不通,就这样,思怒伤脾肝,累及心神。三是药物调治情志平衡。停用冠心病的药物,加强调节自主神经功能紊乱的药物,又请老中医运用疏肝畅脾、养心安神之方药,调治 2 个月余,症状减轻而出院。最后上级领导行文恢复了他的职务,自觉症状

基本消失,现愉快地工作。[刘勇等《河北中医》1993(3):4]

(王 琦)

怒伤肝,悲胜怒……喜伤心,恐胜喜……思伤脾,怒胜思……忧伤肺,喜胜忧……恐伤肾,思胜恐

语出《素问·阴阳应象大论》。经文根据五脏主五志应五行的理论,结合五行生克规律,巧妙运用以偏纠偏的原理,倡导情志相胜疗法,即用一种情志刺激去纠正另一种情志引起的病变,从而达到治疗目的。正如《医方考》所云:"情志过极,非药可愈,须以情胜,《内经》一言,百代宗之,是无形之药也。"

项祺等在《山西中医》1995年第3期撰文,阐释《内经》五脏藏神理论的临床应用,认为五脏藏神理论是精神疗法的主要依据,历代医家在《内经》以情胜情论述基础上,将该疗法运用于临床,每收佳效。如肾主恐,心主喜,以恐胜喜,是以水能克火和肾能胜心的相互关系,对于过喜伤心,狂笑无度,神志失常的病证,人为地造成患者的恐惧心理,从而以恐胜喜,达到治疗目的。肝主怒,脾主思,以怒胜思,是利用五行中木克土和五脏中肝能克脾的制约关系,对因久思积虑、不能自拔的情志病证,有意识地用语言、动作或其他方法,使患者激怒,怒起思消,症状自愈。喜为心志,忧为肺志,以喜胜忧,就是运用五脏中心火能制约肺金的相互关系,对因悲忧哀痛所致的病证,运用假设喜悦的事情,使患者心情由悲转喜,从喜解忧,心境豁达。以思胜恐法,因思为脾志,恐为肾志,故用土制水、脾胜肾的相互关系,对于因恐惧害怕损伤于肾,出现惊惕不安的情志疾病,医者利用看病之机,对患者提出需要久久思考方可悔悟的问题,使之有兴趣思考,以达到消除恐惧心理,治愈疾病的目的。悲为肺志,肝主怒,二者在五行属性中为肺金制约肝木的关系。以悲胜怒,是针对因肝气郁滞,郁怒愤恚而致的情志病证,医者为患者造成一种人为的悲戚感,以悲化怒,达到治疗目的的一种疗法。

钱会南在《甘肃中医》1999年第1期撰文,论述张从正对《内经》情志病理论的运用发挥,指出张从正从脏腑之间内在联系的角度,阐发了情志致病的复杂性。重视情志调摄在疾病治疗和康复中的作用,并且将《内经》情志病理论灵活运用于临床,尤其善用以情胜情更相为治法,认为悲胜怒、恐胜喜、怒胜思、喜胜忧、思胜恐等,"凡此七者,更相为治",使之临床运用具体化,如强调悲可以治怒,以怆恻苦楚之音感之;喜可以治悲,以谑浪亵狎之语娱之;恐可以治

喜,以恐惧死亡之言怖之;怒可以治思,以辱侮欺罔之言触之;思可以治恐,以虑彼忘此之言夺之等,对临床情志病治疗有启发。

案例1:昔庄先生治一人以喜乐之极而患者。庄切其脉,为之失声。详曰:吾取药去,数日更不来。病者悲泣,辞其亲友曰:吾不久矣。庄知其将愈,慰之。诘其故,庄引《素问》曰:"惧胜喜。"(《儒门事亲》)

按:此患者因喜极而生病,医者切脉则佯装得知其病重,又故意取药而数日不归,使患者产生病不能治的恐惧感,此乃以《内经》"恐胜喜"之理疗喜极之病。

案例2:一县差,拿犯人,以铁索锁犯,行至中途投河而死。犯家告所差人,索骗威逼致死,所差脱罪,未免费财,忧愤成病,如呆如痴,谬言妄语,复无知识。汪石山诊之曰:"此以费财而忧,必得喜乃愈,药岂能治哉。"令其溶锡作银数锭,置其侧,患者见之,果喜,握视不置,后病遂愈。此以喜胜忧也。(《续名医类案》)

按:本案由费财而忧愤成病,据《内经》"喜胜忧"之理,置"银"数锭于其侧,意外钱财所至,令其心中欣喜,而病亦随之而愈。

(王 琦)

治痿者独取阳明

(一)

痿证是指四肢肌肉枯萎、筋脉弛缓、疲软不用的一类病证。《素问·痿论》是讨论痿证的专篇。篇首即提出"五藏使人痿"。盖五脏对人体皮毛、肌肉、经脉、筋膜、骨髓等组织各有所主。五脏气热,则导致各种痿证。如"脾气热,则胃干而渴,肌肉不仁,发为肉痿"。对痿证的治疗经文提出:"治痿者独取阳明何也……阳明者五藏六府之海。"张介宾注云:"阳明,胃脉也。主纳水谷,化气血以滋养表里,故为五脏六腑之海。"

案例:朱某,女,54岁。

患者有胃病史10余年。3年前钡剂摄片诊断为胃下垂。近1年来胃脘胀痛,咀嚼乏力,厌食,每餐仅进一碗稀粥或少量烂面。晚上泛吐清水,大便溏泻,每日2~5次。体重不足40kg,今年1月胃镜检查诊断为萎缩性胃炎,中西医治疗均未见效果,特来求治。

见患者面色不华,形体奇瘦,精神疲惫,皮肤干糙,肌肉萎缩,声音不扬。主诉恶寒甚,四肢麻冷,下肢为甚,行动乏力,懒于动作,嗜睡床第,口腔内两侧面颊黏膜皱涩难忍。脉象沉细,舌淡红,舌质瘦瘪少津。

患者气血阴阳俱亏,津液枯槁,皮、肉、脉、筋、膜、骨等均呈现痿象。经云:"大经空虚,发为肌痹,传为脉痿。"现胃腑有萎缩性炎症,胃液分泌极度不足,毫无食欲,进食甚少,长期腹泻,消化吸收功能甚差,不能充实生化气血之营养。其关键问题在消化道。应遵从"治痿独取阳明"之治疗原则,首先治疗手足阳明经胃肠与脾脏。

治法:温脾阳,益气养阴,以助胃气。

处方:炙黄芪、党参、炒白术、川桂枝、炒白芍、炙甘草、淡干姜、淡附片、云茯苓、乌梅、焦山楂、绿萼梅、饴糖、大枣。

方中取黄芪建中汤、理中汤,温养胃腑,滋液生津;加淡附片使通阳暖中,益气健脾,祛寒止泄;绿萼梅、山楂、乌梅均味酸,增胃液,消食开胃;茯苓利水渗湿。

服上药 3 周,胃纳增,不吐清水,泄泻减轻,脘胀四肢麻消失。舌脉同前,病情已有转机。

此后继上述方案,加减用药进行调治。两年半后,胃脘已无不适,偶尔略见泛酸,大便成形。口腔黏膜感觉良好,皮肤光润,肌肉渐丰,行动有力,能操持家务。每餐 100~150g,体重增至 50kg,脉舌正常。胃镜检查为浅表性胃炎,乃停药。

按:经文"治痿者独取阳明"原指足阳明胃经之荥、输两穴而言。"补其荥(内庭穴)而通其俞(陷谷穴),调其虚实,和其逆顺。"今本例用于汤药治疗,亦获良效。不治痿而痿病自愈。

(凌耀星)

(二)

语出《素问·痿论》。所谓"痿",指形体的萎缩和功能的痿废不用。它由阳明不能生化气血,筋骨肌肉失于濡养,久则成痿。我们可以从"痿"想到"萎",萎缩性胃炎经胃镜和活组织检查,黏膜多呈苍白或灰白色,皱襞变细或平坦,黏膜变薄,严重胃萎缩时,黏液量极少或无,称"干胃"。萎缩性胃炎多由慢性胃炎发展而成,久病属虚,主要以脾胃虚为主,胃虚不能腐熟水谷,脾虚不能运化水谷精微,故主要表现为三个方面的病理变化:一是气血津液生化不足,不能荣养胃黏膜,故黏膜表现灰白无华,红白相间以苍白为主,津液不足而呈"干胃";二是消化功能减退,出现胃脘痞胀,食欲不振,食而不化等症状;三是气机升降失调,即脾气升清、胃气降浊功能失调,出现嗳气、胀痛、泛酸等症状。痿证由阳明虚,不能主润宗筋以束骨利机关。萎缩性胃炎由脾胃虚,不能润养胃之黏膜以磨水谷、化精微。病虽不一,其理则同。从《内经》"治痿者独取阳明"得到启示,"阳明者,五藏六府之海",主生化气血津液。遂立健脾胃以治本,佐以养血活血,作为治疗萎缩性胃炎的大法。

基本方以黄芪、党参、炒白术、茯苓、甘草、当归、丹参、大枣补气健脾养血,莪术、三棱等化瘀散结,并随辨证加减:肝胃不和者,见胃脘胀痛,或波连两胁,嗳气时作,舌苔薄白,脉弦,佐以柴胡、枳壳、制香附、郁金、苏梗、制半夏、延胡索、佛手等;脾胃湿热者,见脘腹痞满,嘈杂嗳气,口苦舌干,舌质红,苔黄腻,脉弦滑带数,可选用苍术、制半夏、薏苡仁、厚朴、黄连、黄芩、蒲公英、苏梗、砂仁、蔻仁等;胃阴不足者,见口干舌燥,胃痛隐隐,大便干结,食后饱胀,舌红少苔,或者裂纹,或呈剥苔,脉细数,可选用北沙参、川石斛、玉竹、白芍、麦冬、黄精、山楂等;气虚血瘀者,见面色不华,胃病日久,疼痛时作,固定不移,或有胃出血史,舌质黯红,脉弦细涩无力,佐以延胡索、五灵脂、九香虫、鸡血藤、制香附、乌药等。临床时还可以根据胃镜病理特征加减,如萎缩性胃炎伴中、重度肠腺化生或不典型增生者,选用蛇舌草、藤梨根、蛇六谷、野葡萄藤、半枝莲、石见穿等;胃镜示"干胃",胃酸不足者,选用黄精、沙参、木瓜、乌梅、生山楂、白芍、山茱萸、麦冬、石斛等;幽门螺杆菌阳性者,选用蛇舌草、蒲公英、芙蓉叶、黄连、黄芩、丹参、红花等;胃镜示伴有糜烂性胃炎者,选用芙蓉叶、甘松、薏苡仁、黄连、连翘、砂蔻仁、制大黄、苏梗;伴胆汁反流者,选用竹茹、制半夏、旋覆花、代赭石等;胃酸泛流加海螵蛸、煅瓦楞等。多年的实践证明,应用上述方法治疗萎缩性胃炎,效果满意。

案例:陈某,男,59岁,2004年1月20日初诊。患者过去有胃病史,未曾介意,近因工作应酬经常喝酒,自觉胃部不适。2004年9月20日在某医院做胃镜示慢性萎缩性胃窦炎,胆汗反流性胃炎;病理报告示慢性炎症(+)~(++),萎缩(+),肠化(+++)。

辨证:脾虚湿热内蕴,气滞血瘀内结。

治法:健脾清热利湿,理气化瘀散结。

处方:黄芪30g,太子参15g,炒白术12g,土茯苓30g,甘草4.5g,棱莪各30g,蛇舌草30g,石见穿30g,龙葵20g,大丹参20g,木香9g,佛手9g,枳壳12g,半枝莲15g。14剂。

上方加减:泛酸加海螵蛸、煅瓦楞;胃痛加延胡索、五灵脂;湿重加薏苡仁、制半夏、苍术;嗳气时作加炒枳壳、藿苏梗;养血加当归、鸡血藤、丹参等。连续服药近5个月,自觉症状完全正常。2005年2月1日在原医院做胃镜示浅表性萎缩性胃炎;病理报告示慢性炎症(+)。患者不放心,仍以上方续服数月。

(王庆其)

（三）

《素问·痿论》云："论言治痿者独取阳明何也?""痿"指"痿证"，系指因外感抑或内伤，致使精血受损，肌肉筋脉失养，肢体弛缓、软弱无力，甚至日久不用，引起肌肉萎缩或瘫痪的一种病证。"阳明"不仅指十二经脉中"多气多血"的足阳明胃经，还包括中焦脾胃乃至大小肠，为"五脏六腑之海""气血生化之源"和"后天之本"。此处"独取"二字的理解历代医家见解不同，如金元时期张子和、明代王肯堂、清代陈士铎均认为"独取"为"仅取"之意。后代大部分医家认为此"独取阳明"是治疗痿疾的方法之一，但并不可言唯一，"独取"应当做"重视"解。

"治痿独取阳明"的临床应用主要表现在：①指导痿证的针灸治疗。源于《灵枢·根结》"痿疾者，取之阳明"之说，强调在痿证治疗中，针刺取穴应以阳明经穴为主。痿证多由阳明气血亏虚，筋脉失养所致，而阳明为多气多血之经，"刺阳明出血气"（《灵枢·九针论》），即刺阳明可以产生气血、补益气血，气血充足，筋脉得养，痿证则缓。②指导痿证的药物治疗。痿证多由精气津液亏虚，或湿热蕴结，筋脉失养所致。胃为水谷之海，脾胃为后天之本、气血生化之源，脾胃亏虚，化源不足，常致痿证。因此，临床对于痿证，多以补益脾胃、增其化源，或清热利湿、养阴生津之法治之。③指导黏膜萎缩性疾病的治疗。《素问·痿论》曰："脾主身之肌肉……脾气热，则胃干而渴，肌肉不仁，发为肉痿。""痿者萎也"，痿即枯萎不荣。痿证与西医学慢性萎缩性胃炎具有一定相关性，乃气血不足，胃络失养，萎弱不荣使然。在古代，由于认知手段的局限性，中医解剖学只认识到皮毛、肌肉、筋骨等，但对于黏膜、腺体这一级组织结构，尚不能认识到胃之黏膜，附于胃体，应归属"肌肉"。很多现代医家认为慢性萎缩性胃炎同《素问·痿论》中所述的"肉痿"有相似之处，进而提出慢性萎缩性胃炎"以痿论治"的学术主张。

案例：慢性萎缩性胃炎案

韦某，女，46岁，2011年1月16日初诊。

反复中上腹嘈杂不适1年半，加重2天。患者2008年4月起因饮食欠规律反复出现中上腹嘈杂感，胀闷不适，胃镜检查示浅表性萎缩性胃炎。病理：胃窦部慢性炎症(++)，活动性炎症(+)，肠化(+)，Hp(++)。近2日来，因饮食不规律，中上腹胀闷不适又起，无游移走窜感，饥饿时明显，喜热饮食，无恶心呕吐，无泛酸及胸骨后烧灼感。西医诊断：浅表性萎缩性胃炎；中医诊断：胃痞病，辨证属"脾虚肝郁，气血亏虚"。治则为"益气健脾，疏肝理气，养血活血"。

处方：柴胡 12g，白术 15g，白芍 15g，川芎 9g，炒枳壳 15g，川楝子 15g，陈皮 9g，香附 15g，郁金 9g，石菖蒲 9g，藿香 12g，苏梗 12g，延胡索 15g，海螵蛸 15g，当归 15g，茯苓 15g，生姜 3g，薄荷 6g。7 剂，水煎服，每日 2 次。

2011 年 1 月 23 日二诊：自觉胃内嘈杂感较前好转，胀闷感减轻，进食后腹胀明显。口干时作，无泛酸嗳气。舌质红，苔薄白略腻，脉沉。治拟"健脾理气，养血活血，滋养胃阴"。

处方：上方加川石斛 15g、麦冬 12g、北沙参 12g。21 剂，水煎服，每日 2 次。

后患者继续予上法加减治疗，症情稳定，胃内嘈杂、腹胀等症状明显好转，1 年后复查胃镜，病理示胃窦部慢性炎症（+）、活动性炎症（−）、肠化（−）、Hp（−）。随访加减治疗 1 年余，患者胃部症状明显好转，胃镜复查病理变化无恶化。

按：慢性萎缩性胃炎的"萎"，主要表现为胃黏膜的变薄，固有腺体萎缩、减少，出现红白相间以白为主的病理变化特点。功能表现为排空迟缓、消化不良等。该病案，方中柴胡主入肝胆，功善条达肝气而疏郁结；香附专入肝经，长于疏理肝气，并有良好止痛作用；配以薄荷辛散，以增强疏肝理气作用；川芎主入肝胆，疏肝开郁，行气活血；陈皮理气和胃；川楝子清肝泻火；郁金、石菖蒲开窍提神，疏肝解郁；藿香、苏梗行气，芳香悦脾；延胡索"能行血中气滞，气中血滞"，配合柴胡、郁金等疏肝解郁；海螵蛸制酸止痛。气滞日久则血行不畅，血滞为瘀，故予当归活血养血、茯苓渗湿利下，共助瘀血下行。该患者坚持中医药治疗，耐心调理，不仅症状改善，而且胃部萎缩、肠化等病理变化也消失。

（陈　敏）

（四）

语出《素问·痿论》。"痿"一般指代形体筋骨肌肉的萎缩及功能的痿废不用，常见肌肉萎缩、皮毛枯槁、筋脉挛急，多由"肺热叶焦""壮火之气衰"，日久耗伤津液、失于敷布，以致精亏血少、五脏筋肉失养、骨枯髓虚，而见痿废失用之证。另《素问·太阴阳明论》明确提出脾虚致痿："脾病而四支不用何也？……今脾病不能为胃行其津液，四支不得禀水谷气……故不用焉。"李东垣《脾胃论·脾胃盛衰论》亦有"百病皆由脾胃衰而生也"之论，确立了脾胃虚损在痿证发病中的核心位置，而"阳明者，五藏六府之海"，为气血生化之源，胃气强而五脏六腑皆壮，滋化源而清肺热，清肃之令下行，以复其灌溉之常，气血充足而宗筋得润、机关得利而痿除。因此,"治痿独取阳明"已成为后世历代医家选方用药及针灸辨治痿证的理论基础,常用于诊治诸如脊髓炎、重症肌无力、周期性麻痹、肌营养不良症、多发性神经炎等"四肢不举""四肢不用"的肢体痿软无力、肌肉的痿废瘫痪病变,但实则诸如任一组织器官的痿弱失用,均可参照这一治则。

同时,"治痿独取阳明"这一经旨中,"独"并非唯一,而是就水谷精微生成而言,强调阳明后天之本的重要性;"取"并非单一温中补益之法,而是"视有余不足"(《灵枢·根结》),正如叶天士所云"治痿独取阳明,无非流通胃气,盖胃脉主乎束筋骨利关窍也。宜用加味温胆汤"。可见,痿证治疗中仍需强调辨证论治,补益中焦脾胃的同时,清燥润肺、补益肝肾之法亦常配伍使用,补泻之法,随证治之。

案例 1:重症肌无力案

林某,女,65 岁。渐进性眼睑下垂伴肢体乏力半年。患者自 2016 年 10 月始出现肢体乏力、眼睑下垂,症状逐渐加重。因双上睑下垂、颈部肌肉乏力、抬颈无力,下肢乏力、不耐久行,于华山医院就诊,2017 年 3 月 27 日诊为"重症肌无力",服用溴吡斯的明(30mg,1 次 /8h),下肢乏力症状改善不显,2017 年 3 月曾有喉部淀粉样变微创手术史。求治于王庆其,诊时见患者双侧眼睑下垂,左侧眼球上视伴视物重影,口干欲饮,胃纳可,二便调,饮食不慎易大便稀溏,夜寐早醒。舌淡红苔薄白,脉细弦。脉证合参,诊为"痿证",系久劳虚损、气血生化乏源,肌肉筋脉失荣所致。王庆其治以健脾升阳、补肾益气。

处方:黄芪 40g,太子参 12g,炒白术 12g,茯苓神各 15g,甘草 6g,柴胡 12g,葛根 30g,荷叶 10g,当归 12g,功劳叶 15g,巴戟天 12g,怀牛膝 12g,大枣 9g,枳壳 20g,鸡血藤 15g。

上方服用 28 剂后,自觉下肢乏力症状明显减轻,眼睑基本恢复,视物重影已无,余头项部肌肉无力,存视物模糊,口干多饮。先后加用北沙参、麦冬、知母、枸杞、山茱萸各 12g,芦根、丹参、川芎各 15g,服用 3 个月后,患者视物重影、下肢乏力、眼睑下垂症状均消失,颈项无力感明显减轻,仅余上肢不耐长久上举动作,午后久行易汗出,效不更方,服药至今,溴吡斯的明仍维持原量,眼睑上抬正常,肢体行动已与常人无异。

按:《灵枢·本神》有"脾气虚则四肢不用"之说,中医眼科"五轮学说"眼睑属肉轮,脾虚则气血化生无源,肢体无以濡养而现体倦乏力,清阳不升而现胞睑失养、上提无力,同时,"目为脏腑血气之精华"(《诸病源候论》),睛明失养,视歧而现复视,可见,脾虚气陷、精血不足为本病核心。本案患者年逾花甲,年初曾行喉部手术治疗,术后气血耗伤,生化乏源,渐而积虚成损,肌肉筋脉失荣而现胞睑下垂、肢体倦怠乏力。因此,王庆其辨治本患,遵"治痿独取阳明"(《素问·痿论》)之旨,以健脾益气、升阳举陷之法贯穿病程。方中重用黄芪为君补气升阳,辅以太子参、白术、茯苓补益健脾,柴胡、葛根升阳举陷,荷叶升发清阳,枳壳降中有升,与芪、参等合用升提举陷。王庆其在以重药健脾升提之余,重视老人"多虚多瘀"之本,佐以当归、鸡血藤、丹参、川芎活血养血通络,巴戟天、功劳叶、怀牛膝、山茱萸、枸杞子补肾养精,共奏脾肾双补之效,则诸症皆缓。

案例 2:动眼神经麻痹案

徐某,男,34 岁。突发右眼上睑下垂 3 周余。患者右眼上睑下垂,睑缘位于瞳孔上缘,闭合可。外院专科就诊:右眼球轻度突出,且向右上偏斜 15°,伴轻度视物重影(左右方向),角膜映光点位于 4 点钟瞳孔缘,内转中度受限,上转外转轻度受限,无明显视力下降。眼眶 MRI:右眼眶尖部及海绵窦区结构紊乱,见异常信号影,T1WI 显中高信号,T2WI 显中等信号,边界不规则。6 年前曾行脑膜瘤切除术,术后无视物重影。求治于王庆其,诊时见:右上睑下垂,视物尚清晰,体倦肢软,少气懒言,略口干,大便质稀溏,夜寐尚安。舌质淡,体胖,苔薄白,脉细。脉证合参,诊为"上胞下垂",系术后失养,渐而积虚成损,日久气血耗伤,胞睑肌肉筋脉失荣所致弛缓痿废。王庆其治以健脾益气、升清举陷。

处方:黄芪 30g,党参 30g,柴胡 12g,炒白术 12g,葛根 30g,茯苓 15g,制半夏 12g,藿苏梗各 12g,荷叶 9g,枸杞 12g,决明子 20g,陈皮 6g。

上方服用 14 剂后,自觉视物转清,肢软乏力已缓,余双目复视,先后加丹参 20g、僵蚕 12g、蝉衣 6g、天麻 12g、当归 12g、密蒙花 9g、全蝎 3g、甘菊花 12g、青葙子 12g、葛根 30g,守法加减用药 3 个月余,患者右眼上睑举睑有力、睑裂大小已复如常,眼球活动如常,视物清晰、无复视。后追踪观察症情未见反复,乏力肢疲诸症悉去。

按:本患者属"上胞下垂",严重者为"睑废"。《目经大成·睑废》云:"睑废者……日夜常闭而不能开,攀开而不能眨……以手拈起眼皮方能视。"可见其严重程度。脾气亏虚、气血生化乏源,外受风邪客于胞睑,以致气血瘀滞胞络、精气不可上承,而见胞筋失养、下垂障目。因此,王庆其辨治本患者遵"治痿独取阳明"之经旨,以补气升阳、益气健脾为主,先后辅以补益肝肾、行气活血、祛风之法。拟方以补中益气汤为主,重用黄芪补气升阳,取其"善治肢体痿废"(《医学衷中参西录》)之用,党参、炒白术、茯苓补中益气、健脾燥湿,当归、丹参活血通络,佐以柴胡、葛根升阳举陷,荷叶升发清阳,天麻平肝息风,僵蚕、蝉衣皆升浮之品,纯走气分,祛除络中之风邪,陈皮燥湿化痰、行气消胀、调节气机,枸杞补益肝肾,密蒙花、甘菊花、青葙子、决明子清肝明目,藿香、苏梗祛湿和胃。诸药相合,使元气得充,清阳得升,共奏升清举陷之功,则诸证自愈。

（李海燕）

（五）

语出《素问·痿论》。本句是治疗痿证的重要法则。该篇说："阳明者，五藏六府之海，主润宗筋，宗筋主束骨而利机关也。冲脉者，经脉之海也，主渗灌溪谷，与阳明合于宗筋，阴阳揔宗筋之会，会于气街，而阳明为之长，皆属于带脉，而络于督脉。故阳明虚则宗筋纵，带脉不引，故足痿不用也。"此段经文阐明了阳明治痿的机理，即"阳明虚"是引起痿证的根本原因。《灵枢·根结》所云"痿疾者，取之阳明"，提示调理中焦脾胃的重要性。陈士铎《内经素问尚论》载："痿证……自宜专治阳明胃火。"明代李中梓《医宗必读·痿》载："不独取阳明而何取哉。"可见治疗痿证，主要以治阳明经为法则。

另外，《素问·痿论》又把痿与脏腑联系起来，提出五脏皆有痿之说，对我们今天临床实践具有深刻的启迪。如《痿论》云："肺者，藏之长也，为心之盖也。有所失亡，所求不得，则发肺鸣，肺鸣则肺热叶焦，故曰：五藏因肺热叶焦，发为痿躄。此之谓也。"此论表明"肺热叶焦"为痿病发生的首要病因。后世医家陈士铎《石室秘录》所云"治肺之法，正治甚难，当转以治脾，脾气有养，则土自生金"，是对《痿论》的进一步发挥。

案例 1：慢性萎缩性胃炎案

王某，男，79 岁，来诊时诉胃脘胀满数年，时有嗳气，服用多潘立酮（吗丁啉）后减轻。时有胃脘疼痛，口苦，大便稀溏不成形。外院胃镜示慢性萎缩性胃炎，病理示炎症（++）、萎缩（+）、肠化（+）、异型增生（+）。诊舌质黯，苔薄，脉弦滑。中医诊断"胃痞"。此胃病日久，胃络萎缩，阳明气虚，不能起到濡养胃脘，以致胃失和降，而觉胃脘胀满。病位在胃，治疗总以阳明经为主。治则：理气健脾，活血化瘀。

处方：黄芪 30g，丹参 30g，蛇舌草 30g，石见穿 30g，莪三棱各 15g，炙鸡金 12g，枳壳 15g，香橼皮 15g，路路通 15g，枸橘李 15g，龙葵 15g，薏苡仁 30g，木香 9g，紫苏梗 12g，鸡血藤 15g。14 剂。

二诊：患者服药 2 周后复诊，主诉胃脘冷胀感，夜间胃脘疼痛，夜寐欠佳，偶有嗳气，大便可。诊舌黯，苔薄，脉弦滑。仍以独取阳明经为治疗法则。治则：温补中阳，疏肝理气活血。

处方：焦白术 12g，炙鸡金 12g，枳壳 15g，柴胡 12g，木茴香各 9g，九香虫 6g，五灵脂 12g，炒白芍 12g，藿苏梗各 12g，青陈皮各 6g，延胡索 12g，荜茇 6g，川楝子 12g。14 剂。

其后患者连续门诊复诊 7 个月左右,胃脘胀满、时有疼痛感少发,外院复查胃镜提示胃黏膜异型增生消失。

按:本案是以胃脘胀满、夜间疼痛为发病特点的慢性萎缩性胃炎伴异型增生案例,并表现出以胃脘冷胀感为特征。方中以九香虫、荜茇、木茴香温补中阳,取《内经》"治痿独取阳明"之意,原文之"痿"指肌肉萎缩,肢体功能痿废不用,而萎缩性胃炎之"萎",指腺体萎缩,一指外征、一指内象,意义可以借鉴。本案用黄芪、白术等健运中焦脾胃之品,以求胃气和降而胀满除。患者脉诊弦滑,提示中焦有湿,影响肝气升降,肝气郁结,故而弦,故加用柴胡、白芍等以疏理肝气,这与马莳所注"今曰独取阳明,又必兼取所受病之经"相符合。因而患者复诊数月,临床症状及病理结果均提示病情好转。

案例 2:慢性阻塞性肺疾病肺间质纤维化案

秦某,女,70 岁。来诊时诉既往有慢性阻塞性肺疾病,动则气促,咳嗽咳痰,痰出白色泡沫状,近半年来症状逐渐加重,伴胃纳少,体重减轻,动则气促,咳嗽,无泡沫痰,疲乏口干,夜能平卧,无尿少肢肿。刻诊:患者纳谷不馨,无呕吐,咳嗽,少痰,手足心热,舌质红,苔薄黄腻,脉细小涩。查胸部 CT 示"间质纤维化,肺气肿,支气管扩张"。中医诊断"肺痿"。此为肺病日久,肺阴渐亏,阴损及气,子病及母,肺胃气阴俱亏,故见咳嗽气促、咳泡沫痰、纳差、手足心热、疲乏口干等肺胃俱损症状。病因主在肺,治疗总以阳明为主。

治则:益气补肺,养胃生津。

处方:生黄芪 30g,南北沙参各 12g,党参 12g,甘草 6g,藿苏梗各 12g,炙苏子 12g,黄芩 12g,胡颓叶 12g,百部 12g,鱼腥草 30g,仙茅 12g,仙灵脾 15g。14 剂。

二诊:患者服药 14 剂之后,来诊诉咳喘乏力、盗汗症状改善,胃纳有所增加,但仍不多,大便可,夜寐多梦,口干口苦。舌质淡黯,苔白腻,脉细。

处方:生黄芪 30g,南北沙参各 12g,党参 12g,甘草 6g,炒麦芽 15g,胡颓叶 12g,黄芩 12g,百部 12g,炙苏子 12g,鱼腥草 30g,仙灵脾 15g,补骨脂 15g,仙茅 12g,藿苏梗各 12g,坎炁 2 条。14 剂。

其后患者连续门诊随访近 1 年,咳嗽、咳痰、气促等不适症状好转。

按:本病患者之治法始终以培土生金、补母养子、充实卫气、资生后天之法一以贯之。黄芪、党参、甘草等益气健脾,沙参养肺胃之阴、降肺胃之气;麦芽消食导滞;又因肺主吸气,肾主纳气,金水相生,子病易及母,故治疗中,也始终贯彻补肾填精,补肾纳气,药用仙茅、仙灵脾、补骨脂、坎炁等。

(顾文燕 汤 杰)

开鬼门,洁净府

(一)

语出《素问·汤液醪醴论》。本句指用发汗、利小便的方法治疗水肿病证,使水湿邪气随汗和小便而出,而达消除水肿之目的,对水肿治疗有重要指导意义。张仲景《金匮要略·水气病脉证病治》进一步发展此说,将其具体化分为"诸有水者,腰以下肿,当利小便;腰以上肿,当发汗乃愈"。

临床如因风邪袭表,肺失通调,风水泛滥,可见眼睑浮肿,继而四肢及全身皆肿,多伴有恶风发热、肢节酸楚、小便不利、舌苔薄白、脉浮滑或紧等症状。治宜"开鬼门",即疏风宣肺利水。常用方如越婢汤(《金匮要略》:麻黄、石膏、甘草、生姜、大枣)加减。水湿壅盛者,全身水肿,按之没指,小便短少,身体困重,可见胸闷纳差、苔白腻、脉沉缓等症。治宜"洁净府",即燥湿利水为主,兼以行气运脾,常用方如五苓散(《伤寒论》:桂枝、白术、茯苓、猪苓、泽泻)加减。其他如脾阳不足者,则温运脾阳,以利水湿,常用方如实脾饮(《济生方》:附子、干姜、甘草、白术、厚朴、木香、草果、大腹皮、木瓜、生姜、大枣、茯苓);脾肾阳虚水寒内聚者,则温肾散寒、化气行水,常用方如真武汤(《伤寒论》:附子、干姜、茯苓、白术、白芍)或金匮肾气丸(《金匮要略》:附子、桂枝、地黄、山萸肉、山药、茯苓、泽泻、丹皮)加减。

案例1:张仲华恰有身热,无汗。诊脉浮紧,气喘促,小便闭,苔白不思饮。证系水湿之邪,借风气而鼓行经隧,是以最捷。倘喘甚气色,亦至危之道。治当开鬼门、洁净府为要着。麻黄、杏仁、赤苓、苏子、桂木、薏仁、紫菀、椒目、浮萍、大腹皮。外用麻黄、紫苏、羌活、浮萍、生姜、防风。闭户煎汤,遍体揩熨,不可冒风。(《宋元明清名医类案》)

按:本案患者身热无汗脉浮紧,气喘促,乃风寒外袭、肺气失宣之征;小便闭,苔白不思饮,则为水湿内聚之象。故宗《内经》"开鬼门,洁净府"之法,以发汗宣肺利水而获效。

案例2:年某,女,55岁。1978年2月22日初诊。

体肥痰盛易感,近因浴后受凉,恶寒无汗不发热,头身酸痛项强,咳嗽痰多而稀白,胸闷,动则喘作。静则喘止,头身面目浮肿,尿少色黄,口干不欲饮水,腹胀不思食,舌苔薄黄润滑,脉沉而缓。

治法:温阳化气行水,投以麻黄细辛附子汤合五皮饮加味。

处方：麻黄 9g，细辛 3g，熟附子 15g，茯苓皮 15g，生姜皮 4.5g，大腹皮 9g，陈皮 9g，五加皮 9g，桔梗 9g，杏仁 9g，厚朴 9g。

二诊：连服上方药 3 剂，小便畅利，微自汗出。守方减量，方中麻黄减为 4.5g，细辛减为 2.4g，熟附子减为 9g，余药不变，再进 6 剂。

三诊：浮肿全消，喘咳痰除，脘腹不胀，饮食二便正常，唯感神疲乏力，有时心慌心悸，最后用参苓白术散加附子以善后。

处方：党参 30g，白术 15g，云苓 15g，山药 15g，莲子 15g，生苡仁 15g，扁豆 15g，砂仁 9g，陈皮 9g，桔梗 9g，炙甘草 9g，熟附子 9g。

再进药 10 剂而痊愈。（万友生医案，《中国现代名医医案》）

按：患者体肥痰盛，平素阳气不足可知。近因浴后受凉，寒湿外束太阳而内困少阴，故同时有恶寒无汗、项强头身酸痛等太阳表实证和无热恶寒脉沉等少阴里虚证。其病机遍涉三焦，上焦脾气不宣而痰饮壅盛，故胸闷咳喘痰白而稀；中焦脾气不运而湿邪困阻，故腹胀不思饮食而脉缓；下焦肾气不化而水液潴留，故头面四肢浮肿而尿少。故采用既解太阳之表，又温少阴之里的麻黄细辛附子汤为主。此方不仅能发表温里以两解太少之邪，且能行表里之水，并合五皮饮以行水消肿，又加桔梗、杏仁、厚朴以宣降肺气和疏运脾气。服药 9 剂而小便畅利，微自汗出，使邪气随汗而外解，随小便而下泄，因而诸症悉除。此亦合《内经》"开鬼门，洁净府"之意。

（王　琦）

（二）

语出《素问·汤液醪醴论》。文中论及水肿病之治则为"平治于权衡"，言治疗时当权衡轻重缓急、调整五脏阴阳，使水道通调，水去病除。何以才能祛除体内多余积水呢？又由此而提出了"开鬼门、洁净府"之治法。

通常人们都以"开鬼门"为发汗，以"洁净府"为利小便，其意图在于开通水液排泄的两条途径，从而使多余之水上从汗透、自皮毛外解，下从尿出、自膀胱而解。但是，若对"开鬼门、洁净府"的理解仅限于此，就未免狭隘了些。因肺主宣降而为水之上源，故发汗之中还寓有宣通肺气之意，以解肺气壅滞，如水肿病初起以越婢汤，方中麻黄不与桂枝配伍则重在宣肺，另有石膏以清肺热、生姜以解表，其治虽未发汗，却有宣肺利水之功。又因膀胱为津液之府，与肾相表里，二者气化司管水液之排泄，故利小便之中还寓有温通气化之意，如五苓散利水之中用桂枝即为此意,桂枝虽不利尿,却入足太阳膀胱经以通阳化气,用于阳气不行而致水肿。

总之,据本文所言,水肿病机乃五脏阳气阻遏所为,故治疗也当着眼于阳气,上则宣通阳气,下则温通阳气,阳气一振运化有权,则水肿自消。

案例:江西中医学院(现江西中医药大学)杨扶国曾治疗一肾炎水肿患者。该6岁男儿于1966年7月突然面颊肿大,迅即肿及全身,经医院诊为肾炎,治疗4个月有余,病情时重时轻未见好转。由于经济困难,其母带儿归家任其发展。1967年3月间向杨求治,诊患儿仍水肿,时有气喘口渴,腹胀食差,小便量极少而色黄。

治法:宣肺利水,理脾利湿。

处方:桔梗4.5g,杏仁、苡仁、猪苓、泽泻、大腹皮各6g,陈皮、木通、五加皮各3g,茯苓9g,葱白一小撮。服6剂小便增,身肿减轻。服至20剂,肿消如常。3个月后,患儿因偷吃食盐,肿又复发,仍按原方服10余剂,肿消,小便检查正常,后成为一健康年轻人。(《豫章医萃——名老中医临床经验精选》)

后来,杨扶国多次谈到,该病用方并无惊人之处,不过五苓散与五皮饮加减而已,之所以奏效,功在桔梗、杏仁宣肺疏表、肃降肺气。上之肺气宣降则下焦也得通利,小便畅行而浮肿消失,此即《内经》"开鬼门、洁净府"之理论与古人提壶揭盖、宣上利下治法之验证。杨扶国还把所用之方自拟为"宣肺利水饮",并将此案治验撰文发表于国内中医杂志,被人多方采用,且屡用屡效。

(齐　南)

(三)

语出《素问·汤液醪醴论》。开,宣发,宣泄;鬼门,汗孔,也称玄府。洁,通利;净府,膀胱也。杨上善《太素》将"开鬼门"注为"五神通之者也",将"洁净府"注为"心之不浊乱";也有医家持"鬼门"为穴位之见,然前文所言"缪刺其处,以复其形"非针刺"鬼门"穴之意。自王冰注"开鬼门,是启玄府遣气也……洁净府,谓泻膀胱水去也",后世医家多持"发汗、通利小便"的观点,亦将此视为水肿病治疗之原则予以发挥。其中张仲景在《金匮要略·水气病脉证并治》中提到"诸有水者,腰以下肿,当利小便;腰以上肿,当发汗乃愈",进一步将水气病根据部位进行分类治疗。张介宾在《类经·藏象类》中也提出"上焦不治,则水泛高原;中焦不治,则水留中脘;下焦不治,则水乱二便",则是从三焦论治水肿病。

案例:特发性膜性肾病案

陈某,男,66岁,2016年元月因"上呼吸道感染"后出现一身悉肿,尿量减少至约600ml/d,于西医三甲医院就诊,查24小时尿蛋白定量3.8g,尿常规示RBC阴性、WBC阴性、Pro(++++),肾功能示BUN 3.6mmol/L、Scr 67μmol/L、UA 344mmol/L,否认糖尿病、高血压等疾病,患者未行肾穿刺活检,PLA2R抗体阳性,考虑特发性膜性肾病可能性大,故予以ACEI治疗半年后效不显,遂转投中西医结合治疗。初诊印象:老年男性,以下肢水肿明显,按之凹陷,间歇服用利尿剂利尿消肿,胃纳如常,舌黯,苔薄白,脉沉细。

辨证:阴水(肾气亏虚)。治法:补肾活血,利水消肿。

处方:生黄芪30g,太子参12g,黄柏12g,山萸肉12g,黄精12g,茯苓30g,桂枝9g,泽泻12g,车前子15g,葫芦壳15g,山药30g,薏苡仁根30g,红花6g,炒白术30g。早晚各服1次,每次煎汤100ml,并嘱患者限盐饮食。

二诊:药后2周患者来诊,下肢浮肿较首诊略好转,尿量未见明显增加,收效微。在上方基础上酌加麻黄9g、桑白皮9g、黄芩9g、牛蒡子15g、防风12g。14剂,早晚各服1次,每次煎汤100ml。

三诊:患者浮肿明显好转,尿量增加至1 000ml,皮肤无紧绷感。遂守法守方微调治疗2年余,目前患者肾功能仍在正常范围,24小时尿蛋白定量控制在2g左右,双下肢无明显浮肿。继续治疗中。

按:余初治时认为患者当利小便,但效不显。二诊酌加宣肺之药味后水肿得消。细思有"提壶揭盖"之意。前贤在治疗水肿病时虽各有不同,却无不尊崇"开鬼门,洁净府"之宗。其看似两法,实则一法。人体水液代谢是个复杂的生理过程,正如《素问·经脉别论》说:"饮入于胃,游溢精气,上输于脾。脾气散精,上归于肺,通调水道,下输膀胱。水精四布,五经并行。"慢性肾炎属中医水肿范畴,但临床施治时切不可以水去肿退为功。水肿病之根本在于肺脾肾三脏,水位至阴,其本在肾;水化于气,其标在肺;水唯畏土,其制在脾。故"开鬼门"也并非单指发汗法,可引申为宣肺发汗法。

(卢 嫣)

去宛陈莝

(一)

"去宛陈莝"是《素问·汤液醪醴论》阐述水肿的治则治法时提出的。历代医家对此句有不同的看法。王冰认为此指"去积久之水物,犹如草茎之不可久留于身中也",作为水肿的一般治疗原则。杨上善把"去宛陈莝"解释为"有恶血聚,刺去也"。丹波元坚注云:"去宛陈莝,谓涤肠胃中腐败也。"似指峻下逐水之法。沈祖绵认为此句"莝""陈"二字倒,当作"去宛莝陈"。《说文》:"莝,斩刍也。""去""莝"相对为文,"宛""陈"亦相对为文。《素问·针解》云:"菀陈则除之者,出恶血也。"近人李今庸亦认为"是一种针刺络脉的放血疗法"。这些不同的看法,当以杨上善、沈祖绵、李今庸的认识较为符合《内经》的原意,即"针刺放血疗法"。现今将"去宛陈莝"治疗方法,发展为"活血利水法",是治疗水肿的重要方法之一。因为津、血在生理上是互化互补的关系,即"津血同源";在病理上存在着津液内停和血液瘀滞间的互为因果关系,因而针刺放血具有促进气血循行,进一步推动津液运行,以消除水邪的治疗作用。应用"活血利水法"治疗顽固性水肿和肾衰竭的尿毒症,有很好的效果。

余临床上在"去宛陈莝"治则的指导下,应用"活血利水法"治疗气滞血瘀型水肿,效果满意。因为这类水肿,多因肝郁气滞,久而气血瘀滞,血行不畅,水道受阻,聚水成肿。亦有因水肿日久,水湿停聚,影响气血循行,而致气滞血瘀,加重水肿。其临床表现多见面色苍黄,纳差尿少,面浮足肿,皮肤有瘀点,腰痛固定不移,妇人有月经不调、少腹胀痛等症状。舌有瘀斑,或两侧青紫,舌苔白而微腻,脉象沉细而弦涩。气滞血瘀水肿型,多为虚中夹实证,应在其他治法的基础上配合活血利水治法,如脾虚肝郁血瘀水肿者,用当归芍药散理气活血、健脾利水;气虚夹瘀水肿者,用补中益气汤合桂枝茯苓丸滋阴补脾、活血利水;阴虚夹瘀水肿者,用六味地黄汤合桂枝茯苓丸滋阴活血利水;阳虚夹瘀水肿者,用桂附八味丸配桂枝茯苓丸温阳活血利水。

案例:曾治患者巩某,男,50岁,干部。4年前因外感发现下肢浮肿,此后浮肿反复,长期不愈,近日水肿加重住院,诊断为慢性肾炎肾变型。当时主要症状是下肢浮肿,皮肤有瘀点,两胁胀痛,心烦易怒,大便不实,小便不利,舌质黯、边有齿痕,舌苔白,脉象沉弦细涩。尿蛋白(++++),红细胞1~2个/HP,上皮细胞0~2个/HP。细思其证,病已多年,正气已虚,但皮肤有瘀点,舌质黯,脉见涩象为气滞血瘀之表现,尤其两胁胀痛、心烦易怒,为肝郁气滞之症状。

辨证:肝郁血瘀,脾气虚弱。

治法:补气健脾,疏肝活血利水。

处方:补中益气汤合桂枝茯苓丸化裁。

生黄芪30g,柴胡3g,升麻3g,当归15g,陈皮10g,甘草6g,党参15g,苍白术各15g,桂枝10g,茯苓15g,丹皮10g,桃仁10g,赤芍10g。水煎2次,早晚各服1次,每日1剂。

服上方3剂,小便增多,肢肿减轻,皮肤瘀点消失,胁痛减轻,唯觉口干。

证已见轻,上方加麦冬15g、五味子10g以益气生津。此方调治2个月余,症状消失,尿蛋白(-),基本痊愈。

按:该例系气虚夹瘀水肿证,用补中益气汤扶助正气,合桂枝茯苓丸化瘀活血利水。益气方可推动血行,气血通畅则水湿分利,使水肿消失。从而说明"去宛陈莝"的治则,即现今之"活血利水法"是治疗气滞血瘀型水肿的有效治法。

(项 祺)

(二)

语出《素问·汤液醪醴论》。经文云:"平治于权衡,去宛陈莝,微动四极,温衣,缪刺其处,以复其形。"言治疗水肿要调节阴阳的偏胜偏衰,使之平衡协调,除去宛陈久积之恶血,并注意保暖和适当活动,辨证施以针刺疗法,以消退水肿。

"去宛陈莝"一语,历代医家多有争议,一指积聚在体内过剩的水液,即宛、陈表示积久之水物,均为要除去的对象;"莝"当"草茎"或"陈草",如王冰注"谓去积久之水物,犹如草茎之不可久留于于身中也"。马莳云:"菀,积也。陈莝,陈草也。"一指"陈莝"当为"莝陈",如《素问·针解》曰:"菀陈则除之者,出恶血也。"即去、莝皆指除去;"宛"通"郁"(《释文》),宛、陈同指恶血。另据《太素》校正,"去宛陈莝"当为"去宛陈",宛、陈亦指恶血。笔者较为倾向于后两种说法,即除去宛陈久积之恶血,近年来,临床合用"去宛陈莝"与"开鬼门,洁净府"治法,即将活血化瘀与通利二便结合起来运用治疗慢性肾炎、尿毒症等,取得较好的疗效。其治疗原理亦是受到"去宛陈莝"治法的启迪,即凡在体内积聚过多而产生对机体有毒害作用的物质皆应以排之、解之、消之为首务。

案例1:余某,男,56岁,干部。1992年10月23日初诊。

有慢性肾炎病史近6年,经治缓解。3个月前因出差劳累,突然发病,遂住院治疗,诊为慢性肾炎、氮质血症。治疗至今症情不减,遂邀中医会诊。近感头昏头痛,神情烦躁,恶心欲吐,面色枯萎灰滞,溲少,身体浮肿,唇紫舌黯,脉滑,查血尿素氮20mmol/L,二氧化碳结合力16.4mmol/L,电解质尚可,红细胞计数2.8×10^{12}/L。

辨证:毒热滞留血分,治以清热解毒、活血化瘀。

处方:生地15g,玄参15g,赤芍15g,丹皮15g,桃仁10g,制军6g,白茅根30g,蒲公英30g,制半夏10g,泽兰泻各15g,甘草6g,钩藤10g(后下)。

上药 3 剂,大便泻下污黑秽物,后便色渐黄,日行 1 次,小便量增加。续服 5 剂,症情趋于稳定,查血尿素氮 18.6mmol/L,二氧化碳结合力 20.4mmol/L。[傅启武医案,《江苏中医》1998(7):18]

按: 王清任谓:"元气既虚,必不能达于血管,血管无气,必停留而瘀,以致气虚血瘀之证。"慢性肾炎,久则脾肾亏虚,阳气不足,导致血行乏力,脉瘀络阻。水湿、气虚均可致瘀,血行不利,络脉瘀阻,又可使气化不利,水液停聚,水肿加重。即《金匮要略》所云"血不利则为水"。因此临床用活血化瘀法治疗慢性肾炎每多获效。

案例 2: 杨某,男,28 岁,农民,1995 年 3 月 8 日就诊。

患者于 3 年前患慢性肾炎,常因感冒、劳累使浮肿、腰痛反复发作,经多方治疗,效果不彰。近半个月来,浮肿加剧,以下肢为甚,小便短少,腰区酸冷,纳差,腹胀,肢软,便溏,时有咽痒、咳嗽,面色晦暗不泽。尿检:蛋白(++),红细胞 20 个/HP,白细胞少许。血检:血尿素氮 19.5mmol/L,血清肌酐 335.5μmol/L,二氧化碳结合力 17.1mmol/L,CHO8.2mmol/L,血红蛋白 80g/L。舌苔厚腻,脉滑略弦。

辨证: 湿毒壅滞三焦,肺脾肾功能俱损。

治法: 解毒活血,通利三焦。

处方: 荆防肾炎汤。

荆芥 6g,防风 6g,川芎 6g,茜草 12g,赤芍 10g,茯苓 30g,柴胡 10g,前胡 10g,羌活 4g,独活 4g,枳壳 10g,桔梗 10g,半枝莲 30g,白花蛇舌草 15g,生地榆 15g,炒槐花 12g。

服用 14 剂,浮肿明显消退,小便量增多,诸症减轻。血检:血尿素氮 14.2mmol/L,肌酐 273.7μmol/L。尿检:蛋白(+),红细胞少许。药已中鹄,更服 21 剂,浮肿尽退。血检:血尿素氮 6.9mmol/L,血清肌酐 167.8μmol/L,CHO4.2mmol/L,二氧化碳结合力 24mmol/L,血红蛋白 105g/L。尿检:蛋白(±)。舌淡苔白微腻,脉软无力。此大邪已退,正气来复之象,将息以参苓白术散 10 剂,诸恙皆瘥。[刘渡舟医案,《北京中医药杂志》2003(2):10]

按: 氮质血症是肾功能不全的表现,由慢性肾炎逐渐发展而来,若不及时治疗,可很快向尿毒症阶段转化。刘渡舟认为,本证为湿毒壅滞,三焦气化不利,肺脾肾功能俱损所致。当祛邪以扶正,溃败三焦邪毒,自拟荆防肾炎汤出入。此方为荆防败毒散加减而成,方中生地榆、炒槐花溃邪止血;更用川芎、赤芍、茜草、茯苓入血逐邪,活血化瘀与利尿之剂合用以祛血中之湿毒。使三焦畅,气血利,表里通,上下达,"大气一转,其气乃散"而"五脏元真通畅,人即安和"。

（薛 辉）

（三）

语出《素问·汤液醪醴论》。经文云："平治于权衡，去宛陈莝，微动四极，温衣，缪刺其处，以复其形。"《说文解字》云："莝，斩刍也。"莝，锄草，引申指清除。宛者，郁也；陈莝者，莝陈也。故"去宛陈莝"当作"去宛莝陈"，"去""莝"同"宛""陈"意为对仗，谓去血之瘀结，消水之蓄积。王冰注："谓去积久之水物，犹如草莝之不可久留于身中也。"然有医家对此有不同看法。《素问·针解》云："菀陈则除之者，出恶血也。"联系其下文"缪刺其处"，实则是一种针刺络脉、推陈致新的放血疗法。后世医家经过推演发展，视其为治疗水肿的经典治则治法之一，且运用"活血化瘀利水法"确实在治疗难治性肾病、顽固性水肿等肾系疾病中取得很好疗效。

案例 1：膜性肾病案

王某，男，28 岁，肾穿刺活检结果示膜性肾病（Ⅰ期），24 小时尿蛋白定量 8~10g，尿蛋白（++++），血清白蛋白 17g/L。曾求治于西医，予激素、免疫抑制剂等均未显效，甚至药后血肌酐水平略有上升，故而转投中医治疗。患者来诊时一身悉肿，如水裹物之状，倦怠乏力，身重懒言，小便不利，舌淡苔薄白，脉浮。初诊辨为风水表虚证，投防己黄芪汤收效甚微。二诊时细思其证，虽无血瘀之证，余在"去宛陈莝"治则的指导下，并非一味增加利水消肿之药，而是以防己黄芪汤为主方，增加活血化瘀之药。

方药：生炙黄芪各 20g，防己 12g，山药 30g，炒白术 30g，桂枝 9g，泽兰泻各 12g，茯苓 30g，水蛭 6g，丹参 30g，莪术 30g，川芎 30g，鸡血藤 15g，薏苡仁 30g，薏苡仁根 30g。水煎 2 次，早晚各服 1 次。

药后 1 周，患者来诊，目窠浮肿好转，全身浮肿渐消，胃纳亦转佳。此方微调续服 1 个月后，患者浮肿全消，体重减轻 10kg，然尿蛋白减而未消，故后期治疗中逐渐加入金樱子、芡实类固涩药物。随症施治 2 年，活血化瘀利水始终贯彻治疗过程中。

按：《金匮要略》有云"血不利则为水"，也提出利用活血化瘀法治疗肾系疾病每多获效。该患者初治辨证为风水水肿，急则治标，予益气健脾利水之药，效不显，余以为肾病水肿，无论猝病沉疴，均应加用活血化瘀利水之药，使瘀血得消，水液得行。

案例 2：梅尼埃病案

赵某，女，65 岁。诉自 1993 年患梅尼埃病后，双耳听力渐降，鸣响无宁日，如蝉鸣不息。面白神疲,时头晕头痛。检查:双外耳正常,鼓膜内陷,混浊。舌淡黯,苔薄白,脉弦细。证属气血亏虚,血瘀耳窍。治疗取益气以养血,活血化瘀以通窍,采用四物汤合通窍活血汤加减。

处方:当归 10g,丹参 10g,熟地 10g,白芍 10g,红花 6g,桃仁 6g,益母草 6g,路路通 10g,石菖蒲 6g,大枣 3 枚。日服 1 剂。

7 剂后复诊,精神好转,耳鸣减轻,无头晕,按原方去益母草,加党参 10g。连服 20 剂,耳鸣明显改善,听力有所提高。继续上方加减调治 3 个月,耳鸣基本消失,嘱继续门诊调治。(摘自《百岁名医干祖望耳鼻喉科临证精粹》)

按:梅尼埃病是膜迷路积水的一种内耳疾病,以突发性眩晕、耳鸣、耳聋或眼球震颤为主要临床表现。眩晕之作,以肝阳上亢、痰浊阻滞为多。干祖望在诊治此患者时加用活血化瘀药,灵活变通,使药中肯綮,如鼓应桴。余以为膜迷路积水亦是另一种水肿,亦当用活血化瘀利水之药,使迷路水肿得消,眩晕自止。"去宛陈莝"源于水肿治法,却不囿于传统观念的肾病水肿,此可谓衷中参西的临床治疗思路。

(卢 嫣)

蹇膝伸不屈治其楗

语出《素问·骨空论》。王冰注:"蹇膝,谓膝痛屈伸蹇难也。楗,谓髀辅骨上,横骨下,股外之中,侧立摇动取之,筋动应手。"张介宾注:"股骨曰楗。""盖指足阳明髀关等穴也。"高士宗谓:"蹇,难也。蹇膝,膝难进也。"丹波元简曰:"蹇,跛也。"综合各家的注释及临床所见,原文的意思是当膝关节疼痛,伴有屈伸不便或跛行,治疗当取大腿部位的肌肉。此句对临床颇有指导意义。

膝痛是临床常见的病症,除了由膝关节退行性变引起外,由股四头肌损伤、股四头肌肌腱劳损引起也是十分常见的。股四头肌是膝周围最强大的肌肉,由四部分组成。其股直肌起于髂前下棘及髋臼上缘,股内侧肌则起于转子间线之下半,股外侧肌起于转子间线之上半及大粗隆下缘,股中间肌起于股骨干上 2/3。这 4 部分在下端汇成肌腱,经髌骨、髌韧带而止于胫骨粗隆。股直肌越过髋、膝为双关节肌,其余为单关节肌。股四头肌是维持人体直立、行走及跪跳的主要肌肉,功能是屈髋伸膝。股四头肌损伤除因碰撞、打击等钝性暴力直接作用于大腿前方外,亦可由职业、运动、生活习惯造成慢性劳损引起。常见的原因是每日锻炼身体时半蹲位持续过久,频繁上下楼梯,外出旅游爬山登高过累,中老年慢跑距离过长,或因弹跳、踢空、起跑使股四头肌猛裂收缩,或因为负重上下坡、负重起立、跑动时跪地跌倒,冬季严寒下肢穿得单薄,膝部受寒。以上这些情况均可导致股四头肌损伤或股四头肌肌腱劳损。股四头肌慢性损伤的症状是患者自觉膝痛,站起困难或上楼时疼痛加重,轻者走平路时无不适,重者行走可有跛行。膝部上方可有肿胀或压痛,主动伸膝抗阻力有轻度不适或疼痛。股四头肌肌腱劳损的症状是髌骨上缘止点处疼痛。轻者仅跳跃时痛,重者上下楼,甚至走路时都痛。穿高跟鞋,引起膝微屈可使疼痛加重。局部或有轻微肿胀增厚粗涩硬韧,抗阻力伸膝时疼痛,或被动牵拉痛,但无髌骨压痛。在髌上肌腱处可扪及摩擦音,如捻发音或"握雪"感,摩擦音持续存在,主动被动活动都会出现,音调较恒定,持续时间较久。X 线片显示髌骨上缘骨赘增生,甚至有骨赘撕脱分离,但临床症状与骨赘状况不成正比。针刺结合推拿对此类疾病有活血通络、解痉止痛、分离粘连的作用,对于膝关节疼痛,伴有屈伸不便有显著的治疗效果。方法是针刺取足阳明胃经、脾经腧穴,即髀关、伏兔、梁丘、阴市、血海、箕门、足三里及阿是穴。常规消毒后针刺,深度为 1~2 寸,得气后留针 30 分钟。起针后进行推拿,先自上而下按揉股四头肌 5 分钟,点按、按揉在肌肉起止点或肌腹处的压痛点,触及条索状物时,于垂直于肌纤维的方向施弹拨、拿揉手法,弹拨要由浅到深,由轻到重。每次 15 分钟,隔日 1 次,5 次为 1 个疗程。

案例:李某,男,60 岁。1 个月前为了改善体质,增强健康,开始练习长跑,每日早晨慢速跑步 2 000 米。近 1 周来上楼时感到膝部屈伸时酸痛不适,走平路略有跛行。检查:股四头肌自髀关节处有压痛,可摸到肿胀结块的肌索,膝部上方肿胀压痛,主动抗阻力伸膝有轻度疼痛。证属股四头肌损伤。针髀关、伏兔、梁丘、血海,针刺 1~2 寸,得气后留针 30 分钟。推拿:先自上而下按揉股四头肌 5 分钟,点按、按揉在肌肉起止点或肌腹处的压痛点,于肿胀结块的肌索处,施行由浅到深、由轻到重的弹拨、拿揉手法。15 分钟后膝部酸痛明显减轻,肿胀结块的肌索变小变软。治疗 3 次后症状消失,上楼行走如常。

(包来发)

癃,取之阴跷及三毛上及血络出血

语出《灵枢·热病》。本句指出小便癃闭不通的病证,针刺治疗可取阴跷脉的照海穴和足大趾三毛处的大敦穴,以及浮浅的络脉,刺出瘀血。

案例：王某，女，71 岁。

因急性脑梗死入院。入院后第 10 日出现小便不通，遂施导尿术。经 10 余日，仍不能自主排尿，因患者病情稳定，家属准备出院，而带尿管出院，有诸多不便。乃求治于针灸。余取教材中常用穴中极、关元、三阴交、合谷、气海等，针 6 次而无效。查阅《内经》，乃针双侧委阳、照海、大敦，且委阳施提插泻法 1 分钟，针后 0.5 小时小便出，家属欢喜不已。［刘成华等《中国针灸》2001（10）：637］

按：《灵枢·本输》云："三焦者，足少阳太阴之所将……出于委阳，并太阳之正，入络膀胱，约下焦，实则闭癃……闭癃则泻之。"提出针刺委阳穴可治疗癃闭。《灵枢·热病》说："癃，取之阴跷及三毛上及血络出血。"认为针刺取阴跷脉的照海穴和足大趾三毛处的大敦穴也可治疗癃闭。本例按照《内经》提出的方法取穴针刺，效如桴鼓。

（王 琦）

以救俯仰，巨阳引

语出《素问·评热病论》："帝曰劳风为病何如？岐伯曰：劳风法在肺下。其为病也，使人强上冥视，唾出若涕，恶风而振寒，此为劳风之病。帝曰：治之奈何？岐伯曰：以救俛仰，巨阳引。精者三日，中年者五日，不精者七日，咳出青黄涕，其状如脓，大如弹丸，从口中若鼻中出。不出则伤肺，伤肺则死也。"

经文指出劳风之病起于工作劳累，劳汗当风，风邪入侵肺脏所致。初起足太阳膀胱经最先受邪，出现怕风、多涕唾、项强不舒、双目羞明等症状。风邪与卫气邪正相争，故见寒战，继发高热。原文虽未言发热症状，篇名"评热病论"当不言而喻。风邪入肺，乃成劳风之病。治疗方法"以救俯仰，巨阳引"，"俯仰"是因高热，痰浊阻滞气道，呼吸困难，不能俯首，仰首已不能减轻，因此烦躁不安而出现之动作。如《素问·阴阳应象大论》所云"阳胜则身热……喘粗为之俯仰"。用"救"字说明病情急切，应速予救治。"巨阳引"言取足太阳膀胱经穴做针刺治疗。在《内经》里"引"字常指针刺而言。如"善用针者，从阴引阳，从阳引阴"。须待咳出青黄色之脓状厚痰或鼻涕，病情才能转机。因年龄体质不同，缓解时间有先后，大概估计：年轻身强 3 日，中年 5 日，年老体衰 7 日。

案例：20 世纪 70 年代，余在农村曾治一男性中年农民，家人代诉病情：素有咳嗽病。近一段时间农活甚忙，连年作业，先是伤风，鼻塞涕多，咽喉痛，一日夜间，突然怕冷，手足冰凉，给他吃退热药和咳嗽糖浆，热退了又上来，背靠被枕,仰首喘气,频频咳嗽,面红唇燥,身热有汗。脉洪滑疾,舌质红,苔厚黄糙腻。

辨证:为外感风热之邪,肺气遏抑,痰浊壅滞。

治法:疏风清热,宣肺利气,涤痰平喘。

在农村治疗以针刺为主。当即取背部足太阳膀胱经之背腧肺俞穴(第3胸椎棘突下旁开1.5寸)与风门穴(第2胸椎棘突下旁开1.5寸)进行针刺治疗。这也是根据《灵枢·五邪》"邪在肺……寒热上气喘、汗出、咳动肩背,取……背三节五藏之傍"之指示。

为了加强疗效,以麻杏石甘汤为主,涤痰清热之剂利肺气。

处方:麻黄、杏仁、石膏、生甘草、肥知母、黄芪、前胡、桔梗、象贝母、全瓜蒌、野荞麦根。

针治3次,服药4剂后,热退,连续咳出脓样黄色浓痰,喘咳大减,病情缓解。

(凌耀星)

有故无殒,亦无殒也

(一)

语出《素问·六元正纪大论》。高世栻注:"有寒热之病,用寒热之毒,谓之有故。有故而用,则无殒灭之患,然亦无过用而致殒灭也。"药皆为有故而用,为病而设。张子和说:无病服药,无事生非;有病而用药,则药有病当,对人体无害。

药为纠偏补弊而设,古人概称治病之药为"毒药",岂可浪用?但若病情需要,但用无妨;另外,用药必须与病相当,不可过用。药过病所,反伤正气。重要的是应把握三点:①药应中病;②把握好剂量,切中病情之轻重缓急;③通过药物之间的科学配伍,既可发挥治疗效应,又能制约其毒副作用。

案例:己亥年治一妊娠4个月之妇女,脐下腹部隐隐作痛,腰酸如折,略有见红。患者颇为焦急,前因2次流产,求嗣心切,唯恐再次闪失,故一经发现妊娠即休息在家,此次见红,未有明显损伤病史。诊舌微红,苔薄,脉细带数,细询病史,大便数日一解,状如羊屎。此肝经郁火,灼伤阴分,阴亏液枯,大便干结难解;火灼冲任之脉,胎漏渗血;气机郁滞不畅,故腹痛隐隐。证颇棘手,虑其再次流产,但经云"有故无殒,亦无殒也"。投丹栀逍遥散加生地、麦冬、元参、制香附、延胡索、茜草、川断、黄芩等。3剂后,见红减轻,口干好转,腹痛略改善,大便依然干结不畅。上方加麻仁、生首乌、枳壳,再5剂。药后血止,便通,腰酸明显减轻。守前方增损,继治 10 日左右,诸症消失。4 个月后顺利产得一子,母子平安。

（王庆其）

（二）

《素问·六元正纪大论》在论述孕妇患病治疗用药法则时指出:"有故无殒,亦无殒也……大积大聚,其可犯也,衰其太半而止,过者死。"这里的"故",其本意为原因、根由,此处引申作"病"解。郑玄注:"故谓灾患丧病。""殒",死亡、堕落之意,此处作损伤解。陈自明在《妇人大全良方》中说:"《千金》有半夏茯苓汤、茯苓丸专治恶阻,此方从来少用,以半夏动胎之故……其实凡恶阻,非此方不能止,有故无殒也。"《内经》这一治疗法则,是指在辨证论治思想指导下,当孕妇患病,应当及时治疗疾病,这样既能使疾病痊愈,又能防止因疾病而损伤母体和胎元。但是,在医家用药时,"衰其太半而止",勿使"过者死"这一治疗原则,对临床有指导价值,成为治疗孕妇患病的重要原则。然而,在临床上见到一些孕妇不愿意服药治疗,恐怕服药损伤胎气。每会出现疾病未能及时痊愈,使母体气血损伤,影响胎儿发育,甚至流产。应当劝孕妇及时治疗疾病,才能使母体健康,胎儿顺产。当然在治疗时不要用峻烈破气攻下之药,还要遵循"衰其太半而止"的准则。

案例:余曾治疗患者王某,女,28 岁,因妊娠 6 个月,出现黄白带下,量多味臭,少腹痛,恶心纳差,小便黄赤,午后下肢浮肿,舌质红,舌苔黄腻,脉象沉数有力。细思其证,该患者系妊娠黄带病。

辨证:湿热下注,带脉不固。

治法:清热解毒,利湿止带。

处方:傅青主之易黄汤化裁。

生山药 20g,芡实 15g,盐黄柏 10g,车前子 10g(另包煎),土茯苓 15g,金银花 10g,大腹皮 6g,川朴 6g,土贝母 6g,赤小豆 9g,陈皮 6g,甘草 6g。水煎,早晚各服 1 次。上方连服 6 剂,带下已愈,下肢浮肿明显好转。后服安胎固肾之药,以善其后。

半年后随访,已足月顺产一男婴。

按:本例妊娠带下,其湿热内蕴较甚,不仅有黄白带下,而且因水湿不利而小便短赤、下肢浮肿。由于抓住湿热下注、带脉不固这一根本病机,用药恰当而及时,"衰其太半而止",所以取得病愈而足月顺产的效果。可见,《内经》的

"有故无殒,亦无殒也"治则,是治疗孕妇患病的重要原则。

（项 祺）

（三）

语出《素问·六元正纪大论》。故,病证。殒,伤害、堕殒。前一"无殒"指母体,后一"无殒"指胎儿。"有故无殒,亦无殒也"意指患有疾病的孕妇,使用药物治疗,对母体和胎儿都不会有影响。在妇人妊娠期间,有因禀赋不足或素体脏腑功能偏弱,且受孕后,母体因聚气血以养胎,内虚外夺,常使血不养胎,气不护胎,冲任不能固胎系胎,而出现漏胎、滑胎、萎胎、死胎等母病及子之恙;也有因胎气逼迫,气机失调、升降悖逆,而产生恶阻、子痫、子肿、子悬等子病及母的病症。凡此种种妊娠病症,临诊时均当详辨细察,明确诊断,当即立法,随法出方,不可因顾及胎儿而优柔不决,坐失愈病良机,甚至母子不保。有是证便用是药,有病则病当之。当然药以治病,尤其孕妇用药当"衰其太半而止"。切勿过药而伤及母子。同时用药宜轻灵而不可辛燥峻烈。

案例:孕妇风热犯肺案

曾治一女曹某,结婚十载未曾受孕,四处求医未能如愿。经人介绍来我处就医求嗣。经过近1年诊治,终于喜从天降,得以孕育怀胎。因是历经10年之余求子之路,一朝怀孕,万般小心,身孕六甲之时偶染风寒,因怕服药伤胎,故特强忍咳嗽、咽痛、鼻塞、头胀痛之苦,然延至2周诸症未减,反日趋见重。出于对我信任,又来我处求药。时诊其咽部充血红肿,咳嗽多痰而黄,头痛、胸闷、时有作恶,纳呆,舌尖红,苔薄,脉浮滑。风热袭表犯肺,有从卫入气之渐,若不急予透表清气,恐有正不敌邪而化火成毒之势。急予感冒退热冲剂,每次1袋,冲服,日3次。加服双黄连口服液,每次2支,日2次。另开一方剂,以清宣肺卫,化痰止咳。

药用:荆芥10g,连翘15g,桑白皮12g,桔梗6g,生甘草6g,鲜芦根30g,薄荷6g,苏子6g,炙杷叶12g,苏叶3g,黄芩15g,象贝10g,全瓜蒌10g。5剂。以防咳嗽不止而用。

1周后孕妇来电告知,前4天服用上述成药后,诸症渐消、咽痛也平,唯咳嗽痰少而黄稠,后按上方取药5剂,已服3剂,咳已去半,特来告平安。我亦随之心得安稳而欣慰。

按:妊娠之身,气血聚以养胎,若有小恙,必由正不御邪所得,既是正难敌邪,又怎能冀邪之自去,疾之自愈。故不可惧有殒胎之虞而拒医延治,反铸大错。"有故无殒,亦无殒也",只要辨证准确,掌握药量,小制其剂,中病即止,有是证用是药,则无伤胎之虞。

(杨悦娅)

（四）

《素问·六元正纪大论》曰:"妇人重身,毒之何如? 岐伯曰:有故无殒,亦无殒也。帝曰:愿闻其故何谓也? 岐伯曰:大积大聚,其可犯也,衰其太半而止,过者死。"当年在病房曾有一案:

案例:陈某,女,25 岁,怀孕 8 个月,一夜过食肥腻且过饱,至半夜突感上腹部(偏左)呈持续性胀痛,并逐渐加重,呕吐 4 次,为未消化食物及胆汁,体温 38.9℃。至第 2 日上午,血常规示白细胞计数 1×10^9/L,中性 0.9;血淀粉酶 256U/L;病后 24 小时尿淀粉酶 2 084U/L。诊断为妊娠晚期合并急性水肿型胰腺炎,经西药抢救治疗 24 小时,症状继续恶化,乃决定中西医结合论治,即急投大柴胡汤加减(柴胡、黄连、木香、生白芍、甘草、川楝子、延胡索、黄芩、郁金、香附、川朴、枳实、大黄、芒硝等),1 剂服后,腹中鸣响,排臭秽稀便 1 次,腹痛明显减轻,故续服 2 剂,排便 3 次,热减痛缓。因虑硝、黄攻下峻猛,恐伤及胎儿,故停用硝、黄。不料药后 10 小时,其痛复作,病情加剧。当晚改投原方,续服至热退痛止。整个治疗过程,均未见胎动异常,后足月产一子,母子均佳。

按:本案肝郁气滞,湿秽热毒阻遏肠胃,理应急投疏肝理气、清热解毒、通里攻下之剂,所虑者患者已孕 8 个月,硝、黄有损胎之虞,犹豫间思及《内经》"有故无殒,亦无殒也"之训,果断投剂而收显效。反思本案的辨治原则,先辈有案可稽。明代缪希雍《缪仲醇先生医案》载:于润父夫人娠九月,患伤寒阳明证,头疼壮热,渴甚,舌上黑苔有刺,缪氏即投竹叶石膏汤,并以井底泥涂脐,一夜尽石膏十五两五钱而病瘥,后产一女,母子无恙。石膏质重,原不宜乎妊娠,唯其内有实热之邪,投以石膏,自有邪热相对而不至动胎,此即"有故无殒,亦无殒也"之理。有是症即用是药,放手用于重身,且大剂频饮,不可不谓缪氏胆识之豪壮也。

缪希雍对石膏药性的认识和应用独有心得,为后世应用石膏开创了法门。他指出,石膏辛能走外而解肌热,寒能沉降清肺胃之火,具解表清里之功。石膏"其味辛甘,其气大寒而无毒,阴中之阳,可升可降""大寒而兼辛甘则能除大热"。缪希雍还认为石膏剂量必大,"若用甚少,则难责其功"。历代擅用石膏之医家还不在少数,如明代张介宾认为石膏"极能生津止渴而却热烦""阳

· 601 ·

明实热,牙疼”"太阴火盛痰喘及热狂热结热毒、发斑发黄、火载血上大吐大呕,大便热秘等皆当速用";清代余霖擅治疫疹,自创清瘟败毒散方,即重用石膏,曾治一病疫者,服药 21 日,服石膏达五斤十四两之多;清代吴鞠通"用石膏每至数斤、半斤、一斤之多,是其常也";清末名医张锡纯对石膏更是推崇备至,指出《神农本草经》谓其微寒……且谓其宜于产乳,其性尤纯良可知",对石膏用量,轻症必用两许,重用至四五两、七八两,更有一证用数斤至十余斤者,而"治愈之证当以数千计"。

张锡纯不但善用石膏,还擅用赭石重镇之品施以妊娠恶阻,认为"用之得当能建奇效"。张锡纯即曾治一妇人,怀妊 50 余日,连连呕吐,大便不通,五六日间勺水不进。张锡纯即以赭石三两煎汤送服赭石细末两许,其结遂开,大便得通,至期产下一子无恙。赭石其质重坠,又善镇逆气,降痰涎,止呕吐,却燥结。本案上膈寒,下燥,唯赭石降逆气而不伤正,通燥结而无开破,治恶阻不止毫不碍胎。唐代《备急千金要方》治妊娠胎堕下血不止者,即有"以赭石末和地黄汁服方寸匕"方。

张锡纯运用赭石的病证范围广泛,既可止呕吐,又可止吐衄;既可开通痰结,又能通润大便;既可用于产前恶阻,又可用于催生及产后温病呕吐;既可潜肝阳止头痛,又可降冲气治不寐。这些实践经验,可给后人以启迪。

(达美君)

(五)

《素问·六元正纪大论》云:"黄帝问曰:妇人重身,毒之何如?岐伯曰:有故无殒,亦无殒也。帝曰:愿闻其故何谓也?岐伯曰:大积大聚,其可犯也,衰其太半而止,过者死。"原文阐述了对于孕妇大积大聚之病的用药法则,同时也提到了治疗应有的审慎态度,"衰其太半而止",并告诫"过者死"。而后世将其外延扩展,将"有故无殒"理论运用更为广泛。

案例:崩漏案

徐某,女,44 岁。就诊日期:1992 年 8 月 23 日。

主诉:月经来潮如崩漏 2 年余。

患者从 1989 年 1 月开始月经延后半月,后来潮如崩漏。同年 2 月刮宫示宫内膜腺囊型增生过长伴少量坏死。10 月因症如故再次刮宫,提示宫内膜晚分泌期。用西药无明显效果,月经一直过多且淋漓不净,后内分泌检查,发现

泌乳素 >400ng/ml,怀疑脑垂体肿瘤。头颅 CT 示垂体微腺瘤 0.7cm×0.8cm。舌苔薄,脉细。诊断:月经失调,垂体腺瘤。治法:扶正与消通并投。

处方:生黄芪 30g,牡蛎 30g,天麻 12g,当归 18g,龙胆 9g,生白术 18g,茯苓 15g,莪术 18g,炙甲片 20g,延胡索 20g,细辛 20g,黄芩 20g,炒蒲黄 15g,丹参 18g,大蜈蚣 2 条,全蝎 4.5g(研细末,分 2 次吞服)。7 剂。

复诊:1992 年 8 月 29 日。药后大便次数增多,3 天后正常,8 月 17 日来潮,27 日停经,下肢偶有浮肿,食欲稍差,神疲乏力,苔薄,脉细。再承前法守治,目前仍坚持上班。(《裘沛然医论医案集》)

按:该患者月经来潮如崩漏 2 年余,气血亏虚,治疗时多予补益气血类药物相助。然裘沛然认为正虚不能克邪虽是主因,仍应在扶正的同时予以消通,而肿瘤是因气血痰凝聚而成,故在治疗时施以全蝎、蜈蚣之"毒药",使患者恢复正常生活及工作。裘沛然在临证施治时,也本着有是证用是药原则,方能真正做到"有故无殒"。

(卢　嫣)

(六)

《素问·六元正纪大论》云:"黄帝问曰:妇人重身,毒之何如? 岐伯曰:有故无殒,亦无殒也。帝曰:愿闻其故何谓也? 岐伯曰:大积大聚,其可犯也,衰其太半而止,过者死。"

经文告诉我们,怀孕妇女用药宜谨慎,但若病情需要,但用无妨,药由病当,一般对孕妇和胎儿不会引起伤害;另外,用药必须与病相当,中病即止,不可过用,药过病所,反伤正气。张子和云:"无病服药,无事生非;有病而用药,则药有病当,对人体无害。"笔者认为,该原文不仅仅是对怀孕妇女用药的重要启示,也对临床治疗重证及辨证用药处理有指导意义。兹举一例说明之。

案例:张某,男,45 岁,某医院眼科医生,1992 年 10 月 18 日诊。

病史:因突然昏厥而住医院检查发现贫血,大便出血,胃镜检查诊断为胃癌(溃疡型)且手术顺利;1 个月后出现剧烈腹痛,检查诊断为粘连肠梗阻并再次手术解除;2 个月后再次腹痛,检查诊断为肠梗阻,准备周一下午再次手术。时在周六下午,家属惧怕身体无法承受,拟请中医想办法。诊患者历手术及疾病的折磨,元气大伤,诊其舌质黯红少苔,形体消瘦,神气消索,阴阳气血俱虚,复因手术后粘连,大肠梗阻,有形实邪阻滞阳明,虚中夹实,治疗颇为棘手。若行攻邪,恐其虚脱,若先补元气,而其梗阻刻不容缓,实进退两难。《内经》有"有故无殒,亦无殒也"之经旨。只能挽狂澜于既倒,孤注一掷也。攻补兼顾,拟独参汤加大承气汤试投。

处方:野山参2g,生大黄15g,元明粉15g,厚朴10g,枳实20g,炙甘草9g。2剂。嘱煎汤后通过鼻饲,每2小时灌一小匙,如得大便,即止后服。

二诊:药后第2天,解大便5~6次,腹痛缓解,胃中和。原定周一下午手术取消。诊患者神气消索,形体消瘦,舌苔少,脉来无力濡弱。此时患者元气亏虚,阴阳气血俱衰惫。《灵枢·邪气藏府病形》云:"阴阳形气俱不足,勿取以针,而调以甘药也。"清代尤在泾说:"欲求阴阳之和者,必求于中气,求中气之立者,必以建中也""留得一分胃气,便有一分生机"。《素问·玉机真藏论》云:"脉细、皮寒、气少、泄利前后、饮食不入,此谓五虚""浆粥入胃,泄注止,则虚者活"。张志聪注:"五脏之气皆由胃气之所资生,浆粥入胃,泄注止,胃气复也。""有胃气则生,无胃气则死。"治当建立中气(胃气),以求生机。

处方:生晒参9g,黄芪30g,太子参12g,炒白术12g,怀山药15g,茯苓12g,炙甘草6g,炒谷麦芽各30g,陈皮6g,焦楂曲各12g,砂仁后下3g,大红枣9g,佛手6g。7剂。每日1剂,每剂煎4次,每3小时灌服1次。

三诊:精神明显好转,拔去鼻饲管,能进少量流汁,舌稍生出薄苔,脉仍无力。再以上法消息,当缓缓图功,病情逐渐好转,精神与日俱进。2个月后出院,来门诊求治。

按:患者属急重危症,元气大伤,胃气衰惫,生命垂危。当此之时,既要防其虚脱,又虑其梗阻性休克。受《内经》"有故无殒,亦无殒也"启迪,攻补兼施,中病即止,"大毒治病,十去其六",2剂大便解而梗阻除,再予调理中气,扶其胃气,以救垂危。随着胃气来复,症情逐渐好转。患者又经过数月调理,形体渐丰,精气神逐渐恢复。数月后,完成化疗,病入坦途。

(王庆其)

肝苦急,急食甘以缓之

《素问·藏气法时论》曰:"肝苦急,急食甘以缓之""心苦缓,急食酸以收之""脾苦湿,急食苦以燥之""肺苦气上逆,急食苦以泄之""肾苦燥,急食辛以润之"。这段原文不仅指出了五脏病变的特点,还提出了选择药食五味的特性,进行针对性调治的方法。

对其中"肝苦急"的"急"字之义,解释有所不同。张介宾注:"肝为将军之官,其志怒,其气急,急则自伤。"马莳注:"然肝脉主弦,最苦在急,急则肝病也。"前者作"气急"解,是从病机角度认识,后者作"脉急"解,是以脉象特点而言。两者从不同角度阐发了肝之实证的特点。正如《新校正》引全元起本云:"肝苦急,是其气有余。"从临床症状而言,"急"者有起病急骤,或筋脉拘挛,或脉管急引等含义。"急食甘以缓之",说明甘味药物能缓急,使急者可平,且甘味柔软,柔能制刚,对肝急之证以甘药治之,能起桴鼓之效。

案例:临证见一女性患者,57 岁,2005 年 3 月 29 日初诊。

上腹部阵发性剧烈绞痛月余,无发热,服解痉止痛药无效,直至注射哌替啶、吗啡亦未见缓解。每次发作 10 分钟,自行停止,1 日发作可达 6~7 次,发作间隙则两胁胀满,腹肌跳动,伴干呕,纳呆,便溏,脉弦,苔薄白腻,舌质暗淡。消化科已做胃镜、肠镜检查,均无异常发现;脑电图检测,无异常波发现。诊断为腹型癫痫,遂转中医科治疗。中医诊为肝气盛实,筋脉挛急则腹急痛;横逆犯胃,胃气上逆则干呕;犯脾则脾之清气不升而便溏,此木克土也。遵《内经》"肝苦急,急食甘以缓之""用酸补之,辛泻之"(按《新校正》全元起注改)之法,拟甘缓酸补辛通之品治之。予小建中汤加味。

处方:桂枝 6g,白芍 15g,炙甘草 9g,生姜 6g,大枣 7 枚,丁香 5g,柿蒂 9g,宣木瓜 12g,全当归 9g,枸杞子 20g。7 剂,每日 1 剂,水煎服,日服 2 次。

二诊:3 日后腹痛发作次数减少,疼痛程度有所减轻。干呕止。7 剂服完,偶有 1 次发作。

按:从此案治疗体会到甘味药物不仅能够缓解肝之"急"病,且能调中补脾生精气。此患者被剧痛已折腾了月余,精神疲乏,元气大伤,脾胃虚弱。肝实脾虚之证,小建中汤能两解之。芍药、宣木瓜其味酸,既具缓急解痉伸筋之功,又可补肝,符合"用酸补之"之则;桂枝、生姜、丁香味辛散,是以"辛泻之"之法,能理气,又达到辛药泻肝之有余之目的;加丁香柿蒂汤降逆止呕。

用甘、酸、辛 3 种药味可使哌替啶也无法止痛的病证得到缓解,始知《内经》五脏苦欲补泻理论确大有钻研价值。

(魏品康 周国琪)

肺欲收,急食酸以收之,用酸补之

调脏之时何以为补?现行《中药学》的补益药乃按气血阴阳分类,对于具体某脏虚损功能失常则常因药物归经不同而对脏各有所偏,所以肺受损者有气虚、阴虚之分,调肺者有益气养阴之别,温热入肺之剂所以益肺气,甘寒入肺之剂所以养肺阴,此体现了古代阴阳学派思想家所述"同则相从",《素问·五常政大论》所说"同者盛之"的道理,即功能、行为相同或相似的事物之间具有相互作用和相互反应,对虚损不足者选性质或趋势相同之药往往可起增益之效。而对"同则相从"的理解并不囿于此,《内经》中顺其性者为补的理论亦此"同则相从"理论的具体运用,知此或可翼于五脏调补的思路。

所谓"顺其性者为补"是指在调理脏气之时顺脏气之性者为补,相反则逆脏气之性者为泻,如《素问·藏气法时论》所言"肝欲散,急食辛以散之,用辛补之,酸泻之……脾欲缓,急食甘以缓之,用苦泻之,甘补之……肺欲收,急食酸以收之,用酸补之",《素问·至真要大论》之"木位之主,其泻以酸,其补以辛;火位之主,其泻以甘,其补以咸;土位之主,其泻以苦,其补以甘;金位之主,其泻以辛,其补以酸;水位之主,其泻以咸,其补以苦"等。因此调肺又有"以酸为补,以辛为泻"的理论及运用,因为肺为阳中之太阴而应于秋季,以清肃收敛为本,故顺收敛之性者为补,逆收敛之性者为泻。因此,入肺经之酸味药能够调补肺体,如五味子、乌梅等。明代李中梓《医宗必读》即言:"肺失其职矣,宜五味子补之,酸味遂其收敛。"

肺属燥金,调肺虽有益气之说,而医家又常虑温阳益气之品易于散耗肺气,故对肺气受损者不径补肺气而多采用补土生金之法,并常伍以酸味药以防气之耗散,更有酸甘化阴,以柔燥金的妙到做法。如明代龚居中在《红炉点雪》中对于肺气虚即明确示以补母、润燥、敛肺之法,其中敛肺药列有乌梅、粟壳、五味子、芍药、五倍子等。总之,酸敛之法在调肺大法中具有一石数鸟之功。

案例:上海已故名老中医程门雪曾治一患者,卜某,女,20岁,于1958年7月21日初诊,由于风寒外袭,痰饮恋肺,致气喘咯痰不爽,喉中有声,脉弦苔薄,拟射干麻黄汤、小青龙汤出入,温表散寒,宣肺化饮。

处方:炙麻黄2.4g,桂枝1.5g,细辛1.5g,干姜0.9g,五味子0.9g,制半夏6g,制厚朴2.4g,射干2.4g,炙紫菀6g,炙款冬6g,煅鹅管石3g。7剂。

服之喘息已减,但喉中痰声未清,方中去制半夏、干姜,加杏仁9g,炙苏子4.5g,又前后加减出入13剂而收功。

按:患者咳喘则气上,呼吸频数,足以耗散其肺气,所以用酸以补其肺体收其耗散之气。肺主呼吸,肺敛则呼出,肺张则吸入,为开合的枢机。五味子酸以敛肺体,细辛辛以助肺用,一张一敛,利其开合;而吸入之气充分,正可以助驱邪之力,因而相得益彰。同时,五味得姜之辛,不致酸收太过,姜得五味之敛,也不致辛温太过,二味融合一起,可以互相约制。整个配方守小青龙汤之精髓,承酸以补肺之寓意,不愧为理肺治喘的典范。

(闫晓天)

五 味 所 禁

《素问·宣明五气》云:"五味所禁:辛走气,气病无多食辛;咸走血,血病无多食咸;苦走骨,骨病无多食苦;甘走肉,肉病无多食甘;酸走筋,筋病无多食酸。是谓五禁,无令多食。"食物是生命得以维持之物质基础,但食之不当则成致病之由。所谓"五禁",是根据五味归经的理论,提出了相应疾病的药食禁忌原则。

但是,五味所禁,并非绝对,文中"无令多食"四字值得仔细玩味。临床所见,合理的忌口,有助于疾病的康复,而滥用忌口,以致胃气虚乏,化源匮乏,变生枝节,贻误病家者,也不乏其例。

有一慢性胃炎患者,某医处方毕,即肃然叮咛:凡鸡、鸭、鱼、肉、青菜、水果、饮料、烟酒,皆不能食;酸、辣、冷、热、炙、煿、煎、烤诸食均当忌。医家谆谆,病者切切,不敢越雷池半步。每日除饮以苦药外,即以咸菜、乳腐、酱瓜、面条、稀饭等聊充饥肠,如此半载,可怜这位原来尚算壮实的小伙子,竟形容憔悴,骨瘦形削,精神疲乏,腰膝酸软,不能做一般体力劳动,不但胃病未愈,而且终日嘈杂似饥,欲食不能。余诊后,详询既往病史,拟投补气健脾、和胃制酸之方,并嘱除酸辣食物外,一切荤素均可食之,尤其应多进油腻食物,要求每顿吃一块猪肉,以后可逐步加量。一旬后嘈杂顿除,胃痛缓解,继续调理 2 个月,诸症悉除,面转华色,形体渐丰,体力亦增,工作恢复正常。

(王庆其)

辛 以 润 之

(一)

《素问·藏气法时论》曰:"肾苦燥,急食辛以润之,开腠理,致津液,通气也。"一般而言,辛者能散、能行,即具有发散、行气、行血的作用,如解表药、行气药、活血药多具有辛味。如苏叶之散风寒,木香之行气,川芎之活血等。本篇提出"辛以润之"乃独树灼见。张介宾注云:"肾为水脏,藏精者也,阴病者苦燥,故以食辛以润之。盖其能开腠理、致津液者,以辛能通气也。水中有真气,唯辛能达之,气至水亦至,故可以润肾之燥。"张介宾解释得很清楚,辛之所以能润,因其辛能利气化,气化行则腠理开、津液通,达到润燥之功。

临床中常见湿浊内蕴,郁而化热伤津生燥,可见胸痞、纳呆、舌腻少津、口中黏腻、干苦等症状。尽用滋阴生津,恐碍湿邪;单用燥湿辟浊,又令伤津益甚。此时可用辛药,辛温通阳以利气化而渗湿,气行津布而液生,两全其妙。

案例:李某,男,58岁。

有胃病史20余年,近因消瘦、神疲、乏力、胃痛、嗳气、胀气,在当地医院做胃镜检查示慢性萎缩性胃炎伴十二指肠球炎,肠腺化生(+),幽门螺杆菌(+),应用西药"三联疗法"后,复查幽门螺杆菌(-),但上述症状改善不多。来诊时诉胃脘及脐腹部经常胀气,纳谷可,多食胀甚,口干舌燥,大肠通润,查舌苔厚腻微白,舌质偏黯,少津,脉弦滑。

辨证:湿浊内蕴,胃失和降,运化失司,湿郁化燥伤津。

治法:经云"辛以润之",治宜芳香化浊,佐以辛开苦降,调畅气机。

处方:苍白术各12g,砂蔻仁各4.5g(包煎,后下),藿苏梗各12g,茯苓15g,制半夏12g,干姜4.5g,川连4.5g,荜澄茄9g,甘松9g,枳壳12g,青陈皮各9g,木茴香各9g。上方14剂。

二诊:脘腹胀气略减,口干好转,苔腻改善。药已对症,再以上方加芙蓉叶12g、香元皮15g、竹茹4.5g。

此方随证加减,治疗近3个月,胃中和,大便润,口不干,纳谷馨,夜眠安,舌苔正常。患者不愿复查胃镜,遂用丸药维持,用胃复春每日2次,每次4片。近期随访症情稳定,偶有胀气而已。

(王庆其)

(二)

"肾苦燥,急食辛以润之",语出《素问·藏气法时论》。肾之苦燥是因为肾的阳气不足,以致肾阴不足,阳不化阴,气不化津。故借辛味药"辛散""辛走气"之性鼓舞肾气,使津随气布,以达"润"之效果。

肾主冬水之气，冬令时节，阳气内敛，寒气当令，寒性凝滞，腠理闭合，津液运行不畅，而为"燥"。"燥"是指干燥的表现，是一种病理结果，是继发于腠理闭合，津液运行不畅的一种病理表现，而不是一种致病因素。"肾者水藏，主津液"（《素问·逆调论》），人身行水之权，全在于肾。若寒伤阳气或阴气内敛太过，肾之气化失司，则水不行，临床可见小便不利、水肿等水停之症；水停不布，则机体失润，可见口干、口渴、大便干结、皮发干燥之象。因此，肾燥之证除了干燥之象，还可见水停之症。

《素问·藏气法时论》曰辛散、酸收、甘缓、苦坚、咸软。《素问·宣明五气》曰："辛走气。"通过"辛走气""辛散"的作用特点能使人体闭合之腠理开泄，寒邪得散，阳气得通，气机通畅，津液得以正常输布排泄，机体得润，水停所造成的干燥之象随之而去。因此，"润"是辛化的结果。《类经》曰："肾为水脏，藏精者也，阴病者苦燥，故宜食辛以润之。盖其能开腠理、致津液者，以辛能通气也。水中有真气，唯辛能达之，气至水亦至，故可以润肾之燥。"故"辛以润之"，其润燥的效果是通过行散作用而产生的治疗效应，非直接生津以润，即通过"辛走气""辛散"的作用，使津液在气的推动下得以正常输布、排泄，从而达到"燥者润之"的目的。对辛药之选择，本人认为应择辛温之品，以温阳、祛寒、化气，助"辛"散寒行水，相辅相成。

案例：北京中医药大学的鲁兆麟曾用辛温通散法治愈燥证。杨某，男，52岁，1995年春因干燥综合征久治未愈前来求诊。患者2年以前发现此病，表现为口干欲饮、鼻干、眼及耳前发痒、大便干结，先后服用中药数以百计，未见效果。来诊时患者主诉口干咽干，说话略多即声音嘶哑，大便干燥但每日一行，视其说话时不断用舌舔口唇，且有耳中干痒、眼干且痒之感觉。此外，患者自诉因久服中药后胃脘部不适且时有疼痛。其下肢常有凉感，两足每日必以热水泡洗才舒服，平日穿鞋亦必须保暖。分析其病机乃是湿浊中阻，阳气闭郁不达，津液不布的外燥内湿之证。治以辛温通散，开通道路，内化中焦湿浊，以求阳布津达，外治肢冷干燥诸症。处方用陈皮、半夏、枳壳、厚朴、杏仁、白蔻仁、藿香、砂仁、丹参、赤芍、桃仁、红花等品，服药3个月余，干燥之象基本解除，病情稳定。

按：病例所述并非冬令时节，寒气当令，阳气内敛，气不化水，水停不布之燥，而是湿浊中阻，阳气闭郁不达，津液不布之燥。病因不同，但阳气闭郁不达、津液不布之理则一，故用辛温之品，行气化水，间接地达到"燥者润之""燥者濡之"的目的。

（毕慧娟）

肾苦燥，急食辛以润之

《素问·藏气法时论》曰："肾主冬，足少阴、太阳主治，其日壬癸；肾苦燥，急食辛以润之。开腠理，致津液，通气也。"经文之意，旨在说明五脏病变与四时的关系，并予以五味调之的道理。肾主冬水之气，冬令时节，阳气内敛，寒气当令，寒性凝滞，腠理闭合，津液运行不畅而为"燥"。此"燥"乃继发于腠理闭合，津液运行不畅的病理表现。寒伤阳气或阳气内敛太过，肾气化失司，则水液不行，临床可见小便不利、水肿等水停之症。水停不布，则肌体失润，可见口干、大便干、皮肤干燥之象。但辛为发散，何能为润？高士宗释曰："辛能开腠理，致在内之津液而通气于外，在下之津液而通气于上，故能润也。"张介宾《类经》云："肾为水脏，藏精者也，阴病者苦燥，故宜食辛以润之。盖其能开腠理致津液者，以辛能通气也。水中有真气，惟辛能达之，气至水亦至，故可以润肾之燥。"

对于肾燥之治疗，遵《素问·至真要大论》"燥者润之"大法治之。立足一个"润"字，关键在于用何种润法。对于肾阴不足之燥证，常用阴柔甘润多津之品；对于肾阳不足，气化失常，津液敷布障碍所致之燥证，如仍直接用生津养液的润法治疗，不但药不对症，还可能助邪为患，延误病情。如喻嘉言《医门法津》所云："凡治燥病，不深达治燥之旨，但用润剂润燥……只名粗工。"故多用辛药以气化行散，通调水道，使水液输布正常以达"润燥"的效果。

刘完素认为消渴病是由于燥热太甚，玄府郁结闭塞，水液不能布散所致。在药物治疗上，他明确提出辛味药可开发玄府郁结。而辛味药有寒热不同，"且如一切怫热郁结者，不必止以辛甘热药能开发也。如石膏、滑石、甘草、葱、豉之类寒药，皆能开发郁结，以其本热，故得寒则散也。夫辛甘热药，皆能发散者，以力强开冲也"，提出辛热辛凉药均能开发玄府郁结的独到见解。

案例：腰部以下冰冷案

贾某，男，62岁，2011年12月19日。以"腰部以下冰冷6年余，足后跟痛皮肤粗糙3年"为主诉就诊。患者于2005年因失眠、便秘曾长期服用大黄、黄连、黄柏、石膏等寒凉之品后，初有效，但渐渐出现胃脘发凉，食纳较差，便溏，周身发热。更医后，医因周身发热，又用滋阴药，如知柏地黄汤等，3年前渐渐出现腰以下发凉，大腿部抽搐，足后跟痛，皮肤干燥，起皮屑。因本病四处求医，百治无效。心中因此而生恐惧，治与不治，实在两难。后经同事介绍来我门诊。就诊时仍诉：腰以下发凉，大腿部抽搐，足后跟痛，皮肤粗糙，起皮屑。胃脘发凉,食纳较差,便溏,周身发热,口不干,喜热饮食。畏寒怕冷,加衣则减。神疲乏力,精神不振。舌淡胖、边有齿痕,苔滑,脉沉弱无力。中医辨证:脾肾虚衰,寒凝血脉。治宜温补脾肾,扶阳通脉。方选当归四逆汤合附子理中丸、四逆汤加减。

用药:制附片60g(先煎1小时),干姜40g,细辛10g,当归30g,桂枝30g,白芍30g,通草15g,生姜10g,大枣10枚,甘草30g,党参15g,黄芪90g,仙灵脾20g,菟丝子20g,补骨脂20g,枸杞子20g。7剂,水煎服,日1剂。

药后病情平稳,诸症有减。以此方为基础,后增制附片100~150~200~250g、细辛10~30g、桂枝30~60g、干姜40~60g、吴茱萸10~15~20g、甘草30~60g、制草乌20~50g、肉桂10~15~30g。调理2个月后,诸症消失,尤其足后跟痛消失,皮肤光滑,不再起皮屑。后为巩固疗效,以上方制为丸药口服善后。(雷根平《临证用药医案集》)

按:本案因患者久服寒凉药物,损伤阳气,阴寒内盛,久而肾阳虚衰,火不生土,脾阳亦衰,沉寒伤及气血,而致水湿停运,气不布津,血虚寒凝于经脉而见一派寒凉之象。又因阳气虚衰,寒凝水滞,气不布津,故生内燥。始终用大剂辛温之品,未用一味甘寒之品,而达到皮肤干润之效果。此正《内经》所言"肾苦燥,急食辛以润之"也。

(黄　瑶)

阴阳俱不足,可将以甘药

《灵枢·终始》云:"阴阳俱不足,补阳则阴竭,泻阴则阳脱。如是者,可将以甘药,不可饮以至剂。"

阴阳俱不足,阴阳两虚之证,补虚之药离不开甘味,甘能补虚缓中,如《金匮要略》治虚劳的代表方小建中汤、黄芪建中汤中党参、甘草、大枣、饴糖等均属甘药,有补中益虚之功,以资建立中气。尤在泾《金匮要略心典》说:"欲求阴阳之和者,必于中气求。中气之立者,必以建中也。"仲景三百余方中,凡用参、草、枣等方大致有以下几种作用:补中和胃气;补气复心脉;补气以生津;扶正以达邪等。用甘药的配伍中最能垂范于后世的是"甘草与芍药相配(芍药甘草汤),甘酸化阴;甘草与桂枝相伍(桂枝甘草汤),辛甘化阳;还有甘草与桂枝、生地、麦冬、党参、阿胶等配伍(炙甘草汤),气血阴阳并补。皇甫谧曾云"仲景垂妙于定方",实为至理名言。仲景续《内经》之余绪,堪为示范。

明代医家张介宾对阴阳不足之证倡用"阴中求阳""阳中求阴"之法,此深悟阴阳之真谛,乃活用阴阳之道的大家,可以认为是阴阳学说运用于临床的一次质的飞跃和升华。

不过,《内经》又有"甘者令人中满"之训,故以甘药补虚时,尚须注意甘可令人壅满痞塞,故后世又有"静中寓动""消补兼施"的用药经验。《终始》篇还说"不可饮以至剂",提示甘药补虚亦当"适事为故",否则,旧恙未除,新病复起,是以为戒。

（王庆其）

少 火 生 气

语出《素问·阴阳应象大论》。原文说:"壮火之气衰,少火之气壮;壮火食气,气食少火;壮火散气,少火生气。"此处的所谓"壮火""少火"是指药食气味的纯厚与温和。气味纯厚之品其性峻猛,用之不当则可造成危害,故曰"壮火之气衰""壮火食气""壮火散气",都是言其对人体正气的耗伤损害。而气味温和平和之品,其性和缓,作用平和,对人体利多弊少,如原文所云"少火之气壮""气食少火""少火生气",指出食用气味和缓之品,有利于正气的生长。正如吴崑所说:"以壮火食气,故气得壮火则耗散;以少火益气,故气得少火则生长。"该理论对临床具有重要指导意义。

谭一松等在《江苏中医》1996 年第 8 期撰文,将后世医家对《内经》理论的应用进行了探讨,认为诸医家根据当时所处的社会环境,结合自己的学术观点及临床经验有着不同的理解,如马莳突出药食性味与壮火少火的关系,告诫人们在以药食调治疾病时,必须明性味,知久暂,力求适度;李东垣生活于金元战乱时代,民病多有饮食劳倦所伤,故提出"阴火"的产生系元气下陷所致,"火与元气不两立,一胜则一负",倡导甘温除大热之法;张锡纯根据自己治疗热病的成败经验,示人在泻壮火时,勿忘升元气。

案例 1:袁某,男,36 岁,宜春县慈化公社人。1979 年 2 月 5 日就诊。

失音已经 3 个多月,曾服中西药多次罔效,精神委顿,食纳不佳,声音低嘶,距咫尺始能听清,四肢乏力,气息不足,间有自汗怕冷,舌体胖嫩质淡苔白,脉弱无力。诊为音哑。据《灵枢·海论》云:"气海不足则气少不足以言。"

辨证:气虚阳微,少火不足。

治法:益火生气。

处方:黄芪 30g,白术 9g,肉桂 6g,升麻 6g,僵蚕 6g,薄荷叶 6g,远志 4.5g。服 5 剂。

二诊:声音稍开,药证合拍,前方肉桂减为 4.5g。服 13 剂,声亮如常,迄今未见复发。[刘文森《江西中医药》1989(4):49]

按:阳气已衰,非益火不能旺其气,故在黄芪、白术、升麻补气升提之中,伍肉桂以助真阳,薄荷、僵蚕清利咽喉,远志宁心安神。全方火和气旺,故气海充盈,音哑得愈。

案例 2:龙某,男,4 岁,株潭石塘人。1978 年 11 月 24 日就诊。

其母代诉:今年 5 月起,患儿经常腹泻,经医生检查,患营养吸收不良症。至 8 月,身体消瘦,腹部膨大,食欲明显减退,并伴咳嗽,辗转多地治疗未效。10 月病情开始恶化,发热口渴,全身浮肿。腹部膨大如鼓,脐上部隆起一包块,数天后包块破溃,流出恶臭液数碗许,因生命垂危,到县医院治疗,经医院全力抢救,住院 20 多日,病情有所改善,全身浮肿消退,但破溃处形成两瘘,继续流出脓液,并偶见未消化物随脓流出。经医院诊断为肠瘘病。因无法手术,自动出院。现症:面色㿠白,皮肤粗糙,毛发失荣,形寒肢冷,声息微弱,纳差,身体极度消瘦,两目尚灵活有神,舌胖嫩苔淡白,脉沉弱,脐上偏左 1 寸有两瘘口,直径约 1cm,两瘘相距 2cm。每天有数毫升脓液流出,有臭味。

辨证:脾肾阳虚,少火不足。

治法:温阳补气,解毒排脓。

处方:肉桂 2g,黄芪 12g,蒲公英 9g,百部 4.5g,紫花地丁 4.5g,穿山甲 3g,银柴胡 3g。水煎服,每日 1 剂。

二诊:两瘘脓液减少,无臭味,精神和食欲有所好转。药已见效,续方加败酱草 6g,服 13 剂。

三诊:下瘘形成肉芽组织开始愈合,上瘘还流出少量脓液,面色稍现红润,食欲明显增加,并能站立。药中病机,效不更方,继投 18 剂。

四诊:上瘘相继愈合,患孩面色红润,体重增加,声音洪亮,并能慢步行走。病已痊愈。后追访 2 年,患孩恢复健康,发育正常。此外在治疗过程中,每日用酒精消毒两瘘口,并盖以无菌纱布。[刘文森《江西中医药》1989(4):49]

按:久泻伤脾,脾虚成积,积久生热,热盛肉腐则成痈脓。因久病正气太虚,脓毒经久不愈遂成为瘘。因病始于脾,证见脾肾阳虚,少火不足,胞毒不能外托。腐肉不去则新肌不生,拟肉桂温肾益火,黄芪补脾益气,地丁、公英、败酱草解毒排脓,穿山甲消瘘,银柴胡除疳。全方在补脾益气之中寓少火生气之意,共奏助阳补气、解毒排脓之功。

（王 琦）

远而奇偶，制大其服

中药复方是一种有层次和结构的非线性复杂系统，且用药剂量是影响药效效能多种因素中不可忽视的重要因素之一。桂、芍用量相等见配于桂枝汤中，汤中加桂枝二两即成桂枝加桂汤，加芍药量至一倍于桂枝量则成桂枝加芍药汤，三方治症大有区别；小承气汤与厚朴三物汤，枳术汤与枳术丸，药同量异而功殊。清代徐灵胎即言："桂枝原方加桂二两，即另立汤名，治症迥别，古圣立方之严如此。"岳美中就此曾经指出："中医不传之秘在用量上。"《内经》虽然载方不多，但对于制方中药味及用量的把握确已非常重视。如《素问·至真要大论》曰："平气之道，近而奇偶，制小其服也；远而奇偶，制大其服也。大则数少，小则数多。"此处"奇偶"是指方中药味的数量符合单双数的情况，单数者为"奇"，双数者为"偶"。所谓"远"，原指病在下焦而病位较远，引申为位深、顽固、沉重之病；所谓"近"，原指病在上焦而病位较近，引申为轻浅、新近之病。因此，对久重深顽之病，在组方时可采用药味少而单味药剂量大的方法，以取功专力宏、戒力分散、力挽狂澜之效，而对轻浅之病，则可采用药味多而单味药剂量小的方法，以便轻巧取胜。《素问·至真要大论》所云"补上治上制以缓，补下治下制以急；急则气味厚，缓则气味薄"，其旨也同于此。后世也正是在《内经》这些理论的基础上确立了"七方"之说。

由于1日内人体对于药物的接收和吸收具有一定的量限，此量限因此决定了1剂中药处方的总量要在一定范围之内，药味多则单味药量须小，药味少则单味药量可大，特别是君药用量要体现此思路。药物的大剂量使用有别于中等量（常规量）、小剂量的使用，其用量常常等于或超过国家药典的最大药量，有关文献对此或称"重（众）量"，或称"大量"。张仲景对大剂量用药有着独到的经验，堪称后世的楷模。《伤寒论》中大剂量用药者有34味，占全书89味总药数的39%，总共大剂量使用152方次，参与组方85个，占全书112个方剂的76%。又如柴胡30~80g，治疗少阳病发热者，退热效果较佳；附子量用至40g以上时，患者阳气不足之象方始改善；白果用至27g比用9g的平喘作用要强得多等。但在"制大其服"时当注意一些事项，如量大之药须先煎、体弱之人须慎用、初服药者量宜小、中病即止勿伤正等。

案例：全国名老中医张剑秋先生于2000年11月治一老妪伊某，已88岁高龄。因慢性肾功能不全伴冠心病、心房颤动而求治，见尿少，两足浮肿至膝，动而气急，大便不畅，纳少，间有泛恶，舌体胖，苔腻微黄，脉沉细。肾功能检查结果:尿素氮 25.70mmol/L,肌酐 342μmol/L。先生谓其年届耄耋,肾阳不振,肾气虚衰,气化无权,水湿之邪留而不去,浊阴内蕴所致。投以制附子 40g(先煎)振奋阳气,合生川军 15g、猪苓 15g、泽泻 15g 降浊泄毒、利水消肿,配以黄芪30g、党参 15g 益气扶正。药后症状渐见改善,水肿得消。守方加减服用半年,经中药治疗后,复查肾功能:尿素氮 10.9mmol/L,肌酐 116μmol/L。随诊病情稳定,自觉症状消失,生活已能自理。

按:案中患者病情重、病位远、病程长,治疗属"远而奇偶"的制方法度,大剂量运用附子能振奋肾阳,鼓舞肾气,激活肾之气化功能,俾得阴寒水湿之邪泄于体外,且全方用药数较少,故其造方遣药颇合"制大其服,大则数少"的古意。

(闫晓天)

大毒治病,十去其六

(一)

《素问·五常政大论》云:"大毒治病,十去其六,常毒治病,十去其七,小毒治病,十去其八,无毒治病,十去其九,谷肉果菜,食养尽之,无使过之,伤其正也。"《素问·至真要大论》则指出:"谨察阴阳所在而调之,以平为期。"治病的根本目的,在于使体内阴阳归于平衡,尤其不能过用药物,以免因治疗反而伤害正气,而掌握这一分寸,却非易事。

案例:余治赵某,女,56 岁。腹胀大,皮色苍黄已 3 个月。患者 3 个月来皮肤逐渐黄染,并出现腹大,肢体消瘦,经治疗无好转,有肝病史。刻诊:形体消瘦,胸闷气微紧,腹大脐突,脉络怒张,伴胁痛,面、胸、颈部有血痣,呈丝纹状,肤色苍黄,手掌赤痕,纳呆,神疲乏力,大便溏薄,舌质淡暗,脉细涩,腹水征(+)。

辨证:肝郁脾虚,运化失职,升降失衡,清浊相混,气滞血瘀,水湿停聚,气血水壅滞腹中。

治法:益气化瘀,行气利水。

处方:调营饮加减。当归 10g,赤芍 15g,丹参 15g,泽兰 10g,赤苓 20g,泽泻 15g,槟榔 15g,大腹皮 10g,益母草 20g。每日 1 剂,水煎,分 3 次服。另水炖红参 15g,待用;再取甘遂 3g,研末,放入空心胶囊中,开水吞服,15 分钟后取红参水服尽。

二诊:服药后泻下 3 次,始觉腹部松软,胃纳增多,乏力好转。停用甘遂,继用调营饮加参、芪等,调治 2 个月病安。

按:鼓胀,是指水湿内停,以腹胀身肿、肤色苍黄、腹壁青筋暴露为特点的疾病。从"色苍黄"症状分析其病机,当属肝郁犯脾,木土不和,气滞湿停,血络瘀阻。另据《素问·腹中论》记载:"有病心腹满,旦食则不能暮食,此为何病?岐伯对曰:名为鼓胀。"又说:"其时有复发者,何也?岐伯曰:此饮食不节,故时有病也。虽然其病且已,时故当病,气聚于腹也。"因此,张介宾注曰:"鼓胀之病,本因留滞,故不可复纵饮食也。病虽将愈而复伤其脾,所以气复聚也。"既提出了饮食不节为鼓胀的主要病因,而且明示该病有反复发作的特点。治疗方面,本病例属虚中夹实,故用甘遂末峻下逐水,去宛陈莝,为邪水寻出路以治标,继用调营饮益气化瘀、行气利水善其后。

(叶庆莲)

(二)

时值 20 世纪 70 年代,全国卫生系统曾开展针对老年慢性支气管炎的大会战。当时我们曾进行了多种新药的临床验证及针灸防治工作。面对众多严重患者的痛苦,我们翻阅了不少医案古籍,看到宋代许叔微(知可)《普济本事方》载有紫金丹一方。原方由砒石、豆豉组成,出自"道人"施药,用于患哮喘 10 年之久的妇人,疗效鼓桴相应。许叔微遂"多金丐得此方","屡用此救人,恃为神异"。考本草,砒石,异名砒黄、信砒、人言、信石,分为红信石(红矾、红砒)、白信石(白矾)两种;辛酸热,有大毒,畏绿豆、冷水、醋,功能劫痰截疟、杀虫、蚀恶肉;主治寒痰哮喘、疟疾、休息痢、痔痢、瘰疬、走马牙疳、癣疮、溃疡、腐肉不脱等。因其有大毒,临床鲜有应用。因其性峻力猛,效捷力宏,历代本草著作均有记载,且均论及砒石有劫病立地之效。又《赤水玄珠》(明代孙一奎)亦有类似方剂记载:用砒霜、面、海螵蛸各一钱,为末,水调作饼子,慢火炙黄,研细。每服一字,用井华水作一呷,服良久,吐出痰涎为度。服后可能出现腹部不适,脸面浮肿、头痛头昏、唇舌麻木碎痛、浑身酸痛等症,停药后可消失,或用豆煎水解毒。砒石有大毒,用时千万审慎,以免贻害人命。当时,我们有向老药工请教,萌发了以毒攻病的想法。我们把紫金丹进行了改变,投以红信石、川象贝母,按 1∶30 比例,研末。在老药工帮助下,饭丸如绿豆大(药物一定要拌匀)。每日 2 次,每次 1 粒,饭后冷开水吞服。药量每日 1 发(2 粒),以免患者超量中毒。连用 5 日为 1 个疗程,停药 1 周后再进行第二疗程,不能超过

3个疗程。《五常政大论》曰："大毒治病,十去其六,常毒治病,十去其七,小毒治病,十去其八,无毒治病,十去其九,谷肉果菜,食养尽之,无使过之,伤其正也。"因此严格控制剂量十分重要。待其嗽、痰、喘诸症改善后,即嘱服自制柑橘膏善后。柑橘膏配制:柑橘500g,洗净,连皮、核切碎,加水浓煎,待稠厚时加入冰糖、蜂蜜150g,烊化收膏。在运用砒石时确实忐忑不安(随时做好解毒准备),所幸反应不大,疗效还不差。

20世纪70年代,我们在临床上还曾应用醋制砂粉论治食管癌,经拍片证实也取得较好疗效,病情缓解数年,症状消失,遗憾的是因患者贫穷未能拍片继续复查。

这些病例都证实了峻烈有毒之品,运用得当,能迅速收到疗效。联想当前砒霜在白血病治疗中的研究成果,"大毒治病"应有值得进一步研究和开拓之必要。

（达美君）

无使过之,伤其正也

随着现代医药事业的高速发展,新的药物层出不穷,可供选择的药物非常丰富,加之人们自我保健意识的增强,非处方用药大大增多。总之,现代人吃药的机会是越来越多了。然而,人们在为了健康主动吃药的时候却忽视了另一个问题:药物的滥用对人体的健康也造成了严重威胁。我们知道药物的副作用系治疗量药物固有的药理作用。当运用某种药物实现某种治疗作用时,其他作用往往以副作用方式出现。药物的治疗作用与副作用,是药物作用的两个方面。另一方面,如果使用不当,药物的治病性反会变成致病性,"毒物本身不是毒物,而剂量可使其成为毒物"(依杰·艾里思著,吕伯钦等译《普通毒理学导论》。人民卫生出版社,第1页,1980年)。所以我们在运用药物的治疗作用时,应加倍注意对机体是否发生损害。然而,这个问题长期以来却被忽视了,以至于今日药物滥用已成为一大公害。最典型的如滥用抗生素、肿瘤患者的过度治疗等,一方面造成了不必要的经济负担,浪费了宝贵的医药资源;另一方面,不但没有收到理想的疗效,反而造成机体新的损伤,为后续治疗带来了困难,有的治疗甚至就是催命。

这种现象的出现,完全是认识上的偏差所造成的。现在人们只看到细菌、病毒、癌细胞的致病性,把它们当成治疗的唯一靶的,采用攻击性的治疗方法,力求赶尽杀绝,彻底抑杀,却完全忽略了生病的人,看不到所有的攻击性治疗其实是一把双刃剑,它们在抑杀病源的时候,也必然对机体产生损伤。过度治疗只能是两败俱伤,甚至病去人也亡。这是治疗的积极还是医疗的失败? 治疗到底应该着眼于人还是只着眼于病?

关于这个问题,早在《素问·五常政大论》中就有明确的观点:"病有久新,方有大小,有毒无毒……大毒治病,十去其六,常毒治病,十去其七,小毒治病,十去其八,无毒治病,十去其九,谷肉果菜,食养尽之,无使过之,伤其正也。"

在中医学看来,凡药三分毒,用药治病,无非是用药性之偏,纠正病性之偏。所以,用药不宜过量、时间不宜过长,用药当中病即止,不可过用或滥用。否则必伤正气,造成新的偏颇而生新患。另一方面,病之所以能痊愈,病理损伤之所以得修复,机体之所以能康复,所依凭的乃是机体自身之正气。所以,以人为本,顾护机体之正气,是为医者治病的出发点。特别是在疾病的康复期,可以通过多种自然途径,如"谷肉果菜,食养尽之"以培养正气,促使疾病的早日康复。总之,中医学始终立足于依靠机体自身的正气来防御疾病和康复机体。《内经》中以人为本的治疗观,在今天仍能给我们重要启示,值得我们深思。

(王志红)

能毒者以厚药,不胜毒者以薄药

(一)

语出《素问·五常政大论》。此云体质差异对于药物耐受性各不相同。所谓"能毒者",一般认为体质强,对药物耐受性强,治疗可以厚味重药,或药力稍峻猛,或剂量偏大些;所谓"不胜毒者",一般认为体质弱,对药物耐受性弱,治疗应取薄味轻药,或药力略缓和,或剂量偏小些。这也是中医治病强调"因人制宜"的基本准则。所谓"因人制宜",其本质是"因体质制宜"。大凡治病药力之峻缓、药量之大小,均受体质的制约。一般来说,青年人一般可耐受较大剂量,老年人则只能耐受较小剂量。即使同是青年,由于个体体质的差异,对药物的顺应性也有很大差异。仲景治病十分注意体质与用药之变化,如他治阳虚浮肿患者时,以杏仁易麻黄,若强用麻黄,必厥,所以然者,以其人血虚,麻黄发其阳故也。在药量方面,仲景也注意根据体质的不同,给予不同的药量。如三物小白散"强人半钱匕,羸者减之",十枣汤"强人服一钱,羸人服半钱"等。近代名医岳美中先生治老年病的经验中,对老年人用药,始用小剂量,以探究其对药物的适应性,继而采用逐渐加量的方式并做到中病即止。

临床治老年人便秘,看似轻症,实难调停,药力过猛,泻下不止;药力不足,无动于衷;或初用症动,继用不应;经久用药,又易造成依赖性,不药则不便。呜呼,区区便秘,难煞医者。笔者常遵循岳美中经验,根据患者之体质,先从小剂量始,投石问路,探寻患者体质对药物的适应能力,然后随机拟方。药随症变。

案例1:叶某,女,78岁。过去有慢性结肠炎病史,近年以便秘为主要表现,常7日一解,甚则10日一便,每便伴腹痛隐隐。多年来对排便一事,耿耿于怀,颇以为苦。来诊时云口干舌苦,面赤潮热,夜眠不安,大便已7日未解,舌质红,苔薄少,脉细数。此高年肝肾阴亏,肠燥津枯,腑行不畅。年事已高,不可孟浪从事,当缓缓图功。

治法:补肝益肾,养阴润燥通便。

处方:生熟地各15g,山茱萸12g,知母12g,黄柏12g,肉苁蓉15g,全当归12g,天麦冬各12g,全瓜蒌15g,麻仁30g,女贞子12g,桑椹子12g,柏子仁15g,生龙牡各30g,酸枣仁15g。14剂。

二诊:睡眠及面赤升火略有改善,2周来大便2次,无大进步。便秘日久,已成习惯,继上方加制大黄6g、枳壳实各12g,再14剂。

三诊:除便秘无大改善外,余症均有缓解。上方制大黄改12g,加大腹皮12g,14剂后,改3日一解大便。患者甚喜,有所进步。嘱患者适当运动,按摩腹部,多饮水,勤食蔬果。调治匝月,大便基本每日1次,后改用成药当归龙荟丸维持,便秘基本控制。

案例2:沈某,女,68岁。2004年5月10日初诊。患者素有高血压、冠心病等,数年前曾来我院诊疗,效果满意。近诉胸闷口干,神疲倦怠,夜眠不佳,尤其夜间口干益甚,几乎每日半夜起坐欲饮凉水为快。诊舌质偏红,苔燥少津,脉细带数。患者形体肥胖,血压20.0/12.0kPa(150/90mmHg)。此胃阴不足,心火偏旺,当排除糖尿病。遂嘱查血糖(空腹)、血脂、血黏度等,同时拟清心育阴、养胃安神方7剂。1周后检验报告示血糖(空腹)8.3mmol/L,胆固醇6.5mmol/L,三酰甘油2.8mmol/L,血液流变学大致正常。二诊继用中药的同时,加服消渴丸每次10粒,每日3次。服药3日后,出现心烦、头昏、出冷汗,患者年高,反应较迟钝,以为体弱之故,继服消渴丸。至第4日清晨,其儿呼其起床用餐不应,遂送某院急诊室抢救,开始疑为"心肌梗死",入院数小时后清醒,询其用药情况,方疑消渴丸过量反应,乃低血糖昏迷,经补液后诸证均安。查消渴丸(广州中药一厂生产)方由天花粉、生地黄、黄芪、山药、玉米须、五味子、优降糖组成,系中西药合用之方,其中优降糖每丸0.25mg,每次服10丸,即2.5mg,本属常规剂量范围,无可厚非。然老年个体体质差异,其中有"不胜毒"者,如沈某病者,就会出现低血糖现象。查其服药第2日时,实已有低血糖反应,无奈老年人不知,继续服用,险些殃及性命。此案教训深刻,初用消渴丸时,应从小剂量开始,视其服药后反应及血糖升降情况而加减,切切不可粗心大意。

(王庆其)

(二)

语出《素问·五常政大论》。能,同耐受,胜任之意;毒指药性。古时将能治病的药均称为毒药。厚,是指药性剧烈或作用峻猛、功力纯厚之品;反之为薄。疾病的发生,有轻重缓急之别,人的体质有强弱之分,疗疾治病必然要辨病、辨证、辨体质差异而施药之厚薄不同。对于能耐受药物的强壮之人或重病急证、实证非重剂不能取效者,用药必投以气味俱厚、功专力峻之品,才能获得药到病除的疗效。否则,药轻病重如蜻蜓点水而已。反之,对于那些形体单薄,体质虚弱不胜药力之人,或轻病缓证、虚证,轻灵缓剂即可取效者,用药必投之以气味俱轻、药力和缓、清灵之品,以期取病而不伤正,否则药重过病,虚体难当,反被药力所伤。俗话说:"水能浮舟,也能覆舟。"治病用药也要用之得当,符合具体情况,因人、因地、因病制宜,不可轻之漫之,否则药不治病反害人。

吾在临床所治病证,涉及内科、妇科乃至皮肤科的常见病、疑难病,种类繁杂,男女老少涉及甚广,临诊用药,哪怕是同病同证,在不同性别、年龄之人也当细斟慎酌,如用桂枝通心阳,在青壮年者用6g,在老年者用10g,因青壮年本比老年阳气旺盛,即使有心阳不足胸痹之类,也只需稍加温通即可奏效。而老年阳气日衰已近暮夕,更动有虚衰,不用大力温通难鼓已衰之阳。此青壮老年用药之别也。再有用石膏治胃火牙痛,在男性青壮年则用40g,而女性青壮年者用30g,因男性刚阳之躯,加之胃火之炽,两者叠加、燔灼无羁,故石膏大剂方能清热制火;而女性阴柔之体,即使胃火上炎,也难为燎原之势,故石膏至多30g,即可达清热制火之效。此男女性别用药之异也。东北之地多寒少暖,在祛寒温阳时,附子用到20g不为其过;而南方之地,多温少寒,即便阳虚寒凝,也不轻用附子,即使必须用也不过浅尝而已。此地方区域用药之差也。

《素问》此语也在于提示我们,运用方剂药物,要灵活变用,因人因证进行药味的加减、药量的调整。

(杨悦娅)

乌鲗骨蒠茹丸

乌鲗骨蒠茹丸出自《素问·腹中论》，为《内经》十三方中的一个方剂。《素问·腹中论》说："有病胸胁支满者，妨于食，病至则先闻腥臊臭，出清液，先唾血，四支清，目眩，时时前后血……病名血枯，此得之年少时，有所大脱血，若醉入房中，气竭肝伤，故月事衰少不来也……以四乌鲗骨一蒠茹二物并合之……饮以鲍鱼汁，利肠中及伤肝也。"本方的适应证是经血枯竭之经闭不行，其成因可由少年时有吐血、衄血、崩中漏下等大脱血，失血过多；或因醉后行房事，阴精尽泄，而致气血阴精耗损，血枯经闭；肝肾肺俱伤，清气不升，浊气不降，气逆于上，则胸胁胀满，妨碍饮食，时而闻腥臊臭，鼻流清涕。先唾血，四肢寒冷，目眩，大小便出血。治疗用乌鲗骨蒠茹丸。乌鲗骨，即乌贼骨，又称海螵蛸；蒠茹，即茜草；雀卵，即麻雀卵。乌贼骨与蒠茹比例为4：1，再以雀卵和丸，如小豆大。于饭前服5丸，以鲍鱼汤送下。取其利肠中补益肝脏之功。

张忠承在《浙江中医杂志》1982年第5期撰文，对《内经》十三方进行分析，认为十三方共运用25种药物，包括植物药、动物药、矿物药等；其组方简练严谨，除两方是单味药外，其余均为复方；其剂型有汤、丸、散、膏、丹、酊等；服法也丰富多样。

案例：李某，女，22岁。

13岁月经初期，至17岁高中毕业，月经一直正常。当知青下乡插队后，过度劳累，即患闭经。19岁病退回城治疗。3年之后经水未至，饮食日渐减少。体重逐日减轻，肌肉消瘦，四肢欠温，形寒恶冷，两胁隐痛，大便每日3次，量少微溏，疲倦乏力，夜寐多惊恐之梦，多盗汗，脉细而软，唇淡，舌淡少苔。乃思虑伤脾，劳累伤肝之证。治以逍遥散合归脾汤化裁。

处方：柴胡6g，白术6g，茯苓6g，当归6g，白芍6g，党参5g，炙黄芪10g，陈皮5g，木香3g，炙甘草5g，炒枣仁10g，龙眼肉10g，生姜3片，大枣4枚。

服后饮食日增，体力渐佳，夜寐亦安，惊恐盗汗得止；服药30余剂，肌肉逐渐丰满，唯经水仍未行。后以原方隔日服1剂，兼服四乌鲗骨一蒠茹丸月余，经水得通。（《燕赵当代名中医》）

按：此例闭经，实为忧思伤脾，劳力伤肝之血枯证。用逍遥散合归脾汤，一则补心脾，一则条达肝木。方中重用参、苓、芪、术等甘温之品以补其脾，龙眼、枣仁、当归之濡润以养心，并佐陈皮、木香调气运脾、助升降之机，合当归、白芍以益血养肝，借柴胡之升发以达木郁。复以四乌鲗骨一蒠茹丸既能入肝肾血分,行血和血,又能温益精血,其气下行,通经消瘀,不伤元气,可以续绝。首先以前方助化源以生血,后服用四乌鲗骨—蓝茹丸通经脉以行血,5年闭经竟得收功。

(王 琦)

半夏秫米汤

《内经》在治疗方面重经络腧穴,略药物方剂。但是《内经》所记载的有些方剂还是有一定使用价值。近现代考古发现的医著《五十二病方》《武威医药简》等,均为主要记载方药治疗的专著,包括了大量的方药及其临床运用的内容,多数方药现代还在经常使用。因此,认真研究《内经》有关方药的经文,可能对今日临床仍有一定的价值。一般认为,《内经》共有十三方,今以治疗失眠的半夏秫米汤为题,略加讨论。先介绍笔者病案一例。

案例:古某,女,62岁,初诊时间2004年10月。主诉近半年常晚上难以入眠,虽眠而梦多易醒,白天疲劳感明显。饮食如常,大便偏溏,否认各种疾病史和精神因素。在其他处就医,被诊断为"抑郁症",给予百忧解(氟西汀)和舒哌替啶治疗3个月,药后症状未见明显改善。观其舌苔淡黄腻,脉细缓带弦。即以《内经》半夏秫米汤加味处方加下:

处方:半夏12g,北秫米15g(包),陈皮9g,茯苓12g,夜交藤30g,川连3g,甘草6g等,并告知病非"抑郁症",停用所有西药。药后1周入眠即有所改善,在此处方基础上略做加减调整2个月而痊愈。上月(2005年7月)特来门诊,告知半年多来睡眠稳定,情况良好。可见《内经》古方的临床运用价值。

半夏秫米汤出《灵枢·邪客》,原文是这样的:"今厥气客于五藏六府,则卫气独卫其外,行于阳,不得入于阴。行于阳则阳气盛,阳气盛则阳跷陷;不得入于阴,阴虚,故目不瞑。黄帝曰:善。治之奈何?伯高曰:补其不足,泻其有余,调其虚实,以通其道而去其邪,饮以半夏汤一剂,阴阳已通,其卧立至。黄帝曰:善。此所谓决渎壅塞,经络大通,阴阳和得者也。愿闻其方。伯高曰:其汤方以流水千里以外者八升,扬之万遍,取其清五升煮之,炊以苇薪火,沸置秫米一升,治半夏五合,徐炊,令竭为一升半,去其滓,饮汁一小杯,日三稍益,以知为度。故其病新发者,复杯则卧。汗出则已矣。久者,三饮而已也。"

《内经》记载方药的形式,与其他方药著作最大不同在于十分注重对所治病证病因病机的理论阐释,强调理论指导的作用。所以,上段原文包含两个意思，一是失眠的病因病机；二是半夏秫米汤相应的治疗。

《内经》认为，人的寐与寤的生命节律，主要由卫气运行的规律决定和调控，卫气白天运行于阳经则人处醒寤状态，入夜卫气归于阴经则人处睡眠状态。根据上段原文，失眠的病因病机主要由于内外邪气的入侵，使卫气运行失常，入夜卫气仍不能入于阴经，导致失眠。正如《灵枢·大惑论》曰："卫气不得入于阴，常留于阳，留于阳则阳气满，阳气满则阳跷盛，不得入于阴则阴气虚，故目不瞑矣。"现代中医内科对失眠病机归纳为"阳不入阴"，说的就是这个道理。

针对病因病机，古人以半夏、秫米两味组成半夏秫米汤治疗，可以获得新病"复杯而卧"，久病"三饮而已"的效果。一般而言，半夏和秫米并非属于安神类中药，半夏主化痰降逆，秫米主益气利肠，何以失眠用之并有如此良效？原文中伯高回答该方能"通其道而去其邪"，药后则"阴阳已通，其卧立至"，现代教科书的解释是"半夏、秫米，所以有如此疗效，主要是调和阴阳的作用。因半夏味辛，直驱少阴厥逆之气，使其上通于阳明；秫米甘寒，能泄阳补阴，致使阴阳和调，故能治不眠之证"（《内经选读》）。由于回答过于简略，仍使后学者不得要领。

在后世医家中清代吴鞠通在《温病条辨》下焦篇有"温病愈后，嗽稀痰而不咳，彻夜不寐者，半夏汤主之"一条，认为卫气不入阴分是由于"胃居中焦，为阳气下交之道路；中寒饮聚，致令阳气欲下交而无路可循，故不寐也"。半夏逐寒饮而和胃；秫米补阳明之不及，饮退胃和，寐可立至。此说可以作为理解半夏秫米汤安眠作用的具体机理。

笔者同意李今庸先生对半夏治疗失眠的认识。李今庸认为古方瓜蒌薤白半夏汤、半夏茯苓汤、温胆汤、《小品》流水汤、半夏秫米汤等，虽均为复方而不是半夏单味，但诸方中的共同药物是"半夏"，而所主治的病证则是"失眠"或兼有"失眠"之证，如瓜蒌薤白半夏汤，正是在瓜蒌薤白白酒汤主治胸痹主证基础上而多"不得卧"一证，才于方中加入"半夏"一药以成为其方的，故半夏之能治失眠无疑。半夏生当夏季之半，阳极之时，感一阴之气而生，有化痰蠲饮、祛邪降逆功用，故能导盛阳之气以交于阴分，邪去经通，阴阳和得，而失眠之证愈也。

《内经》之后，医家运用此方常加味运用，以增强作用，如唐代孙思邈在《备急千金要方·胆腑病》中立千金流水汤治虚烦不得眠，方中除半夏、秫米外，另增酸枣仁、生地、茯苓、炙远志、黄芩、生姜等。近代丁甘仁先生常以半夏秫米汤合温胆汤治疗胃不和夜不眠症，施今墨先生则常用半夏秫米汤合异功散治疗多种失眠。现代临床在运用半夏秫米汤于戒毒方面，也有了可喜的进展。

最后，回到前文所说的病例，患者被诊"抑郁症"有误诊之嫌，药不对症，故西药效果不显。从临床表现而言，阳性症状不多，但关键有苔腻、便溏二症，苔腻为湿，便溏为"湿胜则濡泻"，正符合半夏秫米汤的病机，故以半夏秫米汤合二陈汤使湿去经通,则阳自入阴而夜寐得安。

(陈 晓)

结 者 散 之

(一)

语出《素问·至真要大论》。"结者散之"指结聚之证,治当消散,是消法的代表性治则之一。结聚,乃有形之邪,可指癥瘕积聚、疳积、瘿瘤、瘰疬、结石等等,似现代临床之实体瘤,如各类癌肿、肌瘤、腺瘤、肝胆系和泌尿系结石,以及不明原因之肿块等等,不一而足。因此,"结者散之"在临床上的运用相当广泛,对于属于由于气血痰水留而不行所致的各种积聚病症均有临床意义。消散之法常因其病因病机的不同,结合活血化瘀、消痰除湿、调畅气机等方法共同起效,属于功邪法的代表治则之一。另外,《素问·六元正纪大论》云:"大积大聚,其可犯也,衰其太半而止,过者死。"此句指出积聚病治疗不可攻伐太过,应中病即止,需时时注意护卫正气。

案例 1:反复发作肠道腺瘤案

顾某,男,61 岁。2011 年 9 月 28 日初诊。

主诉:反复复发肠腺瘤 20 余年。现病史:患者 1981 年肠镜确诊溃疡性结肠炎伴多发肠腺瘤。2007 年 10 月肠镜复查,提示横结肠近肝区、升结肠、回盲部见数个亚蒂或无蒂的息肉。病理示腺瘤样增生。于肠镜下行结肠息肉 APC 圈套治疗。术后腹痛、腹泻、便秘等症状缓解。2011 年 3 月复查肠镜示升结肠、横结肠多发息肉 20 余枚,无蒂,0.2~0.5cm,先后 2 次行肠镜下 APC 治疗,病理示腺瘤性增生伴轻度异型增生。为求进一步诊治,于 2011 年 9 月 28 日前来就诊。症见:患者形体消瘦,素有便秘,大便 3~4 天一行,排便困难,胃脘嘈杂,无泛酸、嗳气,喜食膏粱厚味之品,口苦口臭,舌红苔黄腻,脉滑数。治拟散结消痈,消痰通腑。

处方:法半夏 15g,制大黄 15g,山慈菇 15g,蛇六谷(先煎)30g,大贝母 9g,天花粉 15g,苦参 15g,重楼 30g,龙葵 30g,野葡萄藤根 30g,生槐花 15g,炒枳壳实各 15g,火麻仁 15g,炙甘草 6g。30 剂后复诊,大便改善,1~2 天一行,舌黯红,苔薄白,脉细。

患者在上方基础上加减治疗,选用大贝母、山慈菇散结消痈,法半夏、制南星消痰化湿,制大黄、炒枳壳、炒枳实通腑泻浊,重楼、白花蛇舌草、龙葵、野葡萄藤根清热解毒。坚持治疗 6 个月,复查肠镜升结肠、横结肠散在息肉,数量明显减少,大便正常,纳佳、寐安。2012 年 9 月 19 日复查肠镜仅见 2 枚小息肉,再次行 APC 治疗,其余未述明显不适。继服前方治疗 1 个月,随访至今,未见复发。

按:"结者散之",此反复复发的肠腺瘤患者,主用散结消积之法。加之考虑肠腑的生理特点,即肠乃传导之府,主津液代谢、传导糟粕,若湿热侵袭肠腑,导致气机不畅,则津液停滞,痰浊内生,形成"痰"。由此可见,肠腑易生痰邪。运用"消痰"清化痰浊,治其本,改善内环境;"通腑"通泄腑毒,治其标,使邪有出路。方中大贝母、山慈菇散结消痈,制大黄通腑、法半夏消痰,合为君药;佐以炒枳壳、炒枳实通腑泻浊,炙甘草调和诸药。坚持治疗 1 年,收效满意。针对反复发作的肠腺瘤患者,散结的同时结合"痰邪作祟"之病因,从痰论治,在临床上常有良好疗效。[刘煊,矫健鹏,周昱岐,等.从痰论治结直肠癌癌前病变探析——魏品康教授临证经验撷英.上海中医药大学学报,2014,6(10):1-3]

案例 2:胃癌伴胃潴留案

杨某,男,61 岁。2013 年 4 月 18 日初诊。

主诉:胃癌术后 2 年伴胃潴留 2 个月余。现病史:患者 2 年前行胃癌根治性手术(毕Ⅱ式),术后病理示溃疡性低分化腺癌、部分印戒细胞癌、浸润胃壁全层。2013 年 2 月以来,出现呕吐、胃胀、腹痛,复查胃镜示"吻合口"黏膜固有层中见少量片状异型细胞和异型腺体,病理提示腺癌。刻下:反酸,胃胀,腹中隐痛,食物不消化感,嗳气,大便排出不畅,1 次 /d,矢气不多,纳差,怕冷,形体消瘦。舌质淡,苔薄白腻,脉弦细。治拟消痰散结,理气通腑。

处方:山慈菇 15g,干蟾皮 6g,天龙 10g,姜半夏 15g,制南星 15g,细辛 6g,黄连 6g,蒲公英 30g,炒枳壳实各 15g,蛇舌草 30g,重楼 30g,红藤 30g,败酱草 30g,龙葵 30g,制大黄 15g,乌贼骨 30g,炙甘草 6g。14 剂。

2 周后复诊,患者诉胃胀好转,嗳气减少,矢气增加,大便不成形,2~3 次 /d,遂在上方基础上加用炒白术 15g、川桂枝 15g、杭白芍 15g、炒莱菔子 30g、大贝母 9g。在上方基础上,坚持治疗 1 个月后,患者梗阻感明显减少,反酸少,矢气增多,大便每日 1~2 次。在此基础上,治拟消痰散结、理气通腑,持续治疗 3 个月,患者症情渐渐趋于稳定。

按:此案例胃潴留是表象,根本原因在于吻合口处的胃腺癌复发。患者形体消瘦,神疲乏力,梗阻症状明显,治疗当以通为用。"结者散之",主用山慈菇、天龙散结消痈;症见患者痰气中阻,痰浊内蕴,运用制南星豁痰,姜半夏止呕化痰,红藤、败酱草清化痰湿;黄连、蒲公英、蛇舌草、重楼、龙葵清热解毒;炒枳壳实、制大黄理气通腑,乌贼骨制酸,炙甘草调和诸药。加用大贝母清肺散结,炒白术、川桂枝、杭白芍健脾胃,炒莱菔子理气。坚持治疗月余,患者梗阻感明显减少,反酸少,矢气增多,大便通畅,每日 1~2 次,症情趋于稳定,收效满意。

（刘　煊）

（二）

语出《素问·至真要大论》。结者,聚也,指病邪结聚;散者,消散也,聚集而分离之意。此为《内经》提出的治则之一,即气血痰浊郁结之病,用行气、化痰、通络、散结等具有疏散或消散作用的方药、穴位治疗。究之临床,结者可见无形的气结,如肝气郁结所致的胁肋胀痛,中焦升降失和所致的痞满等。气血痰浊胶结日久,又可形成有形可征的"结聚"类病症,如痰结、癥瘕积聚、疳积、瘿瘤、瘰疬、结石等。施用"结者散之"治则时,应将行气开郁贯穿全程,配用木香、青皮、枳壳、荔枝核等;血瘀者,当活血化瘀,配以三棱、莪术、丹参、红花等;痰凝者,因于痰热则清热化痰,因于寒凝则温化寒痰,因于痰湿则燥湿化湿,多选用浙贝母、半夏、瓜蒌、皂角刺、白芥子、海藻等;郁久化热化毒者,当清热解毒,配以夏枯草、连翘、玄参等;兼食滞者,当消食导滞,多选鸡内金、阿魏等。正虚者,当兼以补虚,偏于气虚配黄芪、白术、党参等,偏于血虚配当归、白芍、熟地黄等,偏于阴虚配鳖甲、麦冬、沙参等,偏于阳虚可配鹿角霜、淫羊藿等。

案例 1:乳癖案

虞某,女,45 岁。2009 年 7 月 20 日初诊。右乳疼痛有块,乳头有黄液渗出,牵及胸背,右上肢举动痛甚。经前疼痛加剧,经色黯、血块可见,腹痛、心烦。查体可扪及 3~4 个结块,乳中硬。舌红苔黄微腻,脉弦紧。诊断:乳癖。证属肝气郁滞,痰热蕴结。治以解郁清肝散结。

霜桑叶 10g,野菊花 10g,夏枯草 30g,蒲公英 30g,茯苓 15g,赤白芍各 15g,浙贝母 10g,当归 10g,炮山甲 6g,炒白术 15g,枳壳 10g,生地 30g,竹茹 10g,姜半夏 15g,陈皮 6g,薄荷(后下)6g,瓜蒌 30g,生姜 3 片。14 剂,水煎服。

8 月 5 日二诊:上方服后 5 日痛减,上肢可举。乳头渗出如清水,心烦、口干,大便溏、日 3 行,舌脉同前。上方减瓜蒌为 24g,去炮山甲、生地、竹茹。续进 10 剂,诸症失。

按:本案宗《内经》"结者散之"经旨,方用逍遥蒌贝散化裁。以当归、白芍、生地养血柔肝;桑叶、菊花清肝平肝;枳壳、陈皮宽胸理气;薄荷疏肝行气,顺气散结;白术、茯苓健脾祛湿,运化健旺则杜绝生痰之源;夏枯草、蒲公英、瓜蒌、浙贝母、半夏散结化痰;炮山甲软坚散结。诸药合用,共奏疏肝清热、化痰散结之功。

案例 2：乳痈案

王右，25 岁，2006 年 9 月 3 日初诊。产后 1 周自行哺乳，双乳突发乳痈，某医予中药治疗，5 日后红肿稍退，疼痛稍减，但乳中渐积结块，赴医院诊治，医师劝其开刀排脓，心有不甘，再寻中医诊治。刻诊：视其原服方药，以逍遥散加减，实为对证，然方中所用金银花、连翘、蒲公英、紫花地丁清热解毒之品，用量皆在 30g 以上。此寒凉过用，气血凝滞之候，当予行气软坚散结之法。

取膻中穴，行苍龟探穴手法，上下左右方向各行针 1 分钟，留针 5 分钟。

药用：柴胡 10g，当归 12g，白芍 15g，茯苓 15g，炒白术 15g，浙贝 10g，玄参 12g，生牡蛎（先煎）30g，蒲公英 30g，夏枯草 15g，枳壳 10g，双钩藤（后下）10g，通草 6g，川楝子 12g。5 剂，水煎服。针刺 1 小时后，乳汁自下。药服 5 日诸症平，自后仍可哺乳。

按：本例乳痈因过用寒凉而致气血凝聚，成"结核"之病。《素问·阴阳应象大论》云："营气不从，逆于肉理，乃生痈肿。"《灵枢·痈疽》说："热胜则肉腐，肉腐则为脓。"可见痈疮之病必有气血逆乱瘀滞，化而为热，热腐为脓。因此，治疗之法固可清热解毒，但切不能忘记行气活血。否则以一派苦寒清热治疗，必留后患。案中取气会膻中行苍龟探穴以导气散结，速消胀痛，再以汤药逍遥散合消瘰丸化裁，疏肝养血、软坚散结而收全功。

案例 3：左肺磨玻璃结节案

蔡右，61 岁。2017 年 8 月 16 日初诊。主诉：体检发现左肺磨玻璃结节 1 周。患者素易外感咳嗽，近 1 年来甚为频繁，愈而复发，缠绵难愈。近次自 7 月 23 日受凉咳嗽，药后余咳嗽偶发，未予重视，迁延至今。1 周前安排体检，发现"左肺上叶及下叶胸膜下见结节状磨玻璃影，境界模糊，余肺未见明显实质性病变影。气管及支气管通畅，纵隔内未见明显肿大淋巴结，未见胸水征。印象：左肺上叶及下叶胸膜下结节状磨玻璃影"。既往史：曾接受甲状腺部分切除术，兼患乳炎性结节伴钙化、肝囊肿、胆囊结石、慢性胆囊炎、梅核气。刻下：肝区连背部胀痛不舒，口苦有异味，咽中痰核，干咳时作，便黏，纳寐尚可。未见咳痰、胸痛、发热。舌黯苔白微腻，脉濡。中医诊断：肺络结。治以清肝化湿，解毒散结，兼祛瘀痰。

药用：霜桑叶 10g，甘菊花 10g，浙贝母 10g，黄芩 15g，姜竹茹 6g，荜澄茄 10g，乌药 6g，路路通 10g，生苡仁 30g，鸡骨草 30g，茵陈 30g，郁金 10g，制香附 10g，夏枯草 15g，木蝴蝶 6g，冬凌草 15g，木芙蓉 15g。21 剂，水煎服。

二诊：2017 年 10 月 22 日。药后咳嗽减，咽中痰核，手足心热，腰背酸痛。舌黯苔白微腻，脉濡。实火势衰，虚热显见，痰结仍，减温燥行气化湿药，增益气阴、清虚热及化痰解毒之品，取生脉饮合温胆汤化裁。

药用：太子参 15g，麦冬 15g，五味子（布包）15g，地骨皮 20g，升麻 20g，西青果 10g,冬凌草 30g,菝葜 20g,藤梨根 30g,生苡仁 30g,浙贝 10g,仙灵脾 15g,仙茅 15g,茵陈 15g,川楝子 10g,姜半夏 6g,生白术 15g,陈皮 6g,竹茹 10g。21 剂,水煎服。

三诊:2017 年 11 月 13 日。2017 年 11 月 6 日胸部 CT 示"左上肺可见一结节状密度稍高影,大小约 0.6cm×0.4cm,边界上清,余肺未见明显实质性病变影"。药后咳平,然肝区胀满,五心烦热甚,口干苦。舌黯苔黄腻,脉濡。药后木郁火热复作,阴虚热蕴未减,拟增养阴清虚热效力,予二至丸合生脉饮合清骨散化裁。

药用:北沙参 15g,麦冬 15g,女贞子 15g,旱莲草 15g,银柴胡 10g,细辛 3g,牛蒡子 15g,地骨皮 15g,胡黄连 10g,茵陈 15g,青蒿 15g,制鳖甲 15g,升麻 30g,黄连 6g,蒲公英 15g,夏枯草 15g,灵芝(自备)12g,知母 6g,炮山甲(自备)6g。14 剂,水煎服。

后以此方为底,以调补肝肾及解毒散结法随症进退。分别于 2018 年 4 月 5 日及 2018 年 11 月 1 日复查胸部 CT,示左上肺结节较前有缩小,最大直径分别为 0.35cm 及 0.23cm。续予调理及随访。

按:此为肝郁化火乘肺,兼湿热胶结,炼津成痰,耗伤阴液,致甲状腺、乳络、肺络多发结聚。故以桑叶、菊花、黄芩、鸡骨草、茵陈、木蝴蝶、夏枯草、冬凌草、木芙蓉清肝肺火热、解毒抑瘤,合浙贝母、生苡仁、竹茹、郁金、路路通、香附行气化痰散结,反佐荜澄茄、乌药温中开郁化湿,防诸药凉遏伤胃。三诊见阴虚木郁火热诸症复起,处方转滋阴泻火、清虚热为主,兼解毒散结。药用沙参、麦冬、女贞子、旱莲草、灵芝滋肺肝肾阴,集银柴胡、地骨皮、胡黄连、知母、青蒿、鳖甲清阴分虚热,茵陈、蒲公英、夏枯草、黄连清泻肝火,佐细辛、牛蒡子、升麻解毒通窍利咽,炮山甲合鳖甲、蒲公英、夏枯草兼解毒散结。

(高嘉骏)

结者散之,坚者削之

语出《素问·至真要大论》。本句意为血气痰浊郁结的疾病,就用行气、化痰、通络、散结的方法来进行治疗。结者,聚也。"结者散之"是针对疾病的病因、病机而设的一种治疗大法。"散"非发散之意,乃是通过疏导、分消、宣发、攻逐等手段,使聚者散,结者通,进而使阴阳归于平衡,气机升降出入趋于正常。在《伤寒论》中,根据邪结的性质、部位、表现,以"结者散之"为原则,提出了具体的治疗方法,如通阳利水散结法、逐水荡实开结法、泄热涤痰散结法、邪热逐瘀散结法、开郁散结法、苦寒攻下散结法、分消湿热散结法、消痞散结法等。"结者散之""坚者削之"的原则,也被认为是消法的立论依据。《医学心悟》对消法亦有精辟论述:"消者去其壅也,脏腑经络肌肉之间本无此物,而忽有之,必为消散,乃得其平。"而究之于临床,有很多疾病都是"结聚"性质的疾病,如痰结、瘀血、癥瘕、积聚、疳积、瘿瘤、瘰疬、结石等等。凡属于由于气血痰浊郁结而不行所致的各种"结聚"病症,本原则均有指导治疗之意义。在运用"结者散之""坚者削之"治法时,还应根据患者体质予以健脾益气之品,寓消于补之中,以免克伐太过,损伤正气,不仅不能消散,反而加重病势。

案例:胃癌前病变案

盛某,男,58 岁。2017 年 10 月 19 日初诊。

主诉:胃脘不适 3 年余。现病史:胃脘不适 3 年余,有嘈杂感,上腹胀不适,无反酸,纳可,大便可,睡眠可,左下腹皮痒。既往史:Hp 阳性曾治疗过。辅助检查:2017 年 9 月 26 日于本市某三甲医院做胃镜检查示萎缩性胃炎(中 - 重度),病理示肠化(+++)、萎缩(+++)。舌脉:舌质红,苔少,脉细滑。中医诊断:胃痞;中医辨证:脾胃虚弱,气滞血瘀,毒聚痰结。

治法:健脾理气,活血消积,解毒散结。

处方:炒白术 12g,莪术 30g,三棱 15g,石见穿 30g,菝葜 30g,枸橘李 12g,藿苏梗各 12g,天龙 6g,蛇舌草 30g,藤梨根 30g,制香附 12g,煅瓦楞 30g,熟薏苡仁 30g,枳壳 12g。14 剂。

2017 年 11 月 23 日三诊:胃脘有牵滞感,有反酸,排气多,舌质淡红,苔少,脉濡。

方药:炒白术 12g,香橼皮 12g,焦楂曲各 12g,三棱 15g,枳壳 12g,枸橘李 12g,莪术 30g,石见穿 30g,菝葜 30g,蛇舌草 30g,藤梨根 30g,薏苡仁 30g,藿苏梗各 12g,香附 12g,甘草 6g,半夏 12g。14 剂。

2018 年 1 月 6 日五诊:近日偶有鼻中血丝,余可,大便日行 1 次。舌质红,苔少,脉细滑。

方药:柴胡 12g,川楝子 12g,元胡 12g,丝瓜络 9g,八月札 12g,路路通 12g,莪术 30g,石见穿 30g,菝葜 30g,藤梨根 30g,蛇舌草 30g,薏苡仁 30g,枳壳 12g,郁金 12g。14 剂。

2018 年 3 月 1 日七诊:近日饮酒后腹胀,左下腹明显,寐一般,舌质淡,苔薄,脉弦细。

方药:柴胡 12g,炒白术芍各 12g,元胡 12g,香附 12g,制半夏 12g,川楝子 12g,八月札 12g,路路通 12g,黄芩 12g,川连 6g,吴茱萸 6g,藿苏梗各 12g。7 剂。

2018 年 3 月 22 日九诊:诉左胁下隐痛,无胀,大便日一行,寐欠安,否认外伤史,舌尖红,苔薄。

处方:柴胡 12g,制半夏 12g,郁金 12g,北秫米 12g,石菖蒲 12g,元胡 12g,莪术 30g,川楝子 12g,香附 12g,枸橘李 12g,苏噜子 12g,菝葜 30g,石见穿 30g,藿苏梗各 12g,赤白芍各 12g。14 剂。

2018 年 4 月 12 日十诊:左胁下隐痛好转,有嗳气,寐欠安,胃纳可,舌尖红,苔薄,脉细。

处方:柴胡 12g,枳壳 12g,枸橘李 12g,制半夏 12g,木香 6g,石见穿 30g,莪术 30g,三棱 30g,菝葜 30g,蛇舌草 30g,熟薏苡仁 30g,藿苏梗各 12g,石上柏 30g,制香附 12g,元胡 15g,合欢皮 30g。14 剂。

2018 年 4 月 26 日十一诊:左胁下隐痛好转,嗳气减轻,无反酸,大便可,舌尖红,苔薄腻,脉细。

方药:炒白术 12g,制半夏 12g,莪术 30g,石见穿 30g,菝葜 30g,龙葵 30g,天龙 6g,三棱 15g,枸橘李 12g,藤梨根 30g,薏苡仁 30g,枳壳 12g,路路通 12g。14 剂。

2018 年 5 月 24 日十三诊:纳寐均可,大便调,偏头痛近作,耳鸣。

处方:川芎 12g,元胡 12g,天麻 12g,黄芩 12g,蔓荆子 12g,枳壳 12g,炒白术 12g,石见穿 30g,莪术 30g,菝葜 30g,蛇舌草 30g,当归 12g,藿苏梗各 12g,香附 12g。14 剂。

2018 年 6 月 7 日十四诊:诉饭后嗳气,头痛好转。

方药:柴胡 12g,郁金 12g,枸橘李 12g,炒白术 12g,藤梨根 30g,菝葜 30g,三棱 30g,莪术 30g,龙葵 30g,荜茇 6g,木香 6g,天龙 6g,藿苏梗各 12g,香附 12g,炙甘草 6g,川芎 12g。14 剂。

2018 年 6 月 28 日十五诊:2018 年 6 月肠镜示结肠息肉。遇冷胃脘堵闷,嗳气,无反酸,无口干,大便调。

方药:炒白术 12g,荜茇 6g,鸡内金 12g,焦楂曲各 12g,木茴香各 6g,桂枝 6g,枳壳 12g,香附 12g,乌药 9g,石见穿 30g,莪术 30g,三棱 15g,藤梨根 30g,藿苏梗各 12g,甘草 6g。7 剂。

2018 年 8 月 16 日十八诊:人舒服,无不适。2018 年 8 月 14 日于原检查医院复查胃镜显示慢性浅表性萎缩性胃炎(胃体:黏膜充血;胃窦:黏膜充血,稍红白相间,血管显露)。舌质淡,苔薄白,脉弦。治以健脾预防为主。

方药:炒白术 12g,枸橘李 12g,香附 12g,乌药 9g,藿香 12g,紫苏梗 12g,莪术 30g,三棱 15g,石见穿 15g,菝葜 30g,蛇舌草 30g,薏苡仁 30g,八月札 12g,川朴花 6g。14 剂。

2018 年 8 月 30 日十九诊:情绪乐观,无不适。2018 年 8 月 21 日胃镜病理报告示慢性萎缩性胃窦炎,慢性炎症(+),萎缩(+)。舌质淡,苔薄白,脉弦。继续治以健脾预防为主。上方加制半夏 12g。14 剂。(王庆其治案)

按：世界卫生组织把慢性萎缩性胃炎中出现肠腺化生、异型增生作为胃癌前病变的标志。对于胃癌前病变，王庆其认为属于中医"微癥积"范畴。他运用中医"治未病"理念、既病防变思想，阻止病理向肿瘤转变，传承和创立了中医治疗胃癌前病变的方法：以"种子／土壤"学说，采用健脾补气养血治其本，改善人体"小生态"；调理脾胃改善其"微生态"，改善"土壤"；化痰行瘀、解毒散结治其标，改善"病灶"。并用中医学络脉理论中"久病入血""久病入络"的观点，解读胃癌前病变的病机，根据辨病辨证相结合、络脉以通为用的原则，采用标本同治、健脾补气、活血化瘀、软坚解毒等方法治疗本病，并常联用。

该患者的胃癌前病变，责之脾胃；病程长，久病必虚，久病必瘀，故临床治疗以健脾补气、养血活血为基础；脾升为和，胃降以顺，以炒白术等以健脾胃。因患者症状较少，前后治疗重点根据辨病加减所用药味，体现了如下治疗思路和理念。

1. **辨证加减，改善人体"小生态"** ①肝胃不和：见胃脘胀痛，或波连两胁，嗳气时作，舌苔薄白，脉弦。佐以柴胡、青陈皮、制香附、郁金、川楝子、延胡索、佛手等。②脾胃湿热：见脘腹痞满，嘈杂嗳气，口苦舌干，舌质红，苔黄腻，脉弦滑带数。可选用苍术、薏苡仁、厚朴、茯苓、蒲公英、砂仁、蔻仁或泽泻、通草淡渗利湿。

2. **辨病加减，改善局部"微生态"** 萎缩性胃炎伴中、重度肠腺化生或不典型增生者，选用白花蛇舌草、藤梨根、蛇六谷、野葡萄藤、半枝莲、石见穿、三棱、莪术、菝葜等。

3. **随症加减，改善临床症状** ①泛酸：胃食管反流患者大多胃酸多，泛则逆而为病，故制酸治疗是控制发作的重要环节。制酸药有海螵蛸、煅瓦楞、白螺蛳壳、牡蛎等。由胃热生酸者，佐以黄芩、地骨皮、蒲公英；由胃寒生酸者，佐以吴茱萸、干姜、荜茇、荜澄茄等。②胃脘疼痛：由胃寒致痛者，用高良姜、制香附、桂枝、荜茇、荜澄茄等；由胃热致痛者，用川楝子、延胡索等；由瘀阻致痛者，用五灵脂、炙乳没、九香虫、炙地鳖虫等。③胃脘痞胀：利气宽胀，加用枳壳、木香；温中利气，"藏寒生满病"（《素问·异法方宜论》），叶天士有"除胀以通阳为务"之说，加桂枝 12~15g，或干姜 6~12g；利气加镇静之品，若患者除腹胀外，尚伴有烦躁、焦虑、夜间睡眠差症状，临证予甘麦大枣汤等养心安神镇静。④嗳气：多由胃气上逆引起，胆汁、胃酸随气上逆，诱病发作。治宜和胃降逆，辛开苦降。药以旋覆花、代赭石、竹茹、制半夏、丁香、柿蒂、降香、炮姜、黄连、黄芩等选择应用。

4. **络脉以通为用** 依据络脉理论辨治胃癌前病变，临床具体治疗，在基本方基础上，根据患者临床症状，分型治之。

胃癌前病变，西药常用叶酸、西酵母、质子泵抑制剂等治疗。中医可用"结者散之""坚者消之"指导临床治疗，效果显著。但胃癌前病变的发生发展是一个漫长过程，而使胃黏膜的再生、重建、修复，也是需要一个过程的，故中医药干预治疗一般疗程应该在 4~6 个月,且在诊治过程中应定期复查胃镜,直至肠上皮化生和异型增生消失,才能证明疗效可靠。

该患者前后治疗近 10 个月,2017 年 9 月 26 日胃镜示萎缩性胃炎(中 - 重度),病理示肠化(+++)、萎缩(+++);2018 年 8 月 21 日同家医院复查胃镜示慢性萎缩性胃窦炎,病理示慢性炎症(+)、萎缩(+)。实践证明,中医药治疗胃癌前病变,确实有效。

(安红梅)

肺胀者,虚满而喘咳

语出《灵枢·胀论》。该篇是讨论胀病的专篇,明确了肺胀病位在肺之胀病。在《灵枢·经脉》中又指出:"肺手太阴之脉……是动则病肺胀满膨膨而喘咳。"肺胀是手太阴肺经经气异常变动时,以肺部胀满、气喘、咳嗽为主要表现的病证,这与"肺胀者,虚满而喘咳"如出一辙。

后世医家在《内经》的基础上进一步论述了肺胀。仲景《金匮要略·肺痿肺痈咳嗽上气病脉证治》记载"上气喘而躁者,属肺胀",还提出了"咳而上气,此为肺胀,其人喘,目如脱状,脉浮大者""肺胀,咳而上气,烦躁而喘,脉浮者,心下有水"。肺胀除主症咳嗽、气喘之外,还有烦躁、短气、目如脱状、脉浮等症,创立了小青龙汤加石膏汤、越婢加半夏汤等方剂。巢元方《诸病源候论·咳逆候》记载"……咳病由肺虚感微寒所成……胃逆聚还肺,肺则胀满,气遂不下,故为咳逆",指出肺胀发生的本质在于肺脏本虚,又复感寒,或感受风冷之邪是外在因素;在《诸病源候论·病气候》记载"肺主气,肺气有余,即喘咳上气。若又为风冷所加……气聚于肺,令肺胀",则进一步指出了外邪是肺胀发生的重要病因。"邪伏则气静,邪动则气奔上,烦闷欲绝",则指出肺胀的分期特点。这些后世医家的论述可以认为是对《内经》"肺胀者,虚满而喘咳"理论的演绎和发展,对我们今天的临床实践具有很好的指导意义。

案例 1:慢性阻塞性肺疾病急性加重期案

孙某,男,78 岁。长久吸烟,胸部如桶状,既往有慢性阻塞性肺疾病病史 20 余年,此次住院时诉 1 周前因不慎感寒后出现咳嗽频繁,痰多色白,胸膈胀闷,喘息气粗,活动后尤甚,外院予抗感染等对症治疗后,症状改善不明显,肺功能提示 $FEV_1/FVC\% \ 58.5\%$,$FVE_1 \ 45\%$,胸部 CT 提示两肺呈慢性支气管炎、肺气肿改变。平时予长效支气管舒张剂联合糖皮质激素治疗。诊口干欲呕,不思饮食,小便短赤,夜尿频数,大便干结,夜寐少安,舌质黯红,舌下脉络曲张,苔黄腻,脉滑数。中医诊断"肺胀",证属"痰饮内停,痰热郁肺"。此为慢性阻塞性肺疾病急性反复发作,呈进行性加重的趋势,实为本虚标实的演变过程,多因外邪犯肺,咳嗽咳痰反复迁延,逐渐加重,肺气亏虚,子耗母气,以致肺脾气虚,痰从寒化为饮,痰饮内停。此次又遇感外邪,外邪引动伏痰,邪入里化热,痰热郁肺,寒饮与痰热胶着,肺失宣降,气还肺间,故见咳嗽、咳痰、气喘症状加重。治法:辛温蠲饮,苦寒泻肺。

处方:生麻黄9g,茯苓9g,龙胆9g,干姜9g,杏仁9g,五味子9g,黄芪15g,桂枝12g,炒枳壳12g,炒黄芩12g,生地黄12g,炒白芍12g,制半夏12g,细辛6g,甘草6g。7剂。

患者服药7天后,在联合慢性阻塞性肺疾病西医常规治疗下,急性期症状显著缓解。患者诉咳嗽、痰量减少,气喘好转,且复查相关炎症指标转为正常,并缩短了住院天数。

按:患者处于慢性阻塞性肺疾病急性加重期,久病肺脏虚损,因不慎感受外邪后出现咳嗽频繁,痰多色白,胸脘胀闷,喘息气粗,活动后尤甚的症状。患者因处于急性加重期,故主要以祛邪实为主,又因寒热互杂、虚实交加的特点,故治则总以辛温蠲饮、苦寒泻肺为法则,拟蠲饮泻肺方治疗。方中麻黄、桂枝相须为用,发汗散寒以解表邪,且麻黄又能宣发肺气而平喘,桂枝化气行水倍茯苓、半夏以利里饮之化。龙胆苦寒,可降肺胃之气,细辛、干姜温肺化饮,助麻桂解表祛邪。黄芩苦寒泻肺,杏仁苦降肺气,二药相配,泻火降肺。五味子敛肺止咳,炒白芍和养营血,二药与辛散之品相配既可增强止咳平喘之功,又可制约诸药辛散温燥太过之弊。黄芪补肺益气,生地养阴生津,二药合用益气养阴,半夏散结除痞,使气顺痰消。甘草止咳化痰,又能调和诸药。在西医常规治疗情况下,联合该方,故能使患者急性加重期症状好转。

案例2:慢性阻塞性肺疾病稳定期案

胡某,男,72岁。诉既往有慢性阻塞性肺疾病10余年,咳嗽有痰、胸闷、动辄气促、汗出,大便一日2~3次,成形,无黏冻,小便调,胃纳平,进食早饱,怕热,夜寐可,可平卧,偶有口干,足肿,无发热,自诉偶有期前收缩(早搏)。刻下:胸闷、动则气促,咳嗽、咳痰,痰色白、有泡沫。大便一日2~3次。舌质淡红,苔薄白,脉滑数。中医诊断"肺胀",证属"痰饮内停,肺失宣降"。此为慢性阻塞性肺疾病稳定期。患者肺病日久,肺气渐亏,肺通调水道失职,痰饮内停,痰阻气道,肺失宣降,气还肺间,故见咳嗽有痰,胸闷,动辄气促;肾为肺之子,母病及子,日久及肾,肾不纳气亦喘。治法:宣肺降逆平喘。

处方:生麻黄12g,葶苈子12g,炙苏子12g,旋覆花12g,炙地龙12g,黄芩12g,枳壳15g,炙鸡金12g,香橼皮15g,炒白术15g,焦楂曲12g,猪茯苓各12g,

泽泻15g。14剂。

二诊:患者服药2周后,诸症好转,受凉后略觉胸闷,不痛,无咳嗽,有痰难以咯出,怕冷,气短,动则汗出,胃纳平,寐安,便调,口干。舌淡红,苔薄白,脉细。

处方:生麻黄9g,麻黄根15g,旋覆花12g,黄芩12g,地龙12g,磁石30g,苏子15g,黄芪30g,南北沙参各12g,天麦冬各12g,五味子15g,郁金15g,路路通15g,八月札12g,煅龙牡各30g,甘草9g,藿苏梗12g,芦根15g。14剂。

三诊:患者服药14剂后,动则汗出,气促平,头面皮肤瘙痒,无咳嗽,喜睡,多食易饱,口干不欲饮,大便一日2~3次。舌质红,苔薄,脉细。

处方:黄芪30g,党参20g,炒白术12g,五味子12g,麻黄9g,麻黄根30g,制半夏12g,煅龙牡各30g,浮小麦30g,碧桃干30g,藿佩兰各12g,瓜蒌皮12g,苏梗12g,甘草6g。14剂。

按:本案患者处于慢性阻塞性肺疾病稳定期,以肺病日久、肺气渐亏及痰饮内阻为主要病机,以痰多、气促为主要表现。虽处于稳定期,但亦有邪实存在,且此邪实以痰浊为主,痰阻气道,肺失肃降,肺气上逆以致咳嗽气急,治疗上主要以宣肺降逆平喘为主。故选葶苈子、苏子、旋覆花降气,助其恢复正常肃降功能;然肺气之宣发肃降是一对矛盾共同体,有宣才有降,同时,邪之袭肺,不仅影响其肃降,也会影响其宣发,因此,患者临床同时有胸闷之症状,而助肺宣发,最佳药物是生麻黄,故用麻黄助肺宣发;土生金,肺为贮痰之器,脾为生痰之源,加健脾化痰、理气消食、化滞之品,如白术、茯苓、楂、曲、枳壳,使痰邪无所从生。2周后复诊,患者喘促平,临床以气短、怕冷、口干症状明显。患者既往有慢性肺病史,久病必虚,肺气主表,肺主吸气,肾主纳气,二诊处方在一诊宣降用药的基础上,加黄芪、沙参、天麦冬、五味子等益气养阴收敛,磁石重镇纳气。因肺主表,肺气虚弱,无以收敛,故患者出现动则汗出。三诊患者气促已平,临床以肺气虚弱症状为主,故以玉屏风散、生脉饮为基础培本固元。

(顾文燕　汤　杰)

小大不利治其标,小大利治其本

语出《素问·标本病传论》。"小大"意指小、大二便,此言因病而导致的二便不通利者,当先治其标病,使二便通利;倘若二便通利者,则径治其本病即可。张介宾《类经·标本类·标本逆从治有先后》言:"先有他病,而后为小大不利者,亦先治其标。诸皆治本,此独治标,盖二便不通,乃危急之候,虽为标病,必先治之,此所谓急则治其标也。"此论指出二便不通乃壅塞标实之急证,虽然只是标病,亦当首先治之,体现了急则治其标、缓则治其本的治疗原则。

《素问·阴阳应象大论》云:"浊阴出下窍。"此处的浊阴指食物的糟粕和废浊的水液,下窍为前后二阴。人体的二便为排泄"浊阴"的主要途径,若二便不能通利,则"浊阴"无有出路,留于体内,阻滞气机,以致升降失常,清浊不分,而疾病由生。临床中的一些久病、重病患者,常常会有二便不通之症,或大便不通,或小便不利,或兼而有之。此时通利二便为当务之急,俾二便通利,气机升降复常,清浊各行其道,再思治本之策,则疾病或有向愈之机。正如《景岳全书·传忠录》所说:"小大不利则下焦不通,此不得不为治标以开通道路,而为升降之所。"《伤寒论》中亦有"少阴病,六七日,腹胀不大便者,急下之,宜大承气汤"的记载。"小大不利治其标,小大利治其本"为我们在临床诊治疾病,特别是危重疾病提供了有益借鉴,提示于临证时应多关注患者之二便通利与否,如此有助于确立治则治法,提高临床疗效。

案例1:二便皆闭案

陈松室,己丑三月二十九日。始由左胁结痞胀痛,李泊扬投疏和而痛止。半月复病,脘间胀痛如鼓,按之更痛,夜分寒热,气喘不食,二便皆闭。胡吉欣大投分渗无功。雅诊脉实与细,舌苔微黄,形肉大脱,转侧皆难。良由肝木乘土,瘀血阻结,症有内痈之象,而正气惫残。勉拟桃核承气加味,以作背城一战,或出再生之路。

光桃仁三钱,川桂枝四分,生延胡索一钱半,生大黄三钱,元明粉五分,川金铃子二钱,西赤芍一钱半,旋覆花一钱半,冬瓜子四钱,射干一钱半。

昨投桃核承气加味得解便溏薄,小便亦行,脘腹膨痛咸松,按之仍然坚结,纳谷一杯,气喘渐缓,脉结苔剥,正亦亏矣。瘀血胶固夹肝气横逆,殊为棘手,再拟前法,退一步望其渐进佳境。

光桃仁三钱,冬瓜仁四钱,丹皮一钱半,猩绛五分,瓜蒌仁二钱半,旋覆花三钱,楝实二钱半,韭根三钱,生苡仁三钱,川桂枝四分,郁金一钱半。即愈。(《慎五堂治验录》)

按:本例胁脘胀痛缠绵半月,症见形肉大脱,转侧皆难,气喘不食,腹胀如鼓,按之痛甚,病情危重。虽为"正气惫残"之象,然有"二便皆闭"之候,故遵"小大不利治其标"之言,急则治其标,方用桃核承气汤以开其闭。俟胶固瘀血得去,二便之闭得开,则再生之路通耳。

案例2:神经性呕吐案

孙某,女,28岁。神经性呕吐9年。时或朝食暮吐,暮食朝吐,时或饮水或饭后即吐,时或数天饮食全废。为此只能靠输液、输血维持生命。为此遍用中、西药物均无效果。邀治于余。察其形销骨立,纳呆食减,畏寒肢厥,舌质淡黯,苔薄白,脉弦大紧。综合脉证,思之:脉弦大紧者,脾胃虚寒也。治宜健脾温中。

处方:半夏10g,陈皮10g,人参10g,白术10g,干姜10g,甘草10g。

服药10剂,寸效不见。因思《素问·标本病传论》云:"小大不利治其标。"乃问:素日大小便通泰否?答曰:因素日饮食甚少,几乎一昼夜不小便一次。因悟,曰:仲景之治阳虚证必问小便利与不利,不利者,必利小便。此证之不效,恐在于斯也。乃处温中健脾,利水化饮。

处方:人参10g,白术10g,干姜10g,甘草10g,附子10g,肉桂10g,泽泻10g,猪苓10g,茯苓10g。

汤药入口,非但不吐,且胃脘觉舒。3剂后,饮食后即时有不吐,且微有食欲。20剂后,呕吐全止,饮食增加,每日吃250g左右。40剂后,饮食如常,体重增加20kg。〔朱进忠医案,《山西中医》1996(1):5〕

按:此案作者初治辨证用药当无误也,然寸效不见者,缘由忽略小便不利一症。后思"小大不利治其标"之语,以及仲景治阳虚证之问,因有所悟。故再予理中合五苓之剂,温中健脾,利水化饮。3剂即知,40剂向愈。经典之魅力,可见一斑。

(马凤岐)

其高者,因而越之

语出《素问·阴阳应象大论》。高,指胸膈之上;越之,指吐法。此句意为邪气在胸膈之上者,可根据因势利导的法则运用涌吐法来使邪气从上而出,以达到治疗的目的。吴崑注:"高,胸之上也。越之,吐之也。此宜于吐,故吐之。"这是根据邪气所处的位置来确定合适的治疗方法。经文中还言:"其下者,引而竭之;中满者,泻之于内。"此句指出邪气在下焦者,可用涤荡疏利之法引而去之;中焦脘腹胀满之病,可用消导之法去其坚满。

关于吐法,论述运用自成一派的莫过于金元四大家之一张子和。他认为"病之一物,非人身素有之也。或自外而入,或由内而生,皆邪气也",故主张祛邪以扶正,善用汗、吐、下三法治疗疾病。张子和所论吐法,包括药物催吐和物理催吐。药物催吐分强吐和轻涌两种,强吐者,药力峻猛,吐势强烈,如三圣散、稀涎散等;轻涌者,药力平和,吐势较缓,如瓜蒂散、独圣散等。物理催吐可以通过刺激舌根、咽喉等部位催吐,也可以通过旋转刺激内耳前庭系统引发呕吐。此外,张子和还将吐法的内涵作了延伸,如《儒门事亲·汗吐下三法该尽治病诠》云:"所谓三法可以兼众法者,如引涎、漉涎、嚏气、追泪,凡上行者,皆吐法也。"此论认为引涎、取嚏、催泪等方法,均可以归为吐法之类。至于临床应用,张子和吐法涉及的病证多达 60 余种,包括"风搐""癫狂""留饮""胸膈不利""中风""中暑""风温"等,病种多样,可见其运用之广。

如今,临床上吐法的应用虽已不十分常见,但也时有相关报道见刊,如用咽部催吐法治疗脑病患者呃逆、催吐法救治精神障碍患者药物中毒、探吐法治疗耳眩晕、涌吐法治疗带状疱疹后遗神经痛等等,可为借鉴。

案例 1:胃脘连胸胁痛案

匡掌科夫人年三十余,病胃脘连胸胁痛,日轻夜甚,两寸关弦滑有力。医皆以积滞凝寒,用发散及攻下之剂,不效。继用铁刷散、四磨饮等方,并莫应。及用汤水,皆吐而不纳,经日不食,痛益甚。非痰而何?一医谓五灵脂、没药素用有效,试用酒调,病者到口便吐,随吐出绿痰两碗许,痛即止,纳饮食。此盖痰在膈上,攻下之不去,必得吐法而后愈。(《名医类案》)

按:《医学正传》载:"陈无择云:饮脉皆弦微沉滑。或云:左右手关前脉浮弦大而实者,膈上有稠痰也,宜吐之自愈。"此言颇合"其高者,因而越之"之旨。案中患者两寸关弦滑有力,提示痰饮作祟,然发散、攻下或理气皆不效,缘由痰饮聚于膈上。故对患者用药使吐后,其痛止食进。

案例 2:痰结胸中案

李某,女,40 岁。初诊于 1962 年 5 月 1 日。无明显诱因出现纳呆,乏力,每嗅及硫黄味 5 年余,伴有口吐白黏痰,终日萎靡不振,家务难以自理,舌质淡、苔白,脉细滑。予以瓜蒂散:瓜蒂 9g,赤小豆 60g,豆豉 30g,水煎 1 000ml,先饮一半,得快吐后停服。药服 1 剂,吐出黏痰有大半痰盂,如冰粉状,自感胸脘轻爽,硫黄味尽除。随访数年,身体健康,未再复发。[包培蓉.吕同杰吐法应用举隅.陕西中医,1993,14(7):315]

按:瓜蒂散为《伤寒论》方,其中言:"胸中痞硬,气上冲咽喉不得息者,此为胸中有寒也,当吐之。"又说:"邪结在胸中,心下满而烦,饥不能食者,病在胸中,当须吐之。"指出了瓜蒂散适应的病证。本案用瓜蒂散治疗痰阻胸膈证,其中瓜蒂味苦而性涌泄,赤小豆入血且利水解毒,豆豉通气发汗,催吐不忘调和气血。文章中还讲到:"吕老用瓜蒂配少量冰片取涕引邪外出,治疗黄疸性肝炎,也取得较好的疗效。"

案例 3:胃脘痛案

1964 年秋,某 9 岁男性小孩,发热 5 天,胃脘疼痛,不思饮食,温温欲吐,服解表消导药数帖不愈,邀陈诊视。陈老询知其病前,曾食柿子数枚,曰:余知其病由矣。此乃风寒之邪,内传阳明,与所食之物相结所致。而柿子一物,非消导所能除,必吐出而后快。嘱服葱豉汤一帖,即以鹅羽探吐。四探三吐,吐出

未化的柿子一团,继以汤药善后而愈。[荣延振.陈万选运用吐法的经验.湖北中医杂志,1988(4):17]

按:此案陈万选慧眼识中病机,以葱豉汤解表散寒,探吐法吐出柿子,汗吐并用,表里同治,颇有张子和之风范。

(马凤岐)

金 郁 泄 之

语出《素问·六元正纪大论》。金郁,指金气被郁,有两层含义:其一,为《素问》原文本义,就气候而言,指秋天应燥而反湿,应凉而反热,应收而不收;其二,为后世医家发挥,就人体而言,指肺气之郁,宣降失司,治节不行。关于"泄",王冰注"谓渗泄之,解表利小便也",认为包括解表和利小便两种治法。《医方考》中有用麻黄葛根汤来治疗金郁的记载,指出肺金为清虚之脏,性恶壅塞,"塞之则气自实,令人喘满",故药用"麻黄、干葛之轻"去实,"淡豆豉之腐"推陈,"赤芍药之酸"泻壅。张介宾对"金郁泄之"的内涵作了拓展,其谓"凡金郁之病,为敛、为闭、为燥、为塞之属也。其脏应肺与大肠,其主在皮毛声息,其伤在气分,故或解其表,或破其气,或通其便。凡在表在里,在上在下,皆可谓之泄也",将"金"与大肠、皮毛、声息等五行属性为金的事物联系起来,并对"泄"包含的内容作了扩充,除了解表和利小便,宣肃肺气、清泄肺热、通调肠腑等治法也归于其中。现代医家运用"金郁泄之"治疗肺系疾病多遵张介宾之说,验之临床,颇有效果。

案例1:久咳案

王某,男,55岁,1986年4月20日初诊。

咳嗽15年,近3年来渐伴喘累,饮食减少,入春后病情加重,体质羸瘦,悒郁不乐,动则喘累,胸胁胀满,喉痒呛咳,痰黄浓稠,寒热时作,无汗困倦,大便微结,数日一行,舌黄苔腻,脉弦微数。此乃肺失宣肃,痰热阻肺。

用自拟宣肃肺气汤:瓜蒌30g,金银花30g,连翘30g,杏仁15g(去皮尖),枳实10g,浙贝母30g,重楼30g,麻黄12g(杵绒),桔梗12g,百部20g,侧耳根引。加入生石膏30g,牛蒡子20g,射干12g,生大黄6g(后入)。药进2剂,汗出便通,咳喘减轻,浓痰减少。

二诊:去麻黄、大黄,连服3剂,饮食增加,精神爽快。[任悟非."五郁"辨治举隅.重庆中医药杂志,1988(2):11-12]

案例 2：支气管肺炎案

雷某，男，14 岁，2011 年 8 月 16 日就诊。

主诉：发热、咳嗽 4 天，伴气喘 1 天，腹胀纳差，大便 3 日未解。曾口服头孢类抗生素治疗 3 天，无显效。查体：体温 38.2℃，咽微红，两肺闻及痰鸣音，心率 108 次/min，腹部叩诊呈鼓音，舌质红，苔黄稍腻，脉数。查血象：WBC 12.3×10⁹/L，余正常；胸部 X 线片示支气管肺炎。中医证属痰热闭肺，肺失宣肃；治以清热化痰，泻肺通腑。

方用麻杏石甘汤合定喘汤加减：炙麻黄 6g，杏仁 10g，生石膏（先煎）20g，白果 10g，款冬花 10g，桑白皮 10g，黄芩 10g，浙贝 10g，桔梗 10g，鱼腥草 20g，葶苈子 10g，生大黄（后下）6g，生甘草 6g。3 剂，水煎分 2 次服。

服药后，泻出臭秽且夹杂粪结的稀溏便，热降，咳嗽气喘大减。遂减大黄为 3g，继进 3 剂，发热退，气喘平，纳食增，仅微咳，改用化痰止咳中成药再调治 3 天病瘳。［王小军《内经》五郁治则临证验案举隅．西部中医药，2014，27（1）：109-110］

按：以上两案均为痰热闭肺、肺失宣降之证，是典型的"金郁"之象。故治以"泄之"之法，清热化痰，泄肺通腑。一用自拟宣肃肺气汤，一用麻杏石甘汤合定喘汤，药差无几，异曲同工，皆收效甚佳。

（马凤岐）

五藏有疾，当取之十二原

语出《灵枢·九针十二原》。本句意为五脏六腑的疾病可选取对应的 12 个原穴进行治疗。原穴有调整其脏腑经络虚实各证的作用。原穴指脏腑原气输注、经过和聚集于十二经脉四肢部位的腧穴，又称"十二原"，多分布于腕踝关节附近。其中阳经各有 1 个原穴，阴经的输穴即为原穴。《难经·六十二难》指出："三焦行于诸阳，故置一俞名曰原。"此句意为三焦散布原气运行于外部，阳经的脉气较阴经盛长，且阴经原穴与输穴两者功能相似，故阴经原穴与输穴同穴。《灵枢·九针十二原》云："十二原者，五藏之所以禀三百六十五节气味也。"十二原穴是五脏受全身三百六十五节气味的部位，故五脏发生疾病可反映到十二原穴。经文指出十二原穴不仅有治疗五脏疾病的作用，还可同时辅助诊断，根据原穴的反应变化，推测脏腑功能盛衰。

《难经·六十六难》云："脐下肾间动气者，人之生命也，十二经之根本也，故名曰原。三焦者,原气之别使也,主通行三气,经历于五脏六腑。原者,三焦之尊号也,故所止辄为原。五脏六腑之有病者,皆取其原也。"此论指出原气为人体生命活动最基本的动力,是十二经脉之根本,起于脐下肾间,以三焦为通道,经历五脏六腑,其原气聚集之处即为原穴。由此得知,原穴的治疗作用为激发原气,以调节脏腑经络虚实各证的功能,而针刺原穴能使三焦原气通畅,从而发挥其维护正气、抗御病邪的作用。

案例1:心胆气虚型惊悸案

张某,男,56岁,技术员,1981年7月10日初诊。

主诉:惊恐心悸5个月余。病史:5个月前因车祸受惊所致。车祸后患者短时间意识不清,待清醒后常常心悸不宁,惊惕易恐,头晕失眠,食欲减退,四肢乏力,烦躁不安,诊断为"精神异常",曾以多种镇静药物治疗未能获效,凡听到异常声音,遇到紧张场面,看紧张的电视、电影等便立即发病。检查:身体消瘦,面色无华。舌苔薄白,舌质淡红,脉象弦细无力。诊断:惊悸,心胆气虚型。治疗:安神镇惊,养血宁心。

取穴:内关、神门、气海、中脘、心俞、肝俞、胆俞、脾俞。耳穴:神门、皮质下、脑点、心、胃。

操作:内关、神门、心俞、肝俞均用泻法,余穴均用补法。耳穴各点贴王不留行,嘱患者每天自己压按3次。上述穴位轮流使用,每日1次,留针30分钟。经过1次治疗后,惊悸好转,当晚即可入睡,连续治疗10次,诸症消失。精神状态良好,为巩固疗效,继续治疗10次而痊愈。经6个月随访未复发。(王宗学医案,选自《中国当代针灸名家医案》)

按:《素问·调经论》所载"心藏神",指出心与神志的关联,当神志出现异常时,是为心之病。《内经》云:"正气存内,邪不可干""邪之所凑,其气必虚"。该案中,患者因惊吓而出现心悸紧张等症状,是为正气不足。针刺原穴可使三焦气机通达,发挥维护正气、抵御病邪的作用。该患者因受惊吓,心胆气虚,故可通过针刺心经原穴之神门穴,以调心气,疏通气血,以达安神之功。

案例2:哮喘案

某外宾,女,53岁。1991年9月29日初诊。哮喘20余年,每到冬季加重。

初诊:患者在大学时就患哮喘,20余年来,每遇气温骤变,患感冒或嗅到特殊气味,即诱发喘憋。每到冬季必犯,严重时影响工作,因此一直没结婚。发病时,呼吸急促,喉间有哮鸣声,咯痰稀白,晚间不能平卧,口不渴,舌质淡红,苔薄白,脉浮紧。该患者为风寒犯肺。治以宣肺化痰,止咳平喘。

处方:中府、孔最、太渊、膻中、中脘、足三里、脾俞、肾俞、肺俞、定喘。

操作方法:膻中交替刺络拔罐,定喘交替刺络拔罐。其余穴常规针刺,前后侧交替治疗。

复诊：治疗时，当地已是寒冷季节，治疗过程中 2 周没有复发，继续治疗 2 个月，也没有复发。（于致顺医案，选自《当代名老中医典型医案集》）

按：《证治汇补·哮病》谓："哮为痰喘之久而常发者，因内有壅塞之气，外有非时之感，膈有胶固之痰，三者相合，闭拒气道，搏击有声，发为哮病。"可见壅塞之气、胶固之疫为哮喘的共同病机。本方以肺之原穴太渊宣通肺气、化痰平喘，配以肺之俞募穴，诸穴共用，能达到气顺痰消之功。同时，以足三里、脾俞健脾益气，肾俞培元固本。

（吴兆利）

治病者，先刺其病所从生者也

语出《灵枢·终始》。本句意为医者治疗某些疾病时，根据治病求本的治疗原则，要先找到疾病最初发生的位置并进行针刺，以治其本，是中医治疗原则之一。

《素问·阴阳应象大论》提出"治病必求于本"的治疗原则。医者治病时必须追究疾病的根本原因，也就是审查疾病的病机所在，才能确定治疗方法。例如，同是发热的证候，其原因有六淫外感、七情内伤以及痰、食、劳倦、虫积等的不同，有阳盛发热、阴虚内热的差异。对不同的病因病机所引起的发热，不能专用寒凉清热的药物，必须寻找疾病的本质进行治疗。清初名医喻昌所著《医门法律》云："故凡治病者，在必求于本，或本于阴，或本于阳，知病所由生而直取之，乃为善治。若不知求本，则茫如望洋，无可问津矣。"此论提出医者治病必求其本的治疗原则。如若不知疾病发生根源，即如同茫然的观望江洋，不得其法，疗效也不会理想。临证中尤其是疑难重症，病机错综复杂，临证时不能因错杂而失措，也不能不顾错杂，而要透过现象观察本质，善于辨别，谨于分析，细于观察，抓住本质识破表象，才能取得疗效，达到治病救人的目的。

案例 1：颈椎病案

萧某，男，56 岁，2005 年 8 月 9 日初诊。反复颈部酸痛 10 余年。

初诊：患者肩、颈枕部疼痛，伴阵发性头晕头痛。患者 10 年前出现无明显诱因下颈部酸痛，休息后症状可以缓解，未做系统治疗。现为进一步系统治疗，前来求治。症见：患者神清，精神可，颈部酸痛，左侧胸锁乳突肌紧张，左侧转颈稍受限，右侧转颈可，无明显眩晕，无恶心呕吐，无恶寒发热，纳眠可，二便调，舌质黯淡，苔白厚腻。专科检查：颈椎生理曲度正常，颈部肌肉僵硬，棘突及其旁肌肉压痛(－),叩击痛(－),转颈试验阴性,能后仰,压顶试验(－),臂丛神经牵拉试验(－),余检查未见特殊。四肢肌力、肌张力正常。生理性神经反射存在,病理反射未引出。四诊合参,中医诊断为痹证,寒湿阻络型。患者为男性,劳累过度,体质下降,有嗜酒嗜烟史,饮酒过多损伤脾胃,脾胃运化失常,正气不足,寒湿之邪容易乘虚侵袭,流注经络,发为痹证。颈部筋脉闭阻,失于荣养,则出现颈部酸痛,活动不利;舌脉为寒湿阻滞之象。治法:舒筋通络,祛寒散湿。予以针灸治疗。

处方:颈三针(天柱、百劳、大杼,均双侧)为主,配合中脘、内关(双)、丰隆(双)、足三里(双)。针刺每日 1 次,平补平泻手法,每次 30 分钟,10 次为 1 个疗程。

嘱:①睡床以适度的硬板床为宜,枕头垫高度也应适当;②少食肥甘厚腻,饮食宜清淡,适当体育锻炼;③保证充足的睡眠,注意劳逸结合。

复诊:治疗 1 个疗程后,症状明显缓解。颈旁肌肉已松弛,压痛不明显,自如转动。舌体淡红,苔白微腻,脉弦滑。守方坚持治疗,嘱患者可进行适当的颈肌和腰背肌锻炼,如打太极拳、玩健身球等,对增强体力、防止肌肉萎缩等都有益,并加强颈部功能锻炼。再经 2 个疗程的治疗,所有症状均消除,颈及肢体功能活动全部恢复正常。随访半年未复发,生活基本如常。(靳瑞医案,选自《当代名老中医典型医案集》)

按:颈三针为靳瑞总结多年临床治疗颈椎病经验提炼而成。天柱穴位于颈椎上缘,百劳穴在第 5 颈椎下缘,大杼穴位于颈椎与胸椎交界处。三穴分别位于颈椎上、中、下三部,用于治疗颈部骨性疾病,从颈椎病发病局部入手,进行针刺调整,以达疏通颈部筋脉、行气活血的作用。

案例 2:偏头痛案

陈某,男,31 岁。1998 年 3 月初诊。右侧头痛月余。

初诊:患者 1 个月来反复感冒和咳嗽,并引起右侧偏头痛,延及头顶和右眼角痛。多次服解表发汗药,咳嗽虽愈而头痛加重。曾到某医院神经科检查脑部无异常,诊断为神经性头痛。迁延至今,头痛愈重。发作则心慌气短。查体:瘦弱,周身疲乏,食纳不佳,睡眠较差,右侧头顶拒按,动则汗出,稍累则心悸,腹软,肝脾未触及,脉弦弱,舌苔薄白。辨证分析:体质素弱,反复感冒,过服清解,有损阴液,更伤卫气,今卫气不固于表则汗出,营血不荣于里则心悸,经气运行受阻、气血阻滞而致头痛。

处方:百会、通天(右侧)、头维(右侧)。

治疗方法:常规针刺,留针 6 小时。

复诊:治疗 24 次后,患者未再来诊治。随访 1 年,未复发。(于致顺医案,选自《当代名老中医典型医案集》)

按:病生于头者头重。本案患者病起于感冒体虚误用清解之药,则体虚更甚,经气失运,导致头痛。根据疼痛部位,选用百会、通天、头维等穴,偏头痛用一侧,全头痛则用双侧,留针 4~8 小时或更长,效果很好。

案例 3:腰椎间盘突出症腰痛牵引下肢案

马某,女,30 岁。2006 年 2 月 11 日初诊。腰痛牵及左下肢疼痛 2 个月余。

初诊:2 个月前早上起床时突感腰痛,疼痛牵扯至左下肢,腰椎活动受限,久站久行后疼痛加重,经外院推拿治疗后好转,但反复发作。某医院 CT 片示腰 5-骶 1 椎间盘突出,压迫神经根。查体:腰 5 棘旁压痛。舌绛,苔薄白,脉弦。诊为腰痹(腰椎间盘突出),证属血气瘀阻证。此为患者长期劳损,损伤膀胱经,血气瘀阻,脉络不通而发为腰部疼痛。治法:活血祛瘀,通络止痛,取穴以膀胱经穴位为主。

处方:腰阳关、膀胱俞、秩边、委中、承山。采用泻法。留针 20 分钟,隔日 1 次,10 次为 1 个疗程。嘱患者注意避免劳累。

复诊:经过 1 个疗程治疗,腰痛明显减轻,舌体淡红,舌苔白,脉弦。继续予活血祛瘀、通络止痛治疗。取大肠俞、膀胱俞、腰眼、秩边、委中、承山,采用泻法,留针 20 分钟,隔日 1 次,10 次为 1 个疗程。经治疗,腰腿疼痛已不明显,基本痊愈。(张沛霖医案,选自《当代名老中医典型医案集》)

按:治病必求于本。本案为膀胱经经气阻滞,治疗以膀胱经为主。委中、承山宣导气机顺接,治疗腰腿痛效果好;腰阳关温经散寒,通络止痛;委中、承山有强腰舒筋、活络止痛的作用;大肠俞、膀胱俞、腰眼有强筋骨、利腰膝的作用。以上穴位配合应用,活血祛瘀、通络止痛,而收良效。

(吴兆利)

合 治 内 府

(一)

《灵枢·邪气藏府病形》言:"黄帝曰:治内府奈何？岐伯曰:取之于合。黄帝曰:合各有名乎？岐伯答曰:胃合于三里,大肠合入于巨虚上廉,小肠合入于巨虚下廉,三焦合入于委阳,膀胱合入于委中央,胆合入于阳陵泉。"此处的"合"当为下合穴,而不是五输穴中的合穴;"内府"则指六腑。如《黄帝内经太素》云:"此言合者,唯取阳经属内腑者,以疗内腑病也……下取六合之输,疗内腑法也。"《医学纲目》言:"六腑皆出足之三阳而表章之也。六腑有疾,皆取此六。"这些论述均指出足三阳经在下肢的 6 个穴位对于六腑病的治疗作用。可见,"合治内府"意为六腑有病,可以选择其对应的下合穴进行治疗。

下合穴是指手、足三阳经的六腑之气下合于足三阳经的 6 个腧穴,主要分布在下肢膝关节附近,是治疗六腑病的重要穴位(王居易《经络医学概论》)。胃的下合穴为足三里,大肠的为上巨虚,小肠的为下巨虚,三焦的为委阳,膀胱的为委中,胆的为阳陵泉。现代医家在临床对此多有应用。如杨挺宇在《新中医》1983 年第 7 期撰文介绍运用下合穴治疗肠道病的经验,将足三里、上巨虚、下巨虚 3 个下合穴同用,谓之"三合穴",针刺时取双侧穴位,治疗急慢性细菌性痢疾、肠炎、溃疡性结肠炎、婴幼儿消化不良腹泻及便秘等,取得较为满意的疗效。

案例 1:慢性肠炎案

张某,男,成年,昌平县农科所技术员。患者于 1966 年患腹痛腹泻,曾经数家医院诊治,未彻底治愈,转成慢性肠炎,长年发作。每天溏泻数次,时时腹痛,全身乏力,逐渐消瘦,患者对治愈此病已丧失信心。1970 年 3 月开始为其针刺,取三合穴加三阴交,每次 8 针,留针 40 分钟,每隔 10 分钟行平补平泻手法 1 次。只针 3 次,各种症状即见消失。为巩固疗效,又针 1 次,追访十二载,未见复发。[杨挺宇."合治内府"的临床体会.新中医,1983(7):38-39]

案例 2:急性细菌性痢疾案

张某,男,成年,社员。该患者于 1975 年夏得了急性细菌性痢疾,发热下利赤白,脓血相杂,每日大便十七八次,腹痛腹胀,里急后重,不欲食。口服抗菌药物 7 天,症状未见减轻,转余诊治。即施针刺三合穴加天枢,留针 40 分钟,每隔 10 分钟行"泻法"1 次。次日泻止腹痛除,胃纳好转,未再复发。[杨挺宇."合治内府"的临床体会.新中医,1983(7):38-39]

按:以上 2 则医案均为运用三合穴治疗肠道疾病,从中可以看出,无论是急性病还是慢性病,下合穴都有着不错的治疗效果。案 1 由于病发日久,身体消瘦,阴液耗损,故加三阴交穴以养其阴;案 2 为急性病症,腹痛明显,不欲饮食,故加天枢穴以理气行滞,疏调肠腑。

案例 3:前列腺切除术后案

赵某,男,62 岁,2006 年 6 月初诊。患者 2004 年无明显诱因出现尿频、滴沥不尽,伴见小腹、腰部、睾丸部疼痛。应用中西医药物内服久治未果,2005 年于某医院检查为前列腺肥大,行前列腺切除术,术后诸症未减反重。初诊症见:尿频,滴沥不尽,小腹隐隐作痛,腰部酸痛,会阴部、睾丸部胀痛,舌质淡黯,苔白,脉缓。中医诊断:小肠病。

处方:下巨虚。双取,加电针,留针 30 分钟,1 周 3 次。

针刺 3 次后,患者小腹、腰部、会阴部、睾丸部疼痛症状明显减轻,尿频症状略有缓解。针刺 2 个月后,诸症消失。[于岩瀑,马玉侠,高树中. 浅析"合治内府"的内涵与临床应用. 中医药信息,2014,31(3):30-31]

按:"小肠病者,小腹痛,腰脊控睪而痛"(《灵枢·邪气藏府病形》),指出了小肠病的临床表现。此案患者小腹隐痛、腰部酸痛及睪丸胀痛皆符合描述,故诊断为小肠病。根据"合治内府"理论,小肠病可选小肠下合穴下巨虚进行治疗。2 个月后,疾病治愈,可见"合治内府"的疗效不容小觑。

(马凤岐)

(二)

《灵枢·邪气藏府病形》云:"黄帝曰:荥输与合,各有名乎? 岐伯答曰:荥输治外经,合治内府。黄帝曰:治内府奈何? 岐伯答曰:取之于合。黄帝曰:合各有名乎? 岐伯答曰:胃合于三里,大肠合入于巨虚上廉,小肠合入于巨虚下廉,三焦合入于委阳,膀胱合入于委中央,胆合入于阳陵泉。"六腑所合经脉虽然可以分为手三阳与足三阳,但都有下合穴,其中足阳明胃经上有 3 个,足太阳膀胱经上有 2 个,足少阳胆经上有 1 个。六腑以通降为和。《灵枢·本输》说:"大肠小肠皆属于胃。"大小肠是广义胃功能的延伸,胃气能降则大小肠皆畅,故三经下合穴均位于胃经,其中上巨虚主要用于大肠腑气不降;三焦通行一身之气,为决渎之官、主水道,而膀胱为州都之官,控制水液代谢之下窍,故三焦经下合穴位于膀胱经。《灵枢·本输》中说:"三焦者,足少阳太阴之所将,太阳之别也,上踝五寸,别入贯腨肠,出于委阳,并太阳之正,入络膀胱,约下焦,实则闭癃,虚则遗溺,遗溺则补之,闭癃则泻之。"足少阳胆经下合穴是在本经的阳陵泉。《难经·四十五难》言:"筋会阳陵泉。"阳陵泉是治疗下肢筋病及下肢痿痹的要穴,也可配伍他穴治疗肝胆湿热,机制皆与其可通降胆气有关。

案例 1:食滞胃腑案

庄某,男,40 岁,本单位同事,2017 年 9 月因胃痛来诊。患者素体健,身体壮盛,食量较大。发病前曾大量进食,后又饮大量冷水,而觉胃脘胀满不适,渐至胃痛如绞,伴恶心欲呕而不出,触诊见中脘独冷,脉沉而有力。

针方:中脘(泻)、下脘(平)、天枢(泻)、足三里(泻)。

针下得气后 10 分钟痛止,留针过程中,肠鸣辘辘,得矢气数次,一次而愈。再触中脘,冷手感已不见。

按:患者素来体健而食量颇大,偶因食入大量肉食后饮用大量冷水而成食积,阳气虽旺而无力推动如此量大势重之寒积。针中脘引阳气入内化阴寒;针下脘为导气下行;天枢为升降之机,有升有降;足三里为胃经下合穴,针之可使邪有出路,体现经言"合治内府"主旨。

案例 2:肝胆湿热案

王某,男,52 岁,成县汪家巷 11 号农民,1971 年 10 月 13 日初诊。

右上腹胀痛 2 个月余。患者今年 6 月右上腹胀痛,不能吃东西,经成县县医院诊断为"胆囊炎",住院 10 余天,治疗后病情有所好转。因不做手术而出院,服药物治疗,未见明显效果。近来病情加剧,右上腹发硬、阵发性胀痛,不敢吃东西,有时反胃,恶心呕吐,大便干。检查:痛苦病容,面色晦暗,舌质红,苔薄白,脉弦紧、80 次/min。右上腹肋骨边缘有一肿物坚硬、压痛,侧卧时肿物可垂至腹部中线、下至梁门穴处。西医诊断为"胆囊炎";中医辨证系饮食不节,肝气郁滞,湿热熏蒸,胆失疏泄。采用疏肝理气、清热利湿、泻胆通腑之法治之。取日月、阳陵泉用泻法,中脘、梁门、足三里用平补平泻法,留针 30 分钟。治疗至 10 月 27 日,针治 10 次时,上腹部胀痛减轻,大便即不干,肿物变软;治疗至 11 月 15 日,针达 20 次时,上腹部胀痛消失,肿物渐小;治疗至 12 月 6 日,针达 30 次时,肿物消失,治愈停止。1972 年 3 月 10 日随访,患者未复发。(摘自郑魁山《郑魁山针灸临证经验集》162 页,学苑出版社 2007 年 8 月出版)

按:该患者因饮食不节,造成气机郁滞,肝气不升,胆气不降,脾胃不和,且兼有湿热,属少阳胆腑实证。针方中以日月疏利肝胆气机,中脘、梁门调畅中焦郁滞,足三里与阳陵泉分别为胃与胆的下合穴,可使二腑邪气由此排出。观整个配方,标本兼治、主次分明、通降相因,共奏佳效。

(姜青松)

荥输治外经,合治内府

(一)

"荥输治外经,合治内府"语出《灵枢·邪气藏府病形》,为《灵枢》取穴法则之一,意为治疗外部经络之病,选荥穴、输穴治疗;治疗内部六腑之病,可选合穴治疗。荥、输、合为五输穴之中的三穴,大多分布于人体肘膝关节以下。《灵枢·九针十二原》云:"所出为井,所溜为荥,所注为腧,所行为经,所入为合,二十七气所行,皆在五腧也。"以水之源流比喻各经络腧穴特点,荥穴好比初生水流,水流由浅入深则为输穴,经气充盛,由此深入,进而合于脏腑。

荥穴和输穴位置均在手足部。荥穴多位于掌指或跖趾关节之前,像浅水流荥迁未深。《灵枢·九针十二原》所云"所溜为荥",意为经气至此渐大,犹如泉之已成小流。输穴多位于掌指或跖趾关节之后,喻作水流由小而大,由浅注深,是经气渐盛,由此注彼的部位。《灵枢·九针十二原》所云"所注为腧",意指经气至此已较强盛,如水流能注输于深处。其经气初生,脉气较浅,对应外部经络。明代张介宾《类经》所云"荥输气脉浮浅,故可治外经之病",也对本句进行了阐述。

合穴位置较高,位于肘膝关节附近,经气渐深。《灵枢·九针十二原》所云"所入为合",意为气自四肢末端至此,最为盛大,犹如水流合入大海。合穴是经气由此深入,经气渐深,进而会合于脏腑的部位,对应内部六腑。《灵枢·顺气一日分为四时》曰:"经满而血者,病在胃及以饮食不节得病者,取之于合。"《难经·六十八难》又曰:"合主逆气而泄。"这些论述皆表示合穴主治六腑之病。

案例1:十二指肠溃疡案

李某,女,55岁,干部,1984年1月18日初诊。

自诉:胃脘痛2年余,常在饭后2小时左右发生。经某医院钡餐X线摄片确诊为十二指肠壶腹部溃疡,经多方治疗,疗效不显。近因饮食失调,受凉而致脘腹隐隐作痛,遇食凉物,疼痛加剧,痛时喜按,腹胀牵引两胁,气短,懒言,吞酸或吐清水,嗳气不舒,遂来医院要求针灸治疗。检查:患者身体消瘦,右上腹部压痛明显。苔白,脉弦细。X线钡餐造影示十二指肠壶腹部变形龛影,诊断为十二指肠壶腹部溃疡,辨为中阳虚弱,治宜益气健脾、温阳和胃。

取穴:天枢、下脘、足三里、气海、神阙、脾俞、胃俞。

手法:神阙隔盐灸5壮,其余各穴进针得气后,施以不留针补法,隔日针灸1次,12次为1个疗程,疗程间隔5~7天。

连续治疗7个疗程,痛止胀消,停止治疗,嘱患者注意饮食调理,随访6个月未见复发,疗效巩固。(张涛清医案,选自《张涛清针灸治验选》)

按:《灵枢·顺气一日分为四时》曰:"经满而血者,病在胃及以饮食不节得病者,取之于合。"本案患者因其饮食失调以至脾胃虚弱,是为内府之病。本案选用足三里胃经合穴,针刺可直接调整胃腑经气,调理肠胃。

案例2:风湿性关节炎案

杨某,男,25岁,农民。全身游走性关节痛伴两手腕关节、指掌关节和两足踝关节肿胀4个月,当地医院给服泼尼松、强筋松、保泰松等药物治疗未效,症状加重,不能行走。1977年10月25日由亲属陪送至我院内科门诊求治。检查:体温正常,咽红,扁桃体Ⅰ度肿大,无脓性分泌物,心肺正常,肝、脾未扪及,两手腕关节、指掌关节和两足踝关节肿胀,活动受限。化验:抗链"O"625U,血沉

54mm/h。拟诊断为风湿性关节炎活动期，转刺血科治疗，收住门诊简易病房。

刺血治疗 4 次，每隔 12 天刺血 1 次，取委中、足临泣、局部阿是穴，关节肿胀消失，痛止，能自行活动。复查抗链"O"333U，血沉 1mm/h，12 月 1 日痊愈出院，住院 37 天。（王秀珍医案，选自《刺血疗法》）

按：本案患者腕、指掌、踝关节肿胀疼痛，又有全身游走性疼痛，发为外部经络之病。腕、指掌、踝关节正对应荥输穴位置，是为经气初浅时的异常，并未传至内府。《类经》云："荥输气脉浮浅，故可治外经之病。"本案取足临泣乃胆经输穴，调整浮浅的外部异常经气，以达到治疗目的。

案例 3：痤疮案

冠某，男，20 岁，干警，1988 年 10 月初诊。主诉：面部发生痤疮 2 年余。

病史：患者 2 年前面部反复出现疮疹，疹形大小不一，色鲜红，部分疮疹顶端有小脏点。虽经长期治疗未效，且疮疹逐渐扩散至整个面额部，疹形由小变大，有多数如黄豆及蚕豆样的红色丘疹，顶端有小脓点。近日又曾在我院皮肤科用抗生素治疗，仍未获效，故来我科。检查：面额部有簇密小疮疹及散在黄豆、蚕豆样丘疹，色鲜红，伴多处小脓点，面部烘热。舌尖红，苔薄黄，脉弦数。

诊断：痤疮，心经火盛型。治疗：清心泻火，疏解阳明。

取穴：心俞、肺俞、合谷、内庭。配穴：地仓、颊车、四白、曲池。

操作：毫针、凉泻手法。

经 10 次后，火热征象明显缓解，疮疹色变淡红，疹形渐萎，脓点收敛。

经 20 次后，疹形绝大部分消减平复，脓点消失，面色接近正常。面热、面痒消失，二便如常，舌脉已不见热象。为巩固疗效，续治 3 周，现已痊愈，观察 1 年未见复发。（魏凤坡医案，选自《中国当代针灸名家医案》）

按：本案表现为以阳明经为主的热邪火毒之象。因手阳明大肠经从手走面，而足阳明胃经又从面走足，两经交会于面部，故本方以阳明经腧穴为主。曲池为手阳明经之合穴，"合治内府"，故而取之。内庭为足阳明经之荥穴，有清热泻火作用。针刺背俞穴，调整内脏功能，而起治疗作用。以上诸穴，共奏清热泻火之功，而使痤疮向愈。

（吴兆利）

（二）

语出《灵枢·邪气藏府病形》。《灵枢·九针十二原》曰："经脉十二，络脉十五,凡二十七气以上下,所出为井,所溜为荥,所注为腧,所出为经,所入为合。"《太素》注:"五藏六府荥输未至于内,故但疗外经之病。"《类经》注:"荥输气脉浮浅,故可治外经之病。"荥穴和输穴位于手足部,脉气比较浅,故以治疗经脉外行部分的病症为主。如《难经·六十八难》说:"荥主身热,俞主体重节痛。"阳经的荥穴和输穴主治外经循行所过的头面五官(阳明之标在口鼻,少阳之标在两耳,太阳之标在两目)疾病。

合穴位置较高,脉气渐深,则以治疗腹部的腑病为主。这里说的合穴是指位于下肢的六腑下合穴。下合穴是六腑之气下合于足三阳经的6个腧穴。从《灵枢·邪气藏府病形》"胃合于三里,大肠合入于巨虚上廉,小肠合入于巨虚下廉,三焦合入于委阳,膀胱合入于委中央,胆合入于阳陵泉"中不难看出,"合治内府"之"合"并非五输穴之合穴,而是指六腑下合穴,即胃之下合穴足三里可治疗胃病,大肠之下合穴上巨虚可治疗大肠病,小肠之下合穴下巨虚可治疗小肠病,三焦之下合穴委阳可治疗三焦病,膀胱之下合穴委中可治疗膀胱病,胆之下合穴阳陵泉可治疗胆病。

案例 1:淋证案

患者,男,62 岁,2006 年 6 月 2 日初诊。

主诉:尿频,滴沥不尽,小腹隐痛 2 年余。患者自述 2 年前无明显诱因出现排尿次数增多,滴沥不尽,伴见小腹、腰部、睾丸部疼痛。应用中西医药物内服治疗效不佳(具体药物不详),2005 年于某医院检查为前列腺肥大(未见报告单),行前列腺切除术,术后诸症未减反重。现症见:尿频,滴沥不尽,小腹隐隐作痛,腰部酸痛,会阴部、睾丸部胀痛,舌质淡黯,苔白,脉缓。西医诊断:前列腺炎;中医诊断:淋证。

针灸处方:下巨虚双取,平补平泻加电针,留针 30 分钟,1 周治疗 2 次。

针刺 3 次后,患者小腹、腰部、会阴、睾丸部疼痛症状明显减轻,尿频症状略有缓解。针刺 2 个月后,诸症消失。

按:《灵枢·邪气藏府病形》曰:"小肠病者,小腹痛,腰脊控睾而痛……取之巨虚下廉。"下巨虚属足阳明经穴,又为小肠下合穴,"合治内府"。足阳明经筋起于足,结于髀枢,属脊,并聚于阴器,而小腹痛、腰脊痛引睾丸又属小肠疝气范畴,故取下巨虚可治疗小肠诸疾。《针灸甲乙经》云:"溺黄,下廉主之……"本案诸症为小肠腑病,遵"合治内府"取小肠经下合穴下巨虚针刺,而获痊愈。[马凤君,颜晓,代宗辉,等 . 高树中针灸治痛经验 . 山东中医杂志,2017,36(4):309-312]

案例 2:项痹案

患者,男,36 岁,公务员,于 2015 年 7 月以"颈肩背部疼痛,右上肢疼痛麻木 2 个月余"为主诉来诊。现病史:长期伏案工作,2 个月前因劳累后复因吹空调感受寒凉致颈肩背部疼痛,低头时颈部强硬牵涉后头痛,右侧肩臂及小指麻木疼痛,活动功能受限,患处喜温怕凉,体位变化时明显,无心慌胸闷,无呕吐,无头痛耳鸣,自觉乏力,睡眠差,纳食可,二便调;舌质黯、苔白腻,脉浮紧。查体:颈椎生理曲度变直,颈肌僵硬,C_4~C_7棘突旁、肩外俞、肩贞、天宗穴处有明显压痛,屈颈试验(+),右臂丛神经牵拉试验(+),右霍夫曼征(+)。颈椎CT示 C_4-C_5、C_5-C_6、C_6-C_7椎间盘突出,项韧带带状钙化。中医诊断:项痹(风寒阻络型);西医诊断:颈椎病(神经根型)。治则:祛风散寒,通络止痛。

治法:穴位局部常规消毒后,用 0.35mm×40mm 一次性毫针,快速刺入束骨、后溪皮下,其中束骨直刺约 20mm,后溪向合谷方向透刺约 30mm,得气后行捻转泻法,留针 30 分钟,每隔 10 分钟捻转 20 秒。每日 1 次,10 次为 1 个疗程。用上法施治 1 次后,患者虽自觉疼痛症状有所减轻,但阴雨天依然时轻时重,故在针刺的基础上行温针灸疗法,即在针柄上穿置一段长约 1.5cm 的艾条施灸,每次灸 7 壮。连续治疗 1 个疗程后,麻木疼痛等症状完全消失,头颈、肩臂及手指活动正常,临床治愈。

按:《灵枢·经脉》载:"小肠手太阳之脉……是动则病……不可以顾,肩似拔,臑似折……颈颔肩臑肘臂外后廉痛。""膀胱足太阳之脉……是动则病冲头痛……项如拔,脊痛,腰似折……"手太阳、足太阳的外经病症中有项痛、肩臂疼痛。《灵枢·杂病》云:"项痛不可俯仰,刺足太阳;不可以顾,刺手太阳也。"《灵枢·邪气藏府病形》言:"荥输治外经。"后溪、束骨分别为手太阳小肠经和足太阳膀胱经的输穴。《针灸甲乙经》记载后溪主"肩臑肘臂痛,头不可顾",束骨主"暴病头痛……项不可以顾,髀枢痛"。《难经·六十八难》载:"俞主体重节痛。"在辨经的基础上选用经脉中的输穴治疗外经病及痛症能取得事半功倍的疗效。[张立志,许能贵.五输穴之输穴在针灸临床应用举隅.中国针灸,2017,37(2):219-220]

案例 3:急性腰扭伤案

患者,女,26 岁,学生,于 2014 年 9 月 10 日以"腰部扭伤 4 小时"为主诉就诊。患者呈痛苦面容,左手置于左腰部,腰部挺直,由家人搀扶入诊室。诉既往有腰肌劳损病史,今日扭伤后腰部疼痛难忍,不能转腰,行走困难,经卧床休息及外用跌打油后,症状无明显改善。查体:右侧腰大肌紧张,广泛压痛,腰部活动受限,不能翻身起立,X 线检查未见异常;舌淡、苔白,双侧尺部脉沉细无力。诊断为急性腰扭伤。

治疗:患者取坐位,右手半握拳,局部常规消毒后,液门用 0.30mm×50mm 一次性毫针于第 4、第 5 指间赤白肉际平刺,缓慢沿骨边缘向中渚透刺,至得气后行捻转泻法,每分钟行针 20 秒。约 2 分钟后患者自觉腰痛明显减轻,能自己翻身;留针 30 分钟后起针,患者从床上坐起,下地稍做腰部活动,疼痛减轻,

自行走路出诊室。[张立志,许能贵.五输穴之输穴在针灸临床应用举隅.中国针灸,2017,37(2):219-220]

按：《灵枢·邪气藏府病形》中论述"荥输治外经",认为经气表浅的输穴与荥穴常用来治疗病位表浅的外经病变。临床上各种急性腰扭伤是指腰部肌肉、筋膜、韧带、椎间小关节、腰骶关节的急性损伤,属中医学"腰痛"范畴。本病多因跌仆、闪挫、坠堕伤腰,使气血瘀滞、经脉不通所致。中医认为"腰为肾之府",患者既往有腰肌劳损病史,双侧尺部脉沉细无力提示本病肾虚为本,扭伤致腰痛为标。本案没有选用肾经或膀胱经的输穴,却选用手少阳之输穴中渚,别有深意。根据李梴《医学入门》中肾与三焦相别通的理论,中渚是手少阳三焦经的输穴,不仅可治疗病位表浅的外经病,补肾作用亦甚好。《金针梅花诗钞》记载："一针四透古来稀。"自液门进针透过中渚,包括了董氏奇穴之中白穴、下白穴以及经外奇穴腰痛点。《灵枢·终始》曰："其病在骨,在骨守骨,在筋守筋。"进针时在筋下贴骨进针,针达中渚之所,可谓筋骨肉皆治,配合运动针法,可快速疏通腰部经络,通则不痛。

（鲍春龄）

盛则泻之,虚则补之,热则疾之,寒则留之

语出《灵枢·经脉》。原文云："盛则泻之,虚则补之,热则疾之,寒则留之,陷下则灸之,不盛不虚,以经取之。"此句条文是《内经》中总结较为全面的一条针灸治疗原则,即在针灸临证中,属于经气亢盛的病证要用泻法,属于经气不足的病证要用补法;属于热的病证要用速针法,属于寒的病证要用留针法;属于阳气内衰以致脉道虚陷不起的病证要用灸法;既不属于经气亢盛也不属于经气不足,而仅仅是因经气运行失调的病证,要用本经循经取穴的方法来调治。

此条针灸治则,首先提到了针刺的补泻,而补泻的前提是根据"虚实"来确定的。依据《经脉》中对每条经脉循行、治则、病候的记述,可以看出早期的虚实是指经脉病证之虚实。其次,这条治则提到了热证、寒证的治法。《灵枢·九针十二原》所云"刺诸热者,如以手探汤;刺寒清者,如人不欲行",与"热则疾之,寒则留之"的含义大体相同。这里所说的"疾"和"留",指的是针刺入后留针时间的长短。据热邪与寒邪的性质及致病特点不同,针刺热证时,因气血运行速度相对较快,故速出针以出邪气;针刺寒证时,因气血运行速度相对较慢,故久留针以待气至。

案例 1：高热案

刘某，男，58 岁。病史：患者头痛，全身酸痛，发高热 40℃，某西医院诊为病毒性感冒，住急诊室经服西药、输液 4 天，高热不退，特邀杜老针灸治疗。刻诊：发热，头身疼痛，无汗，唇干口渴，口苦，咽喉疼，纳呆，大便秘结数日未下，小便短赤。诊见：体温 40℃，舌质赤红，苔心黄厚，脉洪。诊断：秋温（病毒性感冒）。治则：清温解表。

针刺取穴：风池、风府、百会、头维、太阳、大椎、合谷、中脘、阳陵泉、三阴交。

每穴得气后行雀啄术泻法，1 分钟即出针。（杜德吾医案，选自《古今名医针灸医案赏析》）

按：此病患属外感温热之邪致病，高热 4 天不退，针刺 1 次热退症减，足见针灸对急性热病取效之捷，体现"盛则泻之"治则。取风池、风府、百会、太阳、大椎、合谷以清热祛风解肌表，佐头维兼有清头目而止疼之效；取中脘、阳陵泉、三阴交以和胃利胆，健运中州，并有宣阳和阴之力。诸穴相配，温热得清，肌表疏解，故高热速退。

案例 2：泄泻案

赵某，男，45 岁。主诉：大便时溏时泄 8 年。病史：8 年前因饮食不慎，以致纳呆、腹痛、腹泻后服抗菌优、庆大霉素、食母生等药而瘥，嗣后，每因饮食不慎，痼疾引发，伴有食欲不振，疲乏无力，腹冷喜暖，腹痛不适。检查：腹部平坦、松软、无明显阳性体征所见。舌淡、边有齿痕，苔薄白，脉细弱，以右关、尺为甚。诊断：泄泻（慢性肠炎），脾胃虚弱型。治则：温中散寒，健脾止泻。

针刺取穴：建里、足三里。

上穴以 2 寸长毫针，刺入 1.5 寸，得气后使捻转补法，留针 20 分钟，出针后每穴用大艾炷灸 3 壮，每日 1 次。（吕景山医案，选自《中国当代针灸名家医案》）

按：建里、足三里伍用，是为治疗脾胃虚弱所引起的消化不良、食欲不振、自汗、倦怠无力、胃脘痛、腹痛、泄泻而设。以建里升清阳、健中宫，足三里补脾胃、降浊逆，二穴参合，一升一降，升降协和，健脾胃、补中气、疗虚损、增食欲、止泄泻之力倍增，是以 8 年痼疾沉疴尽去。同时，体现了"虚则补之""寒则留之"治则。

（吴兆利）

病在上者下取之，病在下者高取之

语出《灵枢·终始》。原文云："病在上者下取之，病在下者高取之，病在头者取之足,病在足者取之腘。"根据循经远刺的取穴原则,患者病在身体上半部的,可以取用身体下半部的腧穴来进行治疗;病在身体下半部的,可以取用身体上半部的腧穴来进行治疗;病在头部的,可以取用足部的腧穴来进行治疗;病在足部的,可以取用腘部的腧穴来进行治疗。

"上病下取""下病上取",属于"治病必求于本"治疗原则的具体应用,强调了针灸取穴的整体观念,也是诊治疾病的一种配穴方法。根据中医阴阳五行学说,人体是一个有机的整体,疾病的临床表现是错综复杂的,若某一个脏器出现病变,很可能表现在另一个与之相关联的脏器。因此,治疗疾病时要透过现象抓住疾病本质,采用"上病下取""下病上取"远道刺法,可以取得较好疗效。该治法在临床上广泛应用,如心肾水火升降互济,两脏之间的生理功能才能协调平衡,若水不济火,致心火亢于上会出现心悸、怔忡、失眠等心肾不交的症状,当取手少阴心经的输穴神门及足少阴肾经的输穴太溪针刺治疗,以养心安神,滋阴潜阳,壮水制火。肺与大肠相表里,两经脉气相通,若大肠实热,传导不畅,腑气阻滞,可致肺气不利而胸满咳喘,当取足阳明胃经的合穴足三里及手阳明大肠经的络穴偏历以导热下行,达到泻下清上的目的。

案例 1:足跟痹案

杨某,女,72 岁。主诉:右足跟部疼痛不适 2 个月。病史:无明显诱因感足跟部疼痛,踝关节及足背部肿胀,某市妇幼保健院拍片示跟骨骨质增生。经理疗后疼痛稍有减轻,现感行走后右足跟部不适。检查:体型偏瘦,踝关节及足背部肿胀,足跟压痛。舌体淡白,苔薄白,脉弱。诊断:足跟痹,脉络阻滞型。治则:益气养血,通络止痛。

针刺取穴:外关、曲鬓、口禾髎、三阴交、阳池。采用泻法,留针 20 分钟,隔日 1 次,10 次为 1 个疗程。(张沛霖医案,选自《当代名老中医典型医案集》)

按:脉弱气虚,气血运行不畅,经气阻滞,治以益气养血、通络止痛。上气不足,取上部的少阳经外关、曲鬓、口禾髎,采用泻法,引经气下行,起到"下病上治"的作用。外关有祛风通络止痛的作用,配阳池通经活络,曲鬓通络止痛,三阴交益气生津、滋养肝肾,且阳池有行气活血、舒筋通络的作用。以上穴位配合应用,益气养血、通络止痛,而收良效。

案例 2:头痛案

田某,女,55 岁。主诉:头顶痛 5 年。病史:头痛反复发作,常因情志变化而发病,甚时头晕、耳鸣、目眩、口苦、烦躁、失眠。检查:血压 144/102mmHg,舌质红,苔薄黄,脉弦数。诊断:头痛,肾虚肝阳型。治则:疏肝理气。

针刺取穴:太溪(双)、太冲(双)、百会、涌泉(双)。进针得气后留针 20 分钟,隔日 1 次。(张涛清医案,选自《张涛清针灸治验选》)

按:头为"清阳之府""诸阳之会"。此例为肾虚肝阳头痛,治以补肾疏肝理气。太溪、涌泉有滋补肾水的作用,太冲可平潜肝阳,用以"上病下取"的治则,配以百会升举下陷的清阳,活络止痛。

（吴兆利）

焠刺者,刺燔针则取痹也

（一）

语出《灵枢·官针》。本句是对火针疗法阐释的条文。言焠刺,就是用烧热的针来治疗寒痹证。火针疗法源远流长,最早提出火针疗法的医籍就是《内经》,把火针称作燔针或焠针,把火针疗法称作焠刺。历代医家对火针疗法也有许多称谓,如张仲景在《伤寒论》中称火针为烧针,《圣济总录》则以"烙"为火针。可见,当时医家已经清楚认识到了火针的温经散寒作用。《灵枢·经筋》云:"焠刺者,刺寒急也。热则筋纵不收,无用燔针。"这又进一步明确了火针适用于因寒邪引起的痹证。

火针疗法是针灸疗法中的一种特色疗法,具有针刺和灸法的双重作用,在刺激穴位的同时,借火通阳,激发经气,调整脏腑。《灵枢·经筋》云:"燔针劫刺,以知为数,以痛为输。"即通过焠刺疾病局部腧穴,激发经络之气,达到治疗相关疾病的目的。唐代孙思邈在《千金翼方·疮痈上·处疗痈疽》中记载:"破痈口……针惟令极热。"这是最早记载火针疗法用于热证。自此,火针疗法在临床上不仅可治疗寒痹证等内科疾病,还可以治疗痈疽疖肿等外科疾病。随着中医学的不断发展,科学的进步,火针疗法的应用又有了新的拓展和创新,已广泛应用于临床,治疗范围涉及内科、外科、眼科、皮肤科等各科。

案例 1:痄腮案

刘某,男,7 岁。主诉:高热,两腮肿痛 3 天。

病史:3 日来持续高热 38.5℃,两侧腮部漫肿无际,酸胀疼痛,咀嚼困难,食欲不振,大便干,小便黄赤。检查:面赤,咽红,两腮隆起,皮色不变,舌苔黄,脉滑数。诊断:痄腮。证系感受时疫之邪,毒热壅阻少阳、阳明经络。治则宜清热解毒,疏通少阳、阳明经络。

针刺取穴:以漫肿中心及其周围取穴为主。以细火针,用散刺法点刺漫肿局部,每次 4~7 针。(贺普仁医案,选自《贺普仁火针疗法》)

按:贺普仁用火针速刺治疗痄腮,其病虽属热证,但疗效颇佳。痄腮病属热毒蕴结、阻遏经络所致,火针治疗疖腮,在于通其经络,使火郁发之,祛邪外出,故病治愈。

案例2:蛇串疮(带状疱疹)案

张某,男,64岁。主诉:右侧胸、胁、背部疱疹15天,伴剧烈疼痛。

病史:疱疹出现前1周,局部皮肤疼痛,其后出现上述部位丘疱疹,逐渐变成大疱,疼痛剧烈,不能平卧,严重影响睡眠、食欲。大便曾干燥,服用有关中药后基本正常,但疼痛不减轻,气短,懒言。检查:见大疱疹成堆,从右侧前胸一直漫延至脊柱,疱液呈清稀脓样,面色不华,舌淡苔薄白,脉沉细无力。诊断:蛇串疮,气血虚弱型。予以火针治疗。先用粗火针点刺最后出现的腋下和前胸部位的疱疹群,再刺疼痛最明显的后背部疱疹,用干棉球挤压出疱液,于其上拔火罐3个,出脓血液约10ml,留罐10分钟后,缓慢起罐,清洁皮肤,用火针再刺拔罐后的血疱,挤出疱液,清洁消毒后用消毒纱布覆盖,胶布固定。患者当时自觉疼痛明显缓解。再卧位用毫针刺中脘、气海、足三里,留针30分钟。(刘保延医案,选自《火针》)

按:火针疗法善开门祛邪,以热引热,可以直接快速祛除蕴滞的湿热火毒,使疼痛得以缓解。治疗时取局部阿是穴(疱疹)为主穴,用中粗火针点刺红斑、丘疹或水疱上,视皮疹大小确定所刺针数,深达入疱疹为度。配中脘、气海、足三里以补正气。

(吴兆利)

(二)

语出《灵枢·官针》。《类经》曰:"谓烧针而刺也,即后世烧针之属,取寒痹者用之。"元代杜思敬《济生拔萃》和明代杨继洲《针灸大成》皆曰:"火针,一名燔针。"《素问·调经论》曰:"病在筋,调之筋;病在骨,调之骨。燔针劫刺其下及与急者;病在骨,焠针、药熨。"《类经》曰:"燔针者,盖纳针之后,以火燔之使暖也。此言焠针者,用火先赤其针而后刺之,不但暖也,寒毒固结,非此不可,但病有浅深,故圣人用分微甚而。"也有医家认为燔针是与现代温针类似的针法。《素问·调经论》云:"血气者,喜温而恶寒,寒则泣不能流,温则消而去之。"火针、温针疗法具有针和灸的双重作用,既有针的刺激,又有微热刺激,可温通经脉,鼓动人体阳气,行气活血,使脉络调和,气机疏利、津液运行、疼痛自止,治疗因寒因湿引起的疼痛。

案例1:肩痹案

患者,女,32岁。2015年12月。主诉:双肩发紧胀痛不适3年,加重1个月。

现病史:患者自诉3年前无明显诱因下出现肩膀发紧胀痛不适,严重时伴颈项酸楚发硬,遇阴雨天上症加重,平日后项怕风。曾寻求过针灸及推拿手法治疗,稍有缓解但上症易反复出现。现为寻求火针治疗,就诊于广西。症见:双肩发紧胀痛,于两侧肩井处有一明显压痛点,遇阴雨天上症加重,平日后项怕风,其余无特殊不适。纳寐尚可,大便偏干,小便调。查体:双侧肩井处压痛明显。关节活动未受限。诊断:肩痹(风寒痹证)。治则:祛风除寒,温经止痛。

处理:中号火针在肩井压痛点处着重点刺,再快速点刺风府、大椎、肩中俞、肩外俞、天宗等处,隔天火针治疗。治疗3次后,恰遇天气变化,患者诉此次肩膀不适较前改善许多。继续治疗4次后,患者明显轻松。

按:此例肩痹因寒邪侵犯人体,停于经络引起气血不通或营卫不荣而出现疼痛。《素问·举痛论》云:"寒气客于脉外则脉寒,脉寒则缩蜷,缩蜷则脉绌急,绌急则外引小络,故卒然而痛,得炅则痛立止。""炅"的意思是火光,这里引申为热的意思。也就是说,寒邪引起的疼痛可以直接通过火热作用予以消除。湿邪为病,则可借助火力宣通气血,祛湿止痛。火针针体较粗,又有直接的畅达针孔、开门逐邪之用,正如《针灸聚英》所说"盖火针大开其孔穴,不为其塞门,风邪从此而出"。如此祛除邪气,疏通经络之后,由"不通"所引起的疼痛自止。火针疗法的治病机理就在于温热,人身之气血喜温而恶寒,温则流而通之。《内经》曰:"正气存内,邪不可干。"火针一方面从机体的根本上扶正助阳,使正气充实,卫外有固;另一方面温煦机体,疏通经络,鼓舞气血运行,让筋肌得养,使得"通则不痛,荣则不痛"。

案例2:痛风案

患者,男,53岁。2015年9月就诊。

主诉:双侧膝关节疼痛、屈伸不利10余年,加重3个月。现病史:患者自述平素饮酒较多,反复出现双膝关节屈伸不利疼痛,10余年前曾诊断为"痛风"。现症见:双侧膝关节肿胀疼痛、屈伸不利,左侧较右侧严重,无法站立、行走,下肢远端血运感觉及活动尚可,双侧足背第2、3趾后方各有一圆形痛风石高出足背,质地坚硬如石、有压痛感,左侧直径约4cm,右侧约3cm,肤温低,其余无特殊。纳寐可,二便调,舌质淡红,苔白厚腻,舌体胖大、边有齿痕,脉弦细。既往史:有高血压(最高达200/100mmHg)、糖尿病、冠心病、痛风病史多年。中医诊断:痛痹(寒湿痹型);西医诊断:痛风性关节炎。

处理:予火针针刺鹤顶、膝眼、足三里、阳陵泉、阴陵泉及足背痛风石局部点刺,隔日1次。

连续3个疗程治疗结束后:双膝关节疼痛、肿胀明显减轻,膝关节可屈伸幅度较大,左侧足背痛风石直径缩小至 1cm 左右,右侧足背痛风石已基本消失,可徒手行走,左侧稍显跛行,舌淡红,苔薄白,脉缓和。

按:火针具有以热引热、引气和发散之功,不仅用于治疗痛证、寒证、虚证,也可治疗如带状疱疹、痛风等热证。"热病得火而解者,犹如暑极反凉,乃火郁发之之义也"。如痛风的急性发作期表现为红肿热痛,乃由于平日肥甘厚腻,日久运化失调而致痰湿停滞于关节处,日久郁而化热发作出来表现为疼痛。其乃湿热内蕴,火针可温通经络,行气活血,引动湿热毒邪外出,从而使热清毒解。

烧针是使用火针的关键步骤。明代杨继洲的《针灸大成·火针》记述也较为详细:"频以麻油蘸其针,灯上烧,令通红,用方有功。若不红,不能去病,反损于人。"因此,在使用前必须把针烧红,才能有作用。传统的方法是用麻油烧针,现在较为方便的方法是用酒精灯烧针,或用镊子、止血钳夹住点着的酒精棉来烧针。针刺时,用烧红的针具迅速刺入选定的穴位内,即迅速出针。关于针刺深度,《针灸大成·火针》中载刺针"切忌太深,恐伤经络,太浅不能去病,惟消息取中耳"。欲达到"消息取中",深浅操之,手有定数,非十年功夫不可得。
[邝利,张云.贺氏火针治疗痛症.大众科技,2016,18(4):90-96]

案例 3:髀枢痛案

顾某,女,39 岁。1963 年 10 月 9 日初诊。

右侧髀枢疼痛多年,步履艰难,按之酸楚,叩之无痛,脉细弦,苔薄白。病由营血不足,筋失濡养,乃为寒湿所袭。髀枢为少阳所辖之地。"痛留枢中,病在少阳。"是太阳行出其旁,势若毗邻,太阳为寒水之经,同气相招,故系寒湿两侵太少二阳,而以少阳受邪为甚。无叩痛,病在筋肉之间,治拟和营蠲痹。

处方:秩边右-、环跳右-、承扶右-、居髎右-、侠溪右-、丘墟右-。手法:捻转补泻法,温针。环跳、居髎向大转子进针、用合谷刺,刺后拔罐。

二诊(1963 年 10 月 11 日):舌苔薄滑,脉来转平,髀枢酸楚已减。但迩来胃脘不舒,时有嗳气,纳谷不香,面少华色。此由中气不振,脾失健运,肝木失柔,致湿壅气滞。欲宣外湿,当理内气,治宜两顾,参入疏和之法。

处方:秩边右-、环跳右-、承扶右-、居髎右-、阳陵泉右-、丘墟右-、内关右-、足三里右+。手法同上。

三诊(1963 年 10 月 14 日):胸脘之痞胀已舒,髀枢酸楚也缓,内气外湿已得宣疏之机,尻部微酸,脉势仍静,舌苔胖白。宗原方增损。

处方:秩边右-、环跳右-、阳陵泉右-、居髎右-、丘墟右-。手法同上。

四诊(1963 年 10 月 16 日):经治以来,髀枢痛势日见减轻,仅臀中一处尚余微胀,步履轻松无碍,脉细苔薄,治再宗前。

处方:上髎、秩边、臀中、丘墟。手法:捻转补泻法,温针。

五诊（1963年10月8日）：寒湿系阴凝之邪，得经气之煦运，自难贮足，唯是病患已久，邪势深伏，其宿根尚难全拔，故每逢阴雨天寒，病势尚有起伏。此后应慎于调摄，当可望愈。原方巩固之。

处方：上髎、秩边、臀中、丘墟。手法同上。随访痊愈。（陆瘦燕，朱汝功．陆瘦燕朱汝功论刺灸．上海：上海科学技术出版社，2014：175）

按：髀枢位当环跳之分，故俗称环跳风，乃痹邪在于髀枢而经络壅滞不通所致。治疗时亦当分辨病在筋肉或在骨骼，恪守"在筋守筋，在骨守骨"的治疗原则。一般须运用温通的方法，加用温针、火罐。寒湿之邪袭入少阳、太阳二经，以无叩痛，而认为痹在筋肉，故取环跳、居髎，用《灵枢·官针》中刺肌痹之方法合谷刺，针向大转子，深刺筋肉之分，并前后提插，形如鸡足，以扩大针刺感应。刺后加用火罐，以引邪外泄。明代吴崑《黄帝内经素问吴注》说："燔针者，内针之后，以火燔之暖耳，不必赤也；焠针者，用火先赤其针，而后刺，但不暖也，此治寒痹之在骨也。"陆瘦燕善用温针，强调温针艾炷不宜过大过多，一般只须灸1壮（如枣核大），不必多灸。温针的作用是取其温暖，使患者不觉其烫，而借以帮助针力之不足，发挥驱散阴寒的效能。温针适用于阴寒之邪侵袭而致的疾病，如冷麻不仁、走注疼痛、关节不利、经络壅滞，以及瘫、痿、痹诸证，对久病经络空虚、荣卫不调等病效果尤著。（注：－．针刺泻法；＋．针刺补法）

（鲍春龄）

徐而疾则实，疾而徐则虚

语出《灵枢·九针十二原》。"徐"为缓慢之意；"疾"为快速之意。"实"指正气实，即补法；"虚"指邪气虚，即泻法。"徐而疾则实"意为慢进针快出针，即为补法；"疾而徐则虚"意为快进针慢出针，即为泻法。《灵枢·小针解》和《素问·针解》就针法补泻的不同角度进行了佐证。《灵枢·小针解》云："徐而疾则实者，言徐内而疾出也；疾而徐则虚者，言疾内而徐出也。"马莳注："凡欲补者，徐纳其针而疾出之，则为补，故曰徐而疾则实也。凡欲泻者，疾纳其针而徐出之，则为泻，故曰疾而徐则虚也。"《素问·针解》云："徐而疾则实者，徐出针而疾按之；疾而徐则虚者，疾出针而徐按之。"此句指出慢出针，快速按闭针孔为补法；快出针，不按针孔为泻法。张介宾亦云："徐出针而疾按之为补，故虚者可实。疾出针而徐按之为泻，故实者可虚。"

后世将这种理论总结归纳为以针刺进退快慢及出针、按闭穴位的快慢来区分补泻的针刺手法,并称之为徐疾补泻。操作进针后,浅层得气,随之缓慢进针至一定深度,再迅速退针至浅层,反复施行;出针时,快速退出并迅速按闭针孔;重在徐入,是为补法。快速进针至一定深度,得气后,随之缓慢退针至浅层,反复施行;出针时,徐缓退出并缓慢按闭针孔;重在徐出,是为泻法。"徐而疾则实"的要点在于以手着力而慢进针,力求热感,属于热补。"疾而徐则虚"的要点在于以手着力慢出针,力求凉感,属于凉泻。

案例 1:崩漏案

翟某,女,38 岁,医师。1978 年 7 月 31 日初诊。主诉:每值经期下血不止 5 年余。

病史:患者 5 年前自产第 2 胎后,每值月经提前,时间持续 20 余天,前 10 天经量多,其势如崩,后 10 天经量减少,淋沥不尽,色紫或鲜红。先后经湖南医学院第一附属医院、省妇幼保健院等确诊为功能性子宫出血。曾住院及门诊予服中西药物、刮宫、磁疗、针灸等治疗未愈。此次经潮半月,予服中西药物、针灸治疗,血仍未止,且逐渐增多,色淡红,时有紫块,淋沥不断,少腹隐痛,喜按,腰酸,夜卧不安,气短懒言,胃纳差,大便初结后溏,小便多。检查:神疲倦怠,形体消瘦,面色㿠白,舌质淡,舌根紫,苔薄白,右脉沉细,左脉小弦。诊断:崩漏(功能性子宫出血),气虚血瘀型。

取穴:①组:百会、气海、三阴交。②组:中极、太溪、行间。③组:肾俞、阴陵泉。

操作:以上 3 组穴,每日选 1 组穴,交替使用,10 次为 1 个疗程。1 个疗程结束后,休息 5 日再做下一疗程。行间穴采用泻法,其他穴均用提插与徐疾手法补之。百会、气海、中极加灸,气海、中极穴的针感要达到阴部。

以上法治疗 2 个疗程后,自觉症状减轻,神疲腰酸、夜卧不安等症消失,经潮持续时间由 20 天左右减至 14 天,但仍头几天暴下如注,后几天淋沥不净。脉细,左小弦,舌质淡红,苔薄白。

按上法治疗 5 个疗程后,诸症俱减,告知月经周期及出血量均正常,但尚感形寒乏力,诊其脉细,舌质淡红,苔薄白,仍按原方加膈俞,再针 1 个疗程。嗣后几次月经如常人,诸症尽愈。随访 1 年余,情况良好。(王松荣医案,选自《中国当代针灸名家医案》)

按:该患者素体脾虚,中气不足,统摄无权,冲任不固,气虚日久,血行不畅,而致血瘀,故见崩漏。取百会以固下元,气海、三阴交以健脾补气摄血,肾俞、中极、太溪以补肾固本,诸穴均以提插与徐疾手法相结合,采用补法以增强疗效。取行间穴使泻法针刺以活血化瘀,约束经血妄行。

案例 2:产后乳汁缺少案

王某,女,27 岁,工人。1993 年 8 月 28 日初诊。主诉:产后 5 天,乳汁稀少。

病史：患者 5 日前正常分娩，产一女婴，乳汁稀少，需另外加奶。诊见两乳房柔软，无胀感，面色苍白，唇爪少华，神疲倦怠，少气懒言，食少便溏，口淡不渴，舌淡苔薄白，脉细弱。诊断：缺乳，气血虚弱型。

取穴：主穴：膻中、乳根（双）、合谷（双）。配穴：①气血虚弱型：足三里（双）；②肝郁气滞型：少泽、内关、太冲（均为双侧）。

操作：穴位常规消毒。气血虚弱者，针刺用补法，并灸足三里。进针时慢进针，得气即止，快出针（徐而疾则实）。肝郁气滞者，针刺用泻法。进针时快进针，得气即止，慢出针（疾而徐则虚）。留针 20 分钟，每 5 分钟行针 1 次，每日针 1 次，连续 3 次为 1 个疗程。治疗 2 个疗程统计疗效。

按上法治疗 1 次后，患者自感乳汁渐增，两乳房作胀。治疗 2 次后，食欲增强，乳汁增多，变稠。连续治疗 4 次，乳汁充足，能满足婴儿需要。（段如生医案，选自《中国针灸》1995 年第 5 期所载《针灸治疗产后乳汁不足 20 例》）

按：《傅青主女科·产后气血两虚乳汁不下》云："乳乃气血之所化而成也。"该患者产后气血虚弱，故不能化生乳汁。脾胃为后天之本，气血化生之源，故取足三里，施以徐疾补法，以温补脾胃，调和气血。肝主疏泄，肝气郁滞，乳汁不畅，取膻中、太冲，采用徐疾泻法，疏肝理气，行气活血，使乳汁畅通。

（吴兆利）

十二原出于四关，四关主治五藏

语出《灵枢·九针十二原》。其云："五藏有六府，六府有十二原，十二原出于四关，四关主治五藏。"《类经·经络类》注："四关者即两肘两膝，乃周身骨节之大关也。故凡井、荥、输、经、合穴，皆手不过肘，足不过膝。"即指出"四关"为两肘两膝处。《灵枢·九针十二原》明确指出了肺、心、肝、脾、肾及膏之原穴鸠尾和肓之原穴脖胦（即气海穴）共十二原穴，并提出"凡此十二原者，主治五藏六府之有疾者也"。同时，《灵枢·本输》原文中也明确提出六腑之原穴也分布于肘膝关节以下，即分布于"四关"处。十二原穴是脏腑气血的汇聚之处。《难经》将其称为"气之所留止"。张介宾注云："脏腑表里之气皆通于此，故可以治五脏六腑之有疾者也。"脏腑有疾必反映于相应的十二原穴上，而观察十二原穴的反应，也可推断出脏腑疾病的虚实。

因"四关主治五藏"，不仅限于分布于四关的十二原穴可治疗五脏病症，在肘膝关节下的五输穴也可应用在五脏病症的治疗之中，如《素问·咳嗽》中提及的"治藏者治其俞"及《难经·六十八难》中阐述的"五输穴"主治病症。此外，《灵枢·本输》所云"六府皆出足之三阳，上合于手者也"，提出六腑之下合在膝关节以下的足三阳经上。《灵枢·邪气藏府病形》中提出"合治内府"的思想，并详细论述了六腑病候及其针灸取穴治疗方法。这也可以从侧面体现出"四关"在治疗脏腑疾病中的重要作用。

案例1：不寐案

王某，女。主诉：失眠1周。

病史：患者1周前与爱人生气后，出现头晕头痛，口苦咽干，急躁易怒，心悸，气促，胸闷，两胁胀痛，夜间不能入睡，在当地医院就诊，给予地西泮（安定）、谷维素、刺五加等药物治疗均未见好转，特来我院寻求针灸治疗。检查：面色潮红，表情焦虑，气息急促，手指及眼睑震颤，心率112次/min，舌质红，脉弦数。诊断：不寐，肝阳上亢型。治法：安神镇静，平肝潜阳。

取穴：神门、三阴交、肝俞、太冲。

操作：用捻转补泻手法之泻法，留针30分钟，每日1次。

针1次后，面赤减轻。针3次后，夜间可睡眠2~3小时。连针10次，诸症消失，入睡正常。（于致顺医案，选自《中国当代针灸名家医案》）

按：患者因情志不遂，暴怒伤肝，肝气郁结化火，邪火扰动心神，而致不寐。针刺治疗中参照"凡此十二原者，主治五藏六府之有疾者也"的取穴治疗原则，取心经原穴神门以宁心安神；取肝经背俞穴肝俞及原穴（也为输穴）太冲，以平肝潜阳，泻热除烦。诸穴合用，疏肝解郁，泻火安神，效果显著。

案例2：便秘案

郭某，女，22岁。主诉：大便秘结2年。

病史：患者2年前开始大便不通畅，1周解大便1次，经某医院诊断为习惯性便秘，给服用果导，大便即通畅，药一停便秘如常，因学习紧张靠服用药物维持，故暑假来门诊治疗。现症状：大便不畅通，腹部痞满，便则努责，艰涩难下。检查：身体健壮，面色红润，神清语明，腹部平坦，肝脾未触及，舌质红，苔微黄，脉象滑实。诊断：便秘。治法：清热养阴，润肠通便。

取穴：天枢、大肠俞、支沟、上巨虚、曲池。

操作：针用泻法，每日1次，10次为1个疗程，并嘱其养成排便习惯，每日按规定去厕所1次。

经针刺1个疗程后，每3~4天能排便1次，并排便通畅。（纪青山医案，选自《中国当代针灸名家医案》）

按：《内经》云："水谷者，常并居于胃中，成糟粕，而俱下于大肠""大肠者，传道之官，变化出焉"。故治疗便秘多取大肠经穴。取大肠背俞穴与募穴天枢，配大肠下合穴上巨虚以调节肠腑传导功能；支沟为三焦经穴，宣统三焦气机；

取曲池以泻热。诸穴合用,施以泻法,清热养阴,润肠通便。

(吴兆利)

宛陈则除之者,去血脉也

语出《灵枢·小针解》。"宛"通"郁"。"宛陈"指郁积陈久。"宛陈则除之者,去血脉也"是说血脉中如有蓄积瘀血,就应当刺破血脉以祛除病邪;主要指针对气滞血瘀、邪在血分的病证,宜采用针刺出血的方法治疗。《灵枢·九针十二原》所云"凡用针者……宛陈则除之……"和《素问·针解》所云"菀陈则除之者,出恶血也",都可相互佐证。《灵枢·九针十二原》所云"锋针者,刃三隅,以发痼疾",体现了古人对刺络放血疗法的重视,且《灵枢·官针》中提出"络刺""赞刺""豹纹刺"等多种刺络方法。现代临床应用的三棱针就是由古代的锋针发展而来。三棱针法通过刺破血络或放出适量血液,或挤出少量液体,或挑断皮下纤维组织,以治疗疾病,按照操作分为点刺法、刺络法、散刺法。且临床多与拔罐法相结合,以增强祛除病邪的作用。

《素问·皮部论》中阐述的"百病之始生也,必先于皮毛……邪客于皮则腠理开,开则邪入客于络脉,络脉满则注于经脉,经脉满则入舍于府藏也",即提出以"病在血络"为中心思想的刺络放血理论依据。刺络放血的重要作用之一是调畅气血、化瘀通络。在《内经》中多处记载适宜"宛陈则除之"为治则治疗的疾病,如《灵枢·水胀》中提出可以通过刺络放血疗法治疗肤胀和鼓胀。现代临床中亦应用广泛,凡各种实证、热证、疼痛、瘀血等均可应用,如由血瘀引起的中风后遗症以及各种原因导致的肿胀、疼痛均可通过刺血疗法治疗。

案例 1:水肿案

刘某,男,53 岁,双下肢浮肿 10 余年,无腰痛、耳鸣等症状。多次化验尿常规无异常,曾服五苓散化裁汤剂 30 余剂,肿未消。诊见神清,面色赤青,舌质黯红,舌边有瘀点、瘀斑,伸舌时舌短缩,舌尖卷曲,六脉沉而左寸有力。取金津、玉液放血,吐出紫黑色血丝约 10ml,当即舌能伸出,次日复诊则下肢浮肿全消。(彭静山医案,选自《北京中医》1988 年第 4 期所载《彭静山教授的临床经验》)

按:《灵枢·水胀》中指出"先泻其胀之血络,后调其经,刺去其血络也"的治疗原则,即通过刺络放血疗法治疗水肿病。水肿病日久则气血瘀阻,血行不畅,脉络壅滞,肝脾受损,脾失健运,致使水液停留。该患者四诊合参,诊为瘀血内停证。心主血脉,舌又为心之苗,血行不畅则见舌质黯红,舌边有瘀点、瘀斑。取金津、玉液放血,使局部瘀血排出,血运如常,津液得以输布而使下肢水肿全消。

案例 2:肠痈案

李某,女,39 岁。主诉:心窝及右下腹部疼痛 3 天,加剧 1 天。

病史:患者于 3 天前午饭后,心窝部开始疼痛,4 小时候转到右下腹部,疼痛为持续性,阵发性加重,并于当晚呕吐 2 次,吐物为食物,大便 1 次、量少,无脓血及里急后重,近 1 天来疼痛转剧,去外科就诊,诊断为急性阑尾炎,动员手术治疗,但因病人已妊娠 5 个月,系 1 胎,病人与家属均不同意手术,而来就诊,要求保住胎儿。检查:发育中等,营养尚佳,面色苍白,舌红苔黄厚,心肺未见著变,腹部膨隆,腹肌紧张,肝脾不易触及,右下腹有明显触痛,麦氏点痛点阳性,脉沉数。实验室检查:白细胞总数 14.9×10^9/L(14 900/mm³),中性 0.70,淋巴 0.30,单核 0.08。诊断:肠痈(急性阑尾炎),气滞血瘀型。治法:行气活血,开瘀导滞。

取穴:大肠俞、三焦俞、足三里、阑尾、天枢、上巨虚、曲池、气海。

操作:以上诸穴之中的三焦俞、大肠俞,每次选 1 穴,用三棱针点刺出血后,拔火罐 15 分钟,每日 2 次交替使用。

经过上法治疗后,历时 2 天腹痛消失,白细胞总数降至 9.7×10^9/L(9 700/mm³)而愈。(王凤仪医案,选自《中国当代针灸名家医案》)

按:《灵枢·上膈》说:"喜怒不适,食饮不节,寒湿不时,则寒汁流于肠中,流于肠中则虫寒,虫寒则积聚……积聚以留,留则痈成。"肠痈病位在肠腑,取背俞穴中三焦俞、大肠俞治疗腑病,三棱针刺放血辅以拔罐使瘀血得以排出,有活血祛瘀、散结泻热之功。配合足三里、天枢、上巨虚等穴以调理脾胃,理气散结,疏通肠腑。

案例 3:月经不调案

王某,女,25 岁。主诉:经期不准,经前腹痛已有 5 年。

病史:患者 14 岁月经初潮。病前曾于经期淋雨趟水,引起腹痛,经水中止,服止痛药后腹痛不作,之后,经期不准,或赶前 1 周,或错后 10 余日,并于经前小腹绞痛,月经来潮之后腹痛才能稍减,每次月经都要淋漓 5~6 日,量虽不多,多夹血块,腥味特甚。经期中,体困倦怠,精神不爽,胸胁如匝,两乳胀痛,饮食减少,睡眠不佳,必待经水干净后诸症才能逐渐消失。婚后 2 年不孕,经医院做内诊及输卵管造影,均无异常发现,诊为内分泌失调,服药数月不效,经医生建议,前来试用针灸治疗。检查:面色萎黄不润,目窠微青,舌黯滞,舌苔薄白,舌边压痕明显,舌尖两侧各有瘀斑 1 块,色呈青紫。右侧肝俞、膈俞压痛明显。右次髎皮下有如蚕豆大硬结,边缘不明显,触之坚韧,压痛明显,左侧三阴交穴也有压痛。腹部坦柔,肝脾未触及,关元穴压痛明显,右小腹部近耻骨处触得如条索状物。脉象细涩无力。诊断:月经不调,肝郁气滞型。治法:疏肝理气,暖宫化瘀。

取穴：肝俞、膈俞、脾俞、肾俞、养老、三阴交、次髎。

操作：每日针灸 1 次，留针 30 分钟，每 10 分钟行平补平泻手法 1 次。隔 2 日并于双次髎穴点刺放血少许，拔罐 10 分钟。嘱其三阴交穴多做艾条灸。针 10 次为 1 个疗程，停针 1 周，复针如前法。

2 个疗程后，经前腹痛已除，经水淋漓也有好转，右次髎穴处硬结也消散。之后，去膈俞、养老，只于脾俞、肾俞、肝俞、次髎、三阴交加针头灸各 6 壮，又 2 个疗程诸症消除而愈。据悉之后 5 个月怀孕。（冯润身医案，选自《中国当代针灸名家医案》）

按：该患者因感受湿寒之邪且肝郁气滞日久而致血行不畅，致瘀血内阻。同时触诊中多穴位点压痛，皮下触感质硬有结节，体现了腧穴点对疾病的反应。针刺肝俞、膈俞、脾俞、肾俞诸穴以疏肝理气，辅以艾灸温热之性以暖宫化瘀。其中，次髎穴为治疗痛经的经验穴，而采用双侧次髎三棱针放血可加强活血化瘀的作用，提高疗效。

（吴兆利）

胀取三阳，飧泄取三阴

语出《灵枢·九针十二原》。其意为腹部胀满之证，当取胆、胃、膀胱之足三阳经的腧穴治疗；完谷不化的泄泻之证，当取脾、肾、肝之足三阴经的腧穴治疗。本条文不仅是针灸治疗的重要原则，也阐明了依照病机变化取穴的规律。

胀病多为表证、实证及急性病，包括胸腹胀大和皮肤浮肿。其病机在《内经》中有多处阐述。如《素问·至真要大论》云："诸胀腹大，皆属于热。"《素问·阴阳应象大论》云："浊气在上，则生䐜胀""热胜则肿……寒盛则浮"。"胀取三阳"是针对病因，依照"急则治其标"的原则而确立的取穴方法。其有三层含义：一是祛风寒，利湿热。太阳主人一身之表，取足太阳经腧穴以解表祛邪，配足阳明经腧穴以振奋脾胃，足少阳胆经腧穴以疏利三焦，使表邪得以清除、水谷运化有常而诸胀可消。其二是调胃利气。《素问·太阴阳明论》云："食饮不节，起居不时……入五藏则䐜满闭塞。"又《灵枢·邪气藏府病形》云："胃病者，腹䐜胀，胃脘当心而痛。"这些条文指出饮食不节、胃失受纳也是形成胀病的原因之一，而取足阳明经腧穴为主，配合足太阳、足少阳经穴可达益胃升阳的作用。其三是疏肝利胆，调畅气机。肝胆不舒，横逆乘脾，致气机不畅，脾失运化，水湿内停而生胀病。取足厥阴肝经腧穴为主，配合足阳明、足太阳经穴治之。

飧泄多为脾失健运而致。《素问·阴阳应象大论》云："清气在下，则生飧泄""春伤于风，夏生飧泄"。常见于里证、虚证及一些慢性病。"飧泄取三阴"则是针对病因，依据"缓则治其本"的原则而确立的取穴方法。其含义亦有三：一是健脾祛湿，温中散寒。脾阳不足，运化失职可致水谷不化，则取足太阴经穴为主，配足少阴、足厥阴经穴。二是抑肝扶脾。《素问·脉要精微论》云："久风为飧泄。"风气通于肝，风邪经久不去，木邪侮土，也致飧泄。取足厥阴经腧穴为主，配足太阴和足少阴经腧穴。三是补肾火，益脾阳。《素问·至真要大论》言："诸厥固泄，皆属于下。"肾阳不足则不能助脾运化水谷也是导致飧泄的一个重要病机。取足少阴经穴为主，配合足太阴、足厥阴经穴而治。

总之，"胀取三阳，飧泄取三阴"的取穴原则，一方面阐明阴经与阳经的功效有所区别，二者不可混淆；另一方面通过胀病和飧泄的不同病机特点，阐明针刺治疗要根据病机发展的不同阶段，以选取相应的经脉，即"证不同，治亦不同"。胀病初期，多在表、气分，取三阳则治其标。飧泄则多在里、血分，取三阴则治其本。

案例 1：水肿案

马某，男，61 岁。面目四肢悉肿半年余。病初曾于北京某医院诊断为"心肌供血不足"，给予药物治疗，效不显，遂来针灸门诊进行治疗。现症：面目浮肿，浮肿呈凹陷性，恶风畏寒，脘腹胀满，小便量多色白，大便秘。查体：面晦而少泽；舌淡、中有裂纹，苔白略腻；脉沉弦。诊断：风水泛滥水肿。治法：疏散风湿，疏通水道。

取穴：大椎、人中；双侧：风池、大杼、太阳、迎香、合谷、足三里、三阴交、太溪，以平补平泻法。

复诊：治疗 8 次，浮肿基本消退，余证亦明显好转，患者终止治疗。(《黄鼎坚医案》)

按：本案患者年老肾气不足，为风湿袭表，肺气失宣，不能通调水道，风湿遏阻，溢于头面肌肤而为水肿；脾失输布津液，脘腹胀满，小便多而大便秘。故应取足太阳经穴疏散外邪，足阳明经穴振奋脾胃，足少阳经穴疏利三焦水道。风池、大椎、太阳、迎香、人中、合谷祛邪利水；大杼宣肺；足三里、三阴交、太溪益脾补肾。人中为面部浮肿效穴。

案例 2：泄泻案

王某，女，34 岁。大便黏薄，每日数次已 5 年。患者经常消化不良，每日 3~4 次，伴少腹冷痛胀滞，四肢畏寒。有情志抑郁史，常易恼怒，平时喜食生冷之品。脘腹时而作胀，得嗳气或矢气后乃舒。面无荣色，肢体消瘦，脉搏细滑、尺弱，苔薄白质淡两边微红。诊断：肝郁脾虚，寒湿内滞。治法：温补脾肾，和胃理气。

取穴：手三里（双）、足三里（双）、太冲（双）、合谷（双），以平补平泻法。

隔饼灸穴：①神阙、气海；②天枢；③水道；④关元。4 组穴位，每次针后灸 1 组。

复诊：治疗 6 次后，大便日行 1 次、已成形，腹痛腹胀已减。共治 12 次停止治疗。隔 1 年，患者因关节酸痛来门诊治疗，告知大便已经正常。（陆瘦燕医案，选自《陆瘦燕朱汝功针灸学术经验选》）

按：胃为水谷之海，脾主运化精微。本案例患者情志不畅，木郁而实，横侮脾土；喜食生冷，寒湿内滞，脾阳不振，因而运化失常，兼以久病，损及肾元，阴中少火，中焦生寒，而成此证。手三里、足三里、太冲、合谷、神阙、气海、天枢、水道、关元共奏温补脾肾、和胃理气之效。

（吴兆利）

巨刺者，左取右，右取左

语出《灵枢·官针》。巨刺是指机体一侧有病，而取对侧腧穴进行治疗的方法。

"左取右，右取左"即左病治右，右病治左。其治疗原则在于调整阴阳，以平为期。《内经》中多处阐明阴阳之间的关系。如《素问·阴阳应象大论》云："阴在内，阳之守也；阳在外，阴之使也。"又《素问·生气通天论》云："阴平阳秘，精神乃至；阴阳离决，精气乃绝。"阴阳之间相互依赖、相互资生，又相互制约。故阴病可以从阳治，阳病可以从阴治。在人体，左为阳，右为阴；左侧肢体有病可以针灸右侧肢体上的腧穴，右侧肢体有病可以针灸左侧肢体上的腧穴，以调整阴阳平衡。正如《素问·阴阳应象大论》所云："善用针者，从阴引阳，从阳引阴，以右治左，以左治右……"

巨刺与缪刺当有所区分。缪刺也是"左取右，右取左"。在《素问·缪刺论》与《针灸大成·巨刺论》中均对巨刺与缪刺进行论述。《素问·缪刺论》云："邪客于经，左盛则右病，右盛则左病，亦有移易者，左痛未已而右脉先病，如此者，必巨刺之，必中其经，非络脉也。故络病者，其痛与经脉缪处，故命曰缪刺。"又《针灸大成·巨刺论》云："巨刺刺经脉，缪刺刺络脉，所以别也。"可见，两者的区别在于针刺经络不同，巨刺主治经脉病，取其经穴；缪刺主治络脉病，取其络脉。

巨刺的取穴原则是阴阳理论的应用，基于阴阳之间的互根互用、互相制约的关系，通过针刺肢体健侧以达到调整阴阳平衡的作用。巨刺在临床上应用广泛,常用于中风、痹证、痿证、头痛等的治疗。

案例 1:肩关节周围炎案

张某,女,57 岁。右肩部疼痛半年余。半年前无明显诱因,始发右肩疼痛,入夜尤甚,渐渐活动受限,梳头穿衣不能自理。曾在某医院拍颈椎及肩胛部 X 线片均未见异常,诊为"肩周炎"。曾服药物及按摩理疗均无明显好转,近日加重,来我科就诊。检查:颈部活动自如,肩胛部无红肿,右肩胛局部有广泛压痛,且活动受限。右上肢抬举 120°,外旋及内旋均受限。

诊断:右侧肩关节周围炎。

治法:通经活血,祛风止痛。

取穴:左侧肩髃、肩髎、肩贞、天宗、曲池、外关,以平补平泻手法。

复诊:经针刺治疗 14 次后,诸症消失,基本痊愈。(摘自《程莘农验案》)

按:本案为肩关节周围炎的针刺治疗,以针刺健侧腧穴为主。既减轻患肢针感疼痛,又通过调整阴阳平衡,达到治疗作用。肩髃、肩髎、肩贞、天宗为对应局部取穴,可疏通肩部经络气血;曲池、外关远端取穴,可活血祛风止痛。

案例 2:硬皮病案

刘某,女,42 岁。左上肢内侧皮肤变硬 1 年余。1 年前发生左上肢内侧前缘皮肤呈条索状变硬,增厚,毛孔变粗,肤色淡红,局部痛觉或触觉略减,到某医院皮肤科就诊,组织病理切片示硬皮病。经药物治疗,不见明显好转,来我科就诊。检查:左上肢内侧恰值手太阴肺经循行线上,皮肤变厚变硬,色泽淡黄,呈点片、条索状分布,毳毛脱落。

诊断:硬皮病。

治则:通经,活血,行气。取穴:右侧尺泽、孔最、侠白、列缺,平补平泻手法。

复诊:针刺治疗 21 次,患者未再来诊治。随访 1 年,未复发。(摘自《杨介宾验案》)

按:肺主皮毛。本案例硬皮病为局限性,仅发生在手太阴肺经循行线上。故针刺宜取肺经穴为主。患部皮肤发硬,不宜进针。根据巨刺法,采用针刺健侧对应腧穴,以疏通手太阴肺经气血。

(吴兆利)

病时间时甚者,取之输

语出《灵枢·顺气一日分为四时》。时间性病证发病症状特点有一致的时间性,常在某一时辰加重而其他时辰减轻或无症状。针灸治疗可选用相应时辰所对应十二经脉的腧穴。《难经·六十八难》言:"俞主体重节痛。""时间时甚者",多与相关时辰对应经脉的经气变动有关,而经气的异常变动常表现为经络不通或经气不足。经络不通是实证痛症产生的基本病机,即"不通则痛";经气不足是虚证痛症产生的基本病机,即"不荣则痛"。可见,痛症为"病时间时甚者,取之输"在治疗时间性病证中最常见的适应证,对临床有一定指导意义。

案例1:头痛案

患者,男,17岁,1990年8月初诊。自诉每于上午9时许右侧眉棱骨及前额处疼痛,已4天。痛势甚剧,每发则抱头辗转,痛苦难忍,约2小时后(上午11时左右)疼痛自止。伴头目昏沉,胸闷纳呆,四肢沉重倦怠。曾服APC、去痛片、元胡止痛片、银翘解毒片等无效。舌质红,苔白厚而腻,脉弦滑。拟诊为群集性头痛。时值长夏,证属太阴阳明湿浊循经上扰所致。

治取太白、阿是,于每日上午8时半针之,用泻法,每5~10分钟行针1次,留针150分钟。针1次后,当时仅觉患部有针后的酸胀不适感。另嘱用藿香正气丸3丸(27g),沸水泡开后于晨起饭后分2~3次服下,如法针药并施4次,疼痛未作,他症亦除。随访2年未复发。

按:眉棱骨及前额属阳明,太阴与阳明相表里,9—11时为巳时,为脾经主时之际,此年长夏雨湿较甚,其时眉棱骨及前额疼痛,综合脉证,系太阴阳明湿邪循经上扰之证。据"病时间时甚者,取之输",故当取脾经之"输"太白穴。湿性黏腻重浊,藿香正气丸为宣化湿浊之正剂,针药并用,标本兼治,其效更佳。(高树中《针灸治疗时间性病症举隅和体会》)

案例2:失眠案

患者,女,55岁,2001年4月初诊。

失眠10年。自诉因家庭不和、工作不顺而致失眠,初始彻夜难眠,或仅睡1~3小时,经服中西药物及针灸治疗睡眠好转,近2年来一直间断服用地西泮(安定)治疗,每夜可入睡4~6小时,且每夜必于1点左右醒来,辗转难睡,约2小时后(早晨3点后)可再入睡2小时左右。伴多梦,心烦易怒,喜叹息。舌质红,苔薄,脉细弦,左关弦象尤显。证属肝郁失眠。

治疗独取双太冲穴,平补平泻,留针30分钟。针后当晚,早晨3点后起床小便1次,继睡至天亮。继针5次,夜间1—3点未再醒来,每夜可睡6~8小时。随访半年,未复发。

按:凌晨1—3点是丑时,肝经气血流注丑时。本案证属肝郁化热,热扰神明所致的烦躁失眠。取肝经输穴太冲,疏泻肝火,清利头目,直达病因,效果甚佳。(高树中《针灸治疗时间性病症举隅和体会》)

案例3:温和灸太溪治疗酉时带状疱疹后遗痛案

患者,女,54岁,退休职工。就诊日期:2012年9月17日。

1个半月前,因带状疱疹入住某三甲医院,给予其抗病毒、镇痛、营养神经等药物(具体药物不详)治疗。2周后,疹消出院,但后遗神经痛。又经多方治疗,效不佳。现背部疼痛难忍,并沿肋间隙向右放射至心下及上腹部,不能仰卧,且每于晚餐时分加重。查:双侧太溪穴按之空虚感,舌黯红,脉沉紧细。诊断为带状疱疹后遗痛,证属肾阳虚弱。治宜温阳止痛。取穴:太溪、神门、右侧 T_6~T_9 夹脊穴。艾条温和灸双侧太溪30分钟,余穴针刺,神门用捻转补法,夹脊穴用提插泻法,均留针30分钟,每天治疗1次。二诊后,患者述晚餐时分放射痛消失,背部仍痛。四诊后,患者述晚餐时分已无疼痛,可以仰卧。又同法治疗1周后,患者诸痛消失。随访4年未复发。

按:本病以正虚为主,且每于晚餐时分疼痛加重,为酉时足少阴肾经当值,此时痛甚,结合患者性别、年龄、舌脉,应为肾阳虚弱。采用艾条温和灸太溪为主,温补肾中阳气以祛酉时疼痛;神门安神止痛,辅以右侧 T_6~T_9 夹脊穴用泻法以祛邪镇痛,共奏扶正祛邪、温阳祛痛之功。[怀智勇,崔宝侣.根据不同发病时间取穴治疗时间性病证医案举隅.中国针灸,2017,37(9):968]

案例4:过敏性鼻炎案

患者,男,39岁。喷嚏,流清涕1年余,尤以晨起8时明显,约20分钟后自行缓解,无头痛、留浓涕,无嗅觉丧失,无鼻痒等。诊断为过敏性鼻炎,予伯克纳(丙酸倍氯米松鼻喷雾剂)喷鼻,西替利嗪等口服治疗,症状可改善,但停药后症状又发。刻下倦怠,多汗,纳呆便溏,畏冷。

取双侧陷谷穴,采用0.30mm×40mm毫针,穴位常规消毒后,快速刺入皮下,得气后行平补平泻法,留针20分钟,每隔5分钟捻转1次。隔日针刺1次,治疗4次后,症状明显缓解,续针刺6次。观察1个月,症状明显缓解。[曾伟.从"病时间时甚者,取之输"看针刺治疗时间性疾病.上海针灸杂志,2010,29(7):464-465]

按:患者每于晨起8时(辰时)出现喷嚏、流清涕。辰时气血流注于足阳明胃经。该患者平素倦怠,多汗,纳呆便溏,舌淡脉弱。证属中虚鼻鼽。陷谷穴为足阳明胃经的输穴,故取其治疗胃经"时间时甚"的疾患。

营气在一天十二时辰分别运行于十二经脉,当某经营气运行出现问题时,则表现为在这个时间疾病发生或症状加重,即可取该经五输穴中"输穴"进行治疗。子午流注研究人体气血的时间运行规律,主要是研究人体之气的时间运行规律。一日24小时,古人称之为十二时辰,用十二地支表示即为子、丑、寅、卯、辰、巳、午、未、申、酉、戌、亥。《灵枢》中有数篇论述人体气血流通注入的时间规律。《灵枢·营卫生会》曰:"人受气于谷,谷入于胃,以传与肺,五藏六府,皆以受气,其清者为营,浊者为卫,营在脉中,卫在脉外,营周不休,五十而复大会。阴阳相贯,如环无端。"卫气一天周行人体 50 圈,营气每天循行十二经脉一周,即营气寅时(3—5 时)从手太阴肺经开始→手阳明大肠经(卯时,5—7时)→足阳明胃经(辰时,7—9 时)→足太阴脾经(巳时,9—11 时)→手少阴心经(午时,11—13 时)→手太阳小肠经(未时,13—15 时)→足太阳膀胱经(申时,15—17 时)→足少阴肾经(酉时,17—19 时)→手厥阴心包经(戌时,19—21 时)→手少阳三焦经(亥时,21—23 时)→足少阳胆经(子时,23—1 时)→足厥阴肝经(丑时,1—3 时)→手太阴肺经(寅时,3—5 时)。临床中可用太冲穴治疗丑时失眠、太渊穴治疗寅时胃痛、太白治疗巳时头痛等。治疗时间性病症,针刺治疗时最好是在发病前 0.5 小时左右针之,并一直留针至发作时间已过再出针,中间每隔 5~10 分钟行针 1 次,效果"立竿见影"。

(鲍春龄)

藏寒生满病,其治宜灸焫

《素问·异法方宜论》:"北方者,天地所闭藏之域也。其地高陵居,风寒冰冽,其民乐野处而乳食,藏寒生满病,其治宜灸焫。故灸焫者,亦从北方来。"灸焫,是以艾绒或药物为主要灸材点燃后放置腧穴或病变部位,进行烧灼或熏熨,而达到防治疾病的一种外治方法。灸法的发现同北方寒冷环境及其生活习惯关系密切。天气寒冷,饮食寒凉,中阳不足,脾胃虚寒,容易患腹部寒痛、胀满等症,适合运用灸法和熨热等疗法。朱丹溪说:"血见热则行,见寒则凝。"《灵枢·刺节真邪》说:"脉中之血,凝而留止,弗之火调,弗能取之。"《灵枢·禁服》亦云:"陷下者,脉血结于中……血寒,故宜灸之。"灸法正是应用其温热刺激,温经散寒、调和气血、温阳固脱,用于治疗血寒运行不畅、留滞凝涩引起的痹证、腹痛、腹泻等疾病,可补针药之不足。

案例 1:胃痛案

张某,女,48 岁,2018 年 9 月 27 日下午就诊。

主诉:胃痛 4 天。近几年于秋分后,频繁发作胃痛,自行服中药治疗(具体药物不详),效可。2018 年 9 月 24 日(秋分后 1 日,中秋节)晚上食用螃蟹后,出现胃痛,间断发作。26 日降温后开始持续胃痛,纳差,便秘,大便 3~4 日 1 次,大便干燥,舌苔白腻,脉弦、右关弱。追问病史,诉当日因琐事生气。考虑节气变化和饮食寒冷,结合舌脉,辨证为外有寒邪伤胃,内有肝气乘脾。

针刺处方: 天枢、中脘、足三里、内关、公孙、合谷、太冲。足三里捻转补法，余穴捻转泻法，留针20分钟。针后，胃痛消失。

9月28日午饭后半小时又发作胃痛，守前法针刺，效果不显。9月29日腹胀满，大便干燥，努挣乏力、排出艰难，如厕持续2小时大便排出，诸症稍减。当天晚饭后再发胃部胀痛，伴皮肤痒，以手足心为主，一夜未眠。

二诊: 9月30日。自述胃胀痛，心下有气上顶之感，牵扯项背难以屈伸，不欲饮食，乏力，面色黯黄，舌苔黄腻，手部鱼际处瘙痒。治疗以疏肝理气、和胃止痛、养心安神、祛风止痒为原则。

针刺处方: 风池、大椎、曲池、外关、百会、内关、神门、血海、三阴交、足三里、太溪、太冲，掐揉鱼际，留针20分钟。留针期间症状减轻，起针后胃痛又作。午后下肢内侧皮肤瘙痒，夜间胃胀，手足心两侧及少腹部痒，眠差。

三诊: 10月1日。以通降腑气为治疗原则。

针刺处方: 上脘、中脘、下脘、气海、关元、天枢、大横、内关、支沟、足三里、上巨虚、太冲、陷谷、合谷。留针20分钟，起针后，旋即胃胀痛。

四诊: 胃胀、纳差，面色黄黯，舌苔白腻、边有齿痕，考虑病由寒邪，遂改温针灸，温针3壮后无明显症情变化。再加脐灸（隔盐隔姜灸），艾灸2壮后，胃部顶胀感瞬间消失，食欲恢复，瘙痒大减。10月2日述眠可，无皮肤瘙痒，痊愈。

按: 该患者为本人在甘肃天水义诊所遇。患者每年秋分气温下降后胃痛反复发作，此次因进食螃蟹而引发。舌苔白腻，平素中焦阳气不足、脾虚湿困，加之外感寒邪、重伤中阳，湿性黏滞缠绵，故单纯针刺效不佳。甘肃天水地处北方，加上季节变化，寒湿而生中满，胃痛胃胀加重。《灵枢·官能》指出:"针所不为，灸之所宜。"《医学入门》言:"药之不及，针之不到，必须灸之。"说明灸法有针刺法所不能代替的优越性和适应证。《本草从新》说:"艾叶苦辛，生温，熟热，纯阳之性，能回垂绝之阳，通十二经，走三阴，理气血，逐寒湿，暖子宫……以之灸火能透诸经而除百病。"脐乃神阙，神阙是任脉穴，任脉是总调全身阴气之脉，故灸神阙具有调节内脏阴阳和温里散寒等良好功效;而且神阙又是胚胎元血供应之处，是先天元气汇集之所，故脐部隔姜隔盐灸能通过药力和热力，培补元阳元神，使气行血行，则便秘自愈，而元气固秘则卧安。针药各有所宜，选用方法契合病机，则效如桴鼓。

案例2:泄泻案

赵某，女，40岁，2013年8月7日初诊。患者因"反复发作腹痛、腹泻年余"来我处就诊。自诉近年来饮食稍有不慎或腹部受寒后，即出现腹痛，腹胀，腹泻，且腹痛每于排便后缓解。曾至宁波市各大医院消化科就诊，行多次大便常规、肠镜等检查，均未见明显异常，诊断为肠易激综合征。现自服双歧杆菌三联活菌胶囊 3 粒 /d，日 3 次，但腹痛、腹泻仍时有发作。刻下症见：晨起腹痛、腹泻，便后痛减，饮食稍有不慎或腹部受寒后加剧，完谷不化，脐腹冷痛，喜暖，形寒肢冷，舌淡胖，苔白，脉沉细。中医诊断：泄泻。证属肾阳亏虚。治宜益火补土。取穴：命门。每次着肤灸 3 壮，每周 3 次，坚持治疗 2 个月后，诸症得减。

按：本病属于中医学"泄泻"范畴。《景岳全书》指出："肾为胃关，开窍于二阴，所以二便之开闭，皆肾脏之所主。今肾中阳气不足，则命门火衰，而阴寒独盛，故于子丑五更之后，阳气未复，阴气盛极之时，即令人洞泄不止也。"命门穴为人体生命之根本，内藏真阴、真阳，乃水火之府，阴阳之宅。再借助艾灸之温热作用，行着肤灸可激发肾气，暖肾固本。真火足，脾运健，则泄泻止。（李国伟《着肤灸临证应用心得》）

（鲍春龄）

陷下则徒灸之

《灵枢·禁服》云："寸口大于人迎一倍……陷下则徒灸之。陷下者，脉血结于中，中有著血，血寒，故宜灸之。"其中"陷下"指血脉陷下，不见搏动起伏。如《黄帝内经太素》云："谓其诸脉血气不满，陷下不见，是中寒，故须灸之。"《类经》云："陷下则灸之，阳气内衰，脉不起也。""徒灸"指单纯用灸法治疗。如《勉学堂针灸集成》云："徒灸，谓不针只灸也。"其本义为脉气不足，经脉受寒，血运不畅，瘀血留著，导致动脉搏动减弱或消失的病症，适宜用单纯艾灸的方法治疗。其"陷下"的病机为血中寒凝，阳气不足，血气亏虚等，而艾灸可以宣通阳气，温补经络，所以用艾灸治疗经脉陷下之症十分合适。《黄帝内经太素》云："陷下则灸之。经络之中，血气减少，故脉陷下也。火气壮火，宜补经络，故宜灸也。"

至后世，"陷下则徒灸之"又被引申为阳气下陷出现的病症，适宜用单纯艾灸治疗。如《儒门事亲》中所说的口眼㖞斜之症："目之斜，灸以承泣；口之㖞，灸以地仓，俱效。苟不效者，当灸人迎。夫气虚风入而为偏，上不得出，下不得泄，真气为风邪所陷，故宜灸。《内经》曰：陷下则灸之。"明代《普济方》中所说的表寒之证："针经云：陷下则灸之……若表见寒证，身汗出，身常清，数栗而寒。不渴，欲覆厚衣裳，恶寒，手足厥，皮肤干枯，其脉必沉细而迟，但有一二证，皆宜灸之，阳气下陷故也。"以及《针灸聚英》中所说的痢疾之症："泻轻痢重，陷下则灸之。脾俞、关元、肾俞、复溜、腹哀、长强、太溪、大肠俞、三里、气舍、中脘。白痢,大肠俞。赤,小肠俞。"

案例:无脉症案

周某,女,27 岁。初诊:1973 年 6 月 24 日。

来诊时诉双目暗黑,四肢无力,时欲跌倒 1 年又 5 个月。1972 年春天开始有阵发性双目暗黑,经当地卫生院用维生素 B_{12} 及中药治疗,半年后症状加重,脉搏血压均不能测出。1973 年 5 月至外院神经科诊治,查脑血流图示"两侧血管充盈力差,脑血流量减少"。上肢血压测不出,两侧桡动脉未触及,确诊为"无脉症",用烟酸、谷维素、维生素 B_1、维生素 B_6、维生素 C 等治疗,但效果不佳。后辗转南京等地各大医院求治,诊断与治疗都基本相同。1973 年 6 月下旬症状更为严重,转来针灸治疗。

诊面色苍白、形体消瘦,四肢软弱颤抖,两手不能持物,目眩眼花,行走须人扶持,胃纳不佳,口颊不易张开,寸口脉无,舌质淡,苔薄白。此脉绝不至,是脾肾不足,脉气下陷之故。拟补脾肾之阳,温经通脉为治。

处方:

(1) 灸穴:①大椎、身柱;②至阳、命门;③大杼双侧;④膏肓双侧;⑤膈俞双侧;⑥脾俞双侧;⑦胃俞双侧;⑧中脘、气海;⑨足三里双侧。每次轮流灸治 1 组,每穴中炷灸 7 壮,间日 1 次,9 次为 1 个疗程。灸后外用淡膏药促使化脓。化脓期每天调换膏药 1~2 次,保持灸疮周围清洁,大约隔 2~3 周,疮口结痂脱落,再按上穴灸第 2、3 疗程。

(2) 针穴:风府、百会、天柱双侧、风池双侧、合谷双侧、太冲双侧。项部穴位用银温针,每穴针尾燃小艾炷 7 壮。其余穴均补,用提插捻转补泻法。

1 个疗程后,症状渐有改善,双目暗黑减少,眩仆次数减少,四肢无力颤抖好转。灸治 2 个疗程后,四肢较前有力,眩仆继续好转,双目暗黑未现。治疗至同年 11 月,可以参加家务轻劳动。1974 年伏天又按上穴中炷灸 3 个疗程后随访,病者已在田间劳动,按其腕部脉搏已有起伏,测左臂血压 85/65mmHg、右臂血压 90/75mmHg。

按:脉者血之府,若脾肾亏虚,气血生化不足,则脉道无气以秉,血液不能充盈经脉,故见脉动而不至,至而不盈,于肢体末端不能触及脉搏。本病患者治疗以艾灸为主,取督脉之大椎、命门以温补肾中元阳,取脾俞、胃俞、膈俞、中脘、气海、足三里温补脾胃以固后天之本、助气血生化,并施以化脓灸法加强疗效,以治本。兼以针刺合谷、太冲之四关穴以疏通四肢经脉气血以治标,并予以温针颈项部穴,以疏通局部经脉气血,治疗头晕目暗的兼症,标本同治而获痊愈。(朱汝功医案,《陆瘦燕朱汝功针灸学术经验选》)

(姚 怡)

凝涩者，致气以温之，血和乃止

《灵枢·阴阳二十五人》云："黄帝曰：刺其诸阴阳奈何？……切循其经络之凝涩，结而不通者，此于身皆为痛痹，甚则不行，故凝涩。凝涩者，致气以温之，血和乃止。"意为在针灸治疗时，进行循经切诊，沿着体表经络循行走向，按之有无凝涩不利现象，如果有凝结不通的（比如按之有硬结或不适感），在身体上就表现为痛痹，严重的就不能走路，所以叫血气凝涩。对于血气凝涩的患者，治疗上引导其阳气，使气至而血脉温通，待血脉调和后就停止针刺。如马莳所注："切循其各经络之有凝涩否，内有结而不通者，此于身当为痛痹，甚则不能起而行也，当留针以补，而致其气以温之，候至血和乃止针耳。"又如张介宾注曰："血脉凝涩，气不至也，故当留针以补，而致其气以温之。致，使之至也。"可见此条经文讲的是针刺治疗痛痹的方法，主要是"致气以温之"，而如何"致气"，后世医家多认为是用针刺补法，主要是留针的方法，可以使气至病所，从而调和血脉。

案例：雷诺病案

倪某，男，54岁。四肢末端皮肤苍白、发紫、麻木2年。

2年前冬天开始发现四肢末端皮肤苍白，继则青紫、麻木。大便稀薄、日行2~3次，经当地医院治疗后未见减轻。1年后发展到两上肢前臂麻木，四肢末梢失去知觉，至某市区医院就诊，诊断为"雷诺病"，无特效药物治疗。现来本院针灸治疗。诊得患者四肢末端皮肤苍白、青紫、麻木、怕冷，形体消瘦，面色萎黄，纳谷不馨，胃脘闷胀，大便不实，舌质淡，苔薄白根腻，脉细缓。此乃脾肾阳虚，脉道寒涩，气血瘀滞所致；治拟温补脾肾，通阳行瘀。

处方：

（1）灸穴：①大椎、命门；②膈俞双侧；③脾俞双侧；④胃俞双侧；⑤肾俞双侧；⑥中脘、关元；⑦足三里双侧。灸量：每次灸1组，间日1次，每次麦粒灸7~9壮，轮灸完7组为1个疗程。

（2）针穴：合谷双侧、太冲双侧、手三里双侧、三阴交双侧。捻转提插得气后，留针，针尾烧艾3壮，间日1次，12次为1个疗程。

针刺艾灸结合进行，第一疗程灸完，休息2周，继续灸治第2、第3个疗程。轮流施治3个疗程后，诸症均有改善。后又在三伏天按上穴施灸1个疗程，冬天指端青紫基本好转，麻木消失。8年后随访痊愈。

按：本病患者胃脘闷胀，纳谷不馨，大便溏薄，两尺细弱等，朱师断为脾肾阳虚、中焦气化不振,水谷精微不能输布四肢末端,兼以冬寒,邪客于经络。故其取穴以脾俞、肾俞等可补益脾肾的穴位,施以灸法以温补脾肾,治本。取手阳明经之手三里、足太阴脾经之三阴交,施以温针,以温通阳明、太阴经脉血气;合谷、太冲为四关穴,针刺此四穴可疏通四肢血脉,治标。此案乃遵循了"凝涩者,致气以温之,血和乃止"的原则,治以温通化瘀之法,除了针刺留针以外,更加用艾灸之法,兼以温针,加强温补之力,突出了经文中的"温"字,从而使气温则血滑,气行血亦行,经脉调和,收到良好疗效。(朱汝功医案,《陆瘦燕朱汝功针灸学术经验选》)

(姚 怡)

气有余于上者,导而下之

《灵枢·阴阳二十五人》云:"黄帝曰:刺其诸阴阳奈何?……气有余于上者,导而下之。"马莳注曰:"大凡病之气有余于上者,则病在上求之下,当针其穴之在下者,以导而下之。"意为在针灸治疗中,人体上部病气有余者,可取位于人体下部的穴位治疗,从而疏导邪气下行,是一种针刺取穴的原则。此句可与《灵枢·官针》中所论的"远道刺者,病在上,取之下,刺府俞也"互参。张介宾注曰:"腑腧,谓足太阳膀胱经、足阳明胃经、足少阳胆经,十二经中惟此三经最远,可以因下取上,故曰远道刺。"张志聪注曰:"远道刺者,病在上而取下之合穴,所谓合治六腑也。"可见《阴阳二十五人》中所说的"气有余于上者,导而下之"是从病理机制的角度来阐述治疗人体上部疾病,取下部穴位这一针灸治疗方法,而《官针》中的远道刺则是阐述了具体的操作方法。后世医家主要有两种注释,一种认为是取足三阳经上的五输穴,一种认为是取六腑的下合穴,不过六腑的下合穴也在足三阳经上,故两种解释均可。

案例:偏头痛案

杨某,女,30岁。反复右侧额部疼痛7年,开始时每年发作1次,发作时右额部疼痛如刀劈状,伴恶心呕吐,汗出如珠,面红,下肢冰冷,仰卧不能稍转。2年后每半年发作1次。去年曾至外院神经科就诊,诊断为"血管性头痛"。去年以来,每月发作1次,发作时均见上述症状,服止痛药,连续4~5天未见效。这次3小时前无明显诱因下又出现右侧额部疼痛,症状大致同上。诊得面色潮红,右额部疼痛,伴恶心呕吐,精神烦躁,微有口臭,下肢冰冷,脉弦滑,舌苔薄质绛。此乃肝阳上凌,中焦失运,清气不得上升,浊气失于下降,阳明郁火循经上扰,阻滞清空,上热下寒之证;治拟泻火潜阳,宣络止痛。

处方:①取穴:足三里_{双侧}、内庭_{双侧}、合谷_{双侧}、足临泣_{双侧}、太冲_{双侧}。②手法:平针法,提插和捻转相结合,留针 30 分钟,隔 10 分钟捻转 1 次。

针后 15 分钟,右额部疼痛逐步减轻,20 分钟后又见 1 次呕吐,半小时后疼痛全部消失,患者因口渴,饮温开水 1 杯,未见再吐,起针后身体能转侧起坐。

二诊:当晚 7 时许,右额部又稍感疼痛,即再来针治。处方、手法同上。针后片刻,疼痛即止。

三诊:昨天针后,晚上吃稀粥约 50g,未呕吐,右额部亦作痛,再用上法针治,以图巩固疗效。

处方:①取穴:合谷_{双侧}、内庭_{双侧}、太冲_{双侧}、足临泣_{双侧}。②手法:平针法,提插和捻转相结合,留针 20 分钟。

2 个月后随访,右额部疼痛未发。

按:此例患者朱师辨证为胃中积热,肝胆火炽,随经上逆,络道受阻,不通而痛,治以上病下取、泻火降逆之法。额颞部系阳明、少阳脉气所过,故取阳明经穴合谷、内庭,手足阳明同用,以泻阳明郁火;用肝经原穴太冲、胆经输穴足临泣表里同治,以清肝胆冲逆气火,双管齐下,一诊而效,三诊而愈。此例患者为头部邪气有余,治疗取四肢末端穴位,以导邪气下行,正与《内经》中"气有余于上者,导而下之"的治疗法则相合。(朱汝功医案,《陆瘦燕朱汝功针灸学术经验选》)

(姚　怡)

在骨守骨,在筋守筋

《灵枢·终始》云:"手屈而不伸者,其病在筋;伸而不屈者,其病在骨。在骨守骨,在筋守筋。"意为针刺治疗时,根据手或屈或伸的不利而判断其疾病在筋还是在骨,在骨者当针刺于骨附近,不能误取于筋,在筋者当针刺于筋附近,不能误取于骨。正如马莳注曰:"此言屈伸可验筋骨之病,当各守其法以刺之也。凡手虽能屈而实不能伸者,正以筋甚拘挛,故屈易而伸难,其病在筋……不可误求于骨也。手虽能伸而实不能屈者,正以骨有伤,故屈易而伸难,其病在骨……不可误求于筋也。"张介宾则将之引申为在筋在骨之病均要遵守"在骨守骨,在筋守筋"的针灸治疗原则:"是虽以手为言,然凡病之在筋在骨者,可于此而类求矣。"据此类推,还可理解为若病在肌肉,则针刺于病变肌肉附近。

根据《灵枢·官针》中所述,在筋之病,可用恢刺和关刺:"恢刺者,直刺傍之,举之前后,恢筋急,以治筋痹也""关刺者,直刺左右,尽筋上,以取筋痹,慎无出血"。而在骨之病,可用短刺和输刺:"短刺者,刺骨痹,稍摇而深之,致针骨所,以上下摩骨也""输刺者,直入直出,深内之至骨,以取骨痹"。而在肌肉之病,多用合谷刺和分刺:"合谷刺者,左右鸡足,针于分肉之间,以取肌痹""分刺者,刺分肉之间也"。

案例1:肩痹案

鲍某,女,55岁。年过七七,冲任脉衰,血海不充,脉络空疏,营失涵濡之养,卫疏捍外之司,营卫失其谐和,遂致藩篱不固,为外来之风寒所袭,致左肩酸痛,抬举艰难,十指麻木,不时酸冷,伴有腰酸,迄今年余,脉细软,苔薄滑。病属内虚邪侵,治拟和营宣络。

处方:肩髃_{左侧}、肩髎_{左侧}、肩贞_{左侧}、巨骨_{左侧}、臂臑_{左侧}、曲池_{左侧}、合谷_{左侧}、肾俞_{双侧}。手法:肾俞穴用捻转补法,其余穴用捻转泻法。肩髃穴用合谷刺,肩部穴位加用温针并轮流拔罐。

针治8次后抬举渐利,唯后旋时仍不利,肩俞处有压痛,腰痛亦减。

九诊:取穴肩髃_{左侧}、肩髎_{左侧}、肩俞_{左侧}、臂臑_{左侧}、曲池_{左侧}、合谷_{左侧}、肾俞_{双侧}。手法:肾俞用捻转补法。肩俞用齐刺,肩部加用温针并轮流拔罐。

十一诊后,肩部抬举已舒利无碍,病已告痊。

按:肩痹俗称"漏肩风",多发于中年以后患者,相当于西医学中的"肩周炎"等肩部疾病。一般多为筋肉的痹病。陆师治疗,按治痹原则,多取局部穴结合循经远道取穴。手法多用捻转泻法;因病痹而经隧不通,故多加用温针;压痛处多用齐刺或扬刺。有抬举不利症状时,肩部穴轮流拔火罐,多者可以一次拔2~3个。本例患者,属冲任脉衰,脉络空疏,外邪侵袭而后发病,陆师治以其病变局部穴位为主,加用阳明经曲池、合谷以和营宣络,取肾俞为治疗患者腰酸兼症。此病患者痹邪在于筋肉,故陆师用了合谷刺的针刺手法,收效甚佳。

案例2:脱臼后损伤肩关节案

徐某,男,41岁。10个月前因骑脚踏车摔跤而致左肩关节脱臼,当时由农村医师施行手法复位,复位后左肩疼痛持续20余日,抬举不利,经电疗后稍轻,唯仍动辄锥痛入骨。左肩肌肉轻度萎缩,尤以肩贞部位最明显。舌淡,苔薄白,脉缓。病因创伤引起,瘀凝气滞,疗治非易。治拟祛瘀和营,佐以舒筋。

处方:肩髃_{左侧}、肩髎_{左侧}、肩贞_{左侧}、臂臑_{左侧}、曲池_{左侧}、合谷_{左侧}。手法:捻转补泻,加用温针。肩髃、肩髎用短刺法,肩贞加用火罐。

根据上方加减(自二诊起减肩贞,加巨骨)共治疗5次,活动稍利,刺痛亦瘥。后因患者至外地工作,未再来继续治疗。

按:本例患者因脱臼而损伤肩关节,动辄锥痛,是病在骨关节之征,故陆师重用肩髃、肩髎,施以《灵枢·官针》"十二刺"中的短刺法,施术时使肩臂外展约45°,用"稍摇而深之"的手法直刺,在近骨之处将针上下提插,结合捻转、动摇,"上下摩骨",此为陆师治疗肩痹在肩关节时常用手法。此外,肩贞重用火罐,因该处肌肉有明显萎缩,为恐其内血凝阻,肌腠粘固,故用大火罐吸拔,以祛瘀而舒缓筋肉。(陆瘦燕医案。陆瘦燕,朱汝功.陆瘦燕朱汝功针灸医案.上海:上海科学技术出版社,2014:90-91)

(姚　怡)

病在藏者,取之井

语出《灵枢·顺气一日分为四时》。原文指出:"藏主冬,冬刺井;色主春,春刺荥;时主夏,夏刺输;音主长夏,长夏刺经;味主秋,秋刺合。是谓五变,以主五输。"根据《内经》"天人相参"观点,脏气应冬,五输穴之井穴主脏病,故"病在藏者,取之井"。

"藏"为五脏也。中医学认为人体以五脏为本,且以五脏为中心的人体五大系统与四时之气相通应。《灵枢·本藏》云:"五藏者,所以参天地,副阴阳,而连四时,化五节者也。"四时之气,各有所在。冬主闭藏,其气深入,五脏属阴,其位在里,故五脏之气应冬。《灵枢·九针十二原》记载:"所出为井,所溜为荥,所注为腧,所行为经,所入为合。"按天人相应的思想,古人把经气运行过程用自然界的水流由小到大、由浅入深的变化来形容,把五输穴按井、荥、输、经、合的顺序,从四肢末端向肘、膝方向依次排列。井穴多位于人体四肢末端阴阳经脉交接之处,为脉气所出之处(所出为井)。《类经·经络类》云:"脉气由此而出,如井泉之发,其气正深也。"明确将其喻为水之源头。人体二十七脉之气上下循环出于全身,皆是由井穴开始,即井穴乃经脉气血之源泉。另,人体四肢末端是阴阳两气相互接通转化之处,阴气由内向外向四末流注,阳气由四末向内流注,由此井穴内连于脏腑。而经脉气血的生发,是以脏腑为根本,故于井穴刺之,对于调整脏腑的阴阳气血盛衰有着重要的意义。《灵枢·本输》云:"凡刺之道,必通十二经络之所终始。"《素问·缪刺论》说:"邪客于五藏之间,其病也,脉引而痛,时来时止,视其病,缪刺之于手足爪甲之上。"五脏藏精气,象冬之封藏固要,疾病在脏,针所不及,若要治疗脏之疾病,当顺其经气之流势,从其气初始发出之处治之,即各刺其井,令所调之气,通达脏腑。所以《类经·针刺类》云:"五脏主藏,其气应冬,井之气深,亦应乎冬,故凡病之在藏者,当取各经之井穴也。"这里"病在藏者"的"藏"当包含腑之义,临床应用上,凡是脏腑的病变皆可取井穴来治疗。若"藏"狭义解释为"肾",《素问·水热穴论》中说:"冬取井荥何也? 岐伯曰:冬者水始治,肾方闭,阳气衰少,阴气坚盛,巨阳伏沉,阳脉乃去,故取井以下阴逆,取荥以实阳气。"临床治疗中,也可通过针刺井穴来调理肾中阴阳。

临证时,要详细询问并审查患者的病位所在,并要弄清患处为何经所过、根结的对应部位,然后选取相应的井穴治疗;还要根结互用,远近配合,虽井穴可单独运用治疗一些疾病,但如果配合局部取穴则疗效更加,尤其当病位正处于结的部位时,根结穴位配合使用,可以更好地通调经气,加强疗效;其次详辨病性,以立刺法,决定选用井穴后,还要根据病情及患者的体质强弱,确定刺法。一般实证、热证、体壮者可用毫针强刺激或三棱针点刺放血以泻热开窍。虚证、寒证、体弱者可用点穴、艾灸或毫针轻刺激的方法以激发阳气。但对于正气极虚,元气衰微者,禁针井穴,以免耗散其气。

案例1:经期延长案

王某,女,32岁,工人,月经量多已半年,加重2个月。患者半年前因劳累过度致经量多而经期延长,以后每潮如此,近2个月来病情加重,经期持续10天,全身困倦无力,动即心慌气短,曾服中西药治疗,疗效不显,此次来潮经量多色淡,经期持续12天不止而就诊。患者面色㿠白,四肢不温,舌淡苔白,脉沉细无力。

诊断:月经过多。

治疗:即灸隐白、关元,每穴灸30分钟,每日2次。1日后经量大减,改灸隐白,每次30分钟,每日2次。2日后月经止。嘱患者在经前1周灸隐白,每日1次,每次15~20分钟,2个月后月经正常。

按:患者为过劳伤脾,脾气受损,统摄无权,造成冲任不固而致月经过多。隐白为脾经井穴,能补脾摄血,有调经统血之功。关元为肝、脾、肾三经与冲任脉之交会穴,又是常用的强壮保健要穴,取之能培补元气、温补胞宫,调理冲任脉之气。二穴合用加强固摄而制约经血妄行。(《贵州中医学院学报》2000年第2期31页)

案例2:风热感冒案

赵某,男,17岁,学生,因时行感冒流行而患急性咽喉肿痛难忍,伴发热恶寒,四肢酸痛,烦热无汗,咽部红,舌红苔黄,脉浮数。

诊断:风热感冒。

治疗:即在少商、商阳二穴三棱针点刺放血,血出患者即自觉轻松,令其饮水试之似觉疼痛减轻过半,翌日病愈。

按:少商,为手太阴肺经井穴,为井木穴;商阳,为手阳明大肠经井穴,为井金穴。二穴皆为本经脉气之所出,依"病在藏者,取之井"之理,刺少商放血,具有通经气、活气血、泄肺热、利咽喉、消肿痛之功;刺商阳放血,有解表退热、开郁散结之效。按脏腑经络生克制化理论,金能克木;按脏腑经络阴阳理论,少商属阴性柔,商阳属阳性刚。二穴伍用,相互制约,相互为用,刚柔相济,阴阳协调,相得益彰,则清泄脏腑郁热、醒神开窍、启闭开关之功增强。手太阴肺经经脉,属肺络大肠;手阳明大肠经脉,属大肠络肺。肺为脏,属里;大肠为腑,属表。少商宣肺解表,突出一个"解"字;商阳开郁散结,清热退热,侧重一个"清"字。二穴相合,一清一解,表里双解,清热退热,散邪解表之功增强。(《贵州中医学院学报》2000年第2期31页)

案例3:脏躁案

白某,女,50岁。主诉半年来,因工作环境改变,精神紧张抑郁,常常心烦急躁,日渐加重,近3个月来,常胸闷心悸、烘热、善太息,坐卧不宁,思绪烦乱,每日清晨悲伤哭泣,不能自制,纳可,便调,已绝经1年。曾服用安定类药物,效果不显著。舌淡红,苔薄白,脉沉弦。此属中医"脏躁"。辨证属肝郁肾虚,气郁化火,扰动心神。治疗选神门、太溪,针刺均以出现麻窜针感为度;大敦、大椎针刺泻法并出血数滴,配合指压涌泉穴。每日1次,治疗3次后,胸闷心悸、太息症状明显减轻,早晨虽仍感烦躁不宁,但未哭泣。继用上法治疗,隔日1次。共治疗15次愈。

按:患者肾虚肝郁,水不涵木,致火扰心神。神门为手少阴心经输穴,太溪为足少阴肾经输穴,针刺治疗可补肾滋阴并补益心气,安定心神;大敦为足厥阴肝经井穴,涌泉为足少阴肾经井穴,针刺大敦泄血配合按压涌泉穴,可缓解焦虑,调理肝肾,安神定志。(《新中医》1999年第3期23页)

案例4:经期延长案

齐某,女,27岁,未婚。主诉月经经期延长4个月。经血淋漓不断12~13天,且每于月经经前及经期伴有少腹胀痛、胸闷胁胀、烦躁易怒、咽部紧塞感等症状。来诊时,正值经期第3天,胸胁闷胀,经行不畅,经色紫黯,舌黯红,苔薄白,脉弦细。辨证属肝气郁结,血行不畅。治疗选大敦穴用小艾炷做直接灸,每炷均灸至灼烫时取下,每穴灸5壮。灸治1次后,患者即觉胸闷消除,经行畅快,连灸3日,诸症消除,经血在经期第9天止。以后每次来经时,即开始施灸如上法。连灸4个月,经期维持在7~9天,且伴随症状均显著好转。

按:患者证属肝气不疏,气郁成疾,导致经行不畅、胸闷胁胀等症。大敦为足厥阴肝经井穴,有疏肝行气、调理冲任之功,故选取大敦施灸,胸闷消除,经行畅快。(《新中医》2005年第1期11页)

(田永衍)

凡刺之法，先必本于神

语出《灵枢·本神》。中医学认为"神"有广义与狭义之分。广义的神，是指人体生命活动的外在表现，是对以精、气、血、津、液等物质为基础的脏腑、经络等全部功能活动高度的概括。当人体的功能活动正常进行时所表现于外的征象即为广义之神的范畴。《素问·移精变气论》所云"得神者昌，失神者亡"，也是指广义的神。狭义的神，是指人的精神、意识、思维活动，一般认为包括魂、神、意、魄、志、思、虑、智。中医学强调"形神合一""形与神俱"，认为形乃神之体，神乃形之用。张介宾所云"无形则神无以生，无神则形不可活""形存则神存，形灭则神灭"，均言明形神之间的统一关系。人体的生命活动是以五脏为中心，化生与储藏精气血津液等精微物质；以神为主宰，统帅全身的生命活动；以经络为通路，把人体构成一个有机的整体；以精气血津液为物质基础，营养全身各脏腑组织和器官，从而实现器官与功能的统一，因此神形兼备，是生命存在、人体健康的重要保证。《素问·上古天真论》云："形与神俱，而尽终其天年，度百岁乃去。"

"神"在中医学中有独特的重要性，而在针灸临床中的地位尤为显著。《九针十二原》中就以"粗守形，上守神"来区分刺法技术的高低。在针刺过程中，必须注重"凡刺之法，必先本于神"的治疗思想，具体包括察神、正神、治神等原则。

1. **察病者之"神"** 即在针刺之前，医者需全面观察患者，包括患者的精神状态、肢体活动、语言表达等，以了解患者气血盛衰、邪正虚实的疾病本质。"神"作为人体生命的主宰，是人体生命活动的外在表现。"有诸内必形诸外"，神可以反映脏腑功能正常与否、气血盛衰多少。中医治病讲求望、闻、问、切四诊合参，故医者在针刺之前应首先察看病人之"神气"，通过望"神"，掌握疾病之寒热虚实、轻重缓急，以及正气之盛衰、预后之好坏，施治方能运筹帷幄。医者通过察"神"把握气血往来顺逆盛衰规律，运用迎随补泻，通过针刺达到治疗效果。此外，在察神时，还应注意宜忌特点，对于一些过劳、过饥、过饱、神志异常、脏腑气血衰竭的病人，暂时避免行针。因此时病人"脉乱气散"，如妄加针刺，可引起"失气""伐身"之弊，导致神气散亡，造成晕针等不良后果。

2. **正医者之"神"** 提示医者在针刺治疗时必须静心凝神，全神贯注于患者，要平和地对待患者，了解患者的就医状态，要让患者心境平稳，相信针灸，做到"神在秋毫，属意病者"。《灵枢·终始》提出"必一其神，令志在针"，强调医者须集中注意力,专心致志地操作,并静心体会针下得气与否之感觉,细致观察针刺过程中病人所出现的反应,达到前人所形容的"如临深渊,手如握虎""神无营于众物者,静志观病人,无左右视也"之境界。反之,如果医者精神涣散,粗心大意,操作马虎,不仅影响针刺治疗的效果,甚者会出现医疗事故。

3. 治病者之"神"   以上强调在行针时须察病者之神,正医者之神,究其主要目的还在于治病者之神。针刺治疗疾病的关键,从某种意义上来说,即为治神。所谓治神,其一是指通过针刺经络腧穴对人体的神气进行调摄充养,使神归其室。"神者,正气也。"(《灵枢·小针解》)腧穴则是"神气之所游行出人"(《灵枢·九针十二原》)的场所。经络腧穴之气的盛衰,可以直接反映出正气之盛衰,而针刺治病主要是以激发和振奋经气,调整脏腑功能为目的,故治神的实质即为扶助正气,调和气血,以助恢复健康。

治神的第二方面是指针刺能对病者的精神状态进行有益的调治,使之精神内守,即为调神。中医基础理论认为,精神情志的好坏,对疾病的转归预后有很大影响,甚至关乎疾病的治疗效果。因此《内经》告诫:"离绝菀结,忧恐喜怒……工不能知,何术之语?"言明不了解病人的情怀郁结,不摸清患者的喜怒心态,还谈什么治疗呢? 因此,医者在针刺时应详细了解病人的发病过程及生活工作环境,注意病人的情绪变化,针对不同的心态,给予切合实际的引导,"告之以其败,语之以其善,导之以其所便,开之以其所苦"(《素问·师传》),使病人消除顾虑,树立病愈信心,克服内心的恐惧和紧张,为针刺治病创造良好的条件。另外,在针刺治疗中,对于一些心因性疾病,给予病人一定的语言暗示,诱发经气直达病所,从而提高针刺疗效。

"凡刺之法,必先本于神"提示:只有在察神、正神、治神三方面进行相互联系、相互协调的过程中,才能获得针刺防治疾病的目的和最佳疗效。

案例 1:抑郁症案

李某,男,25 岁,2014 年 9 月 17 日初诊。情志不畅 7 年余,加重 2 周。

病人 7 年前高考后出现情志不畅、厌世,时有胸闷心烦,纳可,寐差,有自杀倾向,曾到某院就诊,诊断为重度抑郁症,予左洛复(盐酸舍曲林片)每次 2 片,每天 1 次,抗抑郁。厌世情绪反复,近 2 周因考研压力大,出现失眠健忘、注意力不集中明显,胸闷心烦,善太息,二便调。初诊时患者双目无神,声音稍低,舌黯红、苔薄白、脉弦涩。

中医诊断:郁证。辨证:肝气郁结。治法:安神益智,宁心疏肝。

穴方:四神针、智三针、定神针、手智针、足智针、公孙、四关(合谷、太冲)穴。其中,四神针针后加灸,补神门,内关、公孙、四关穴行导气同精法。留针 15 分钟,每隔 5 分钟行针 1 次,每周针灸 3 次。

2 周后诉诸症有好转,复习时注意力集中甚好,左洛复改为每次 1 片,每天

1次。1个月后心情平稳,声音较前洪亮,无胸闷心烦,睡眠可,已停服左洛复。

按:患者初诊时,双目无神,望诊即可判断为失神之人,得知大概病情后,袁教授邀其到另外一个少人的诊室详细询问病情,四诊合参,诊断为失神,辨证为肝气郁结。病位在心脑,与肝相关。治疗上予四神针加灸,智三针、定神针以振奋阳气、安神益智;予手智针以安心神、除烦,足智针以加强醒脑提神的作用;予导内关、公孙调胃、心、胸部之气机;导四关穴以疏肝解郁,调理气机。诸穴合用,共奏安神益智、宁心疏肝之效。治疗结束后,嘱患者多在温和阳光下运动,劳逸结合,规律作息。(《世界中医药》2007年第4期233页)

案例2:不寐案

李某,女,42岁。主因"夜寐差,早醒1年"就诊。近1年以来,无明显诱因,逐渐出现入睡困难,入睡时间常可达2小时,夜间眠浅,总有似睡非睡之感,常于凌晨3点醒来,难以再眠至天亮,近期白天工作效率受到影响,注意力不集中。由于担心药物副作用拒服安眠药,曾换用几种中成药,但症状时轻时重。平素纳食不香,大便2~3日1次、不成形,夜尿频,情绪不稳易怒,月经量偏少、规律。较常人畏寒,面色㿠白,四肢不温。舌质淡红,苔薄白,脉细。辨证:气血不足,心神失养。诊断:不寐。

取穴:肺俞、心俞、膈俞、肝俞、脾俞、肾俞、神庭、百会。

针刺手法:补法。针刺1次,患者当晚睡眠近6小时,连续治疗4周,患者在治疗过程中,入睡时间逐渐缩短,夜眠程度加深,夜尿减少,早醒后可再次入眠,并逐渐出现食欲增加,大便间隔缩短至1~2天,四末温暖,面色红润有光泽,精神较前饱满,情绪稳定,工作效率提高。后继续坚持4周的治疗,患者不寐基本痊愈,随访半年未明显复发。

按:本例患者,久病致虚,舌、脉、症均显示气血虚损之病机。五脏俞可调五脏气机,膈俞为血会并可交通上焦与中、下焦,相互配合可补五脏、调气血,安神定志。五脏气化正常,则饮食、二便恢复正常,气血渐旺而肢温面润,心肾相交则夜间阳入于阴封藏固密而眠安,白天阳出于阴气化温煦而神旺。(《中医杂志》2002年第7期23页)

(田永衍)

凡将用针,必先诊脉,视气之剧易,乃可以治也

语出《灵枢·九针十二原》。本句意为在行针刺治疗之前,必须先进行脉诊,

来观察脏腑之气的虚实,然后再决定治法。《灵枢·邪气藏府病形》云:"病之六变者,刺之奈何?……诸小者,阴阳形气俱不足,勿取以针,而调以甘药也。"该段文字意为针刺要根据疾病出现的6种脉象变化代表不同的气血状况,分别为"急者多寒""滑者阳虚""涩者气虚""缓者多热""大者多气少血""小者血气皆少",而实行不同的针刺策略及方法。其中特别指出,脉象小者,为气血俱虚,阴阳形气不足,不能使用针刺治疗,应当使用甘味药物进行调补。所有的疾病状态,若站在虚实的角度来分类,无非是虚、实及虚实夹杂3种状态,而各种疗法的最终目的,也不超出补虚、泻实与调和虚实3种。不同的疗法,有其各自的优点及特点,也各有不足,如针刺疗法的主要作用在于疏通经络气血之壅滞,用来泻实非常方便,如瘀血阻络造成的各种疼痛等,可以直接取压痛明显部位针刺,在所谓阿是穴上直接针刺,只要手法得当,疗效一般是肯定的;也可以调整经络气血的虚实夹杂状态,这要使用导气的针刺法,如上盛下虚造成腰膝酸软与头目眩晕并见,取太溪穴导气下行,往往也会收到较好疗效,这种引某经某处有余的气到相对不足的经或部位的方法,就是针刺补法的作用原理。前提条件是,总体来看,引多济少,虚少于实。

历来针刺手法可分为补泻两大类。《针灸大成》说:"或问:'用针浑是泻而无补,古人用之,所以导气,治之以有余之病也。今人鲜用之,或知其无补而不用欤?抑元气禀赋之薄而不用欤?或斫丧之多而用针无益欤?抑不善用而不用欤?'经曰:'阳不足者温之以气,精不足者补之以味。针乃砭石所制,既无气,又无味,破皮损肉,发窍于身,气皆从窍出矣,何得为补?'经曰:'气血阴阳俱不足,勿取以针,和以甘药',是也。又曰:'形气不足,病气不足,此阴阳皆不足也,不可刺之;刺之重竭其气,老者绝灭,壮者不复矣。'若此谓者,皆是有泻而无补也。"经文提示,临床在施行针刺治疗前,一定要首先对全身的气血状况做出评估,不能做"杀鸡取卵""竭泽而渔"的事情,否则,很有可能出现耗散气血、加重病情的现象,甚至会因气血大耗而危及生命,这就是"必先诊脉,视气之剧易,乃可以治也"的目的所在。

案例1:视神经萎缩案

樊某,女,38岁。两目视物不清2年余,西医诊为视神经萎缩。服用西药无效,也曾服用中药治疗,疗效不佳。后得知针刺疗法对该病有过成功案例,故于2010年7月求治于余。

患者青年女性,纳尚可,入眠较困难,睡眠轻浅,二便畅,善太息,双目红而干热,畏光,经前乳房胀痛,月经量、色、期均正常;舌体胖大,苔薄腻,脉弦滑。中医辨证:肝脾不和,肝脉不畅。治则:疏肝理气,健脾和胃,活血通经。

处方:行间、足三里、阴陵泉、三阴交、光明、风池、瞳子髎;随症加减,隔日1次。

患者经针刺治疗,1次后即感双目清凉,舒适非常。依此法治疗半月后,自感视力提高,视物清晰。后改为间断巩固性治疗,坚持半年余,患者自感疗效满意后,停止治疗。

按:该患者两目视物不清,源于肝气郁滞,肝胆二经不畅,气血无法上达于目;同样是肝郁之因,造成肝气犯脾而引起脾虚诸证。针方中,以行间疏肝降火,三阴交活血,光明为胆经络穴、可起到沟通肝胆经气血作用,风池与瞳子髎同属胆经、疏通眼目局部经脉,足三里降胃气,阴陵泉健脾化湿。抓住肝郁之本,即可提纲挈领,同时达到明目、健脾和胃的作用。值得一提的是,于每次针刺前,均需进行脉诊,根据脉象变化,对针方做出相应调整,故取得佳效。

案例2:睾丸癌切除术后案

吴某,男,78岁。腰腿痛,并膝胫酸软无力年余。患者曾患睾丸癌,行双侧睾丸切除术后2年。纳佳,眠轻浅易醒,大便畅,小便频,夜甚,舌淡苔薄白,双尺脉沉细无力;腰椎CT示L_{4-5}及L_5-S_1椎间盘膨出。中医辨证:肾精不足。该患者曾于多处行针刺、针刀治疗,偶见好转,旋即又作,自友人处得知余擅长针灸,后求诊于余。详问病情及病史,并脉诊后,确定证属肾精不足,当以补益肾精为治疗大法。

处方:黄精18g,柴胡12g,知母15g,黄连3g,苍术18g,淫羊藿18g,肉苁蓉15g,续断12g,川牛膝15g。每日1剂,早中晚分服。

每周在此方基础上做适当加减调整,半月后腰腿酸痛大减,继续服药半月,诸症如夜尿频多、睡眠不安等均大见好转。告知患者,年老体衰者,应缓慢进补,可隔一段时间,服药数剂,将息迁延,改善生活质量。

按:《灵枢·九针十二原》言:"五藏之气已绝于内,而用针者反实其外,是谓重竭,重竭必死,其死也静。"此类患者应当以健源为主,视其具体情况,偶可行针刺以通流。前医纯以针刺或针刀治疗,为虚实不辨之误,余恪守经旨,并不急于获得速效,而效自来矣。

(姜青松)

言补者佖然若有得也,泻则怳然若有失也

语出《灵枢·小针解》。《小针解》一篇是具体解释针刺要领的,内容包括守神、守机、补泻手法、察色脉、针刺不当的某些情况等,与《九针十二原》一篇相映成趣,共同解说了针刺的大原则。在针灸治疗中,补虚泻实是一个大原则,

就是在明确了脏腑经络的虚实状况后,使用针刺或艾灸的方法,调整脏腑经络的虚实,使之能够达到和的状态。《灵枢·经脉》言:"为此诸病,盛则泻之,虚则补之,热则疾之,寒则留之,陷下则灸之,不盛不虚,以经取之。"近些年来,由于受到西医学模式中规范化、标准化的影响,在针灸界逐渐出现了"大幅度提插捻转及强刺激为泻,小幅度提插捻转及弱刺激为补"的观点,并被广泛接受而得到应用。这种观点随着电针仪的广泛使用被进一步固化和数字化,以波形、刺激频率、电流强度分补泻。针刺补泻遂成为医生的主观行为,至于患者的感受反倒搁置一边,无人重视了。针刺补虚的要求是让患者若有所得,泻实的要求是让患者若有所失,针刺后患者会有舒适的感觉,所谓疗效就是使不舒适变为舒适,或减轻不适感,绝不是加重不舒适,或者没有任何变化。能达到这种效果,需要医者与患者之间很好的沟通,更需要医者的细心与耐心,以及手下心中良好的辨别能力。马莳在《黄帝内经灵枢注证发微》中对"若得若失"的注解:"盖泻之而虚怳然若有所失,补之而实怭然若有所得,亦以虚实本于一气,似在得失之间耳。"

案例1:双下肢酸软无力案

谭某,女,40岁。双下肢酸软无力,小腿常有酸困空虚感2个月余,上楼无力,于2017年8月就诊。患者纳佳,二便畅,睡眠轻浅,常感眠后不能解乏。舌质淡红,苔薄白;双尺脉沉细弱。辨证:肾精不足。

取穴:太溪(补)、昆仑(补)、承山(补)、腿软穴(补)。

患者共依上穴针刺治疗4次,每周2次,症状大为缓解。宗"急则治标,缓则治本"原则,以补肾益精汤善后,并嘱平素可自服六味地黄丸。

按:该患者虽属肾虚证,但余脏未衰,故可引他经之气,补足少阴太阳二经,非针刺之禁忌。针刺该患者得气不易,因两经气血不足之故,须小心下针,并且细细体会针下感觉。《标幽赋》说:"气之至也,如鱼吞钩饵之浮沉;气未至也,如闲处幽堂之深邃。"这是对得气与否状态很形象的描述。当得气之后,应凝神守气,慎守勿失,缓缓提插捻转施行手法,在局部造成一个气血归聚的势,但过程不能操之过急,手法幅度过大、太急太快患者会因针感强烈而无法耐受,恰如轻薄的袋子无法承受过大的重荷一般。经过几次治疗后,患者的耐受能力提高,可以适当加大补法的强度,总以患者自觉酸胀且能忍受为度,这是一种逐渐充满的感觉,如经言"补者怭然若有得"。腿软穴是本人在临床过程中发现的对肾虚酸软乏力症状非常有效的经验穴,位置在肾经线上,约阴陵泉下3寸。

案例2:眩晕肝风夹痰案

吴某,女,62岁。2018年6月来诊。头晕头重2日,伴恶心欲呕,旋转头部时加重,站卧位转换时加重。舌质红,苔厚腻,脉左关弦长,左尺细,右关滑。

中医诊断:眩晕,肝风夹痰证。

辨证取穴:太冲(泻)、太溪(补)、风池(泻)、阴陵泉(泻)、足三里(泻)。

在刺患者风池时,针感向头颞部以及眼后放散,患者顿觉头目清利,留针过程中轻微鼾声已起,起针后嘱其转侧头部,缓慢起身,眩晕已不复见。

按:取上述诸穴对患者行针刺治疗,先从太溪起,意在固本培元,导气下行,滋水涵木;再针肝经太冲,可疏肝理气;再针阴陵泉与足三里,以健脾化湿,且足三里为胃经下合穴,可和胃降逆;最后针风池,该穴为胆经要穴,主治头目因肝风上扰所致诸症。因辨证准确,取穴得当,标本兼治,且针感达到理想效果,尤其是针风池时有豁然开朗之感,患者自觉头重处似有物自风池处流出,此即经中所言"怳然若有失",实际上即逆上之邪气由此导出,故针治1次,症状即基本消失,获得良好疗效。

(姜青松)

凡刺有五,以应五藏

语出《灵枢·官针》。官是任之意。《官针》篇是叙述不同针具以及不同针法适应证的专篇,这里的五刺是指针法。原文为:"凡刺有五,以应五藏。一曰半刺;半刺者,浅内而疾发针,无针伤肉,如拔毛状,以取皮气,此肺之应也。二曰豹文刺;豹文刺者,左右前后针之,中脉为故,以取经络之血者,此心之应也。三曰关刺;关刺者,直刺左右,尽筋上,以取筋痹,慎无出血,此肝之应也,或曰渊刺,一曰岂刺。四曰合谷刺;合谷刺者,左右鸡足,针于分肉之间,以取肌痹,此脾之应也。五曰输刺;输刺者,直入直出,深内之至骨,以取骨痹,此肾之应也。"

五刺是以手法归类的形式,简要概括了针刺必须本着病在哪里、针到哪里的原则。这个原则在《内经》中还从其他侧面分别进行了阐明。如《素问·刺要论》说:"病有浮沉,刺有浅深,各至其理,无过其道。过之则内伤,不及则生外壅,壅则邪从之。浅深不得,反为大贼,内动五藏,后生大病。"在不同经络中的针刺中,必须掌握这个原则。同样,在单独一条经脉上取穴用针,也必须掌握这个时空一体的原则,即什么时间发病,必然对应一定的脏腑。《灵枢·顺气一日分为四时》说:"藏主冬,冬刺井;色主春,春刺荥;时主夏,夏刺输;音主长夏,长夏刺经;味主秋,秋刺合。是谓五变,以主五输。"这个针刺配时间的理论,在后来的《难经》中又得到发挥,后来逐渐辗转相成而出现了子午流注针法。

案例1:膝关节退行性变(筋痹)案

曾某,女,42岁。主诉:右膝关节肿痛5个月余。

现病史:右膝关节活动不利,夜间痛甚,X线片显示右膝关节退行性变,抗"O"、血沉正常。体格检查:右膝关节肿胀,舌淡,苔白,脉弦。诊断:膝关节退行性变。

治疗:对右膝关节进行关刺,在关节附近、肢体筋的尽端处刺,共刺6针,经3次治疗痛减,膝关节功能活动有所改善,再经30次治疗痛愈。

按:关刺是在关节附近、肢体筋的尽端去刺,效果较好。(摘自:刘炳权、唐玉兰编著《针灸疗法》,广东科技出版社2008年出版,第85页)

案例2:跟骨痛(骨痹)案

战某,男,56岁,左足跟痛年,2018年8月来诊。西医诊断为跟垫痛。患者曾行内服中西药物、局部封闭、针灸、中药外敷等中西医治疗,偶有见效但均不能长久,短者好转一两日,常者十天半月后复发;每于晨起后初下地时最重,难以行走,经活动后稍缓解,可以维持走路;舌脉均正常,无其他伴随症状。细问病史,为1年前夏月,贪凉喜冷,赤足行走于大理石地面上,后逐渐出现足跟痛。辨证:寒湿阻络。

以针刺治疗之,取太溪、昆仑、阿是穴。

以细毫针针太溪、昆仑。因足跟老茧坚韧,细针不易刺透,故以较粗毫针刺阿是穴(位于跟骨压痛最明显处),寻找针感,得气后针不离骨面,捻转并摇晃针体,使针尖在骨面摩擦,酸胀感强烈。1次后疼痛大减,3次后疼痛基本解除。嘱患者自行按摩,并每日热水泡脚,慎避寒湿,以图全功。1个月后患者又来,言因睡卧空调房间,再次着凉而有反复,再如前法治疗2次,疼痛又除。

按:患者体质素健,因夏月贪凉喜冷而赤足行走在大理石地面上,正当夏季腠理开泄,寒邪侵袭骨面;每于晨起初行最甚,因卫气入里则痹,出营则瘳,气血尚未布散于体表,阳不胜阴故痛甚,忍痛活动后,气血宣布而缓解,知痹在骨面而未入里。肾主骨生髓,以太溪、昆仑振奋足太阴、足太阳经气,以直刺阿是穴深达骨面,上下摩骨,可使局部阴霾散,气血通,故取得良好疗效。

(姜青松)

年长则求之于府

语出《素问·示从容论》。《类经》说:"此总言比异别类之法也。夫年长者每多口味,六腑所以受物,故当求之于腑以察其过。"王冰注其谓:"年之长者甚于味……甚于味则伤于府,故求之异也。"高士宗注:"长犹老也。"一言以概之,老年人脏腑之气渐衰,六腑受盛和传化水谷功能减弱,又多恣于味更伤于府,多出现胃口差、胃脘胀等胃不受纳之胀满,大便秘结、小便癃闭等传化气化功能障碍。此时若不顾及年老之病基,急于攻泻,则易致虚虚实实之误,反而更损正气。故凡诊察老年病,必先察其腑行情况,若腑气不畅则身难安,脏病也不能缓解;有时往往腑不畅行,邪气难除,可变生他证。

《素问·五藏别论》云:"六府者,传化物而不藏,故实而不能满也。所以然者,水谷入口,则胃实而肠虚,食下则肠实而胃虚。"《灵枢·本藏》云:"六府者,所以化水谷而行津液者也。"故而指出六腑传化饮食水谷,"以通为用""以降为顺"的特点。如《类证治裁》说:"六腑传化不藏,实而不能满,故以通为补焉。"对于六腑病变,通降去实为其治疗大法,如攻下通便、疏利膀胱、清泻三焦等。

"年长则求之于府"的理论,不仅指出了老年人的生理病理特点,同时也强调了老年病预防治疗的原则。老年日常需要维持六腑通畅,毋恣食肥甘厚味;老年病证,亦可从六腑通畅的基础上,有实证则并可用"脏实泻其腑"等法。

案例 1:盗汗案

田某,女,88 岁。2016 年 4 月 9 日初诊。患者近 2 个月来自觉多汗,昼夜汗出,又以夜寐盗汗为甚,同时伴在活动或紧张后肌肤发热,双下肢乏力,行走如踩棉感,夜寐差,入睡困难,依赖药物,胃纳差,大便干结,头胀,无头痛。咽痛,口干,咳嗽,舌质红苔薄腻,脉细。此乃心肾阴虚,相火妄动,肝阳内扰,迫津外出之汗证。治当清泻相火,潜降肝阳,安神敛津。

处方:知柏各 12g,地骨皮 12g,煅龙牡各 30g,五味子 12g,生地 12g,川连 6g,远志 9g,茯神 15g,灯心草 6g,连心 6g,柏子仁 12g,胡颓叶 15g,枳壳实各 12g,火麻仁 30g 八月札 12g,藿苏梗各 12g,焦谷麦芽各 15g。14 剂。

二诊:2016 年 4 月 23 日。患者汗出减,胃纳差、乏力,皮肤发热,盗汗,大便通畅。舌质红,苔薄白,脉细。

处方:知柏各 12g,地骨皮 15g,焦山栀 12g,珍珠母 30g,龟甲 12g,五味子 12g,麻黄根 20g,瘪桃干 20g,石斛 12g,麦冬 12g,炒谷麦芽各 30g,柏子仁 15g,枳壳实各 12g,藿苏梗 12g。14 剂。

三诊:2016 年 5 月 7 日。患者汗出几无,大便 1 次 /d,晨起双下肢无力,夜寐可,胃纳可,皮肤微发热。舌质光红,脉细数。

处方:二诊方加山萸肉 12g、巴戟天 12g、怀牛膝 15g。

案例 2:腹胀便秘案

陆某,男,80 岁。2014 年 1 月 11 日初诊。患者腹胀便秘多年,大便赖药而行,用力排便后易出现肛门脱垂,畏寒肢冷,夜尿频多,外院行胃肠镜检查均正常。既往有冠心病、已行 PCI 术,亦有心房颤动病史。诊见病人形体消瘦,面色黧黑。舌质淡,苔白腻,脉沉弦。辨证属脾胃气虚,中气下陷,兼有肾气不足。

方拟:当归 20g,肉苁蓉 30g,柴胡 12g,黄芪 30g,党参 30g,生白术芍各 30g,甘草 6g,葛根 30g,枳壳实各 15g,桂枝 15g,麻仁 30g,柏子仁 30g,炙鸡金 15g,焦楂曲各 12g。14 剂,水煎服 200ml,早晚各 1 剂。另予蛇床子 60g,浓煎 1 剂,外熏。

按:两个病例皆以老年虚证为主,又兼有火热、便秘等实邪,故而治之以通(泻)为补,清泻相火或畅通腑气,使心肾相交,脾气得以健运,则诸症自缓。

(胡玉萍)

无脱其阴,而泻其阳

语出《灵枢·通天》。阴阳为自然界最基础的物质和功能代表。阴阳互根,孤阴不生,独阳不长。阳气者,"天非此火不能生物,人非此火不能有生",强调阳气为生命的根基。张介宾更是提出:"阳气者若天与日,失其所则折寿而不彰,故天运当以日光明。可见人之大宝,只此一息真阳。"但朱丹溪指出"阳常有余,阴常不足""阴津难成而易亏",认为阴精更易出现虚损。《素问·阴阳应象大论》说:"年四十而阴气自半也。"张介宾名篇《大宝论》《真阴论》纵论阴阳,特别强调"阳非有余,阴常不足"。人本天地阴阳而生,在天呈象,在地成形,不辨阴阳,不足以言识病,因此临床用药施治要充分体现阴阳辨证,以期达到阴阳和平。本篇论及太阳之人,多阳而少阴,故应"无脱其阴,而泻其阳"。马莳注曰:"惟少阴,故不可脱其阴;惟多阳,故当以泻其阳。"张介宾又言:"阴不足者,阳亦无根。"所当谨调阴阳,避免出现"阳重脱者易狂,阴阳皆脱者,暴死不知人也"的危重情况。论治阴阳,当谨记救阳如救火,回阳救逆,补阳需当机立断,养阴则需不厌其烦。

案例 1:焦虑症案

管某,女,69 岁。2017 年 9 月 30 日初诊。主诉:焦虑不寐 1 年余。

该患者 1 年前无任何诱因出现情绪波动,食牛奶、豆浆后腹胀,便秘,不寐,自服佳静安定(阿普唑仑片)效差,遂来求诊。刻下:紧张焦虑,多汗,胸痛,心悸胸闷,气促,咽部烧灼感,食后饱胀,嗳气,无反酸,大便干结、数日一行,夜寐欠安,多梦易醒,血压波动。外院行头部 MRI 示腔隙性脑梗死,胃镜示反流性食管炎。舌红苔腻中裂纹,脉弦滑。中医诊断"脏躁",证属肝郁气滞化火,横逆犯脾扰心;治宜疏肝解郁清火,健脾宁心安神。

药用:柴胡12g,生龙牡各30g,郁金12g,枸橘李12g,香附12g,八月札12g,路路通12g,炒白术12g,合欢皮30g,夜交藤15g,藿苏梗各12g,炙鸡金12g,黄芩12g,火麻仁30g,枳实12g。14剂。

二诊:胃部症状改善,但多食2~3小时后头晕,胁肋前胸窜痛,口干,便秘,不寐,胃纳尚可,舌淡苔薄,脉弦滑。考虑该患者"多阳而少阴",肾主二便,肝肾阴虚,肠道阴亏少液,舟行不畅,故加大滋阴泻火力度以调和阴阳。遂去鸡内金、藿苏梗、香附、黄芩,炒白术改生白术30g,枳实用20g,加生白芍30g、徐长卿15g、制军6g、酸枣仁20g、川连6g、生地30g。药后窜痛减而未尽,口干好转,仍有便秘,早饭后头晕,纳差,舌淡苔薄腻,脉细滑。方已奏效,续方加减芦荟、槟榔、肉苁蓉、瓜蒌仁等药,调理数周而愈。(王庆其治案)

按:焦虑症又称焦虑性神经症,是以情绪焦虑,并伴有自主神经功能紊乱为主要特征的临床综合征。根据焦虑症的临床表现,其证属火,为阳证。六气中有二火,君火指心火,相火指肝肾之火,即肝郁化火及肝肾阴虚火旺,其病机多为肝肾阴虚,相火亢盛,扰乱神明,或肾虚水亏,不能上交心火,心肾不交,神不安宁。本案患者肝郁化火,横逆脾土,脾胃气滞,脾不升清,胃不降浊,反酸嗳气,腹胀便秘,其根本还是在于阴阳失衡,多阳而少阴。王庆其用药,最重阳中求阴、阴中求阳,重用生地等药滋阴清火,避免过用苦寒,以防化燥伤阴,变生枝节。

案例2:围绝经期综合征案

林某,女,49岁。2017年6月17日初诊。主诉:潮热多汗半年余。

现病史:结核性胸膜炎1年余,予服利福喷丁、乙胺丁醇、异烟肼抗结核治疗。有乙肝小三阳病史,现服抗病毒药(拉米夫定)。半年前月经周期延长,经量减少,3个月前停经至今,伴潮热,多汗,胸闷,夜寐欠安,遂来求诊。刻下:潮热,发作无规律,汗出多,胸闷,无心悸心慌,无咳嗽咳痰,夜寐不佳,入睡难,多梦易醒,二便调,胃纳可。舌质黯苔白腻。脉细弦。中医诊断"脏躁",证属肝肾阴虚,肝郁化火;治宜滋阴降火柔肝。

药用:知柏各12g,地骨皮12g,甘菊花12g,煅龙牡各30g,藿苏梗各12g,薏苡仁15g,滑石30g,茯苓15g,天麻12g,白芍12g,当归12g。14剂。

药后潮热好转,汗减,左胁至背脊不适掣痛,二便可,夜眠可,舌质黯苔薄腻,脉细弦。本案患者病情复杂,但结核性胸膜炎、乙型肝炎等疾患,经医界同道精心诊疗,已基本控制,现停经、潮热多汗,属围绝经期综合征范畴。思及阳重脱者易狂,暴怒则伤阴。《严氏济生方》曰:"女子当养血抑气,以减喜怒。"

更方:柴胡12g,知柏各12g,郁金12g,徐长卿12g,八月札12g,路路通

12g,煅龙牡各30g,香附12g,伸筋草12g,威灵仙12g,丹参15g,丝瓜络6g,薏苡仁15g,砂蔻仁各3g,藿苏梗各12g。14剂后诸症悉减。药已中病,续方略以加减,调理半年乃愈。(王庆其治案)

按: 结核病古称"痨瘵",其病机多见肺肾阴亏,虚火扰动。本患者又年已七七,天癸渐绝,真阴不足,阴阳失和。《医说》曰:"凡妇人诸病,兼治忧恚,令宽其思虑,则病无不愈。"治疗围绝经期综合征等临床神经症,调畅情志尤为关键。《太平惠民和剂局方》逍遥散条下云:"疗室女血弱阴虚,荣卫不和。"《内经》云:"木郁达之。"朱丹溪言:"相火者,天火也,龙雷之火也,阴火也,不可以水湿折之,当从其类而伏之,惟黄柏之属可以降之。"方中知母、黄柏滋阴降火。围绝经期综合征又多见烦躁易怒,心神不宁,故加龙骨、牡蛎安神宁心,收敛固涩,多汗则牡蛎煅用,以增强敛汗固表的作用。诸药滋阴抑阳,调理七情,终收良效。

(王　晔)

45